药用植物全生命周期图鉴

——凉山本草（第二册）

主编

罗伦才　郭兰萍　童　妍　张兴国

上海科学技术出版社

图书在版编目（CIP）数据
药用植物全生命周期图鉴 ： 凉山本草. 第二册 / 罗伦才等主编. -- 上海 ： 上海科学技术出版社, 2025. 5.
ISBN 978-7-5478-7088-4
Ⅰ. R282.71-64
中国国家版本馆CIP数据核字第20255CX449号

内容提要

凉山作为四川省重要的生物资源“基因库”，以其巨大而丰富的药材资源蕴藏量及种类被誉为“川西南中草药宝库”。本书系统梳理了200种凉山常见药用植物的别名、基原、原植物形态、炮制、性味与归经、功能与主治、用法用量，同时每种药材均附有典型生长期和饮片的原色高清图片，详细记录了药材从幼苗、成年植株、花、果实、种子的全生命周期典型形态，全书共有2 000余幅精美图片供读者鉴赏。为了方便彝区相关人员识用中草药，本书还特别增加了正文的彝文翻译部分，是一部极具特色的学术专著。

本书作为凉山地区药用植物全生命周期的双语图鉴，不仅是我国西南地区药用植物研究的重要支撑，还极大地促进了民族文化的交流与融合，为彝族医药学者与研究人员提供了重要参考。

本书出版得到以下项目资助：
凉山州科技计划重点研发项目——凉山中彝药用植物全生命周期特征原色图谱展示研究（23ZDYF0017）；
2023年度凉山州民族文化研究基金规划项目——凉山地产中彝药用植物全生命周期典型形态展示研究；
凉山州财政专项支持项目。

药用植物全生命周期图鉴——凉山本草（第二册）
主　编　罗伦才　郭兰萍　童　妍　张兴国

上海世纪出版（集团）有限公司
上 海 科 学 技 术 出 版 社　出版、发行
（上海市闵行区号景路159弄A座9F-10F）
邮政编码 201101　　www.sstp.cn
山东韵杰文化科技有限公司印刷
开本 889×1194　1/16　　印张 26.25
字数：600千字
2025年5月第1版　　2025年5月第1次印刷
ISBN 978-7-5478-7088-4/R・3225
定价：368.00元

主编简介

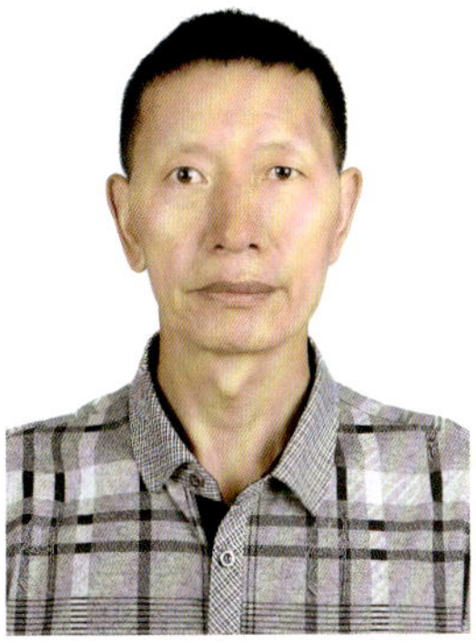

罗伦才，本科学历，主任中药师（三级），副主任中医师。凉山州第二人民医院任制剂室主任，凉山州民族药物研究所所长。四川省名中医，四川省中医药工作先进个人，四川省中医药管理局及凉山州学术技术带头人，首批凉山州“菁英计划”杰出科技工作者，2022年凉山州“最美科技工作者”。兼任中国民族医药学会睡眠分会、彝医药分会副会长，国家食药同源产业科技创新联盟天麻委员会常委，四川省药学会理事、凉山州中医药学会副会长，凉山州药学中药专委会主任委员，州医学重点学科（制剂）负责人，凉山州决策咨询委员会委员。

从事民族医药工作多年。研究方向包括中彝药新制剂研发应用，凉山特色医药资源研究，中彝药对常见病、多发病的临床治疗研究、中彝药知识科普等。示范性研发获医疗机构制剂注册批文的桔梅咽炎袋泡茶、益肾补气强身茶、愈疡胶囊等四种特色中药制剂。应用彝药依洛色为主，研制凉依痔血胶囊治疗痔疮出血，特色鲜明。创用5～8幅全生命周期典型特征及饮片原色照片展示每种药用植物，直观形象利于普及中彝药用植物知识。临床擅治慢喉痹（慢性咽炎）、失眠、痤疮、眩晕、耳鸣、咳喘、月经不调、更年期综合征、脾胃病、疮疡等。

获国家发明专利2项、凉山州科技进步奖多项；主持编撰出版《药用植物全生命周期图鉴·凉山本草》（第一主编）1部，发表论文20余篇，其中1篇入选《中国中医药年鉴》（2016年学术卷）。

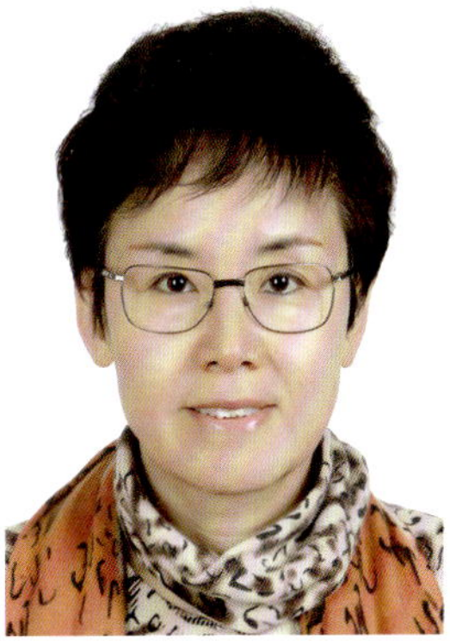

郭兰萍，中国中医科学院中药研究所所长、首席研究员，中国林业科学研究院博士后，奥地利 Innsbruck 大学访问学者。

道地药材品质保障与资源持续利用全国重点实验室主任，世界卫生组织传统医学合作中心主任，农业农村部“中药材生物学与栽培重点实验室”主任，国家中医药管理局中药资源调查及区划重点研究室主任，国家中医药管理局药用植物重点学科带头人。研究领域为中药道地性及品质保障。发表学术论文500余篇，主编著作20部。获国家级科技进步二等奖4项（2项牵头），获专利及数据库软件53项，主持中药材农残、重金属、二氧化硫国际标准3项，获全国首届创新争先奖等荣誉。

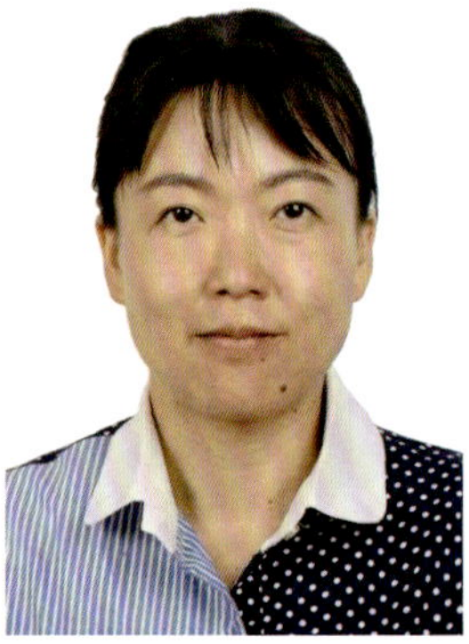

童妍，博士，西南交通大学副教授，药学交叉前沿研究团队负责人，成都市科协专家服务团团长，美国乔治梅森大学和俄克拉何马州立大学访问学者。

主要从事中药活性成分研究及其大健康产品开发工作，研究方向包括川产道地药材产品开发、中药对抑郁症和类风湿性关节炎的影响、凉山彝族特色医药资源研究、中药对肠道微生物的影响、天麻资源—品种—环境—品质—药效研究、植物多肽、纳米中药研究等。主持或主研川麦冬，川天麻，何首乌，藏药色珠，彝药包其络赛、汝无糯鸡、水指甲、愈疡胶囊及凉山彝族特色医药资源收集整理研究等 22 项国家级和省部级项目，主研选育川天麻、川麦冬新品种 / 新材料 4 个，获得何首乌 4 项授权专利，编著出版《中药材市场动态及应用前景》《药用植物全生命周期图鉴 · 凉山本草》等专著 3 部，在 *Journal of Colloid and Interface Science*、*Colloids and Surfaces B: Biointerfaces*、*Planta Medica* 等本领域高水平期刊发表论文 40 余篇，“凉山彝药抗类风湿作用的活性筛选”“愈疡胶囊抑菌抗炎作用研究”等项目分别获得 2017 年凉山彝族自治州科技进步成果一等奖和二等奖。

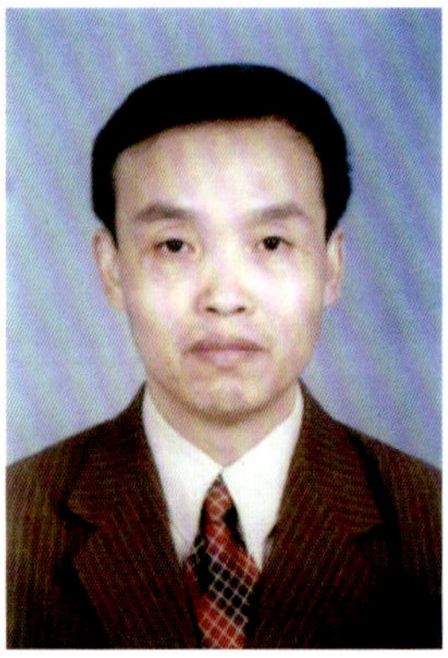

张兴国，西南交通大学生命科学与工程学院教授(原药学院副院长、中药研究所所长)，中药学、药学、分子生物学与生物化学、制药工程专业研究生导师；1982 年毕业于四川农学院土壤农业化学专业，先后在四川省中医药研究院南川药物试验场、四川省中药学校中药研究所、西南交通大学从事中药学科研及教学工作，1995 年被科技部收载入编《中国科技人才大辞典》，清华大学生物系、化学系访问学者。兼任国家食药同源产业科技创新联盟天麻专业委员会副主任委员，教育部中药学学科评审和学位中心研究生论文评议专家，四川省第一届药用植物品种认定专委会主任委员，四川省中药材科技协会秘书长等。主要研究方向为中药资源综合利用与 GAP 研究，中药资源—品种—环境—品质—药效研究，质量标准化与药物安全性研究，为我国川产道地药材育种和规范化技术研究与应用推广的资深专家。

主持承担有关川黄连、川丹参、川麦冬、川天麻、川明参等省部级科研课题 30 余项，1992 年丹参相关研究获得四川省科技进步成果二等奖，另有其他各级科技成果奖 20 余项，发表、交流学术论文 100 余篇，主编《药用植物全生命周期图鉴 · 凉山本草》《中药 GAP 教程》和主审《药用植物育种学》及参编《中药资源生态学》《药用植物栽培学》《四川中药材栽培技术》学术著作 6 部，选育川麦冬审定新品种 2 个、川天麻审定认定新品种 10 个和通过省级专家田间技术鉴定川天麻育种新材料 4 个，负责编制并已发布实施的川麦冬、川天麻、川丹参生产技术规程等四川省农业地方标准 4 项，累计应用推广川产道地药材新品种新技术 100 多万亩。2006 年被四川省人事厅、四川省科技厅、四川省卫生厅、四川省中医药管理局联合授予“四川省中医药发展先进个人”、2021 年被国际种业科学家联盟授予“(药用植物)种业科学家”等荣誉称号。

编 委 会

主编

罗伦才　郭兰萍　童　妍　张兴国

编委

吴海以　四川省凉山彝族自治州第二人民医院
林琦远　四川省凉山彝族自治州第二人民医院
肖　萍　四川省凉山彝族自治州第二人民医院
杨正聪　四川省凉山彝族自治州第二人民医院
李　雄　四川省凉山彝族自治州第二人民医院
张小波　中国中医科学院中药资源中心
何雅莉　中国中医科学院中药资源中心
张泽坤　中国中医科学院中药资源中心
王　凌　中国中医科学院中药资源中心
王　升　中国中医科学院中药资源中心
吕朝耕　中国中医科学院中药资源中心
万修福　中国中医科学院中药资源中心
黎跃城　四川省药品检验研究院
蒋合众　西南交通大学生命科学与工程学院
钟先明　四川省木里藏族自治县城关粮站
胡孝怡　西昌市凯源康药业有限公司
陈　礴　四川省凉山彝族自治州第二人民医院
褚　英　四川省凉山彝族自治州第二人民医院
安　勇　西昌医学高等专科学校

石　进　凉山日报社
张含易　四川省中药材集团有限责任公司
王木知　四川省凉山彝族自治州第二人民医院
何维克　四川应用技术职业学院
谢建明　四川省会理市中医医院
王　珊　四川省彝医医院
　　　　四川省凉山彝族自治州中西医结合医院
陈帝源　四川省甘洛惠祥中医诊所
陈　昆　耿有喜

彝文翻译、审校

白史各　凉山州民族研究所
威则日沙　四川省凉山彝族自治州第二人民医院

序　一

传承创新发展中医药，是新时代中国特色社会主义事业的重要内容，是中华民族伟大复兴的大事。中药资源是中药产业和中医药事业发展的重要物质基础，是国家重要的战略性资源。科普是国家创新体系的重要组成部分，是实现创新发展的基础性工作。

第四次全国中药资源普查报告：四川省中药资源最新总数为 9 055 种，其中药用植物 8 272 种，凉山拥有药用植物 4 477 种，占全省的 54.12%，是重要植物、药物科学考察和研究基地，被誉为“川西南中草药宝库”。虽然凉山药用植物资源丰富、药材品质优良，但绝大部分品种仍然沉睡在药用植物资源名录里，资源优势未能很好转化为经济优势，其中一个重要原因，就是全面认识、了解这些资源的专业人才不多，不认识、不了解，开发应用就无从谈起。

纵观历代众多本草典籍，包括《本草纲目》《中药大辞典》《全国中草药汇编》《中华本草》等中药学代表著作，均把插图作为一项不可或缺的重要内容，在实际应用时，插图直观易懂，对非专业人员辨识药用植物具有重要意义。由于本草典籍文字描述专业性太强，插图单一，几乎每种药物只有一张，甚或没有插图，未能充分发挥专业书籍指导药用植物辨识的作用，不利于药用植物知识的普及。

有鉴于此，以主任中药师、四川省名中医及凉山州首届“菁英计划”杰出科技工作者罗伦才为首的科研团队，自 2013 年以来，深入凉山各地，拍摄了 1 000 余种地产中彝药物的原色照片 5 万余张，创用 5～8 幅全生命周期中幼苗、成熟植株、花、果实、种子及饮片原色照片展示每种药用植物，于 2022 年编撰出版了记录 200 种药用植物生活史直至饮片并对重点内容进行了彝文翻译的图鉴——《药用植物全生命周期图鉴・凉山本草》，该书以药用植物全生命周期典型特征及饮片原色照片这种崭新模式，向读者呈现出一味味鲜活的药用植物，是本草书籍编撰模式的一次新尝试，同时图片直观形象、有利于辨识药用植物，颇具科普价值。

近些年来，国内外都有大量本草图鉴编撰出版。但至今，除《药用植物全生命周期图鉴・凉山本草》外，尚未见到以全生命周期为主线记录药用植物生活史直至饮片的图鉴。而时隔三年，第二册《药用植物全生命周期图鉴・凉山本草》又一次用精美的幼苗、成年植株、花、果实、种子及饮片原色照片展示另 200 种凉山地产中彝药物。

期待罗伦才团队，呈现更多大美凉山深藏的中彝药物，为辨识药用植物，开发利用本地区丰富的药用植物资源、促进民族医药事业发展，传承优秀民族医药文化不懈努力。

研究员，专业技术少将
中国人民解放军总医院肝病医学部学术主任
全军中医药研究所所长
2025 年 1 月 30 日

序　二

还没见面，朋友如此介绍罗伦才老师：长期从事民族药研究与临床工作，酷爱药用植物，如痴如狂。

第一眼看到的罗老师，清瘦腼腆，一直带着质朴谦逊的笑。席间闲聊，给我展示他在凉山地区拍摄的各类药用植物照片。初看并无特别的感受，这些年因普查工作到处走，见到各类药用植物照片实在很多了，高质量的也确实不少。然而仔细再看，发现罗老师手里的照片不止细致、生动，更重要的是，同一药用植物的很多照片形态差异很大，有幼苗、有成株、有开花的、有结果的，还有果实种子和药材，对比强烈，令人惊叹！

“就像人在一生中重要时间节点都会拍照留念，我觉得药用植物整个生命周期中的典型阶段也应该拍照留念。”面对我的惊奇，罗老师如此开心地解释。

后来又聊了很久，我真切感受到了罗老师对药用植物的真爱，也体会到他几十年来跋山涉水到处拍这些药用植物的艰难。再后来，不知怎么就聊到这些照片应该分享给更多人，让更多人“看见”一个个鲜活的药用植物如何“走”完自己的一生，而不仅仅是一张刻板的死照片。于是，系统整理出版就成了首选。

这个念头令那次晚餐所有的美味都黯然失色。其间诸多细节已经模糊，只记得那一刻的罗老师安静、欢喜，全身都在发着光。

之后有很多工作要做，组织团队、系统梳理拟收录品种、补充照片、确立书稿体例内容、整理相关文字资料、联系出版社、筹措出版基金，一晃又是几年过去了。过程中也有种种分歧，比如，考虑到全部药用植物都来自凉山彝族自治州，罗老师坚持要在著作中加上彝文版本，而从利益更多受众的角度，我们会更多地考虑多数不懂得彝文的读者的感受，认为彝文内容不宜过多。如此，诸如此类。

但最大的问题还是照片，系统出书需要每个品种的全套的照片，而植物有其自身生长发育规律，补足每种植物的每一张照片都需要在特定的时间完成。虽然大家都想多做点，但由于地区及自身工作的限制，几乎全部的野外工作都需要罗老师亲自主导和参与才能完成。通往“理想照片”的路虽然喜悦，但更多是汗水和辛苦。几年来，印象里罗老师总是风尘仆仆，一直走在拍摄或通往拍摄的路上……

终于，200种以凉山为核心的西南地区分布的药用植物的全套照片及资料都搞定了；终于，这样一本用照片记述《药用植物全生命周期图鉴》的书要出版了。虽然仍然有不少遗憾，心里是更多的感动和感激。感恩罗老师的创意和辛勤奔走，让很多人有机会可以分享药用植物一生的故事；感恩这份工作，让我们重新认识和更加热爱上这个有着两千多年历史悠久、自然环境优美、人民淳朴勤劳的地方；感恩所有编委老师的付出，让这本书最终完成；还要感恩很多当地默默无闻的“土专家”，他们在药用植物的寻找、彝药名与汉语名的对应及彝文翻译给予本书很大的支持和帮助。

全部书稿交给出版社时，又是一个春天。

此刻，窗外，正淅淅沥沥地下着小雨。再次想起当初决定出版此书的那个傍晚，想起中间我多次请辞主编时罗老师的坚持，以及过程中的种种艰难。初心不忘，历历在目！忽然之间明白，进退之间都是成全，而所有的遗憾本身就是某种圆满！

好雨知时节，当春乃发生，随风潜入夜，润物细无声……

感恩所有的相遇！祝福国土平安，苍生喜乐！

中国中医科学院中药研究所所长
国家科技部“中药生态农业创新团队”负责人
2025 年 1 月

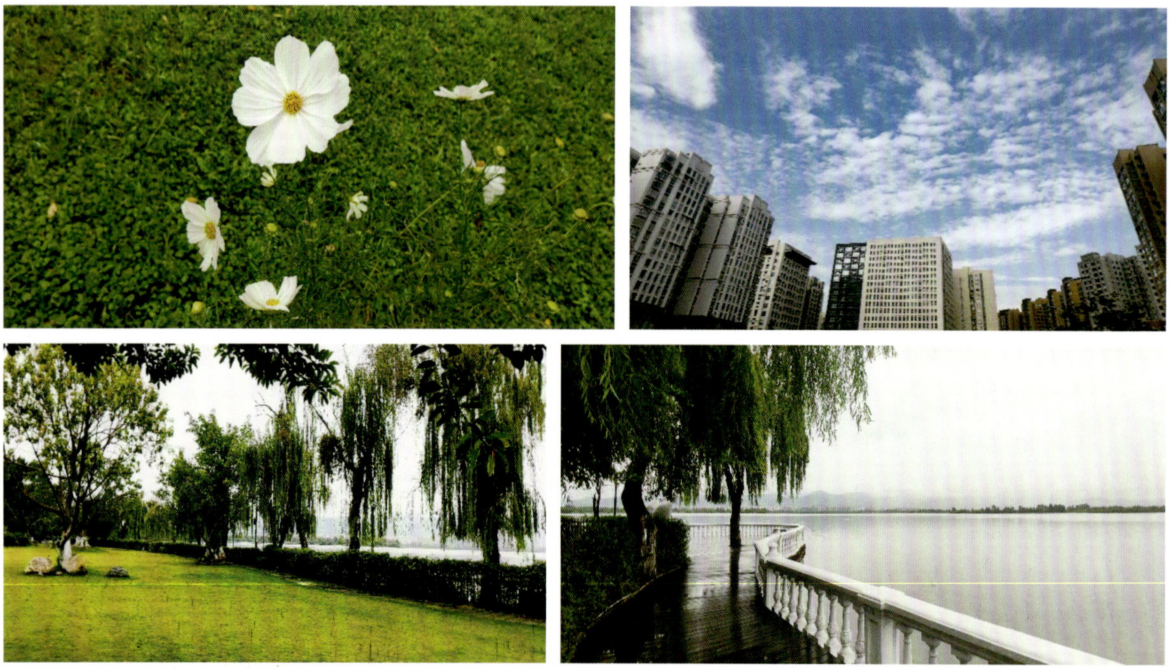

最美凉山组图（郭兰萍摄）

前　　言

凉山彝族自治州位于四川省西南部，全州共6.04万 km^2，辖15县2市。境内有彝、汉、藏、回、蒙等14个世居民族，是全国最大的彝族聚居区。凉山地貌复杂多样，海拔最高为5 958 m的木里恰朗多吉峰，最低为305 m的雷波大岩洞金沙江谷底，立体气候特征明显，年均日照时间1 627～2 562 h，年均气温14～17 ℃，降雨量1 000～1 100 mm，无霜期达230～306日，属亚热带季风气候区。

特殊的地理地貌和气候条件，孕育了丰富的植物资源，第四次全国中药资源普查数据显示，凉山拥有中药资源4 477种，中草药种类占全省的54.12%，成为重要生物资源"基因库"，是重要植物、药物科学考察和研究基地，被誉为"天然植物公园""植物王国"和"川西南中草药宝库"。

由于很多药用资源生境偏僻，不易见到。为了方便广大学者或相关工作人员认识和了解这些资源，近些年来，国内外都有大量本草图鉴出版。但至今，尚未见到以全生命周期为主线记录药用植物生活史直至饮片的图鉴。原因是全生命周期的记录难度太大，不同品种的生境、生长发育特性完全不同，采集全生命周期的照片耗时费力，难度太大。

项目组负责人、四川省名中医罗伦才酷爱祖国传统医药，深感药用植物辨识困难，由此萌生借鉴人类在一生中重要时间节点拍照留念做法，为药用植物全生命周期中典型阶段拍照记录构想。这一想法得到了团队其他老师的积极支持和响应。自2013年以来，罗伦才团队在当地"土专家"的帮助下，走遍凉山州17个县市、500余个村庄，实地拍摄了1 000余种凉山地产药用植物不同生长期的彩色照片5万余幅，包括药用植物全生命周期中幼苗、成年植株、花、果实、种子等主要成长阶段典型特征照片，2022年编撰出版了记录200种药用植物生活史直至饮片并对概述部分进行了彝文翻译的图鉴——《药用植物全生命周期图鉴 · 凉山本草》，2023年度又获凉山州科技计划重点研发项目及凉山州民族文化研究基金规划项目立项支持，项目组认真按照研究计划，全面实施研究任务，为《药用植物全生命周期图鉴 · 凉山本草》（第二册）的编撰打下了坚实的基础。

《药用植物全生命周期图鉴 · 凉山本草》（第二册），选择与2022年版完全不同的200种凉山常见地产中彝药用植物，记述了每个品种的名称、汉语拼音、彝药名、英文名、别名、基原、原植物形态、炮制、性味与归经、功能与主治、用法与用量及对应彝文和图片，其中性味与归经项下由于部分植物没有明确的归经，故有所缺项。本书仍按原版编撰模式，用照片记录的方式系统地展示另200味药用植物全生命过程，包括幼苗、成年植株、花、果实、种子等典型生长期及饮片的原色照片；用彩色照片配彝文的方式介绍了凉山地区又一批常见药用植物。

本书适用于药用植物调查、保护、生产等相关领域的研究人员及学生等参考学习,是我国西南地区药用植物全生命周期研究的重要参考资料,为彝文药用植物研究者和爱好者提供了凉山地区药用植物研究的重要的线索。在国家大力提倡科普、科研同等重要的当下,对普及中彝药用植物知识、辨识和开展凉山地产中彝药用植物研究亦具有重要意义。

需要说明的是,因各地认识存在差异,加之撰稿时间仓促、编撰人员水平有限,书中错漏在所难免,敬请各位专家批评指正!我们将认真听取、收集各方意见,以期在后续编撰工作中吸纳修订!

编者

2025 年 1 月

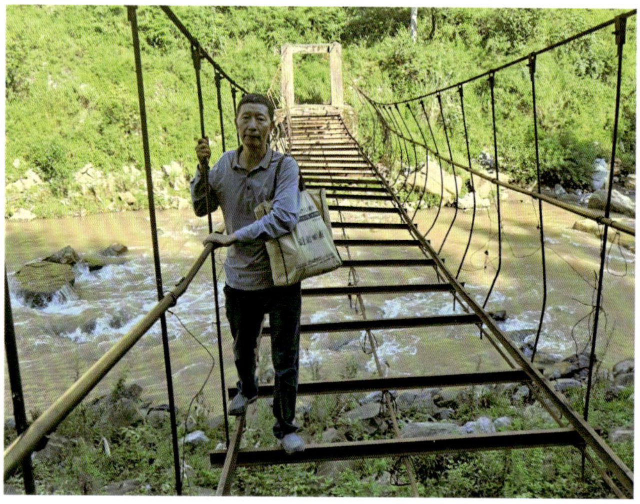

昭觉:跨越庆恒河吊桥(吉则小华摄)

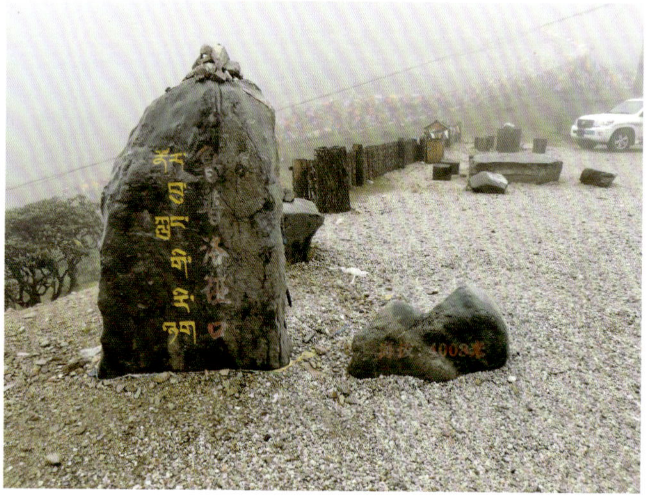

木里:海拔 4 003 m 的鲁普洛垭口(罗伦才摄)

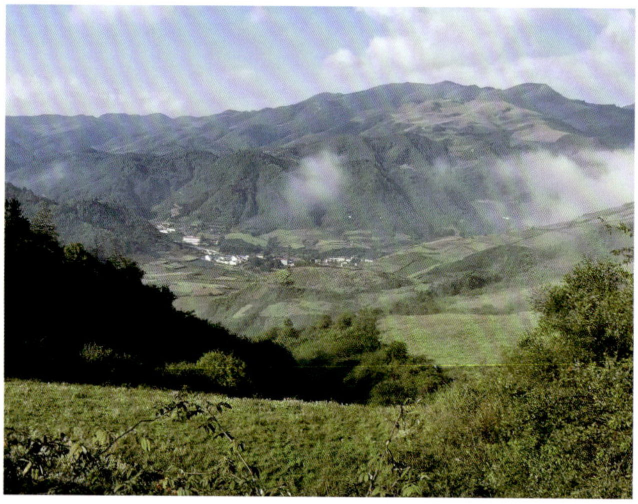

甘洛:晨曦中的瑶厂村(罗伦才摄)

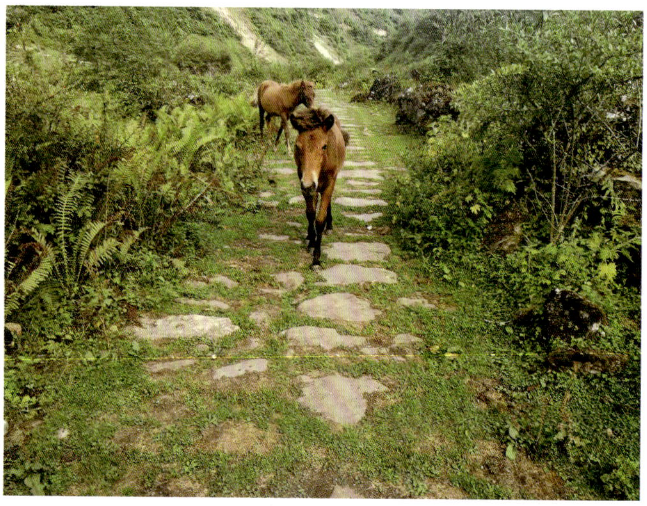

甘洛:茶马古道遗迹(罗伦才摄)

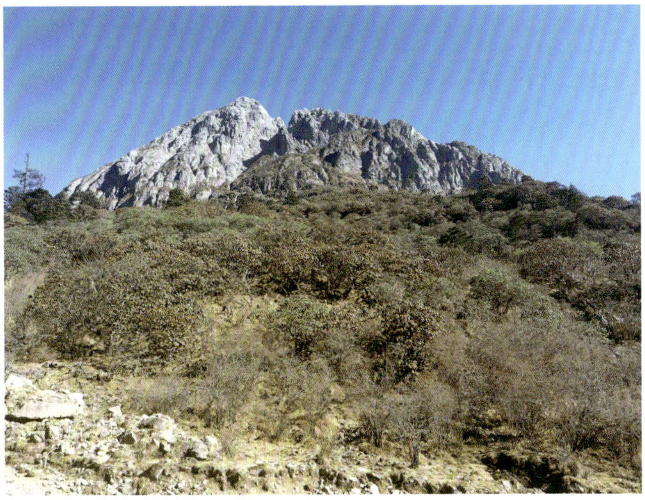

冕宁:阿呷拉姆山(陈昆摄)

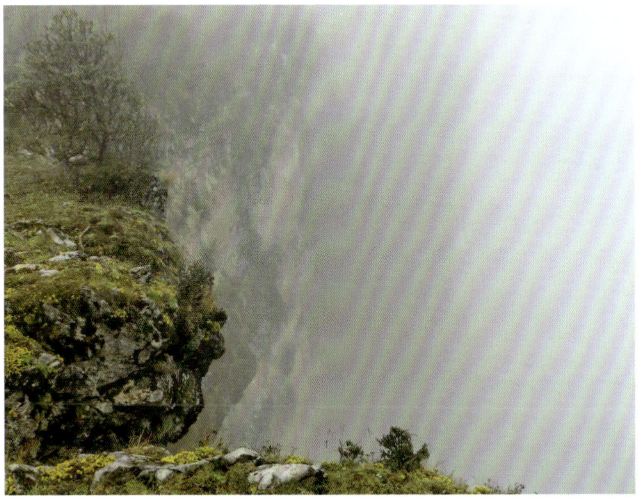

盐源:牦牛坪大断崖(耿有喜摄)

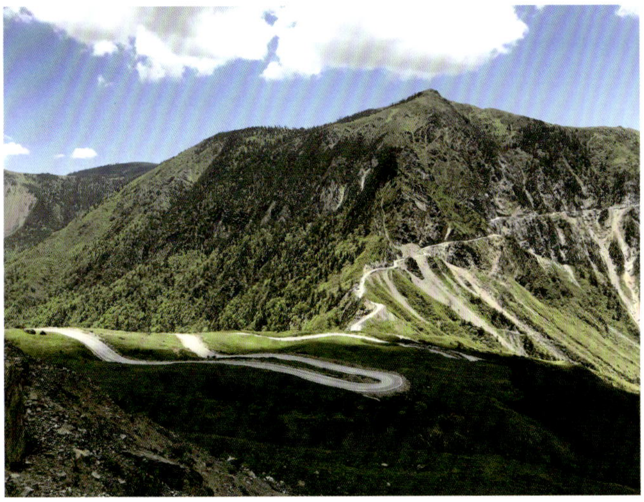

金阳:百草坡(黎跃成摄)

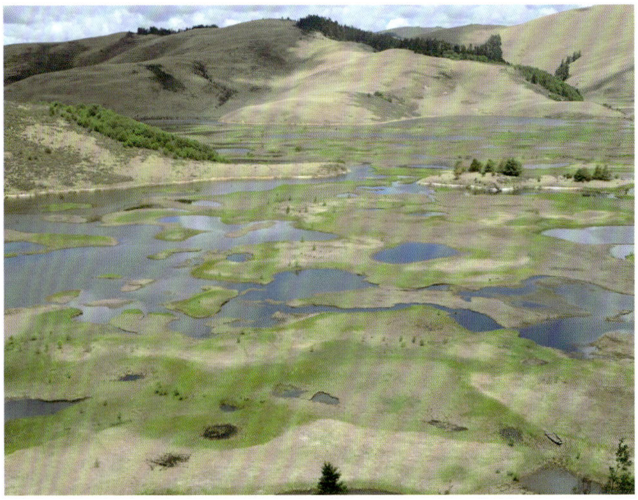

木里:长海子(张兴国摄)

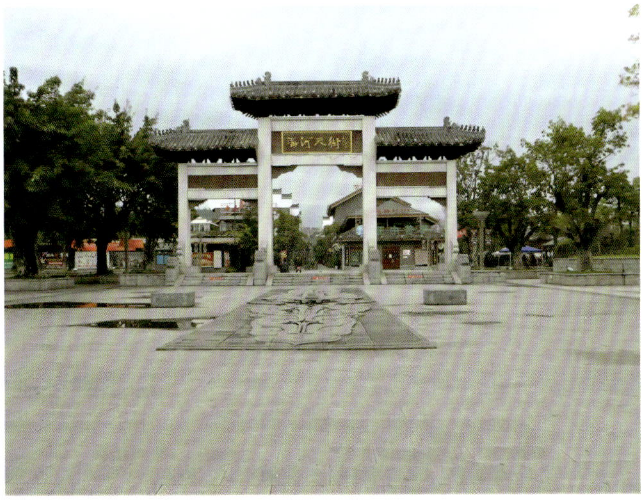

西昌:海河天街(罗伦才摄)

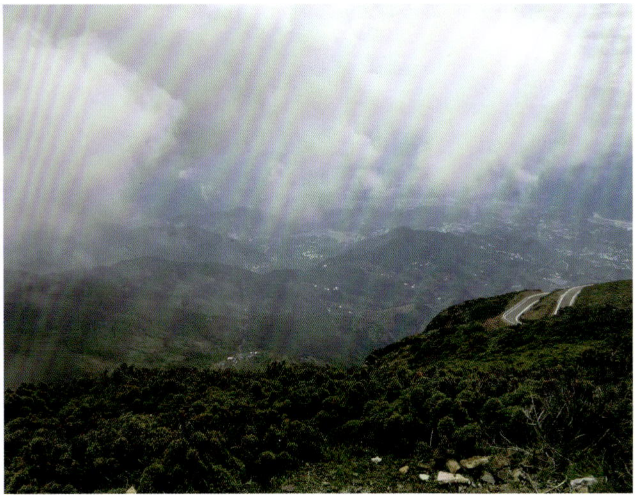

会理:龙肘山(周元菊摄)

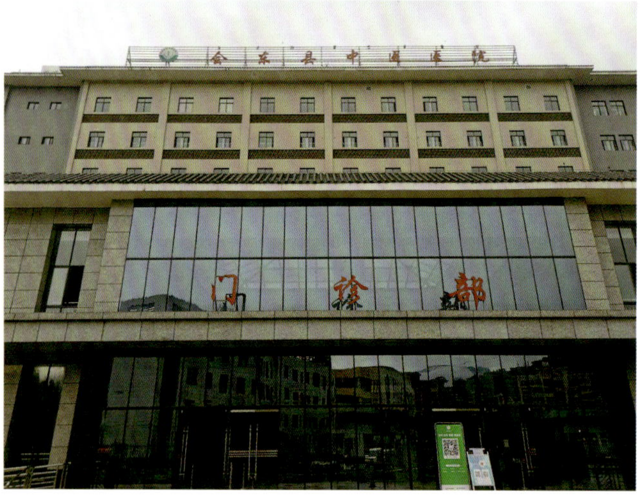

会东：会东县中医医院（李芳摄）

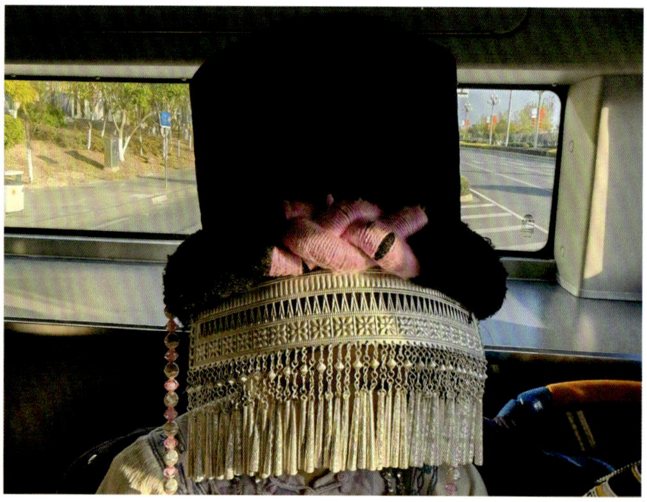

西昌：彝族银头饰（罗伦才摄）

目　　录

一　画

一 点 红

Yidianhong

SOWTHISTLE TASSELFLOWER HERB

〖别名〗羊蹄草、紫背草、假芥兰、爆仗草、红背叶、叶下红、喇叭红草、小蒲公英、七十二枝花、牛尾膝、紫背犁头草、山羊草、天毛草、土黄连、野芥兰、乳汁草、空筒草、千日红、紫背地丁、野苦买、兔草、兔子参、乌疔草。

〖基原〗本品为菊科植物一点红 *Emilia sonchifolia*（L.）DC. 的全草。

〖原植物形态〗一年生或多年生草本，高 10 ～ 40 cm。茎直立或近基部倾斜，紫红色或绿色，光滑无毛或被疏毛，多少分枝，枝条柔弱，粉绿色。叶互生；无柄；叶片稍肉质，生于茎下部的叶卵形，长 5 ～ 10 cm，宽 4 ～ 5 cm，琴状分裂，边缘具钝齿，茎上部叶小，通常全缘或有细齿，上面深绿色，下面常为紫红色，基部耳状，抱茎。头状花序直径 1 ～ 1.3 cm，具长梗，为疏散的伞房花序，花枝常 2 歧分枝；花全为两性，筒状，花冠紫红色，5 齿裂；总苞圆柱形，苞片 1 层，与花冠等长。瘦果狭矩圆形，长约 3 mm，有棱；冠毛白色，柔软，极丰富。花期 7 ～ 11 月，果期 9 ～ 12 月。生于村旁、路边、田园和旷野草丛中。

〖炮制〗全草，除去泥沙杂质，切段，干燥；或鲜用。

〖性味与归经〗苦，凉。

〖功能与主治〗清热解毒，散瘀消肿。主治上呼吸道感染，口腔溃疡，肺炎，乳腺炎，肠炎，菌痢，尿路感染，疮疖痈肿，湿疹，跌打损伤。

〖用法与用量〗内服：煎汤，9 ～ 18 g，鲜品 15 ～ 30 g，或捣汁含咽。外用：适量，煎水洗；或捣敷。

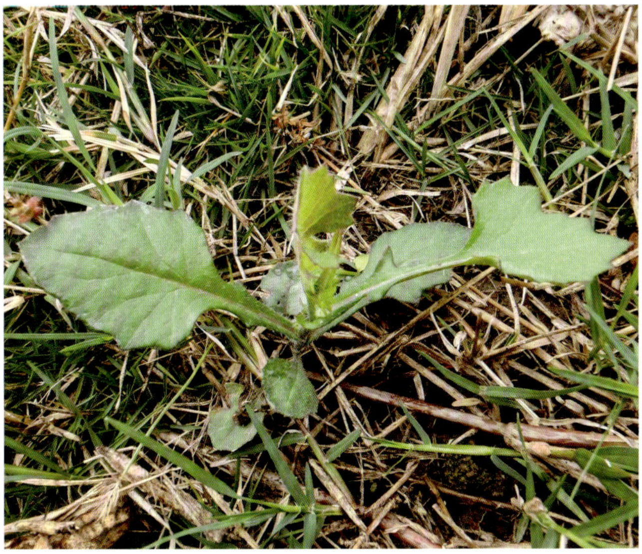

一点红幼株

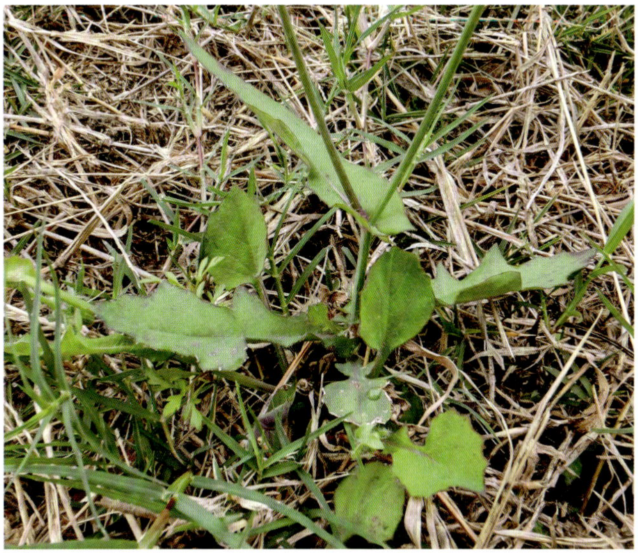

一点红成熟植株

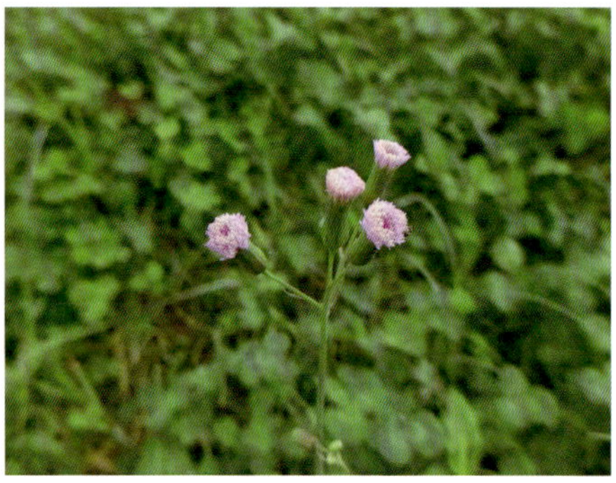

一点红花枝

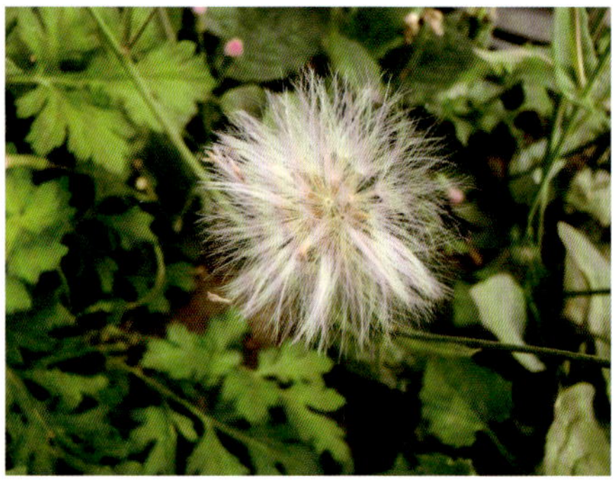

一点红幼果序

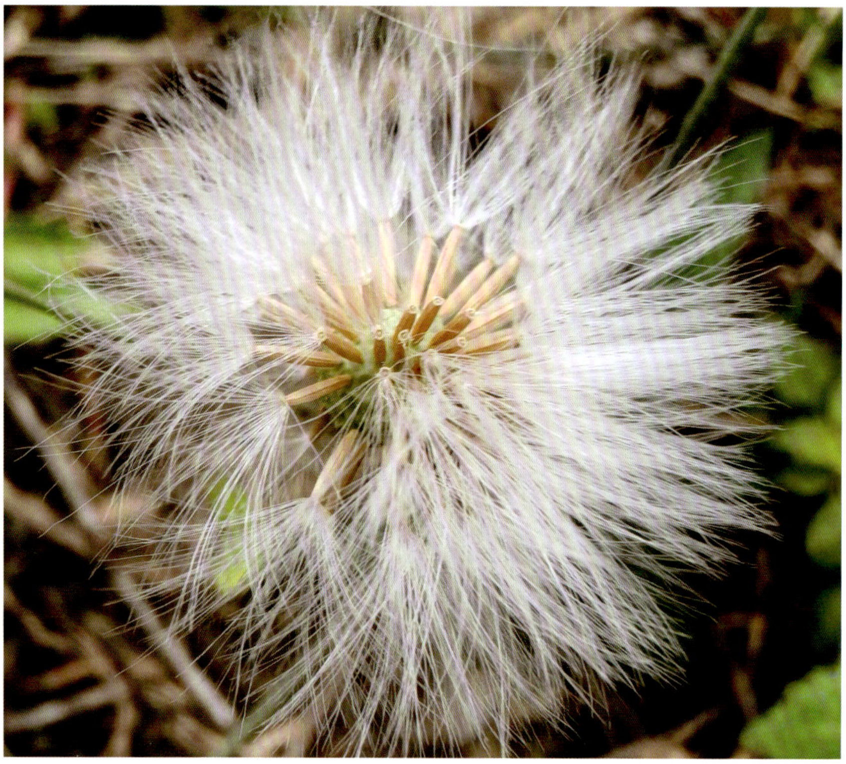

一点红果实

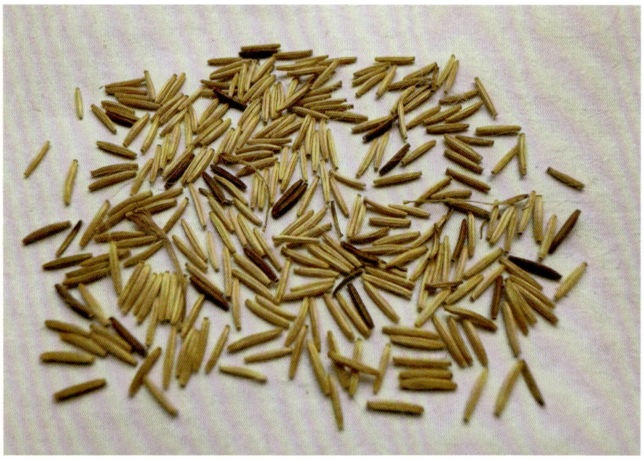

一点红种子

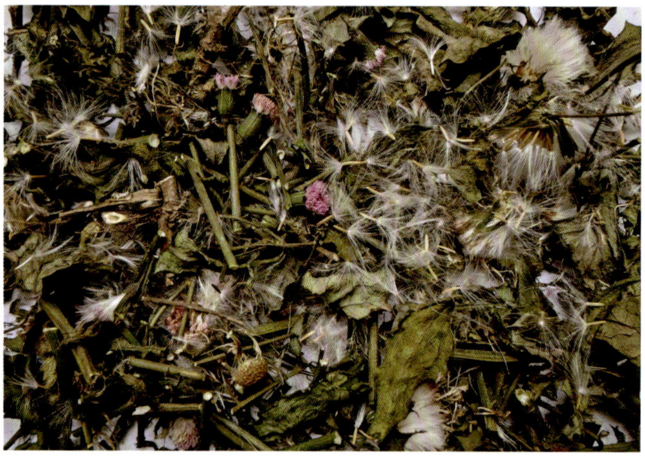

一点红干燥全草

[illegible]

[illegible] *Emilia sonchifolia* (L.) DC. [illegible]

[illegible] 10~40 cm [illegible] 5~10 cm [illegible] 4~5 cm [illegible] 1~1.3 cm [illegible] 2 [illegible] 5 [illegible] 2 [illegible] 3 mm [illegible] 7~11 [illegible] 9~12 [illegible]

[illegible]

[illegible]

[illegible]

[illegible] 9~18 g [illegible] 15~30 g [illegible]

二　画

八角金盘

Bajiaojinpan

JAPANESEFATSIA

〖别名〗手树、金刚纂。

〖基原〗本品为五加科植物八角金盘 *Fatsia japonica* (Thunb.) Decne. & Planch. 的叶或根皮。

〖原植物形态〗常绿灌木或小乔木，高可达 5 m。茎光滑无刺。叶柄长 10 ～ 30 cm；叶片大，革质，近圆形，直径 12 ～ 30 cm，掌状 7 ～ 9 深裂，裂片长椭圆状卵形，先端短渐尖，基部心形，边缘有疏离粗锯齿，上表面暗亮绿色，下面色较浅，有粒状突起，边缘有时呈金黄色；侧脉在两面隆起，网脉在下面稍显著。圆锥花序顶生，长 20 ～ 40 cm；伞形花序直径 3 ～ 5 cm，花序轴被褐色绒毛；花萼近全缘，无毛；花瓣 5，卵状三角形，长 2.5 ～ 3 mm，黄白色，无毛；雄蕊 5，花丝与花瓣等长；子房下位，5 室，每室有 1 胚球；花柱 5，分离；花盘凸起半圆形。果实近球形，直径 5 mm，熟时黑色。花期 10 ～ 11 月，果期翌年 4 月。各县市庭园中多有栽培，作观赏植物。

〖炮制〗除去杂质，洗净，切段，干燥。

〖性味与归经〗辛、苦，温。小毒。

〖功能与主治〗化痰止咳，散风除湿，化瘀止痛。主治咳嗽痰多，风湿痹痛，痛风，跌打损伤。

〖用法与用量〗内服：煎汤，1 ～ 3 g。外用：适量，捣敷或煎汤熏洗。

〖注意〗孕妇慎用。

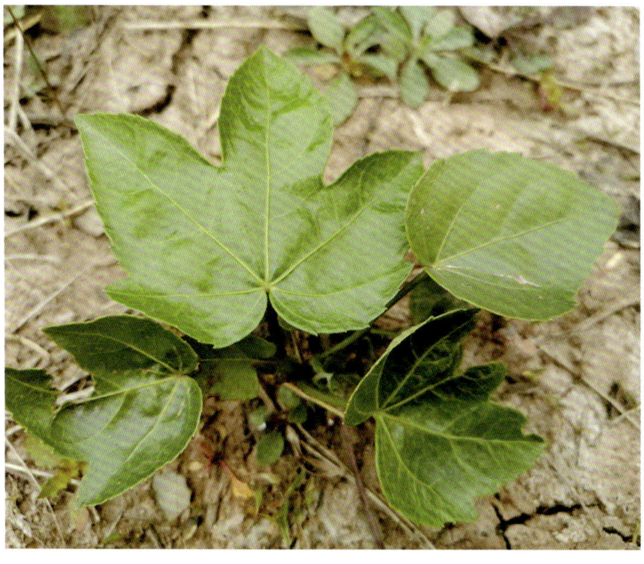

八角金盘幼株

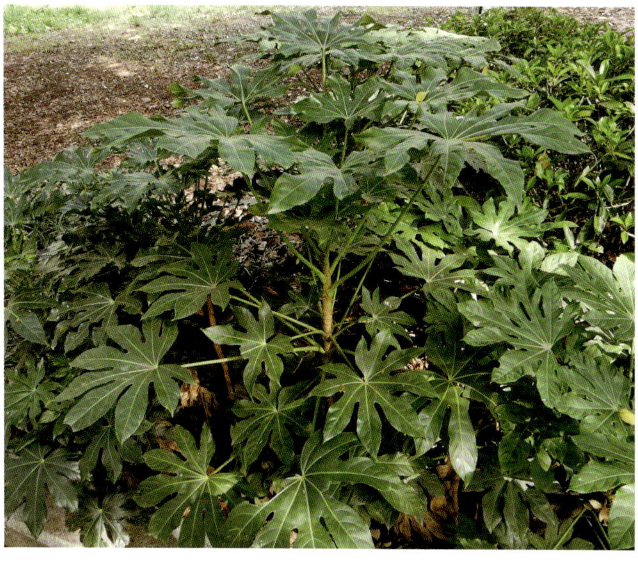

八角金盘成熟植株

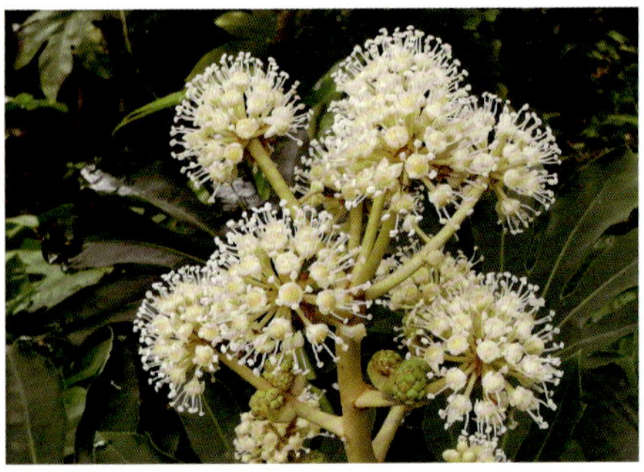

八角金盘花枝

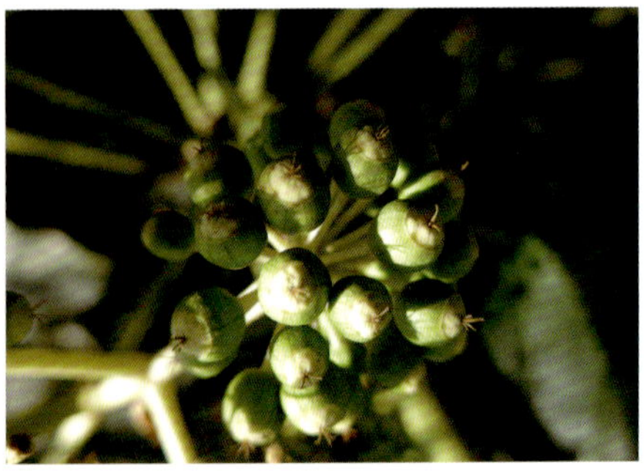

八角金盘幼果枝

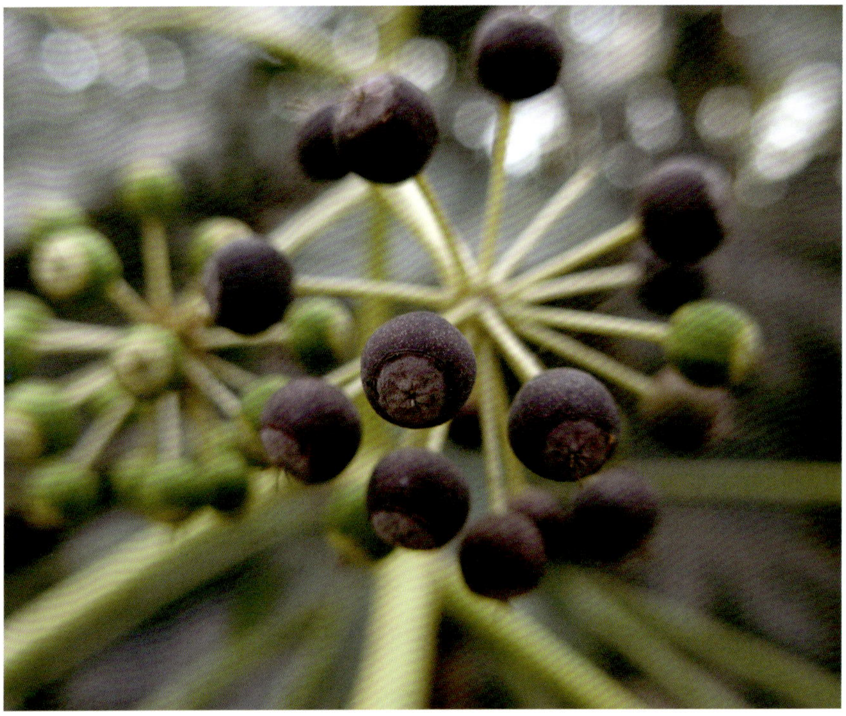

八角金盘果枝

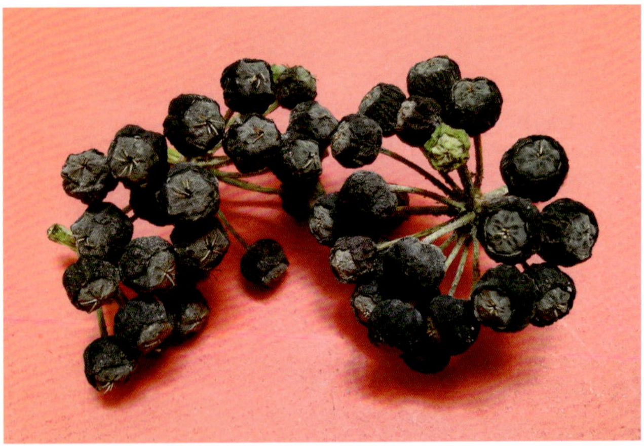

八角金盘果实

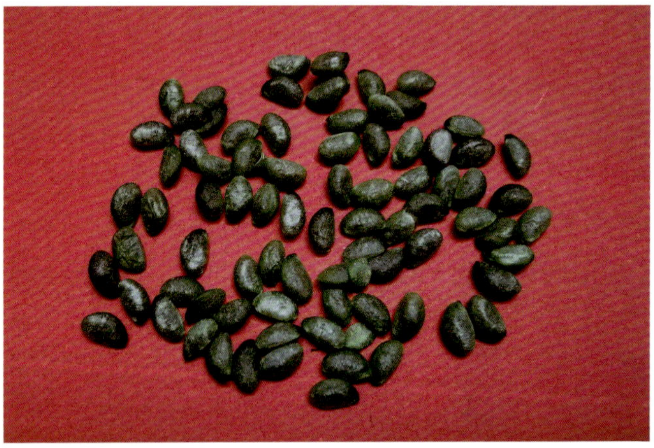

八角金盘种子

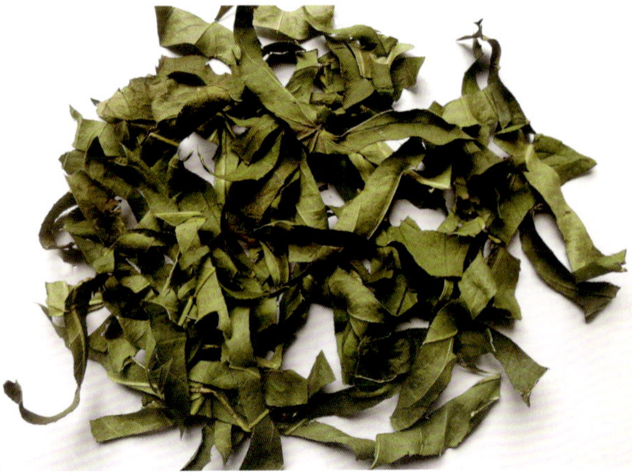

八角金盘干燥叶

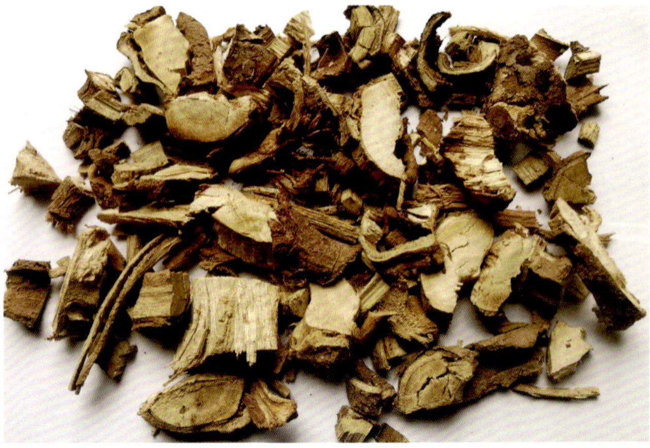

八角金盘干燥根片

[illegible]

八仙草

Baxiancao

[illegible]

TENDER CATCHWEED BEDSTRAW HERB

【别名】小锯藤、锯子草、小茜草、小飞扬藤、红丝线、血见愁、细茜草、猪秧秧、小舒筋。

【基原】本品为茜草科植物拉拉藤 *Galium spurium* L. 的全草。

【原植物形态】一年生蔓生或攀援草本，长 20～40 cm。茎绿色，多分枝，具四棱，沿棱生有倒生刺毛。叶 4～8 片轮生；近无柄；叶片线状披针形至椭圆状披针形，长 2～4 cm，宽 2～6 mm，先端有凸尖头，1 脉，上面绿色，被倒白刺毛，下面淡绿色，沿中脉及边缘被毛。聚伞花序腋生或顶生，具数朵花；花小，黄绿色；花萼截头状，长约 7 mm，被钩毛；花冠 4 裂，裂片长圆形；雄蕊 4，伸出；子房下位，2 室，花柱 2 裂。果实干燥，通常由 2 个（偶或 1 个）近球形的分果爿组成，表面密生钩刺；每分果爿内有一平凸的种子。花期 4～5 月，果期 6～8 月。生于路边、荒野、田埂边及草地上。

【炮制】除去杂质，润透，切段，干燥。

【性味与归经】辛、微苦，微寒。

【功能与主治】清热解毒，利尿通淋，消肿止痛。主治痈疽肿毒，乳腺炎，阑尾炎，水肿，感冒发热，痢疾，尿路感染，尿血，牙龈出血，刀伤出血。

【用法与用量】内服：煎汤，15～30 g；或捣汁饮。外用：适量，捣敷。

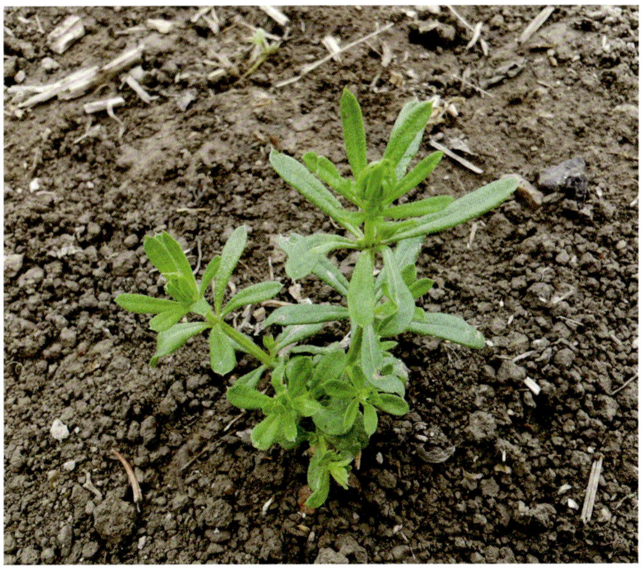

拉拉藤幼株

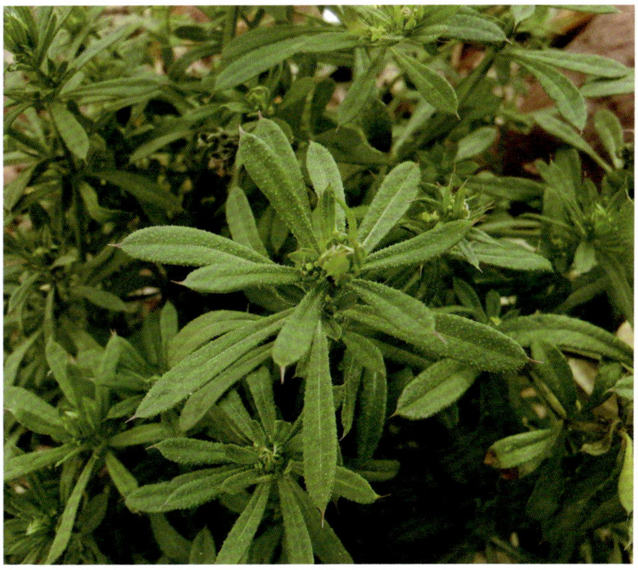

拉拉藤成熟植株

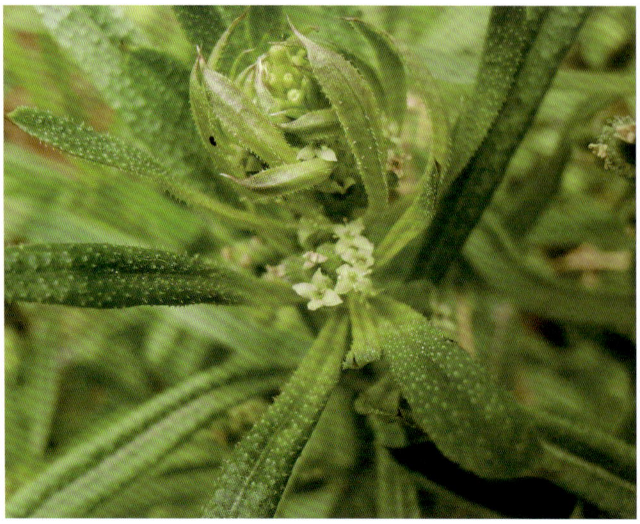

拉拉藤花枝

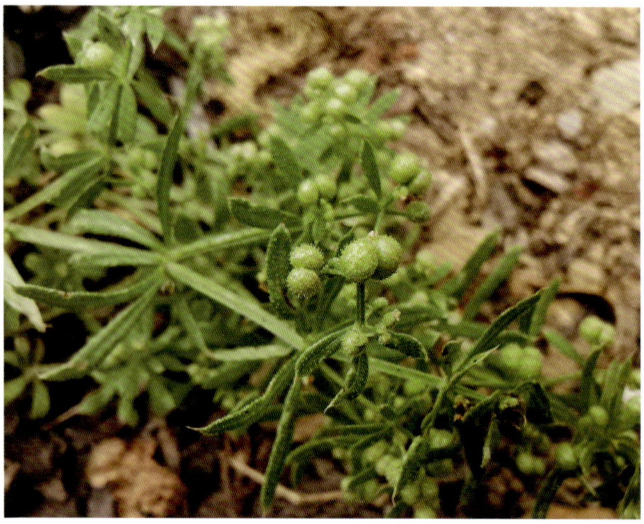

拉拉藤果枝

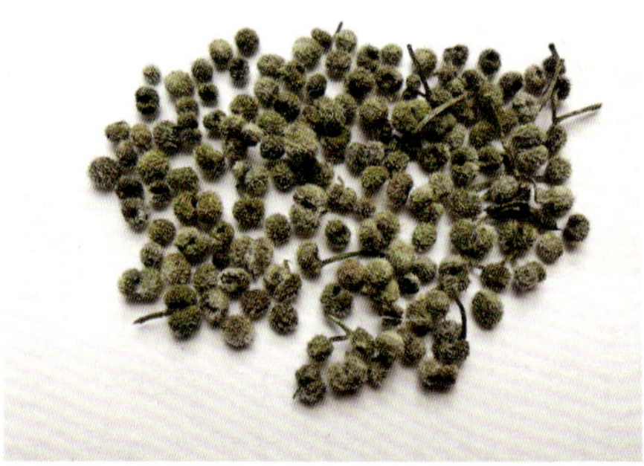

拉拉藤果实

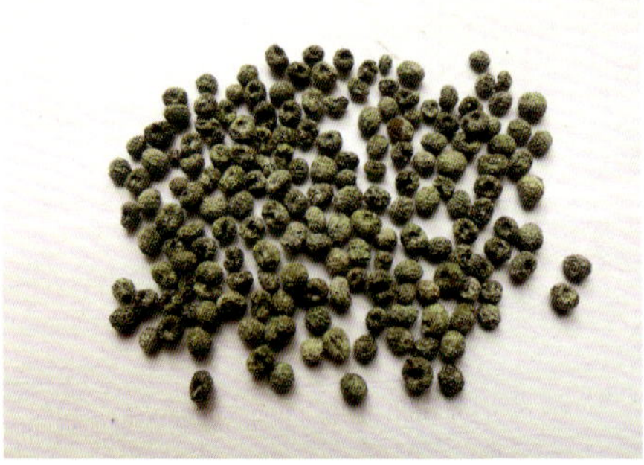

拉拉藤种子

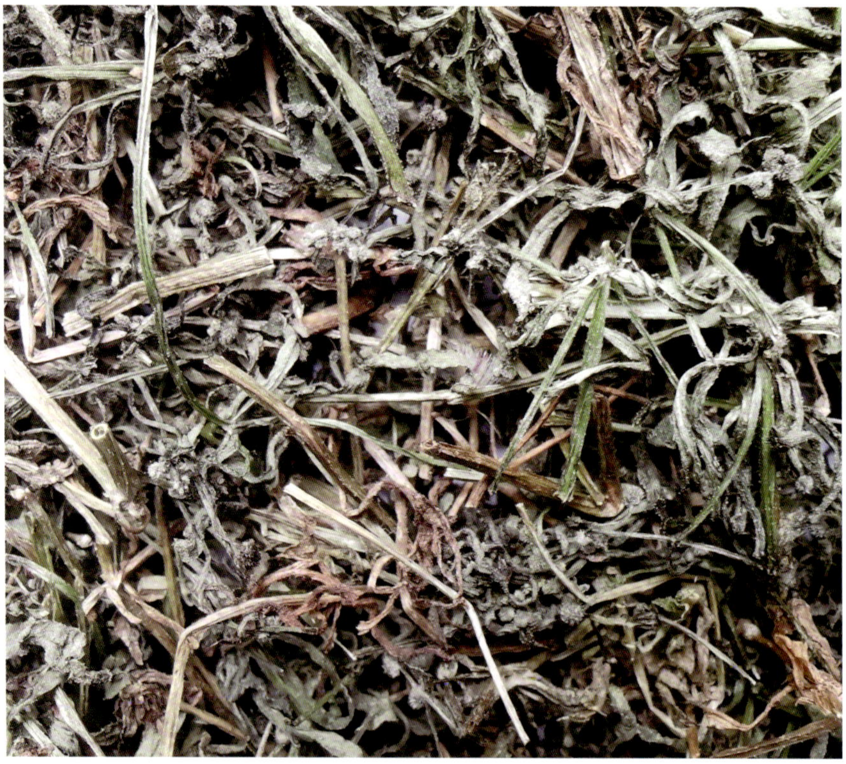

拉拉藤干燥全草

[illegible] • [illegible]。
[illegible] • [illegible] *Galium spurium* L. [illegible]。
[illegible] • [illegible]，[illegible] 20~40 cm。[illegible] 4~8 [illegible]；[illegible] 2~4 cm [illegible]，[illegible] 2~6 mm [illegible]，[illegible] 1 [illegible]。[illegible] 7 mm [illegible]，[illegible] 4 [illegible]，[illegible] 4 [illegible]，2 [illegible]，[illegible] 2 [illegible]。[illegible] 2 [illegible]（[illegible] 1 [illegible]）[illegible]。[illegible] 4~5 [illegible]，[illegible] 6~8 [illegible]。[illegible]。
[illegible] • [illegible]。
[illegible] • [illegible]。
[illegible] • [illegible]。
[illegible] • [illegible]：[illegible]，15~30 g；[illegible]。[illegible]：[illegible]。

刀　　豆

Daodou

CANAVALIAE SEMEN

〔别名〕挟剑豆、刀豆子、大戈豆、大刀豆、刀鞘豆、刀凤豆、刀板仁豆、刀巴豆、马刀豆、刀培豆、卡肖。

〔基原〕本品为豆科植物刀豆 *Canavalia gladiata*（Jacq.）DC. 的成熟种子。

〔原植物形态〕一年生缠绕草质藤本，长达 3 m。茎无毛。三出复叶；叶柄长 7 ～ 15 cm；顶生小叶宽卵形，长 8 ～ 20 cm，宽 5 ～ 16 cm，先端渐尖或急尖，基部阔楔形，侧生小叶偏斜，基部圆形；具短柄；托叶细小。总状花序腋生，花疏，有短梗；苞片卵形，早落；花萼钟状，萼管长约 1.5 cm，二唇形，上萼 2 裂片大而长，下唇 3 裂片小而不明显；花冠蝶形，淡红色或淡紫色，长 3 ～ 4 cm，旗瓣圆形，翼瓣较短，约与龙骨瓣等长，龙骨瓣弯曲；雄蕊 10，连合为单体，对着旗瓣的 1 枚基部稍离生，花药同型；子房具短柄，被毛。荚果大而扁，长 10 ～ 30 cm，直径 3 ～ 5 cm，被伏生短细毛，边缘有隆脊，先端弯曲成钩状；种子 10 ～ 14 颗，长约 3.5 cm，宽约 2 cm，厚达 1.5 cm，种皮粉红色或红色，种脐约占种子全长的 3/4，扁平而光滑，花期 6 ～ 7 月，果期 8 ～ 10 月。部分县市有栽培。

〔炮制〕除去杂质，用时捣碎。

〔性味与归经〕甘，温。归胃、肾经。

〔功能与主治〕温中，下气，止呃。主治虚寒呃逆，呕吐。

〔用法与用量〕内服：煎汤，6 ～ 9 g。

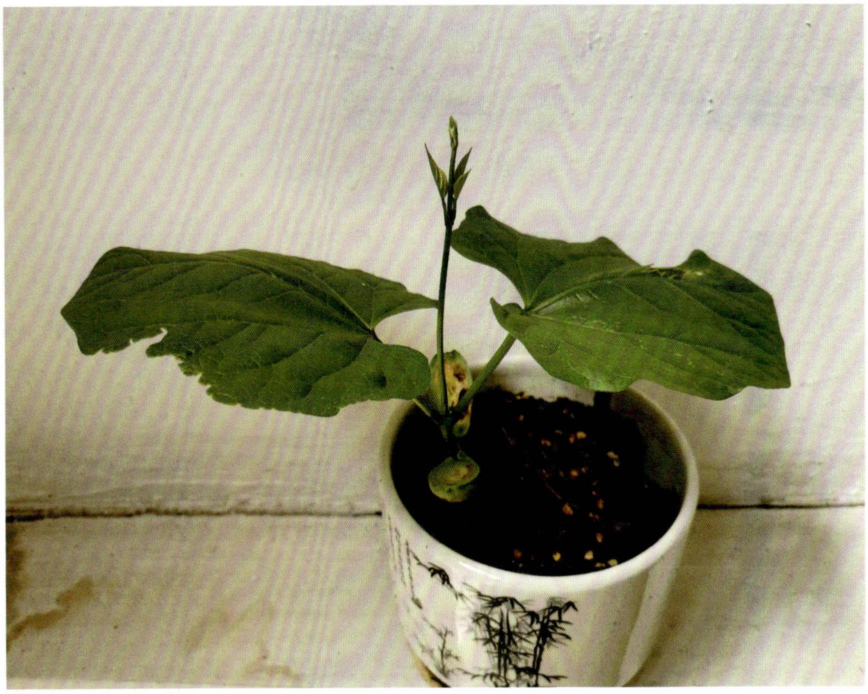

刀豆幼株

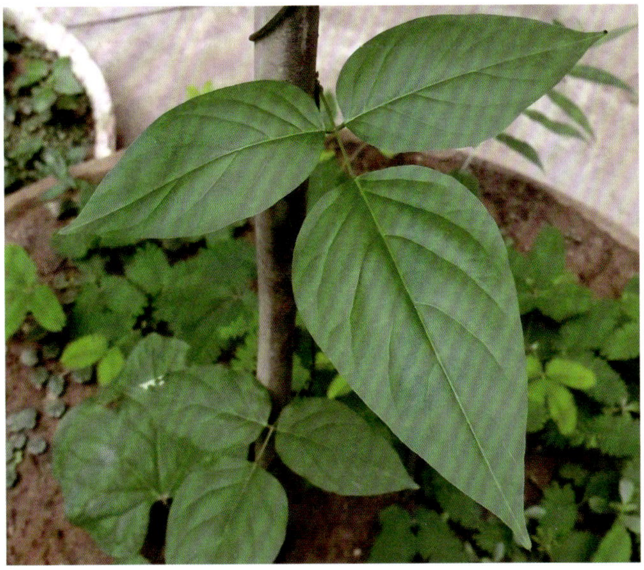

刀豆成熟植株

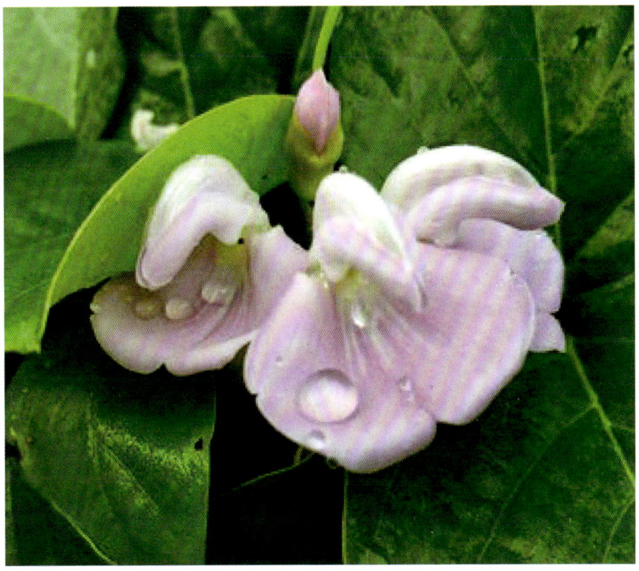

刀豆花枝

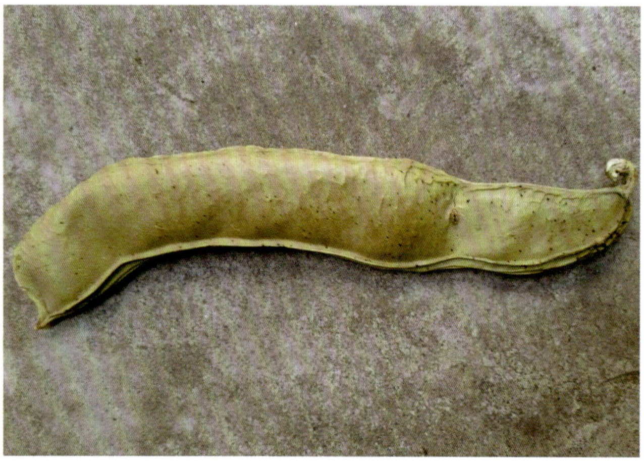

刀豆果实

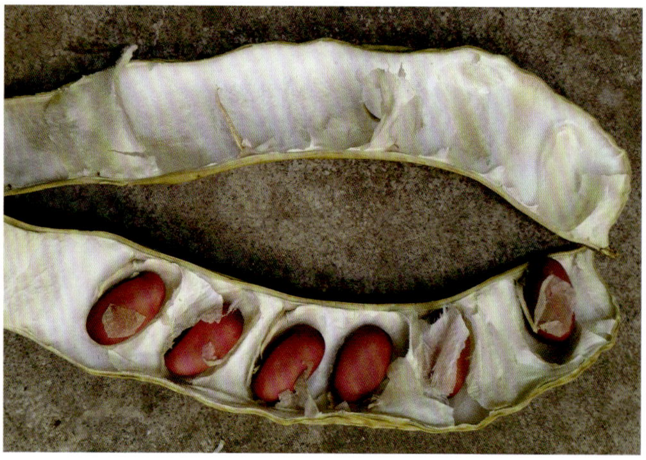

刀豆干燥成熟种子

[illegible] • [illegible]。

[illegible] • [illegible] *Canavalia gladiata* (Jacq.) DC. [illegible]。

[illegible] • [illegible] 3 m [illegible] 7~15 cm [illegible] 8~20 cm , [illegible] 5~16 cm , [illegible] 1.5 cm [illegible] 2 [illegible] 3 [illegible] 3~4 cm , [illegible] 10 [illegible] 1 [illegible] 10~30 cm , [illegible] 3~5 cm [illegible] 10~14 [illegible] 3.5 cm [illegible] 2 cm [illegible] 1.5 cm [illegible] 3/4 [illegible] 6~7 [illegible] 8~10 [illegible]。

[illegible] • [illegible]。

[illegible] • [illegible]。

[illegible] • [illegible]。

[illegible] • 6~9 g。

三　画

土 大 黄

Tudahuang

CURLED DOCK

〖别名〗四季菜根、牛耳大黄根、火风棠、羊蹄根、羊蹄、牛舌片。

〖基原〗本品为蓼科植物皱叶酸模 *Rumex crispusl* L. 的根。

〖原植物形态〗多年生草本，高 50 ～ 100 cm。根肥厚，黄色，有酸味。茎直立，通常不分枝，具浅槽。叶互生；托叶鞘膜质，管状，常破裂；叶片披针形或长圆状披针形，长 12 ～ 18 cm，宽 2 ～ 4.5 cm，先端短渐尖，基部渐狭，边缘有波状皱褶，两面无毛。花多数聚生于叶腋，或形成短的总状花序，合成一狭长的圆锥花序；花被片 6，2 轮，宿存；雄蕊 6；柱头 3，画笔状。瘦果三棱形，有锐棱，长 2 mm，褐色有光泽。花果期 6 ～ 8 月。生于沟边湿地、河岸及水甸子旁。

〖炮制〗除去杂质，润软切片，干燥，或鲜用。

〖性味与归经〗苦，寒。归心、肝、大肠经。

〖功能与主治〗清热解毒，凉血止血，通便杀虫。主治急慢性肝炎，肠炎，痢疾，慢性气管炎，吐血，衄血，便血，崩漏，热结便秘，痈疽肿毒，疥癣，秃疮。

〖用法与用量〗内服：煎汤，10 ～ 15 g。外用：适量，捣敷；或研末调搽。

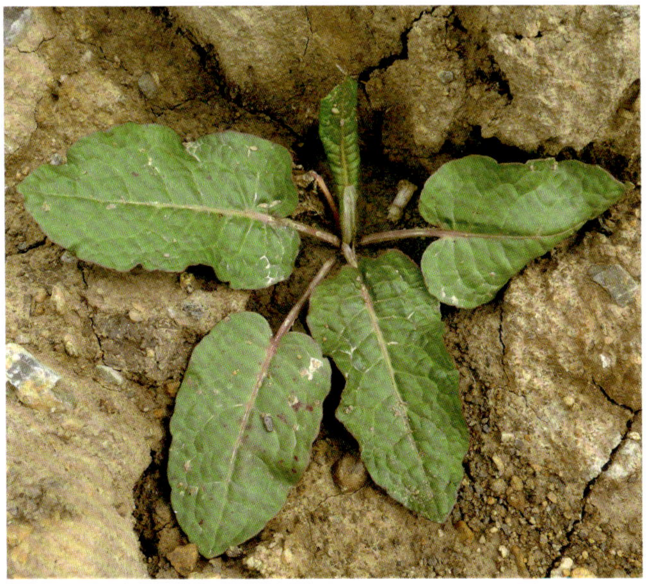

皱叶酸模幼株

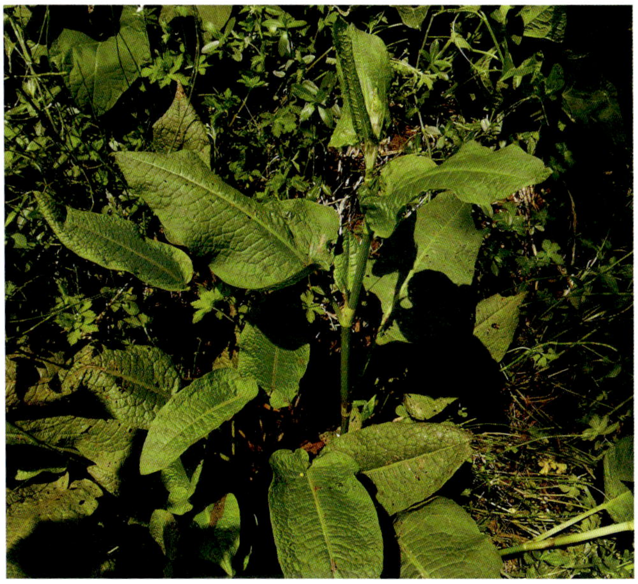

皱叶酸模成熟植株

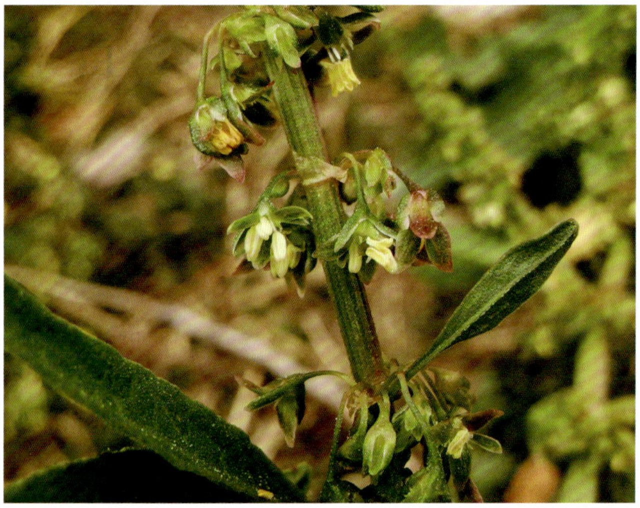

皱叶酸模花枝

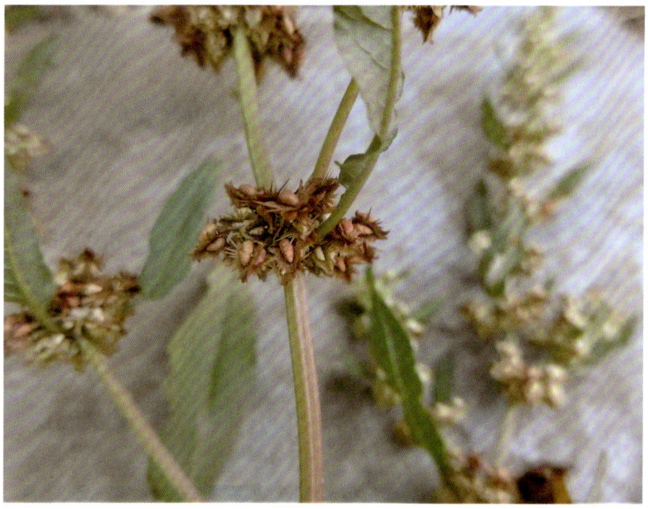

皱叶酸模果枝

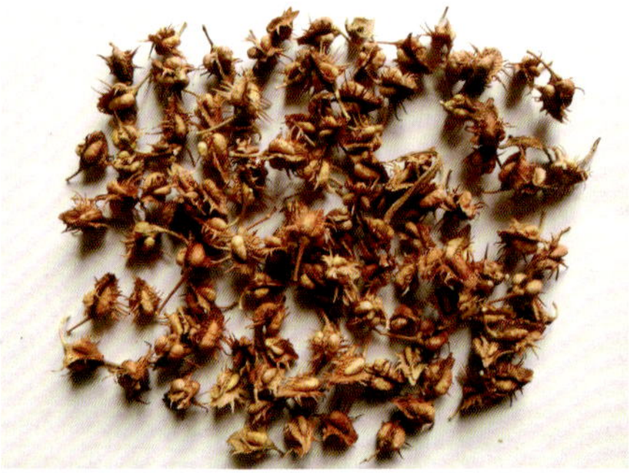

皱叶酸模果实

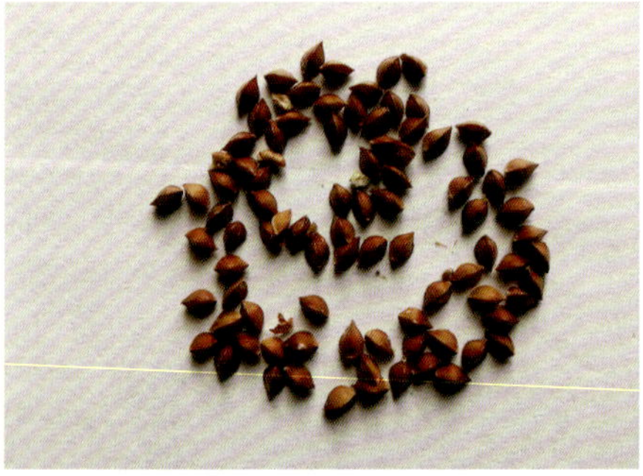

皱叶酸模种子

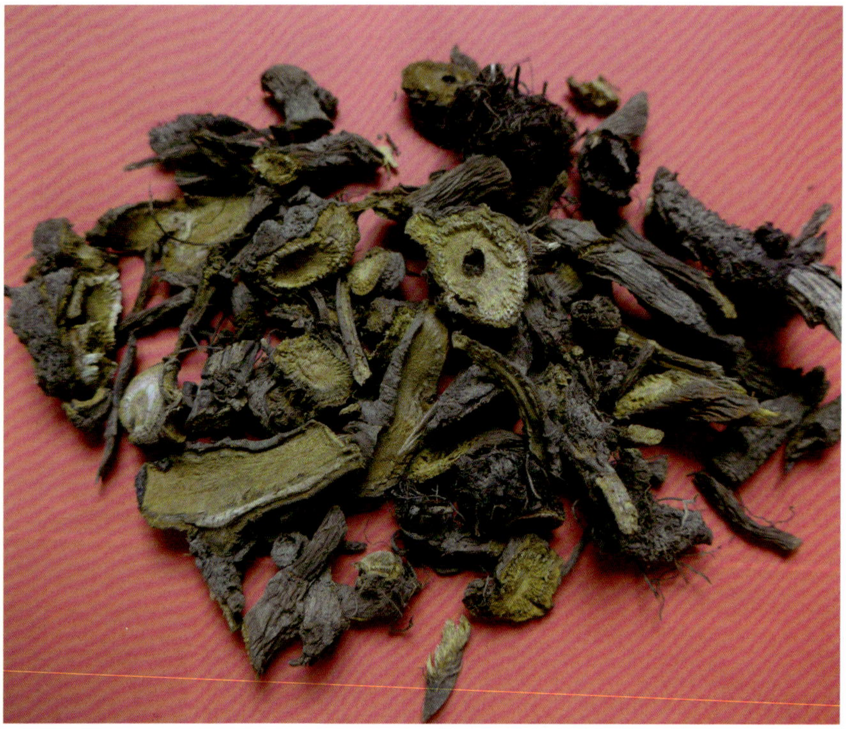

皱叶酸模干燥根

[illegible] • [illegible]。

[illegible] • [illegible] *Rumex crispusl* L [illegible]。

[illegible] • [illegible]，[illegible] 50~100 cm。[illegible]；[illegible]，[illegible] 12~18 cm，[illegible] 2~4.5 cm [illegible]，[illegible]；[illegible] 6 [illegible]，2 [illegible]，[illegible]；[illegible] 6 [illegible]；[illegible] 3 [illegible]，[illegible]。[illegible]，[illegible]，[illegible] 2 mm [illegible]，[illegible]。[illegible] 6~8 [illegible]。[illegible]，[illegible]。

[illegible] • [illegible]，[illegible]，[illegible]。

[illegible] • [illegible]。[illegible]。

[illegible] • [illegible]，[illegible]。[illegible]，[illegible]，[illegible]。

[illegible] • [illegible]：[illegible]，10~15 g。[illegible]：[illegible]，[illegible]；[illegible]。

土　瓜

Tugua

MERREMIA HUNGAIENSIS

〖别名〗土蛋、滇土瓜、红土瓜、山红苕、野红苕、山萝卜。

〖基原〗本品为旋花科植物山土瓜 *Merremia hungaiensis*（Lingelsh. & Borza）R. C. Fang 的块根。

〖原植物形态〗多年生缠绕草本，长达 1 m 左右。块根大，球形、卵圆形、椭圆形不等，单个或 2 ～ 3 个成串，表皮红褐色、暗褐色或肉白色，有乳状黏液。茎细长，圆柱形，有细棱，大多旋扭，无毛。单叶互生；叶柄长 0.8 ～ 3.5 cm，被短柔毛；叶片椭圆形、卵形或长圆形，长 2.5 ～ 11.5 cm，宽 1.5 ～ 5 cm，先端钝，微凹，具小短尖头，基部钝圆或楔形或微呈心形，边缘微啮蚀状或近全缘，两面无毛，仅叶片基部被少数缘毛；侧脉 5 ～ 6 对，有时带紫色。花单生叶腋或成简单的聚伞花序，着生 2 ～ 3 朵或数朵花，花序梗长 2 ～ 6 cm；苞片 2 枚，鳞片状；萼片 5，等长或外方 2 片稍短；花冠淡黄色，漏斗形，长 3.5 ～ 6 cm，瓣中带先端被淡黄色短柔毛；雄蕊 5，稍不等长，花丝基部扩大，被毛；花盘环状，子房圆锥状，2 室，无毛，柱头 2，球形，蒴果长圆形，4 瓣裂。种子 1 ～ 4 颗，密被棕黑色有丝样光泽的绒毛。花期夏、秋季。生于海拔 1 200 ～ 3 200 m 的山区草坡地、灌木丛中或松林下。

〖炮制〗除去杂质，洗净，切片或块，干燥。

〖性味与归经〗甘、淡，平。归肝、脾、肺经。

〖功能与主治〗清热，除湿，止咳，健脾。主治黄疸，慢性肝炎，肺热咳嗽，下血，乳少，带下，小儿疳积，水火烫伤。

〖用法与用量〗内服：煎汤，12 ～ 15 g；或生啖。外用：适量，捣敷。

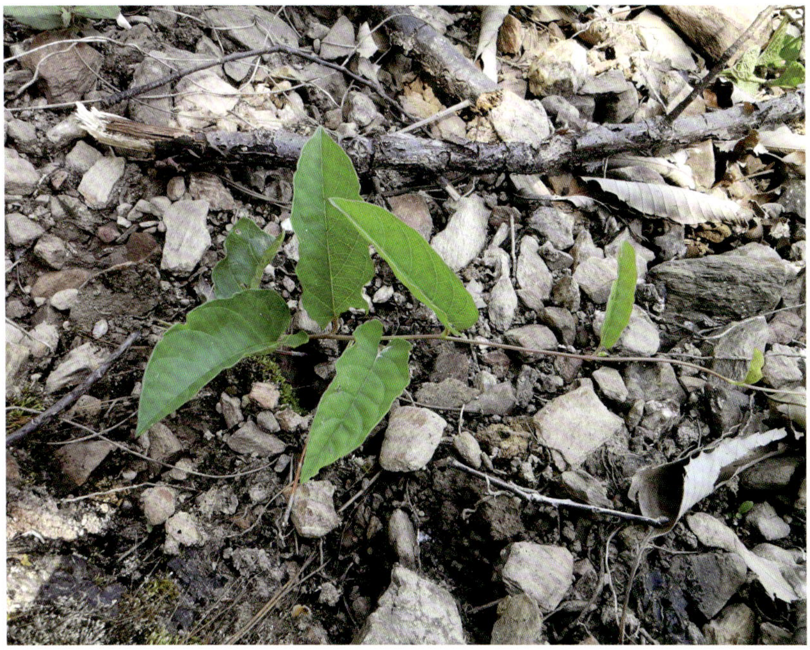

山土瓜幼株

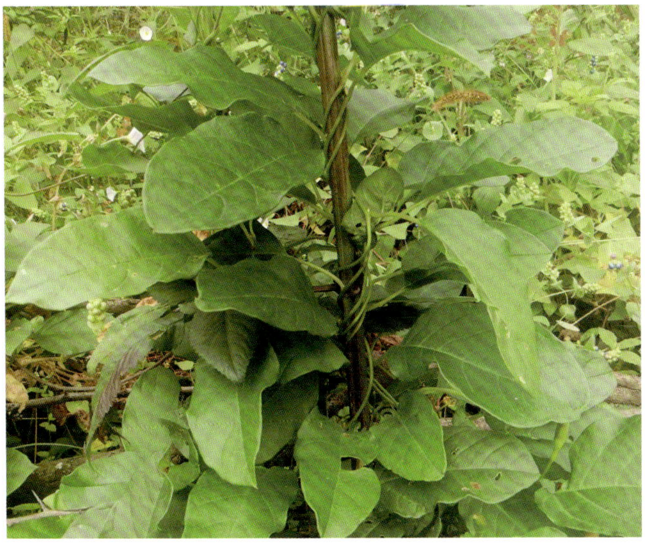

山土瓜成熟植株

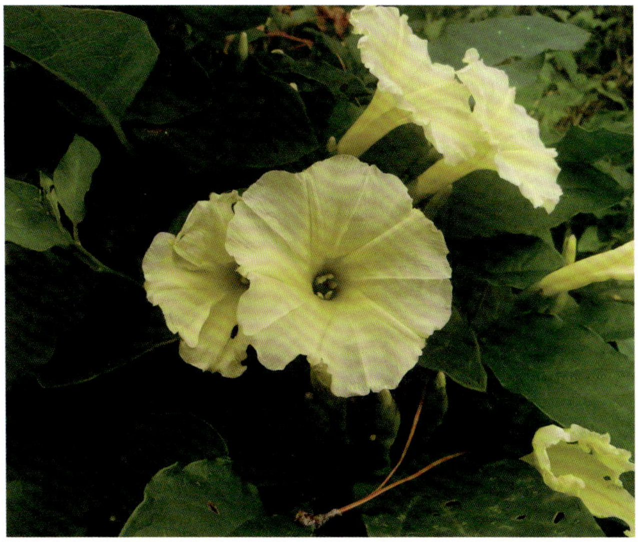

山土瓜花枝

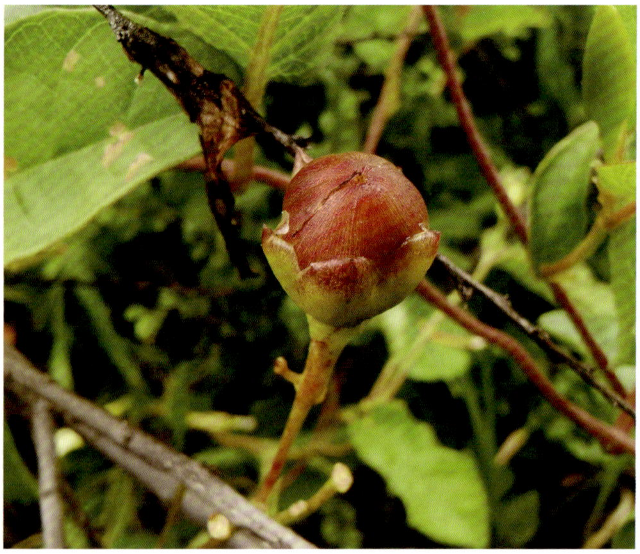

山土瓜果枝

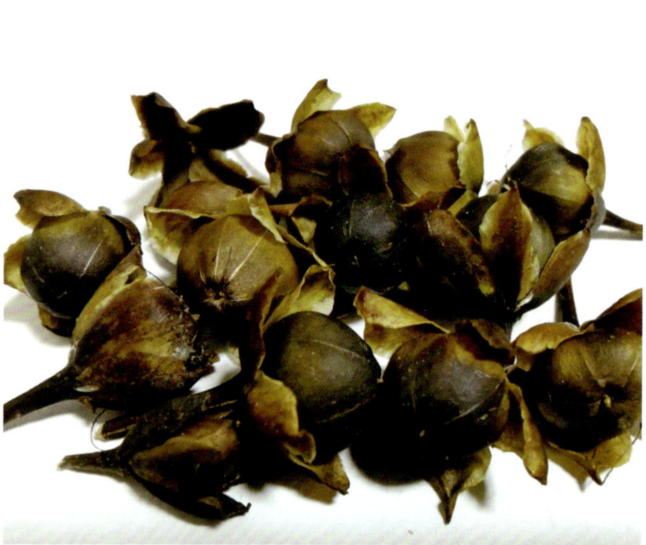

山土瓜果实

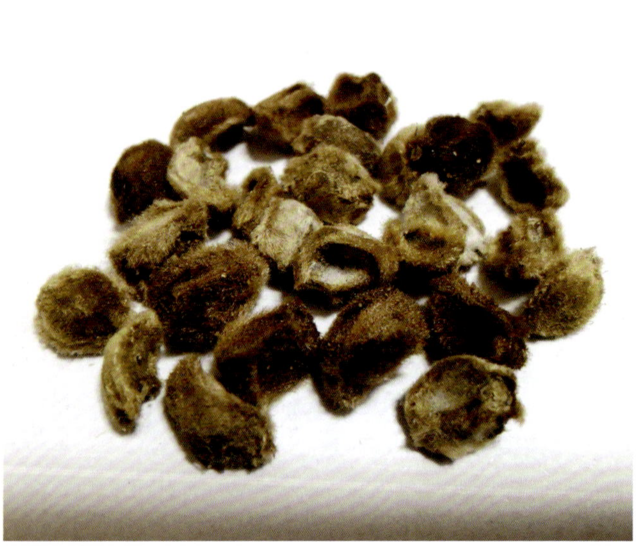

山土瓜种子

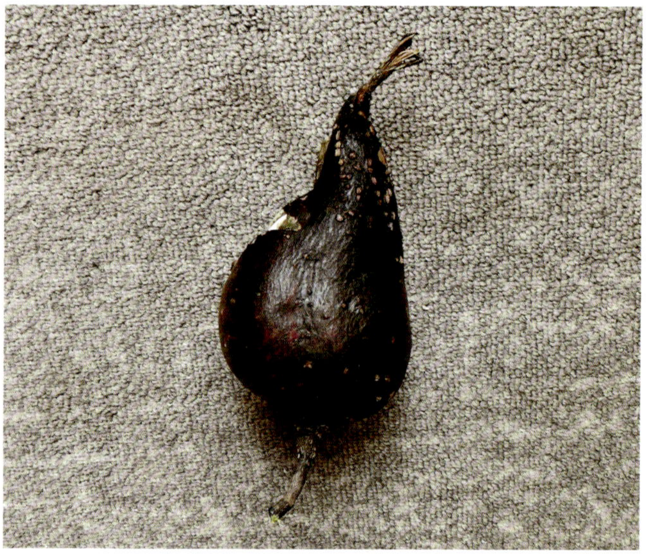

山土瓜根

[illegible]·[illegible]。

[illegible]·[illegible]*Merremia hungaiensis*（Lingelsh. & Borza）R. C. Fang[illegible]。

[illegible]·[illegible]，[illegible]1 m[illegible]。[illegible]，[illegible]2~3[illegible]。[illegible]0.8~3.5 cm[illegible]；[illegible]2.5~11.5 cm，[illegible]1.5~5 cm[illegible]；[illegible]5~6[illegible]。[illegible]2~3[illegible]2~6 cm；[illegible]2[illegible]；[illegible]5[illegible]2[illegible]；[illegible]3.5~6 cm，[illegible]；[illegible]5[illegible]，[illegible]2[illegible]，[illegible]4[illegible]。[illegible]1~4[illegible]。[illegible]1 200~3 200 m[illegible]。

[illegible]·[illegible]。

[illegible]·[illegible]。

[illegible]·[illegible]。

[illegible]·[illegible]，12~15 g；[illegible]。

大　黄

Dahuang

RHEI RADIX ET RHIZOMA

〖别名〗将军、黄良、火参、肤如、蜀大黄、锦纹大黄、牛舌大黄、锦纹、生军、川军。

〖基原〗本品为蓼科植物掌叶大黄 *Rheum palmatum* L. 等的根和根茎。

〖原植物形态〗多年生高大草本。根茎粗壮。茎直立,高 2 m 左右,中空,光滑无毛。基生叶大,有粗壮的肉质长柄,约与叶片等长;叶片宽心形或近圆形,径达 40 cm 以上,3 ～ 7 掌状深裂,每裂片常再羽状分裂,上面疏生乳头状小突起,下面有柔毛;茎生叶较小,有短柄;托叶鞘筒状,密生短柔毛。花序大圆锥状,顶生;花梗纤细,中下部有关节。花紫红色或带红紫色;花被片 6,长约 1.5 mm,成 2 轮;雄蕊 9;花柱 3。瘦果有 3 棱,沿棱生翅,顶端微凹陷,基部近心形,暗褐色。花期 6 ～ 7 月,果期 7 ～ 8 月。生于山地林缘或草坡,野生或栽培。

〖炮制〗除去杂质,洗净,润透,切厚片或块,晾干。

〖性味与归经〗苦,寒。归脾、胃、大肠、肝、心包经。

〖功能与主治〗泻下攻积,清热泻火,凉血解毒,逐瘀通经,利湿退黄。主治实热积滞便秘,血热吐衄,目赤咽肿,痈肿疔疮,肠痈腹痛,瘀血经闭,产后瘀阻,跌打损伤,湿热痢疾,黄疸尿赤,淋证,水肿。外用治疗烧烫伤。酒大黄善清上焦血分热毒。主治目赤咽肿,齿龈肿痛。熟大黄泻下力缓,泻火解毒。主治火毒疮疡。大黄炭凉血化瘀止血。主治血热有瘀出血症。

〖用法与用量〗内服:煎汤,3 ～ 15 g;泻下,不宜久煎。外用:适量,研末敷于患处。

〖注意〗孕妇及月经期、哺乳期慎用。

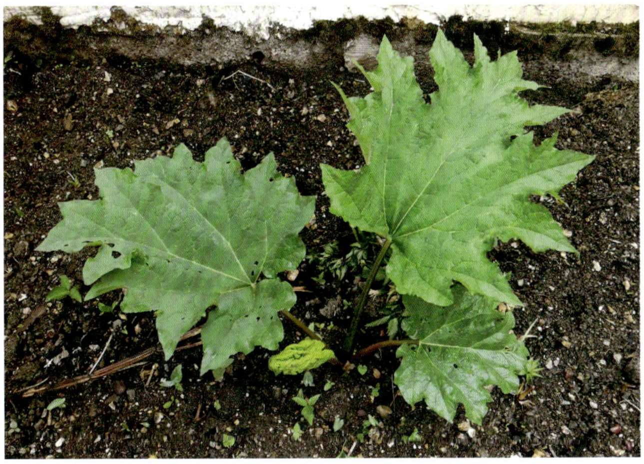

掌叶大黄幼株

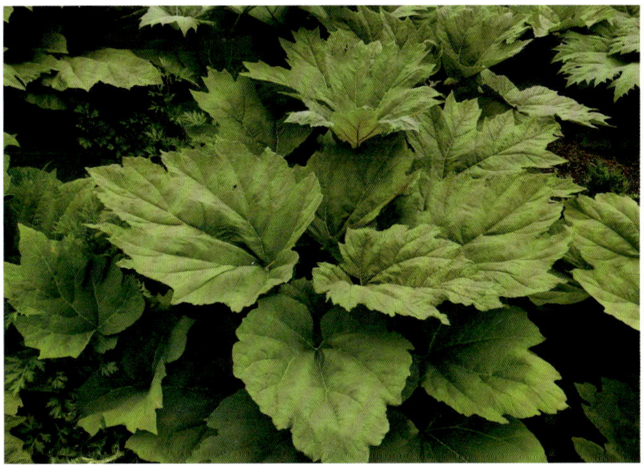

掌叶大黄成熟植株

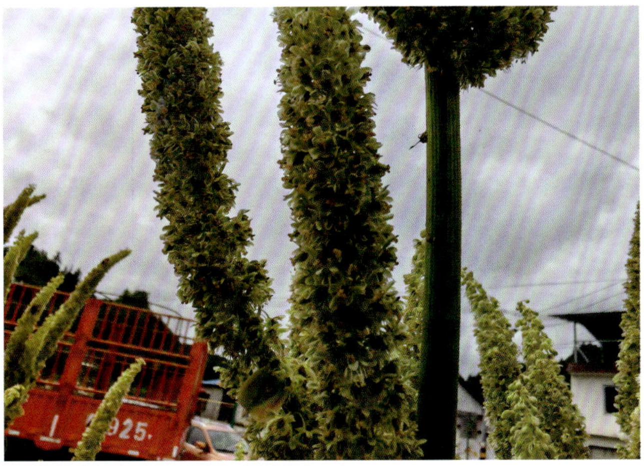

掌叶大黄花枝

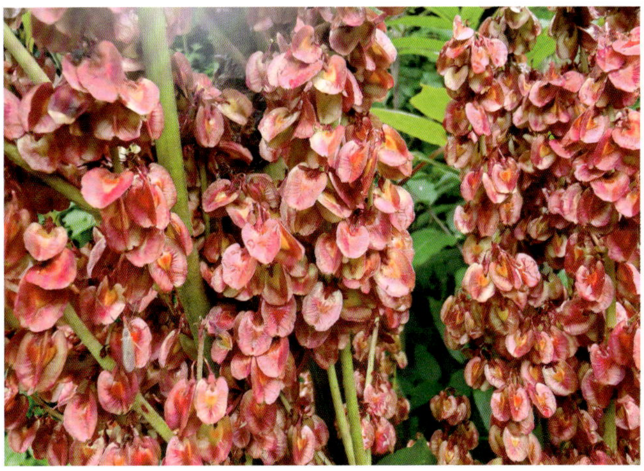

掌叶大黄果枝

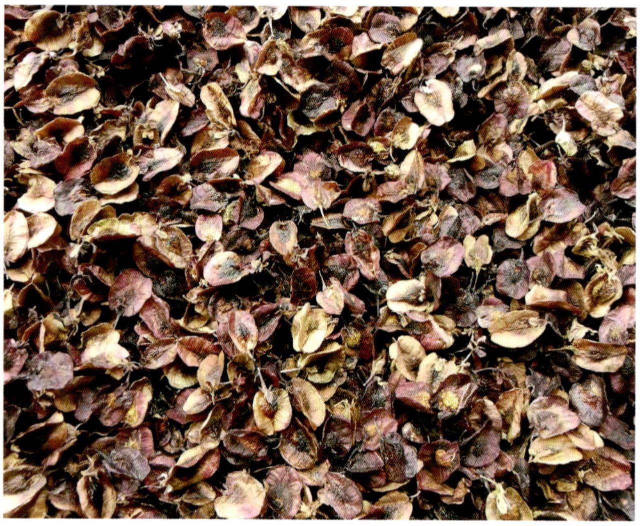

掌叶大黄果实

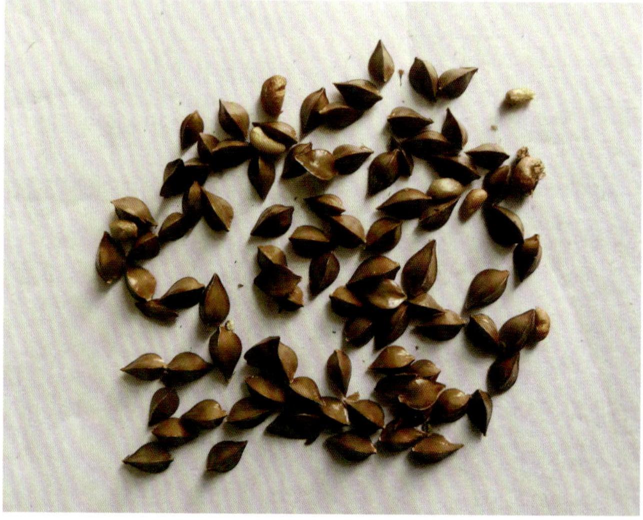

掌叶大黄种子

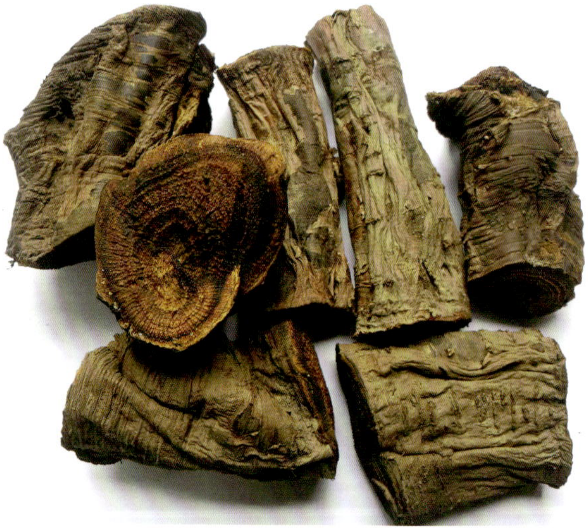

掌叶大黄干燥根茎及根

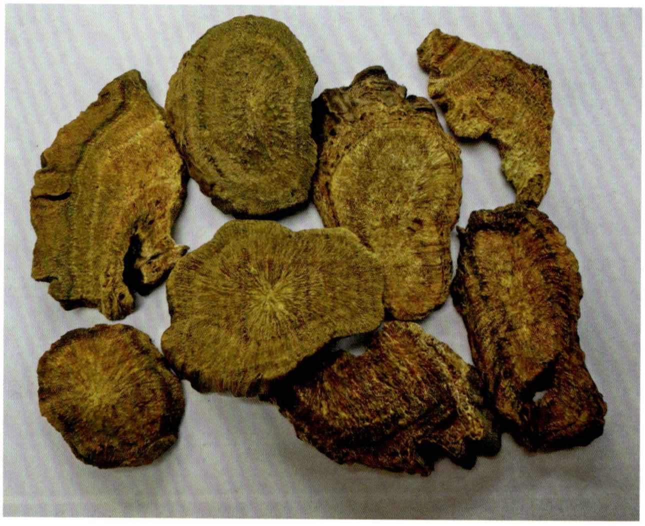

掌叶大黄干燥根片

[illegible] • [illegible]。

[illegible] • [illegible]，[illegible] *Rheum palmatum* L. [illegible]。

[illegible] • [illegible] 2 m [illegible] 40 cm [illegible] 3~7 [illegible] 6 [illegible] 1.5 mm [illegible] 2 [illegible] 9 [illegible] 3 [illegible] 3 [illegible] 6~7 [illegible] 7~8 [illegible]。

[illegible] • [illegible]。

[illegible] • [illegible]。

[illegible] • [illegible]。

[illegible] • 3~15 g [illegible]。

[illegible] • [illegible]。

大 红 袍

Dahongpao

MYRSINE AFRICANA

〖别名〗簸赭子、矮零子、豆瓣柴、铁打杵、碎米果、牙痛草、碎米颗、碎米柴。

〖基原〗本品为紫金牛科植物铁仔 *Myrsine africana* L. 的根或枝叶。

〖原植物形态〗灌木,高 0.5 ～ 1 m。小枝圆柱形,幼嫩时被锈色微柔毛。叶互生;叶柄极短,下延至小枝上;叶片革质或坚纸质,通常为椭圆状倒卵形,长 1 ～ 2 cm,宽 0.7 ～ 1 cm,先端广钝或近圆形,具短刺尖,基部楔形,边缘常从中部以上具锯齿,齿端常具短刺尖,背面常具小腺点,尤以边缘较多。花簇生或近伞形花序,腋生,基部具一圈苞片;花梗长 0.5 ～ 1.5 mm,无毛或被腺状微柔毛。花 4 数,长 2 ～ 2.5 mm;花萼长约 0.5 mm,萼片广卵形至椭圆状卵形,具缘毛及腺点;花冠在雌花中长为萼的 2 倍或略长,基部连合成管,管长为全长的 1/2 或更多;花丝基部连合成管,管口具缘毛,花药长圆形;雌蕊长过雄蕊,子房长卵形或圆锥形,花柱伸长,柱头点尖,2 半裂或边缘流苏状;花冠在雄花中长为管的 1 倍左右,花冠管为全长的 1/2 或略短,里面与花丝合生部分被微柔毛,裂片卵状披针形,具缘毛及腺毛;雄蕊伸出花冠很多,花丝基部连合,均被微柔毛,花药伸出花冠约 2/3;雌蕊在雄花中退化。果球形,直径达 5 mm,红色变紫黑色,光亮。花期 2 ～ 3 月,有时 5 ～ 6 月,果期 10 ～ 11 月,有时 2 或 6 月。生于海拔 1 000 ～ 3 600 m 的荒坡、石山坡疏林下或林缘。

〖炮制〗洗净、切片或段,干燥。

〖性味与归经〗苦、微甘,凉。归肺、脾、大肠经。

〖功能与主治〗祛风止痛,清热利湿,收敛止血。主治风湿痹痛,牙痛,泄泻,痢疾,崩漏,便血,肺结核咳血。

〖用法与用量〗内服:煎汤,9 ～ 30 g。外用:叶适量,煎水洗。

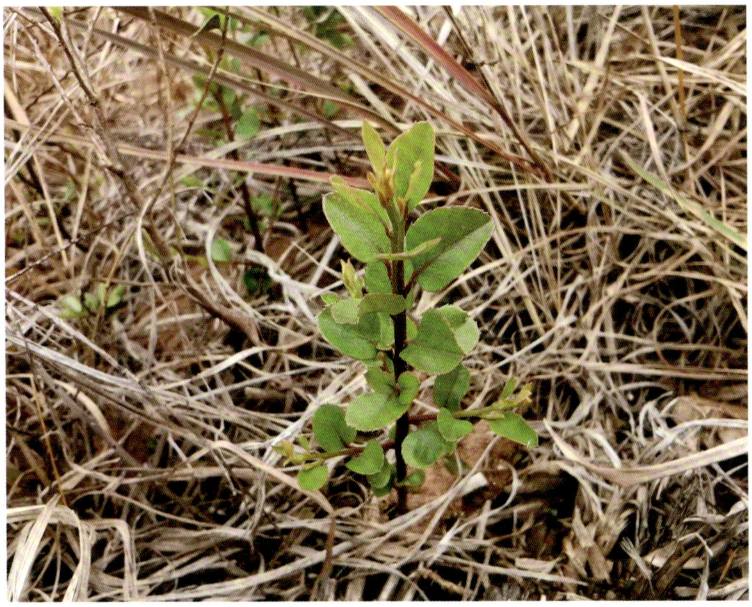

铁仔幼株

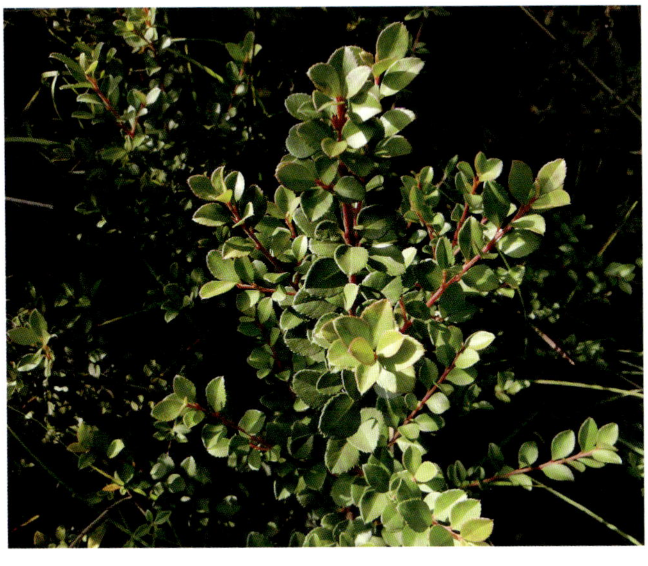

铁仔成熟植株

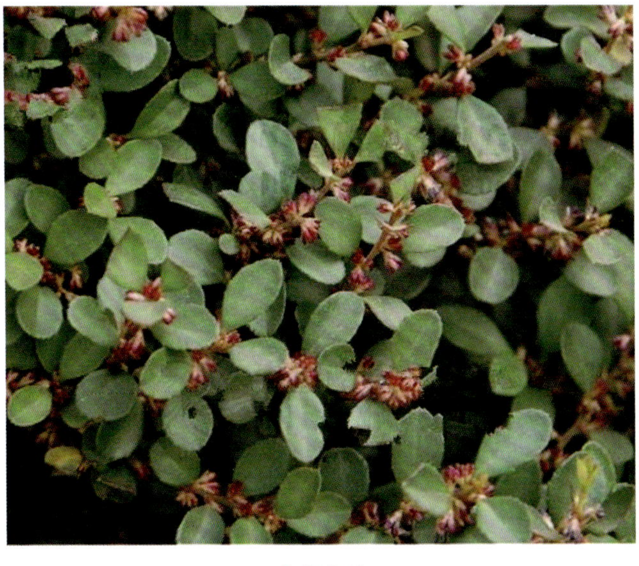

铁仔花枝

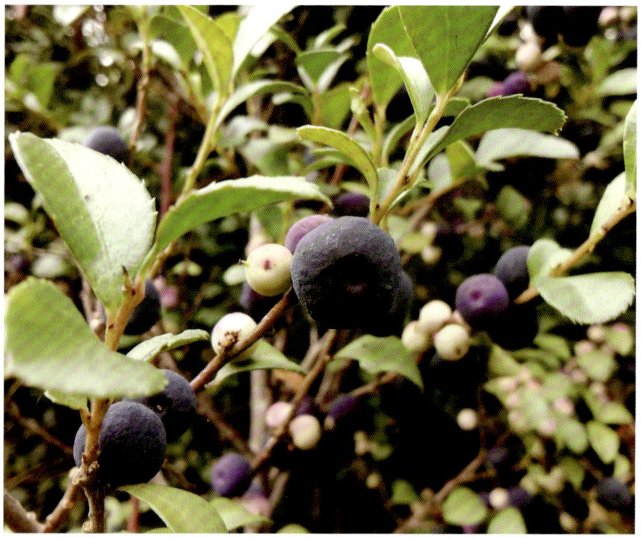

铁仔果枝

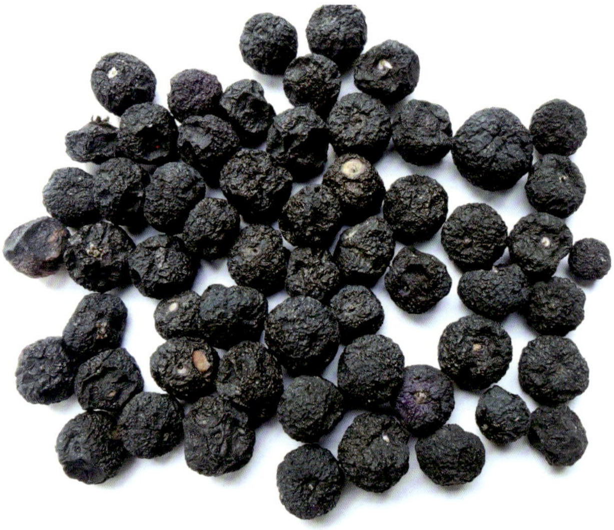

铁仔果实

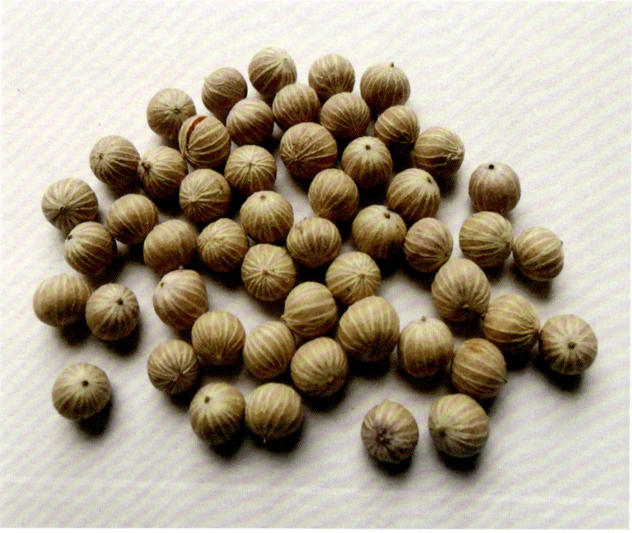

铁仔种子

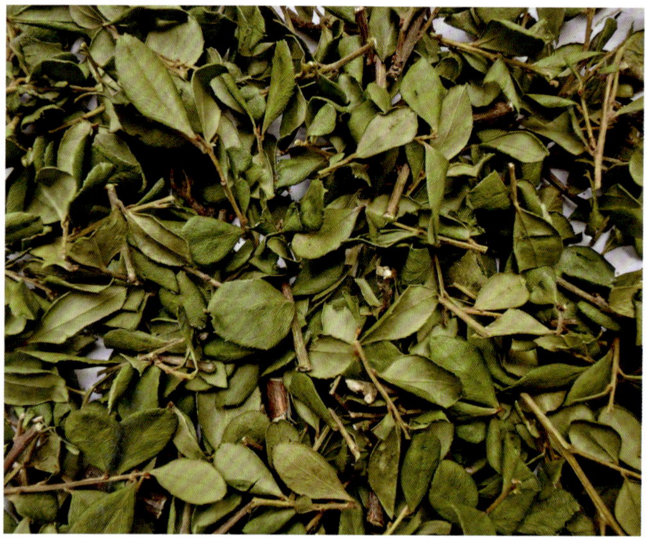

铁仔干燥枝叶

[illegible] • [illegible]、[illegible]、[illegible]、[illegible]、[illegible]、[illegible]、[illegible]。

[illegible] • [illegible] *Myrsine africana* L. [illegible]。

[illegible] • [illegible]，[illegible]0.5~1 m[illegible]。[illegible]，[illegible]。[illegible]；[illegible]，[illegible]；[illegible]，[illegible]，[illegible]1~2 cm，[illegible]0.7~1 cm，[illegible]，[illegible]，[illegible]，[illegible]，[illegible]，[illegible]。[illegible]，[illegible]；[illegible]0.5~1.5 mm，[illegible]。[illegible]4[illegible]，[illegible]2~2.5 mm；[illegible]0.5 mm[illegible]，[illegible]，[illegible]；[illegible]2[illegible]，[illegible]，[illegible]1/2[illegible]；[illegible]，[illegible]，[illegible]，[illegible]，[illegible]2[illegible]；[illegible]1[illegible]，[illegible]1/2[illegible]，[illegible]，[illegible]；[illegible]，[illegible]，[illegible]2/3[illegible]；[illegible]。[illegible]，[illegible]5 mm[illegible]，[illegible]，[illegible]。[illegible]2~3[illegible]，[illegible]5~6[illegible]。[illegible]10~11，[illegible]2[illegible]6[illegible]。[illegible]1 000~3 600 m[illegible]、[illegible]。

[illegible] • [illegible]、[illegible]，[illegible]。

[illegible] • [illegible]、[illegible]，[illegible]。[illegible]、[illegible]、[illegible]。

[illegible] • [illegible]，[illegible]，[illegible]。[illegible]，[illegible]，[illegible]，[illegible]，[illegible]。

[illegible] • [illegible]：[illegible]，9~30 g。[illegible]：[illegible]，[illegible]。

山茱萸

Shanzhuyu

CORNI FRUCTUS

〖别名〗蜀枣、魃实、鼠矢、鸡足、山萸肉、实枣儿、肉枣、枣皮、药枣、红枣皮。

〖基原〗本品为山茱萸科植物山茱萸 *Cornus officinalis* Sieb. et Zucc. 的成熟果肉。

〖原植物形态〗落叶灌木或乔木。枝黑褐色。叶对生；叶柄长 0.6 ~ 1.2 cm，上面有浅沟；叶片纸质，卵形至椭圆形，稀卵状披针形，长 5 ~ 12 cm，先端渐尖，基部楔形，上面疏生平贴毛，下面毛较密；侧脉 6 ~ 8 对，脉腋具黄褐色髯毛。伞形花序先叶开花，腋生，下具 4 枚小型的苞片，苞片卵圆形，褐色；花黄色；花萼 4 裂，裂片宽三角形；花瓣 4，卵形；花盘环状，肉质；子房下位。核果椭圆形，成熟时红色。花期 3 ~ 4 月，果期 9 ~ 10 月。生于海拔 400 ~ 1 500 m，稀达 2 100 m 的林缘或林中。

〖炮制〗除去杂质和残留果核。

〖性味与归经〗酸、涩，微温。归肝、肾经。

〖功能与主治〗补益肝肾，收涩固脱。主治眩晕耳鸣，腰膝酸痛，阳痿遗精，遗尿尿频，崩漏带下，大汗虚脱，内热消渴。

〖用法与用量〗内服：煎汤，6 ~ 12 g。

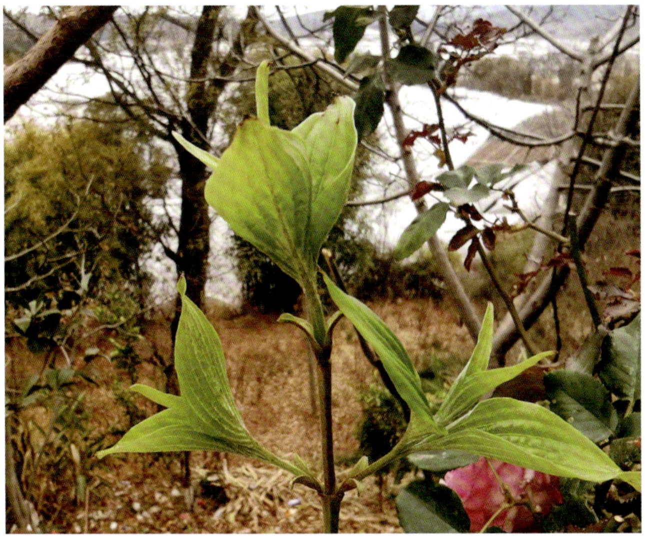

山茱萸幼枝

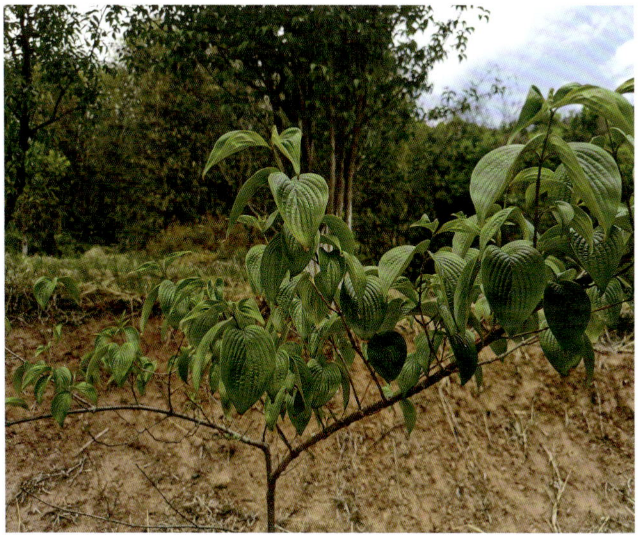

山茱萸成熟植株

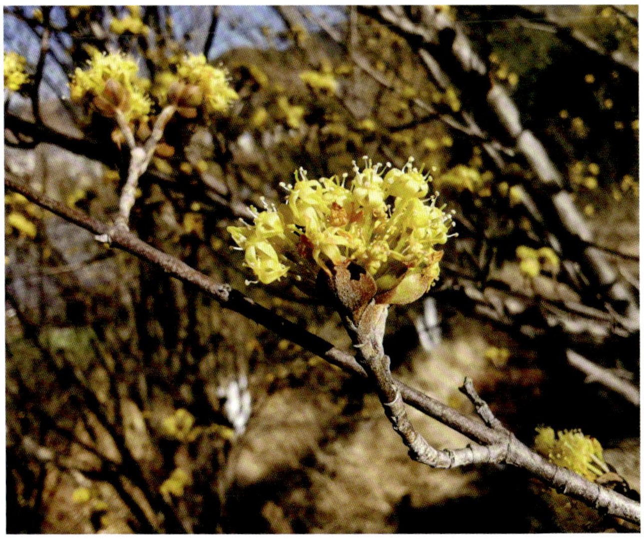

山茱萸花枝

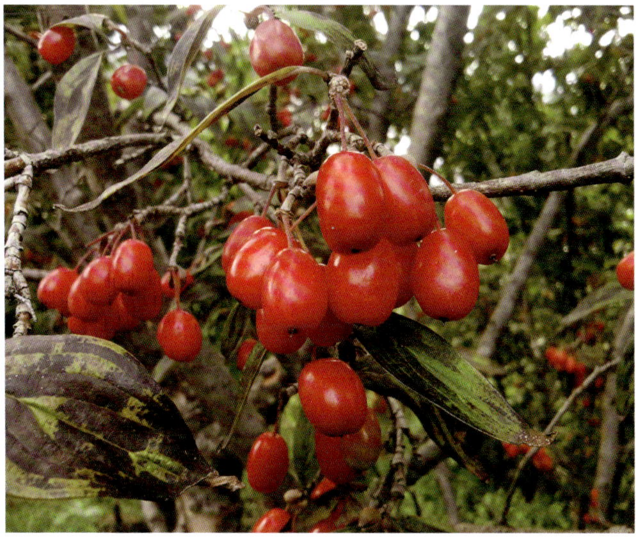

山茱萸果枝

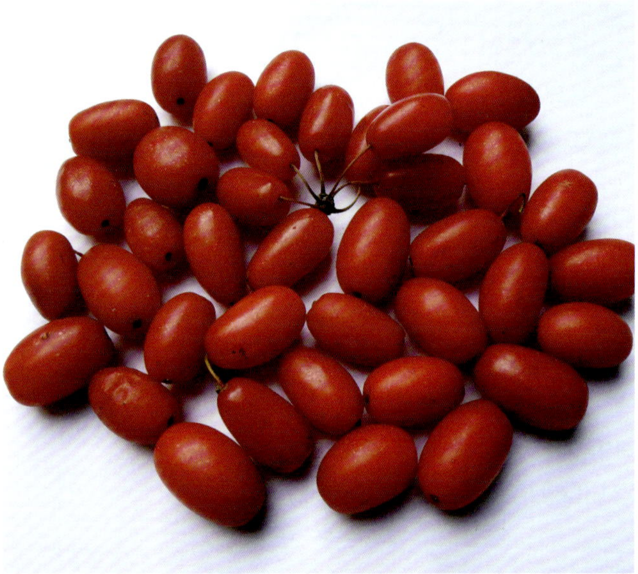

山茱萸果实（鲜）

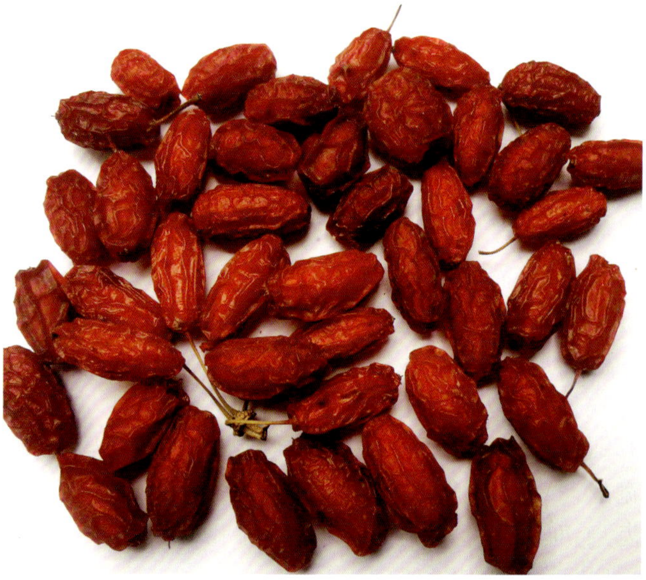

山茱萸果实

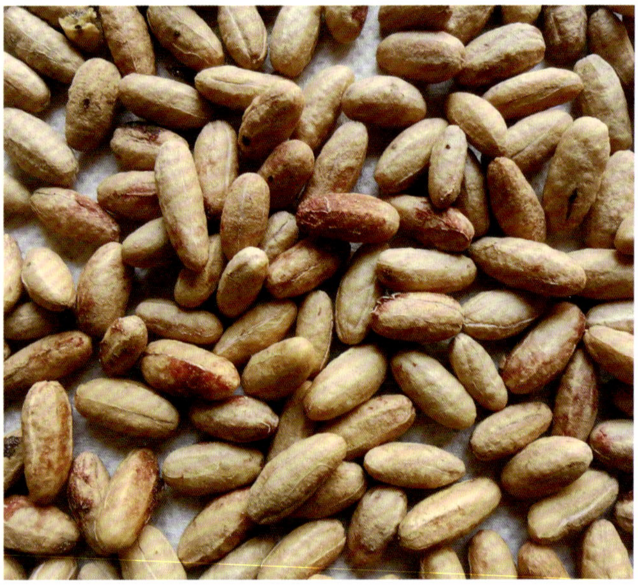

山茱萸种子

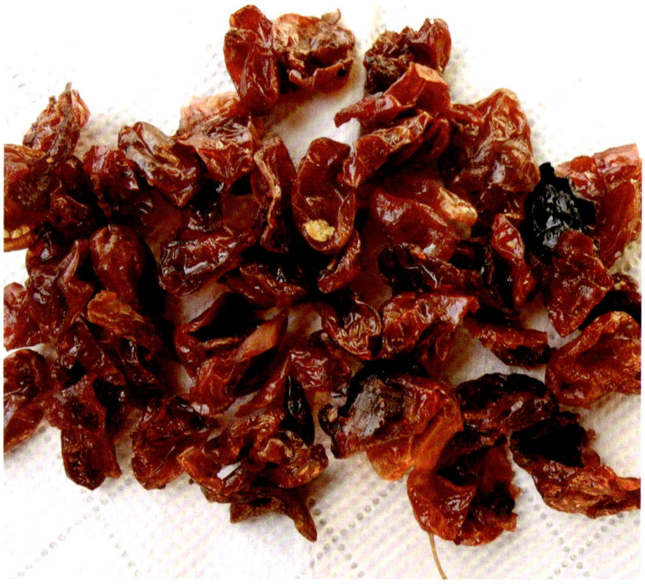

山茱萸干燥果肉

[illegible] • [illegible]。

[illegible] • [illegible] *Cornus officinalis* Sieb. et Zucc. [illegible]。

[illegible] • [illegible]；[illegible] 0.6~1.2 cm，[illegible]；[illegible]，[illegible]，[illegible]，[illegible] 5~12 cm [illegible]，[illegible]，[illegible]，[illegible]；[illegible] 6~8 [illegible]，[illegible]。[illegible]，[illegible]、[illegible] 4 [illegible]，[illegible]，[illegible]；[illegible]；[illegible] 4 [illegible]，[illegible]；[illegible] 4 [illegible]，[illegible]；[illegible]，[illegible]；[illegible]。[illegible]，[illegible]。[illegible] 3~4 [illegible]，[illegible] 9~10 [illegible]。[illegible] 400~1 500 m [illegible]，[illegible] 2 100 m [illegible]。

[illegible] • [illegible]。

[illegible] • [illegible]、[illegible]，[illegible]。[illegible]、[illegible]。

[illegible] • [illegible]，[illegible]。[illegible]，[illegible]，[illegible]，[illegible]，[illegible]，[illegible]。

[illegible] • 6~12 g。

山 茶 花

Shanchahua

FLOWER OF JAPANESE CAMELLIA

〔别名〕曼陀罗树、宝珠山茶、红茶花、宝珠花、一捻红、耐冬。

〔基原〕本品为山茶科植物红山茶 *Camellia japonica* L. 的花。

〔原植物形态〕常绿灌木或小乔木，高可达 10 m。树皮灰褐色，幼枝棕色，无毛。单叶互生；叶柄长 8～15 mm；叶片革质，倒卵形或椭圆形，长 5～10 cm，宽 2.5～6 cm，先端渐尖而钝，基部楔形，边缘有细锯齿，上面深绿色，有光泽，下面淡绿色，两面均无毛，叶干后带黄色。花两性，单生或对生于叶腋或枝顶，大红色，径 5～8 cm；萼片 5，宽卵圆形，外被白色柔毛；花瓣 5～7，栽培品种多重瓣，有白、淡红等色，花瓣近圆形，先端有凹缺，基部稍连合；雄蕊多数，外侧花丝基部连合，附着于花瓣基部，内侧离生；子房上位，无毛，花柱先端 3 裂。蒴果近球形，径 2.2～3.2 cm，果皮厚，光滑无毛，室背开裂。种子近球形，有角棱，长 1.88～2.5 cm，暗褐色。花期 4～5 月，果期 9～10 月。各县市常有栽培。

〔炮制〕除去杂质，干燥。

〔性味与归经〕甘、苦、辛，凉。归肝、肺、大肠经。

〔功能与主治〕凉血止血，散瘀，消瘀肿。主治吐血，衄血，咳血，便血，痔血，赤血痢，血淋，崩漏，带下，烫伤，跌扑损伤。

〔用法与用量〕内服：煎汤，5～10 g；或研末。外用：适量，研末麻油调涂。

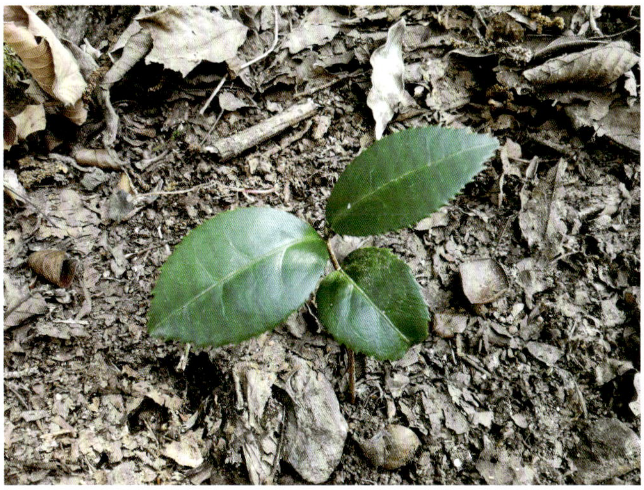

红山茶幼株

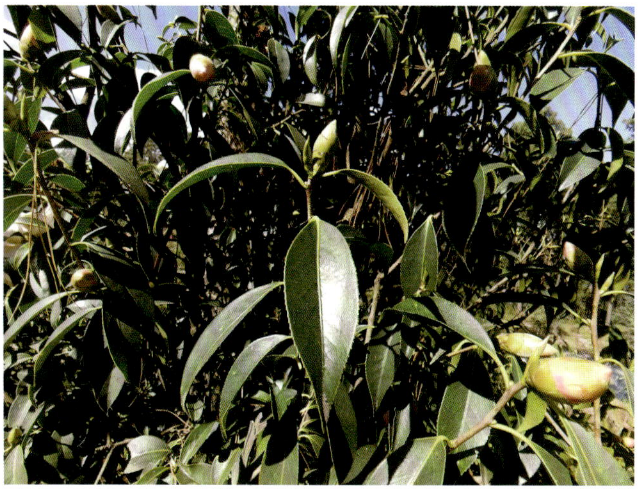

红山茶成熟植株

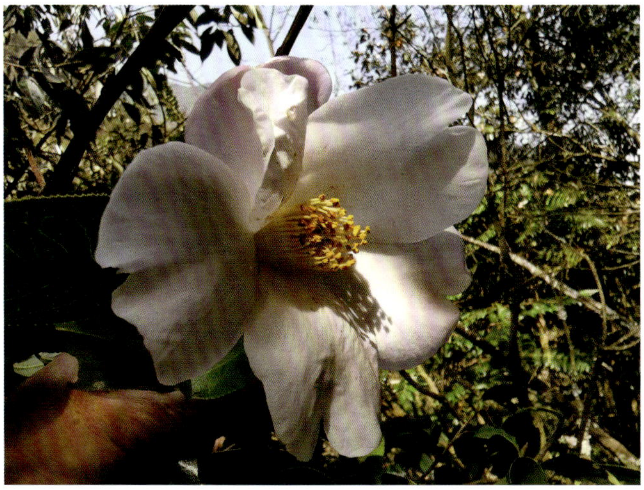

红山茶花枝

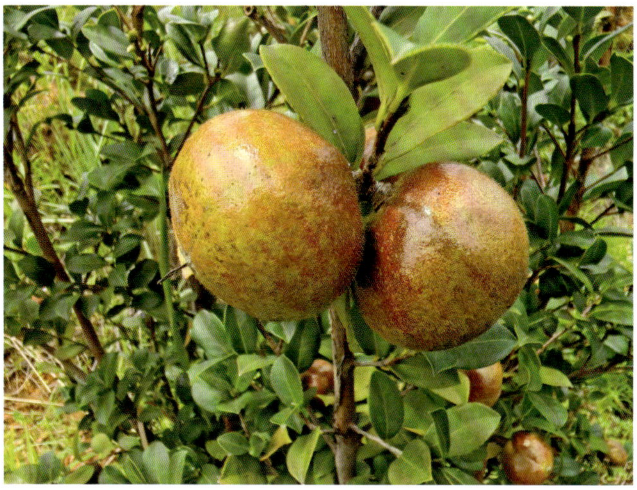

红山茶果枝

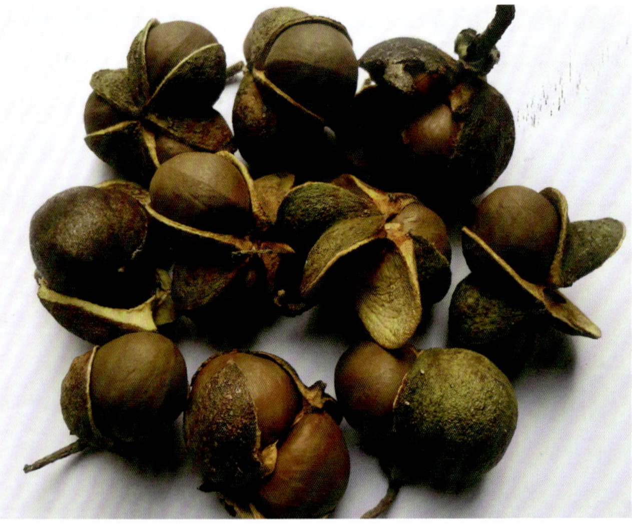

红山茶果实

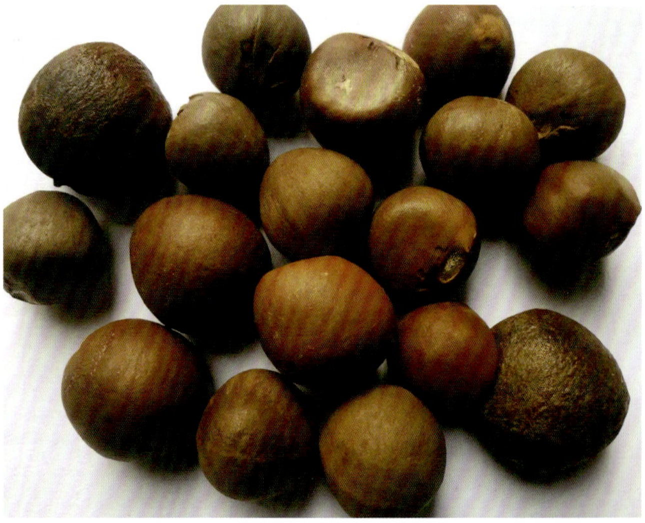

红山茶种子

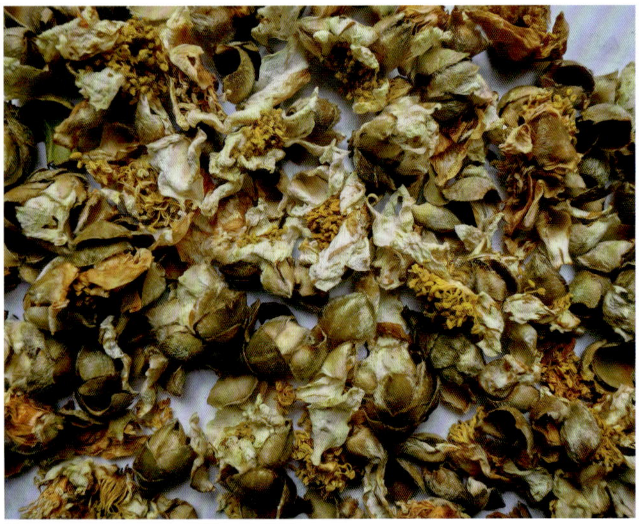

红山茶干燥花

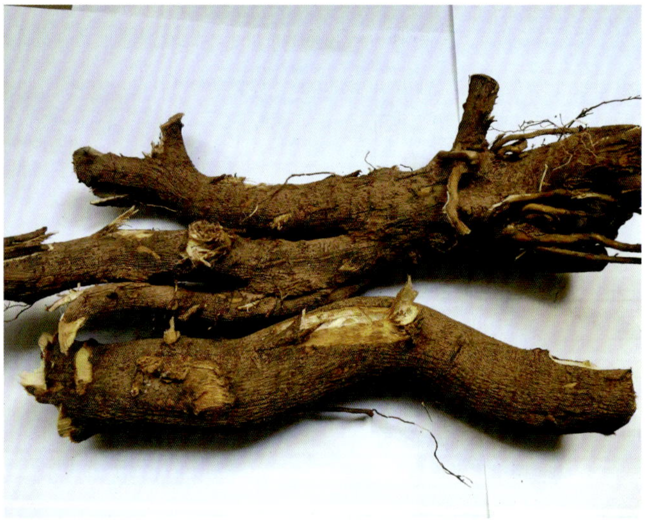

红山茶根

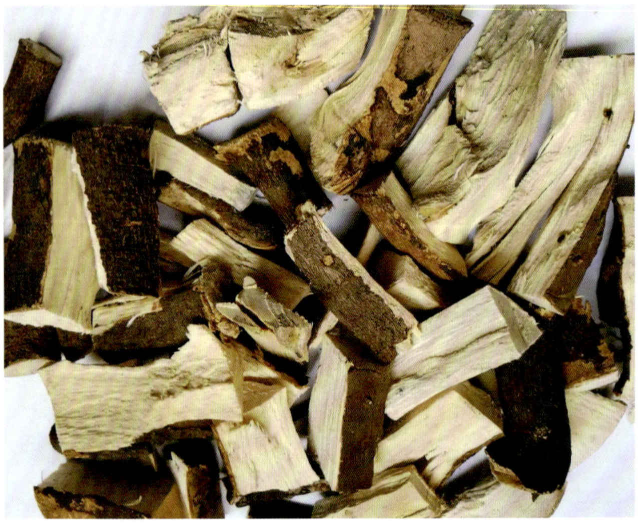

红山茶干燥根

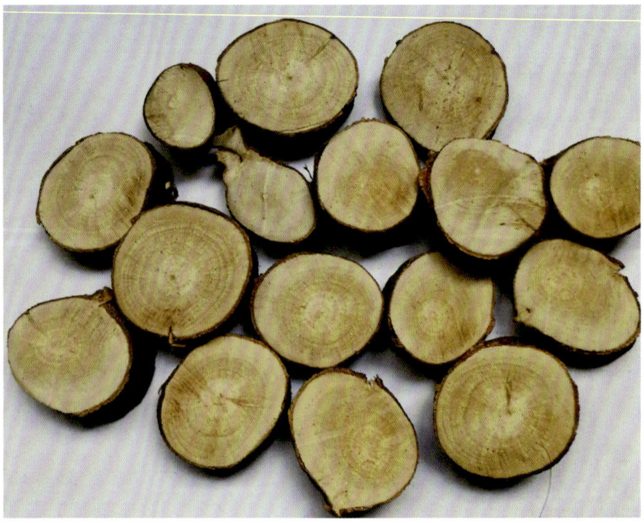

红山茶干燥根片

[illegible] • [illegible]
[illegible] • [illegible] *Camellia japonica* L. [illegible]
[illegible] • [illegible] 10 m [illegible] ~15 mm [illegible] 5~10 cm [illegible] 2.5~6 cm [illegible] 5~8 cm [illegible] 5 [illegible] 5~7 [illegible] 3 [illegible] 2.2~3.2 cm [illegible] 1.88~2.5 cm [illegible] 4~5 [illegible] 9~10 [illegible]
[illegible] • [illegible]
[illegible] • [illegible]
[illegible] • [illegible]
[illegible] • [illegible] 5~10 g [illegible]

山　　楂

Shanzha

CRATAEGI FRUCTUS

〖别名〗杋、檕梅、杋子、鼠查、羊梂、赤爪实、棠梂子、赤枣子、山里红果、酸枣、鼻涕团、柿楂子、山里果子、茅楂、猴楂、映山红果、海红、酸梅子、山梨、酸查。

〖基原〗本品为蔷薇科植物山里红 *Crataegus pinnatifida* var. *major* N. E. Br. 的成熟果实。

〖原植物形态〗落叶乔木，高达 6 m。枝刺长 1 ～ 2 cm，或无刺。单叶互生；叶柄长 2 ～ 6 cm；叶片阔卵形或三角卵形，稀菱状卵形，长 6 ～ 12 cm，宽 5 ～ 8 cm，有 2 ～ 4 对羽状裂片，先端渐尖，基部宽楔形，上面有光泽，下面沿叶脉被短柔毛，边缘有不规则重锯齿。伞房花序，直径 4 ～ 6 cm；萼筒钟状，5 齿裂；花冠白色，直径约 1.5 cm，花瓣 5，倒卵形或近圆形；雄蕊约 20，花药粉红色；雌蕊 1，子房下位，5 室，花柱 5。梨果近球形，直径可达 2.5 cm，深红色，有黄白色小斑点，萼片脱落很迟，先端留下一圆形深洼；小核 3 ～ 5，向外的一面稍具棱，向内面侧面平滑。花期 5 ～ 6 月，果期 8 ～ 10 月。

〖炮制〗净山楂　除去杂质及脱落的核。

炒山楂　取净山楂，照清炒法炒至色变深。

焦山楂　取净山楂，照清炒法炒至表面焦褐色，内部黄褐色。

〖性味与归经〗酸、甘，微温。归脾、胃、肝经。

〖功能与主治〗消食健胃，行气散瘀，化浊降脂。主治肉食积滞，胃脘胀满，泻痢腹痛，瘀血经闭，产后瘀阻，心腹刺痛，胸痹心痛，疝气疼痛，高脂血症。焦山楂消食导滞作用增强。主治肉食积滞，泻痢不爽。

〖用法与用量〗内服：煎汤，9 ～ 12 g。

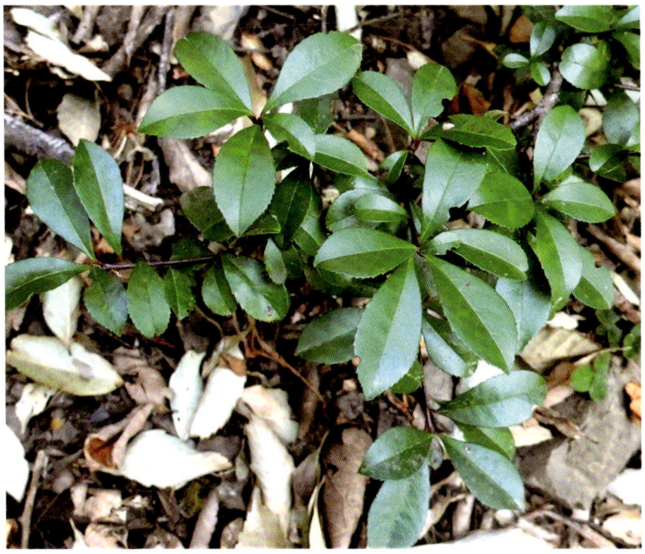

山里红幼枝

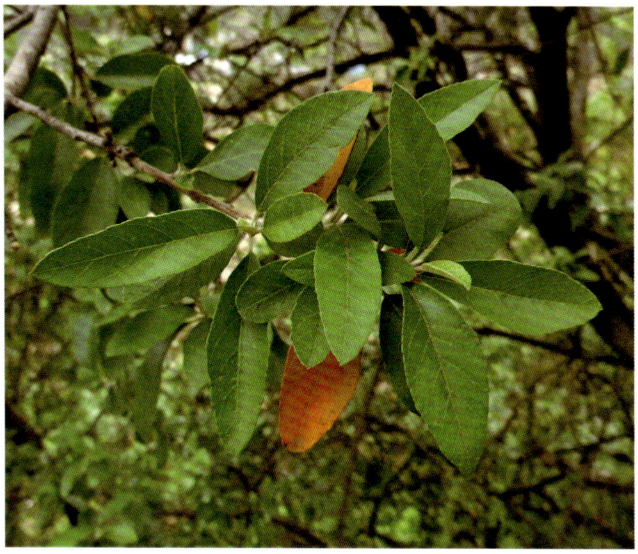

山里红成熟植株

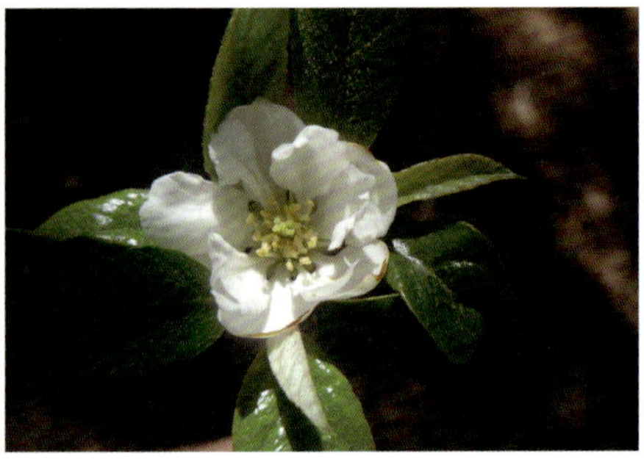
山里红花枝

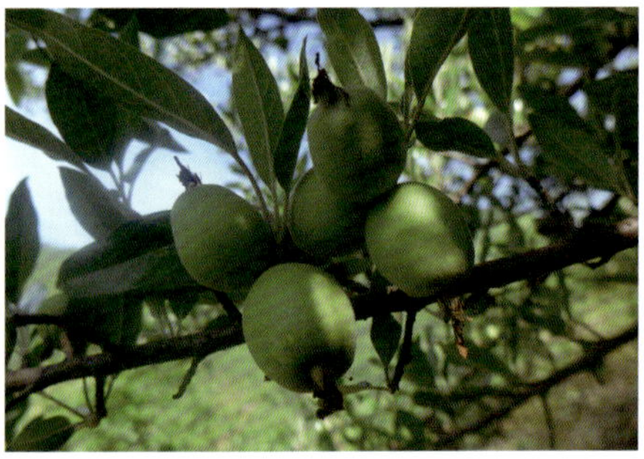
山里红幼果枝

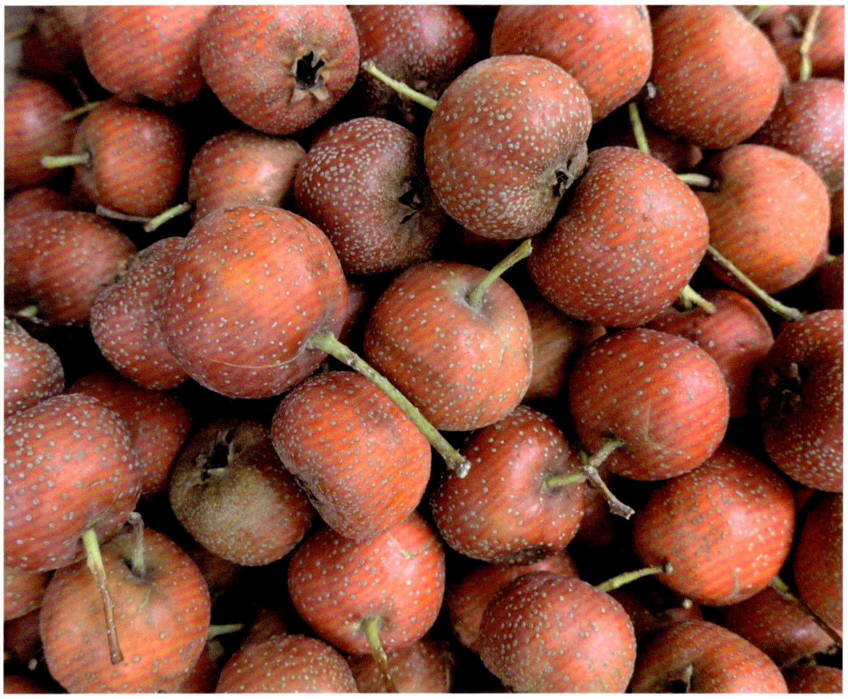
山里红果实

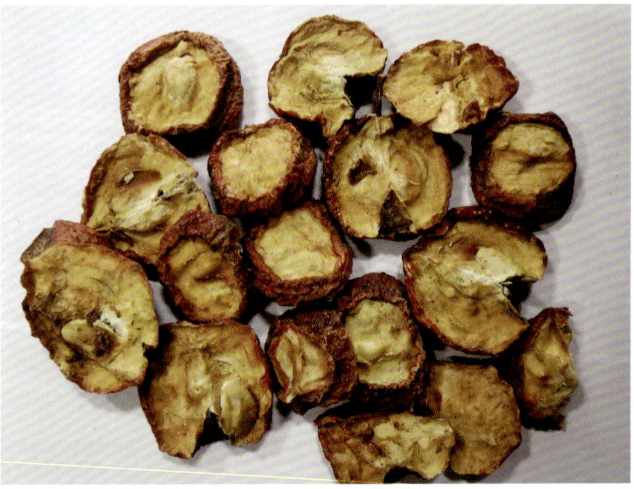
山里红干燥果实片

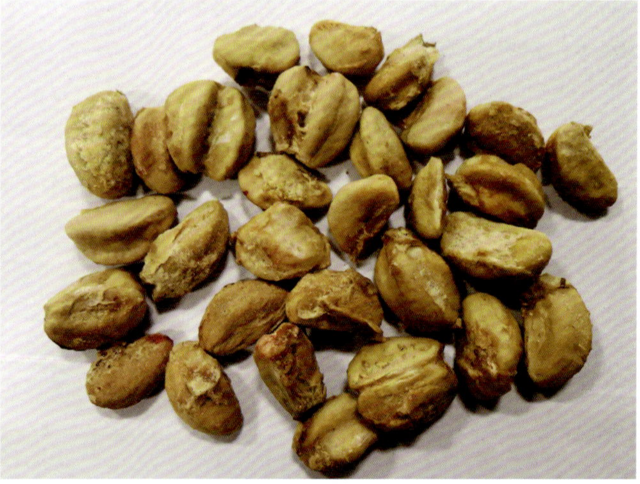
山里红种子

[illegible] • [illegible]

[illegible] • [illegible] *Crataegus pinnatifida.* var. *major* N.E. Br. [illegible]

[illegible] • [illegible] 6 m [illegible] 1~2 cm [illegible] 2~6 cm [illegible] 6~12 cm [illegible] 5~8 cm [illegible] 2~4 [illegible] 1.5 cm [illegible] 5 [illegible] 20 [illegible] 1 [illegible] 5 [illegible] 5 [illegible] 2.5 cm [illegible] ~5 [illegible] 5~6 [illegible] 8~10 [illegible]

[illegible] • [illegible]

[illegible] • [illegible]

[illegible] • [illegible]

[illegible] • 9~12 g。

山蚂蟥

Shanmahuang

PODOCARPIUM PODOCARPUM

〔**别名**〕逢人打、扁草子、狗粪黏、野豌豆。

〔**基原**〕本品为豆科植物尖叶长柄山蚂蟥 *Podocarpium Podocarpum* var. *oxyphyllum*（DC.）Yang et Huang 的全株。

〔**原植物形态**〕半灌木，高可达 2 m。无毛。茎有棱。叶柄长达 9 cm；三出复叶，顶生小叶椭圆状菱形，长 5 ～ 11 cm，宽 1.5 ～ 3 cm，先端钝，基部楔形，无毛或有疏毛，侧生小叶较小。顶生的花序圆锥状，腋生的花序为总状，长达 30 cm；花萼宽钟状，萼齿极短，有缘毛；花冠淡紫色，长约 4 mm；雄蕊 10，单体；子房被毛。荚果长约 2 cm，宽约 0.5 cm，有 2 荚节；荚节半倒卵三角形，密生短柔毛。花期 7 ～ 9 月，果期 8 ～ 11 月。生于山坡草地或林缘。

〔**炮制**〕除去杂质，切段，干燥。

〔**性味与归经**〕微苦，平。

〔**功能与主治**〕祛风除湿，活血解毒。主治风湿痹痛，崩中，带下，咽喉炎，乳痈，跌打损伤，毒蛇咬伤。

〔**用法与用量**〕内服：煎汤，9 ～ 15 g；或浸酒。外用：适量，捣汁搽；或捣敷。

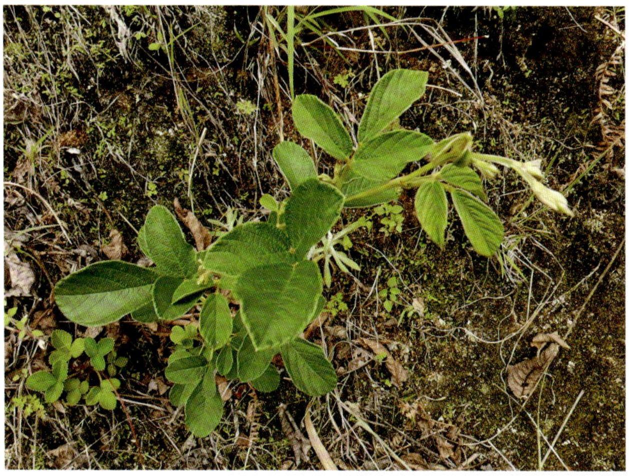

尖叶长柄山蚂蟥幼株

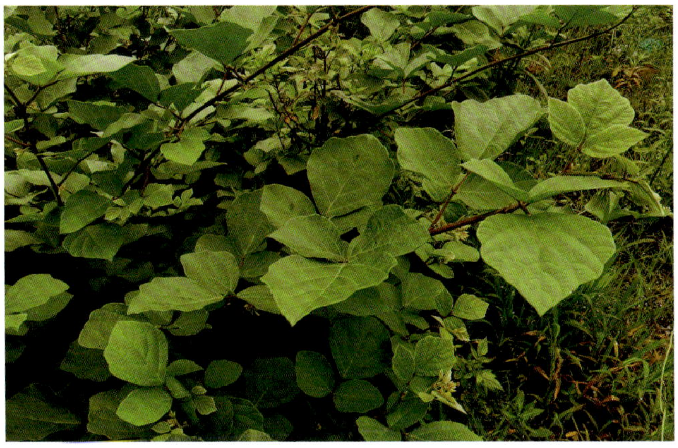

尖叶长柄山蚂蟥成熟植株

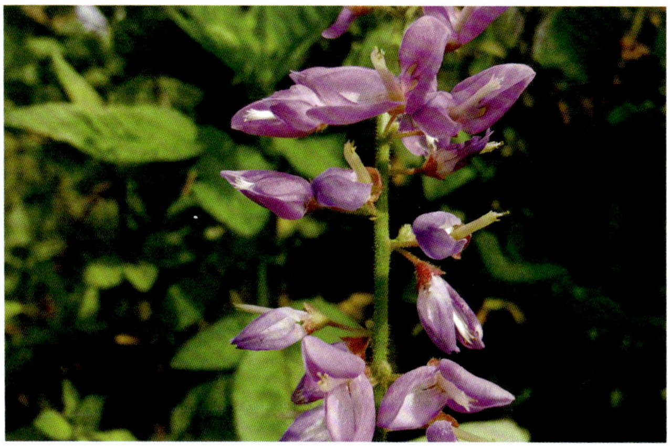

尖叶长柄山蚂蟥花枝

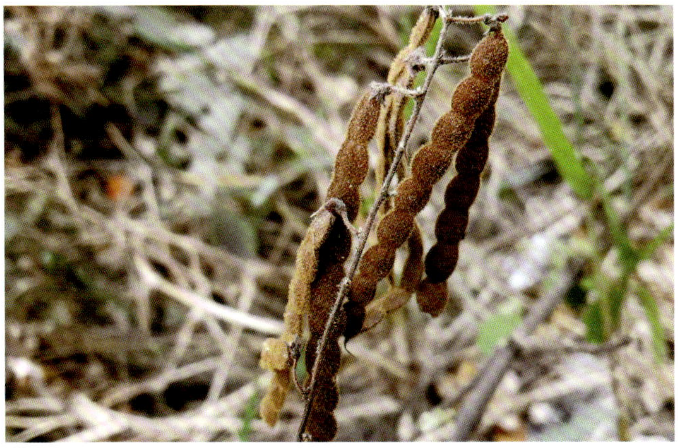

尖叶长柄山蚂蟥果枝

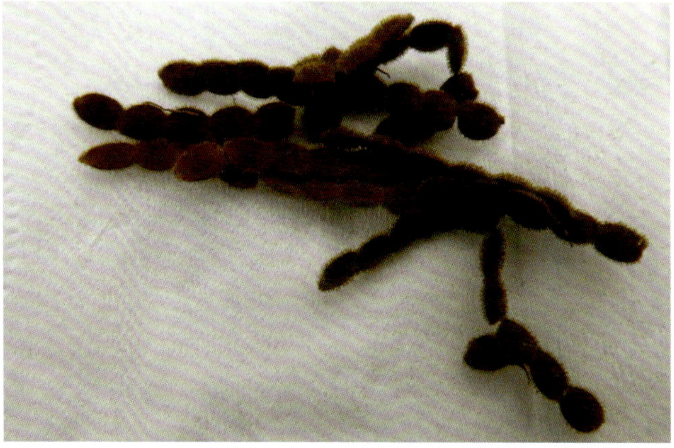

尖叶长柄山蚂蟥果实

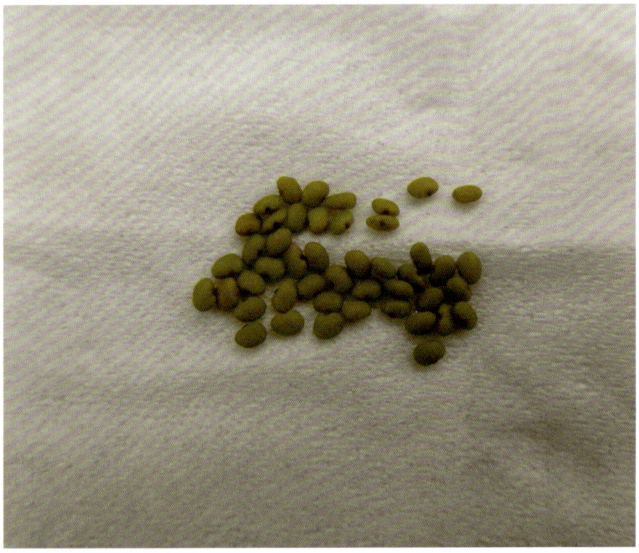

尖叶长柄山蚂蟥种子

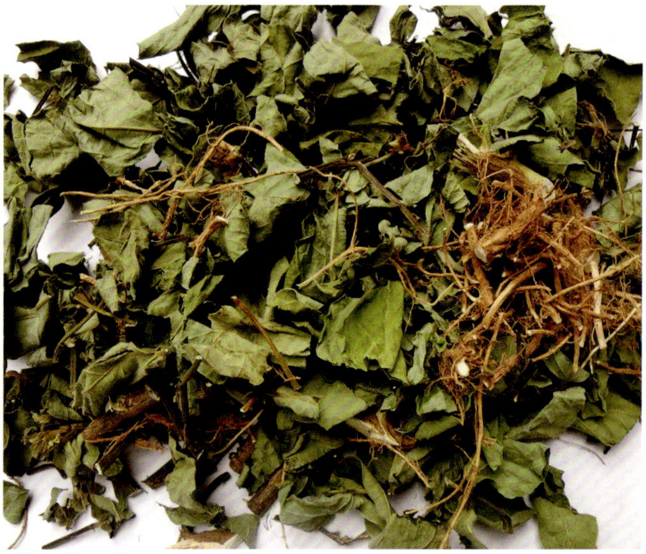

尖叶长柄山蚂蟥干燥全株

[illegible] *Podocarpium Podocarpum* var. *oxyphyllum* (DC.) Yang et Huang. [illegible] 2 m [illegible] 9 cm [illegible] 5~11 cm [illegible] 1.5~3 cm [illegible] 30 cm [illegible] 4 mm [illegible] 10 [illegible] 2 cm [illegible] 0.5 cm [illegible] 2 [illegible] 7~9 [illegible] 8~11 [illegible] 9~15 g [illegible]

千斤拔

Qianjinba

[illegible]

PHILIPPINE FLEMINGIA ROOT

〖别名〗金鸡落地、土黄鸡、老鼠尾、透地龙、牛大力、千里马、牛顿头、一条根、土黄耆、吊马桩、千斤吊、大力黄、千尾荡、三股丝、金牛尾、千金坠。

〖基原〗本品为豆科植物蔓性千斤拔 *Flemingia prostrata* Roxb. 的根。

〖原植物形态〗直立或平卧半灌木。幼枝有棱角，被短柔毛。叶互生；叶柄长 2 ～ 3 cm，被长茸毛；托叶 2 片，三角状，长约 1 cm，具疏茸毛；三出复叶，顶生小叶卵状披针形，长 4 ～ 8 cm，宽 2 ～ 3 cm，先端钝，基部圆形，上面有疏短柔毛，下面密生柔毛，侧生小叶基部斜，基出脉 3 条；叶柄有柔毛。总状花序腋生，长 2 ～ 2.5 cm，花密集；萼齿 5，披针形，下面 1 个较长，密生白色长硬毛，有密集的腺点；花冠紫色，稍长于萼，旗瓣椭圆形，基部变狭，无明显的爪；雄蕊 10，二体；子房有毛。荚果长圆形，长 7 ～ 8 mm，有黄色短柔毛。种子 2 颗，圆球形，黑色。花期 10 ～ 11 月。生于山坡草丛中。

〖炮制〗除去杂质，洗净，切片，干燥。

〖性味与归经〗甘、涩，平。归肺、肾、膀胱经。

〖功能与主治〗祛风利湿，强筋壮骨，活血解毒。主治风湿痹痛，腰肌劳损，四肢痿软，跌打损伤，咽喉肿痛。

〖用法与用量〗内服：煎汤，15 ～ 30 g。外用：适量，磨汁涂，或研末调敷。

〖注意〗脾冷者，不可食。孕妇忌服。

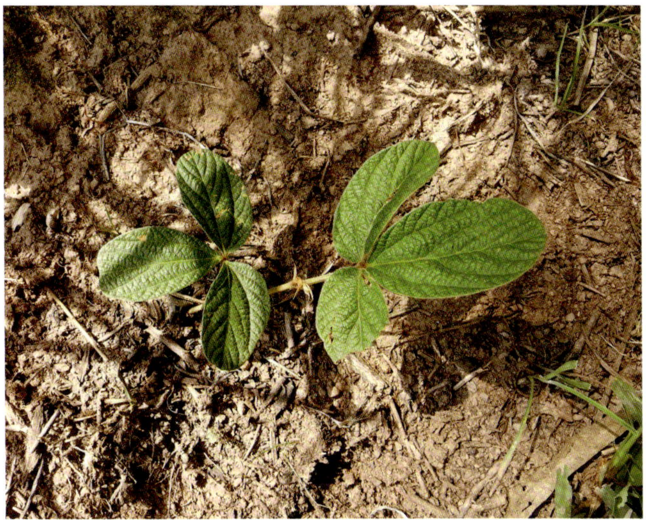
蔓性千斤拔幼株

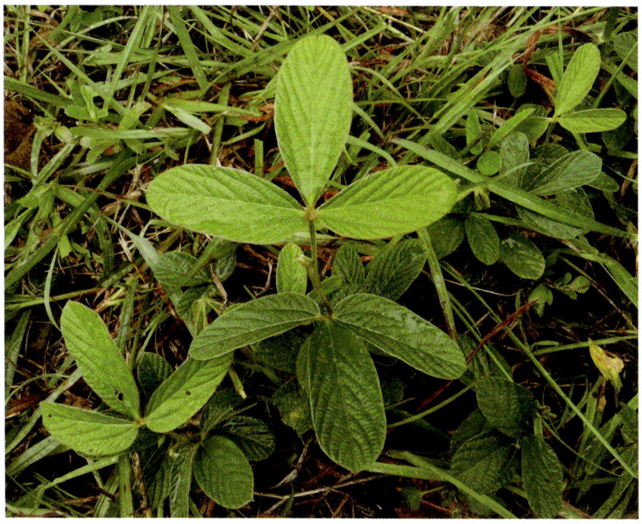
蔓性千斤拔成熟植株

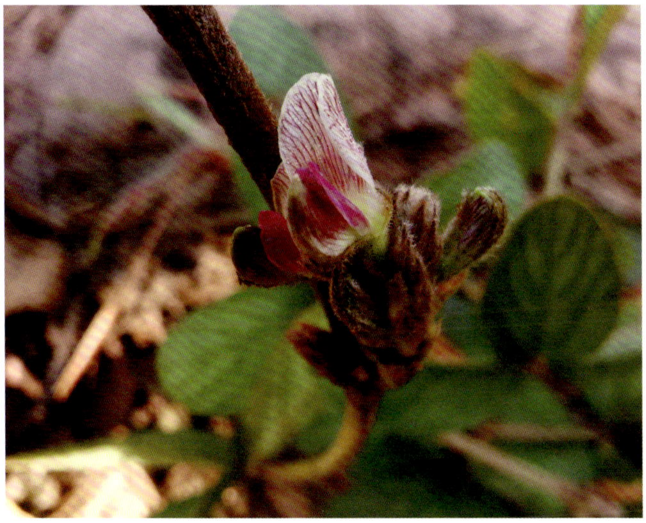
蔓性千斤拔花枝

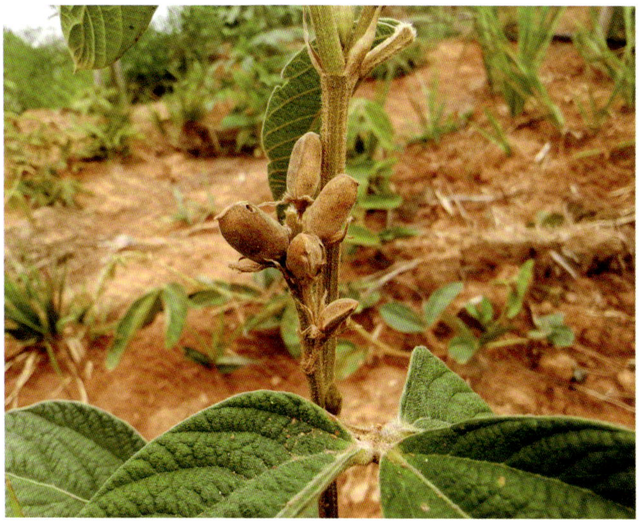
蔓性千斤拔果枝

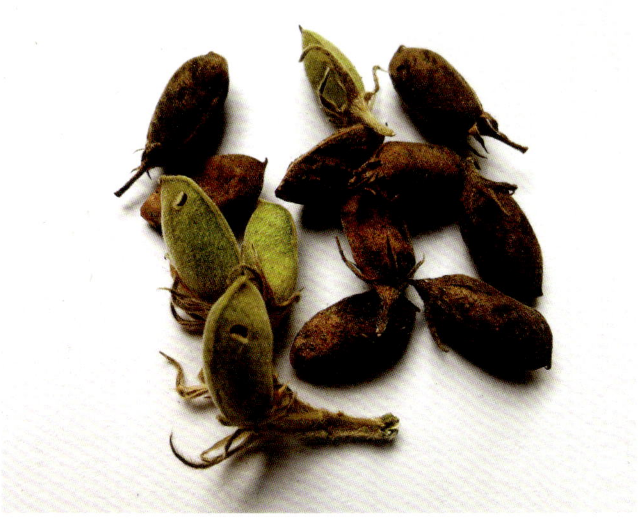
蔓性千斤拔果实

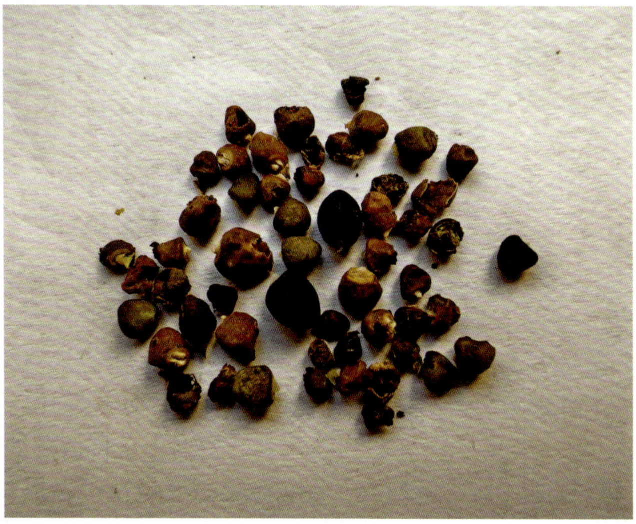
蔓性千斤拔种子

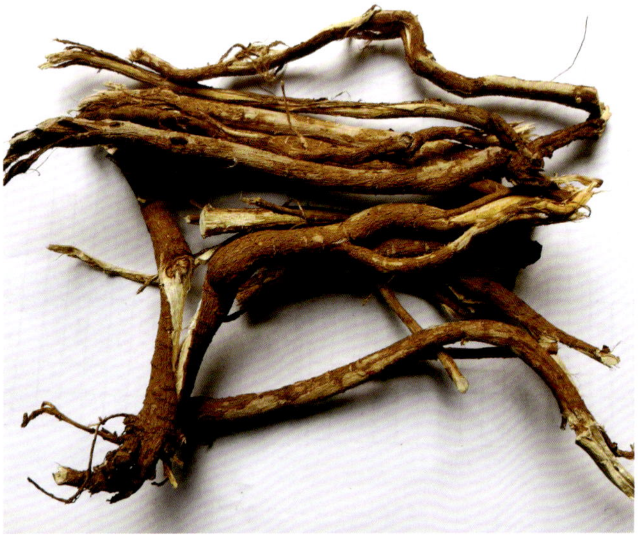

蔓性千斤拔干燥根

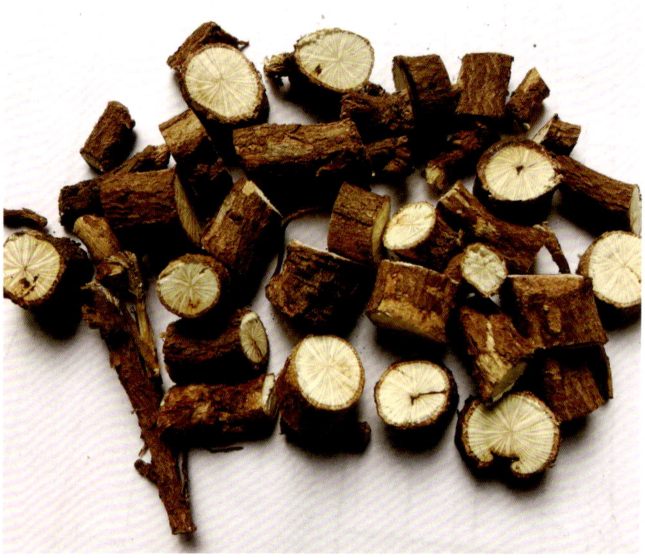

蔓性千斤拔干燥根片

[illegible]

[illegible] *Flemingia prostrata* Roxb. [illegible]

[illegible] 2~3 cm [illegible] 1 cm [illegible] 4~8 cm [illegible] 2~3 cm [illegible] 3 [illegible] 2~2.5 cm [illegible] 5 [illegible] 1 [illegible] 10 [illegible] 7~8 mm [illegible] 2 [illegible] 10~11 [illegible]

[illegible]

[illegible]

[illegible]

[illegible] 15~30 g [illegible]

[illegible]

千屈菜

Qianqucai

[illegible]

PURPIE LYTHRUM

〔别名〕对叶莲、鸡骨草、大钓鱼竿、乌鸡腿、对牙草、铁菱角、败毒草、蜈蚣草、水槟榔、水柳、马鞭草、棉包根、哮喘药。

〔基原〕本品为千屈菜科植物千屈菜 *Lythrum salicaria* L. 的全草。

〔原植物形态〕多年生草本，高 30 ～ 100 cm。全株有柔毛，有时无毛。茎直立，多分枝，具四棱。叶对生或三叶轮生；叶片披针形或阔披针形，长 4 ～ 6（～ 10）cm，宽 8 ～ 15 mm，先端钝形或短尖，基部圆形或心形，有时略抱茎，全缘，无柄。花生叶腋组成小聚伞花序，花梗及总梗极短，花枝呈大型穗状花序；苞片阔披针形至三角状卵形，长 5 ～ 12 mm；萼筒长 5 ～ 8 mm，有纵棱 12 条，裂片 6，三角形；附属体针状，直立，长 1.5 ～ 2 mm；花瓣 6，红紫色或淡紫色，倒披针状长椭圆形，基部楔形；雄蕊 12，6 长 6 短，伸出萼筒之外；子房无柄，2 室，花柱圆柱状，柱头头状。蒴果扁圆形，包于萼内。种子多数，细小。花期 7 ～ 8 月。生于河岸、湖畔、溪沟边和潮湿地。

〔炮制〕除去杂质，润软，切段，干燥。

〔性味与归经〕苦，寒。归大肠、肝经。

〔功能与主治〕清热解毒，收敛止血。主治痢疾，泄泻，便血，崩漏，疮疡溃烂，吐血，衄血，外伤出血。

〔用法与用量〕内服：煎汤，10 ～ 30 g。外用：适量，研末敷；或捣敷；或煎水洗。

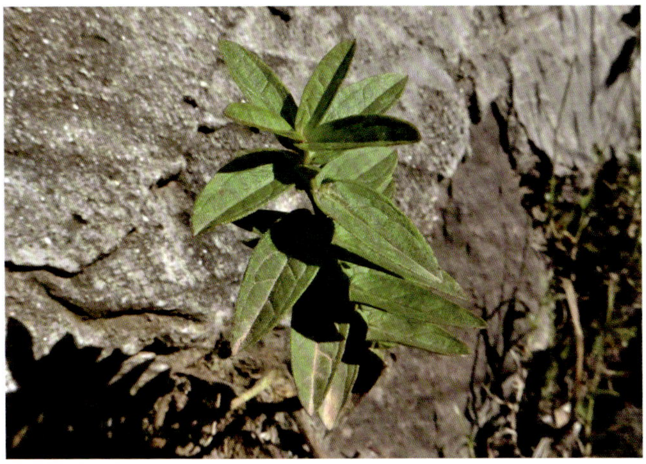

千屈菜幼株

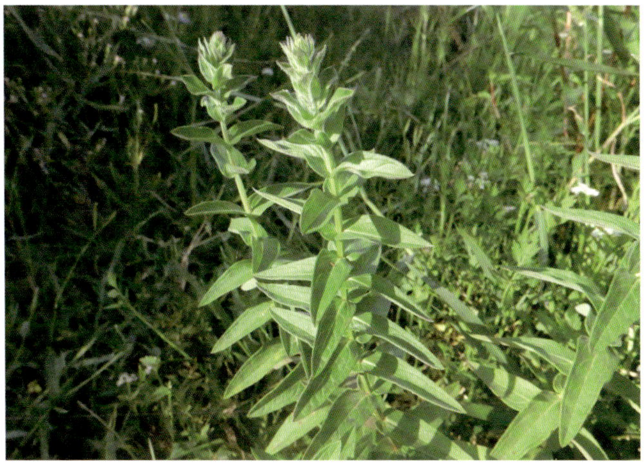

千屈菜成熟植株

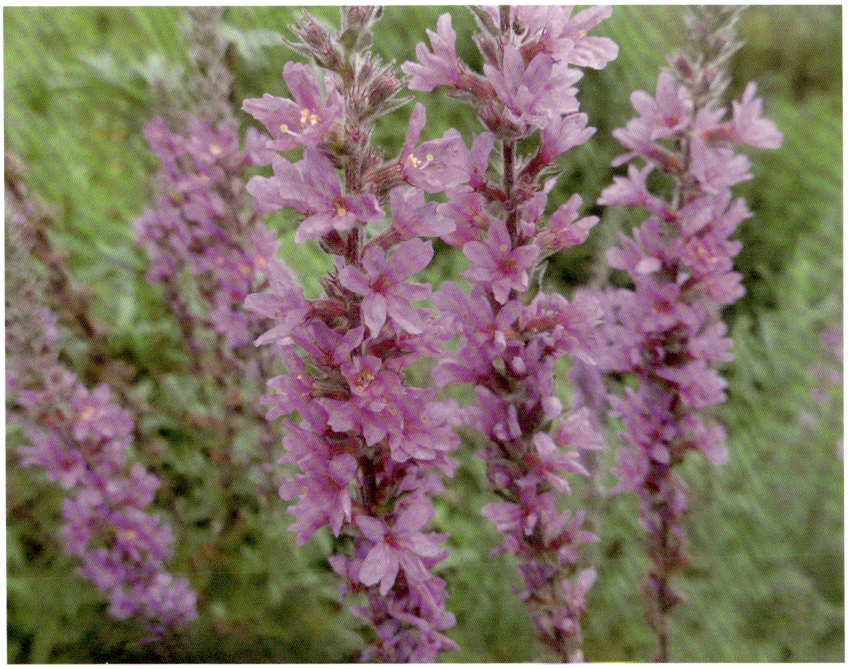

千屈菜花枝

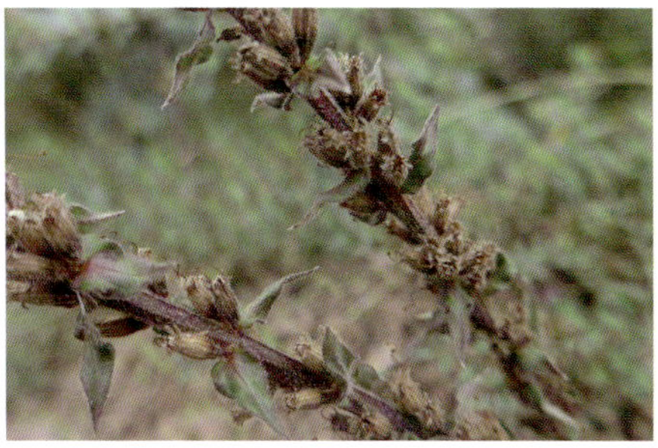

千屈菜成熟果枝

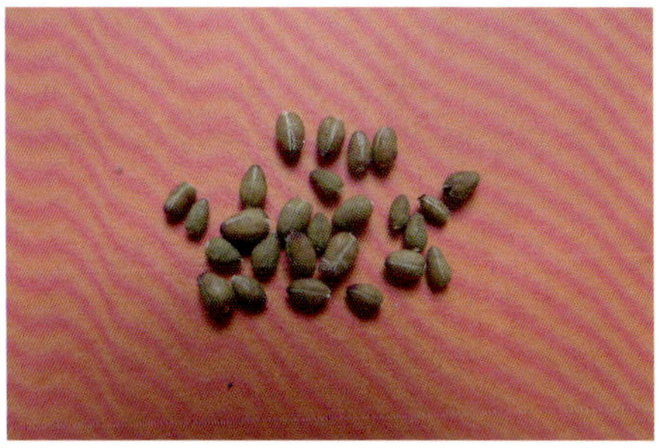

千屈菜种子

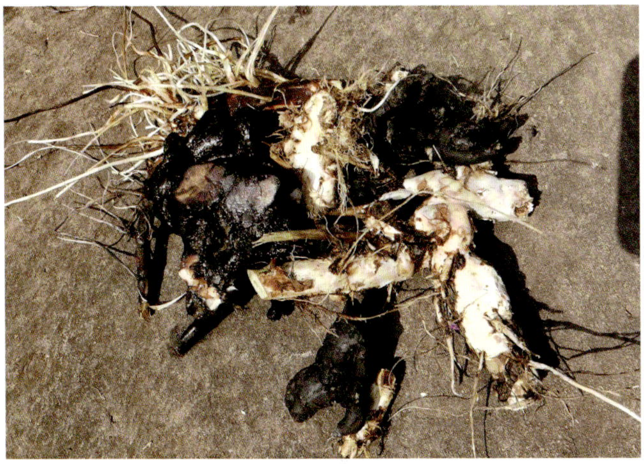

千屈菜鲜根茎

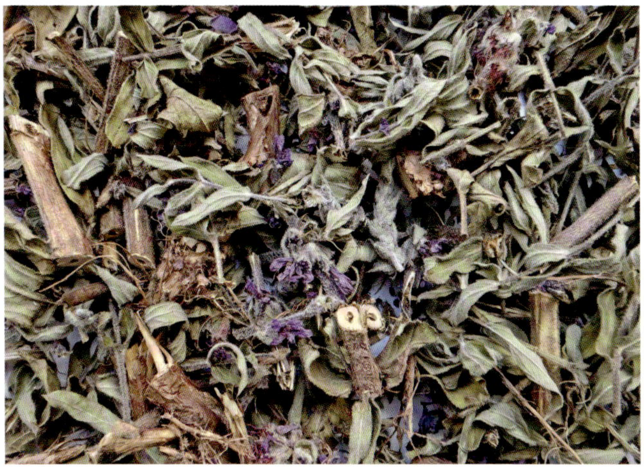

千屈菜干燥全草

[illegible] • [illegible]

[illegible] • [illegible] 千屈菜 *Lythrum salicaria* L. [illegible]

[illegible] • [illegible]30~100 cm[illegible] 4~6（~10）cm[illegible] 8~15 mm[illegible] 5~12 mm[illegible] 5~8 mm[illegible] 12[illegible] 6[illegible] 1.5~2 mm[illegible] 6[illegible] 12[illegible] 6[illegible] 6[illegible] 2[illegible] 7~8[illegible]

[illegible] • [illegible]

[illegible] • [illegible]

[illegible] • [illegible]

[illegible] • [illegible] 10~30 g[illegible]

川　乌

Chuanwu

[illegible]

ACONITI RADIX

〔别名〕川乌、乌喙、奚毒、即子、鸡毒、毒公、耿子、乌头。

〔基原〕本品为毛茛科植物乌头 *Aconitum carmichaelii* Debx. 的母根。

〔原植物形态〕多年生草本，高 60 ～ 150 cm。块根倒圆锥形，长 2 ～ 4 cm，径 1 ～ 1.6 cm，栽培品的侧根通常肥大，直径可达 5 cm，外皮黑褐色，茎直立，中部以上疏被反曲的短柔毛。叶互生；茎下部叶在开花时枯萎，中部叶有长柄；叶柄长 1 ～ 2.5 cm，疏被短柔毛；叶片五角形、长 6 ～ 11 cm，宽 9 ～ 15 cm，基部浅心形，3 裂几达基部，中央裂片宽菱形、倒卵状菱形或菱形，先端急尖或短渐尖，近羽状分裂，二回羽裂片 2 对，斜三角形，具 1 ～ 3 枚牙齿，间或全缘；侧全裂片不等 2 深裂，各裂片边缘有粗齿或缺刻，上面疏被短毛，下面通常只在脉上疏被短柔毛，革质或纸质。总状花序顶生，长 6 ～ 25 cm；花序轴及花梗被反曲面紧贴的短柔毛；下部苞片 3 裂，上部花片披针形：花梗长 1.5 ～ 5.5 cm；小苞片生花梗下部；花两性，两侧对称：萼片 5，花瓣状，上片高盔形，高 2 ～ 2.5 cm. 基部至喙长 1.7 ～ 2.2 cm，下缘稍凹，喙不明显，侧萼片长 1.5 ～ 2 cm，蓝紫色，外被短柔毛；花瓣 2，瓣片长约 1.1 cm，唇长约 6 mm，微凹，距长 1 ～ 2.5 mm，通常拳卷，无毛；雄蕊多数，花丝有 2 小齿或全缘，无毛或被短毛；心皮 3 ～ 5，被短柔毛，稀无毛。骨葖果，长 1.5 ～ 1.8 cm。种子多数，三棱形，长 3 ～ 3.2 mm，两面密生横膜翅。花期 8 ～ 9 月，果期 9 ～ 10 月。生于山地草坡或灌木丛中，或栽培。

〔炮制〕除去杂质。用时捣碎。

〔性味与归经〕辛、苦，热。有大毒。归心、肝、肾、脾经。

〔功能与主治〕祛风除湿，温经止痛。主治风寒湿痹，关节疼痛，心腹冷痛，寒疝作痛及麻醉止痛。

〔用法与用量〕内服：煎汤，3 ～ 9 g；或研末，1 ～ 2 g；或入丸、散。内服一般炮制后用。外用：研末撒或调敷。

〔注意〕生品内服宜慎；孕妇禁用；不宜与半夏、瓜蒌、瓜蒌子、瓜篓皮、天花粉、川贝母、浙贝母、平贝母、伊贝母、湖北贝母、白蔹、白及同用。

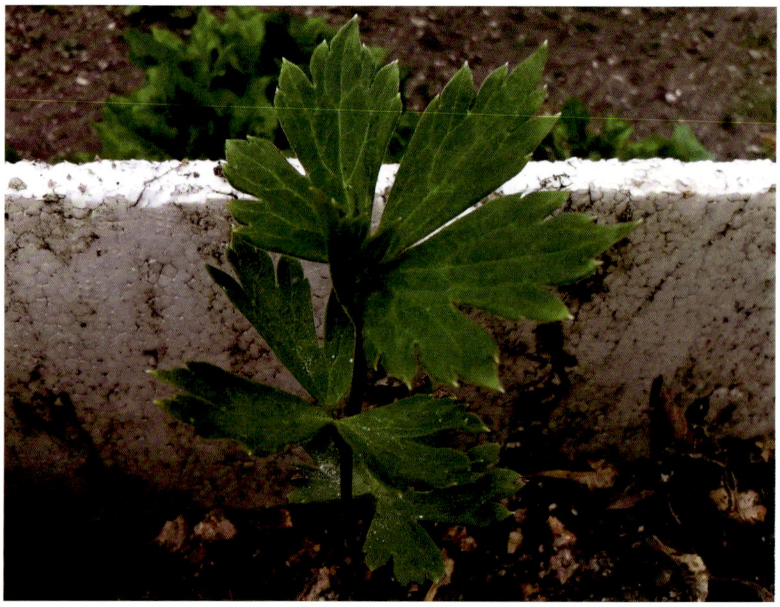

川乌幼株

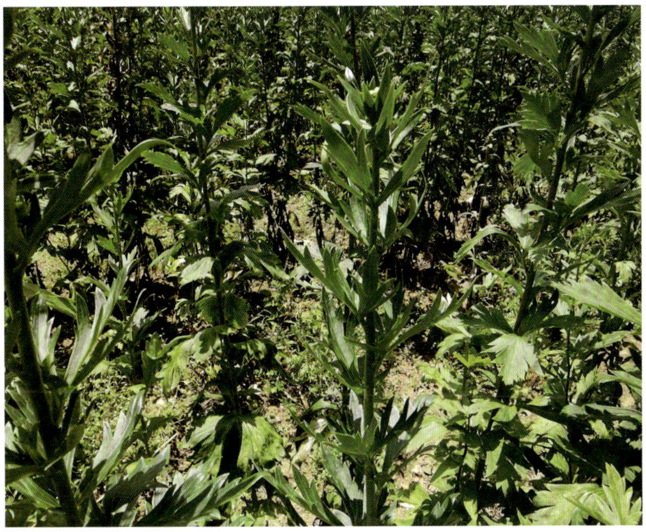

川乌成熟植株

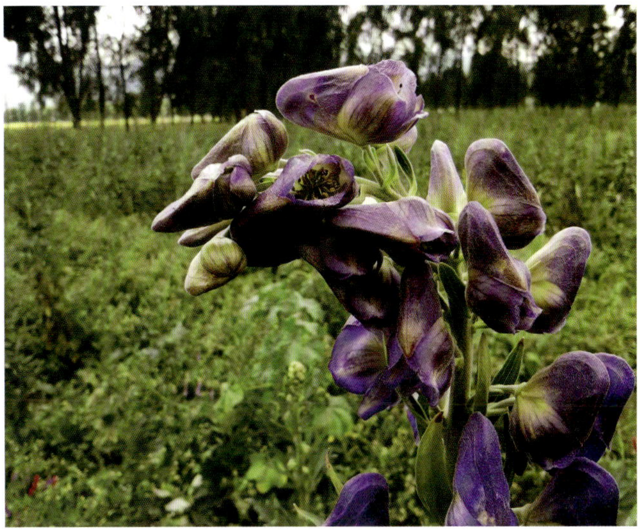

川乌花枝

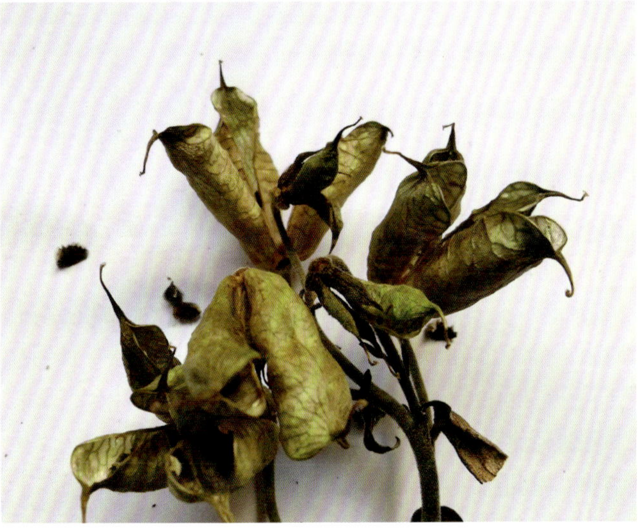

川乌果实

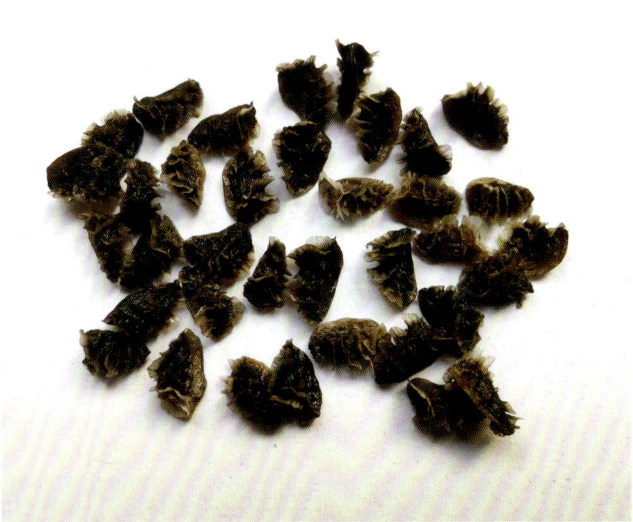

川乌种子

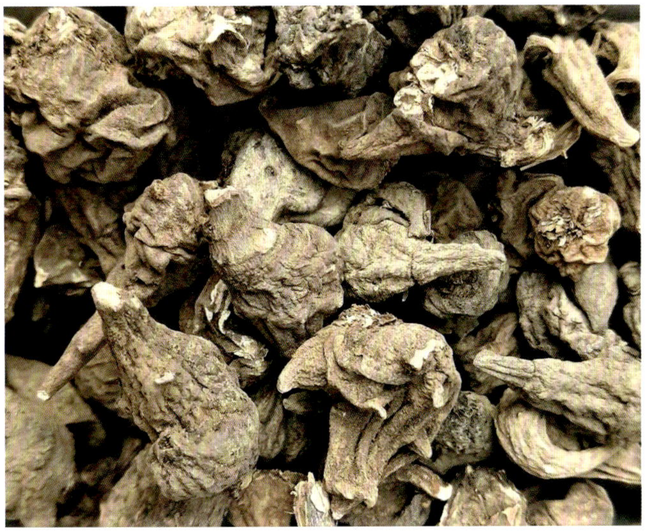

川乌干燥母根

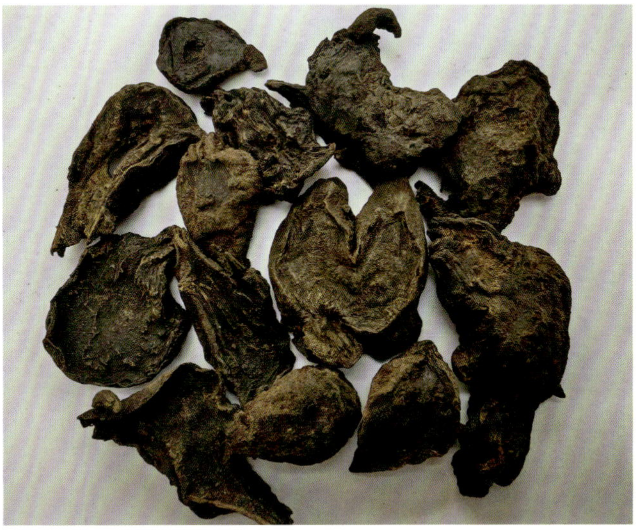

川乌干燥炮制根片(制川乌)

[illegible] *Aconitum carmichaelii* Debx. [illegible]

小三颗针

Xiaosankezhen

[illegible]

ROTT OF WILSON BARBERRY

〖别名〗小黄连、三爪黄连、小黄连刺、酸咪咪、刺黄芩、土黄连、老鼠子刺、小鸡脚黄刺。

〖基原〗本品为小檗科植物金花小檗 *Berberis wilsonae* Hemsl. et Wils. 的根。

〖原植物形态〗落叶或半常绿灌木,高约 1 m。半平卧,幼枝红褐色,节间甚短,表面有细小黑色疣点,老枝灰褐色,刺 3 分叉,细瘦,长 1 ~ 2 cm。叶簇生,无柄;叶片革质,倒卵状匙形或长圆形,长 1 ~ 2.5 cm,宽 2.5 ~ 6 mm,先端圆钝、截形或近急尖,基部楔形,全缘,上面灰绿色,下面常被白粉,两面网脉显著。花 2 ~ 7 朵成密生花簇,或呈伞房状总状花序,长 0.5 ~ 1.5 cm,小花梗纤细,长 2 ~ 4 mm,小苞片卵形;萼片 6,花瓣状,排成 2 轮;花金黄色,直径约 7 mm,花瓣 6,倒卵形,先端钝圆或微凹,基部有 1 对密腺;雄蕊 6,长约 3 mm;子房长圆形,内含胚珠 3 ~ 5 粒。浆果椭圆形或近球形,长约 6 mm,熟时红色或粉红色,宿存花柱长 0.5 mm。花期 5 ~ 6 月,果期 7 ~ 9 月。生于海拔 2 000 ~ 3 500 m 的高山地带,常成片生长。

〖炮制〗除去杂质,喷淋清水,润透,切片,干燥。

〖性味与归经〗苦,寒。归心、肺、大肠经。

〖功能与主治〗清热燥湿,泻火解毒。主治湿热泻痢,黄疸,肺热咳嗽,目赤肿痛,小儿口疮,热毒痈肿。

〖用法与用量〗内服:煎汤,3 ~ 9 g。外用:适量,煎水滴眼;或研末敷。

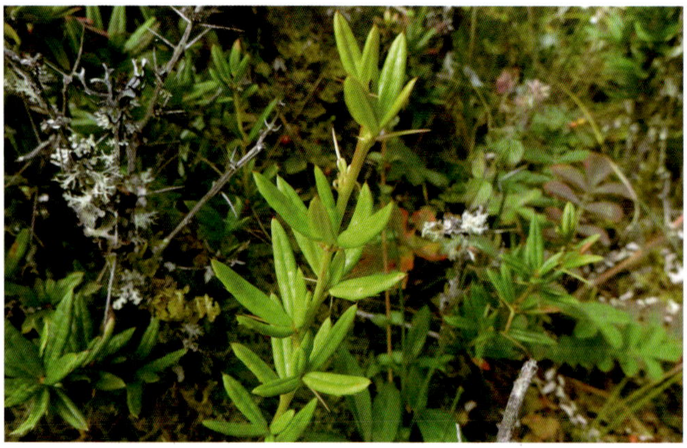

金花小檗幼株

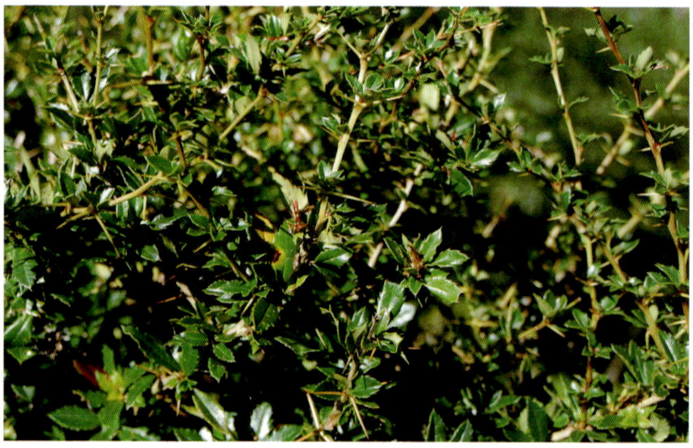

金花小檗成熟植株

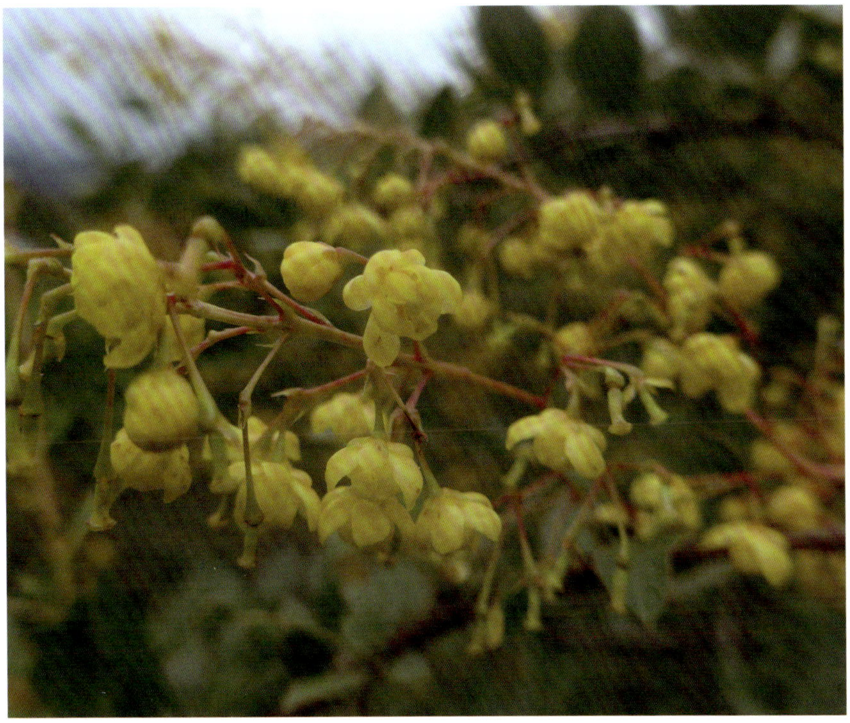

金花小檗花枝

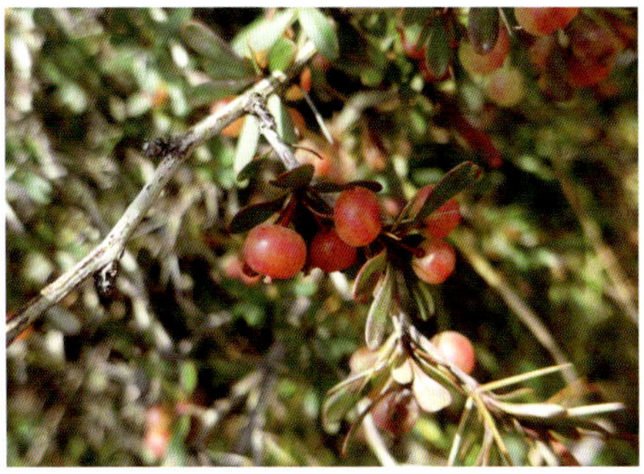

金花小檗果枝

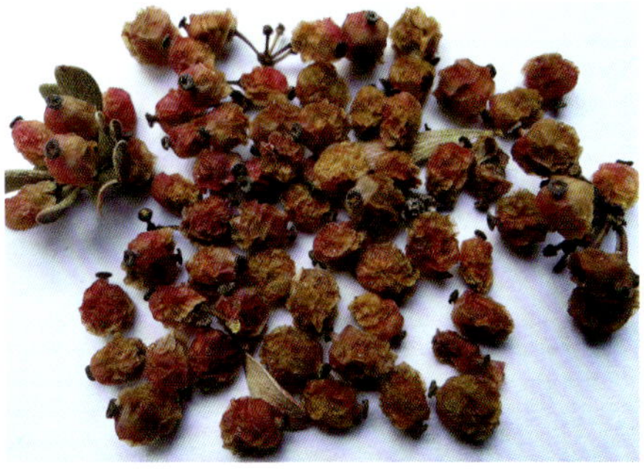

金花小檗果实

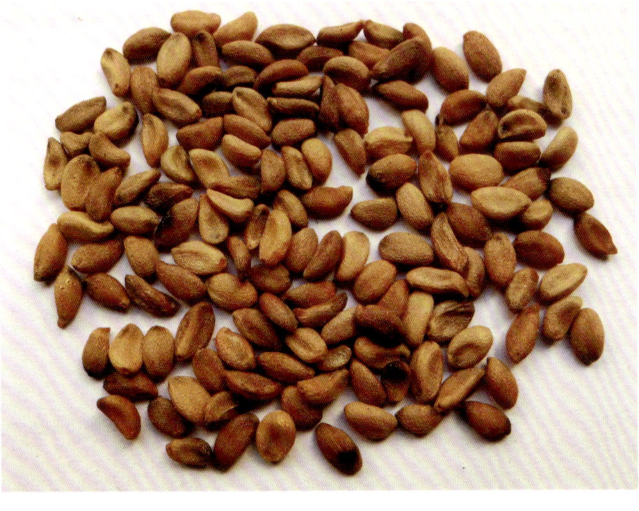

金花小檗种子

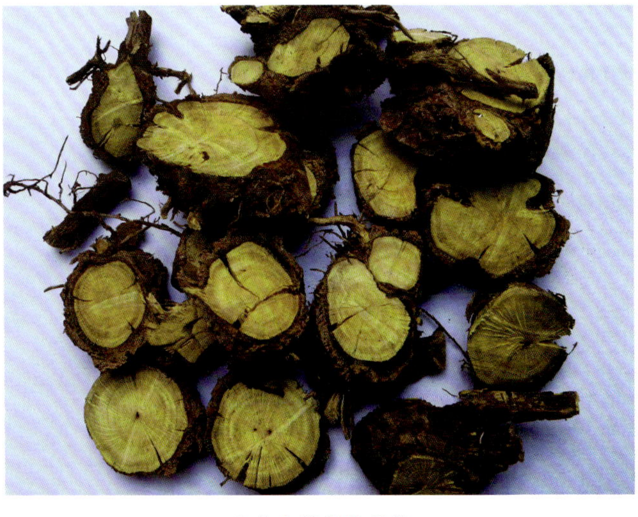

金花小檗干燥根片

[illegible]

[illegible] *Berberis wilsonae* Hemsl. et Wils.[illegible]

[illegible] 1 m [illegible] 3 [illegible] 1~2 cm [illegible] 1~2.5 cm [illegible] 2.5~6 mm [illegible] 2~7 [illegible] 0.5~1.5 cm [illegible] 2~4 mm [illegible] 6 [illegible] 2 [illegible] 7 mm [illegible] 6 [illegible] 1 [illegible] 6 [illegible] 3 mm [illegible] 3~5 [illegible] 6 mm [illegible] 0.5 mm [illegible] 5~6 [illegible] 7~9 [illegible] 2 000~3 500 m [illegible]

[illegible]

[illegible]

[illegible]

[illegible] 3~9 g [illegible]

小叶榕

Xiaoyerong

FICUS CONCINNA

〖基原〗本品为桑科植物小叶榕 *Ficus concinna* Miq. 的根。

〖原植物形态〗乔木，高 15 ～ 25m。小枝具棱，深褐色。单叶互生；叶柄长 1 ～ 2.5 cm；托叶小；叶片薄革质，椭圆形或倒卵状长圆形，长 3.5 ～ 7.5（～ 10）cm，宽 1.8 ～ 4.5（～ 5.5）cm，先端具钝的短尖头，基部楔形或近圆形，与叶柄交接处有关节，全缘；侧脉纤细而较密，稍平行，网脉两面均明显，叶表面有时有光泽。隐头花序，花序托球形，直径 5 ～ 8 mm，顶部有脐状突起，成对腋生，或簇生于叶痕处；有梗或近无梗，长 2 ～ 4 mm；基苞片 3 枚，早落；雄花、瘿花、雌花生于同一花序托内壁，雄花少数，生于内壁近口部，花被片 2，雄蕊 1；雌花花被片 4，子房斜卵形，花柱侧生；瘿花与雌花相似，花柱线形而短。榕果（花序托）熟时粉红色。花、果期 5 ～ 11 月。生于路旁、溪边或山地疏林中。

〖炮制〗除净杂质，切片，干燥。

〖性味与归经〗微苦，平。

〖功能与主治〗祛风除湿，行气活血。主治风湿痹痛，胃痛，阴挺，跌打损伤。

〖用法与用量〗内服：煎汤，15 ～ 30 g。

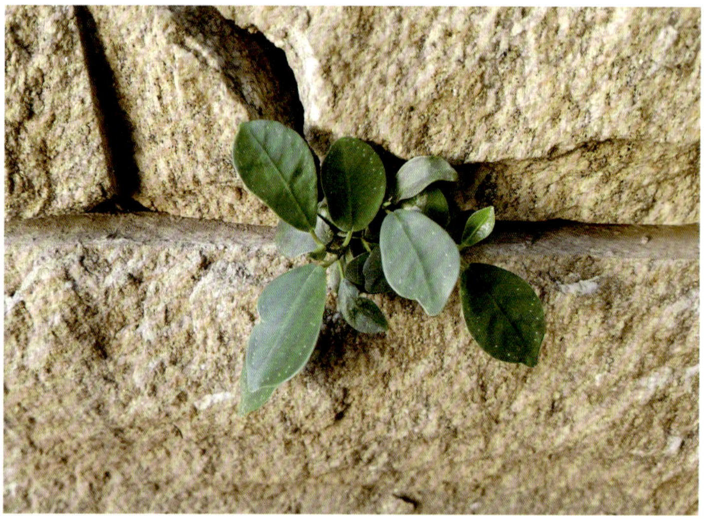

小叶榕幼株

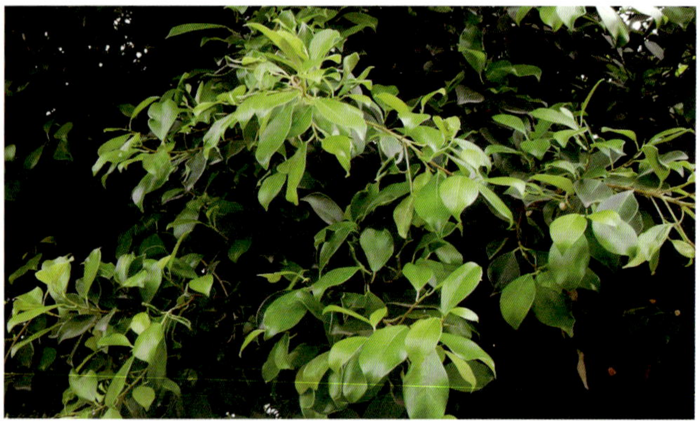

小叶榕成熟植株

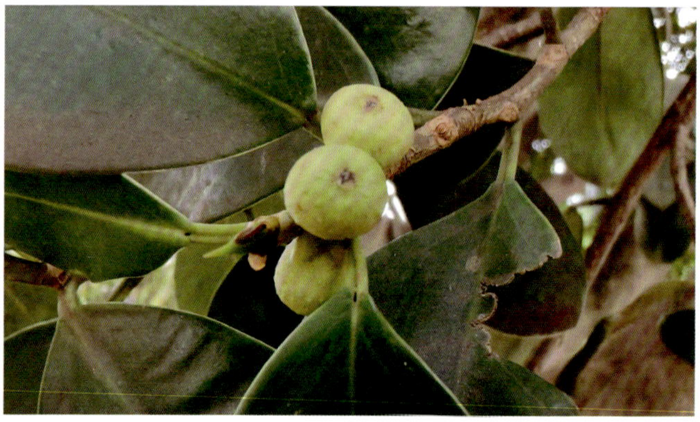

小叶榕花枝

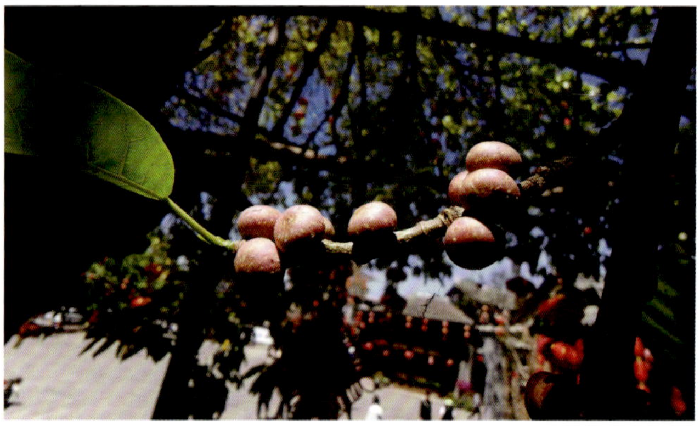

小叶榕果枝

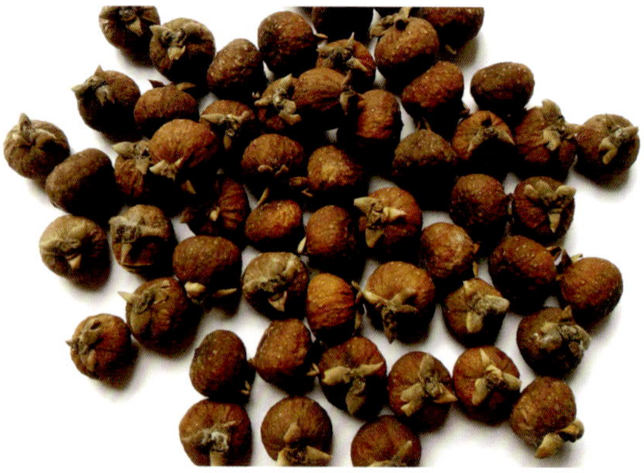

小叶榕果实

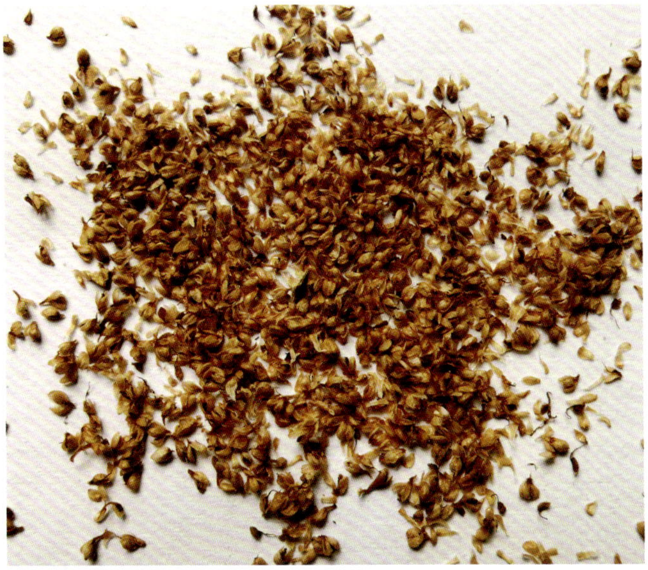

小叶榕种子

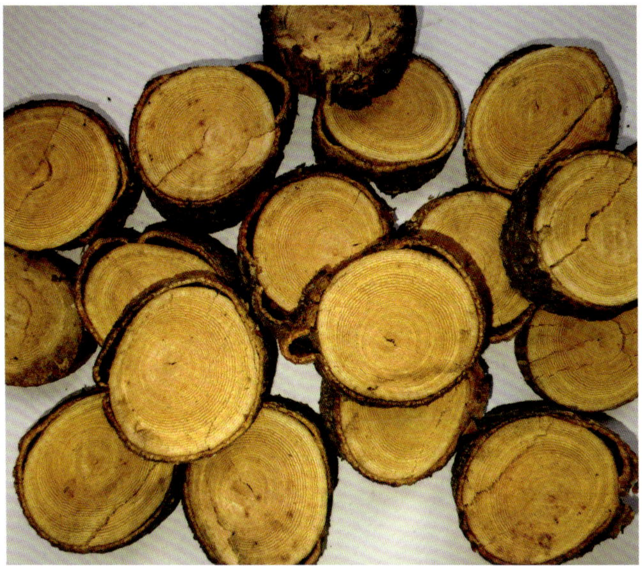

小叶榕种干燥根片

[illegible] • [illegible] *Ficus concinna* Miq. [illegible]。
[illegible] • [illegible]，[illegible]15~25 m[illegible]。[illegible]，[illegible]。[illegible]；[illegible]1~2.5 cm；[illegible]；[illegible]，[illegible]3.5~7.5（~10）cm[illegible]，[illegible]1.8~4.5（~5.5）cm[illegible]，[illegible]；[illegible]，[illegible]。[illegible]，[illegible]5~8 mm[illegible]，[illegible]；[illegible]2~4 mm[illegible]；[illegible]3[illegible]，[illegible]；[illegible]，[illegible]2[illegible]，[illegible]1[illegible]；[illegible]4[illegible]，[illegible]；[illegible]，[illegible]。[illegible]5~11[illegible]。[illegible]。
[illegible] • [illegible]，[illegible]，[illegible]。
[illegible] • [illegible]，[illegible]。
[illegible] • [illegible]，[illegible]。[illegible]，[illegible]，[illegible]。
[illegible] • [illegible]：[illegible]15 ～ 30 g。

马 甲 子

Majiazi

[illegible]

PALIURUS RAMOSISSIMUS

〖**别名**〗 笏子、雄虎刺、石刺木、鸟刺仔、白棘、仙姑簕、马甲枣、铁理风、铁菱角。

〖**基原**〗 本品为鼠李科植物马甲子 *Paliurus ramosissimus* (Lour.) Poir. 的刺、花及叶。

〖**原植物形态**〗 灌木，高达 6 m。小枝褐色，被短柔毛。叶互生；叶柄长 5 ～ 9 mm，被毛，基部有 2 个紫红色针刺，长 0.4 ～ 7 cm；叶片纸质，宽卵形、卵状椭圆形或圆形，长 3 ～ 7 cm，宽 2 ～ 5 cm，先端钝或圆，基部宽楔形或近圆形，稍偏斜，边缘具细锯齿，上面深绿色，下面淡绿色，无光泽，两面沿脉被棕褐色短柔毛或无毛，基出脉 3 条。花两性，聚伞花序腋中，被黄色绒毛，花小，直径 6 mm，黄绿色；萼片 5，三角形，长 2 mm；花瓣 5，匙形，短于萼片；雄蕊 5，与花瓣等长或略长于花瓣；花盘圆形，边缘 5 或 10 齿裂；子房 3 室，花柱 3 深裂，柱头球形。核果杯状，被黄褐色或棕褐色绒毛，周围具木栓质 3 浅裂的窄翅，直径 1 ～ 1.7 cm，长 7 ～ 8 mm。种子紫红色或红褐色，扁圆形。花期 5 ～ 8 月，果期 9 ～ 10 月。生于海拔 2 000 m 以下的山地或旷野，野生或栽培。

〖**炮制**〗 除去杂质，干燥。

〖**性味与归经**〗 苦，平。

〖**功能与主治**〗 清热解毒。主治疔疮痈肿，无名肿毒，下肢溃疡，眼目赤痛。

〖**用法与用量**〗 外用：适量，鲜品捣敷。

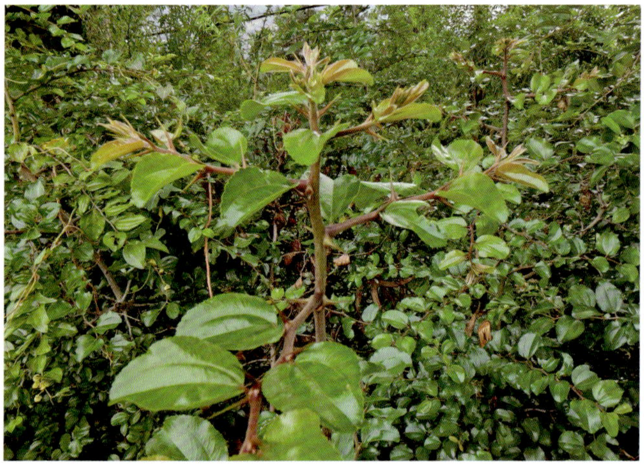

马甲子嫩枝

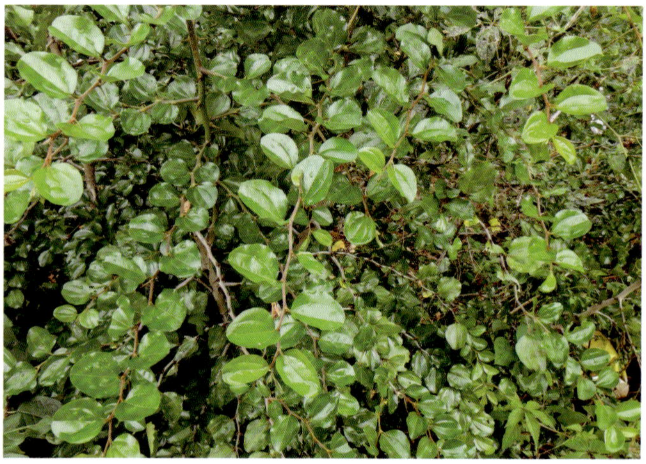

马甲子成熟植株

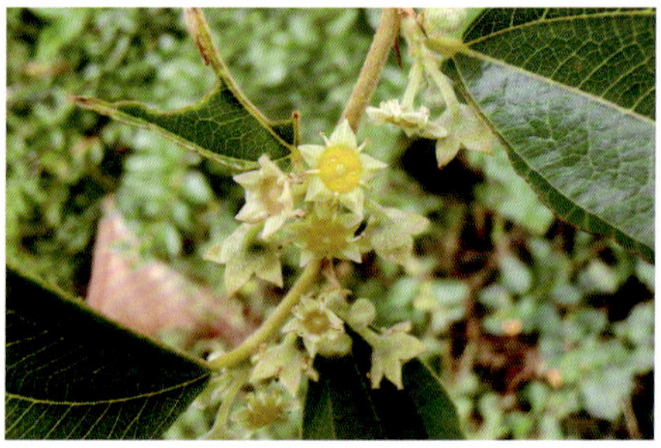

马甲子花枝

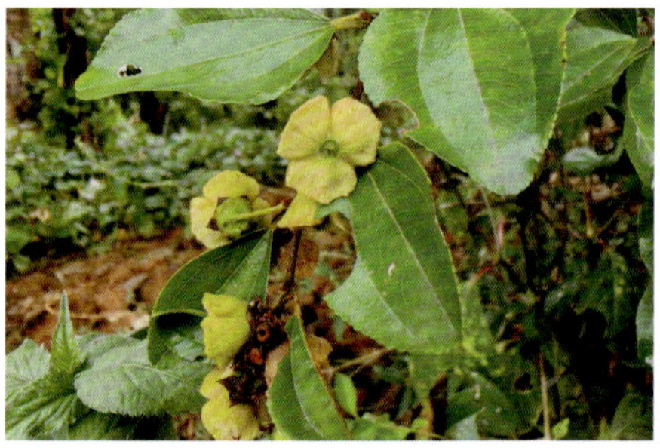

马甲子果枝

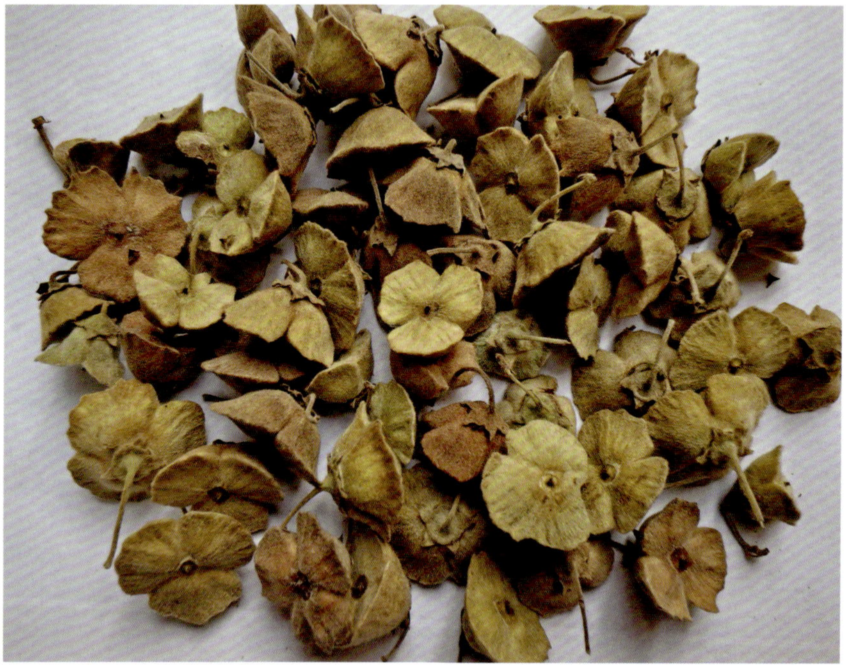

马甲子果实

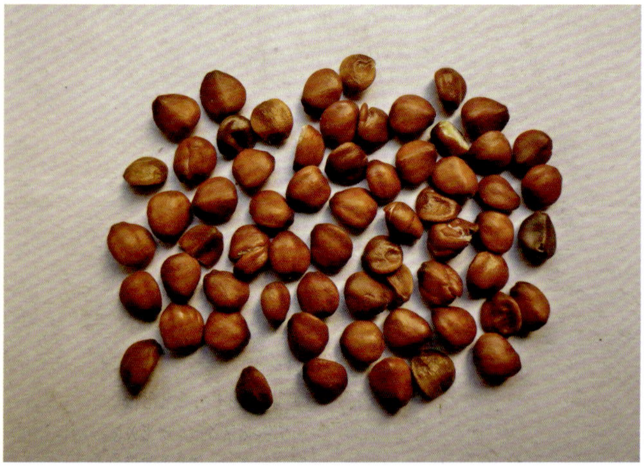

马甲子种子

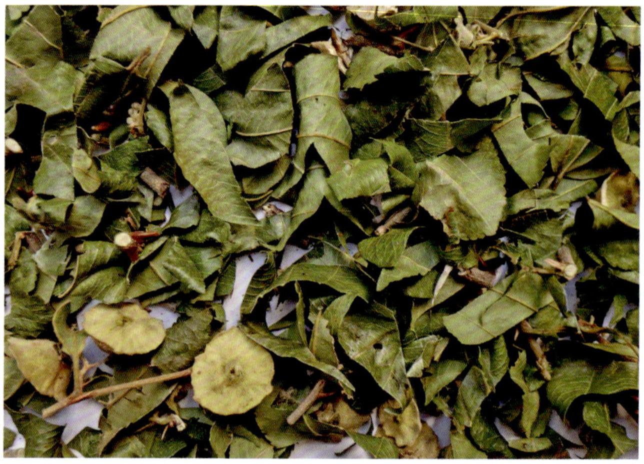

马甲子干燥茎叶

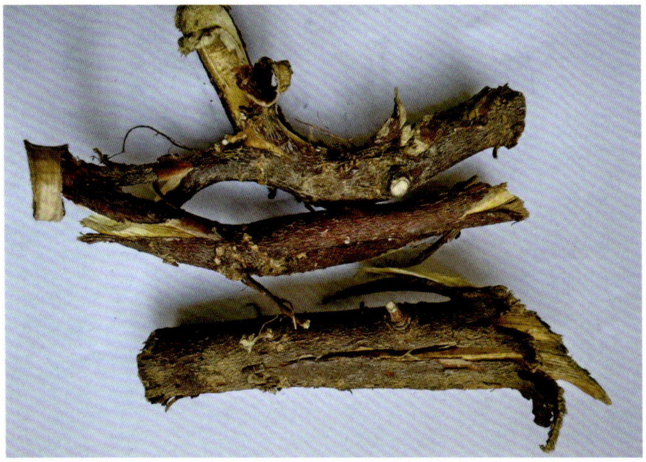

马甲子干燥根

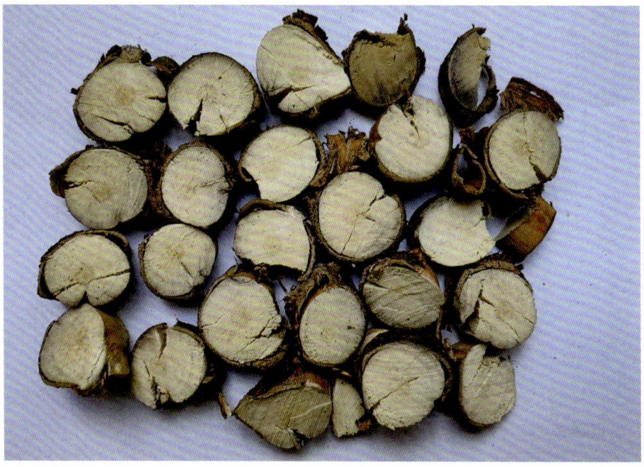

马甲子干燥根片

[illegible] *Paliurus ramosissimus* (Lour.) Poir. [illegible]

[illegible] 6 m [illegible] 5~9 mm [illegible] 2 [illegible] 0.4~7 cm [illegible] 3~7 cm [illegible] 2~5 cm [illegible] 3 [illegible] 6 mm [illegible] 5 [illegible] 2 mm [illegible] 5 [illegible] 5 [illegible] 5 [illegible] 10 [illegible] 3 [illegible] 3 [illegible] 1~1.7 cm [illegible] 7~8 mm [illegible] 5~8 [illegible] 9~10 [illegible] 2 000 m [illegible]

[illegible]

[illegible]

[illegible]

[illegible]

马 利 筋

Malijin

[illegible]

BLOOD-FLOWERMILKWEED

〔别名〕莲生桂子花、芳草花、金凤花、莲生桂子草、七姊妹、野鹤嘴、状元红、草木棉、细牛角仔树、羊角丽、唐棉、竹林标、野辣子、金银花台、金盏银台、连生桂枝、野辣椒、透云花、山桃花、水羊角、女金丹、半天花、刀口药。

〔基原〕本品为萝藦科植物马利筋 *Asclepias curassavica* L. 的全草。

〔原植物形态〕多年生直立灌木状草本，高 60 ～ 100 cm。全株有白色乳汁。叶对生；叶柄长 0.5 ～ 1 cm；叶片膜质，披针形或椭圆状披针形，先端短渐尖或急尖，基部楔形而下延至叶柄，长 6 ～ 13 cm，宽 1 ～ 3.5 cm，侧脉每边约 8 条。聚伞花序顶生或腋生，有花 10 ～ 20 朵；花萼 5 深裂，被柔毛，内面基部有腺体 5 ～ 10 个；花冠裂片 5，紫红色，长圆形，反折；副花冠 5 裂，黄色，着生于合蕊冠上，有柄，内有舌状片。蓇葖果披针形，两端渐尖，长 6 ～ 10 cm，直径 1 ～ 1.5 cm。种子卵圆形，先端具长约 25 cm 的白色绢质种毛。花期几乎全年，果期 8 ～ 12 月。多县市有野生。

〔炮制〕除去杂质，洗净，切段，干燥。

〔性味与归经〕苦，寒。有毒。

〔功能与主治〕清热解毒，活血止血，消肿止痛。主治咽喉肿痛，肺热咳嗽，热淋，月经不调，崩漏，带下，痈疮肿毒，湿疹，顽癣，创伤出血。

〔用法与用量〕内服：煎汤，6 ～ 9 g。外用：鲜品适量，捣敷；或干品研末敷。

〔注意〕宜慎服，体质虚弱者禁服。本品全株有毒，其白色乳汁毒性更大。中毒症状初为头痛、头晕、恶心、呕吐，继而腹痛、腹泻、烦躁、谵语，最后四肢冰冷、冷汗、面色苍白、脉搏不规则、瞳孔散大、对光不敏感、痉挛、昏迷、心跳停止而死亡。

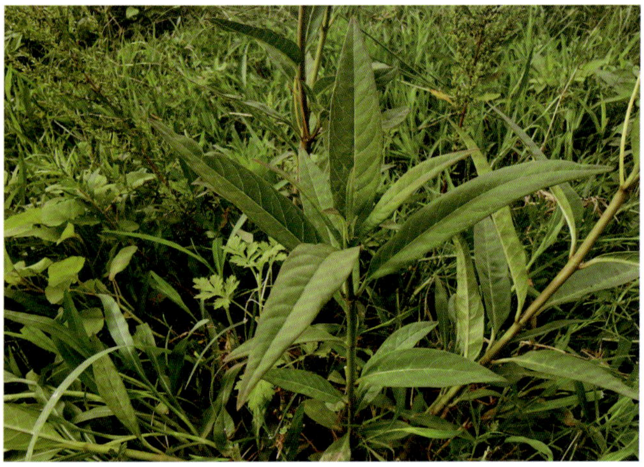

马利筋幼株

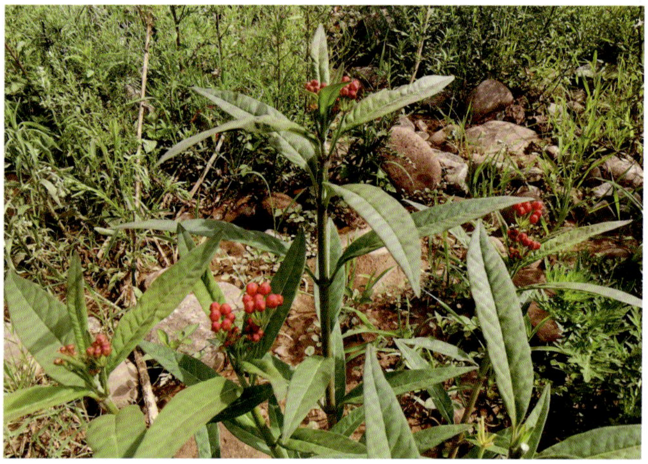

马利筋成熟植株

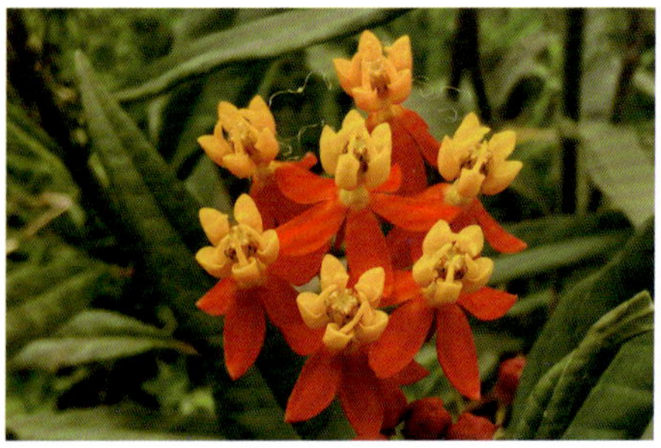

马利筋花枝

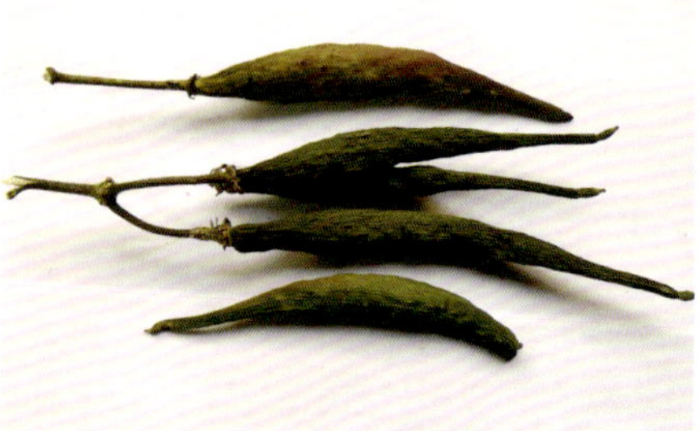

马利筋果实

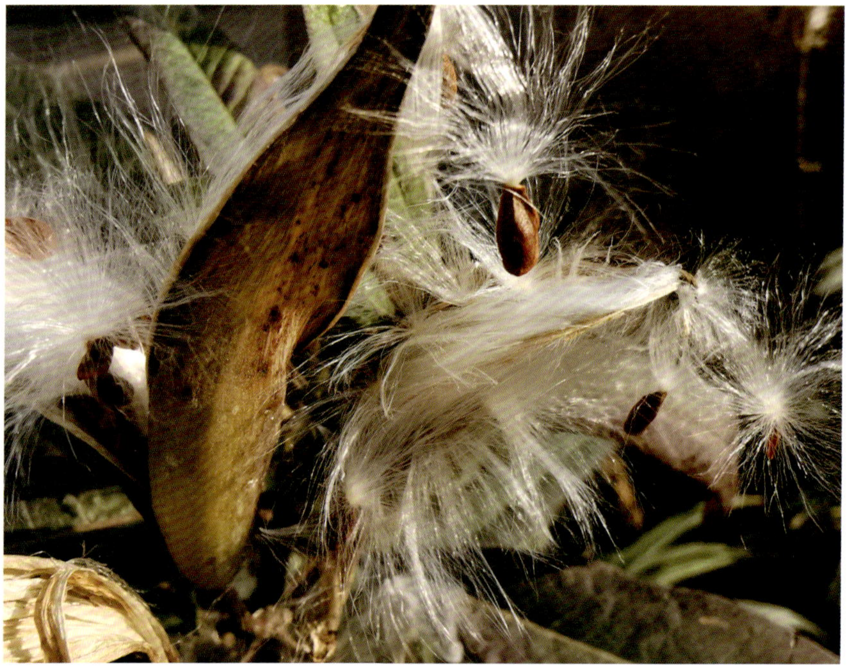

马利筋开裂的果实

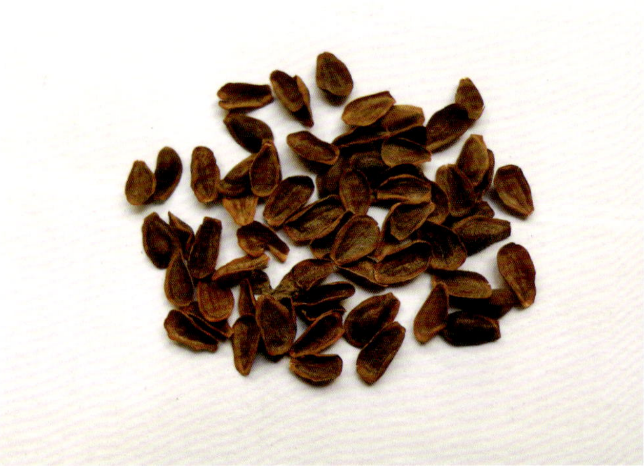

马利筋种子

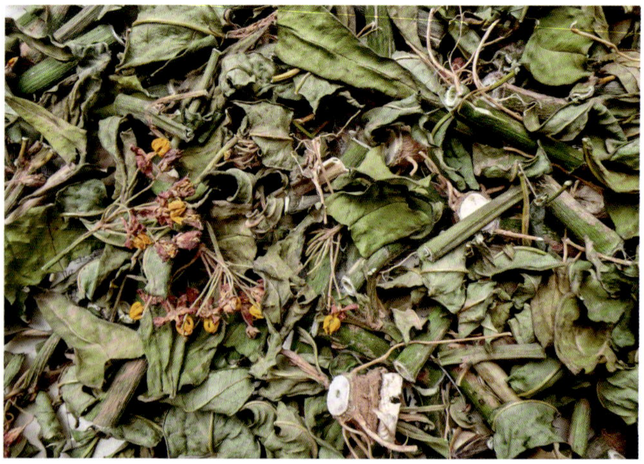

马利筋干燥全草

[illegible] Asclepias curassavica L. [illegible] 60~100 cm [illegible] 0.5~1 cm [illegible] 6~13 cm [illegible] 1~3.5 cm [illegible] 8 [illegible] 10~20 [illegible] 5 [illegible] 5~10 [illegible] 6 [illegible] 5 [illegible] 6~10 cm [illegible] 1~1.5 cm [illegible] 25 cm [illegible] 8~12 [illegible] 6~9 g [illegible]

飞 廉

Feilian

[illegible]

CARDUUS CRISPUS

〔**别名**〕飞轻、天荠、伏猪、伏兔、飞雉、木禾、飞廉蒿、老牛错、红花草、刺打草、雷公菜、大力王、枫头棵、飞帘、红马刺、刺盖、刺萝卜、大蓟、老牛锉。

〔**基原**〕本品为菊科植物丝毛飞廉 *Carduus crispus* L. 的全草或根。

〔**原植物形态**〕二年生草本，高 50 ～ 120 cm。主根肥厚，伸直或偏斜。茎直立，具纵棱，棱有绿色间歇的三角形刺齿状翼。叶互生；通常无柄而抱茎；下部叶椭圆状披针形，长 5 ～ 20 cm，羽状深裂，裂片常大小相对而生，边缘刺，上面绿色，具细毛或近乎光滑，下面初具蛛丝状毛，后渐变光滑；上部叶渐小。头状花序 2 ～ 3 个簇生枝端，直径 1.5 ～ 2.5 cm，总苞钟状，长约 2 cm，宽 1.5 ～ 3 cm；总苞片多层，外层较内层逐变短，中层条状披针形，先端长尖成刺状，向外反曲，内层条形，膜质，稍带紫色；花全为管状花，两性，紫红色，长 15 ～ 16 mm。瘦果长椭圆形，长约 3 mm，先端平截，基部收缩；冠毛白色或灰白色，长约 15 mm，呈刺毛状，稍粗糙。花期 5 ～ 7 月。生于田野、路旁或山地草丛中。

〔**炮制**〕除去杂质，切段，干燥。

〔**性味与归经**〕微苦，凉。

〔**功能与主治**〕祛风，清热，利湿，凉血止血，活血消肿。主治感冒咳嗽，头痛眩晕，泌尿系统感染，乳糜尿，带下，黄疸，风湿痹痛，吐血，衄血，尿血，月经过多，功能性子宫出血，跌打损伤，疔疮疖肿，痔疮肿痛，烧伤。

〔**用法与用量**〕内服：煎汤，9 ～ 30 g，鲜品 30 ～ 60 g；或入丸、散，或浸酒。外用：适量，煎水洗；或鲜品捣敷，或烧存性，研末掺。

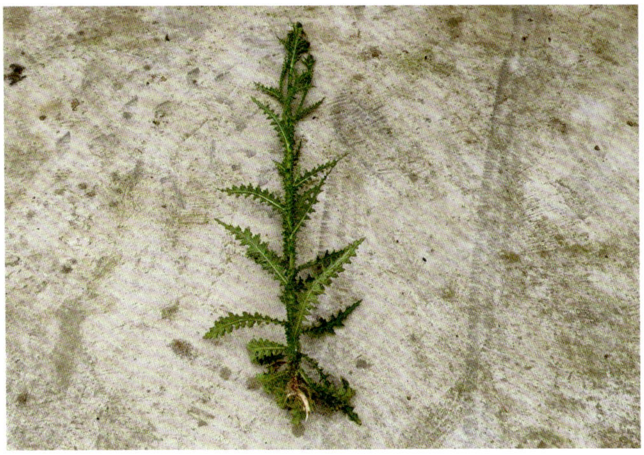

丝毛飞廉幼株

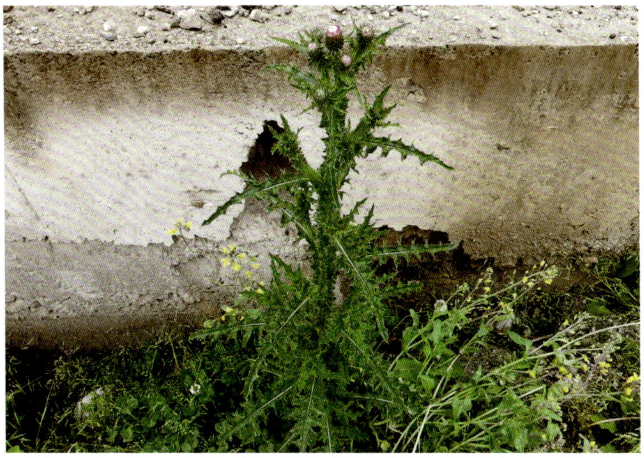

丝毛飞廉成熟植株

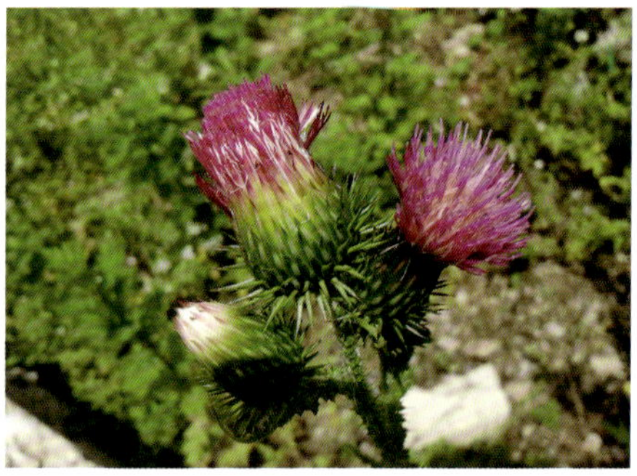

丝毛飞廉花枝

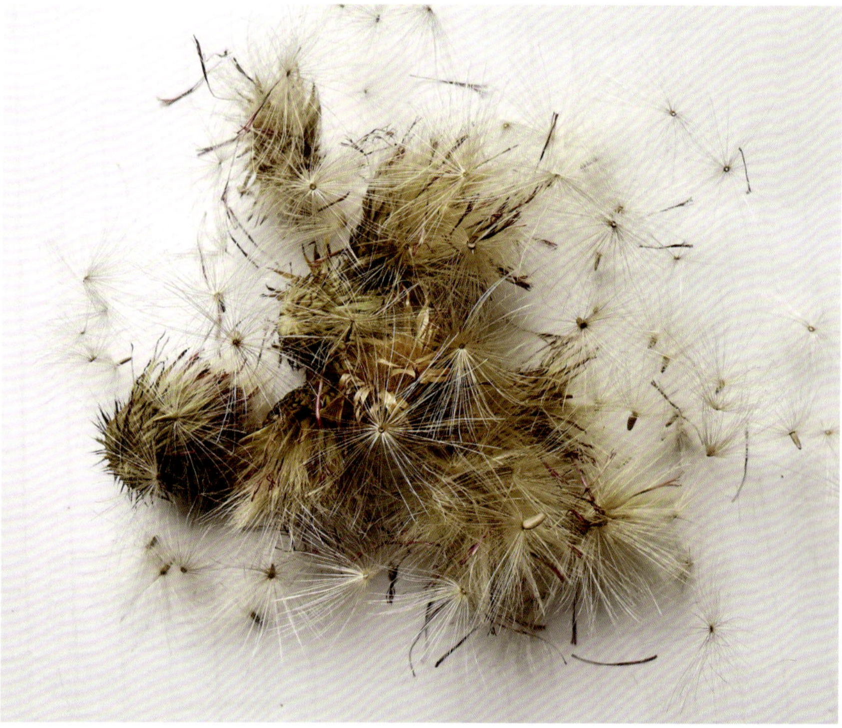

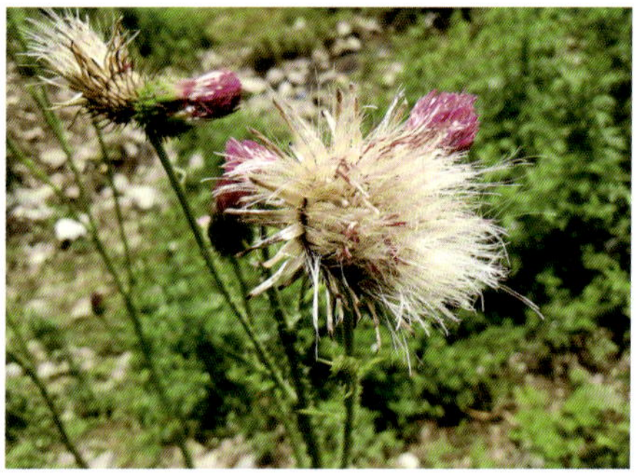

丝毛飞廉果枝

丝毛飞廉果实

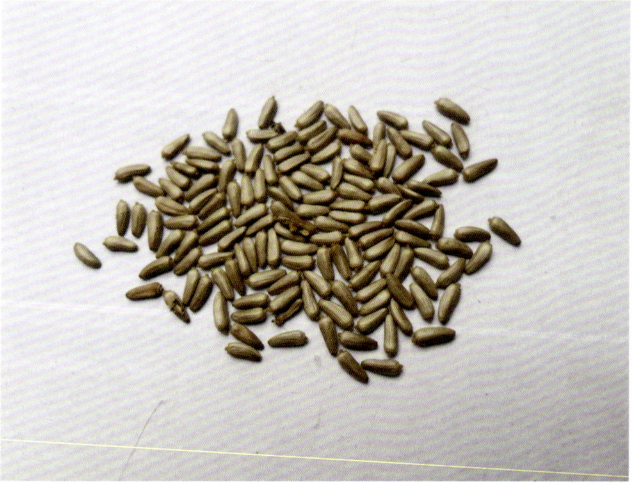

丝毛飞廉种子

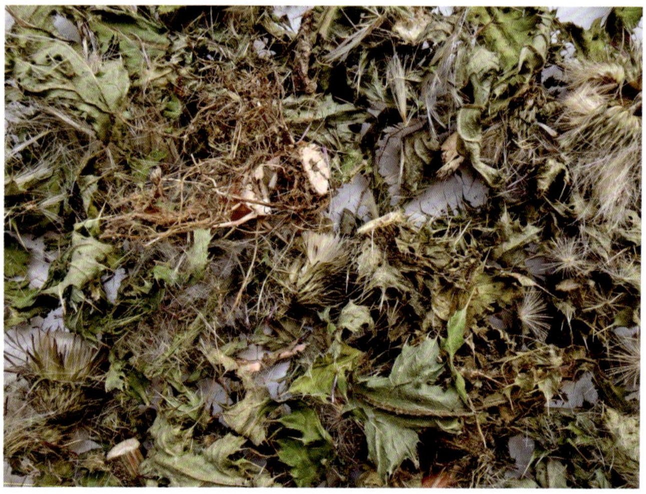

丝毛飞廉干燥全草

[illegible] • [illegible]

[illegible] • [illegible] *Carduus crispus* L. [illegible]

[illegible] • [illegible] 50~120 cm [illegible] 5~20 cm [illegible] 2~3 [illegible] 1.5~2.5 cm [illegible] 2 cm [illegible] 1.5~3 cm [illegible] 15~16 mm [illegible] 3 mm [illegible] 15 mm [illegible] 5~7 [illegible]

[illegible] • [illegible]

[illegible] • [illegible]

[illegible] • [illegible]

[illegible] • [illegible] 9~30 g [illegible] 30~60 g [illegible]

四 画

开 口 箭

Kaikoujian

TUPISTRA CHINENSIS BAKER

〖别名〗巴林麻、心不干、岩芪、大寒药、万年攀、竹根七、牛尾七、竹根参、包谷七、岩七、石风丹、搜山虎、小万年青、开喉剑、老蛇莲、青龙胆、罗汉七。

〖基原〗本品为百合科植物开口箭 *Tupistra chinensis* Baker 的根茎。

〖原植物形态〗多年生草本。根茎长圆柱形，直径 1 ～ 1.5 cm，多节，绿色至黄色。叶基生，4 ～ 8 枚；叶片倒披针形、条状披针形、条形，长 15 ～ 65 cm，宽 1.5 ～ 9.5 cm，先端渐尖，基部渐狭；鞘叶 2 枚。穗状花序侧生，直立，密生多花，长 2.5 ～ 9 cm；苞片卵状披针形至披针形，有几枚无花苞片簇生花序顶端；花被短钟状，长 5 ～ 7 mm，裂片 6，卵形，长 3 ～ 5 mm，宽 2 ～ 4 mm，黄色或黄绿色，肉质；雄蕊 6，花丝基部扩大，有的彼此联合，上部分离，内弯，花药卵形；子房球形，3 室，花柱不明显，柱头钝三棱形，先端 3 裂。浆果球形，直径 8 ～ 10 mm，熟时紫红色，具 1 ～ 3 颗种子。花期 4 ～ 6 月，果期 9 ～ 11 月。生于林下阴湿处、溪边或路旁。

〖炮制〗除去叶及须根，洗净，切片，干燥，或鲜用。

〖性味与归经〗苦、辛，寒。有毒。归肝、胃、大肠经。

〖功能与主治〗清热解毒，祛风除湿，散瘀止痛。主治白喉，咽喉肿痛，风湿痹痛，跌打损伤，胃痛，痈肿疮毒，毒蛇咬伤，狂犬咬伤。

〖用法与用量〗内服：煎汤，1.5 ～ 3 g；研末，0.6 ～ 0.9 g。外用：适量，捣敷。

〖注意〗孕妇忌服。

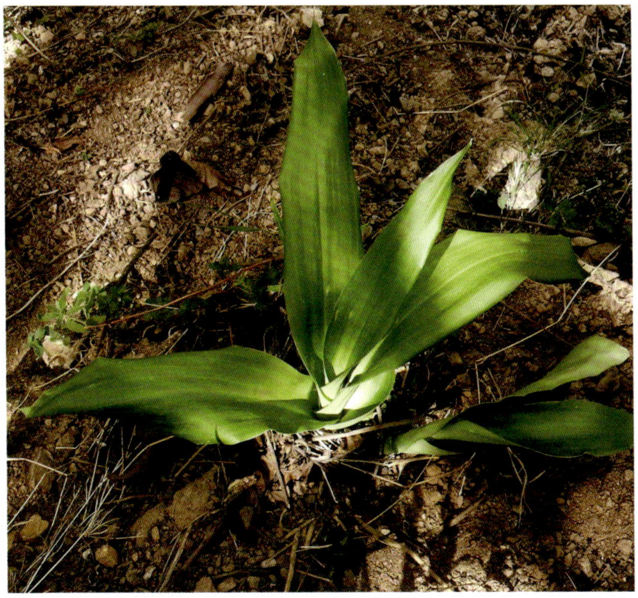

开口箭幼株

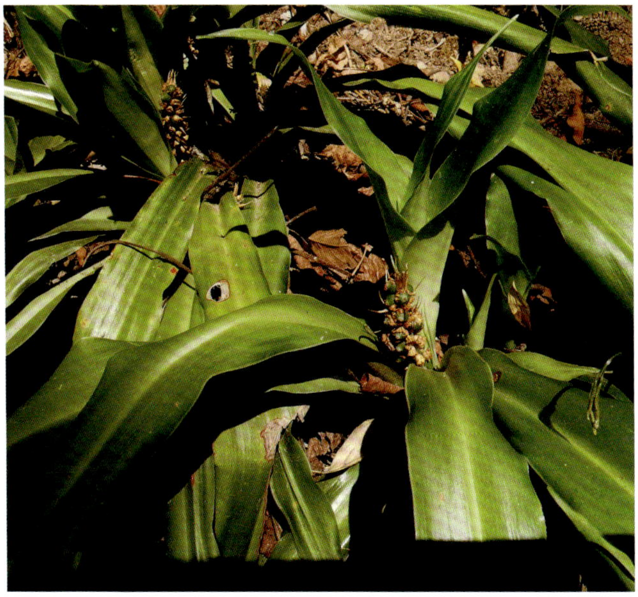

开口箭成熟植株

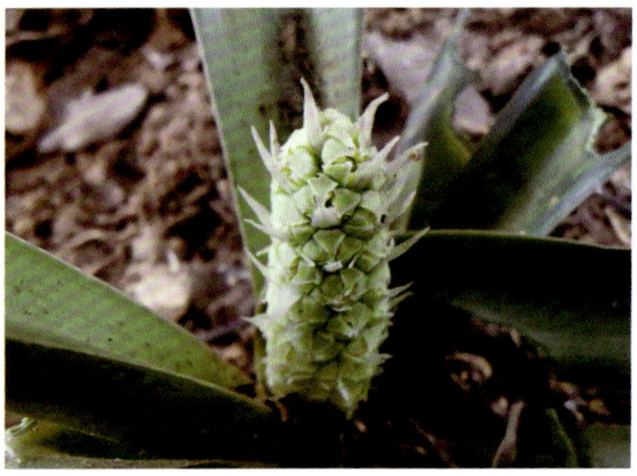

开口箭花序

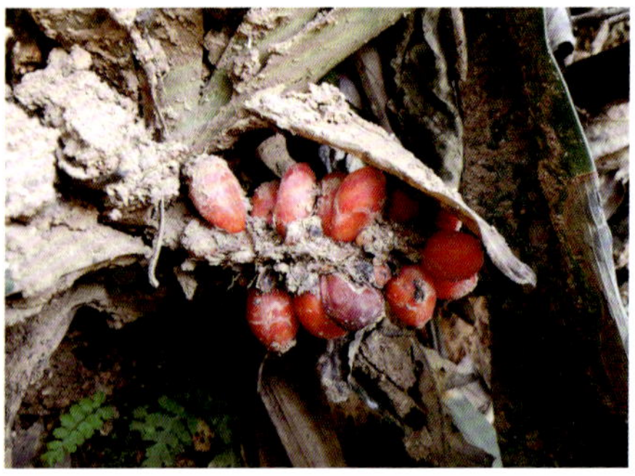

开口箭果枝

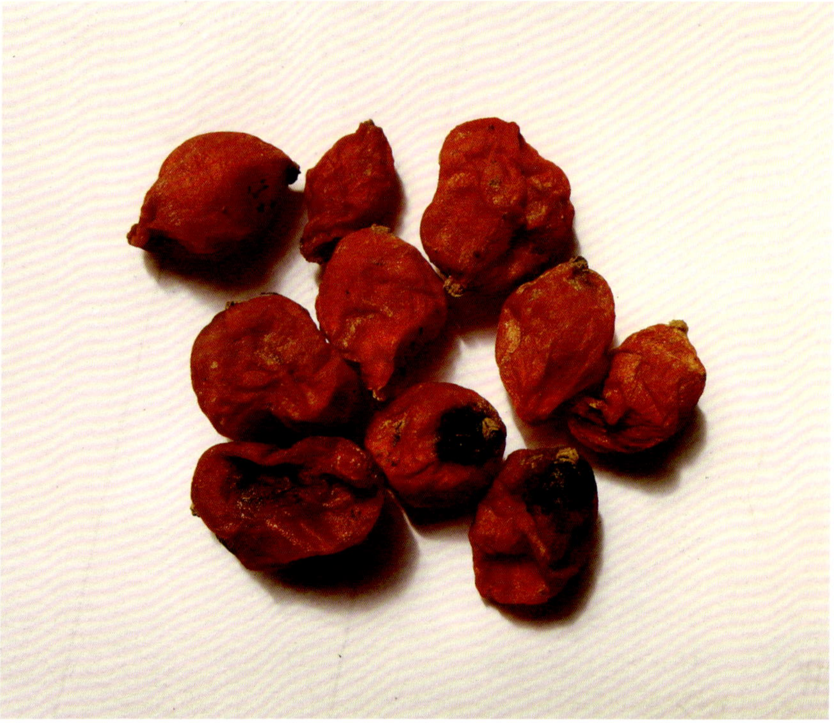

开口箭干燥果实

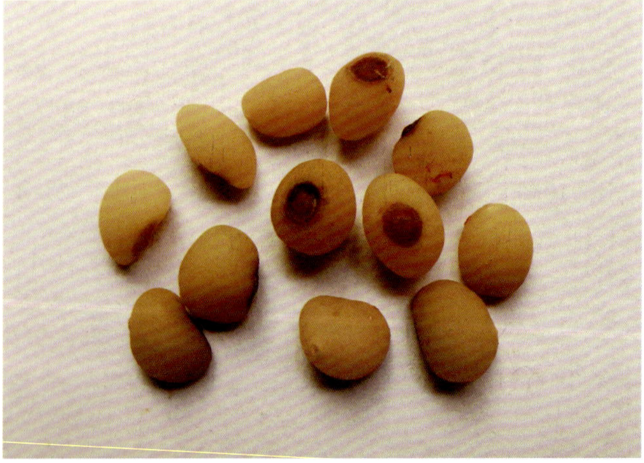

开口箭干燥种子

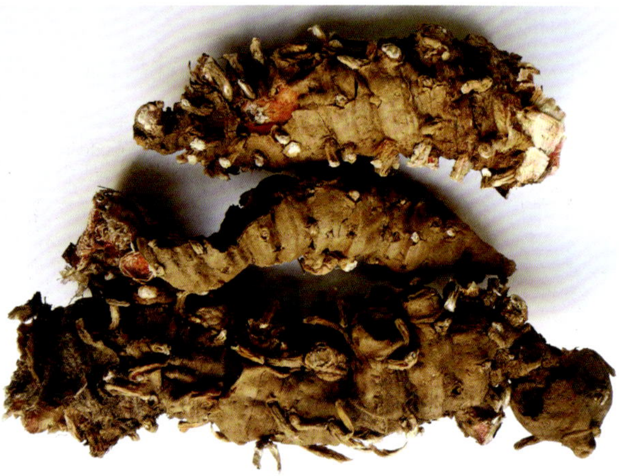

开口箭干燥根茎

[illegible] · [illegible]

[illegible] · [illegible] *Tupistra chinensis* Baker. [illegible]

[illegible] · [illegible] 1~1.5 cm [illegible], 4~8 [illegible] 15~65 cm [illegible] 1.5~9.5 cm [illegible] 2 [illegible] 2.5~9 cm [illegible] 5~7 mm [illegible] 6 [illegible] 3~5 mm [illegible] 2~4 mm [illegible] 6 [illegible] 3 [illegible] 3 [illegible] 8~10 mm [illegible] 1~3 [illegible] 4~6 [illegible] 9~11 [illegible]

[illegible]

[illegible] · [illegible] 10~15 cm [illegible] 1 cm [illegible]

[illegible] · [illegible]

[illegible] · [illegible]

[illegible] · [illegible]

[illegible] · [illegible] 1.5~3 g [illegible] 0.6~0.9 g。[illegible]

[illegible] · [illegible]

天南星

Tiannanxing

ARISAEMATIS RHIZOMA

〔别名〕虎掌、半夏精、蛇头天南星、南星、虎掌南星、虎膏、蛇芋、蛇包谷、山苞米、三棒子、药狗丹、大扁老鸦芋头、斑杖、蛇六谷、野芋头、蛇木芋。

〔基原〕本品为天南星科植物天南星 *Arisaema erubescens* (Wall.) Schott 的块茎。

〔原植物形态〕多年生草本，高 40 ～ 90 cm。块茎扁球形，外皮黄褐色，直径 2.5 ～ 5.5 cm。叶 1 片，基生；叶柄肉质，圆柱形，直立，长 40 ～ 55 cm，下部成鞘，基部包有透明膜质长鞘，白绿色或散生污紫色斑点；叶片全裂成小叶片状，颇似掌状复叶，裂片 7 ～ 23 片，披针形至长披针形，长 13 ～ 19 cm，宽 1.5 ～ 2.5 cm，先端渐尖，至末端呈芒状，基部狭楔形，叶脉羽状，全缘，两面光滑无毛，上面绿色，下面淡绿色。花雌雄异株，成肉穗花序，花序柄长 30 ～ 70 cm；佛焰苞绿色，偶为紫色，长 11 ～ 10 cm，先端芒状；花序轴肥厚，先端附属物棍棒状；雄花有多数雄蕊，每 2 ～ 4 枚雄蕊聚成一簇，花药黑紫色，孔裂；雌花密聚，每花由一雌蕊组成，子房卵形，花柱短。浆果红色。花期 5 ～ 6 月，果期 8 月。生于阴坡较阴湿的林下，各县市均有分布。

〔炮制〕秋、冬二季茎叶枯萎时采挖，除去须根及外皮，除去杂质，洗净，干燥。

〔性味与归经〕苦、辛，温。有毒。归肺、肝、脾经。

〔功能与主治〕散结消肿。外用主治痈肿，蛇虫咬伤。

〔用法与用量〕内服：煎汤，3 ～ 9 g，一般制后用。外用：生品适量，研末以醋或酒调敷患处。

〔注意〕孕妇慎用；生品内服宜慎。

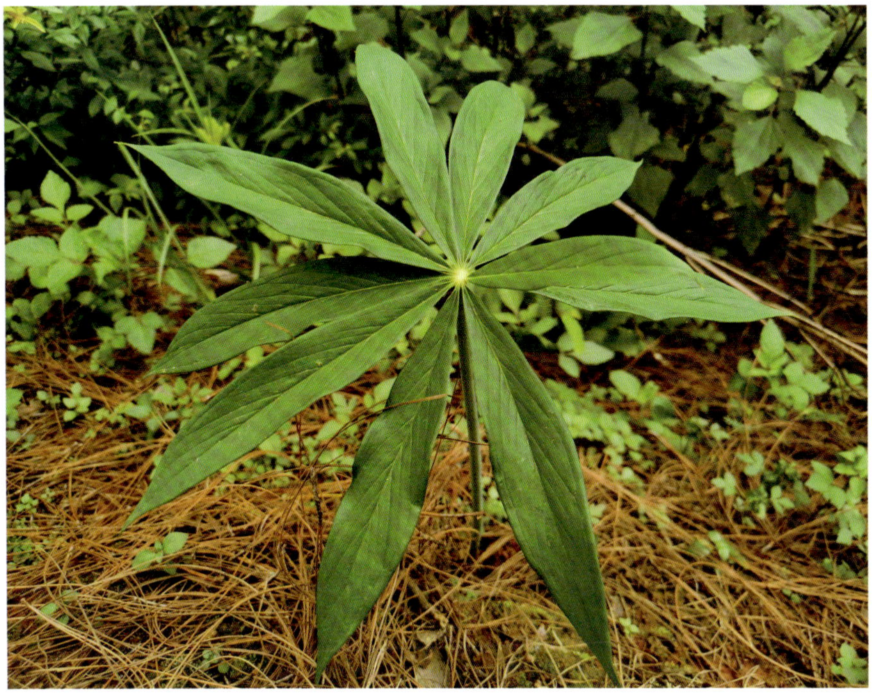

天南星幼株

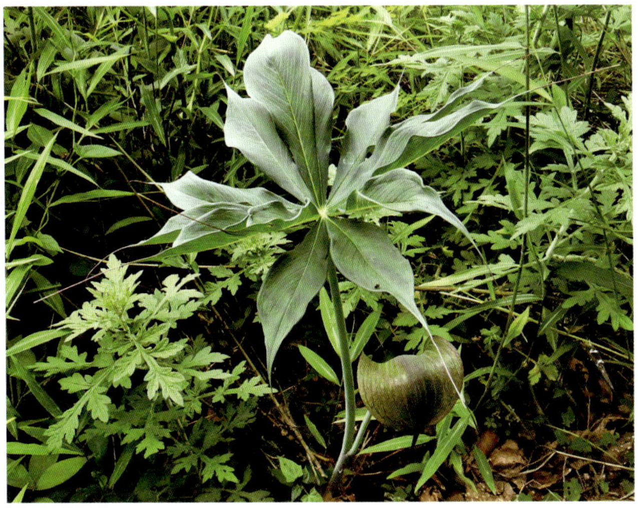

天南星成熟植株

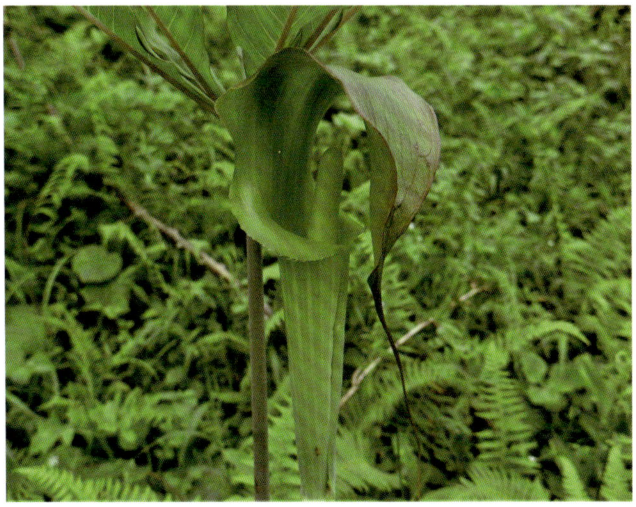

天南星花枝

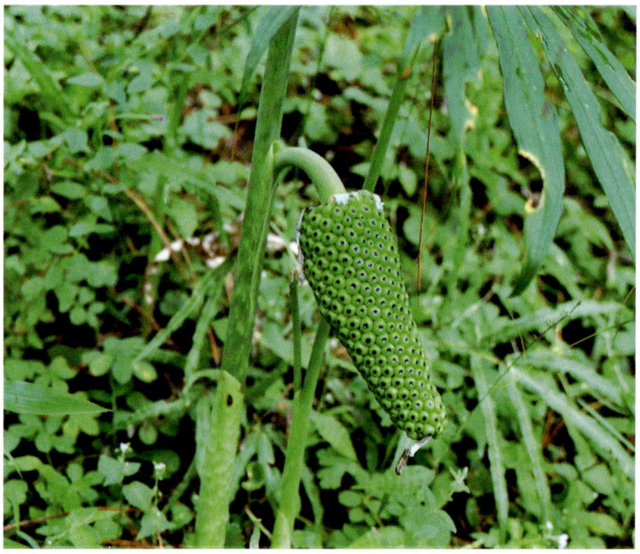

天南星近成熟果枝

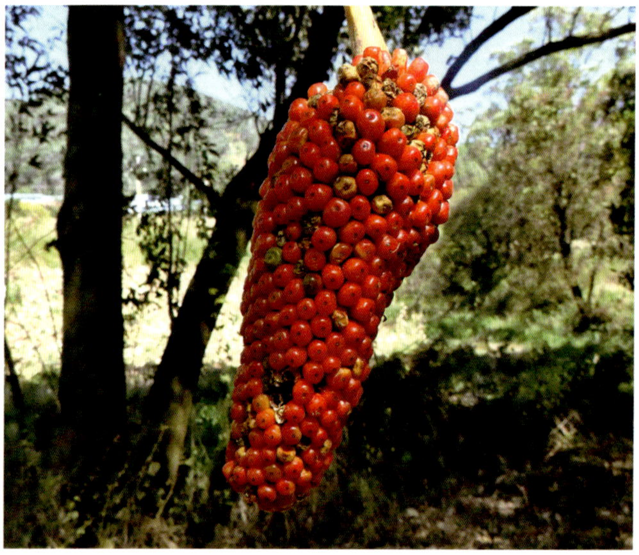

天南星成熟果枝

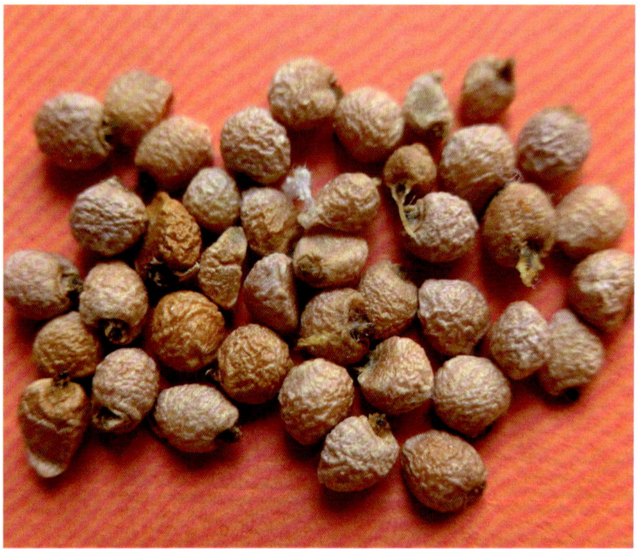

天南星种子

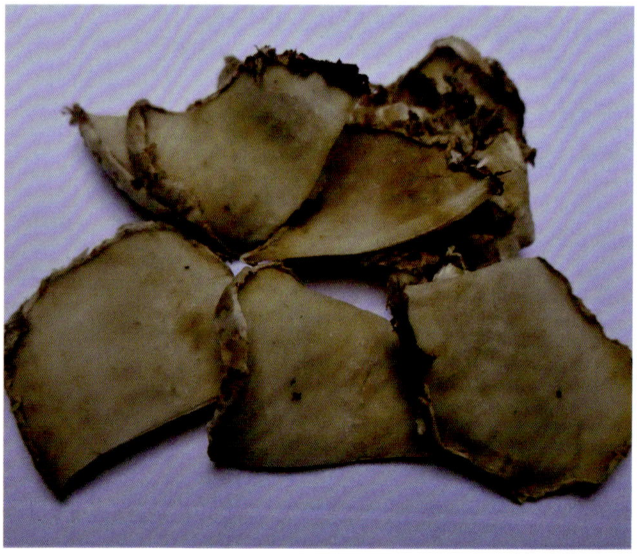

天南星干燥块茎片

[illegible] • [illegible]

[illegible] • [illegible] *Arisaema erubescens* (Wall.) Schott. [illegible]

[illegible] • [illegible] 40~90 cm [illegible] 2.5~5.5 cm [illegible] 1 [illegible] 40~55 cm [illegible] 7~23 [illegible] 13~19 cm [illegible] 1.5~2.5 cm [illegible] 30~70 cm [illegible] 11~10 cm [illegible] 2~4 [illegible] 5~6 [illegible] 8 [illegible]

[illegible] • [illegible]

[illegible] • [illegible]

[illegible] • [illegible]

[illegible] • [illegible]

[illegible] • [illegible]

[illegible] • [illegible]

天 香 炉

Tianxianglu

CHINESE OSBECKIA HERB

〔别名〕紫金钟、大香炉、天吊香、仰天盅、细金香炉、小金钟、蜂窝草、山牡丹、金石榴、七星坠地、化痰草、紫金钟、向天石榴、九盏灯、葫芦草、细架金石榴、小朝天罐、九里堂根、小红参、七孔莲、小留行、竹叶地丁、小号王不留行、朝天石榴、紫花蛇舌草、金香炉、仰天钟。

〔基原〕本品为野牡丹科植物金锦香 *Osbeckia chinensis* L. 的全草或根。

〔原植物形态〕直立草本或亚灌木，高 20 ~ 60 cm。茎四棱形，具紧贴的糙伏毛。叶对生；叶柄短或几无，被糙伏毛；叶片坚纸质，线形或线状披针形，长 2 ~ 5 cm，宽 3 ~ 15 mm，先端急尖，基部钝圆或几圆形，全缘，两面被糙伏毛，基出脉 3 ~ 5 条。头状花序顶生，有花 2 ~ 8 朵，叶状总苞 2 ~ 6 个，无花梗；萼管长约 6 mm，通常带红色，无毛或具 1 ~ 5 枚刺毛突起，裂片 4，三角形状披针形，与萼管等长，具缘毛，各裂片间外缘具一刺毛突起；花瓣 4，淡紫红色或粉红色，倒卵形，长约 1 cm，具缘毛；雄蕊 8，常偏向一侧，花丝与花药等长，花药顶部具长喙，喙长为花药的 1/2，药隔基部微膨大呈盘状；子房半下位，4 室，近球形，先端有刚毛 16 条。蒴果紫红色，卵状球形，4 纵裂，宿存萼坛状，长约 6 mm，直径约 4 mm，外面无毛或具 1 ~ 5 个刺毛突起。花期 7 ~ 9 月，果期 9 ~ 11 月。生于海拔 1 100 m 以下的荒山草坡、路旁、田地边或疏林向阳处。西昌、越西、普格、甘洛等县市有分布。

〔炮制〕除去泥沙杂质，洗净，切段或片，干燥。

〔性味与归经〕辛、淡，平。归肺、脾、肝、大肠经。

〔功能与主治〕化痰利湿，祛瘀止血，解毒消肿。主治咳嗽，哮喘，小儿疳积，泄泻痢疾，风湿痹痛，咯血，衄血，吐血，便血，崩漏，经闭，产后瘀滞腹痛，牙痛，脱肛，跌打伤肿，毒蛇咬伤。

〔用法与用量〕内服：煎汤，10 ~ 30 g；捣汁，浸酒或研末。外用：适量，研末调敷，煎汤洗或漱口。

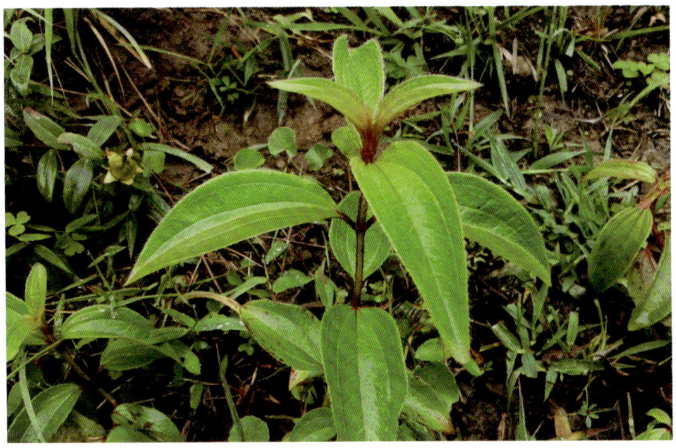

金锦香幼株

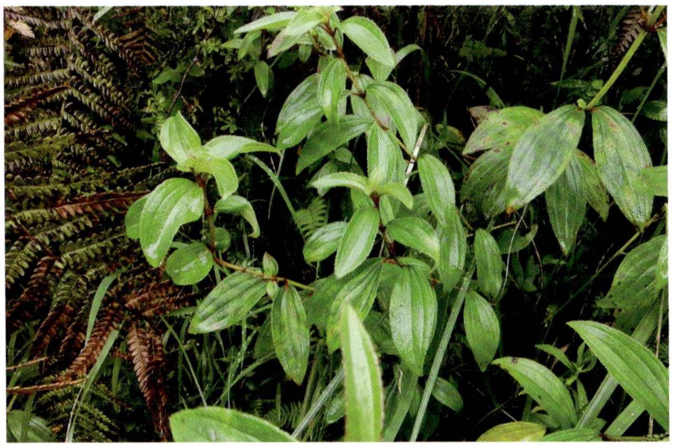

金锦香成熟植株

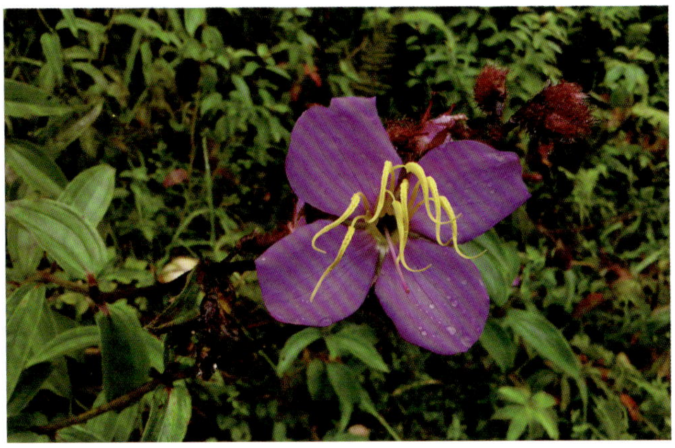

金锦香花枝

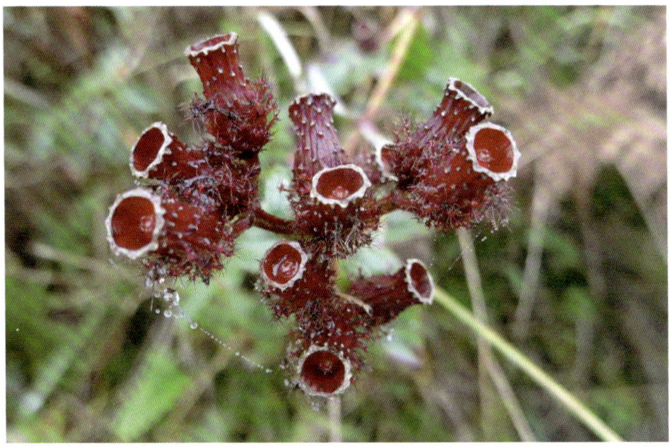

金锦香果枝

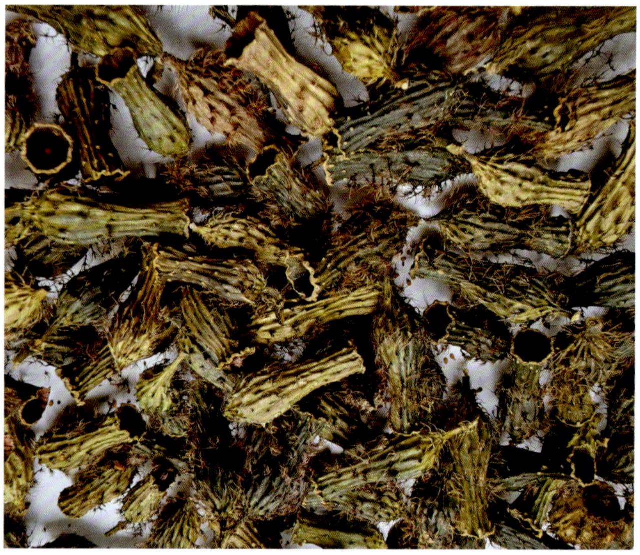

金锦香果实

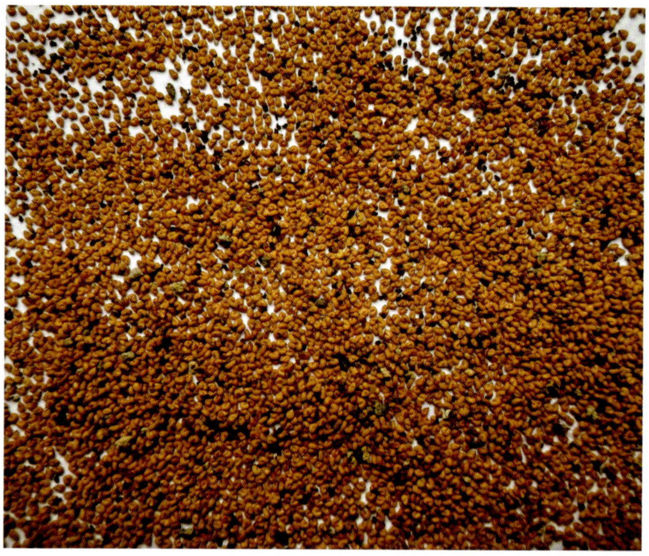

金锦香种子

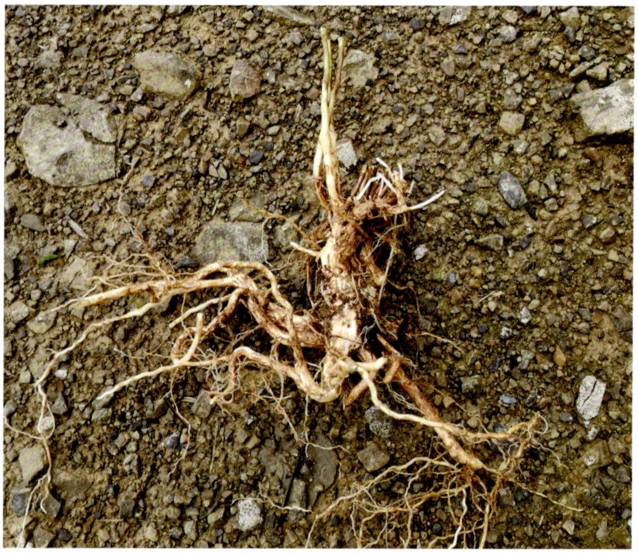

金锦香鲜根

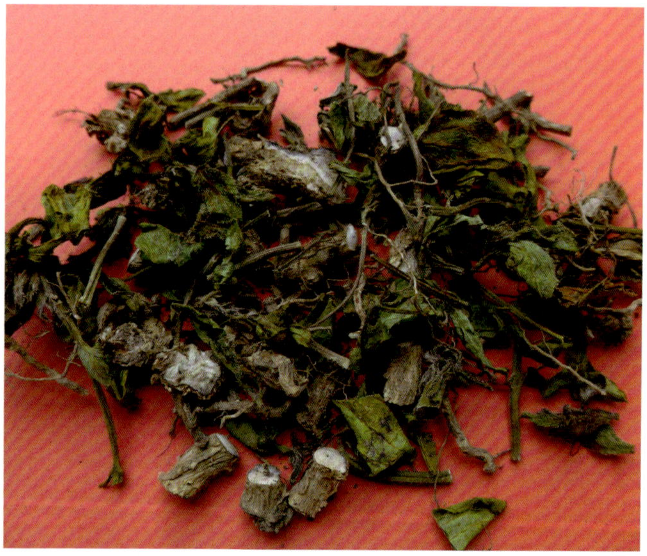

金锦香干燥全草

[illegible] • [illegible]

[illegible] • [illegible] *Osbeckia chinensis* L. [illegible]

[illegible] • [illegible] 20~60 cm [illegible] 2~5 cm [illegible] 3~15 mm [illegible] 3~5 [illegible] 2~8 [illegible] 2~6 [illegible] 6 mm [illegible] 1~5 [illegible] 4 [illegible] 1 cm [illegible] 8 [illegible] 1/2 [illegible] 4 [illegible] 16 [illegible] 4 [illegible] 6 mm [illegible] 4 mm [illegible] 1~5 [illegible] 7~9 [illegible] 9~11 [illegible]

[illegible] 1 100 m [illegible]

[illegible] • [illegible]

[illegible] • [illegible]

[illegible] • [illegible]

[illegible] • [illegible] 10~30 g [illegible]

天　冬

Tiandong

ASPARAGI RADIX

〔别名〕虋冬、大当门根、天门冬。

〔基原〕本品为百合科植物天冬 *Asparagus cochinchinensis* (Lour.) Merr. 的块根。

〔原植物形态〕多年生攀援草本，全株无毛。块根肉质，簇生，长椭圆形或纺锤形，长 4 ～ 10 cm，灰黄色。茎细，长可达 2 m，分枝具棱或狭翅；叶状枝通常每 3 枚成簇，扁平，长 1 ～ 3 cm，宽 1 ～ 2 mm，先端锐尖。叶退化成鳞片，先端长尖，基部有木质倒生刺，刺在茎上长 2.5 ～ 3 mm，在分枝上较短或不明显。花 1 ～ 3 朵簇生叶腋，单性，雌雄异株，淡绿色；花梗长 2 ～ 6 mm；雄花花被片 6，雄蕊稍短于花被，花丝不贴生于花被片上，花药卵形，长约 0.7 mm；雌花与雄花大小相似，具 6 个退化雄蕊。浆果球形，直径 6 ～ 7 mm，成熟时红色；具种子 1 颗。花期 5 ～ 7 月，果期 8 月。生于山野，亦栽培于庭园。

〔炮制〕除去杂质，迅速洗净，切薄片，干燥。

〔性味与归经〕甘、苦，寒。归肺、肾经。

〔功能与主治〕养阴润燥，清肺生津。主治肺燥干咳，顿咳痰黏，腰膝酸痛，骨蒸潮热，内热消渴，热病津伤，咽干口渴，肠燥便秘。

〔用法与用量〕内服：煎汤，6 ～ 12 g。

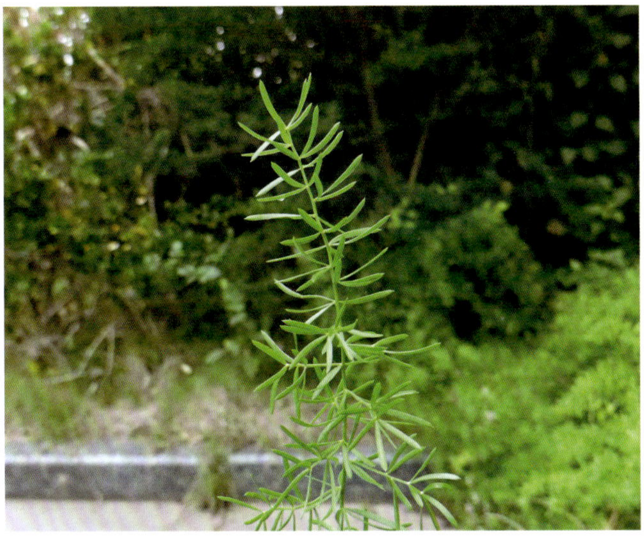

天冬幼株

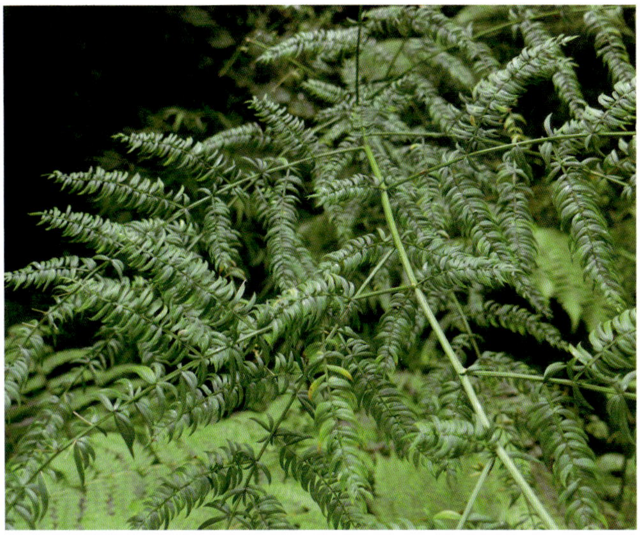

天冬成熟植株

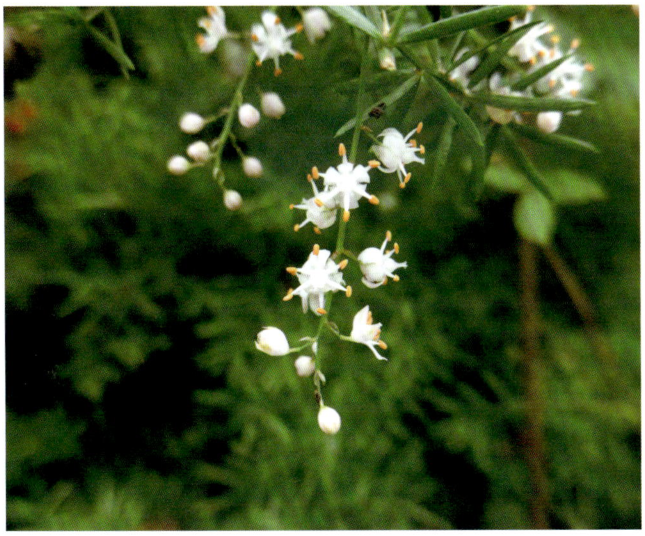

天冬花枝

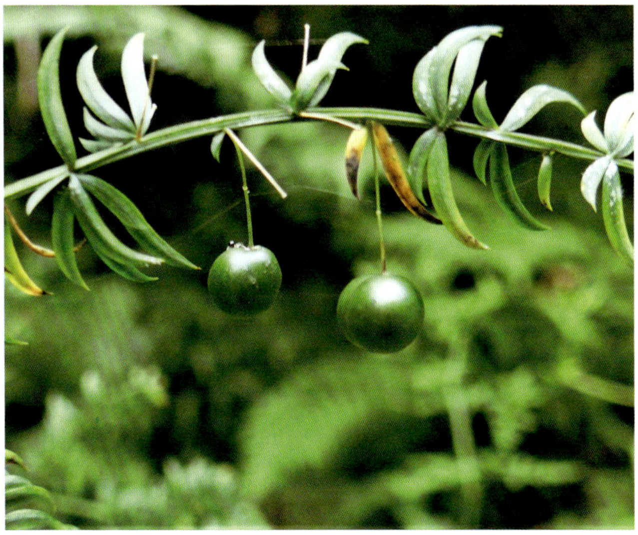

天冬果枝（幼果）

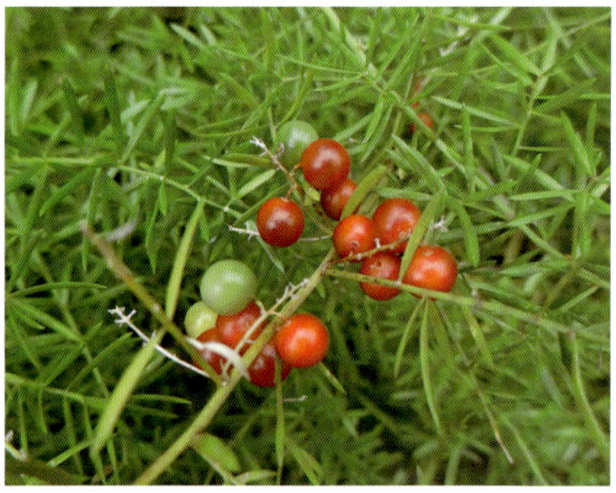

天冬果枝

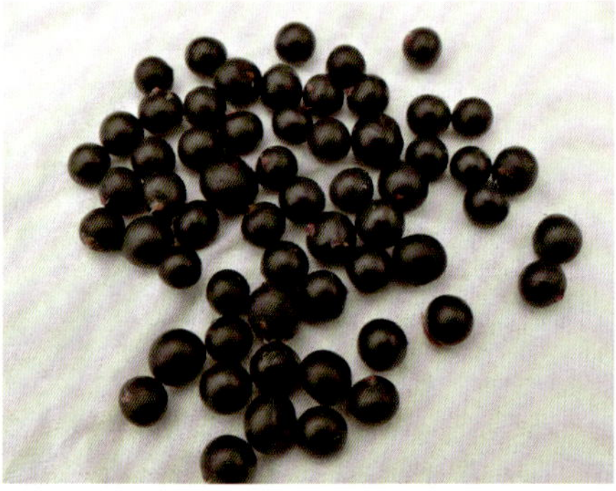

天冬种子

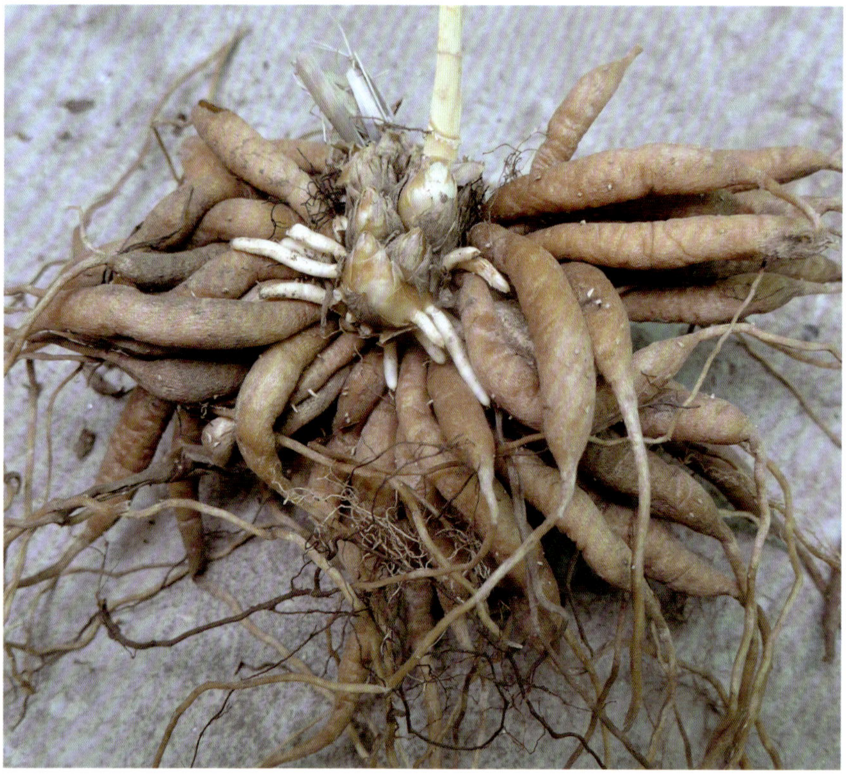

天冬根（鲜）

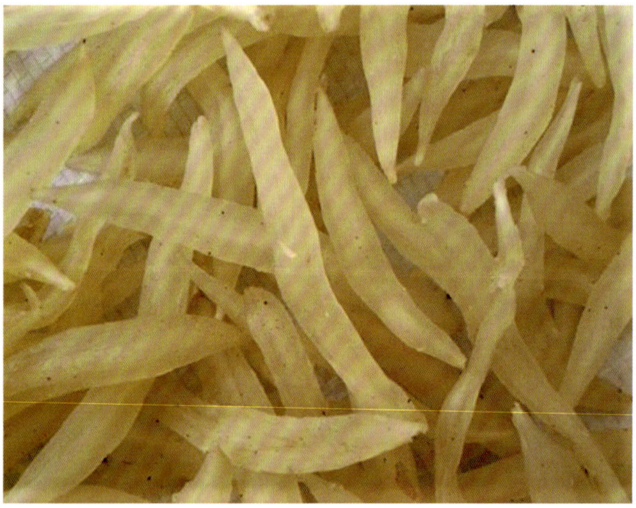

天冬干燥根

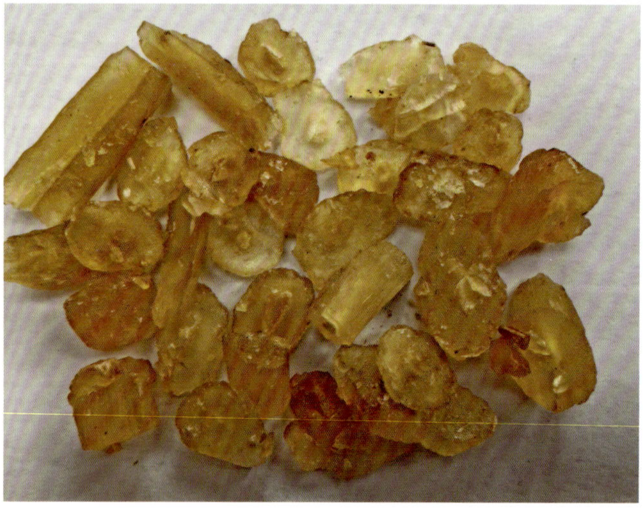

天冬干燥根片

[illegible] · [illegible]。

[illegible] · [illegible] *Asparagus cochinchinensis* (Lour.) Merr. [illegible]。

[illegible] · [illegible] 4~10 cm [illegible] 2 m [illegible] 3 [illegible] 1~3 cm [illegible] 1~2 mm [illegible] 2.5~3 mm [illegible] 1~3 [illegible] 2~6 mm [illegible] 6 [illegible] 0.7 mm [illegible] 6 [illegible] 6~7 mm [illegible] 5~7 [illegible] 8 [illegible]。

[illegible] · [illegible]。

[illegible] · [illegible]。

[illegible] · [illegible]。

[illegible] · 6 ～ 12 g。

天 麻

Tianma

GASTRODIAE RHIZOMA

〔**别名**〕赤箭、离母、鬼督邮、神草、独摇芝、赤箭脂、定风草、合离草、独摇、自动草、水洋芋。

〔**基原**〕本品为兰科植物天麻 *Gastrodia elata* Bl. 的块茎。

〔**原植物形态**〕多年生寄生草本，高 60 ~ 100 cm，全株不含叶绿素。块茎肥厚，肉质，长圆形，长约 10 cm，直径 3 ~ 4.5 cm，有不甚明显的环节。茎圆柱形，黄赤色。叶呈鳞片状，膜质，长 1 ~ 2 cm，具细脉，下部短鞘状抱茎。总状花序顶生，长 10 ~ 30 cm，花黄赤色；花梗短，长 2 ~ 3 mm；苞片膜质，狭披针形或线状长椭圆形，长约 1 cm；花被管歪壶状，口部斜形，基部下侧稍膨大，先端 5 裂，裂片小，三角形；唇瓣高于花被管的 2/3，具 3 裂片，中央裂片较大，其基部在花管内呈短柄状；合蕊柱长 5 ~ 6 mm，先端具 2 个小的附属物；子房倒卵形，子房柄扭转。蒴果长圆形至长圆状倒卵形，长约 15 mm，具短梗。种子多而细小，呈粉末状，花期 6 ~ 7 月，果期 7 ~ 8 月。生于海拔 1 200 ~ 1 800 m 的林下阴湿、腐殖质较厚的地方。

〔**炮制**〕洗净，润透或蒸软，切薄片，干燥。

〔**性味与归经**〕甘，平。归肝经。

〔**功能与主治**〕息风止痉，平抑肝阳，祛风通络。主治小儿惊风，癫痫抽搐，破伤风，头痛眩晕，手足不遂，肢体麻木，风湿痹痛。

〔**用法与用量**〕内服：煎汤，3 ~ 10 g。

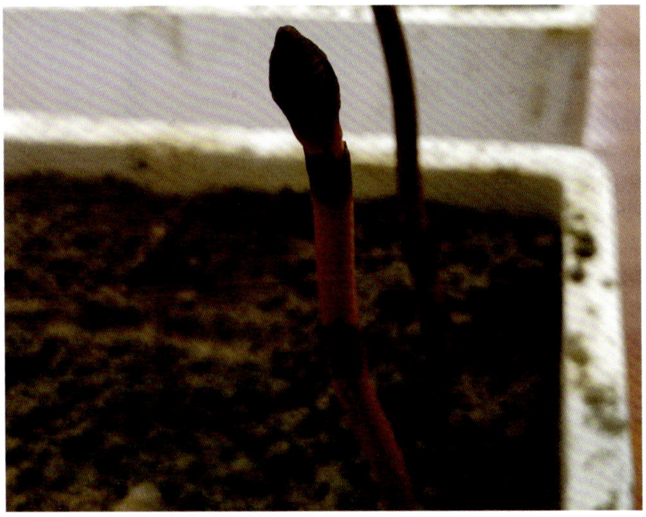

天麻幼株

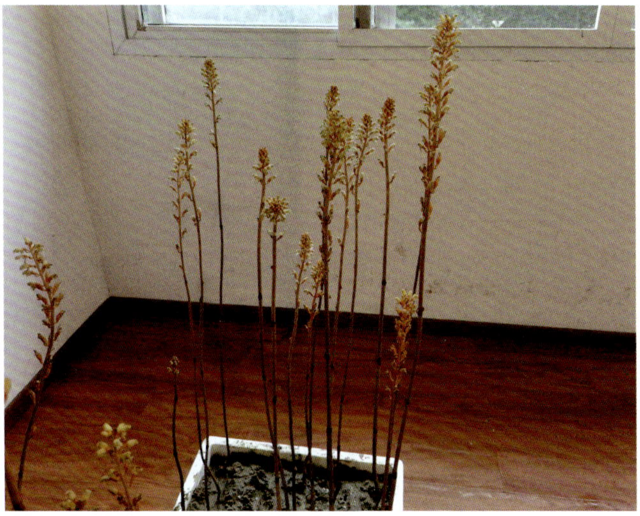

天麻成熟植株

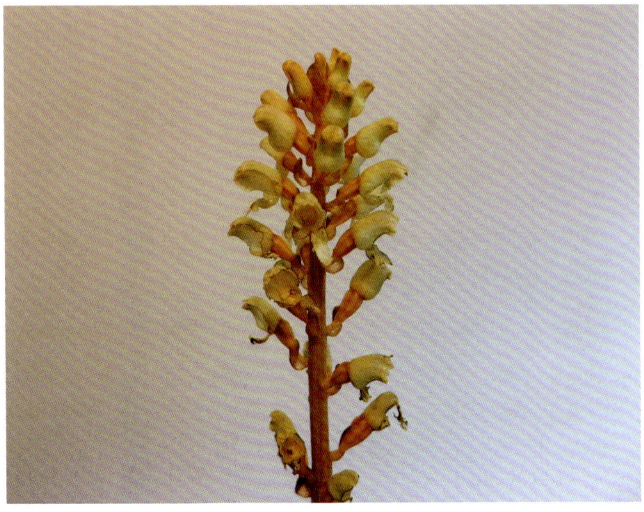

天麻花枝

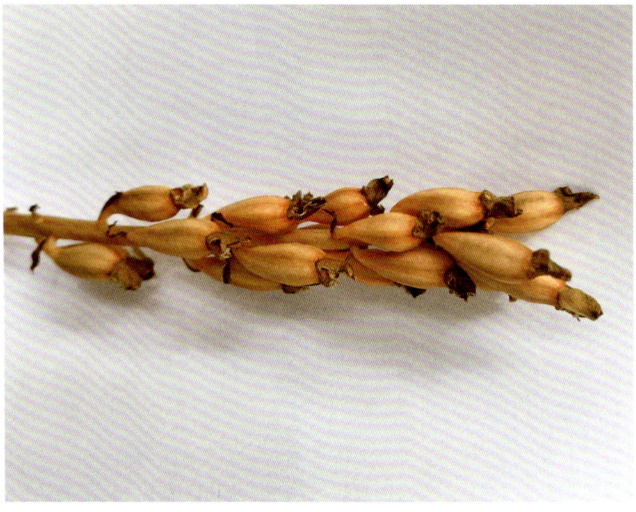

天麻果枝

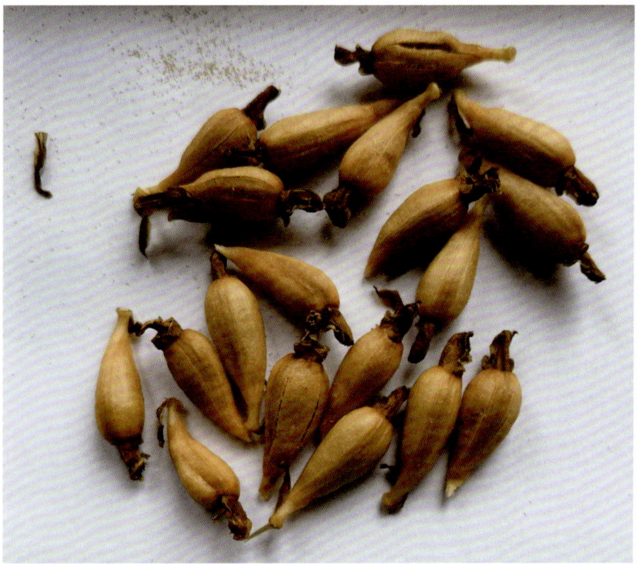

天麻果实

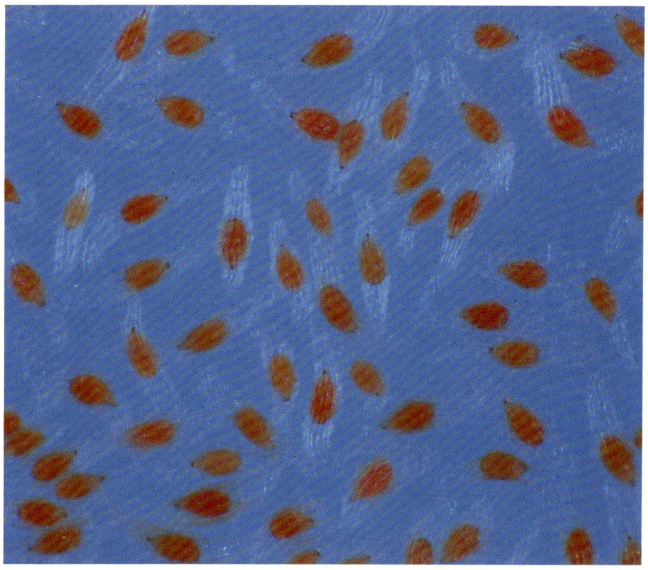

天麻种子

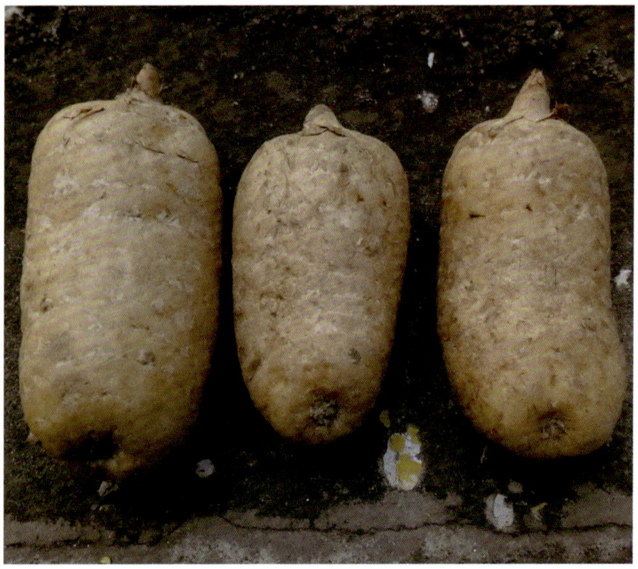

天麻块茎

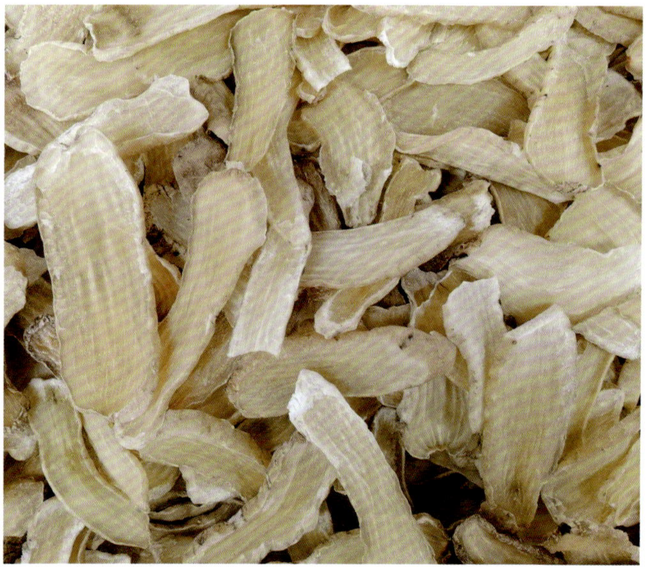

天麻干燥块茎片

[illegible] • [illegible]。

[illegible] • [illegible] *Gastrodia elata* Bl. [illegible]。

[illegible] • [illegible]，[illegible] 60~100 cm [illegible]，[illegible]。[illegible]，[illegible]，[illegible]，[illegible] 10 cm [illegible]，[illegible] 3~4.5 cm [illegible]，[illegible]。[illegible]，[illegible]。[illegible]，[illegible]，[illegible] 1~2 cm [illegible]，[illegible]，[illegible]。[illegible]，[illegible] 10~30 cm [illegible]，[illegible]；[illegible]，[illegible] 2~3 mm [illegible]；[illegible]，[illegible]，[illegible] 1 cm [illegible]；[illegible]，[illegible]，[illegible]，[illegible] 5 [illegible]，[illegible]，[illegible]；[illegible] 2/3 [illegible]，[illegible] 3 [illegible]，[illegible]，[illegible]；[illegible] 5~6 mm [illegible]，[illegible] 2 [illegible]；[illegible]，[illegible]。[illegible]，[illegible] 15 mm [illegible]，[illegible]。[illegible]，[illegible]，[illegible] 6~7 [illegible]，[illegible] 7~8 [illegible]。[illegible] 1 200~1 800 m [illegible]、[illegible]。

[illegible] • [illegible]，[illegible]，[illegible]。

[illegible] • [illegible]，[illegible]。[illegible]。

[illegible] • [illegible]，[illegible]，[illegible]，[illegible]。[illegible]，[illegible]，[illegible]，[illegible]，[illegible]，[illegible]。

[illegible] • 3~10 g。

无患子

Wuhuanzi

⊗⊕

CHINESE SOAPBERRY FRUIT

〖别名〗患子、肥珠子、油珠子、菩提子、圆肥皂、桂圆肥皂、洗手果、油患子、油皂果。

〖基原〗本品为无患子科植物无患子 *Sapindus mukorossi* Gaertn. 的种子。

〖原植物形态〗落叶大乔木，高可超过 20 m。嫩枝绿色，无毛。偶数羽状复叶，互生；叶连柄长 25 ～ 45 cm 或更长，叶轴上面两侧有直槽；小叶 5 ～ 8 对，通常近对生，小叶柄长约 0.5 cm；叶片薄纸质，长椭圆状披针形或稍呈镰形，长 7 ～ 15 cm 或更长，宽 2 ～ 5 cm，先端短尖，基部楔形，腹面有光泽，两面无毛或背面被微柔毛。花序顶生，圆锥形；花小，辐射对称；萼片卵形或长圆状卵形，大的长约 0.2 cm，外面基部被疏柔毛；花瓣 5，披针形，有长爪，长约 0.25 cm，外面基部被长柔毛或近无毛，鳞片 2 个，小耳状；花盘碟状，无毛；雄蕊 8，伸出，花丝中部以下密被长柔毛；子房无毛。核果肉质，果的发育分果爿近球形，直径 2 ～ 2.5 cm，橙黄色，干时变黑。种子球形，黑色，坚硬。花期春季，果期夏秋。生于温暖、土壤松而稍湿润山坡疏林或树旁较肥沃的向阳地区。

〖炮制〗除去果肉、杂质，取种子晒干。

〖性味与归经〗苦、辛，寒。小毒。归心、肺经。

〖功能与主治〗清热，祛痰，消积，杀虫。主治喉痹肿痛，肺热咳喘，音哑，食滞，疳积，蛔虫腹痛，滴虫性阴道炎，癣疾，肿毒。

〖用法与用量〗内服：煎汤，3 ～ 6 g；或研末。外用：适量，烧灰或研末吹喉、擦牙；或煎汤洗；或熬膏涂。

〖注意〗脾胃虚寒者慎用。

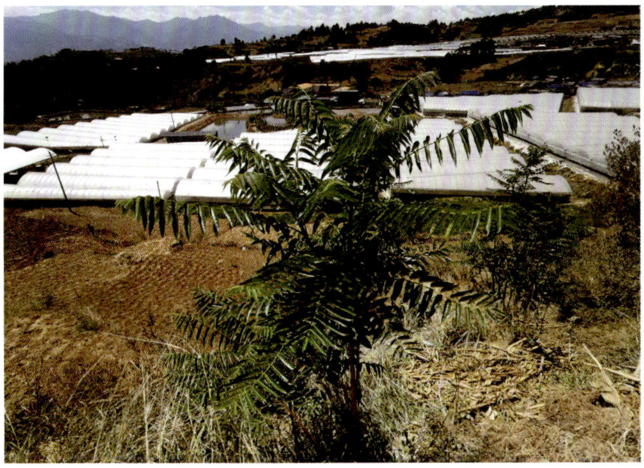

无患子幼株

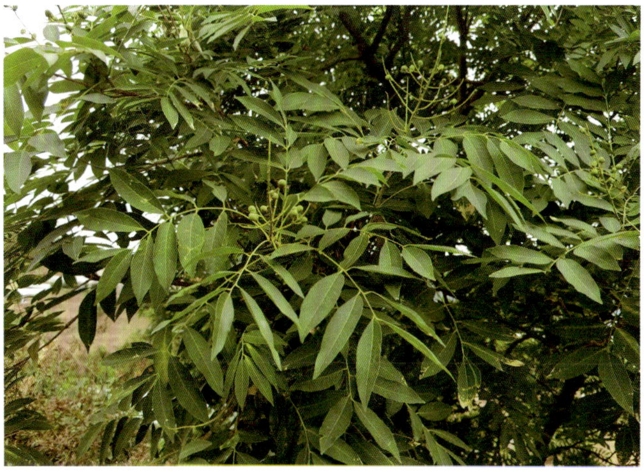

无患子成熟植株

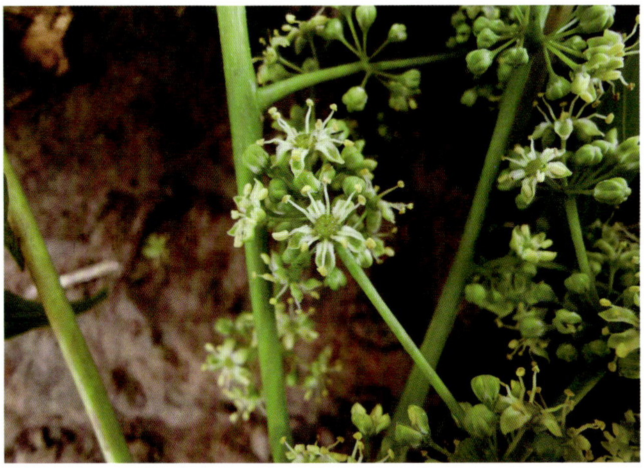

无患子花枝

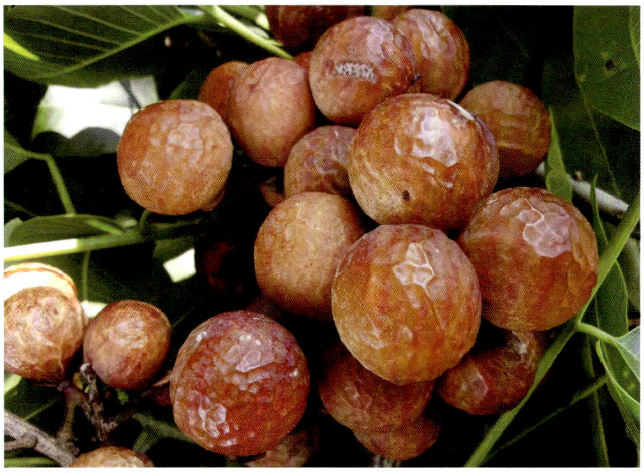

无患子果枝

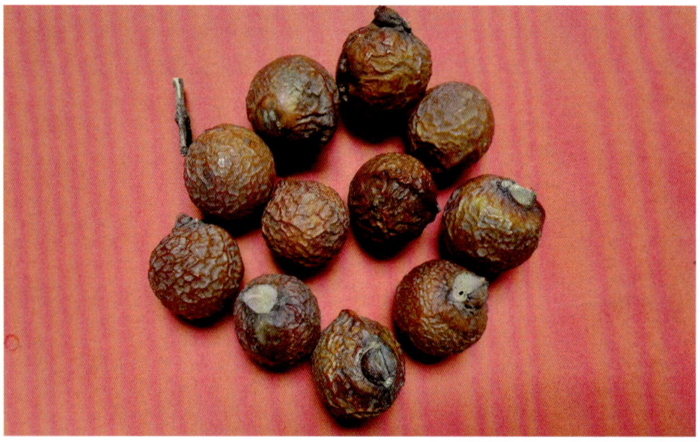

无患子果实

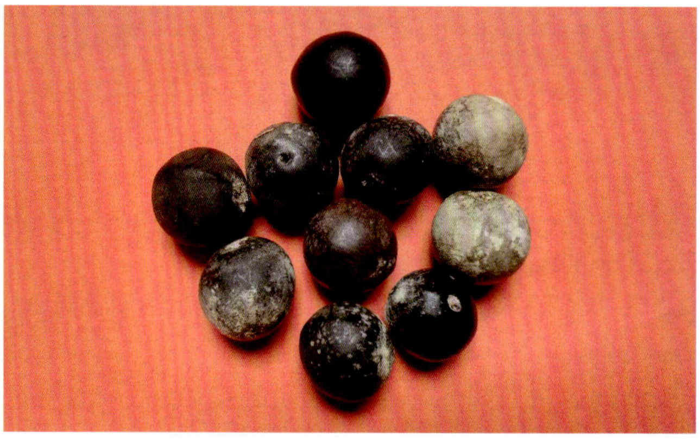

无患子种子（无患子核）

[illegible] *Sapindus mukorossi* Gaertn. [illegible] 20 m [illegible] 25~45 cm [illegible] 5~8 [illegible] 0.5 cm [illegible] 7~15 cm [illegible] 2~5 cm [illegible] 0.2 cm [illegible] 5 [illegible] 0.25 cm [illegible] 2 [illegible] 8 [illegible] 2~2.5 cm [illegible] 3~6 g [illegible]

木槿花

Mujinhua

SHRUBALTHEA FLOWER

〖别名〗里梅花、朝开暮落花、疟子花、篱障花、喇叭花、白槿花、白玉花、藩篱花、猪油花、桐树花、大碗花、碗盖花、扁状花、苦松花、水槿花、槿铃花、新米花、饭汤花、旱莲花、昌花、槿树花、三七花、扦金花、灯盏花、木荆花、芭壁花、木红花、肉花、白饭花、白面花、白木棉花、白水棉花、白棉花。

〖基原〗本品为锦葵科植物木槿 *Hibiscus syriacus* L. 的花。

〖原植物形态〗落叶灌木，高 3 ～ 4 m。小枝密被黄色星状绒毛。叶互生；叶柄长 5 ～ 25 mm，被星状柔毛；托叶线形，长约 6 mm，疏被柔毛；叶片菱形至三角状卵形，长 3 ～ 10 cm，宽 2 ～ 4 cm，具深浅不同的 3 裂或不裂，先端钝，基部楔形，边缘具不整齐齿缺，下面沿叶脉微被毛或近无毛。花单生于枝端叶腋间，花梗长 4 ～ 14 mm，被星状短绒毛；小苞片 6 ～ 8，线形，长 6 ～ 15 mm，宽 1 ～ 2 mm，密被星状疏绒毛；花萼钟形，长 14 ～ 20 mm，密被星状短绒毛，裂片 5，三角形；花钟形，淡紫色，直径 5 ～ 6 cm，花瓣倒卵形，长 3.5 ～ 4.5 cm，外面疏被纤毛和星状长柔毛；雄蕊柱长约 3 cm；花柱枝无毛。蒴果卵圆形，直径约 12 mm，密被黄色星状绒毛。种子肾形，背部被黄色长柔毛。花期 7 ～ 10 月。各县市均有栽培。

〖炮制〗除去杂质，干燥。

〖性味与归经〗甘、苦，凉。归肺、脾、肝经。

〖功能与主治〗清热利湿，凉血解毒。主治肠风泻血，赤白下痢，痔疮出血，肺热咳嗽，咳血，带下，疮疖痈肿，烫伤。

〖用法与用量〗内服：煎汤，3 ～ 9 g，鲜者 30 ～ 60 g。外用：适量，研末或鲜品捣烂调敷。

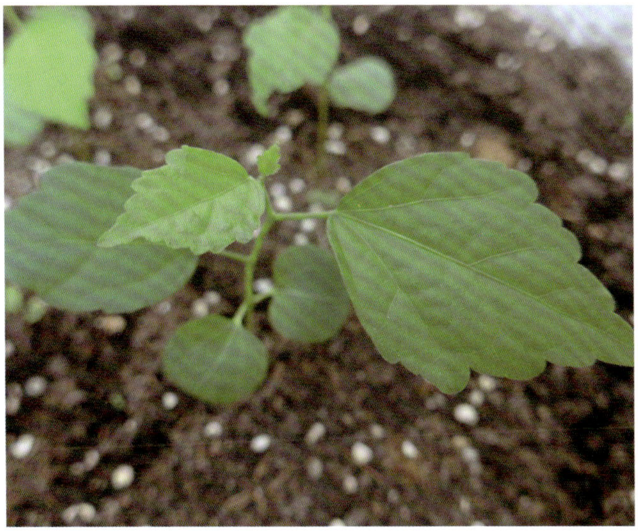

木槿幼株

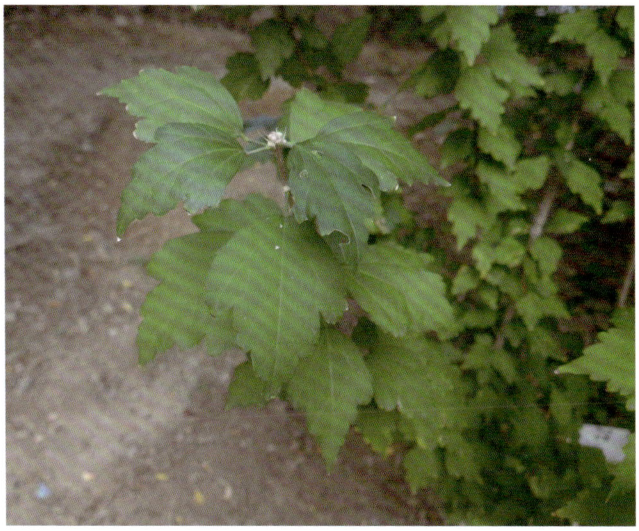

木槿成熟植株

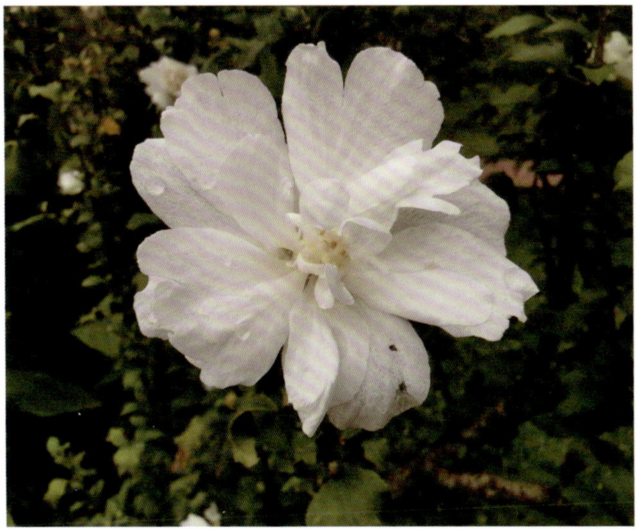

木槿花(1)

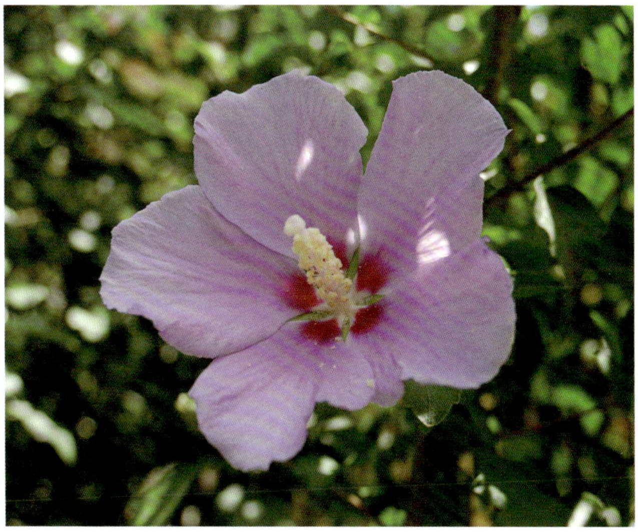

木槿花(2)

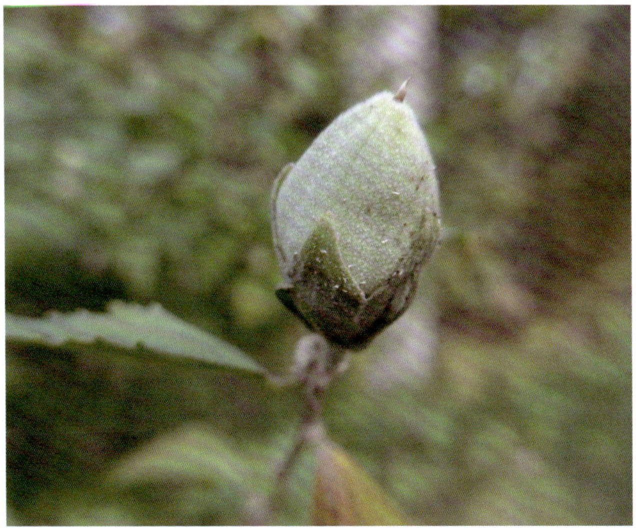

木槿果枝(幼果)

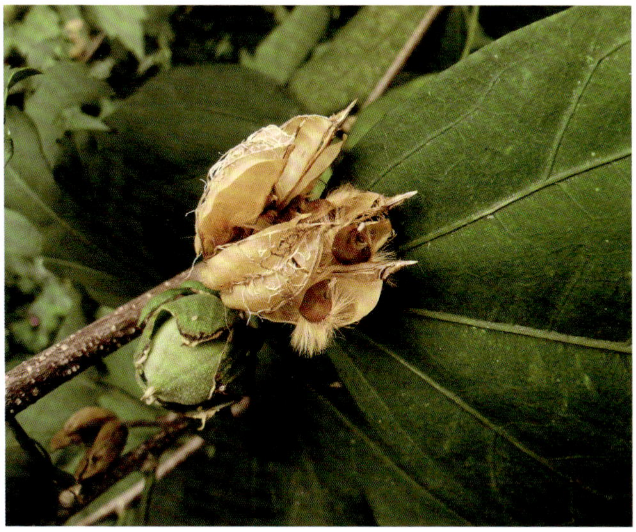

木槿果枝

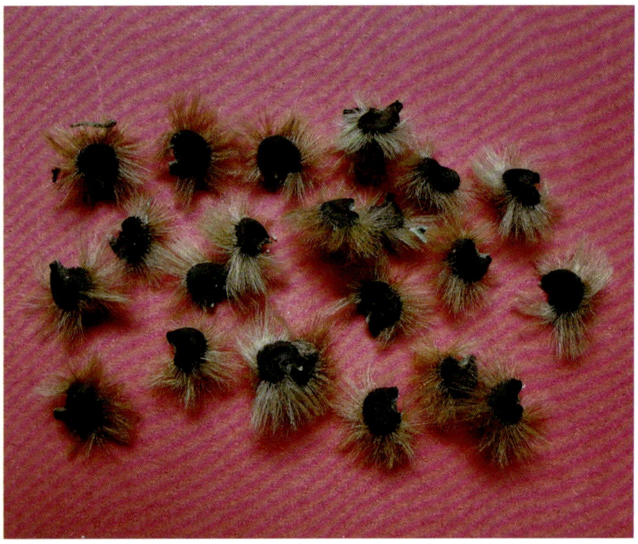

木槿种子

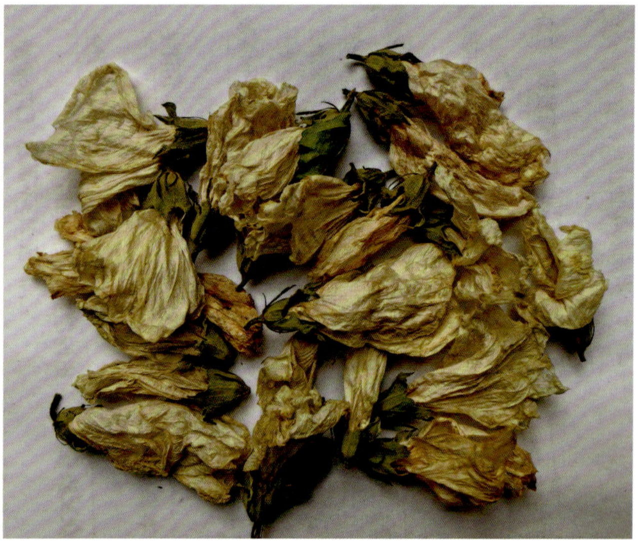

木槿干燥花

[illegible] · [illegible]

[illegible] · [illegible] *Hibiscus syriacus* L. [illegible]

[illegible] · [illegible] 3~4 m [illegible] 5~25 mm [illegible] 6 mm [illegible] 3~10 cm [illegible] 2~4 cm [illegible] 4~14 mm [illegible] 6~8 [illegible] 6~15 mm [illegible] 1~2 mm [illegible] 14~20 mm [illegible] 5 [illegible] 5~6 cm [illegible] 3.5~4.5 cm [illegible] 3 cm [illegible] 12 mm [illegible] 7~10 [illegible]

[illegible] · [illegible]

[illegible] · [illegible]

[illegible] · [illegible]

[illegible] · [illegible] 3~9 g [illegible] 30~60 g [illegible]

太阳花

Taiyanghua

[illegible]

PORTULACA GRANDIFLORA

〖别名〗午时花、佛甲花、打砍不死、万年草、草杜鹃。

〖基原〗本品为马齿苋科植物大花马齿苋 *Portulaca grandiflora* Hook. 的全草。

〖原植物形态〗一年生肉质草本，高 10 ～ 25 cm。茎平卧、斜升或直立，多分枝，绿色或淡紫红色。叶互生或簇生；近圆柱形，长 1 ～ 2.5 cm，直径 1 ～ 2 mm，先端钝；叶腋丛生白色长柔毛。花单生或数朵簇生茎顶，直径可达 4 cm；基部有 8 ～ 9 片轮生的叶状苞片；萼片 2，宽卵形，长约 6 mm；花瓣 5 或重瓣，倒心形，有黄、红、白、粉红等多种颜色；雄蕊多数；子房半下位，1 室，柱头 5 ～ 7 裂，花柱线形。蒴果盖裂。种子多数，细小，肾状圆锥形，直径小于 1 mm，深灰黑色，有小疣状突起。花期 6 ～ 7 月，通常在中午阳光强烈时开放，光弱时闭合，果期 7 ～ 8 月。全国各地广泛栽培。

〖炮制〗除去泥土、杂质，洗净，鲜用，或略蒸烫后干燥。

〖性味与归经〗淡、微苦，寒。

〖功能与主治〗清热解毒，散瘀止血。主治咽喉肿痛，疮疖，湿疹，跌打肿痛，烫火伤，外伤出血。

〖用法与用量〗内服：煎汤，9 ～ 15 g，鲜品 30 g。外用：适量，捣汁含漱；或捣敷。

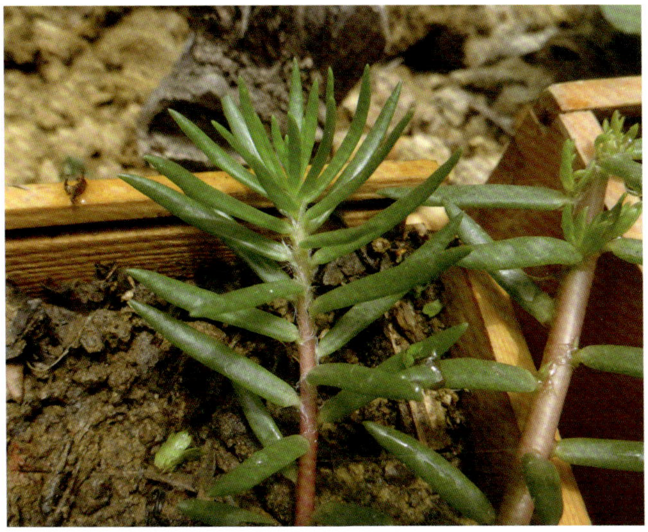

大花马齿苋幼株

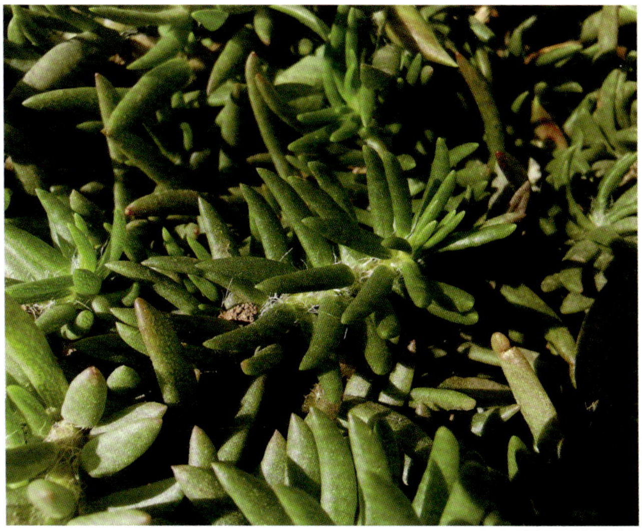

大花马齿苋成熟植株

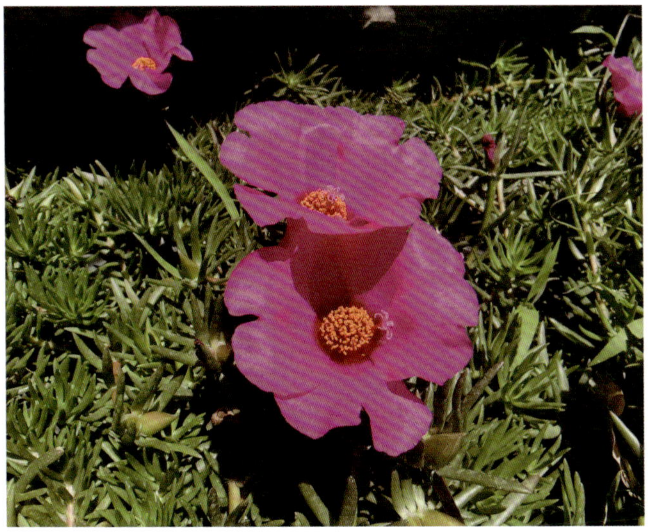

大花马齿苋花枝

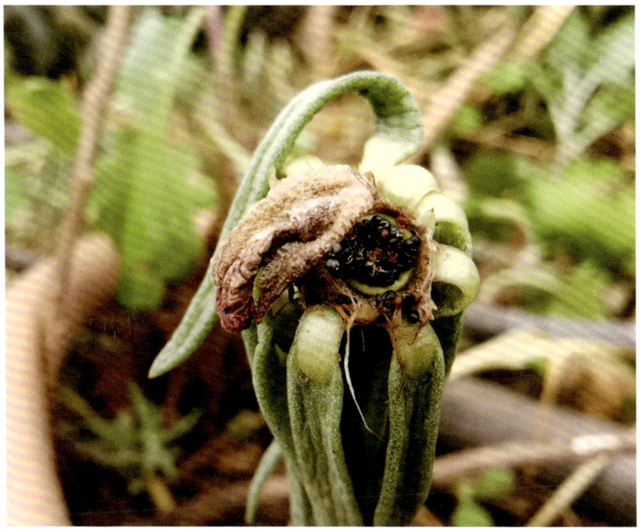

大花马齿苋果枝

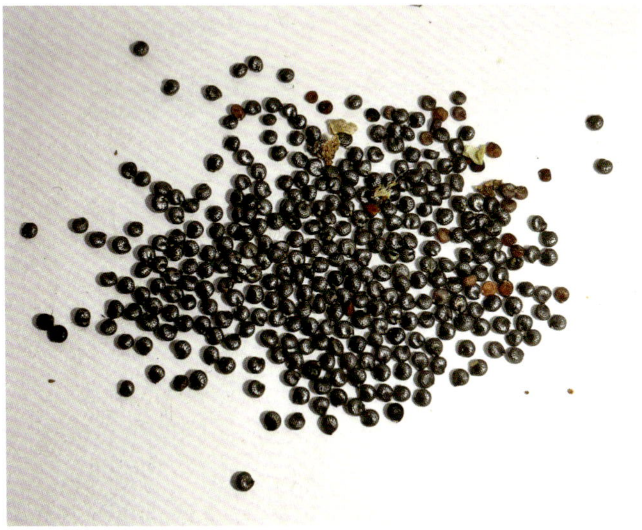

大花马齿苋种子

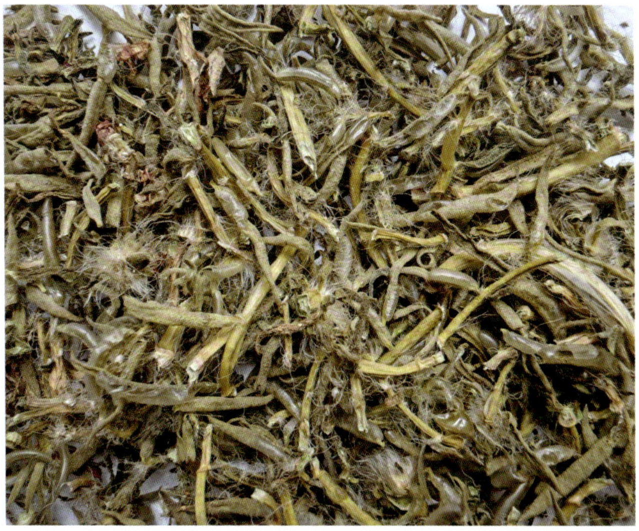

大花马齿苋全株

[illegible] *Portulaca grandiflora* Hook. [illegible] 10~25 cm [illegible] 1~2.5 cm [illegible] 1~2 mm [illegible] 4 cm [illegible] 8~9 [illegible] 2 [illegible] 6 mm [illegible] 5 [illegible] 1 [illegible] 5~7 [illegible] 1 mm [illegible] 6~7 [illegible] 7~8 [illegible] 9~15 g [illegible] 30 g [illegible]

瓦　　松

Wasong

[illegible]

OROSTACHYIS FIMBRIATAE HERBA

〖别名〗昨叶荷草、屋上无根草、向天草、瓦花、石莲花、厝莲、干滴落、猫头草、瓦塔、天蓬草、瓦霜、瓦葱、瓦宝塔、瓦莲花、岩松、屋松、松笋、松玉、狗指甲、岩脂、岩笋、瓦莲。

〖基原〗本品为景天科植物瓦松 *Orostachys fimbriata* (Turcz.) Berg. 的地上部分。

〖原植物形态〗二年生或多年生草本，高 10 ～ 40 cm。全株粉绿色，无毛，密生紫红色斑点。根多分枝，须根状。茎直立，不分枝。基生叶莲座状，肉质，匙状线形至倒披针形，长 2 ～ 4 cm，宽 4 ～ 5 mm，绿色带紫或具白粉，边缘流苏状，先端具半圆形软骨质附属物，中央有 1 针状尖刺；茎生叶互生，无柄，线形至披针形，长 2 ～ 3 cm，宽 2 ～ 5 mm，先端长渐尖，全缘。总状花序，紧密，下部有分枝组成尖塔形；花小，两性，苞片线状渐尖，叶片状；萼片 5，长圆形，长 1 ～ 3 mm；花瓣 5，淡红色，披针状椭圆形，长 5 ～ 6 mm，基部稍连合；雄蕊 10，2 轮，与花瓣等长或稍短，花药紫色；心皮 5，分离，每心皮基部附生 1 枚鳞片，近四方形。蓇葖果，长圆形，长约 5 mm，喙细，长约 1 mm。种子多数，细小，卵形。花期 8 ～ 9 月，果期 9 ～ 11 月。生于山坡石上或屋瓦上。

〖炮制〗除去残根及杂质，切段。

〖性味与归经〗酸、苦，凉。归肝、肺、脾经。

〖功能与主治〗凉血止血，解毒，敛疮。主治血痢，便血，痔血，疮口久不愈合。

〖用法与用量〗内服：煎汤，3 ～ 9 g。外用：适量，研末涂敷患处。

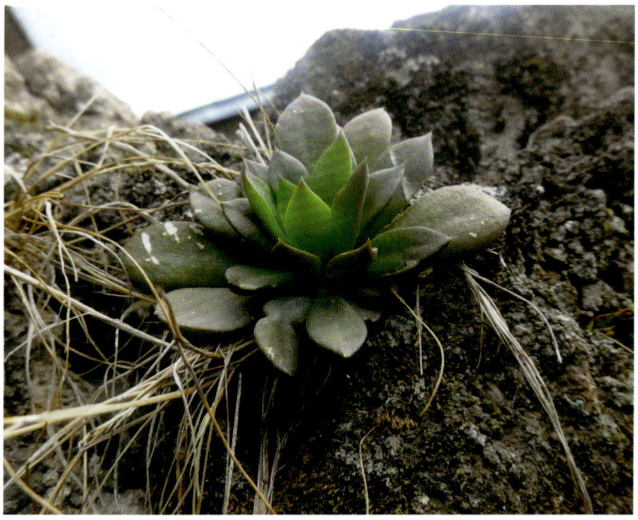

瓦松幼株

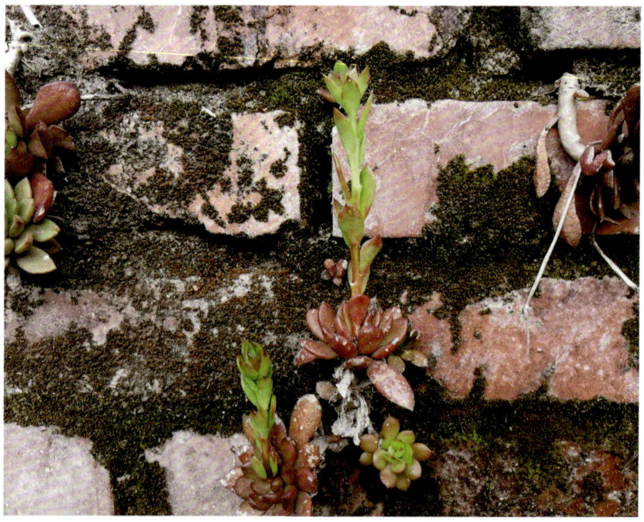

瓦松成熟植株

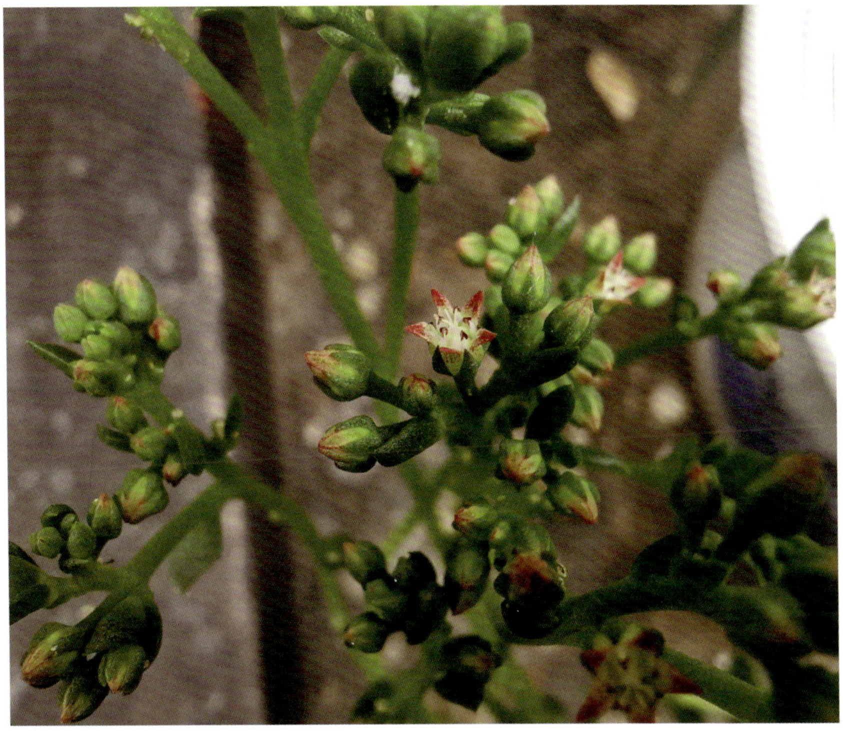

瓦松花枝

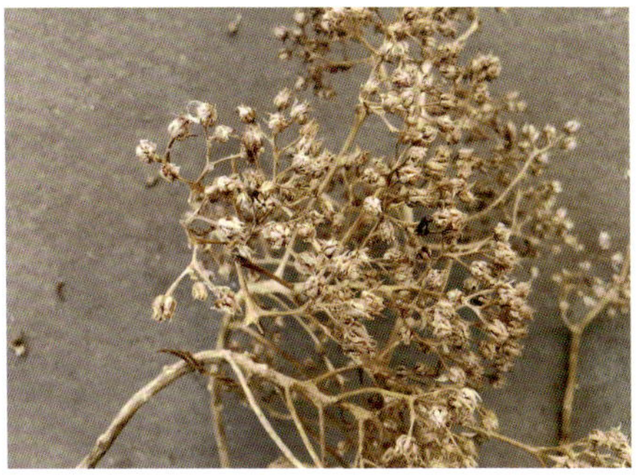

瓦松果枝

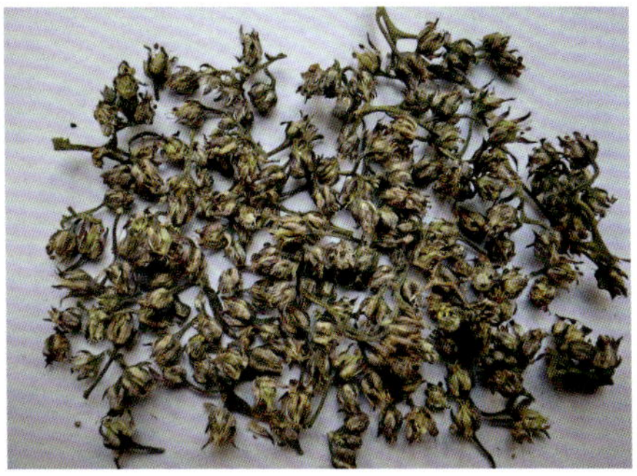

瓦松果实

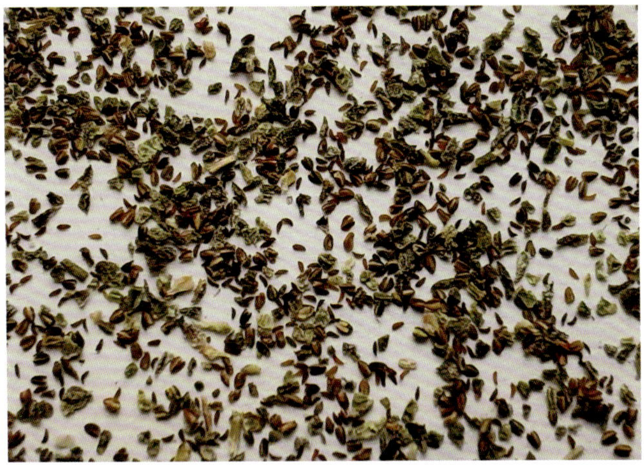

瓦松种子

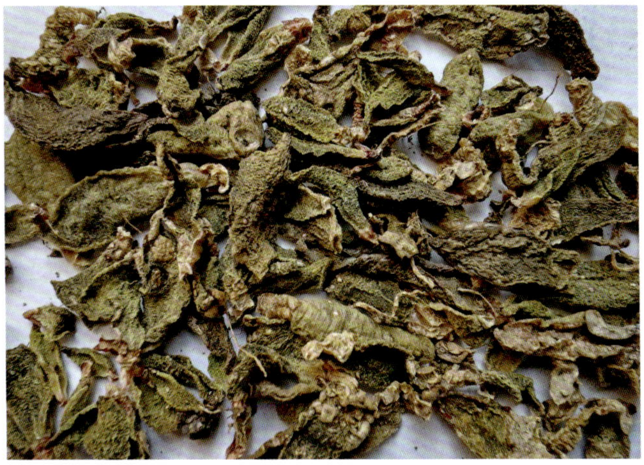

瓦松干燥地上部分

[illegible] • [illegible]

[illegible] • [illegible] *Orostachys fimbriata* (Turcz.) Berg. [illegible]

[illegible] • [illegible], 10~40 cm[illegible], [illegible], 2~4 cm[illegible], 4~5 mm[illegible], [illegible], 2~3 cm[illegible], 2~5 mm[illegible], [illegible] 5[illegible], 1~3 mm[illegible]; 5[illegible], 5~6 mm[illegible]; [illegible] 10[illegible], 2[illegible], 5 mm[illegible], 1 mm[illegible]. 8~9[illegible], 9~11[illegible]

[illegible] • [illegible]

[illegible] • [illegible]

[illegible] • [illegible]

[illegible] • 3~9 g。[illegible]

月季花

Yuejihua

ROSAE CHINENSIS FLOS

〖别名〗四季花、月月红、胜春、斗雪红、月贵花、月记、月月开、长春花、月月花、艳雪红、绸春花、月季红、勒泡、月光花、四香春、月七花。

〖基原〗本品为蔷薇科植物月季 *Rosa chinensis* Jacq. 的花。

〖原植物形态〗矮小直立灌木,小枝粗壮而略带钩状的皮刺或无刺。羽状复叶,小叶 3 ~ 5,宽卵形或卵状长圆形,长 2 ~ 6 cm,宽 1 ~ 3 cm,先端渐尖,基部宽楔形或近圆形,边缘有锐锯齿;两面无毛;叶柄及叶轴疏生皮刺及腺毛,托叶大部附生于叶柄上,边缘有腺毛或羽裂。花单生或数朵聚生成伞房状;花梗长,散生短腺毛;萼片卵形,先端尾尖,羽裂,边缘有腺毛;花瓣红色或玫瑰色,重瓣,直径约 5 cm,微香;花柱分离,子房被柔毛。果卵圆形或梨形,长 1.5 ~ 2 cm,红色。萼片宿存。花期 4 ~ 9 月,果期 6 ~ 11 月。生于山坡或路旁。各县市均有栽培。

〖炮制〗除去杂质,阴干或低温干燥。

〖性味与归经〗甘,温。归肝经。

〖功能与主治〗活血调经,疏肝解郁。主治气滞血瘀,月经不调,痛经,闭经,胸胁胀痛。

〖用法与用量〗内服:煎汤,3 ~ 6 g。

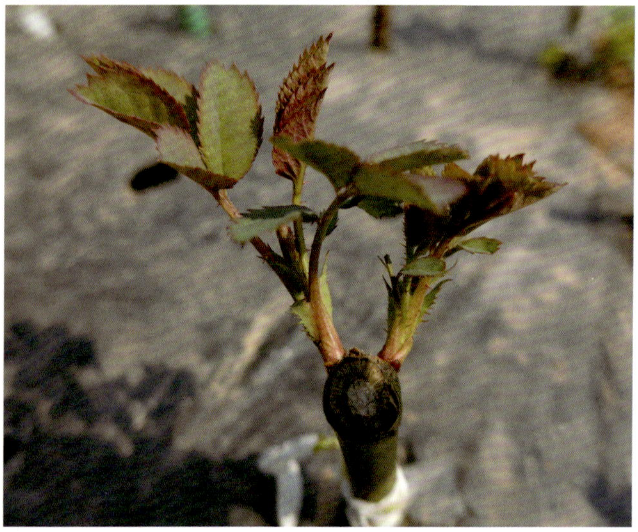

月季幼株

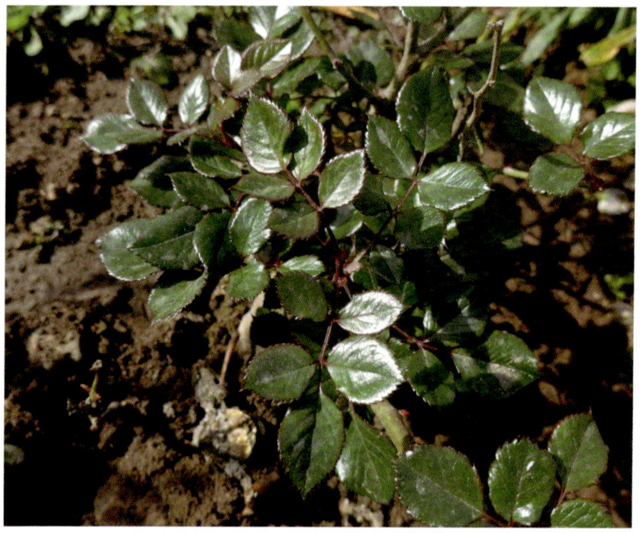

月季成熟植株

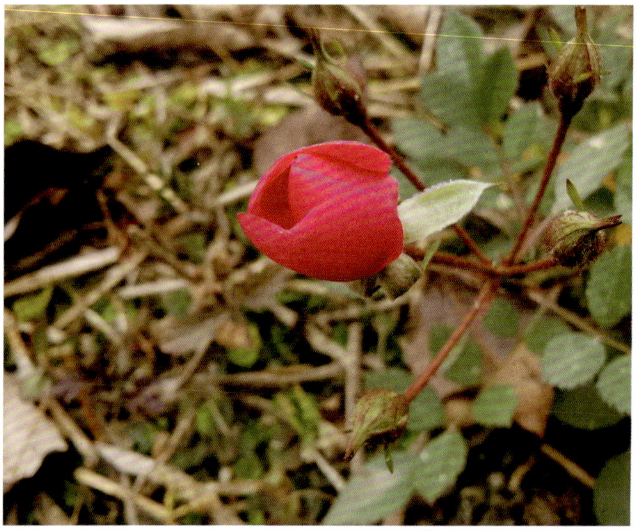

月季花枝(1)

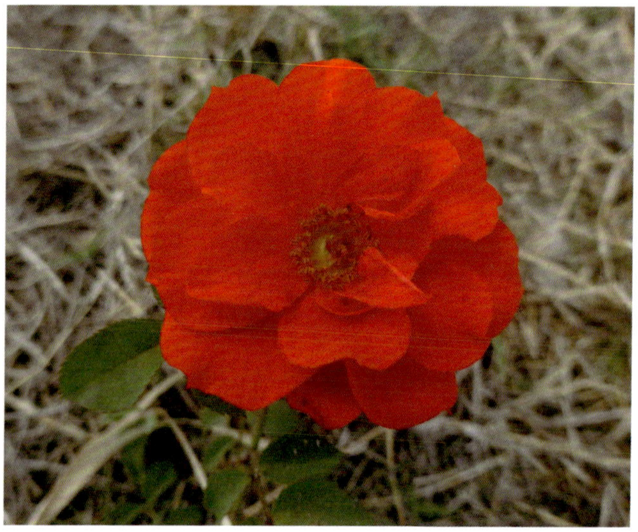

月季花枝(2)

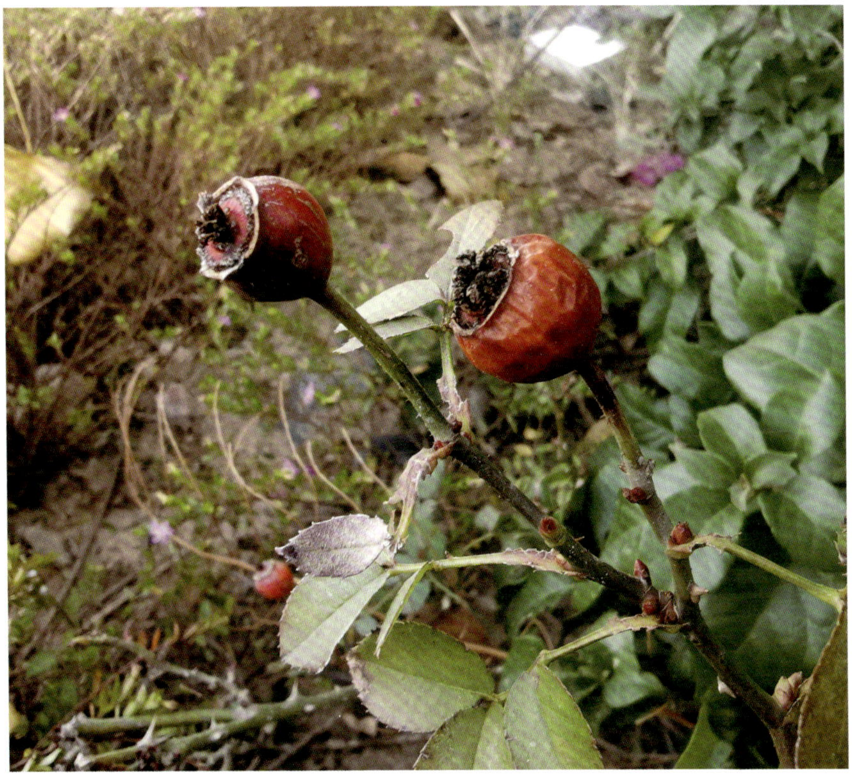

月季果枝

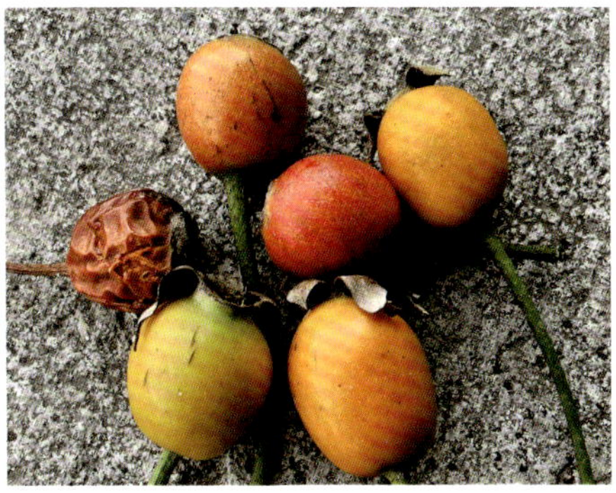

月季果实（鲜）

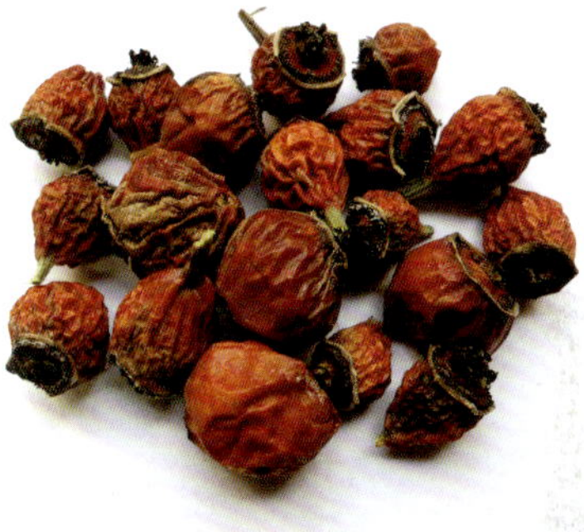

月季果实

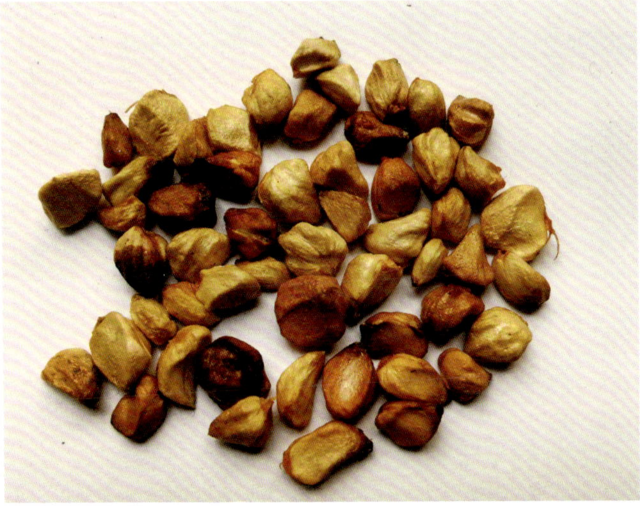

月季种子

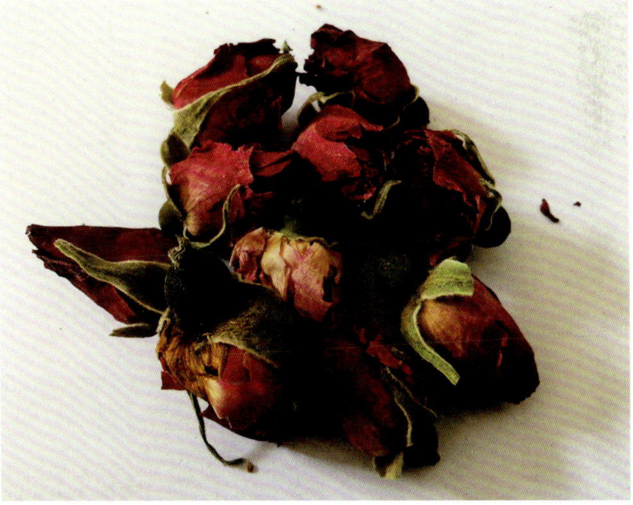

月季干燥花

[illegible] • [illegible]

[illegible] • [illegible] *Rosa chinensis* Jacq. [illegible]

[illegible] • [illegible] 3~5 [illegible] 2~6 cm [illegible] 1~3 cm [illegible] 5 cm [illegible] 1.5~2 cm [illegible] 4~9 [illegible] 6~11 [illegible]

[illegible] • [illegible]

[illegible] • [illegible]

[illegible] • [illegible]

[illegible] • 3~6 g。

乌泡

Wupao

ꀂꀞꀉ

RUBUS SETCHUENENSIS

〔别名〕大乌泡根。

〔基原〕本品为蔷薇科植物川莓 *Rubus setchuenensis* Bureau et Franch. 的根。

〔原植物形态〕落叶灌木，高 2 ～ 3 m；小枝圆柱形，密被淡黄色绒毛状柔毛，无刺。单叶，纸质；叶柄长 3 ～ 7 cm，被绒毛；托叶离生，卵状披针形，掌状条裂；叶片近圆形，直径 7 ～ 15 cm，先端突尖或钝，基部心形，边缘 5 ～ 7 浅裂，裂片常成缺刻状再浅裂，有不整齐钝细锯齿；上面绿色，略粗糙，下面密被灰白色绒毛；基生掌状五出脉显著。狭圆锥花序顶生或腋生；花梗和花梗外面均密被淡黄色短绒毛和柔毛；花白色，并常在花瓣的末端带紫红色，直径 1 cm；花萼裂披针形，外萼先端常 3 齿裂；花瓣倒卵形，常约 4 mm，具短爪；雄蕊和雌蕊均无毛，花柱比雄蕊长。聚合果近球形，直径约 1 cm，黑色。花期 7 ～ 8 月，果期 9 ～ 10 月。生于海拔 500 ～ 3 000 m 的山坡、路旁、林缘或灌丛中。各县市均有野生。

〔炮制〕除去杂质，洗净，切厚片，干燥。

〔性味与归经〕酸、咸，平。归肝、肾经。

〔功能与主治〕清热凉血，活血接骨。主治吐血，咯血，痢疾，月经不调，瘰疬，跌打损伤，骨折。

〔用法与用量〕内服：煎汤，15 ～ 30 g；或浸酒、炖肉。

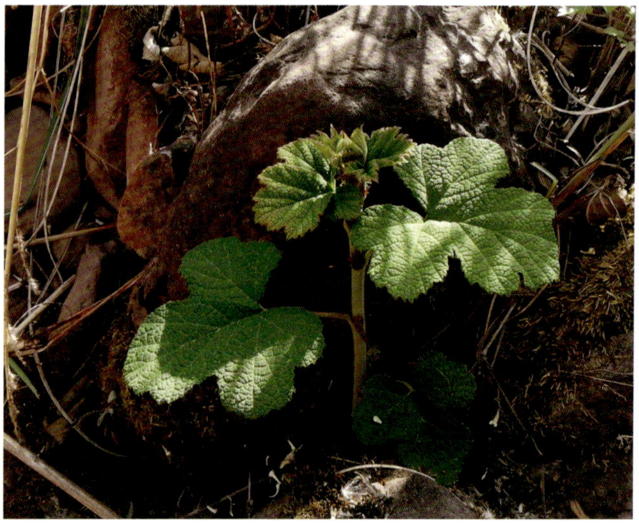

川莓幼株

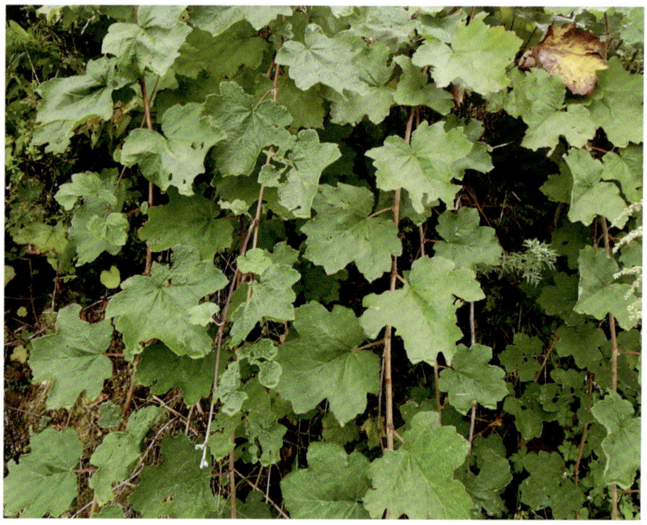

川莓成熟植株

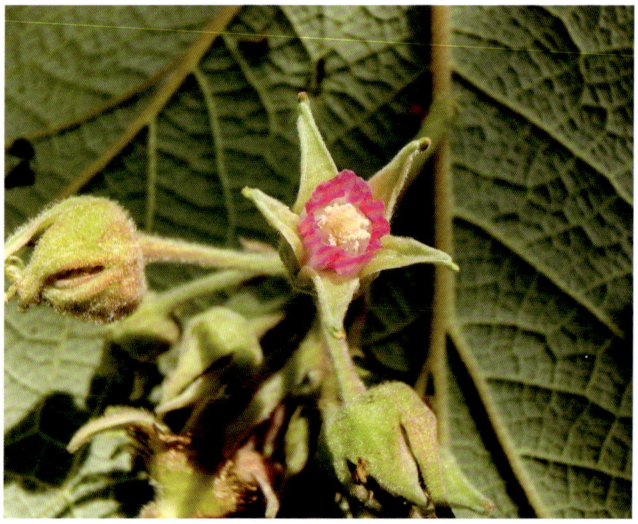

川莓花枝

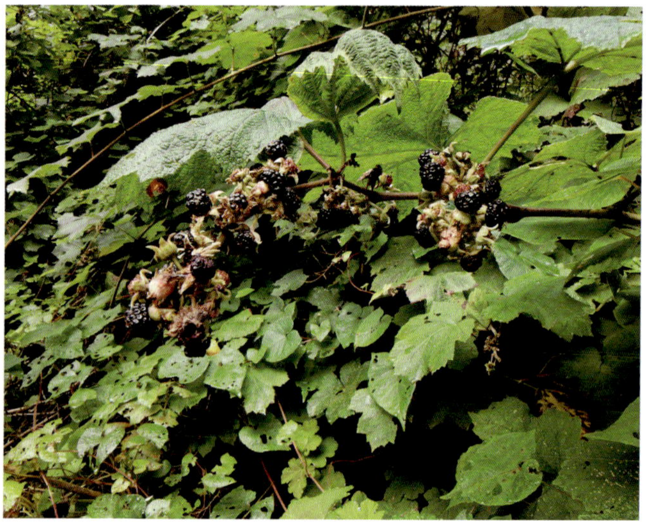

川莓果枝

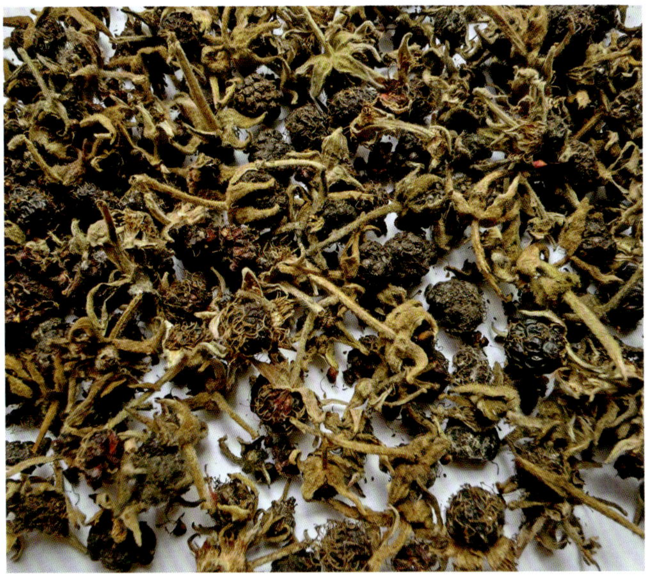

川莓果实

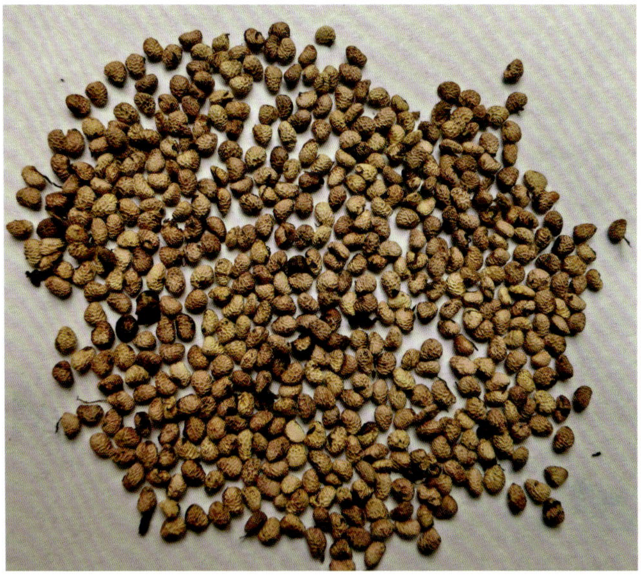

川莓种子

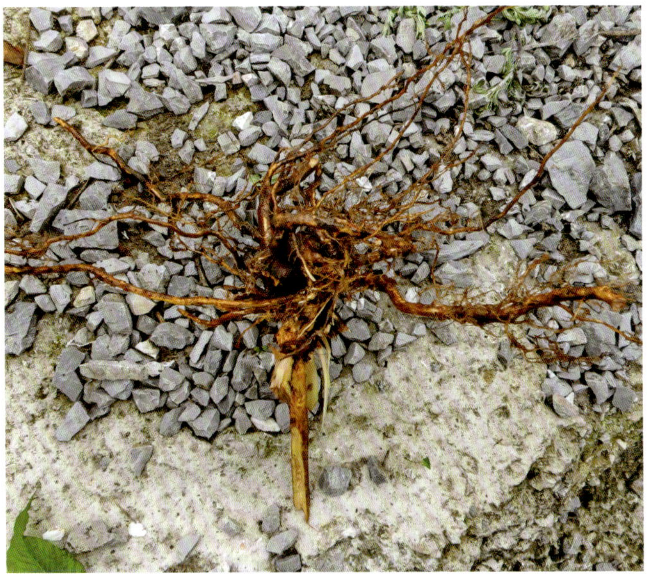

川莓鲜根

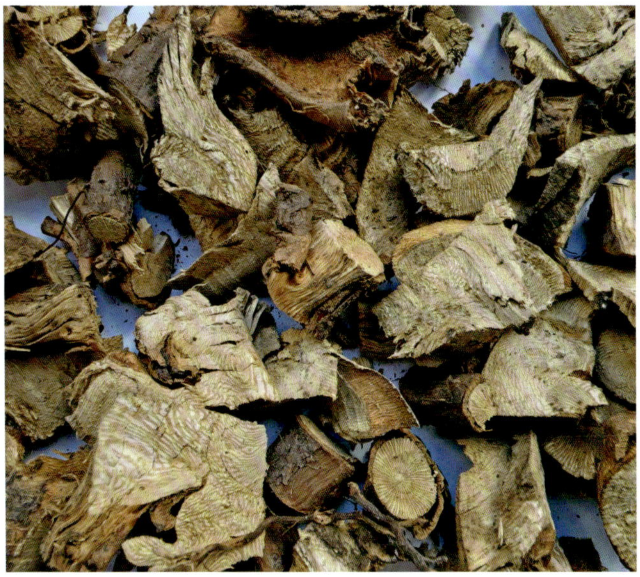

川莓干燥根片

[illegible]·[illegible]。

[illegible]·[illegible]*Rubus setchuenensis* Bureau et Franch. [illegible]。

[illegible]·[illegible]2~3 m[illegible]；[illegible]3~7 cm[illegible]；[illegible]7~15 cm[illegible]5~7[illegible]1 cm[illegible]；[illegible]

3[illegible]；[illegible]4 mm[illegible]；[illegible]1 cm[illegible]。[illegible]7~8[illegible]9~10[illegible]。[illegible]500~3 000 m[illegible]。

[illegible]·[illegible]。

[illegible]·[illegible]。

[illegible]·[illegible]。

[illegible]·[illegible]15~30 g；[illegible]。

勾儿茶

Gouercha

BERCHEMIA SINICA SCHNEID

〔**别名**〕牛鼻圈、牛鼻足秧、光枝勾儿茶、枪子柴、老鼠屎。

〔**基原**〕本品为鼠李科植物勾儿茶 *Berchemia sinica* Schneid. 的根。

〔**原植物形态**〕藤状或攀援灌木，高达 5 m。幼枝无毛，老枝黄褐色，平滑无毛。叶纸质至厚纸质，互生或在短枝顶端簇生，卵状椭圆形或卵状矩圆形，长 3 ～ 6 cm，宽 1.6 ～ 3.5 cm，顶端圆形或钝，常有小尖头，基部圆形或近心形，上面绿色，无毛，下面灰白色，仅脉腋被疏微毛，侧脉每边 8 ～ 10 条；叶柄纤细，长 1.2 ～ 2.6 cm，带红色，无毛。花芽卵球形，顶端短锐尖或钝；花黄色或淡绿色，单生或数个簇生，无或有短总花梗，在侧枝顶端排成具短分枝的窄聚伞状圆锥花序，花序轴无毛，长达 10 cm，分枝长达 5 cm，有时为腋生的短总状花序；花梗长 2 mm。核果圆柱形，长 5 ～ 9 mm，直径 2.5 ～ 3 mm，基部稍宽，有皿状的宿存花盘，成熟时紫红色或黑色；果梗长 3 mm。花期 6 ～ 8 月，果期翌年 5 ～ 6 月。生于海拔 1 000 ～ 2 500 m 的山坡、沟谷灌丛或杂木林中。

〔**炮制**〕除去泥沙杂质，润软，切片，干燥。

〔**性味与归经**〕涩，平。

〔**功能与主治**〕祛风湿，活血通络，止咳化痰，健脾益气。主治风湿关节痛，腰痛，痛经，肺结核，瘰疬，小儿疳积，肝炎，胆道蛔虫，毒蛇咬伤，跌打损伤。

〔**用法与用量**〕内服：根 30 ～ 60 g。外用：根、叶适量，鲜品捣烂敷患处。

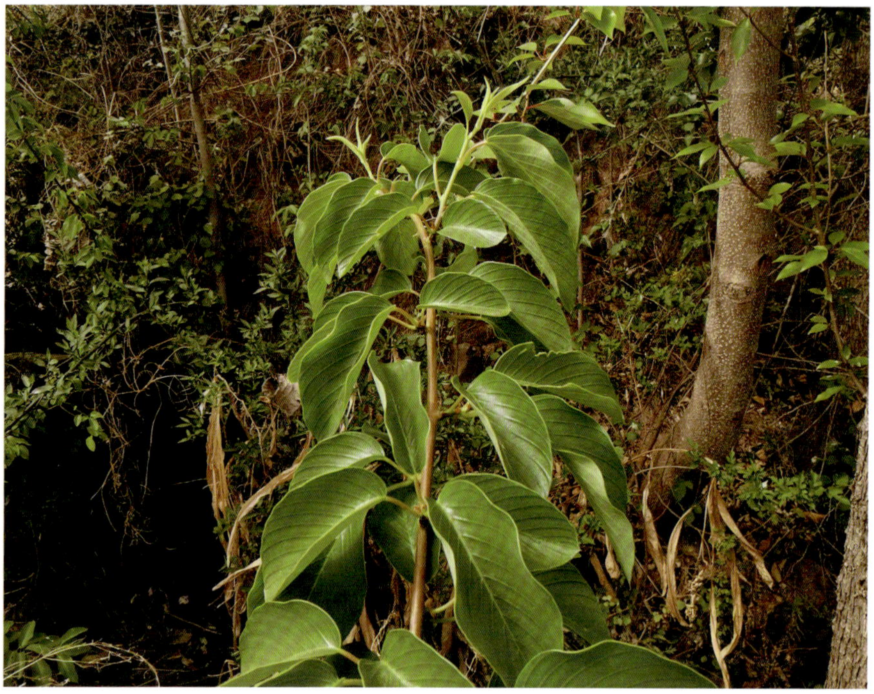

勾儿茶幼枝

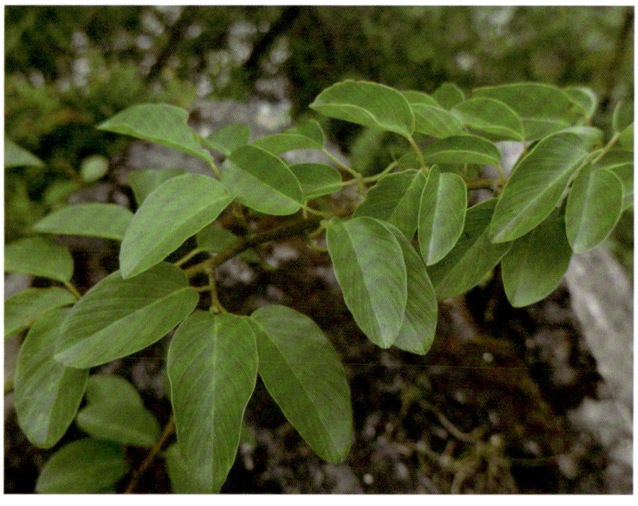

勾儿茶成熟植株

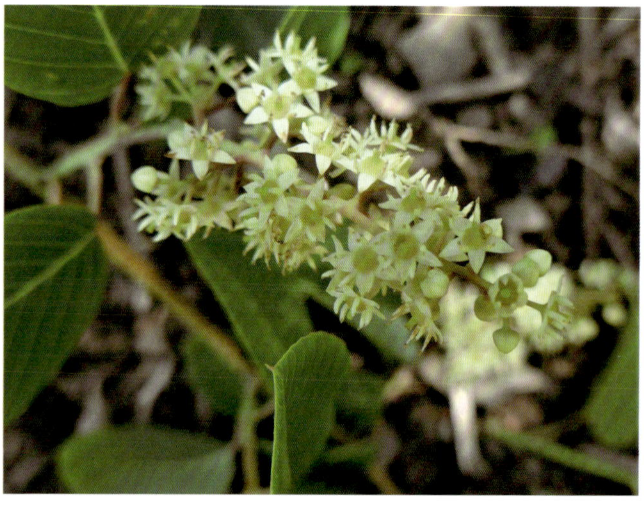

勾儿茶花枝

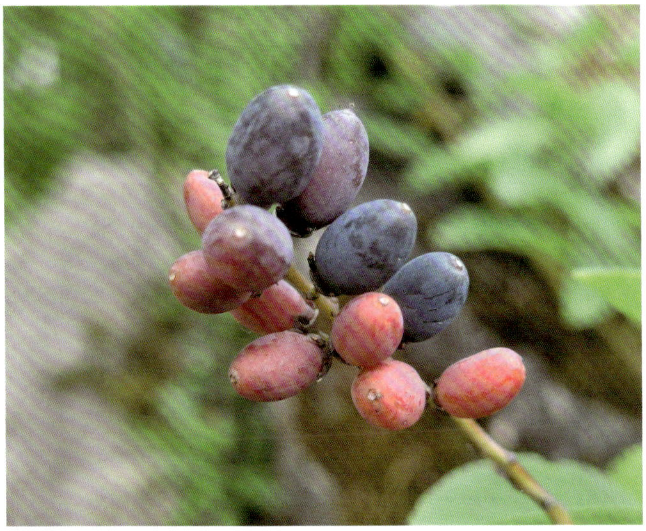

勾儿茶果枝

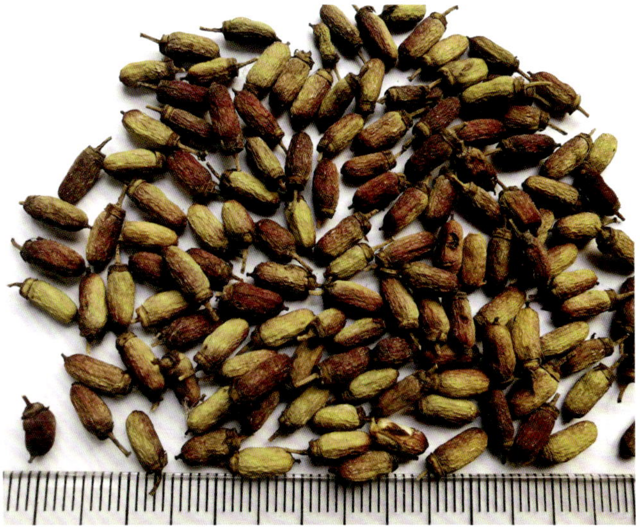

勾儿茶果实

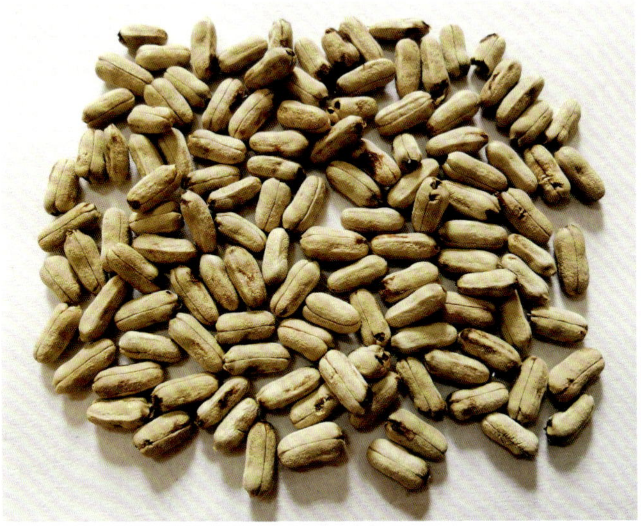

勾儿茶种子

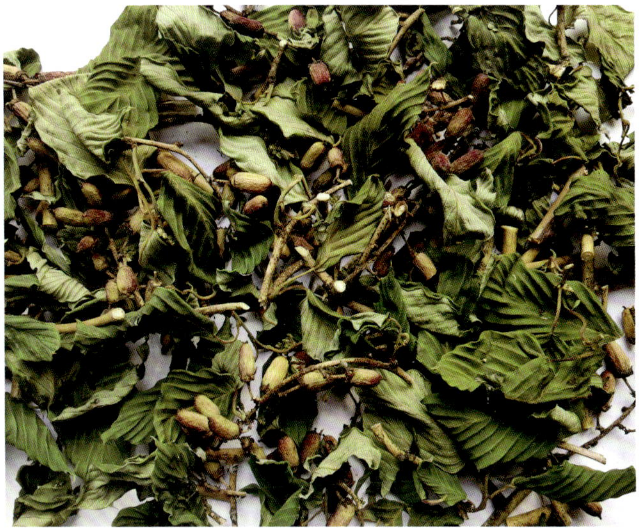

勾儿茶干燥枝叶

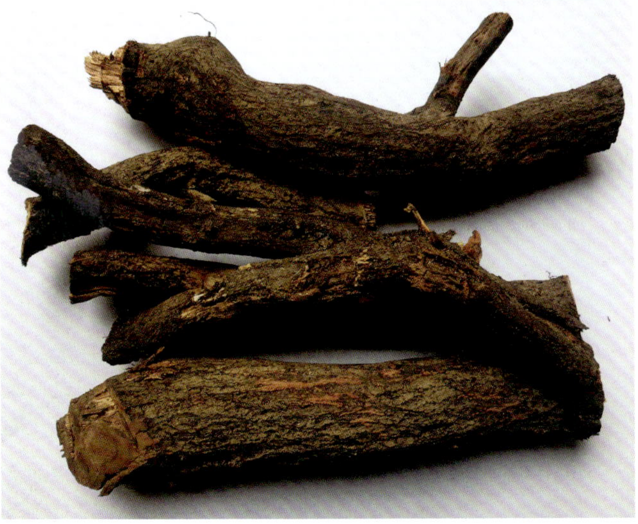

勾儿茶干燥根

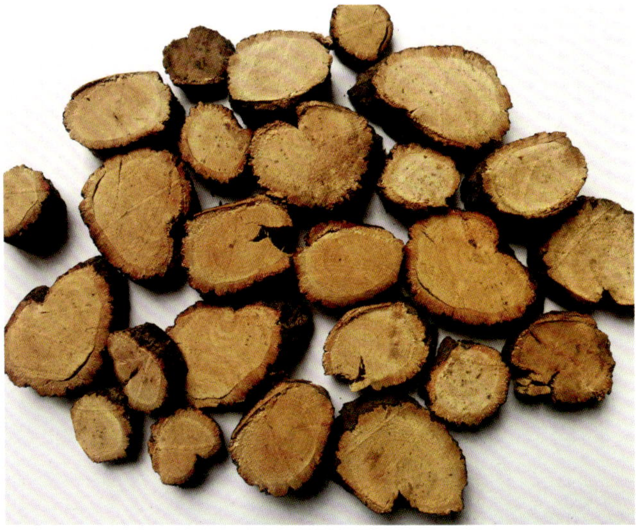

勾儿茶干燥根片

[illegible] · [illegible]。
[illegible] · [illegible] 勾儿茶 *Berchemia sinica* Schneid. [illegible]。
[illegible] · [illegible]5 m[illegible]，[illegible]3~6 cm[illegible]，[illegible]1.6~3.5 cm[illegible]，[illegible]8~10[illegible]；[illegible]1.2~2.6 cm[illegible]，[illegible]10 cm[illegible]，[illegible]5 cm[illegible]，[illegible]2 mm。[illegible]5~9 mm，[illegible]2.5~3 mm[illegible]，[illegible]3 mm。[illegible]6~8[illegible]，[illegible]5~6[illegible]。[illegible]1 000~2 500 m[illegible]。
[illegible] · [illegible]。
[illegible] · [illegible]。
[illegible] · [illegible]。
[illegible] · [illegible]30~60 g；[illegible]。

水 珠 草

Shuizhucao
[illegible]
CIRCAEA QUADRISULCATA

〔**别名**〕散积血。

〔**基原**〕本品为柳叶菜科植物水珠草 *Circaea quadrisulcata*（Maxim.）Franch. et Sav. 的全草。

〔**原植物形态**〕多年生草本，高 40 ～ 70 cm。茎直立，光滑，节间略膨大。叶对生；叶柄长 2 ～ 3.5 cm；叶片卵状披针形或卵形，长 6 ～ 8 cm，宽 2.5 ～ 4 cm，先端短尖或渐尖，基部近圆形，边缘具疏齿，除边缘外近无毛。总状花序顶生或腋生，花序轴被短腺毛；花两性；萼筒卵状圆形，裂片 2，红紫色，长约 2 mm；花瓣 2，白色，倒卵形，先端 2 裂，较萼裂为短；雄蕊 2，外伸；子房下位，2 室，花柱细弱，外伸，柱头头状。果实坚果状，倒卵状球形，长 3.5 mm，直径约 3 mm，具 4 纵沟，外被钩状毛；果柄长为果实的 1 ～ 1.5 倍，疏被短毛，通常下垂。花期 6 ～ 7 月。生于海拔 800 ～ 1 200 m 的山坡灌木丛或林下。

〔**炮制**〕除去杂质，洗净，切段，干燥，或鲜用。

〔**性味与归经**〕辛、苦，平。

〔**功能与主治**〕宣肺止咳，理气活血，利尿解毒。主治外感咳嗽，脘腹胀痛，痛经，月经不调，经闭，泄泻，水肿，淋痛，疮肿，瘰疽，癣疥，湿疣。

〔**用法与用量**〕内服：煎汤，6 ～ 15 g。外用：适量，捣敷或捣汁涂。

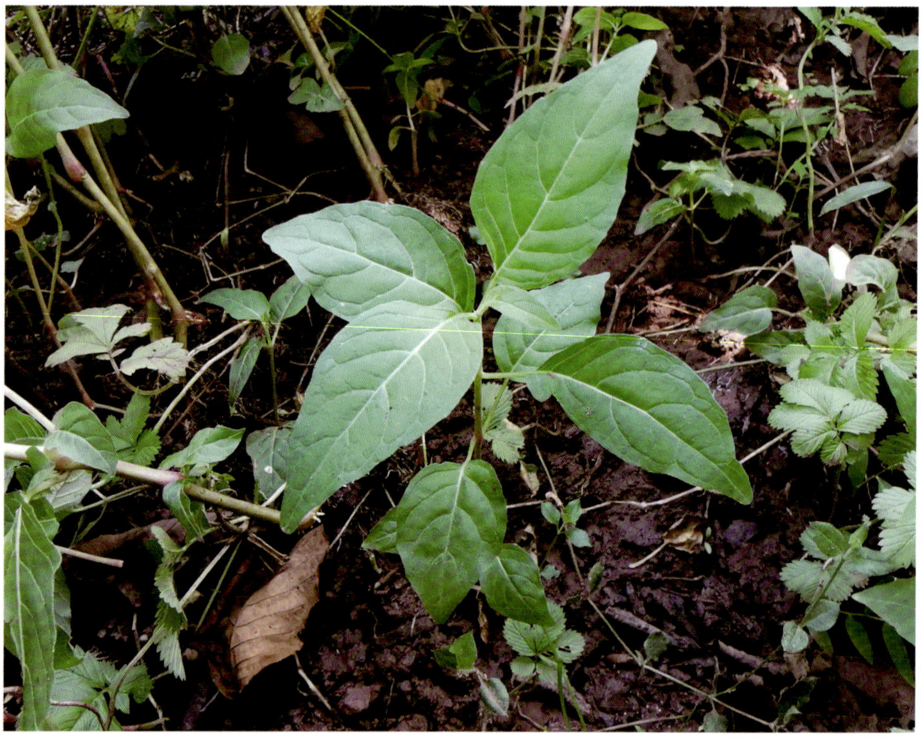

水珠草幼株

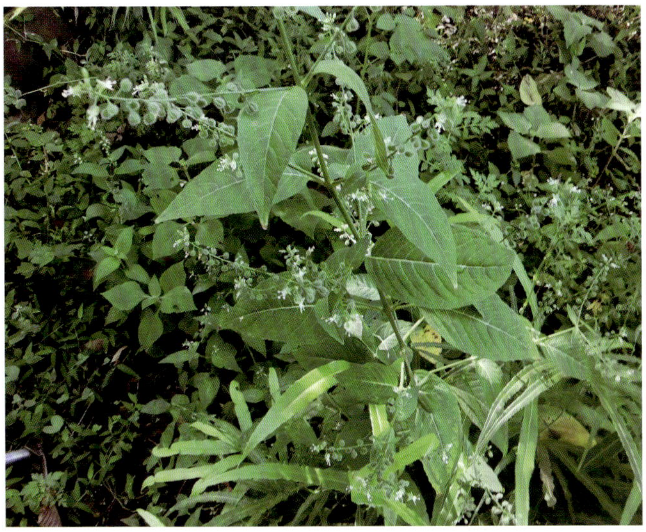

水珠草成熟植株

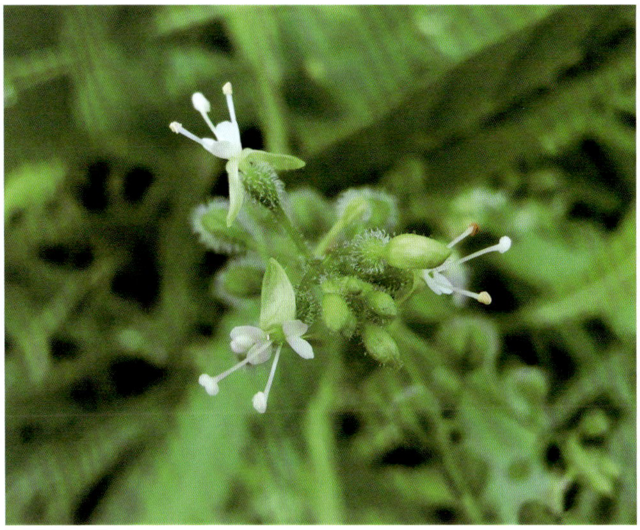

水珠草花枝

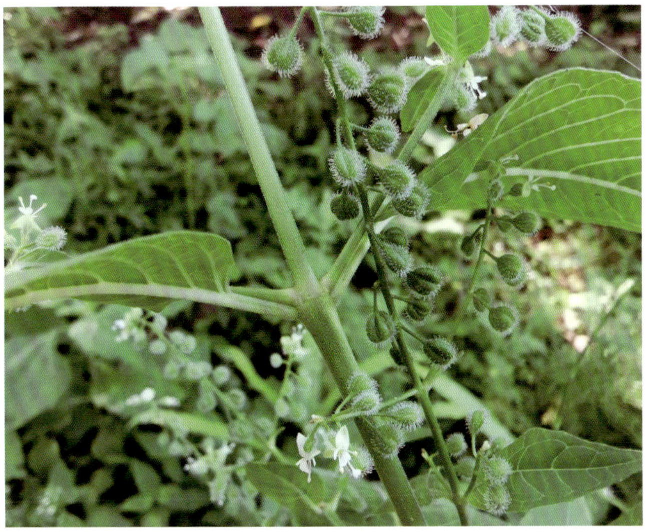

水珠草果枝

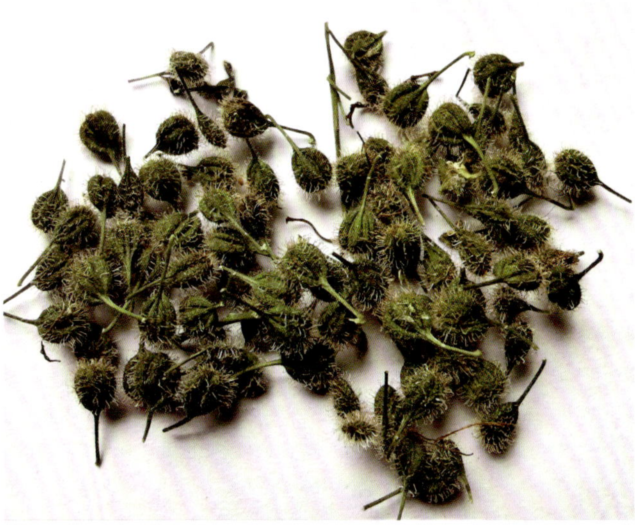

水珠草果实

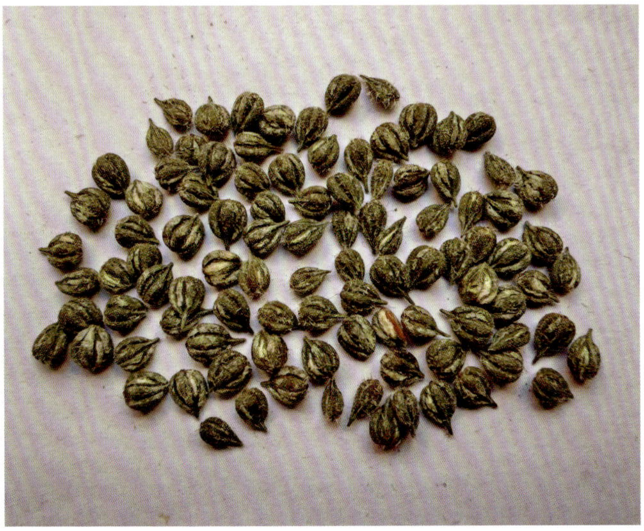

水珠草种子

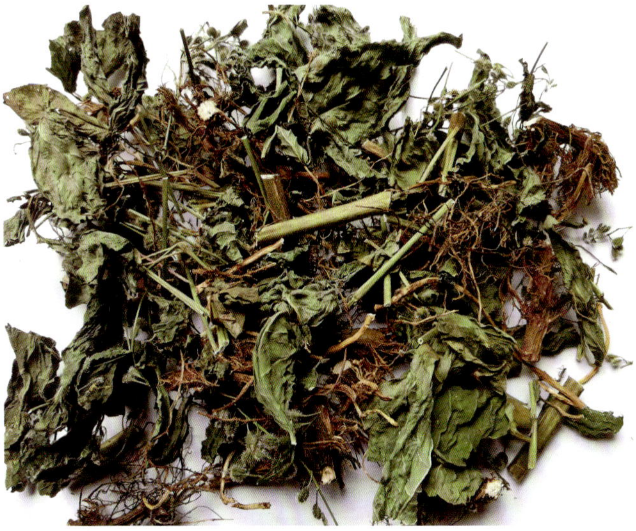

水珠草干燥全草

[illegible] • [illegible]。
[illegible] • [illegible] *Circaea quadrisulcata* (Maxim.) Franch. et Sav. [illegible]。
[illegible] • [illegible] 40~70 cm [illegible]。[illegible] 2~3.5 cm [illegible] 6~8 cm [illegible] 2.5~4 cm [illegible]。[illegible] 2 [illegible] 2 mm [illegible] 2 [illegible] 2 [illegible] 2 [illegible] 2 [illegible]。[illegible] 3.5 mm [illegible] 3 mm [illegible] 4 [illegible] 1.5~1 [illegible] 6~7 [illegible]。[illegible] 800~1 200 m [illegible]。
[illegible] • [illegible]。
[illegible] • [illegible]。
[illegible] • [illegible]。
[illegible] • [illegible] 6~15 g。[illegible]。

水 仙 花

Shuixianhua

[illegible]

CHINESE NARCISSUS

〔**别名**〕金盏银台、俪兰、女星、女史花、姚女花。

〔**基原**〕本品为石蒜科植物水仙 *Narcissus tazetta* var. *chinensis* Roem. 的花。

〔**原植物形态**〕多年生草本。鳞茎卵球形。叶基生，直立而扁平，宽线形，长 20 ~ 40 cm，宽 8 ~ 15 mm，先端钝，全缘，粉绿色。花茎中空，扁平，几与叶等长；伞房花序有花 4 ~ 8 朵，花轴承平伸或下垂；总苞片佛焰苞状，膜质；花芳香；花梗突出苞外；花被管细，近三棱形，长约 2 cm，灰绿色；花被裂片 6，卵圆形至阔椭圆形，先端具短尖头，扩展而外反，白色，副花冠浅杯状，淡黄色，不皱缩，短于花被；雄蕊 6，着生于花被管内，花药基着；子房 3 室，每室有胚珠多数，花柱细长，柱头 3 列。蒴果室背开裂。花期春季，果期 4 ~ 5 月。多栽培于花圃中或盆栽。栽培品很少见到果实。

〔**炮制**〕除去杂质，鲜用或干燥。

〔**性味与归经**〕辛，凉。

〔**功能与主治**〕清心悦神，理气调经，解毒辟秽。主治神疲头昏，月经不调，痢疾，疮肿。

〔**用法与用量**〕内服：煎汤，9 ~ 15 g；或研末。外用：适量，捣敷或研末调涂。

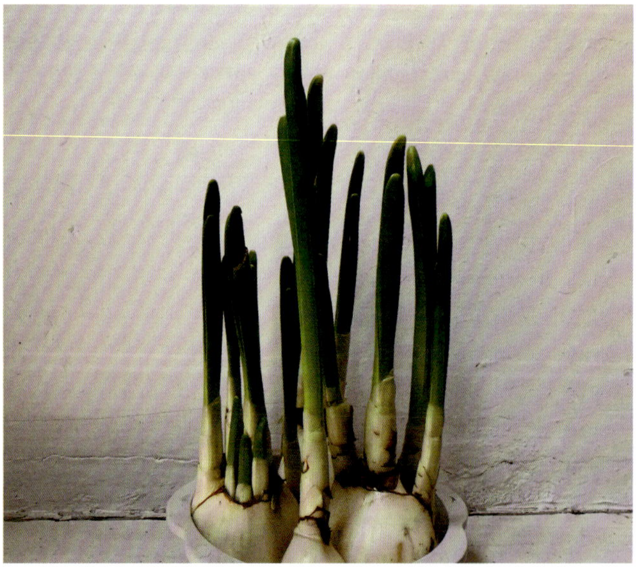

水仙幼株

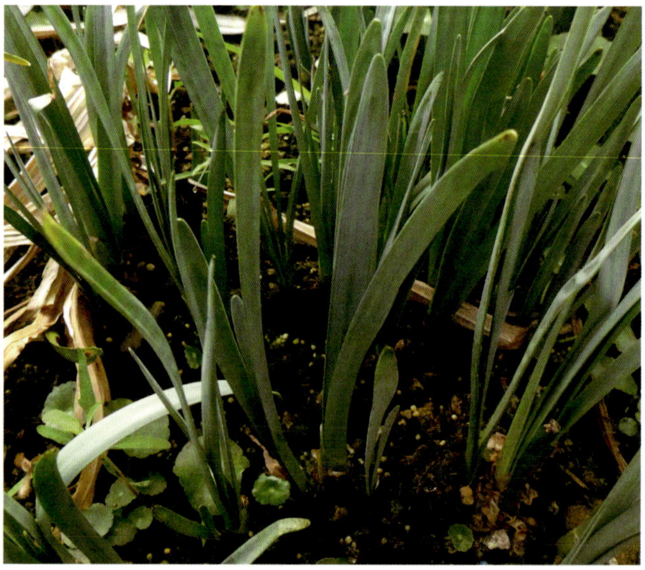

水仙成熟植株

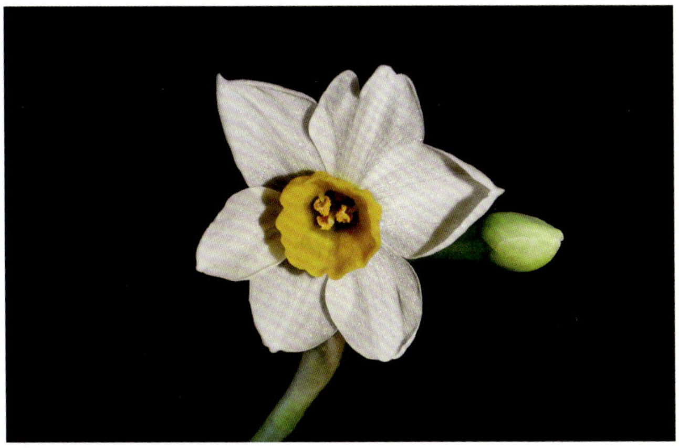

水仙花枝

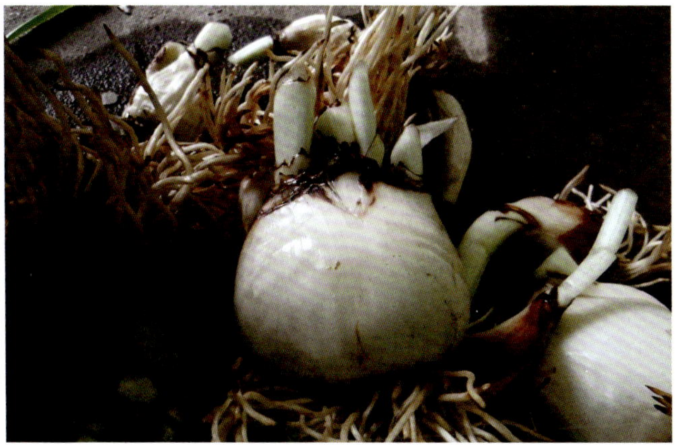

水仙鳞茎（鲜）

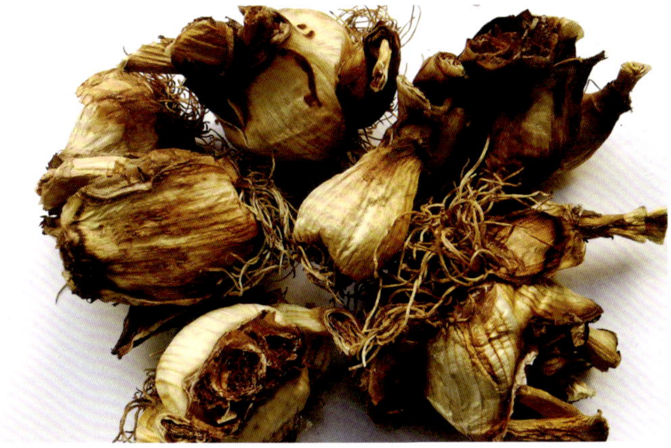

水仙干燥鳞茎

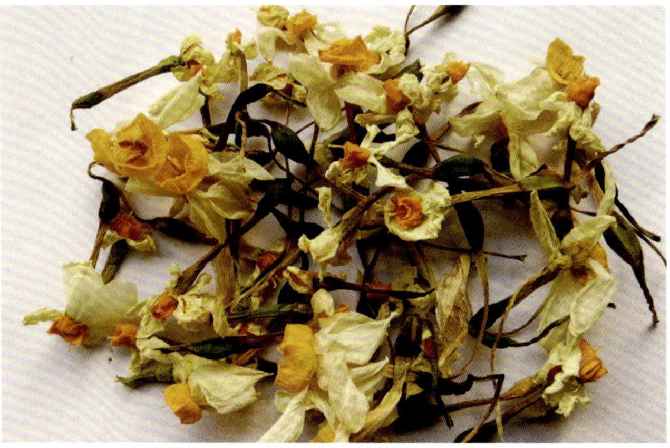

水仙干燥花

[illegible] *Narcissus tazetta* var. *chinensis* Roem. [illegible] 20~40 cm [illegible] 8~15 mm [illegible] 4~8 [illegible] 2 cm [illegible] 6 [illegible] 6 [illegible] 3 [illegible] 3 [illegible] 4~5 [illegible] 9~15 g [illegible]

水　　麻

Shuima

[illegible]

DEBREGEASIA ORIENTALIS

〖别名〗冬里麻、红烟、柳梅、水麻根、水麻柳、水苏麻、大水麻、水麻秧。

〖基原〗本品为荨麻科植物水麻 *Debregeasia orientalis* C.J.Chen 的枝叶。

〖原植物形态〗落叶灌木，高达 1 ～ 3 m。小枝细，密生短伏毛。叶互生；叶柄长 3 ～ 6 mm；叶片披针形或狭披针形，长 4 ～ 16 cm，宽 1 ～ 3 cm，先端渐尖，基部圆形或钝，边缘密生小牙齿，上面粗糙，下面密生白色短绒毛；基生脉 3 条，侧脉 5 ～ 6 对。雌雄异株；花序通常生叶痕腋部，有短梗，常两叉状分枝，每分枝顶端各生一球形花簇；雄花花被片 4，长约 1.5 mm，雄蕊 4；雌花簇直径约 2 mm。果序球形，直径达 7 mm，瘦果小，宿存管状花被橙黄色，肉质。花期4～7月，果期6～8月。生于丘陵或低山溪边或林边。

〖**炮制**〗除去杂质，洗净，切段，干燥，或鲜用。

〖**性味与归经**〗辛，微苦，凉。

〖**功能与主治**〗疏风止咳，清热透疹，化瘀止血。主治外感咳嗽，咳血，小儿急惊风，麻疹不透，跌打伤肿，妇女腹中包块，外伤出血。

〖**用法与用量**〗内服：煎汤，15～30 g；或捣汁。外用：适量，研末调敷；或鲜品捣敷；或煎水洗。

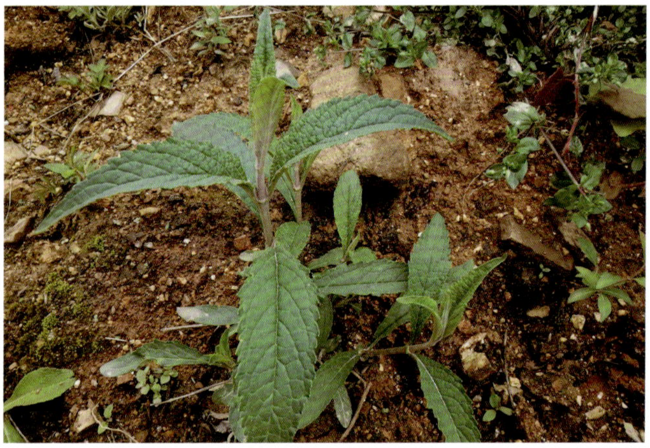

水麻幼株

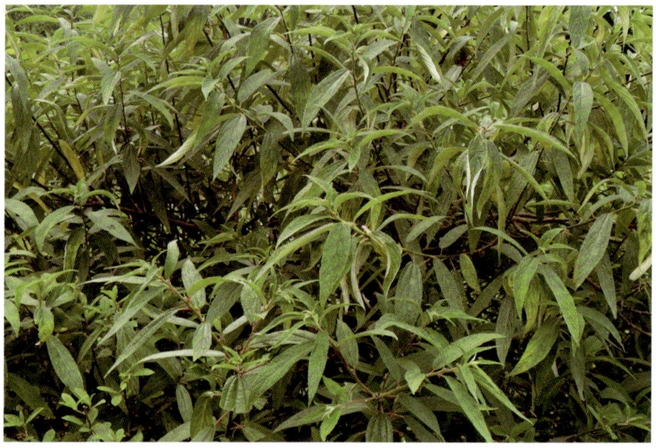

水麻成熟植株

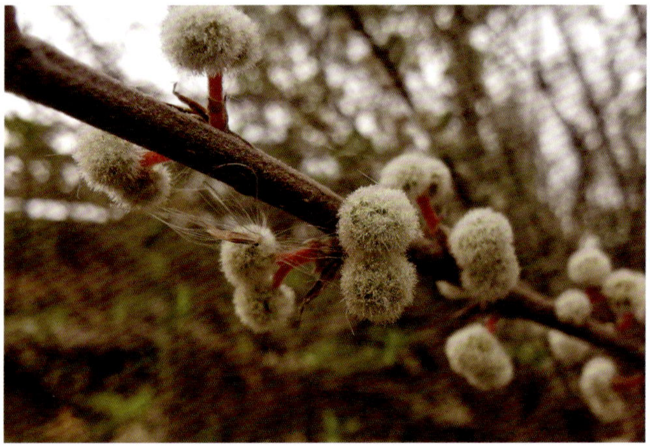

水麻花枝

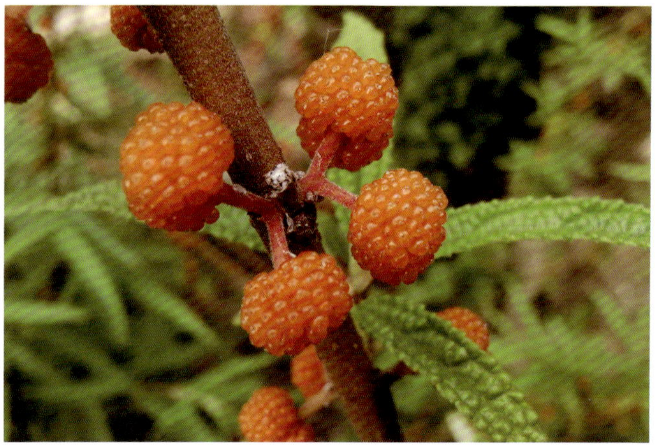

水麻果枝

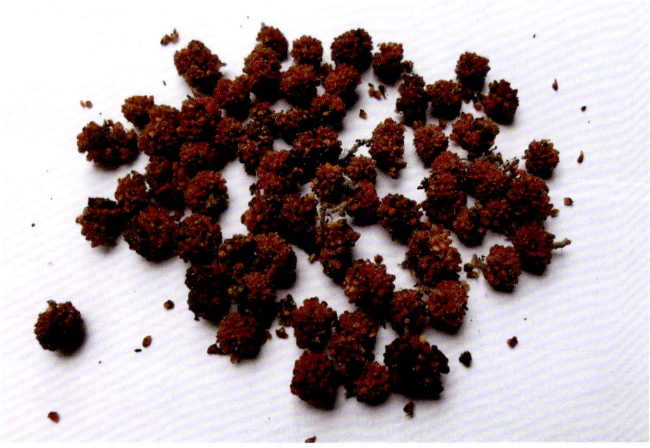

水麻果实

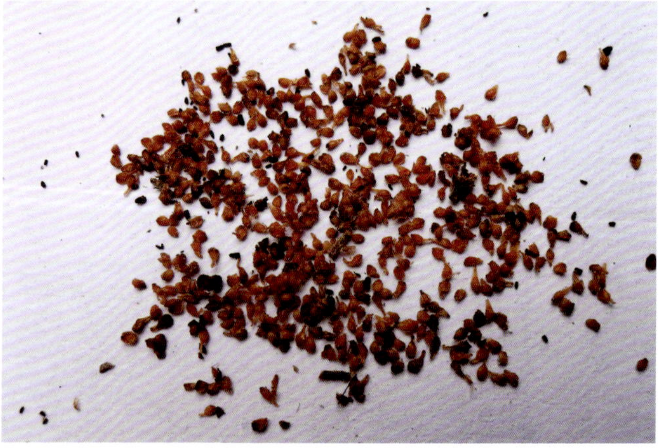

水麻种子

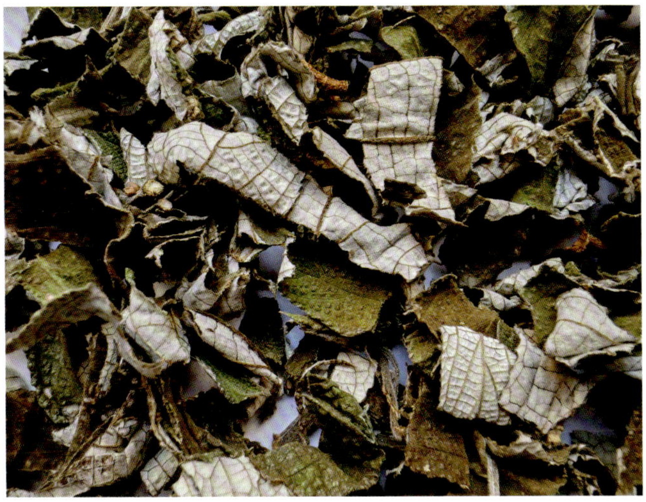

水麻干燥枝叶

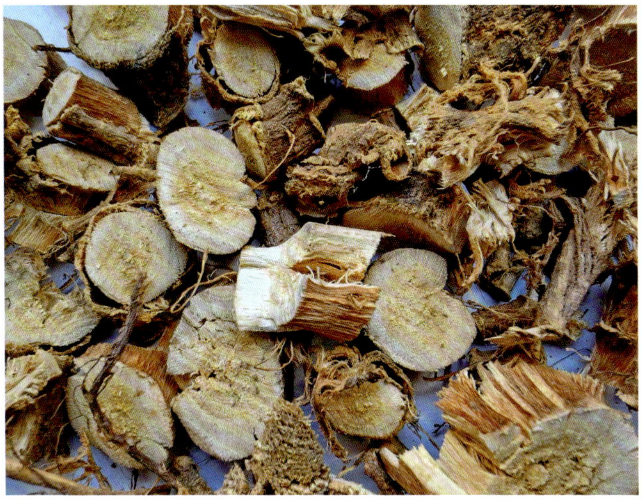

水麻干燥根片

[illegible] · [illegible]

[illegible] · [illegible] *Debregeasia orientalis* C.J.Chen. [illegible]

[illegible] · [illegible] 1~3 m [illegible] 3~6 mm [illegible] 4~16 cm [illegible] 1~3 cm [illegible] 3 [illegible] 5~6 [illegible] 4 [illegible] 1.5 mm [illegible] 4 [illegible] 2 mm [illegible] 7 mm [illegible] 4~7 [illegible] 6~8 [illegible]

[illegible] · [illegible]

[illegible] · [illegible]

[illegible] · [illegible]

[illegible] · [illegible] 15~30 g [illegible]

五　画

玉簪花

Yuzanhua

FLOWER OF FRAGRANT PLANTAINLILY

〚**别名**〛内消花、白鹤花、白鹤仙、白萼、玉泡花、银净花。

〚**基原**〛本品为百合科植物玉簪 *Hosta plantaginea* (Lam.) Ascherson. 的花。

〚**原植物形态**〛多年生草本。具粗根茎。叶基生;叶柄长 20 ~ 40 cm;叶片卵形至心状卵形,长 15 ~ 25 cm,宽 9 ~ 15.5 cm。花葶于夏秋两季从叶丛中抽出,具 1 枚膜质的苞片状叶,后者长 4 ~ 6 cm,宽 1.5 ~ 2 cm;总状花序,花梗长 1.2 ~ 2 cm,基部具苞片,苞片长 2 ~ 3 cm,宽 1 ~ 1.2 cm;花白色,芳香,花被筒下部细小,长 5 ~ 6 cm,直径 2.5 ~ 3.5 cm,花被裂片 6,长椭圆形,长 3.5 ~ 4 cm,宽约 1.2 cm;雄蕊下部与花被筒贴生,与花被等长,或稍伸出花被外;子房长约 1.2 cm;花柱常伸出花被外。蒴果圆柱形,长 6 cm,直径 1 cm。花期 7 ~ 8 月,果期 8 ~ 9 月。生于阴湿地区。各县市均有栽培。

〚**炮制**〛除去杂质,筛去灰屑,干燥。

〚**性味与归经**〛苦、甘,凉。小毒。

〚**功能与主治**〛清热解毒,利水,通经。主治咽喉肿痛,疮痈肿痛,小便不利,经闭。

〚**用法与用量**〛内服:煎汤,3 ~ 6 g。外用:适量,捣敷。

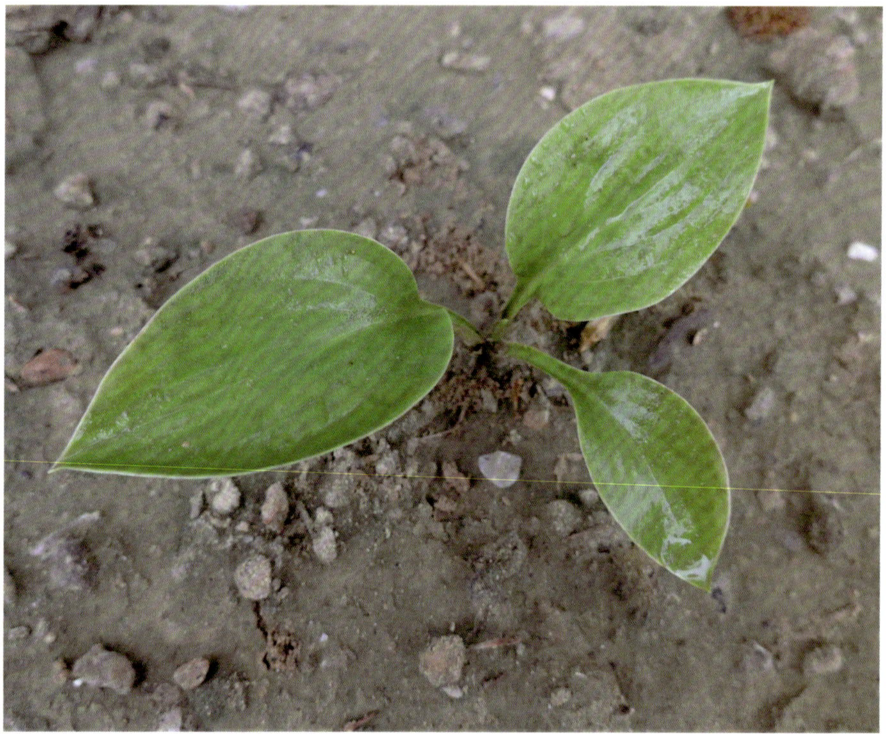

玉簪幼株

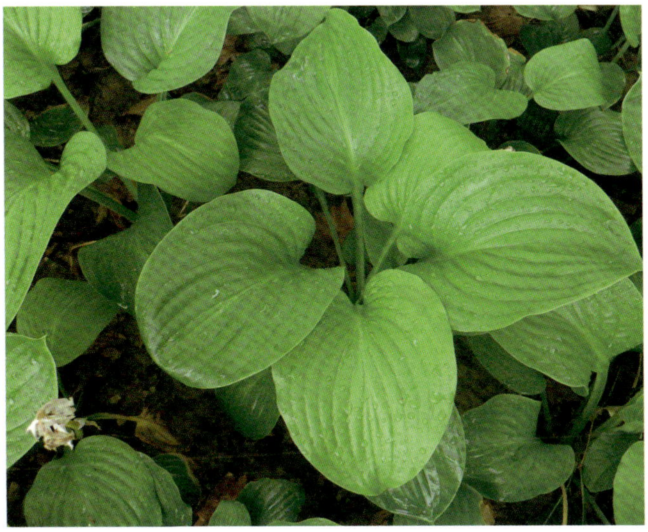

玉簪成熟植株

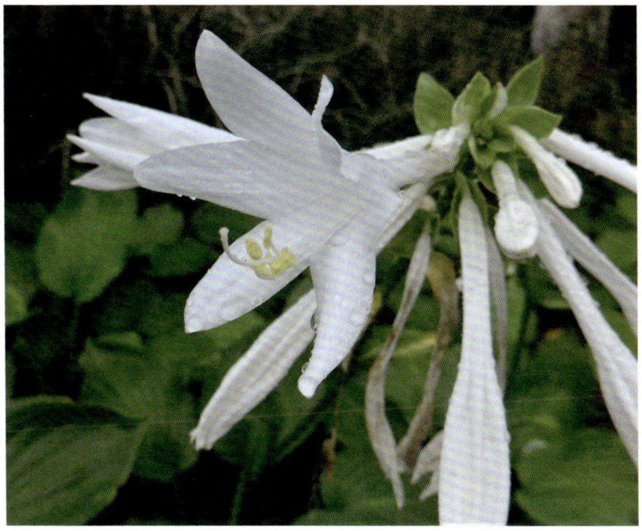

玉簪花枝

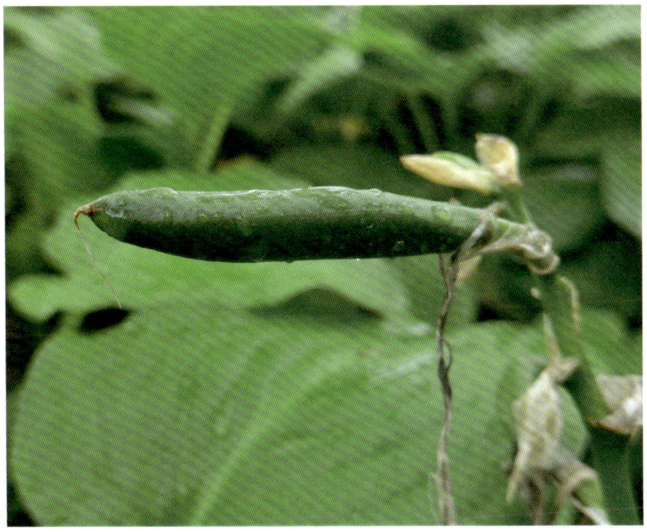

玉簪果枝（幼）

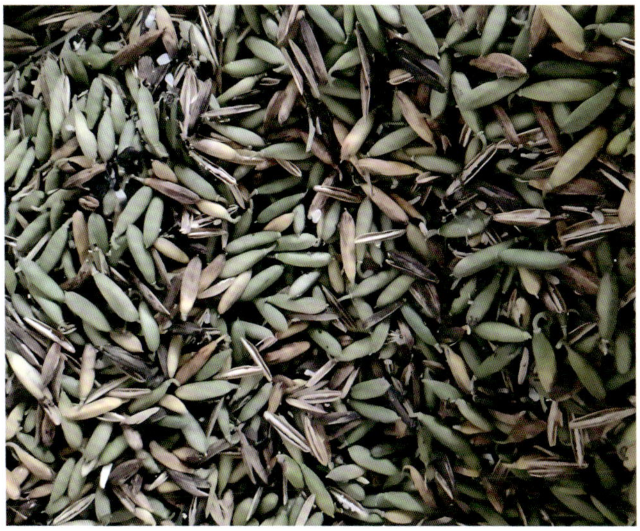

玉簪果实

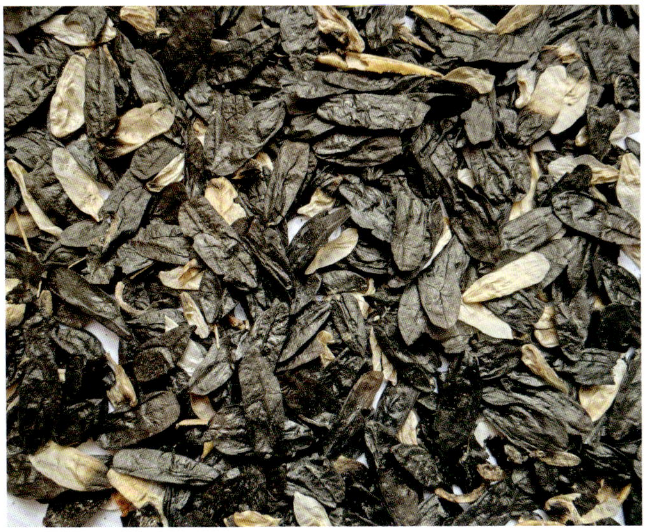

玉簪种子

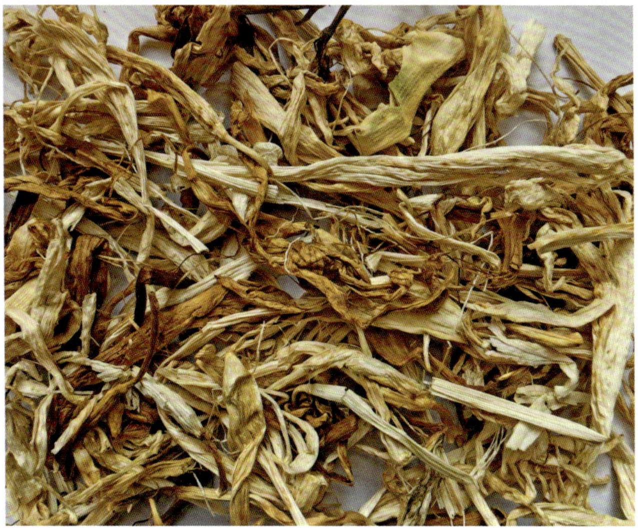

玉簪干燥花

[illegible]：[illegible]。
[illegible]：[illegible] *Hosta plantaginea*（Lam.）Ascherson.[illegible]。
[illegible]：[illegible]。[illegible]；[illegible] 20~40 cm[illegible]；[illegible]，[illegible] 15~25 cm[illegible]，[illegible] 9~15.5 cm[illegible]。[illegible] 1 [illegible]，[illegible] 4~6 cm[illegible]，[illegible] 1.5~2 cm[illegible]；[illegible]，[illegible] 1.2~2 cm[illegible]，[illegible]，[illegible] 2~3 cm[illegible]，[illegible] 1~1.2 cm[illegible]；[illegible]，[illegible]，[illegible]，[illegible] 5~6 cm[illegible]，[illegible] 2.5~3.5 cm[illegible]，[illegible] 6 [illegible]，[illegible]，[illegible] 3.5~4 cm[illegible]，[illegible] 1.2 cm[illegible]；[illegible]，[illegible]，[illegible]；[illegible] 1.2 cm[illegible]；[illegible]。[illegible]，[illegible] 6 cm[illegible]，[illegible] 1 cm[illegible]。[illegible] 7~8 [illegible]。[illegible] 8~9 [illegible]。[illegible]。[illegible]。
[illegible]：[illegible]，[illegible]，[illegible]。
[illegible]：[illegible]，[illegible]，[illegible]；[illegible]。
[illegible]：[illegible]，[illegible]，[illegible]。[illegible]，[illegible]，[illegible]，[illegible]。
[illegible]：[illegible]：[illegible]，3~6 g。[illegible]：[illegible]，[illegible]。

甘松

Gansong
[illegible]
NARDOSTACHYS RADIX ET RHIZOMA

〔**别名**〕 蒣、大虫杖、苦杖、酸杖、斑杖、苦杖根、杜牛膝、酸桶笋、斑庄根、酸杆、斑根、黄药子、土地榆、酸通、雌黄连、蛇总管、大活血、紫金龙、酸汤杆、黄地榆、号筒草、斑龙紫、红贯脚、阴阳莲、活血龙、猴竹根、金锁王、大叶蛇总管、九龙根、山茄子、斑草、搬倒甑、九股牛、大接骨、老君丹。

〔**基原**〕 本品为败酱科植物甘松 *Nardostachys jatamansi* DC. 的根及根茎。

〔**原植物形态**〕 多年生草本，高 20 ～ 35 cm。全株有强烈松脂样香气。基生叶较少而疏生，通常每丛 6 ～ 9 片，叶片窄线状倒披针形或倒长披针形，长 6 ～ 20 cm，宽 4 ～ 10 mm，先端钝圆，中以下渐窄略成叶柄状，基部稍扩展成鞘，全缘，上面绿色，下面淡绿色；主脉三出。聚伞花序呈紧密圆头状；总苞 2 片，长卵形；小苞片 2，甚小；花萼 5 裂，齿极小；花粉红色；花冠筒状，先端 5 裂，基部偏突；雄蕊 4，伸出花冠；子房下位，花柱细长，伸出花冠外，柱头漏斗状。瘦果倒卵形，长约 3 mm，萼突破存。花期 8 月。生于海拔 3 500 ～ 4 500 m 的高山草原地带

〔**炮制**〕 除去杂质和泥沙，洗净，切长段，干燥。

〔**性味与归经**〕 辛、甘，温。归脾、胃经。

〔**功能与主治**〕 理气止痛，开郁醒脾；外用祛湿消肿。主治脘腹胀满，食欲不振，呕吐；外用治疗牙痛，脚气肿毒。

〔**用法与用量**〕 内服：煎汤，3 ～ 6 g。外用：适量，泡汤漱口，或煎汤洗脚，或研末敷患处。

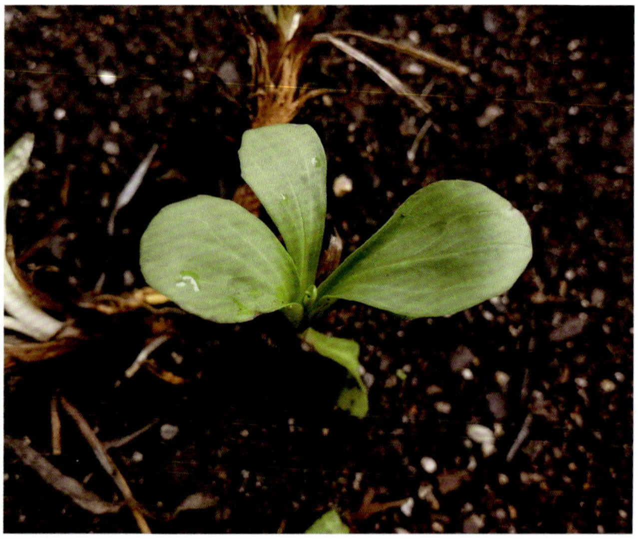

甘松幼株

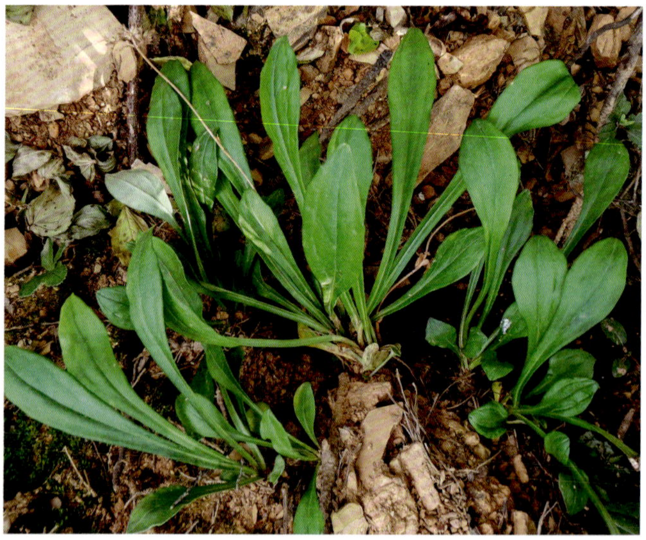

甘松成熟植株

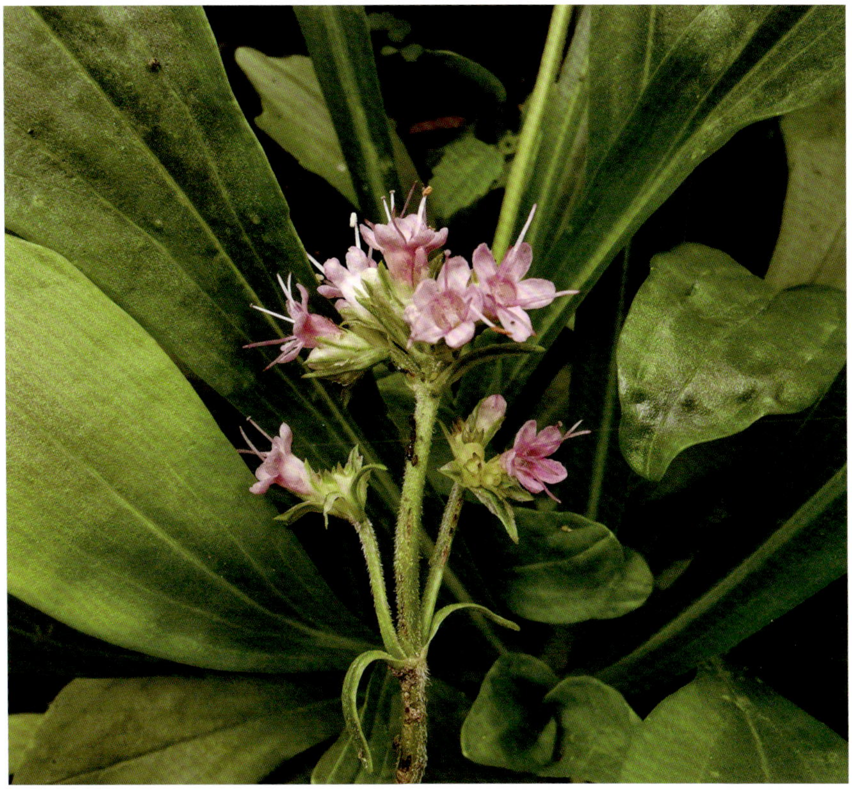

甘松花枝

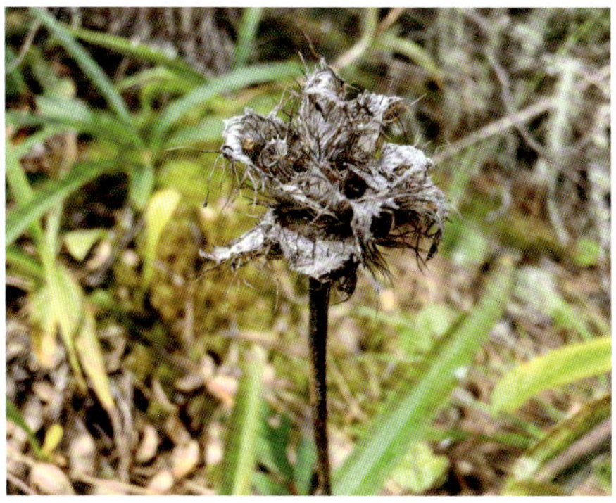

甘松果枝

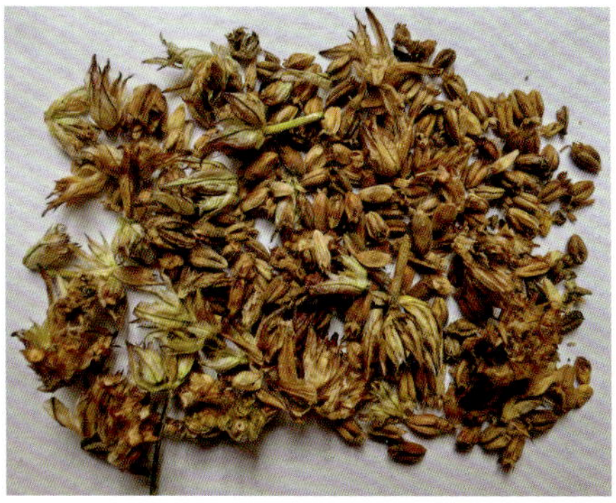

甘松果实(1)

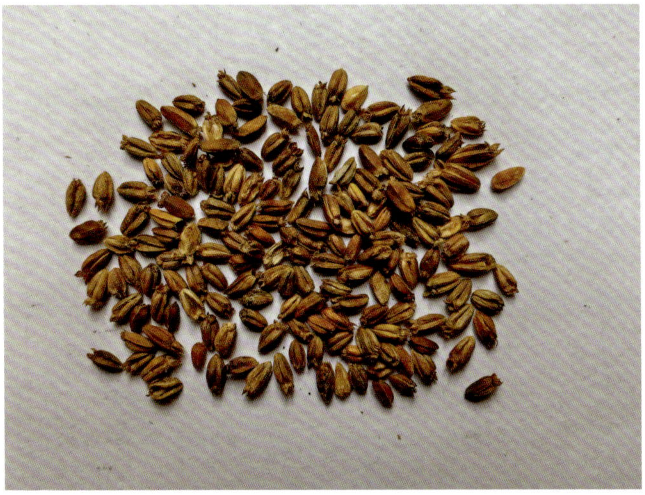

甘松果实(2)

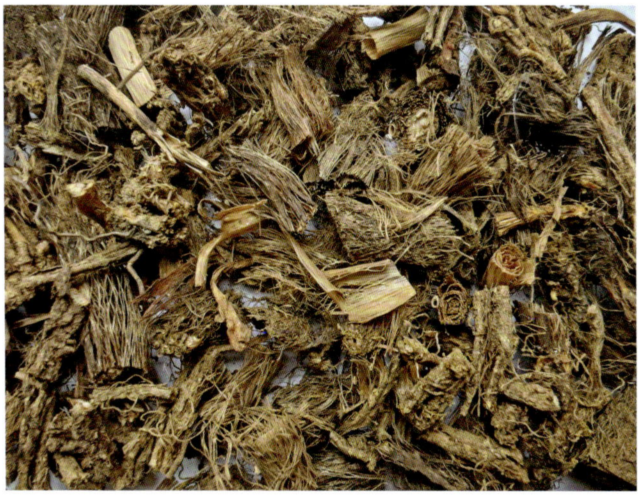

甘松干燥根茎及根

[illegible] • [illegible]。

[illegible] • [illegible] *Nardostachys jatamansi* DC. [illegible]。

[illegible] • [illegible]，[illegible] 20~35 cm [illegible]。[illegible]，[illegible] 6~9 [illegible]，[illegible]，[illegible] 6~20 cm [illegible]，[illegible] 4~10 mm [illegible]，[illegible]；[illegible] 2 [illegible]；[illegible] 2 [illegible]；[illegible] 5 [illegible]；[illegible] 4 [illegible]；[illegible]。[illegible] 3 mm [illegible]，[illegible] 8 [illegible]。[illegible] 3 500~4 500 [illegible]。

[illegible] • [illegible]。

[illegible] • [illegible]。

[illegible] • [illegible]。

[illegible] • 3~6 g。[illegible]。

艾　叶

Aiye

ARTEMISIAE ARGYI FOLIUM

〖别名〗艾、冰台、艾蒿、医草、灸草、蕲艾、黄草、家艾、甜艾、草蓬、艾蓬、狼尾蒿子、香艾、野莲头、阿及艾。

〖基原〗本品为菊科植物艾 *Artemisia argyi* Levl.et Vant. 的叶。

〖原植物形态〗多年生草本，高 50 ～ 120 cm。全株密被白色茸毛，中部以上或仅上部有开展及斜升的花序枝。叶互生，下部叶在花期枯萎；中部叶卵状三角形或椭圆形，长 6 ～ 9 cm，宽 4 ～ 8 cm，基部急狭或渐狭成短或稍长的柄，或稍扩大而成托叶状；叶片羽状或浅裂，侧裂片约 2 对，常楔形，中裂片又常三裂，裂片边缘有齿，上面被蛛丝状毛，有白色密或疏腺点，下面被白色或灰色密茸毛；上部叶渐小，三裂或不分裂，无柄。头状花序多数，排列成复总状，长约 3 mm，直径 2 ～ 3 mm，花后下倾；总苞卵形；总苞片 4 ～ 5 层，边缘膜质，背面被绵毛；花带红色，多数，外层雌性，内层两性。瘦果常几达 1 mm，无毛。花期 7 ～ 10 月。生于荒地林缘，或栽培。

〖炮制〗除去杂质及梗，筛去灰屑。

〖性味与归经〗辛、苦，温。有小毒。归肝、脾、肾经。

〖功能与主治〗温经止血，散寒止痛；外用祛湿止痒。主治吐血，衄血，崩漏，月经过多，胎漏下血，少腹冷痛，经寒不调，宫冷不孕；外用治疗皮肤瘙痒。醋艾炭温经止血，主治虚寒性出血。

〖用法与用量〗内服：煎汤，3 ～ 9 g。外用：适量，供灸治或熏洗用。

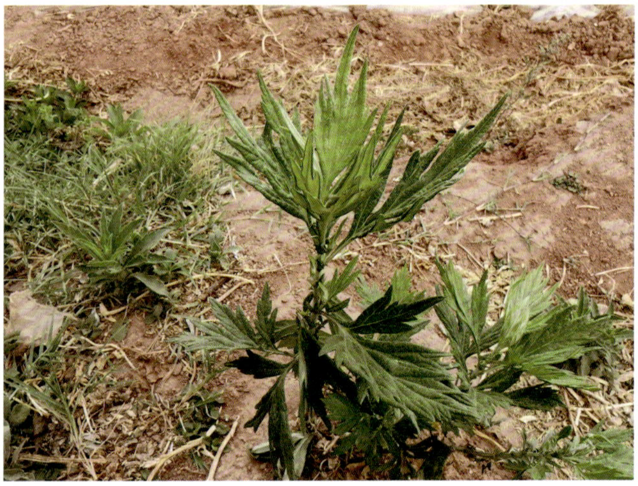

艾幼株

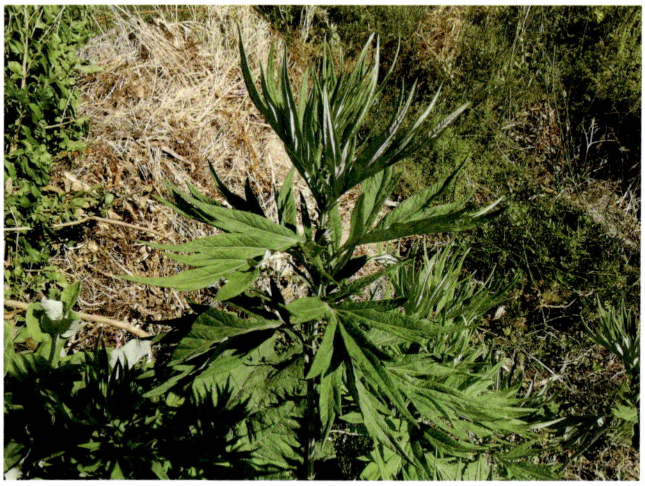

艾成熟植株

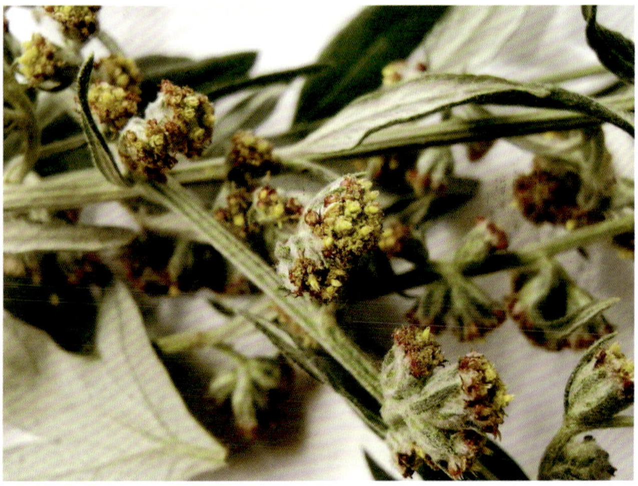

艾花枝

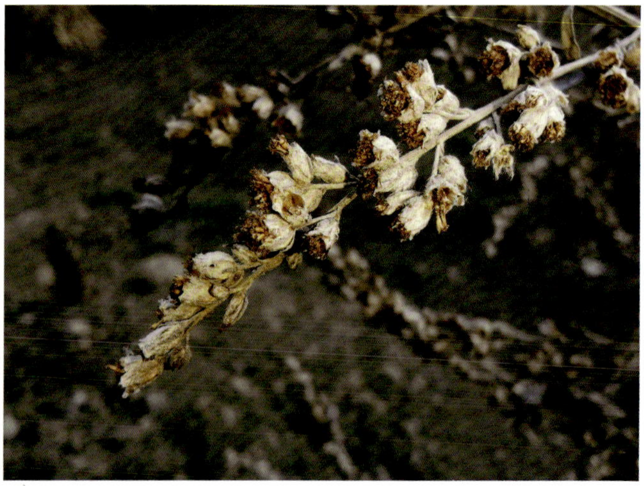

艾果枝

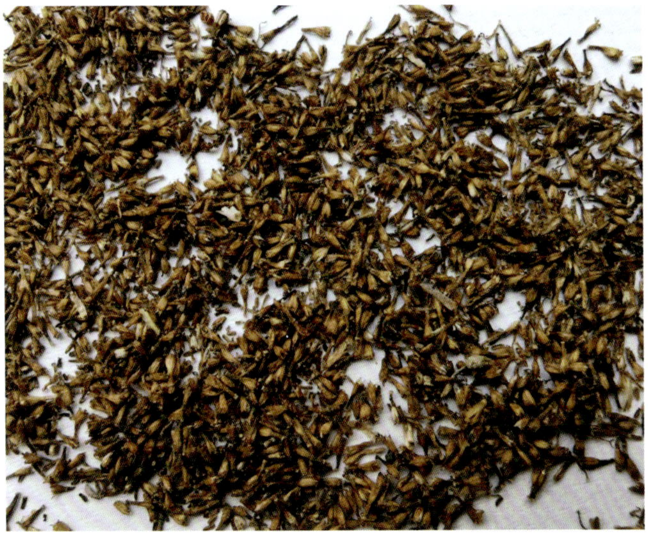

艾种子

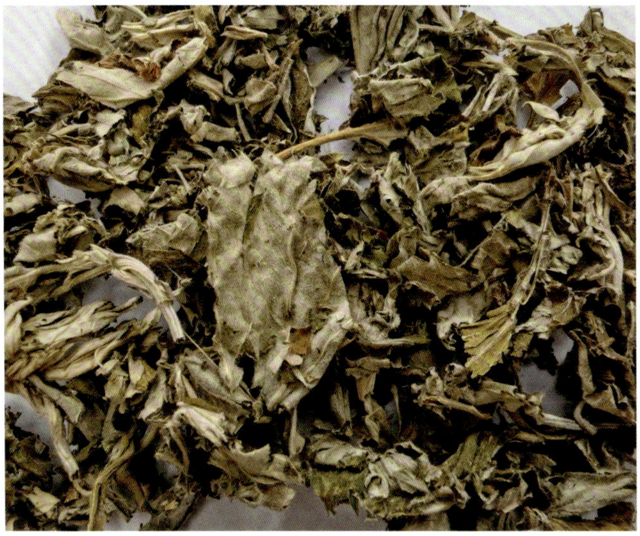

艾干燥叶

[illegible] *Artemisia argyi* Levl. et Vant. [illegible] 50~120 cm [illegible] 6~9 cm [illegible] 4~8 cm [illegible] 3 mm [illegible] 2~3 mm [illegible] 4~5 [illegible] 1 mm [illegible] 7~10 [illegible] 3~9 g. [illegible]

石菖蒲

Shichangpu

[illegible]

ACORI TATARINOWII RHIZOMA

〔别名〕昌本、菖蒲、昌阳、昌草、尧时薤、尧韭、木蜡、阳春雪、望见消、水剑草、苦菖蒲、粉菖、剑草、剑叶、菖蒲、山菖蒲、溪菖、石蜈蚣、野韭菜、水蜈蚣、香草。

〔基原〕本品为天南星科植物石菖蒲 *Acorus tatarinowii* Schott 的根茎。

〔原植物形态〕多年生草本。根茎横卧，芳香，粗 5 ~ 8 mm，外皮黄褐色，节间长 3 ~ 5 mm，根肉质，具多数须根，根茎上部分枝甚密，因而植株成丛生状，分枝常被纤维状宿存叶基。叶片薄，线形，长 20 ~ 30（~ 50）cm，基部对折，中部以上平展，宽 7 ~ 13 mm，先端渐狭，基部两侧膜质，叶鞘宽可达 5 mm，上延几达叶片中部，暗绿色，无中脉，平行脉多数，稍隆起。花序柄腋生，长 4 ~ 15 cm，三棱形。叶状佛焰苞长 13 ~ 25 cm，为肉穗花序长的 2 ~ 5 倍或更长，稀近等长；肉穗花序圆柱状，长 2.5 ~ 8.5 cm，粗 4 ~ 7 mm，上部渐尖，直立或稍弯。花白色。成熟果穗长 7 ~ 8 cm，粗可达 1 cm；幼果绿色，成熟时黄绿色或黄白色。花、果期 2 ~ 6 月。生于海拔 20 ~ 2 600 m 的密林下湿地或溪涧旁石上。

〔炮制〕除去杂质，洗净，润透，切厚片，干燥。

〔性味与归经〕辛、苦，温。归心、胃经。

〔功能与主治〕开窍豁痰，醒神益智，化湿开胃。主治神昏癫痫，健忘失眠，耳鸣耳聋，脘痞不饥，噤口下痢。

〔用法与用量〕内服：煎汤，3 ~ 10 g。

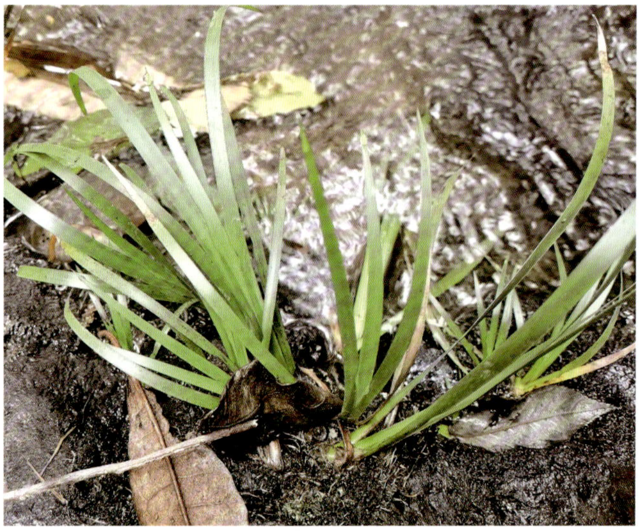

石菖蒲幼株

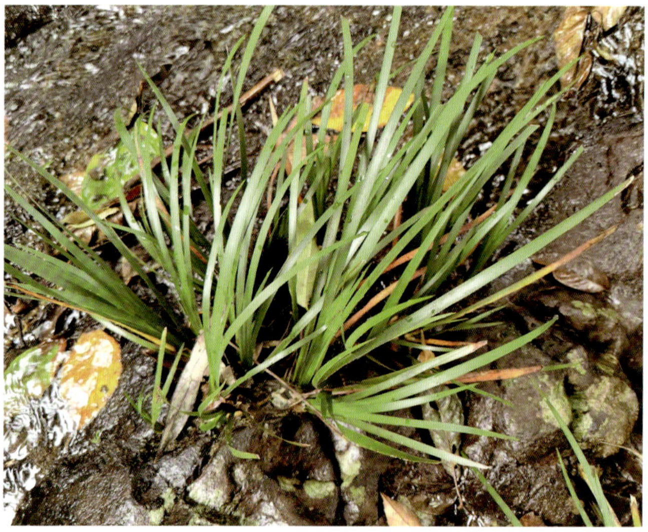

石菖蒲成熟植株

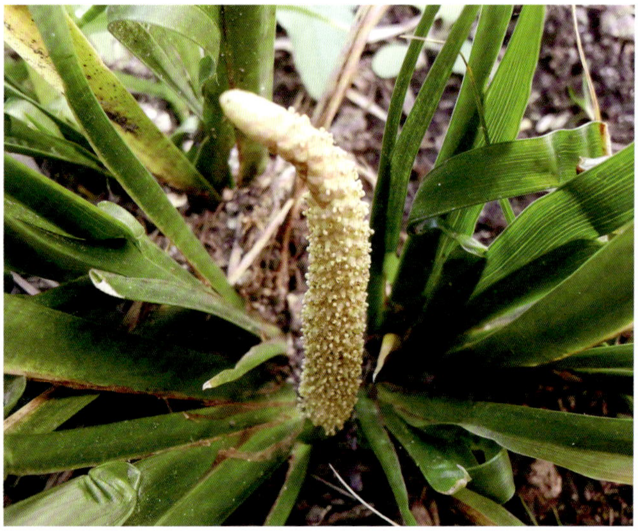

石菖蒲花序

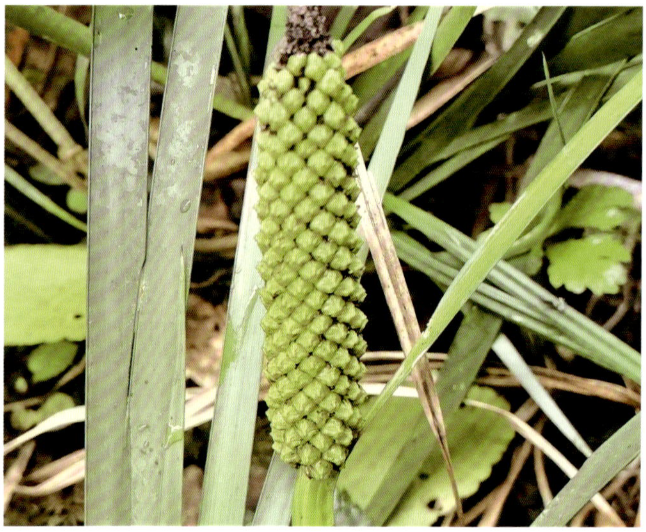

石菖蒲果序(鲜)

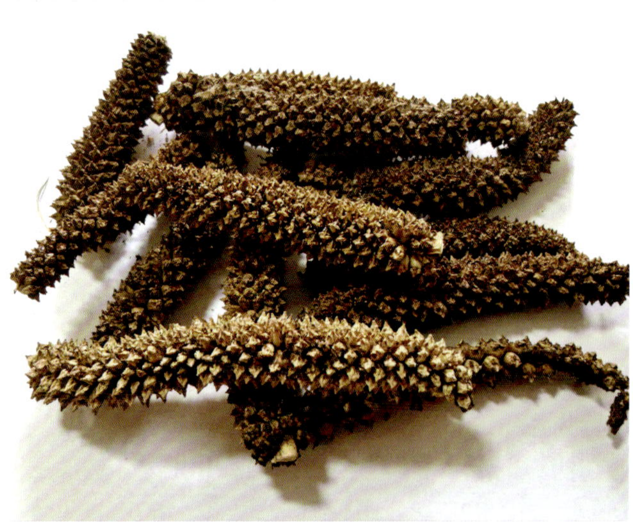

石菖蒲果序

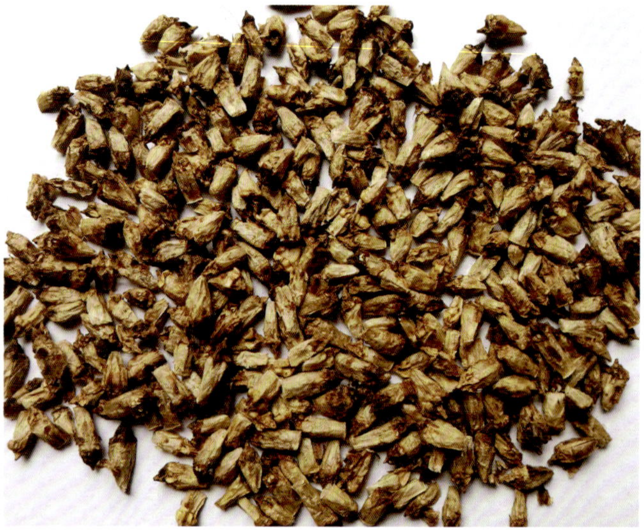

石菖蒲果实

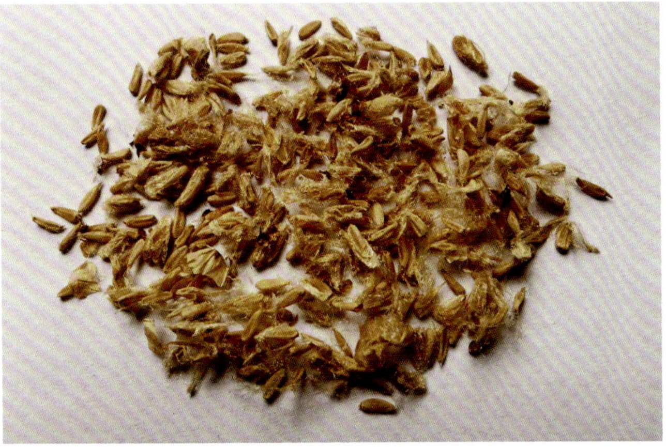

石菖蒲种子

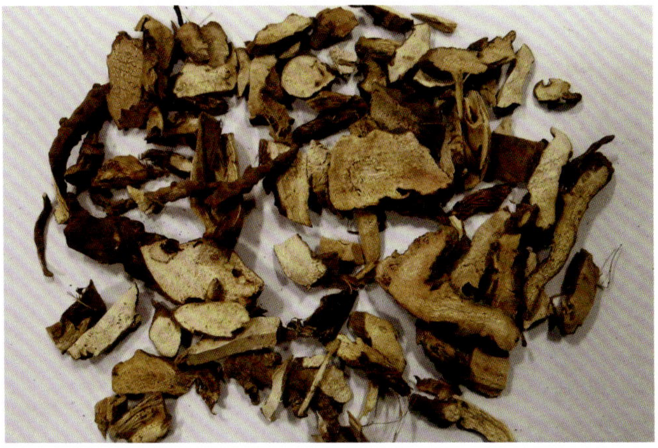

石菖蒲干燥根片

[illegible] • [illegible]

[illegible] • [illegible] *Acorus tatarinowii* Schott [illegible]

[illegible] • [illegible] 5~8 mm, [illegible] 3~5 mm [illegible] 20~30 (~50) cm, [illegible] 7~13 mm, [illegible] 5 mm [illegible] 4~15 cm, [illegible] 13~25 cm, [illegible] 2~5 [illegible] 2.5~8.5 cm, [illegible] 4~7 mm, [illegible] 7~8 cm [illegible] 1 cm [illegible] 2~6 [illegible] 20~2 600 m [illegible]

[illegible] • [illegible]

[illegible] • [illegible]

[illegible] • [illegible]

[illegible] • 3~10 g。

石 吊 兰

Shidiaolan

[illegible]

LYSIONOTI HERBA

〔**别名**〕黑乌骨、石豇豆、石泽兰、小泽兰、岩豇豆、岩石茶、岩泽兰、岩石兰、巴岩草、肺红草、瓜子草、石花、产后茶、山泽兰、石三七、石虎、岩参、石豇豆、石杨梅、岩头三七、岩条子、竹勿刺、吊兰、地枇杷。

〔**基原**〕本品为苦苣苔科植物吊石苣苔 *Lysionotus pauciflorus* Maxim. 的地上部分。

〔**原植物形态**〕常绿小灌木。茎长 7 ～ 30 cm，有匍匐茎，常攀附于岩石上，不分枝或少分枝，幼枝常具短毛。叶对生或 3 ～ 5 叶轮生；有短柄，长 1 ～ 5 mm；叶片革质，形状变化较大，线形、线状披针形、狭长圆形或倒卵状长圆形，长 1.5 ～ 5.8 cm，宽 0.4 ～ 1.5（～ 2）cm，先端急尖或钝，基部钝，宽楔形或圆形，边缘在中部以上或上部有少数牙齿或小齿，有时近全缘，两面无毛，侧脉不显。花单生或 2 ～ 4 朵集生成聚伞花序状，顶生或腋生；花序梗纤细；苞片小，披针形；花萼 5 深裂，裂片线状三角形；花冠白色或淡红色或带淡紫色条纹，长 3.5 ～ 4.8 cm，檐部二唇形，上唇 2 裂，下唇 3 裂；能育雄蕊 2，花药相连，退化雄蕊 2；花盘杯状，4 裂；雌蕊长 2 ～ 3.4 cm，内藏；子房线形，花柱短，柱头弯。蒴果线形，长 5.5 ～ 9 cm，宽 2 ～ 3 mm。种子纺锤形，长不及 1 mm，先端具长毛。花期 7 ～ 10 月，果期 9 ～ 11 月。生于海拔 300 ～ 2 000 m 的丘陵、山地林中或阴处石岩上或树上。

〔**炮制**〕除去杂质，洗净，切段，干燥。

〔**性味与归经**〕苦，温。归肺经。

〔**功能与主治**〕化痰止咳，软坚散结。主治咳嗽痰多，瘰疬痰核。

〔**用法与用量**〕内服：煎汤，9 ～ 15 g。外用：适量，捣敷或煎水外洗。

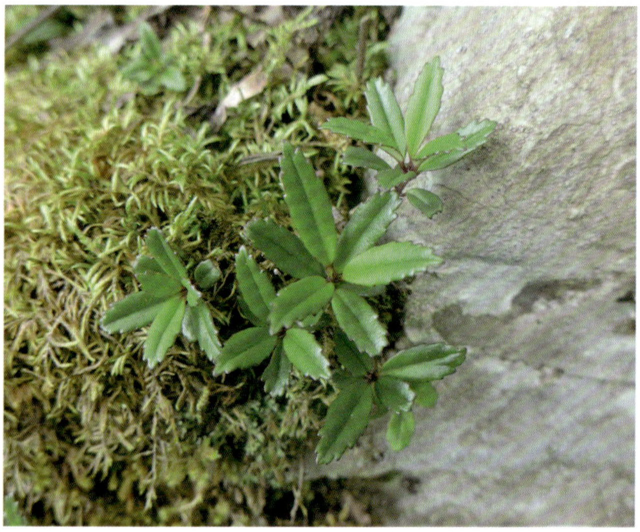

吊石苣苔幼株

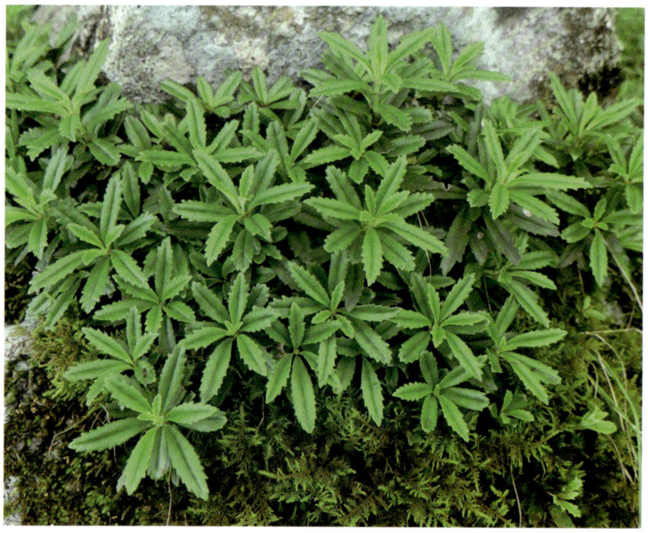

吊石苣苔成熟植株

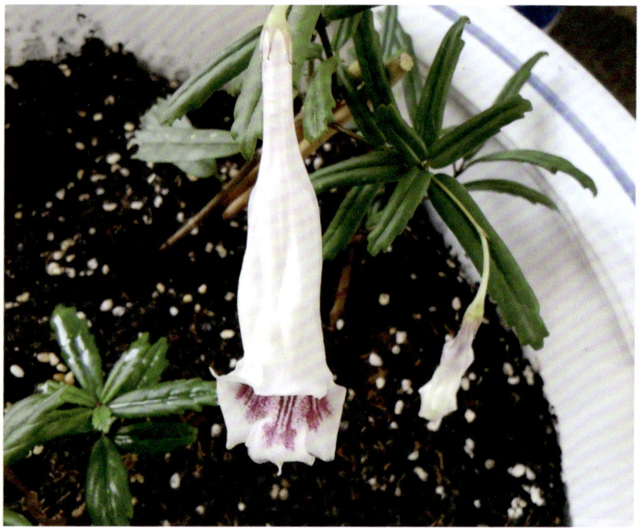

吊石苣苔花枝

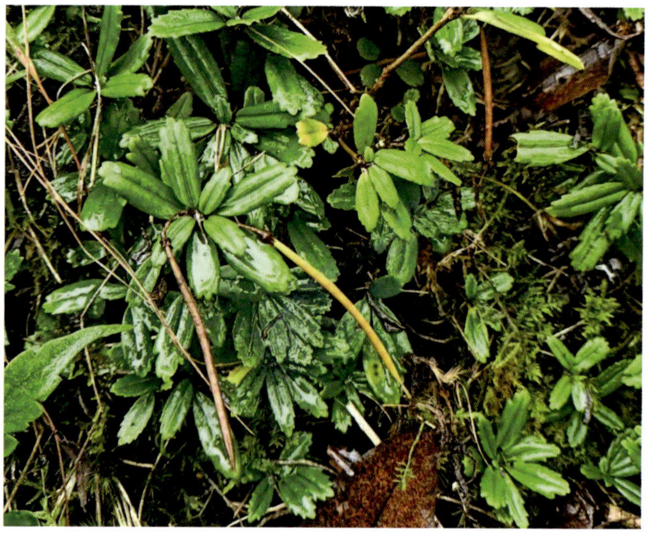

吊石苣苔果枝

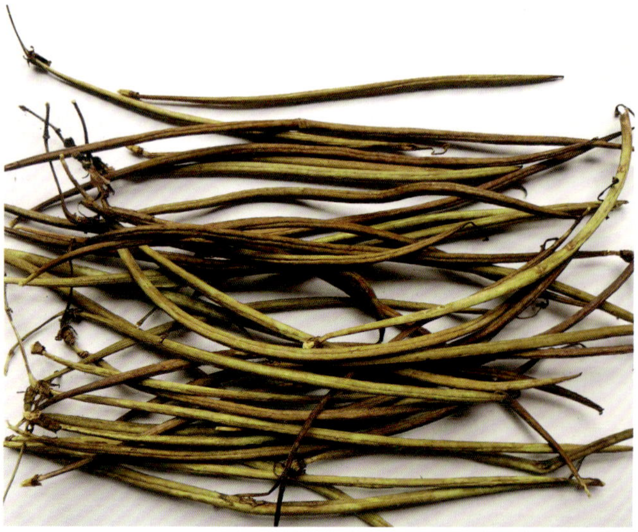

吊石苣苔干燥果实

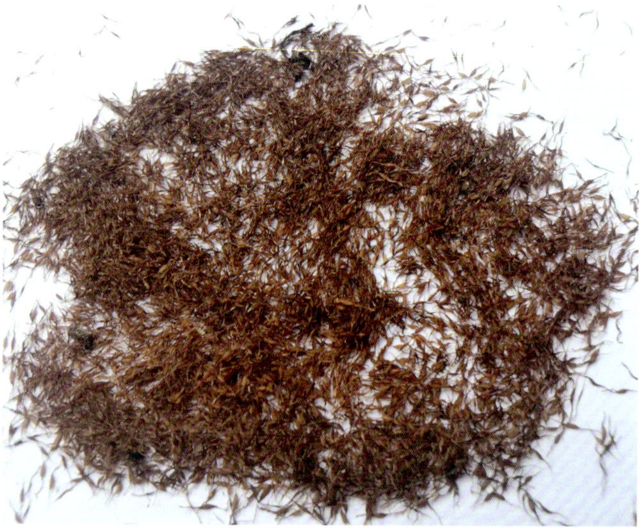

吊石苣苔种子

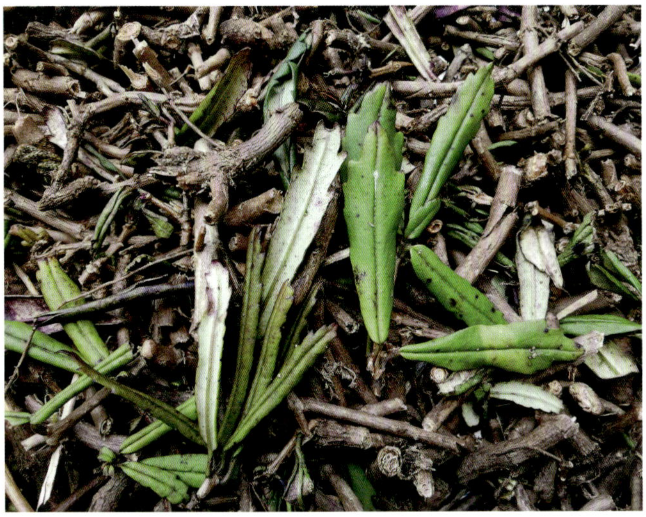

吊石苣苔鲜全草

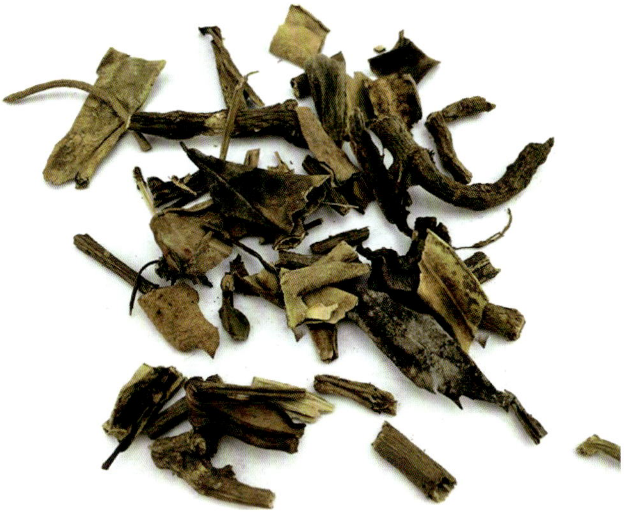

吊石苣苔干燥全草

[illegible]

[illegible] *Lysionotus pauciflorus* Maxim. [illegible]

[illegible] 7~30 cm [illegible] 3~5 [illegible] 1~5 mm [illegible] 1.5~5.8 cm [illegible] 0.4~1.5（~2）cm [illegible] 2~4 [illegible] 5 [illegible] 3.5~4.8 cm [illegible] 2 [illegible] 3 [illegible] 2 [illegible] 2 [illegible] 4 [illegible] 2~3.4 cm [illegible] 5.5~9 cm [illegible] 2~3 mm [illegible] 1 mm [illegible] 7~10 [illegible] 9~11 [illegible] 300~2 000 m [illegible]

[illegible]

[illegible]

[illegible]

[illegible] 9~15 g。[illegible]

石椒草

Shijiaocao

[illegible]

BOENNINGHAUSENIA SESSILICARPA

〔别名〕石交、岩椒草、石胡椒、羊不吃、九牛二虎草、铁帚把、千里马、羊膻草、铜脚地枝蒿、小狼毒、铁扫把、臭草。

〔基原〕本品为芸香科植物石椒草 *Boenninghausenia sessilicarpa* Levl. 的全草。

〔原植物形态〕多年生草本。根圆柱形略扭曲，有纵纹及黑色圆形小突起。二或三回三出复叶互生，纸质；总叶柄长 2 ～ 16 mm，小叶几无柄；小叶片倒卵形至长圆形，长 3 ～ 5 mm，宽 2 ～ 4 mm，先端钝圆或微凹，基部宽楔形，全缘，有透明腺点。顶生聚伞花序；花具花梗，花较细小；花萼深 4 裂，中部以下合生；花瓣 4，白色，卵圆形，长约 2 mm，薄膜质，有透明腺点；雄蕊 8，长短相间；子房上位，心皮 4，基部分离。蓇果，卵形，成熟时从顶部起沿腹缝线开裂，4 瓣。果无柄。花期 4 月。生于山野林边。

〔炮制〕除去杂质，洗净，鲜用；或切段，干燥。

〔性味与归经〕辛、苦，凉。有小毒。归肺、胃经。

〔功能与主治〕疏风解表，清热解毒，行气活血。主治感冒，扁桃体炎，支气管炎，肺炎，肾盂肾炎，胃痛腹胀，血栓闭塞性脉管炎，腰痛，跌打损伤。

〔用法与用量〕内服：煎汤，9 ～ 15 g；或研末，3 ～ 4.5 g。外用：适量，鲜品捣烂敷。

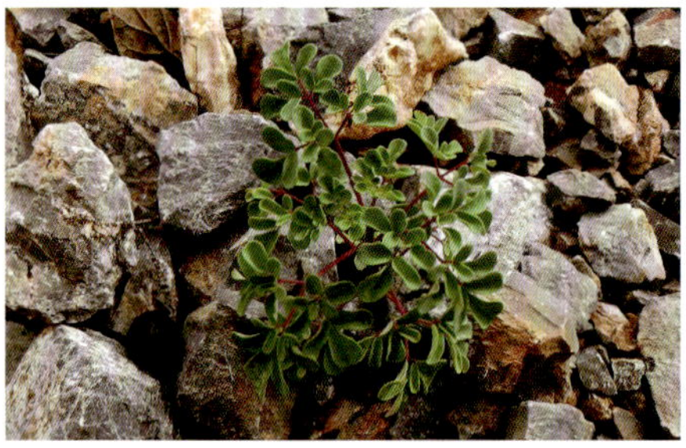

石椒草幼株

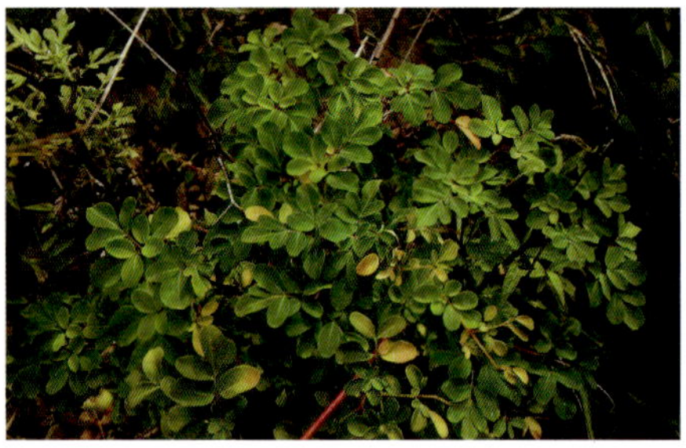

石椒草成熟植株

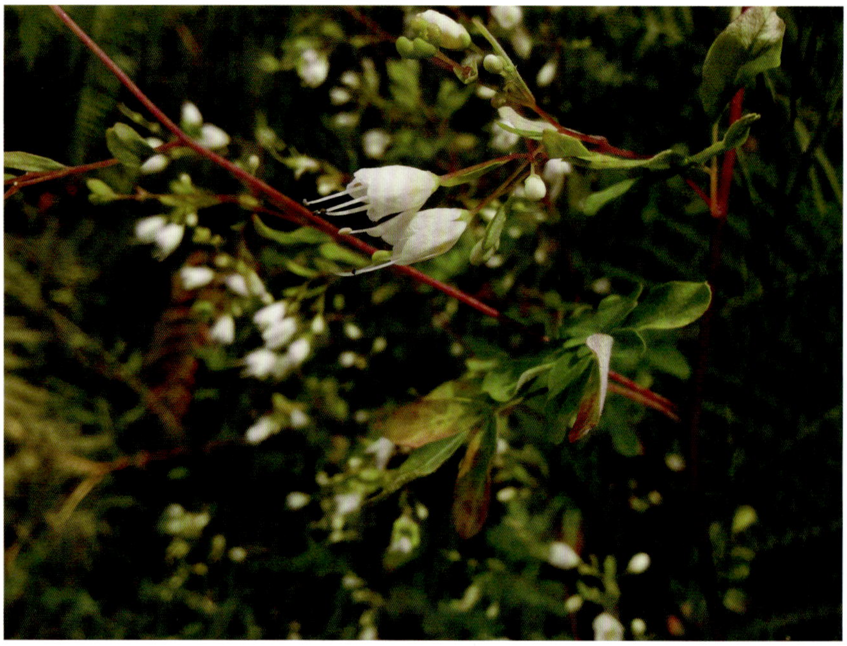

石椒草花枝

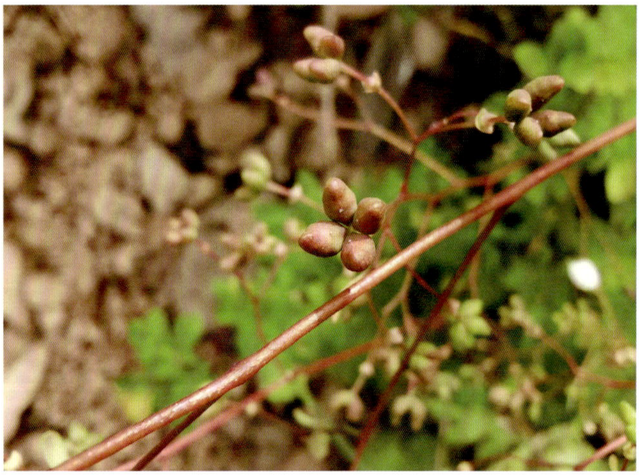

石椒草果枝

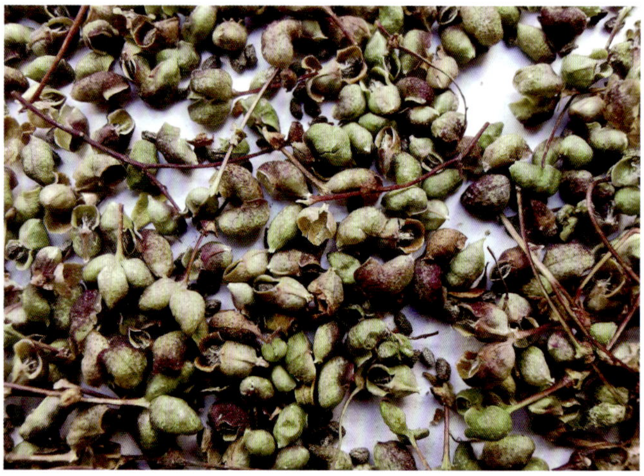

石椒草果实

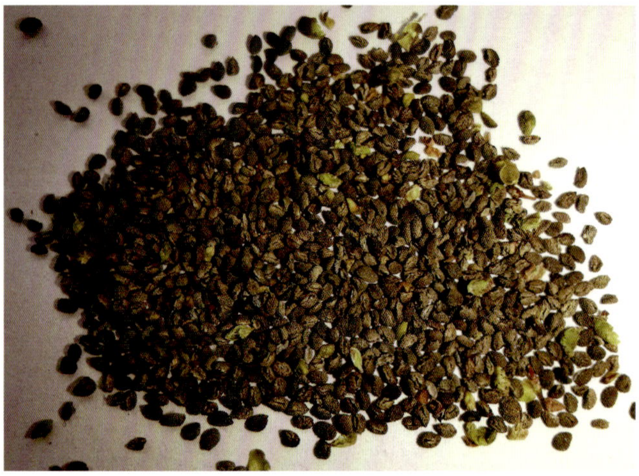

石椒草种子

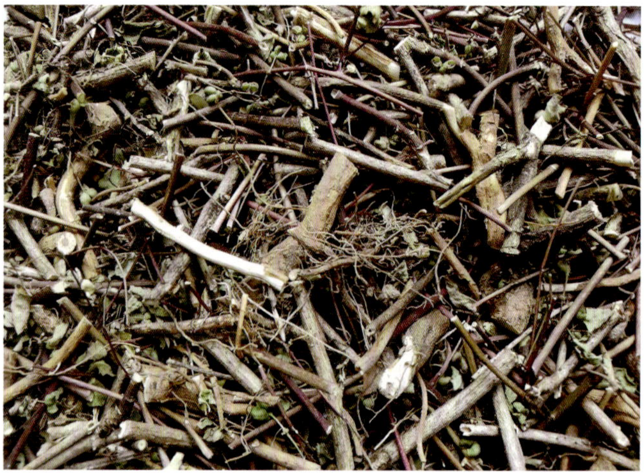

石椒草干燥全草

[illegible]

[illegible] *Boenninghausenia sessilicarpa* Levl. [illegible]

[illegible] 2~16 mm [illegible] 3~5 mm [illegible] 2~4 mm [illegible] 4 [illegible] 4 [illegible] 2 mm [illegible] 8 [illegible] 4 [illegible] 4 [illegible]

[illegible]

[illegible]

[illegible]

[illegible] 9~15 g [illegible] 3~4.5 g [illegible]

龙　胆

Longdan

[illegible]

GENTIANAE RADIX ET RHIZOMA

〔别名〕陵游、草龙胆、龙胆草、苦龙胆草、地胆草、胆草、山龙胆、四叶胆、水龙胆。

〔基原〕本品为龙胆科植物龙胆 *Gentiana scabra* Bge. 的根和根茎。

〔原植物形态〕多年生草本，高 30 ～ 60 cm。根茎短，其上丛生多数细长的根，长可达 30 cm。花茎单生，不分枝。叶对生；无柄；下部叶成鳞片状，基部合生，长 5 ～ 10 mm，中部和上部叶近革质，叶片卵形或卵状披针形，长 2.5 ～ 7 cm，宽 0.7 ～ 3 cm，先端急尖或长渐尖，基部心形或圆形，表面暗绿色，下面色淡，边缘外卷，粗糙；叶脉 3 ～ 5 条。花多数，簇生枝顶和叶腋，无花梗；每花下具 2 个披针形或线状披针形苞片，长 2 ～ 2.5 cm；花萼钟形，长 2.5 ～ 3 cm，先端 5 裂，常外反或开展，不整齐；花冠筒状钟形，蓝紫色，长 4 ～ 5.5 cm，有时喉部具多数黄绿色斑点，花冠先端 5 裂，裂片卵形，褶三角形；雄蕊 5，着生于花筒中部，花丝基部宽；子房狭椭圆形或披针形，长 1 ～ 1.4 cm，子房柄长约 1 cm，花柱短，柱头 2 裂。蒴果内藏，长圆形，有柄。种子多数，褐色，有光泽，具网纹，两端具宽翅。花期 8 ～ 9 月，果期 9 ～ 10 月。生于山坡草地或林下。

〔炮制〕除去杂质，洗净，润透，切段，干燥。

〔性味与归经〕苦，寒。归肝、胆经。

〔功能与主治〕清热燥湿，泻肝胆火。主治湿热黄疸，阴肿阴痒，带下，湿疹瘙痒，肝火目赤，耳鸣耳聋，胁痛口苦，强中，惊风抽搐。

〔用法与用量〕内服：煎汤，3 ～ 6 g。

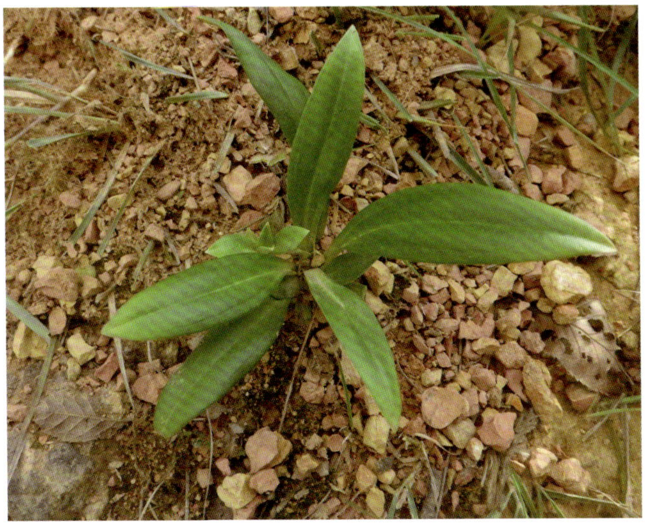

龙胆幼株

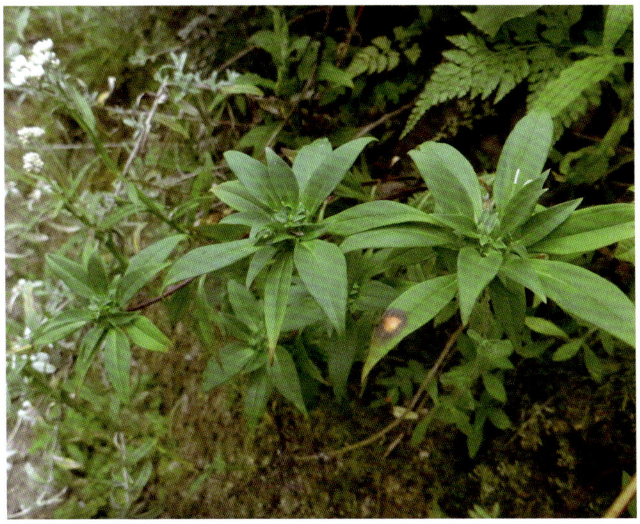

龙胆成熟植株

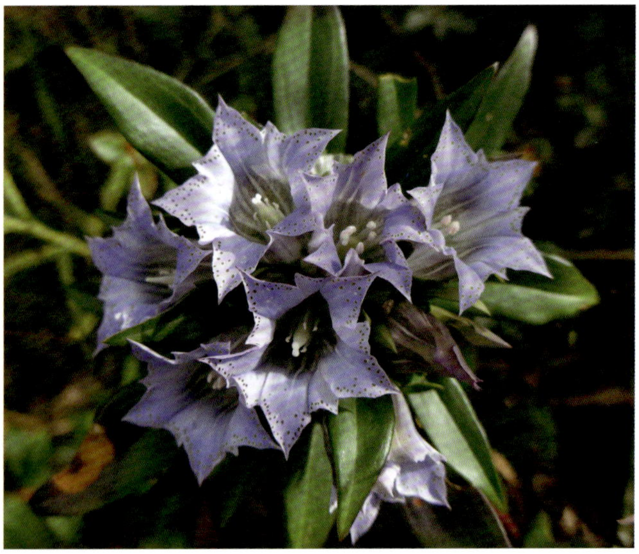

龙胆花枝

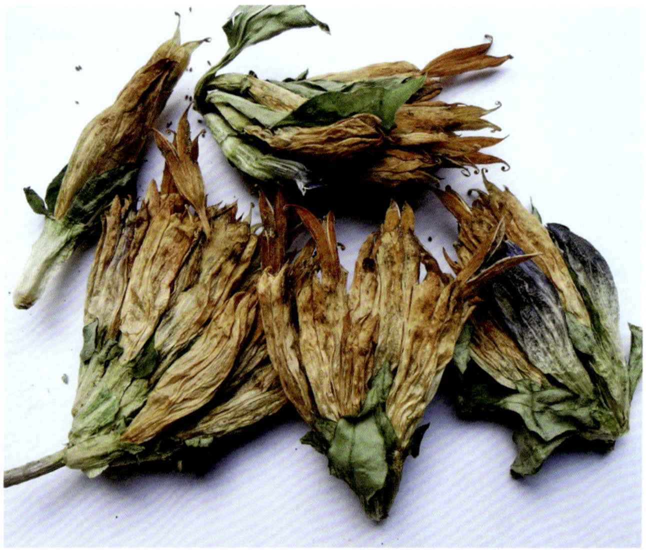

龙胆果实

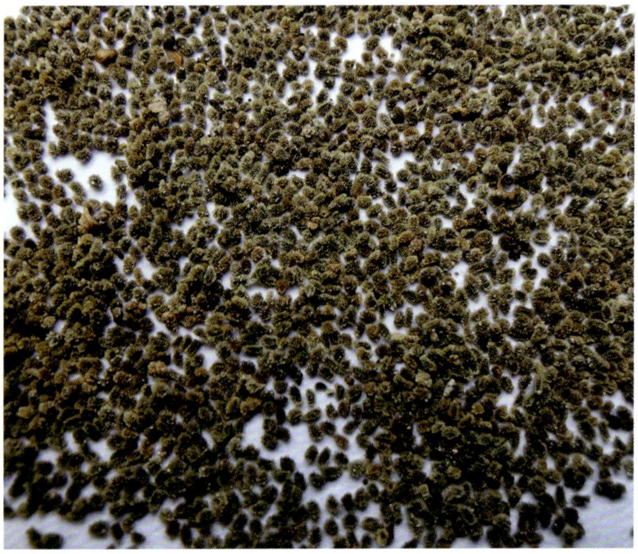

龙胆种子

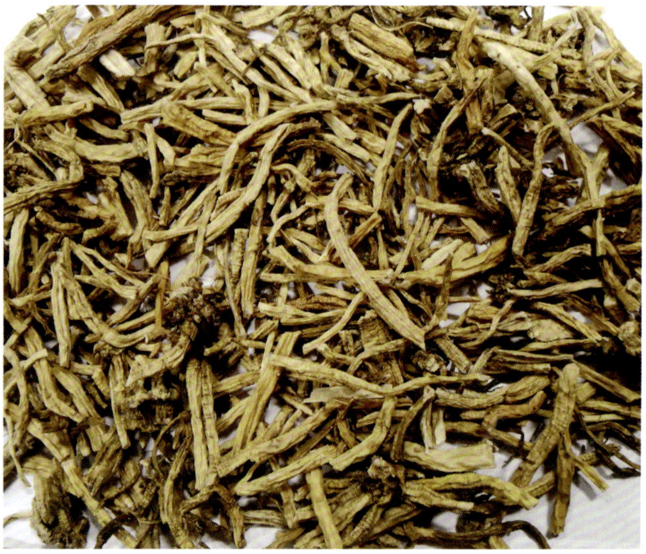

龙胆干燥根茎及根

[illegible] • [illegible]

[illegible] • [illegible] *Gentiana scabra* Bge. [illegible]

[illegible] • [illegible] 30~60 cm。[illegible] 30 cm。[illegible] 5~10 mm，[illegible] 2.5~7 cm，[illegible] 0.7~3 cm [illegible] 3~5 [illegible] 2 [illegible] 2~2.5 cm [illegible] 2.5~3 cm [illegible] 5 [illegible] 4~5.5 cm，[illegible] 5 [illegible] 5 [illegible] 1~1.4 cm [illegible] 1 cm [illegible] 2 [illegible] 8~9 [illegible] 9~10 [illegible]

[illegible] • [illegible]

[illegible] • [illegible]

[illegible] • [illegible]

[illegible] • 3~6 g。

龙眼肉

Longyanrou

LONGAN ARILLUS

〖别名〗龙眼、益智、比目、荔枝奴、亚荔枝、木弹、骊珠、燕卵、鲛泪、圆眼、蜜脾、桂圆、元眼肉、龙眼干。

〖基原〗本品为无患子科植物龙眼 *Dimocarpus longan* Lour. 的假种皮。

〖原植物形态〗常绿乔木，高通常 10 m 左右。具板根。小枝粗壮，被微柔毛，散生苍白色皮孔。偶数羽状复叶，互生；叶连柄长 15 ～ 30 cm，或更长；小叶 4 ～ 5 对，很少 3 或 6 对，小叶柄长通常不超过 5 mm；叶片薄革质，长圆状椭圆形至长圆状披针形，两侧常不对称，长 6 ～ 15 cm，宽 2.5 ～ 5 cm，先端渐尖，有时稍钝头，上面深绿色，有光泽，下面粉绿色，两面无毛。花序大型，多分枝，顶生和近枝腋生，密被星状毛；花梗短；萼片近革质，三角状卵形，长约 2.5 mm，两面均被黄褐色绒毛和成束的星状毛；萼片、花瓣各 5，花瓣乳白色，披针形，与萼片近等长，仅外面被微柔毛；雄蕊 8，花丝被短硬毛。果近球形，核果状，不开裂，直径 1.2 ～ 2.5 cm，通常黄褐色或有时灰黄色，外面稍粗糙，或少有微凸的小瘤体；种子茶褐色，光亮，全部被肉质的假种皮包裹。花期 3 ～ 4 月，果期 7 ～ 9 月。多系栽培。

〖炮制〗除去壳、核，晒至干爽不黏。

〖性味与归经〗甘，温。归心、脾经。

〖功能与主治〗补益心脾，养血安神。主治气血不足，心悸怔忡，健忘失眠，血虚萎黄。

〖用法与用量〗内服：煎汤，9 ～ 15 g。

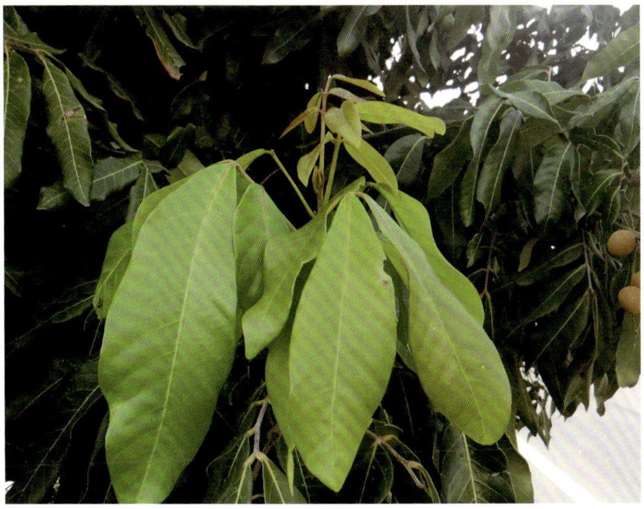

龙眼幼枝

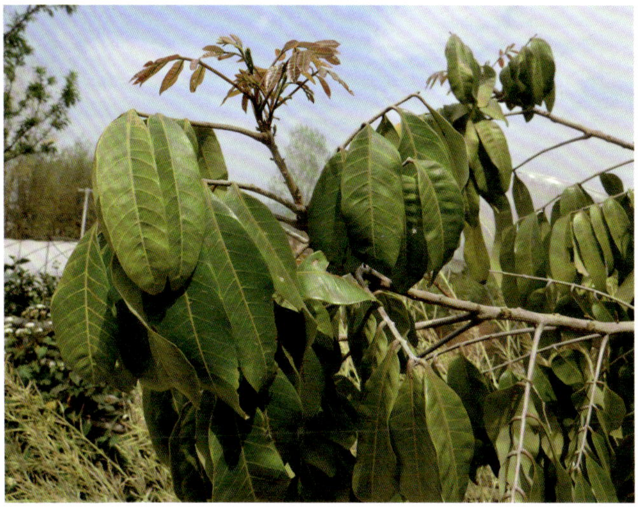

龙眼成熟植株

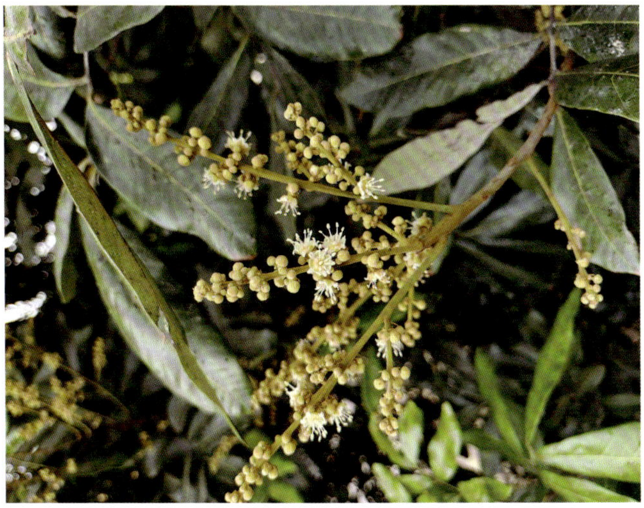

龙眼花枝

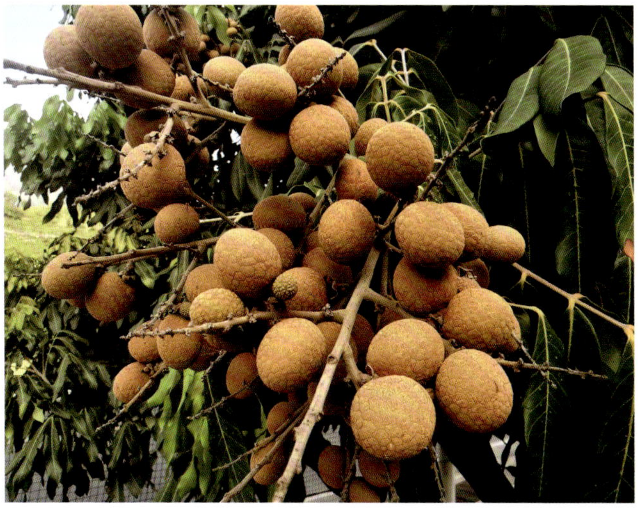

龙眼果枝

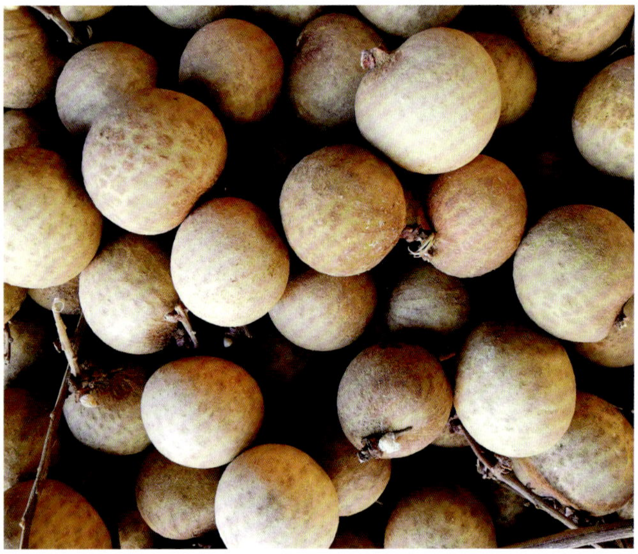

龙眼果实

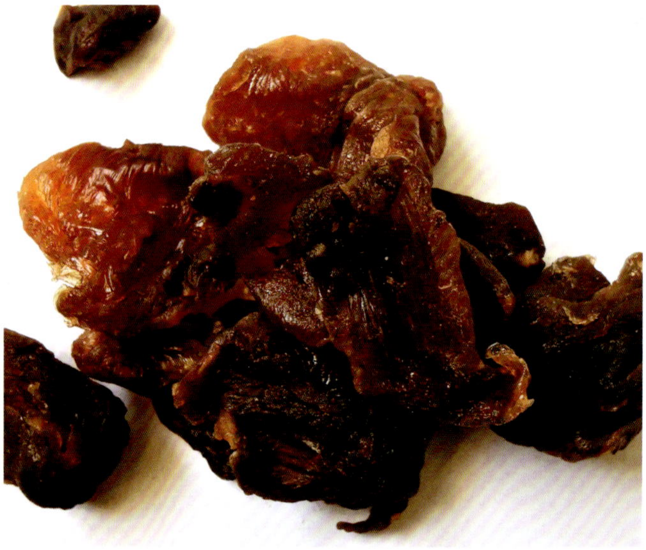

龙眼假种皮

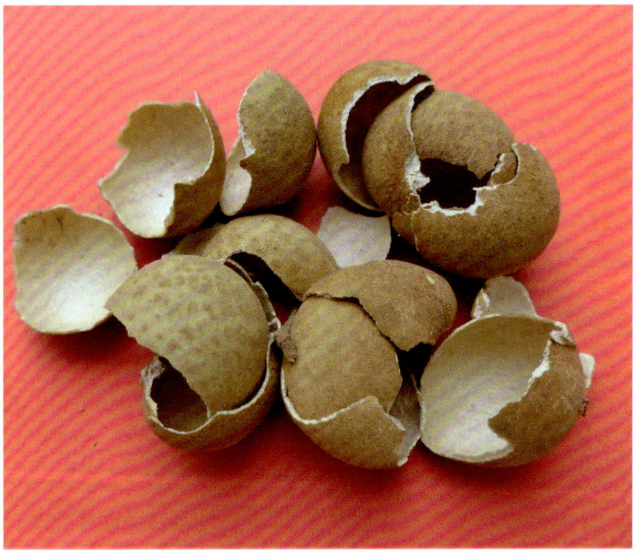

龙眼果壳

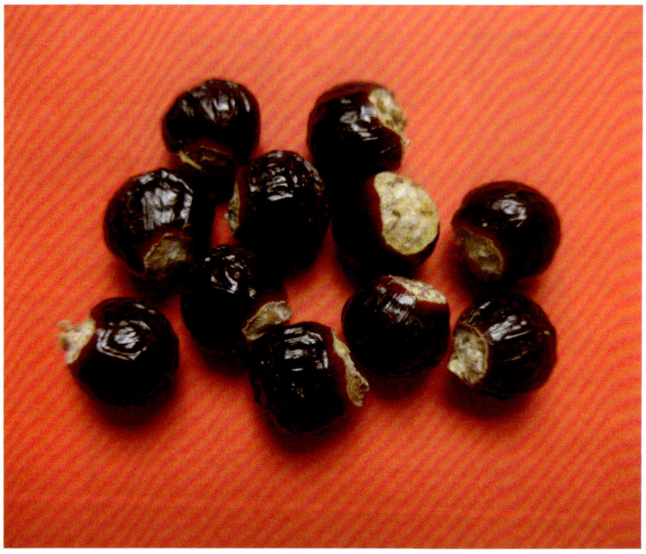

龙眼果核

[illegible] • [illegible]。

[illegible] • [illegible] *Dimocarpus longan* Lour. [illegible]。

[illegible] • [illegible]，[illegible] 10 m [illegible]。[illegible]；[illegible] 15~30 cm，[illegible]；[illegible] 4~5 [illegible]，[illegible] 3 [illegible] 6 [illegible]，[illegible] 5 mm [illegible]；[illegible]。[illegible]，[illegible] 6~15 cm [illegible]，[illegible] 2.5~5 cm [illegible]，[illegible]。[illegible] 2.5 mm [illegible]；[illegible] 5 [illegible]，[illegible]；[illegible] 8 [illegible]。[illegible] 1.2~2.5 cm [illegible]。[illegible] 3~4 [illegible]，[illegible] 7~9 [illegible]。[illegible]。

[illegible] • [illegible]。

[illegible] • [illegible]。

[illegible] • [illegible]。

[illegible] • 9~15 g。

打破碗花花

Dapowanhuahua

HUPEH ANEMONE HERB

〖别名〗湖北秋牡丹、大头翁、山棉花、秋芍药、野棉花。

〖基原〗本品为毛茛科植物打破碗花花 *Anemone hupehensis* Lem. 的根或全草。

〖原植物形态〗多年生草本，高 20 ～ 120 cm。根斜生或垂直生长，长约 10 cm，直径 4 ～ 7 mm。基生叶 3 ～ 5；叶柄长 3 ～ 36 cm，被柔毛，基部有短鞘；三出复叶，有时 1 ～ 2 或全部为单叶，中央小叶较大，柄长 1 ～ 6.5 cm，小叶片卵形或宽卵形，长 4 ～ 11 cm，宽 3 ～ 10 cm，不分裂或 3 ～ 5 浅裂，边缘有粗锯齿，两面被疏糙毛，侧生小叶较小，斜卵形，2 浅裂或不裂，边缘具粗锯齿。花葶直立，疏被柔毛；聚伞花序，二至三回分枝，有较多的花，偶不分枝，有 3 朵花；苞片 3，轮生，叶状，稍不等大，柄长 0.5 ～ 6 cm；花梗长 3 ～ 10 cm，被柔毛；花两性；萼片 5，花瓣状，紫红色，倒卵形，长 2 ～ 3 cm，宽 1.3 ～ 3 cm，外面被短柔毛；花瓣无；雄蕊多数，长约为萼片长的 1/4，花药黄色；心皮甚多，多达 400 余，生于球形花托上，有长柄，被短柔毛。聚合果球形，直径约 1.5 cm；瘦果长约 3.5 mm，有细柄，密被绵毛。花期 7 ～ 9 月，果期 9 ～ 11 月。生于海拔 400 ～ 1 800 m 的低山、丘陵草坡或沟边。

〖炮制〗洗净、切片或段，干燥。

〖性味与归经〗苦、辛，平。小毒。归脾、胃、大肠经。

〖功能与主治〗清热利湿，解毒杀虫，消肿散瘀。主治痢疾，泄泻，疟疾，蛔虫病，疮疖痈肿，瘰疬，跌打损伤，急性黄疸型肝炎。

〖用法与用量〗内服：煎汤，3 ～ 9 g；或研末；或泡酒。外用：适量，煎水洗；或捣敷；或鲜叶捣烂取汁涂。

〖注意〗孕妇慎服，肾炎及肾功能不全者禁服。

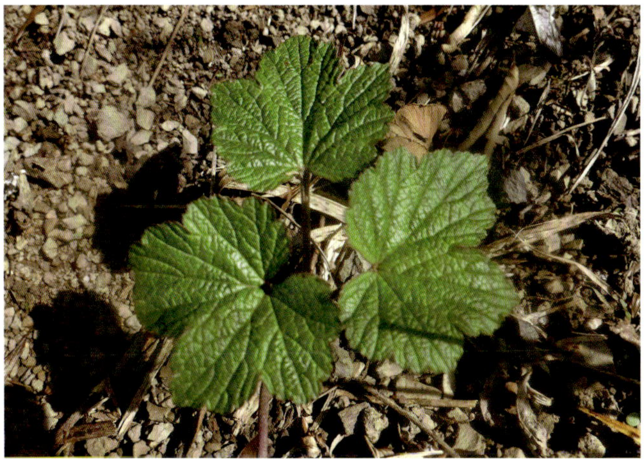

打破碗花花幼株

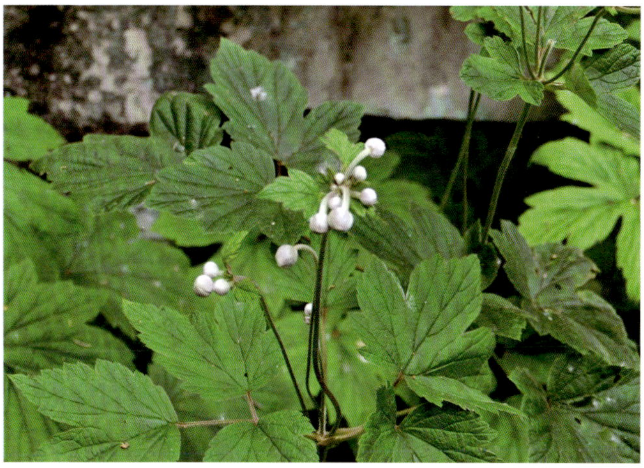

打破碗花花成熟植株

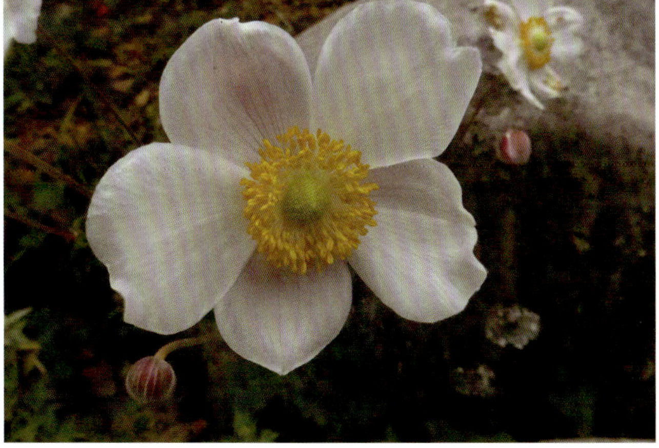

打破碗花花花枝

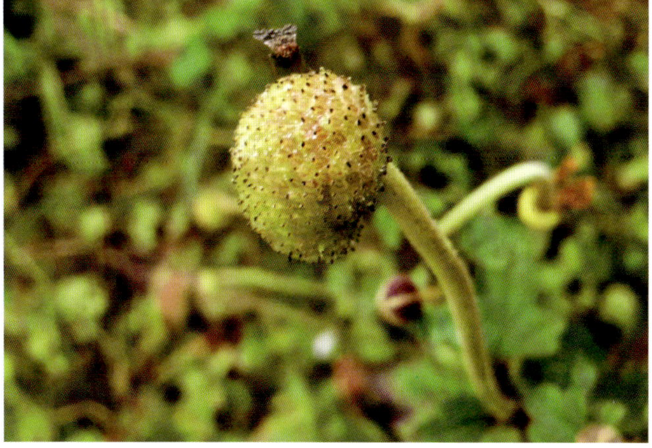

打破碗花花果枝（1）

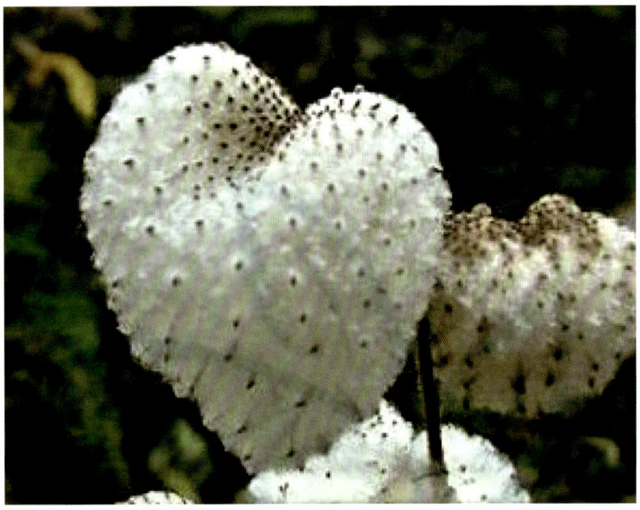

打破碗花花果枝（2）

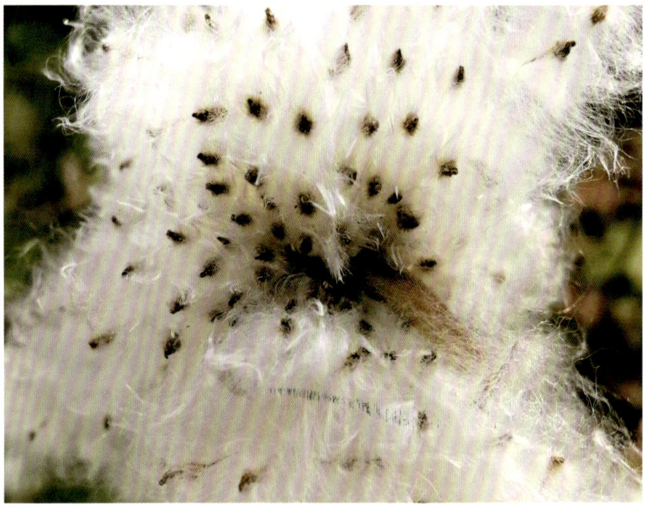

打破碗花花果实

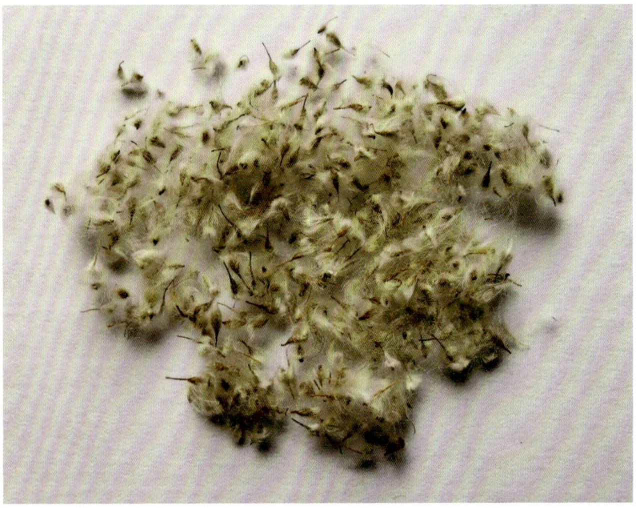

打破碗花花种子

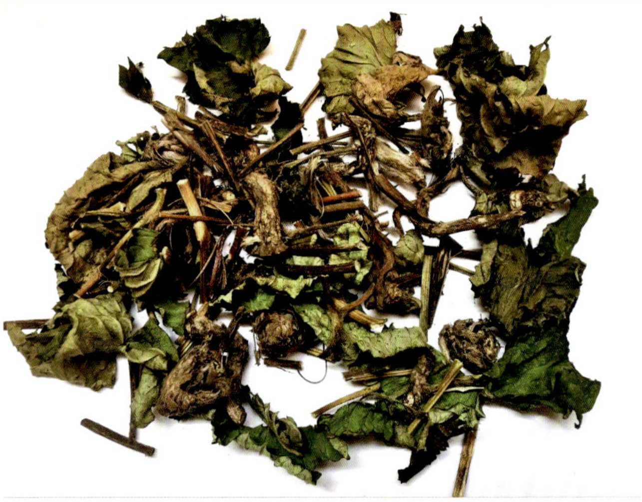

打破碗花花干燥全草

[illegible] • [illegible]。

[illegible] • [illegible] *Anemone hupehensis* Lem. [illegible]。

[illegible] • [illegible] 20~120 cm。[illegible] 10 cm [illegible] 4~7 mm [illegible] 3~5 [illegible] 3~36 cm [illegible] 1~2 [illegible] 1~6.5 cm [illegible] 4~11 cm [illegible] 3~10 cm [illegible] 3~5 [illegible] 2 [illegible] 3 [illegible] 3 [illegible] 0.5~6 cm [illegible] 3~10 cm [illegible] 5 [illegible] 2~3 cm [illegible] 1.3~3 cm [illegible] 1/4 [illegible] 400 [illegible] 1.5 cm [illegible] 3.5 mm [illegible] 7~9 [illegible] 9~11 [illegible] 400~1 800 m [illegible]。

[illegible] • [illegible] 1 m [illegible] 0.5~2 cm [illegible] 5~15 cm [illegible] 1 [illegible] 10~40 cm [illegible] 4~12 cm [illegible] 2.5~12 cm [illegible] 40~80 cm [illegible] 4 mm [illegible] 4~8 cm [illegible] 1~8 cm [illegible]。

[illegible] • [illegible]。

[illegible] • [illegible]。

[illegible] • [illegible]。

[illegible] • [illegible] 3~9 g [illegible]。

[illegible] • [illegible]。

四 两 麻

Siliangma

ANDROSACE HENRYI

〖别名〗破头风、云雾草。

〖基原〗本品为报春花科植物莲叶点地梅 *Androsace henryi* Oliv. 的全草。

〖原植物形态〗多年生草本。根茎粗短；基部具多数纤维状须根。叶基生；叶柄被柔毛，长 7 ～ 14 cm，叶片圆形，直径 3 ～ 7 cm，基部心形，边缘具不整齐圆锯齿，叶脉掌状，两面有纤毛，主脉毛较多。花葶被刚毛，通常 2 ～ 4 枚自叶丛中抽出，高（8 ～）15 ～ 30 cm；伞形花序 12 ～ 40 花；苞片小，线形或线状披针形，长 3 ～ 9 mm，被纤毛；花梗纤细，近等长，长 10 ～ 18 mm，密被小柔毛；花萼漏斗状，5 裂，分裂达中部，裂片三角形或狭卵状三角形，果时几不增大，具明显的 3 ～ 5 脉；花冠 5 裂，裂片倒卵形，先端凹缺，杯状，白色；雄蕊 5，花丝极短，贴生于花冠筒上，花药卵形，先端钝；子房上位，花柱短，不伸出冠筒。蒴果近陀螺形，先端近平截。花期 4 ～ 5 月，果期 5 ～ 6 月。生于山坡疏林下、沟谷水边和石上。

〖炮制〗除去杂质，洗净，干燥。

〖性味与归经〗苦，凉。

〖功能与主治〗清热解毒，利湿止痒。主治肝热头目疼痛，肺热咳嗽，疔疮疖肿，湿疹瘙痒。

〖用法与用量〗内服：煎汤，9 ～ 15 g。外用：适量，煎水洗；或鲜品捣敷。

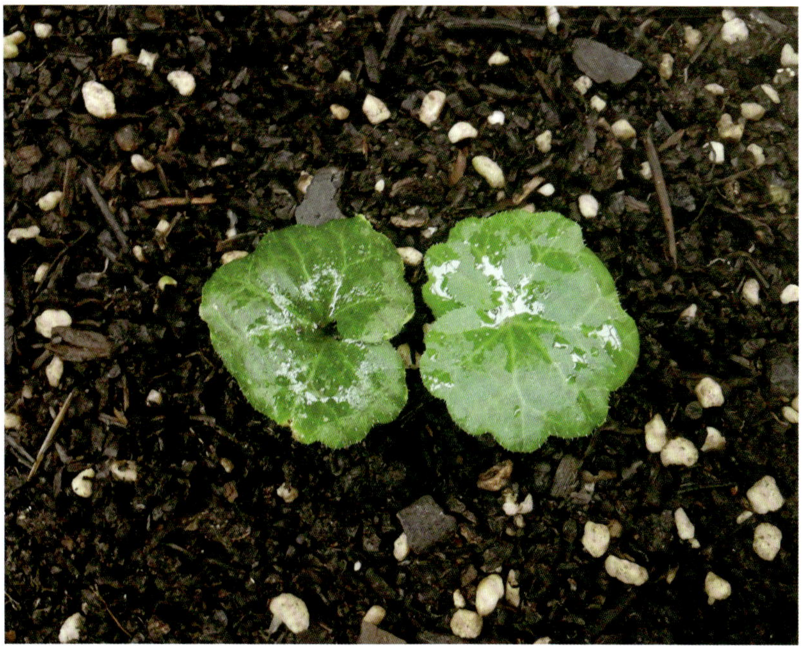

莲叶点地梅幼株

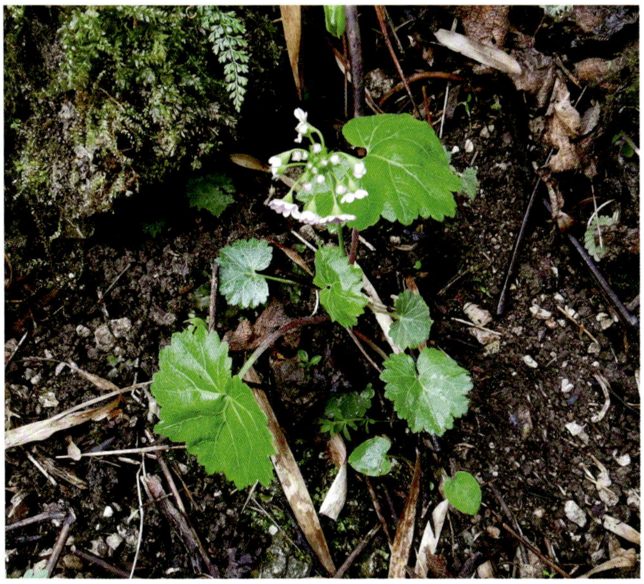

莲叶点地梅成熟植株

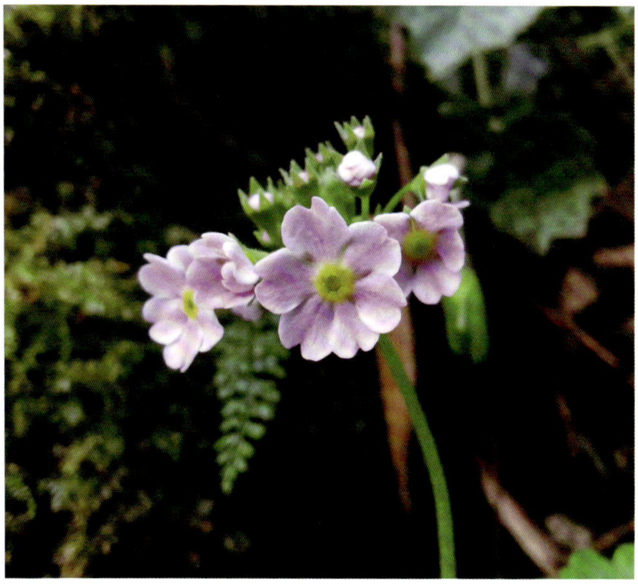

莲叶点地梅花枝

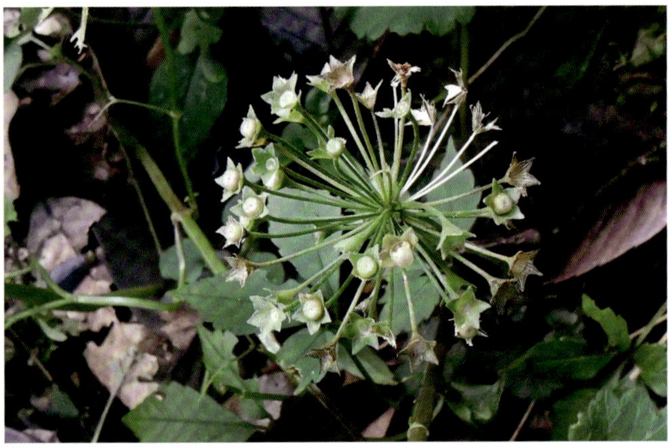

莲叶点地梅果枝

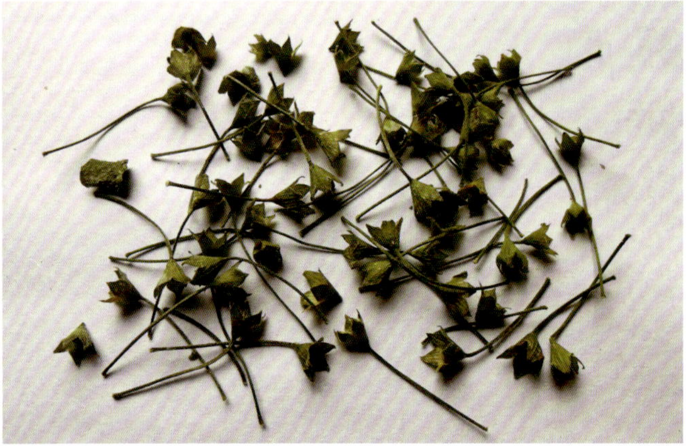

莲叶点地梅果实

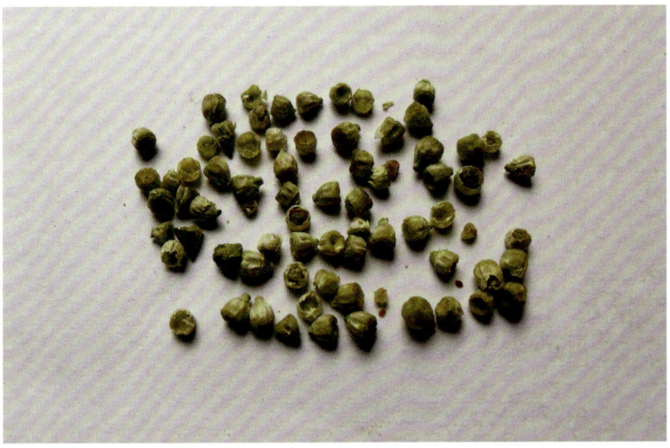

莲叶点地梅种子

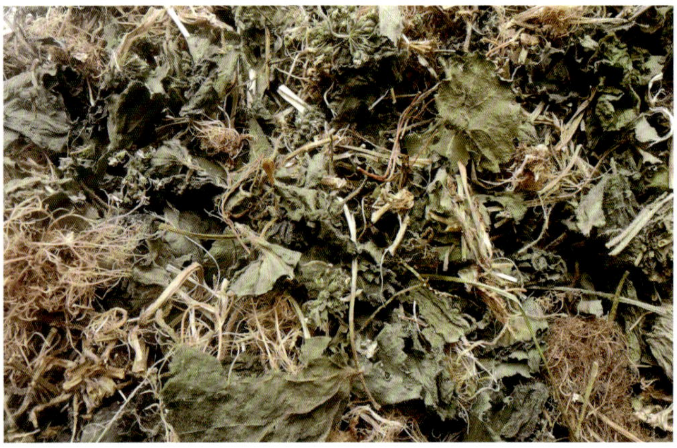

莲叶点地梅干燥全株

[illegible] *Androsace henryi* Oliv. [illegible] 7~14 cm [illegible] 3~7 cm [illegible] 2~4 [illegible] (8~) 15~30 cm; [illegible] 12~40 [illegible] 3~9 mm [illegible] 10~18 mm [illegible] 5 [illegible] 3~5 [illegible] 5 [illegible] 5 [illegible] 4~5 [illegible] 5~6 [illegible] 9~15 g [illegible]

禾　麻

Hema

[illegible]

GIRARDINIA DIVERSIFOLIA

〔别名〕大钱麻、梗麻、掌叶蝎子草、红活麻、大前麻、虎麻、火麻、前麻、钱麻、荨麻。

〔基原〕本品为荨麻科植物大蝎子草 *Girardinia diversifolia*（Link）Friis 的全草及根。

〔原植物形态〕多年生直立草本，高 0.5 ～ 2 m。茎具纵棱，全体伏生粗毛和粗螯毛。单叶互生；叶柄长 6 ～ 12 cm；托叶合生，先端 2 裂，卵状披针形，长 1 ～ 1.2 cm，膜质、淡褐色，早落；叶片宽卵形至扁圆形，长 8 ～ 15 cm，宽 7 ～ 14 cm，先端 3 ～ 5 裂，基部圆形、截形或微心形，边缘有粗大锯齿，表面深绿色密布点状钟乳体，背面淡绿色，两面均伏生粗毛和淡黄色粗螫毛。雌雄同株或异株；花序腋生，穗状；雄花序较雌花序短，位于茎的下部；雌花被片 2 裂，上端被片椭圆形，先端有不明显的 3 齿裂，下端被片线形，外面均伏生粗毛和粗螫毛。瘦果扁圆形，直径约 2 mm，基部为宿存的花被片所抱托，花柱宿存。花期 9 ～ 10 月，果期 10 ～ 11 月。生于海拔 500 ～ 1 400 m 的林下湿地或沟旁草丛中。

〔炮制〕 除去泥沙杂质，润软，切段，干燥，或鲜用。

〔性味与归经〕 苦、辛，凉。小毒。

〔功能与主治〕 祛风除痰，利湿解毒。主治咳嗽痰多，风湿痹痛，跌打疼痛，头痛，皮肤瘙痒，水肿疮毒，蛇咬伤。

〔用法与用量〕 内服：煎汤，9 ～ 15 g；或捣汁饮。外用：适量，煎水熏洗。

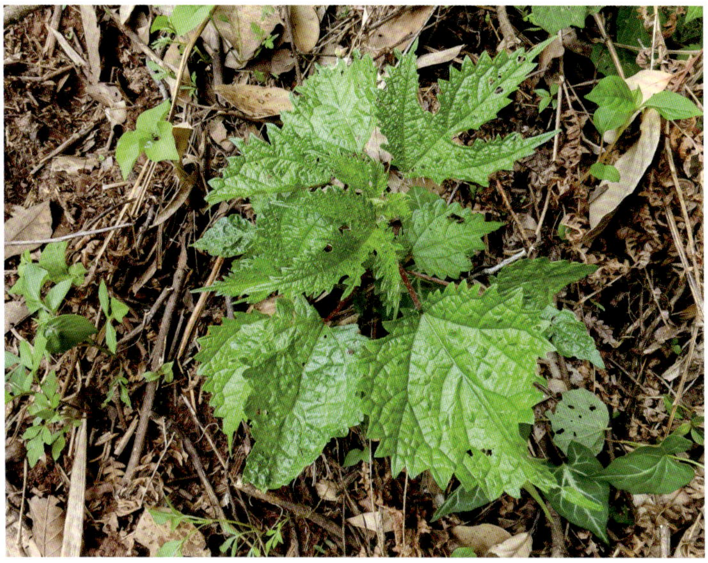

大蝎子草幼株

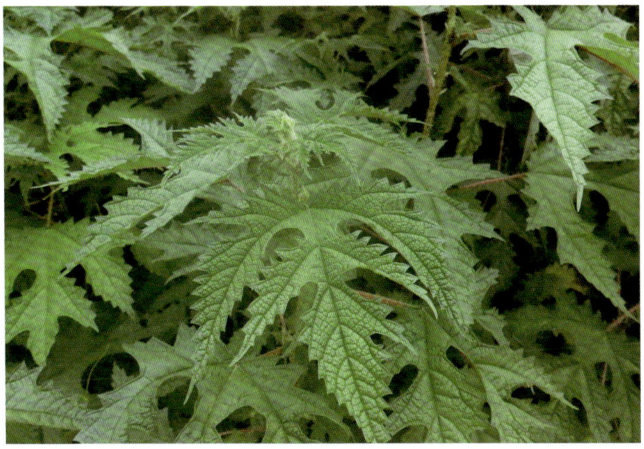

大蝎子草成熟植株

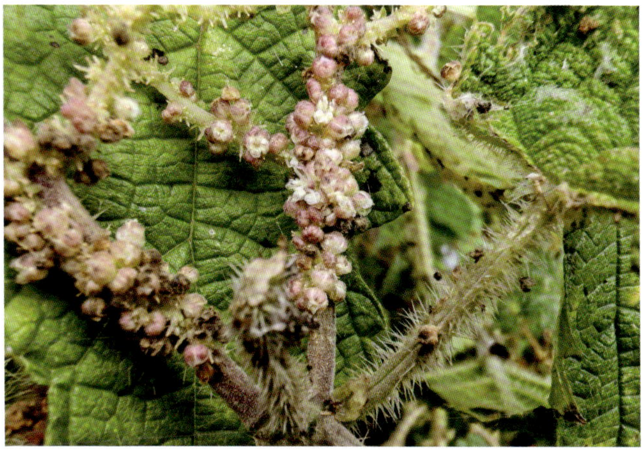

大蝎子草花枝

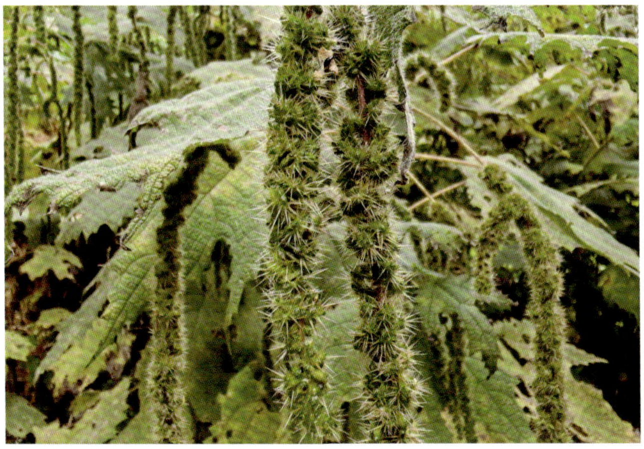

大蝎子草果枝

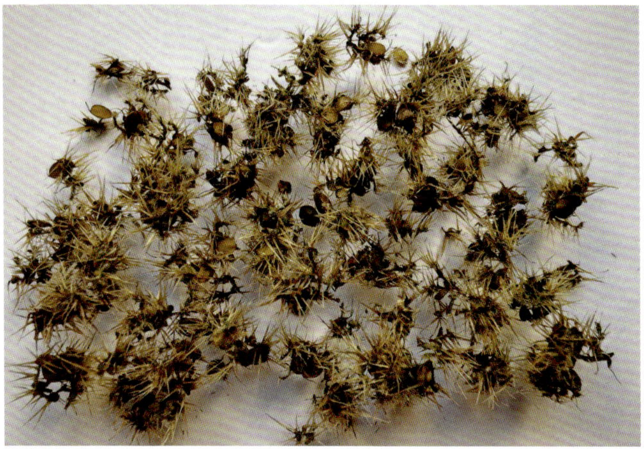

大蝎子草果实

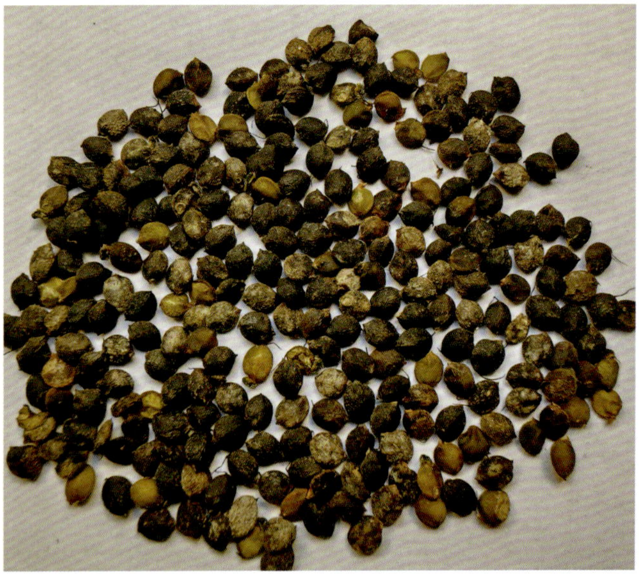

大蝎子草种子

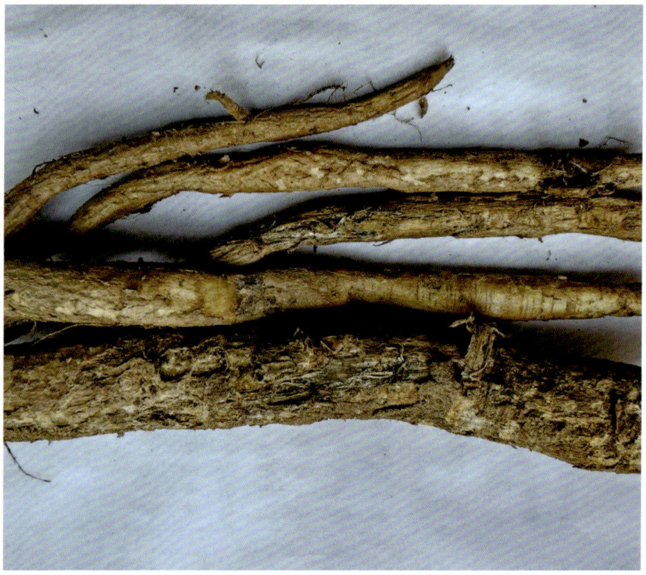

大蝎子草鲜根

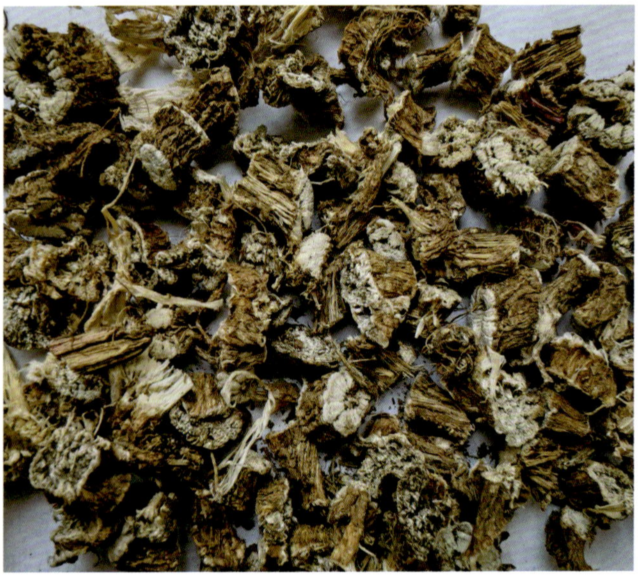

大蝎子草干燥根片

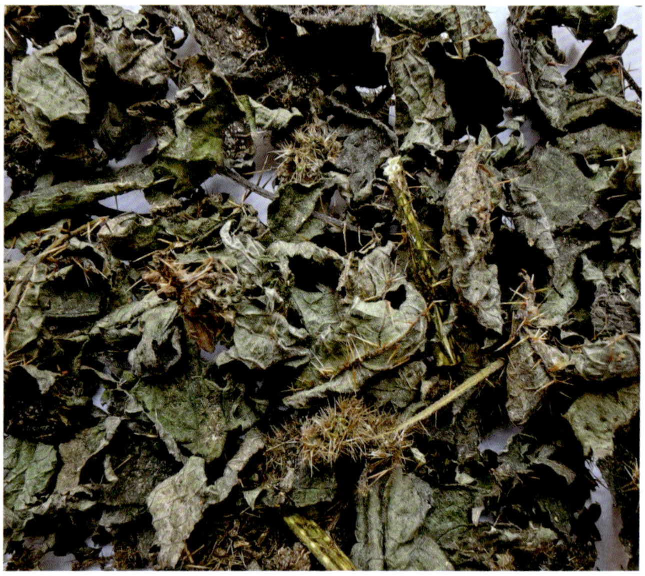

大蝎子草干燥地上部分

[illegible] • [illegible]

[illegible] • [illegible] *Girardinia diversifolia* (Link) Friis. [illegible]

[illegible] • [illegible] 0.5~2 m [illegible] 6~12 cm [illegible] 2 [illegible] 1~1.2 cm [illegible] 8~15 cm [illegible] 7~14 cm [illegible] 3~5 [illegible] 2 [illegible] 3 [illegible] 2 mm [illegible] 9~10 [illegible] 10~11 [illegible] 500~1 400 m [illegible]

[illegible] • [illegible]

[illegible] • [illegible]

[illegible] • [illegible]

[illegible] • [illegible] 9~15 g [illegible]

仙　茅

Xianmao

CURCULIGINIS RHIZOMA

〖别名〗独茅根、茅爪子、婆罗门参、独脚仙茅、蟋龙草、风苔草、冷饭草、小地棕根、地棕根、黄茅参、独脚黄茅、独足绿茅根、独脚丝茅、天棕、山棕、土白芍、平肝薯、盘棕、山兰花、仙茅参、千年棕、山棕皮、尖刀草。

〖基原〗本品为石蒜科植物仙茅 *Curculigo orchioides* Gaertn. 的根茎。

〖原植物形态〗多年生草本。根茎近圆柱状直生，直径约 1 cm，长可达 30 cm，外皮褐色；须根常丛生，内质，具环状横纹，长可达 6 cm；地上茎不明显。叶基生；叶片线形，线状披针形或披针形，长 10 ～ 45 cm，宽 5 ～ 25 mm，先端长渐尖，基部下延成柄，叶脉明显，两面散生疏柔毛或无毛。花茎甚短，长 6 ～ 7 cm，大部分隐藏于鞘状叶柄基部之内，亦被毛；苞片披针形，长 2.5 ～ 5 cm，膜质，具缘毛；总状花序多少呈伞房状，通常具 4 ～ 6 朵花；花黄色，直径约 1 cm，下部花筒线形，上部 6 裂，裂片披针形，长 8 ～ 12 mm，宽 2.5 ～ 3 mm，外轮的背面有时散生长柔毛；雄蕊 6，长约为花被裂片的 1/2，花丝长 1.5 ～ 2.5 mm，花药长 2 ～ 4 mm；柱头 3 裂，分裂部分较花柱为长，子房狭长，先端具长喙，连喙长达 7.5 mm，被疏毛。浆果近纺锤状，长 1.2 ～ 1.5 cm，宽约 6 mm，先端有长喙。种子亮黑色，表面具纵凸纹，有喙。花果期 4 ～ 9 月。生于海拔 1 600 m 以下的林下草地或荒坡上。

〖炮制〗除去杂质，洗净，切段，干燥。

〖性味与归经〗辛，热。有毒。归肾、肝、脾经。

〖功能与主治〗补肾阳，强筋骨，祛寒湿。主治阳痿精冷，筋骨痿软，腰膝冷痛，阳虚冷泻。

〖用法与用量〗内服：煎汤，3 ～ 10 g。

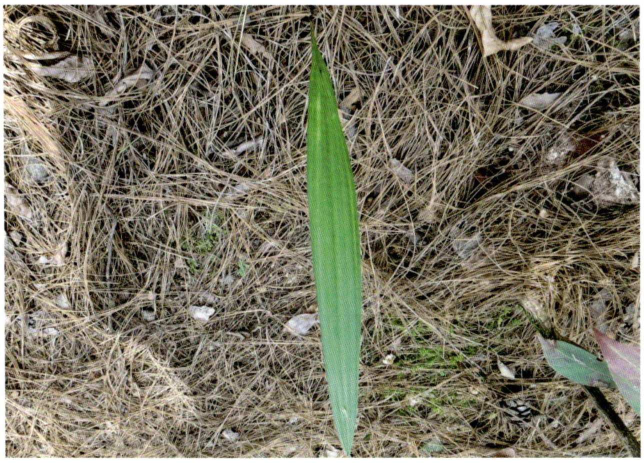

仙茅幼枝

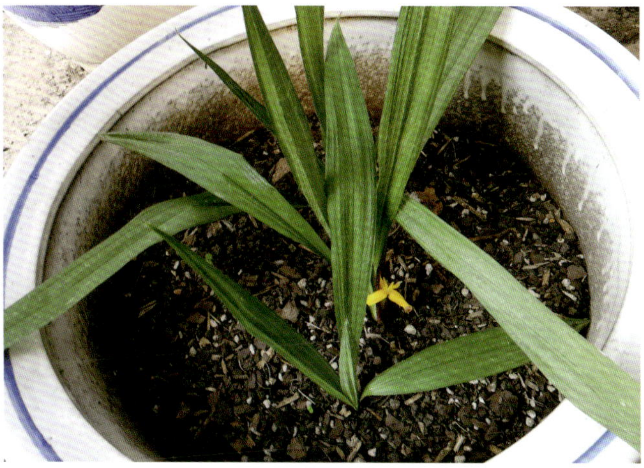

仙茅成熟植株

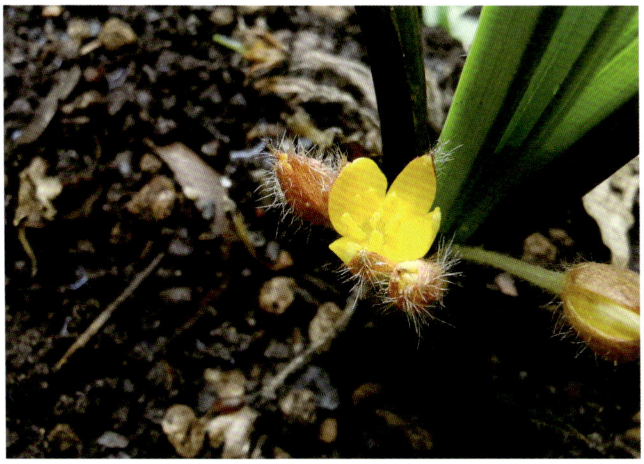

仙茅花枝

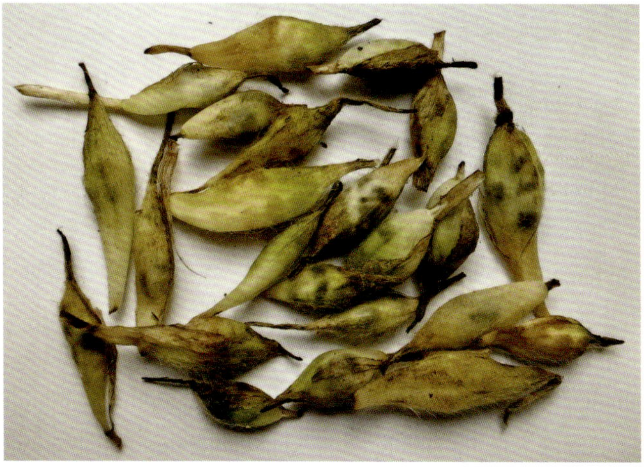

仙茅果实（鲜）

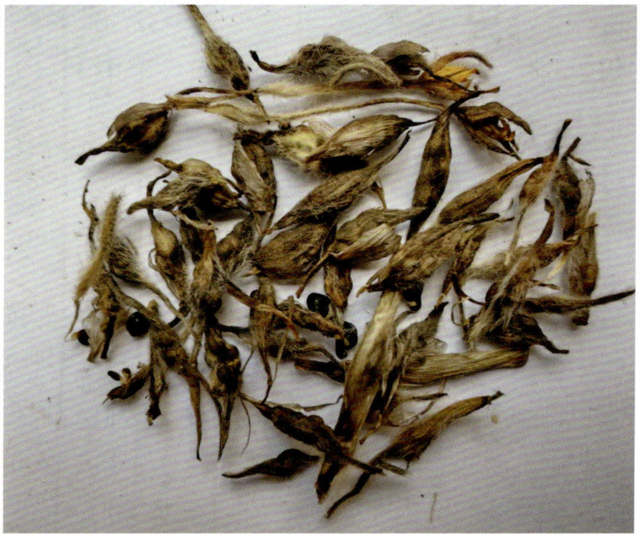

仙茅果实

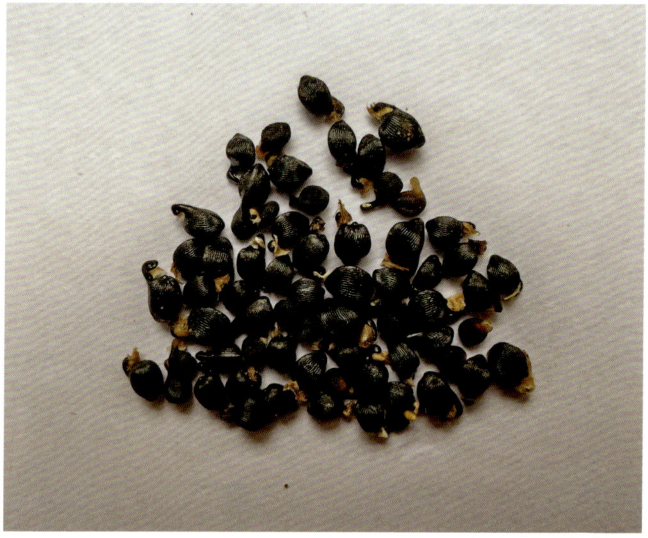

仙茅种子

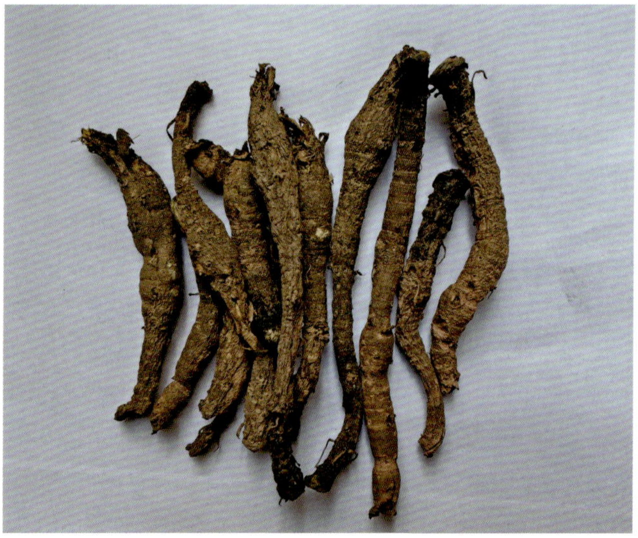

仙茅干燥根

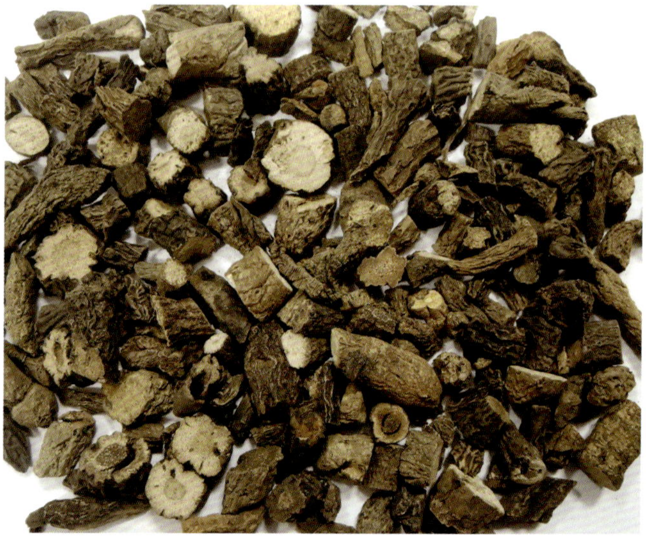

仙茅干燥根片

[illegible] • [illegible]

[illegible] • [illegible] *Curculigo orchioides* Gaertn. [illegible]

[illegible] • [illegible] 1 cm [illegible] 30 cm [illegible] 6 cm [illegible] 10~45 cm [illegible] 5~25 mm [illegible] 6~7 cm [illegible] 2.5~5 cm [illegible] 4~6 [illegible] 1 cm [illegible] 6 [illegible] 8~12 mm [illegible] 2.5~3 mm [illegible] 6 [illegible] 1/2 [illegible] 1.5~2.5 mm [illegible] 2~4 mm [illegible] 3 [illegible] 7.5 mm [illegible] 1.2~1.5 cm [illegible] 6 mm [illegible] 4~9 [illegible] 1 600 m [illegible]

[illegible] • [illegible]

[illegible] • [illegible]

[illegible] • [illegible]

[illegible] • 3~10 g。

白　芷

Baizhi

ANGELICAE DAHURICAE RADIX

〖别名〗芷、芳香、苻蓠、泽芬、白茝、香白芷。

〖基原〗本品为伞形科植物杭白芷 *Angelica dahurica* var. *formosana* (Boiss.) Shan et Yuan 的根。

〖原植物形态〗多年生高大草本，高 1 ～ 1.5 m。根长圆锥形，上部近方形，表面灰棕色，有多数较大的皮孔样横向突起，略排列成数纵行，质硬，较重，断面白色，粉性大。茎及叶鞘多为黄绿色。基生叶一回羽状分裂，有长柄，叶柄下部有管状抱茎、边缘膜质的叶鞘；茎上部叶二至三回羽状分裂，叶片轮廓为卵形至三角形，长 15 ～ 30 cm，宽 10 ～ 25 cm，叶柄下部为囊状膨大的膜质叶鞘，无毛或稀有毛，常带紫色；末回裂片长圆形，卵形或线状披针形，多无柄，长 2.5 ～ 6 cm，宽 1 ～ 2.5 cm，急尖，边缘有不规则的白色软骨质粗锯齿，具短尖头，基部两则常不等大，沿叶轴下延成翅状；花序下方的叶简化成无叶的、显著膨大的囊状叶鞘，外面无毛。复伞形花序顶生或腋生，直径 10 ～ 30 cm，花序梗长 5 ～ 20 cm，花序梗、伞辐和花柄均有短糙毛；伞辐 18 ～ 40；总苞片 1 ～ 2，通常缺；小总苞片 5 ～ 10 枚，线状披针形，膜质；花白色；花瓣倒卵形，先端内曲成凹头状；花柱比短圆锥状的花柱基长 2 倍。果实长圆形至卵圆形，黄棕色，有时带紫色，长 4 ～ 7 mm，宽 4 ～ 6 mm，无毛，背棱扁，厚而钝圆，远较棱槽宽，侧棱翅状，较果体狭，棱槽中有油管 1，合生面有油管 2。花期 7 ～ 8 月，果期 8 ～ 9 月。多栽培。

〖炮制〗除去杂质，大小分开，略浸，润透，切厚片，干燥。

〖性味与归经〗辛，温。归胃、大肠、肺经。

〖功能与主治〗解表散寒，祛风止痛，宣通鼻窍，燥湿止带，消肿排脓。主治感冒头痛，眉棱骨痛，鼻塞流涕，鼻鼽，鼻渊，牙痛，带下，疮疡肿痛。

〖用法与用量〗内服：煎汤，3 ～ 10 g。

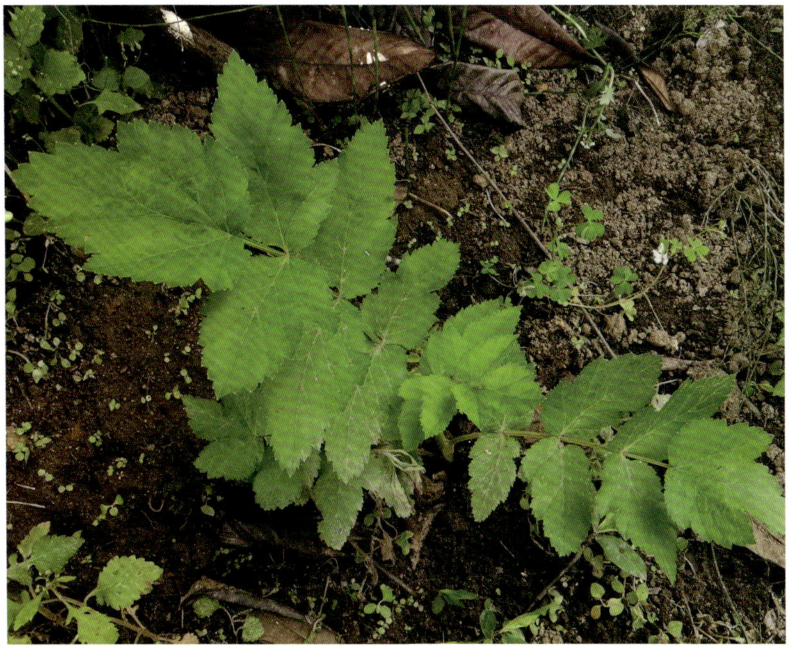

杭白芷幼株

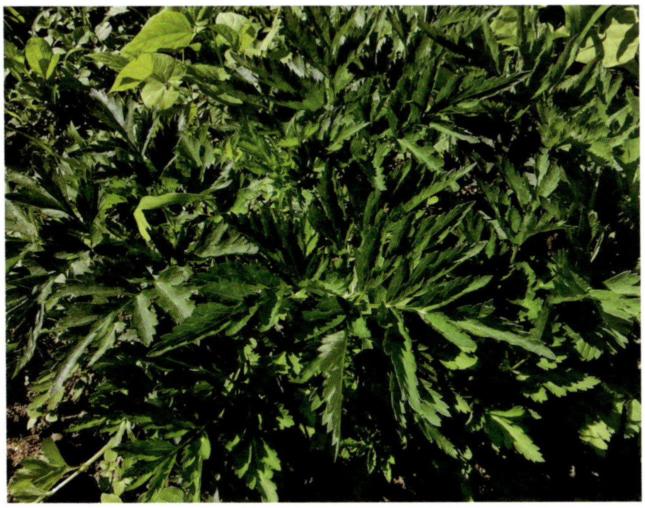

杭白芷成熟植株

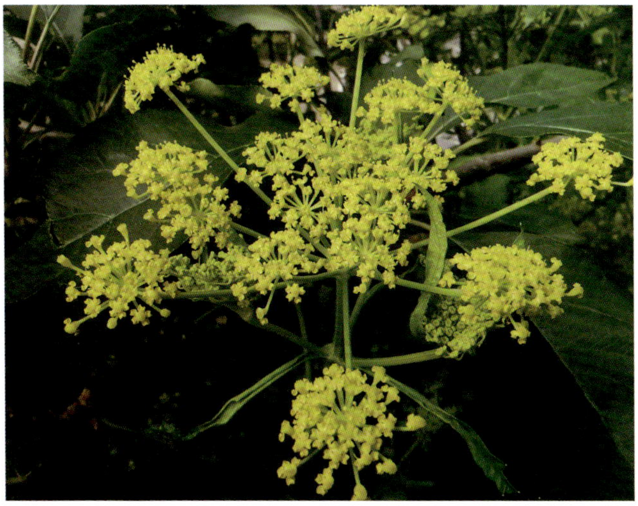

杭白芷花枝

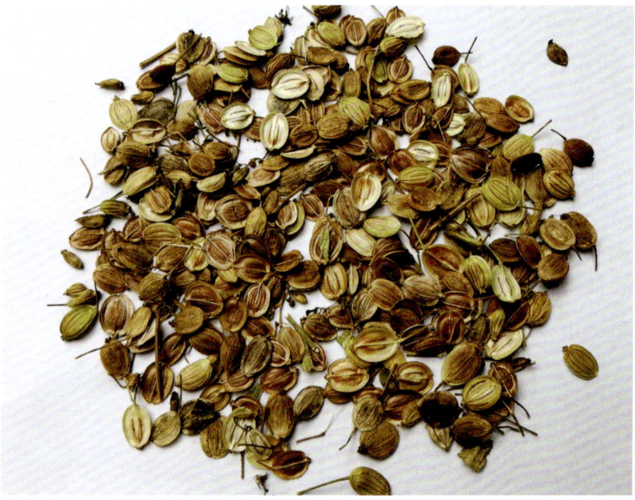

杭白芷果实

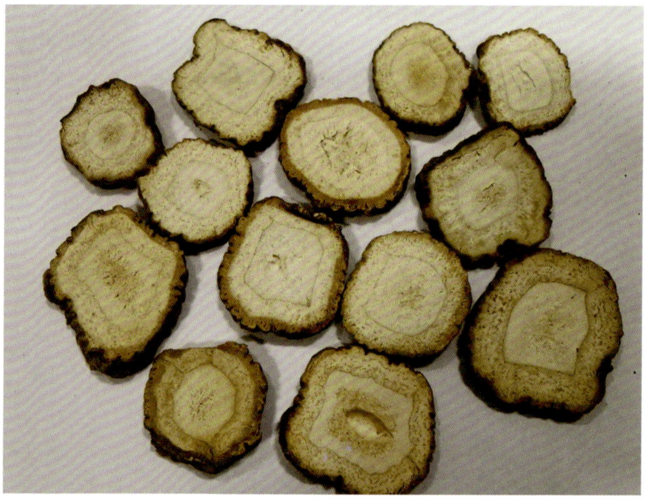

杭白芷干燥根片

[illegible] • [illegible]。

[illegible] • [illegible]*Angelica dahurica* var. *formosana*（Boiss.）Shan et Yuan[illegible]。

[illegible] • [illegible]1~1.5 m。[illegible]15~30 cm[illegible]10~25 cm[illegible]2.5~6 cm[illegible]1~2.5 cm[illegible]10~30 cm[illegible]5~20 cm[illegible]18~40[illegible]1~2[illegible]5~10[illegible]2[illegible]4~7 mm[illegible]4~6 mm[illegible]1[illegible]2[illegible]7~8[illegible]8~9[illegible]。

[illegible] • [illegible]。

[illegible] • [illegible]。

[illegible] • [illegible]。

[illegible] • [illegible]，3~10 g。

白花辟汉草

Baihuabibihancao

[illegible]

MELILOTUS ALBUS DESR

〔**别名**〕金花草、白甜车轴草、白草木樨。

〔**基原**〕本品为豆科植物白香草木樨 *Melilotus albus* Desr. 的全株。

〔**原植物形态**〕二年生草本，高 1 ～ 4 m。茎直立，全株有香气。三出复叶；托叶狭三角形，先端尖锐呈尾状，基部宽，长可达 8 mm。叶片椭圆形或披针状椭圆形，长 2 ～ 3.5 cm，宽 0.5 ～ 1.2 cm，先端截形微凹，基部近圆形，边缘具细齿，两面无毛。花成细长的总状花序，腋生；萼钟状，有微柔毛，萼齿三角形，与萼筒等长；花冠蝶形，白色，旗瓣较翼瓣稍长；雄蕊 10，二体；子房花柱向内弯曲。荚果短，卵球形，灰棕色，有凸起网脉，无毛，有种子 1 ～ 2 颗，种子褐黄色，肾形，有香气。花期 5 ～ 6 月，果期 6 ～ 8 月。生于山坡路旁灌木丛中或草坡。

〔**炮制**〕除去杂质，切段，干燥。

〔**性味与归经**〕苦、辛，凉。归肝、膀胱经。

〔**功能与主治**〕清热解毒，和胃化湿。主治暑热胸闷，头痛，口臭，疟疾，痢疾，淋病，皮肤疮疡。

〔**用法与用量**〕内服：煎汤，9 ～ 15 g。外用：适量，捣敷；或煎汤洗。

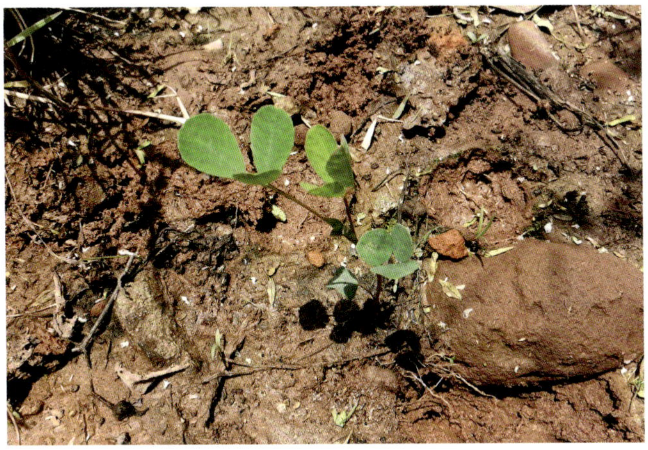

白香草木樨幼株

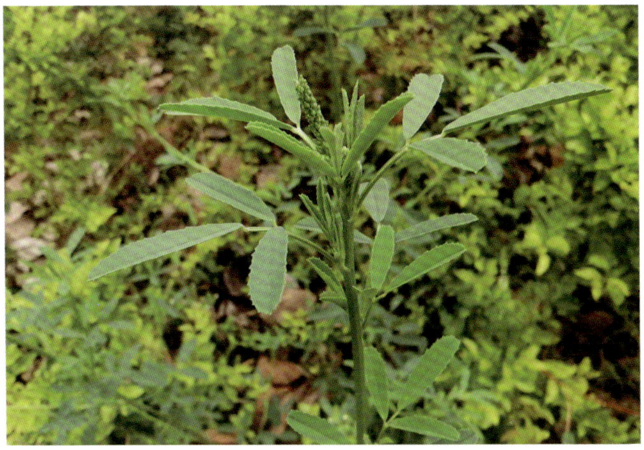

白香草木樨成熟植株

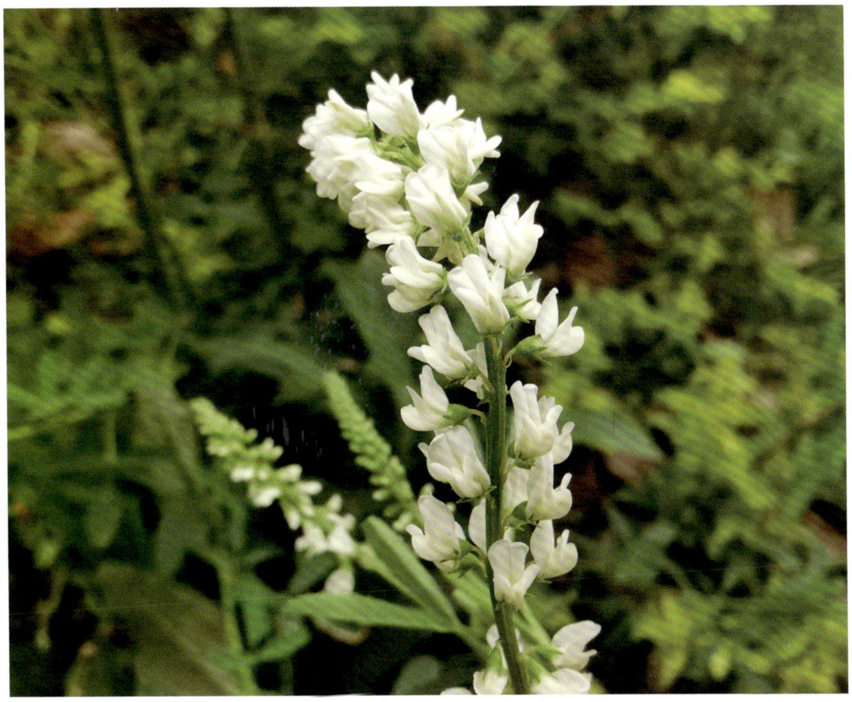

白香草木樨花枝

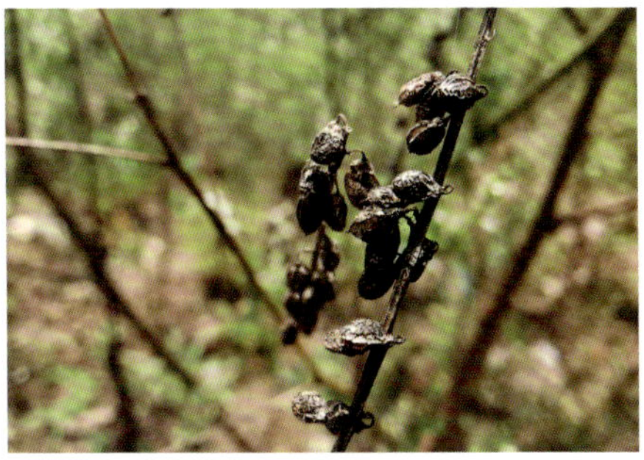

白香草木樨果枝

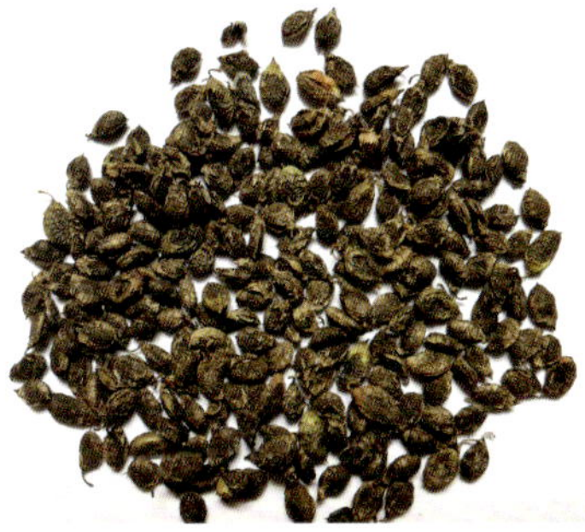

白香草木樨果实

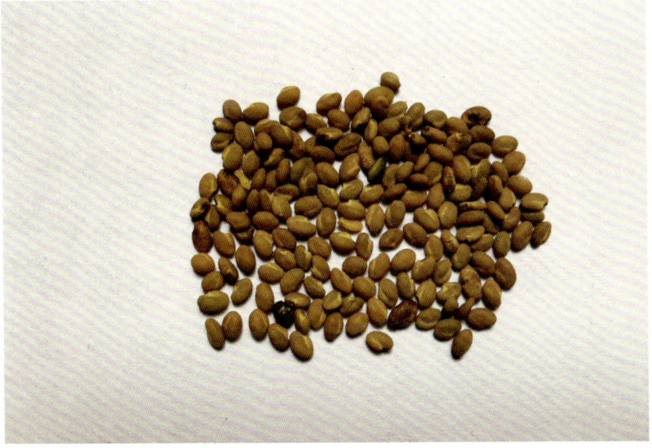

白香草木樨种子

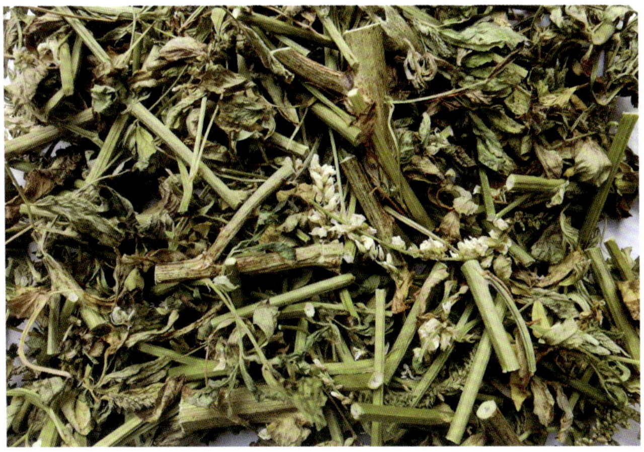

白香草木樨干燥全草

[illegible] · [illegible]
[illegible] · [illegible] *Melilotus albus* Desr. [illegible]
[illegible] · [illegible] 1~4 m [illegible] 8 mm [illegible] 2~3.5 cm [illegible] 0.5~1.2 cm [illegible]

[illegible] 10 [illegible] 1~2 [illegible] 5~6 [illegible] 6~8 [illegible]
[illegible] · [illegible]
[illegible] · [illegible]
[illegible] · [illegible]
[illegible] · [illegible] 9~15 g。[illegible]

白刺花根

Baicihuagen

[illegible]

ROOT OF VETCHLEAF SOPHORA

〖别名〗白花刺、苦刺花、狼牙刺、苦刺、苦刺枝、白刻刺、铁马胡稍。

〖基原〗本品为豆科植物白刺花 *Sophora davidii*（Franch.）Kom. ex Pavol. 的根。

〖原植物形态〗灌木，高 1 ～ 2.5 m。树皮灰褐色，多疣状突起，枝条棕色，近于无毛，具锐刺。奇数羽状复叶，互生，长 4 ～ 6 cm；小叶 11 ～ 21 枚，椭圆形或长卵形，长 5 ～ 8 mm，宽 4 ～ 5 mm，先端圆，微凹而具小尖，基部近圆形，全缘，两面疏被白色平伏的短柔毛。总状花序生于小枝顶端；花疏生而下弯，6 ～ 12 朵，白色或蓝白色，有短花梗；萼钟状，5 浅裂，紫蓝色，密生短柔毛；花冠蝶形，旗瓣匙形，反曲，龙骨瓣 2 瓣分离，基部有锐耳；雄蕊 10，离生；心皮纤细，有毛。荚果细长，串珠状，有长喙，密生白色柔毛。种子 1 ～ 7 颗，椭圆形。花期 3 ～ 5 月，果期 6 ～ 8 月。生于山坡路旁灌木丛中或草坡。

〖炮制〗除去杂质，洗净，切片，干燥。

〖性味与归经〗苦，凉。

〖功能与主治〗清热利咽，凉血消肿。主治咽喉肿痛，肺热咳嗽，肝炎，痢疾，淋证，水肿，衄血，便血，血尿。

〖用法与用量〗内服：煎汤，9 ～ 15 g。外用：适量，捣敷。

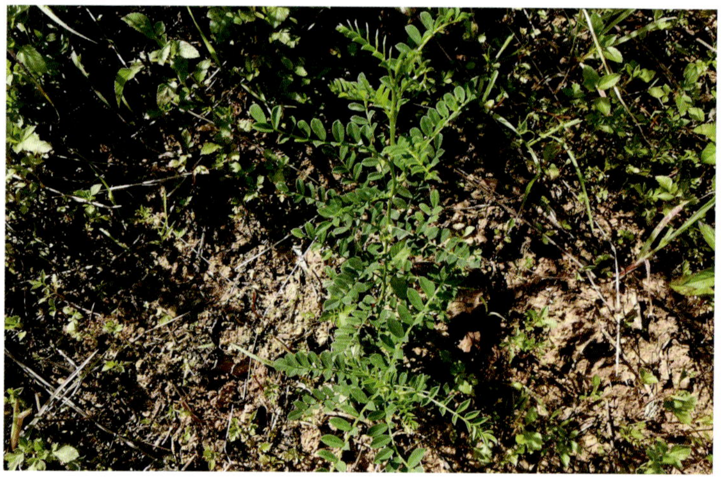

白刺花幼株

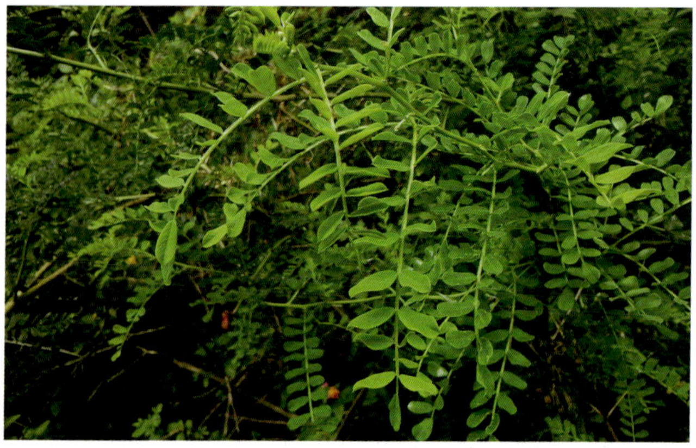

白刺花成熟植株

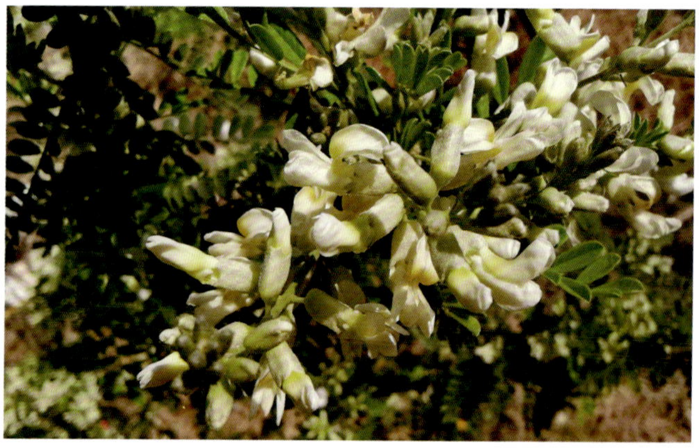

白刺花花枝

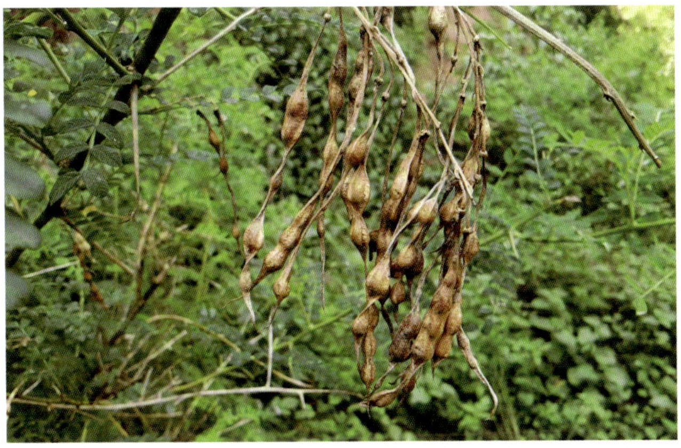

白刺花果枝

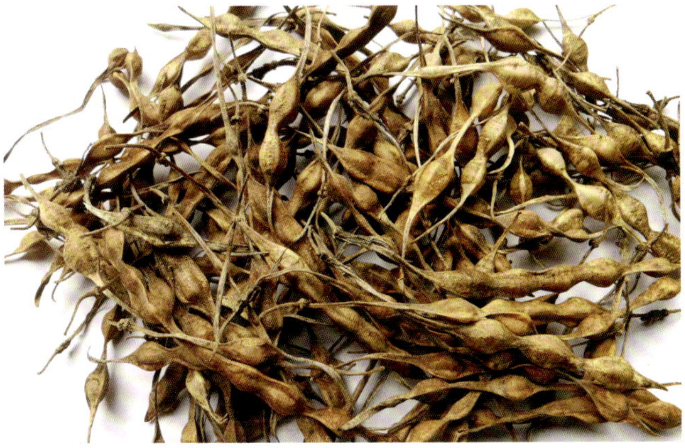

白刺花果实

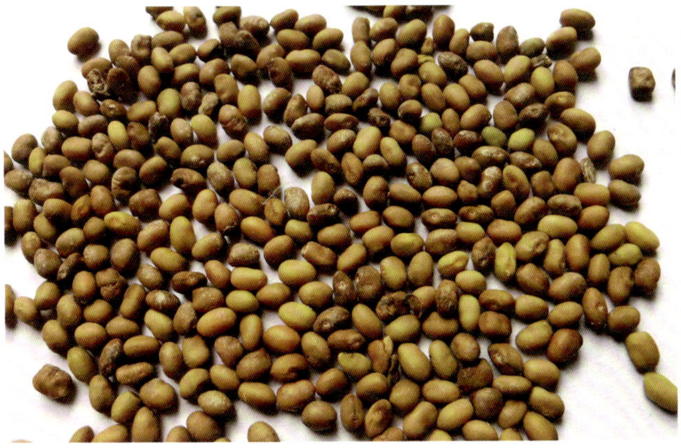

白刺花种子

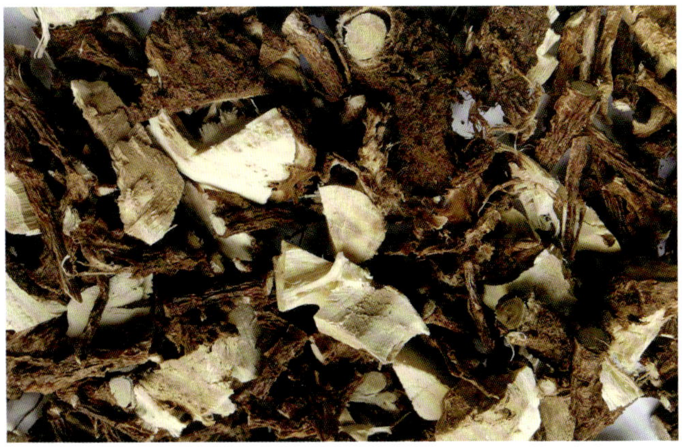

白刺花干燥根片

[illegible]

[illegible] *Sophora davidii* (Franch.) Kom. ex Pavol. [illegible]

[illegible] 1~2.5 m [illegible] 4~6 cm [illegible] 11~21 [illegible] 5~8 mm [illegible] 4~5 mm [illegible] 6~12 [illegible] 5 [illegible] 2 [illegible] 10 [illegible] 1~7 [illegible] 3~5 [illegible] 6~8 [illegible]

[illegible]

[illegible]

[illegible]

[illegible] 9~15 g。[illegible]

白背枫

Baibeifeng

[illegible]

BUDDLEJA ASIATICA LOUR

〖别名〗白鱼尾、溪桃、野桃、杨波叶、蒲羌癀、白波越子、白花醉鱼草、白鱼鲘、山苦桃、白鸡公尾、白背叶、尖尾枫、黄合叶、王记叶、单叶埔姜、独叶埔姜、白花洋泡、七里香、贼侧草、羊耳朵、瘴气花。

〖基原〗本品为醉鱼草科植物亚洲醉鱼草 *Buddleja asiatica* Lour. 的根、茎叶。

〖原植物形态〗直立灌木或小乔木,高 1 ~ 8 m。幼茎略呈四棱形,上部分枝,被灰白色柔毛。单叶对生;有短柄;叶片卵状披针形,长 5 ~ 12 cm,宽 1.2 ~ 4 cm,先端渐尖,基部楔形,全缘或疏生小锯齿,上面绿色,背面灰白色，密被柔毛。穗状花序顶生或近顶腋生，成圆锥花丛；花小，淡紫蓝色或白色；萼钟状，4裂；花冠管状，先端4裂；雄蕊4；柱头2裂；子房2室。蒴果椭圆形，长约6 mm，萼宿存。种子小。花期1～10月，果期3～12月。生于村边、溪旁或山坡灌丛中。

〔**炮制**〕除去杂质，根、茎，切片，干燥；叶，鲜用或干燥。

〔**性味与归经**〕苦、微辛，温。小毒。

〔**功能与主治**〕祛风化湿，行气活血。主治头风痛，风湿痹痛，胃脘痛，腹胀，痢疾，跌打骨折，无名肿毒，湿疹，皮肤瘙痒。

〔**用法与用量**〕内服：煎汤，9～15 g，鲜品30～60 g。外用：适量，捣敷；或煎水洗。

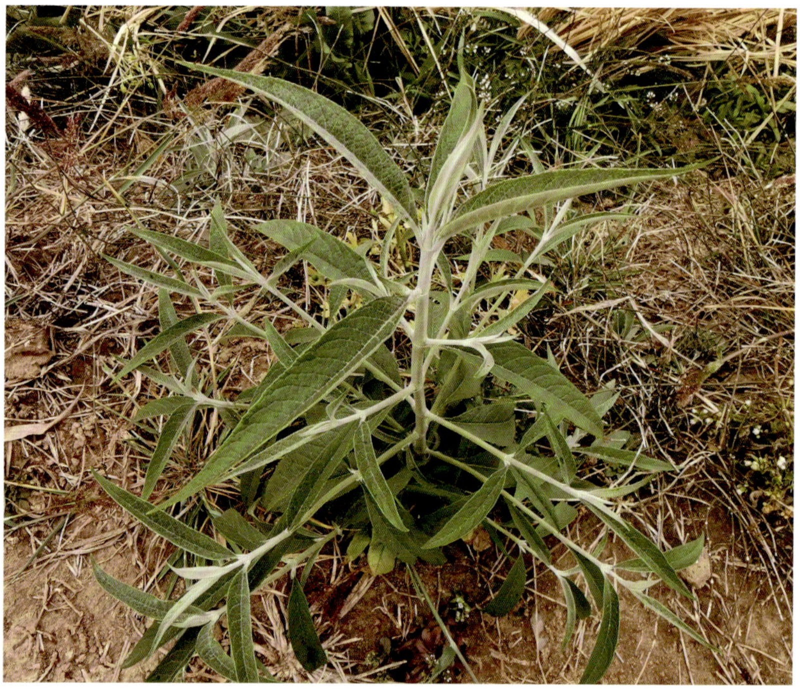

亚洲醉鱼草幼株

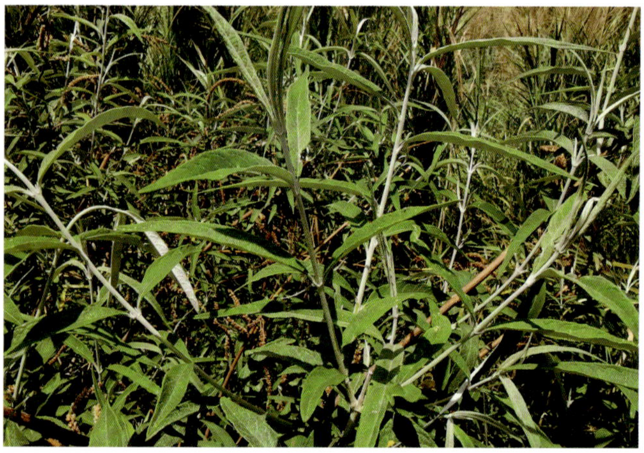

亚洲醉鱼草成熟植株

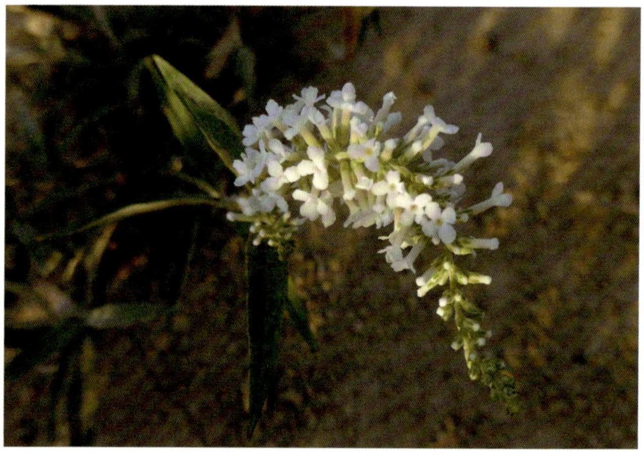

亚洲醉鱼草花枝

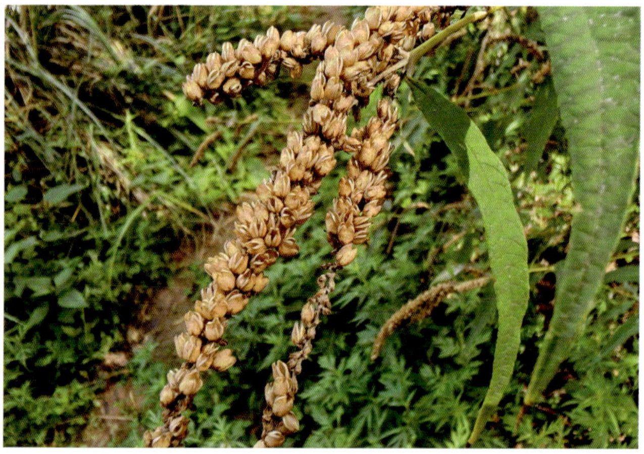

亚洲醉鱼草果枝

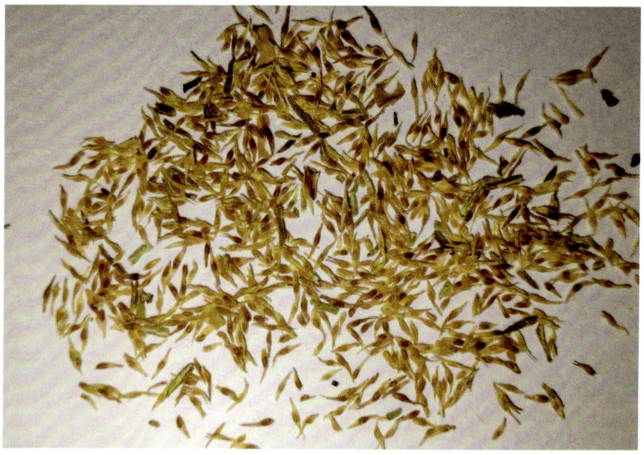

亚洲醉鱼草种子

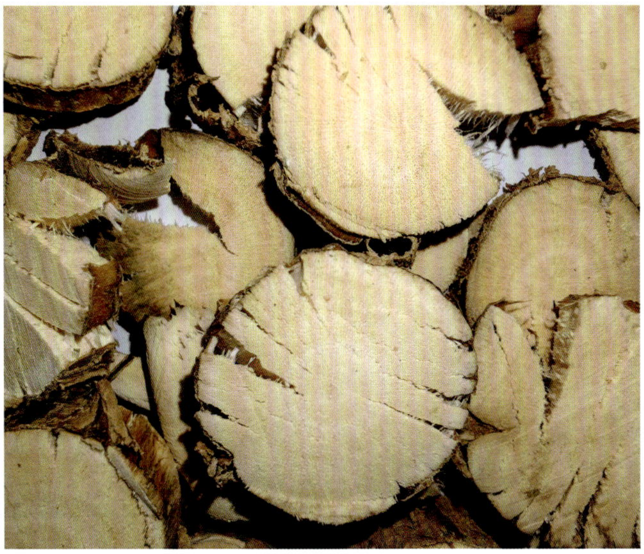

亚洲醉鱼草干燥根片

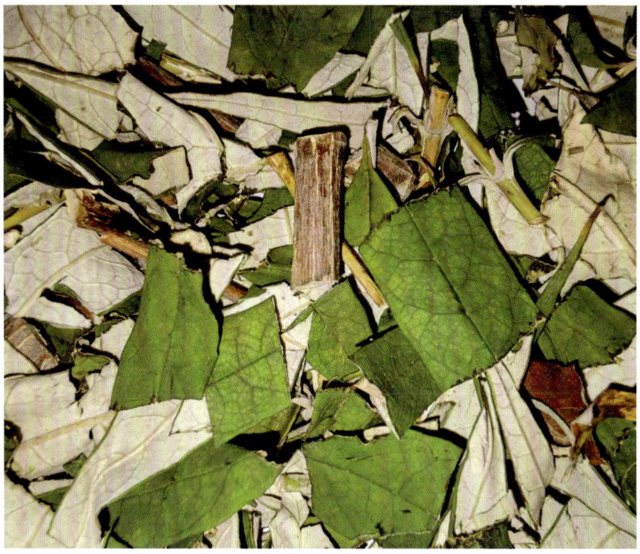

亚洲醉鱼草干燥枝叶

[illegible] *Buddleja asiatica* Lour. [illegible] 1~8 m [illegible] 5~12 cm [illegible] 1.2~4 cm [illegible] 4 [illegible] 4 [illegible] 2 [illegible] 2 [illegible] 6 mm [illegible] 1~10 [illegible] 3~12 [illegible] 9~15 g [illegible] 30~60 g [illegible]

白 兰 花

Bailanhua

[illegible]

MICHELIA ALBA

〔别名〕 白缅花、白木兰、黄桷兰、缅桂花。

〔基原〕 本品为木兰科植物白兰 *Michelia alba* DC.的花。

〔原植物形态〕 乔木，高 10 ～ 20 m，在较寒冷地区常呈灌木状，高仅 1 ～ 2 m。树皮灰色，幼枝密被淡黄白色柔毛，后渐脱落。叶互生；叶柄长 1.5 ～ 2 cm；托叶痕为叶柄的三分之一或四分之一；叶薄革质；叶片长圆形或披针状椭圆形，长 10 ～ 27 cm，宽 4 ～ 9.5 cm，先端长渐失或尾状渐尖，基部楔形，两面无毛或下面疏生微柔毛。花白色，清香，单生于叶腋；花被 10 片以上，长约 3 cm；雄蕊多数，花丝扁平，药隔顶端伸出成长尖头；雄蕊群有柄，长约 4 mm，心皮多数，通常部分心皮不发育，形成疏生的聚合果。花期 4 ～ 9 月，夏季盛开，少见结实。生于温暖湿润气候和肥沃疏松的土壤。各县市均有栽培。

〔炮制〕 除去杂质，干燥。

〔性味与归经〕 苦、辛，微温。

〔功能与主治〕 化湿，行气，止咳。主治胸闷腹胀，中暑，咳嗽，前列腺炎，带下。

〔用法与用量〕 内服：煎汤，6 ～ 9 g。

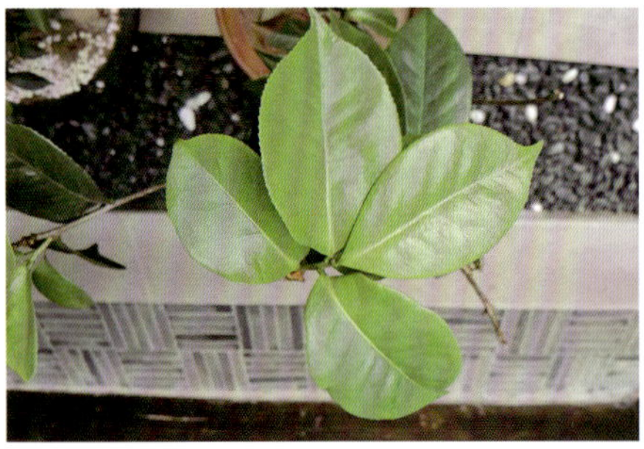

白兰幼株

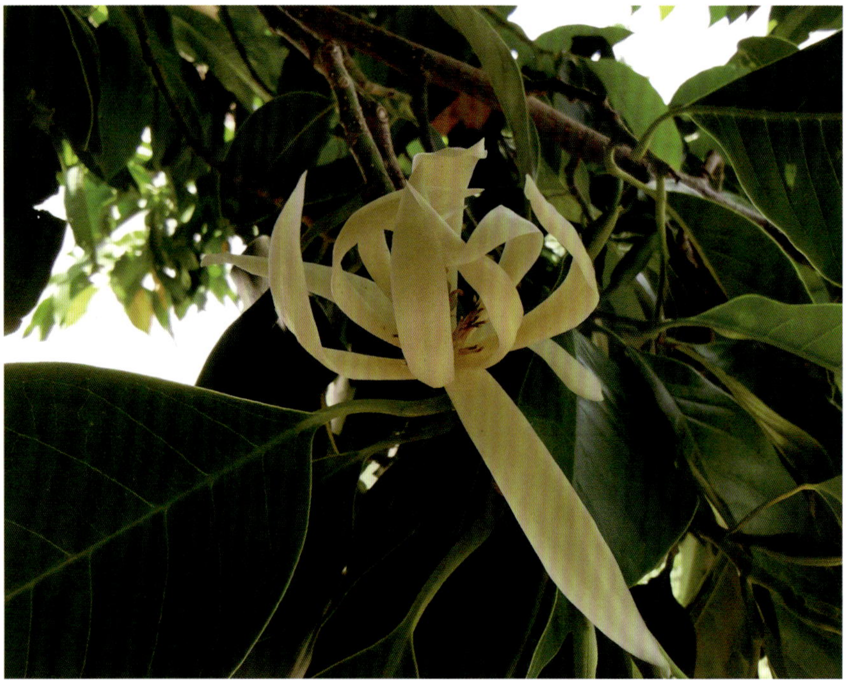

白兰花枝

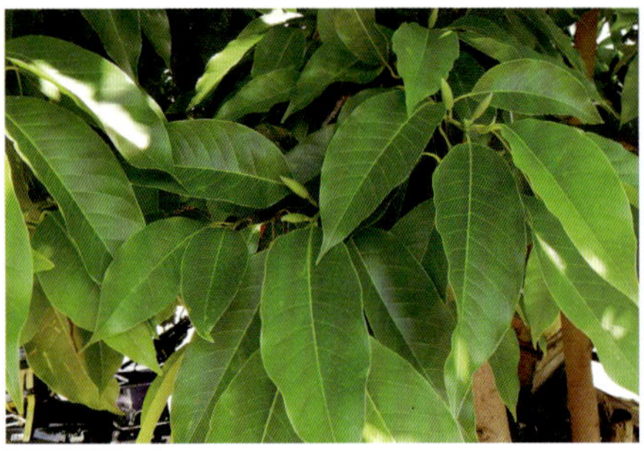

白兰成熟植株

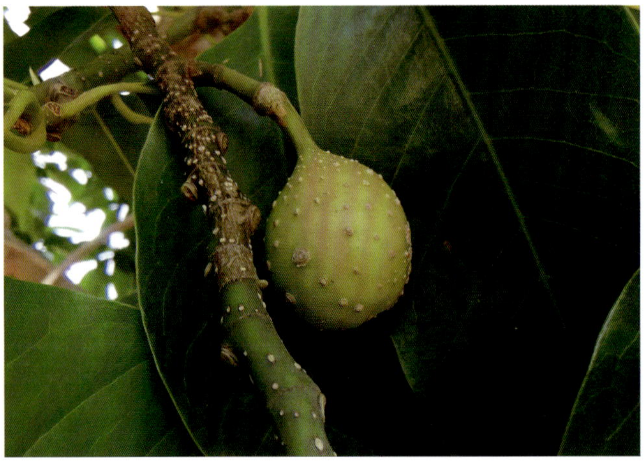

白兰果枝

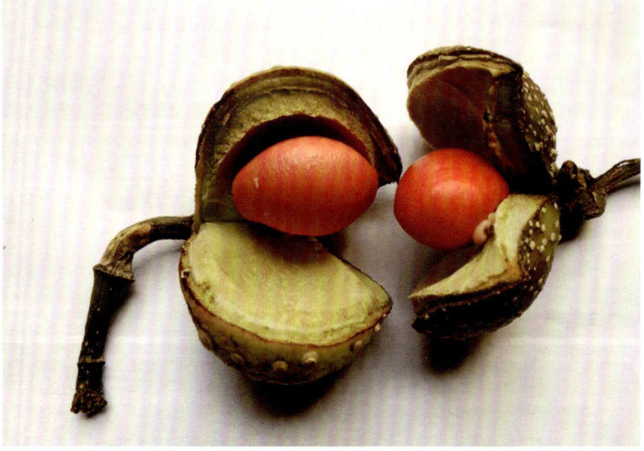

白兰果实

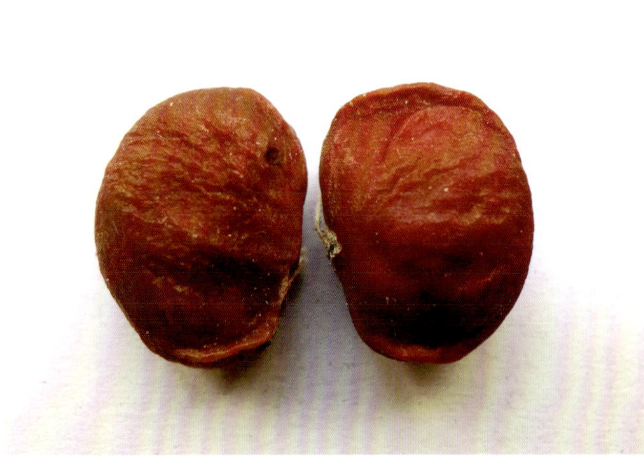

白兰种子

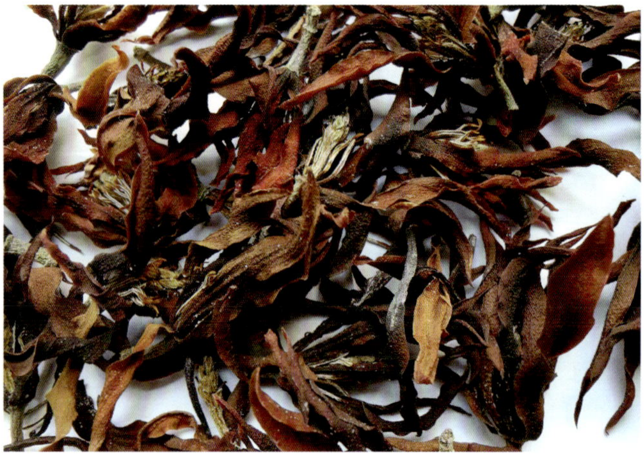

白兰干燥花

[illegible] • [illegible]。

[illegible] • [illegible] *Michelia alba* DC. [illegible]。

[illegible] • [illegible] 10~20 m [illegible] 1~2 m [illegible] 1.5~2 cm [illegible] 10~27 cm [illegible] 4~9.5 cm [illegible] 10 [illegible] 3 cm [illegible] 4 mm [illegible] 4~9 [illegible]。

[illegible] • [illegible]。

[illegible] • [illegible]。

[illegible] • [illegible]。

[illegible] • [illegible] 6~9 g。

兰花参

Lanhuashen

[illegible]

HERB OF MARGINATE ROCKBELL

〔别名〕土参、细叶沙参、金线吊葫芦、娃儿草、乳浆草、拐棍参、罐罐草、蛇须草、沙参草、破石珠、鼓捶草、金线草、天蓬草、葫芦、寒草、霸王草、一窝鸡、小绿细辛、蓝花参。

〔基原〕本品为桔梗科植物蓝花参 *Wahlenbergia marginata* (Thunb.) A.DC. 的根或全草。

〔原植物形态〕多年生草本。长 10 ～ 40 cm，有白色乳汁。根细长，外面白色，细胡萝卜状，直径可达 4 mm，长约 10 cm。茎自基部多分枝，直立或上升，无毛或下部疏被长硬毛。叶互生；无柄或具长至 7 mm 的短柄；叶片常在茎下部密集，下部的匙形，倒披针形或椭圆形，长 1 ～ 3 cm，宽 2 ～ 8 mm，边缘波状或具疏锯齿，或全缘，无毛或疏被长硬毛。花梗极长，细而伸直，长可达 15 cm；萼筒部倒卵状圆锥形，裂片三角状钻形；花冠钟状，蓝色，长 5 ～ 8 mm，分裂达 2/3，裂片倒卵状长圆形。蒴果倒圆锥状或倒卵状圆锥形，有 10 条不明显的肋。种子长圆形，黄棕色，光滑。花果期 2 ～ 5 月。生于低海拔的田边、路边和荒地中，有时生于山坡或沟边。

〔炮制〕除去杂质，洗净，切段，干燥。

〔性味与归经〕甘、微苦，平。归脾、肺经。

〔功能与主治〕益气健脾，止咳祛痰，止血。主治虚损劳伤，自汗，盗汗，小儿疳积，带下，感冒，咳嗽，衄血，疟疾，瘰疬。

〔用法与用量〕内服：煎汤，15 ～ 30 g，鲜品 30 ～ 60 g。外用：适量，捣敷。

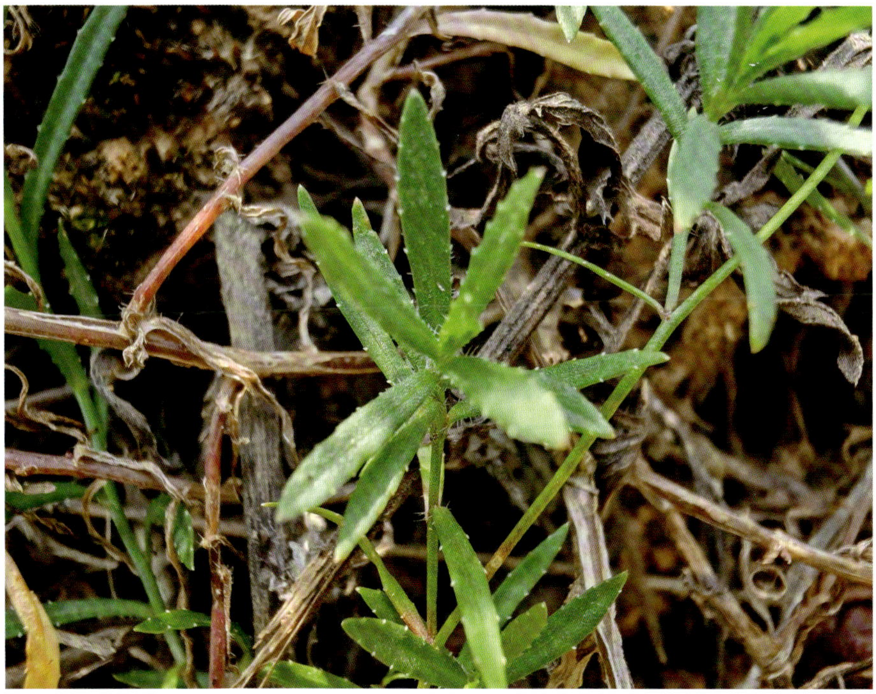

蓝花参幼枝

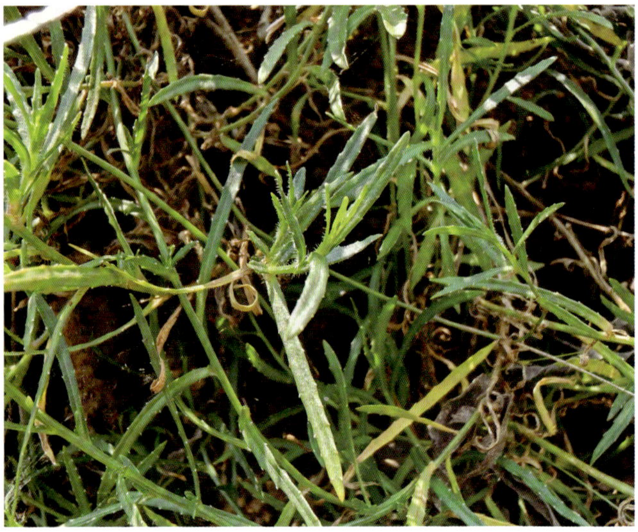

蓝花参成熟植株

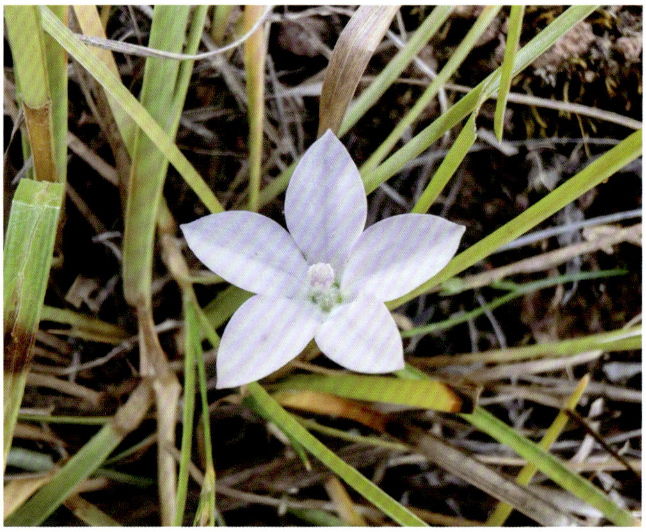

蓝花参花枝

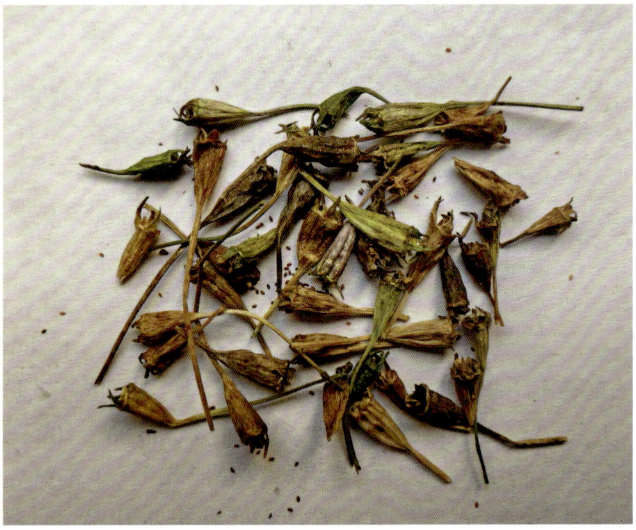

蓝花参果实

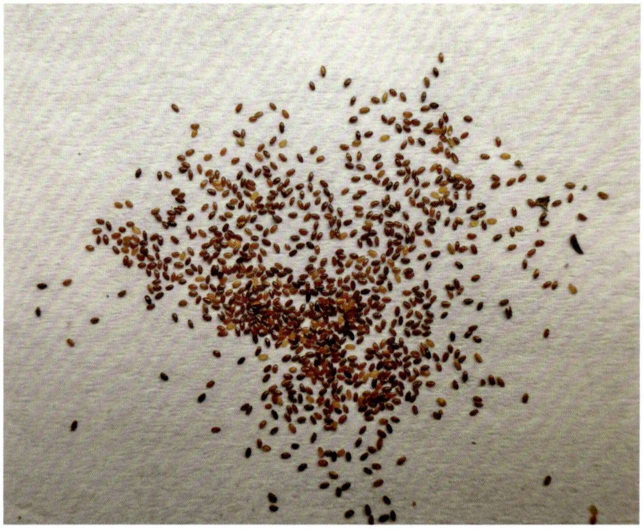

蓝花参种子

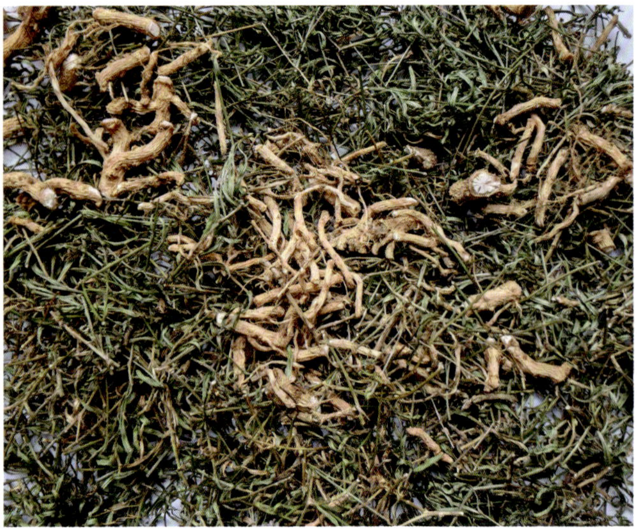

蓝花参干燥全草

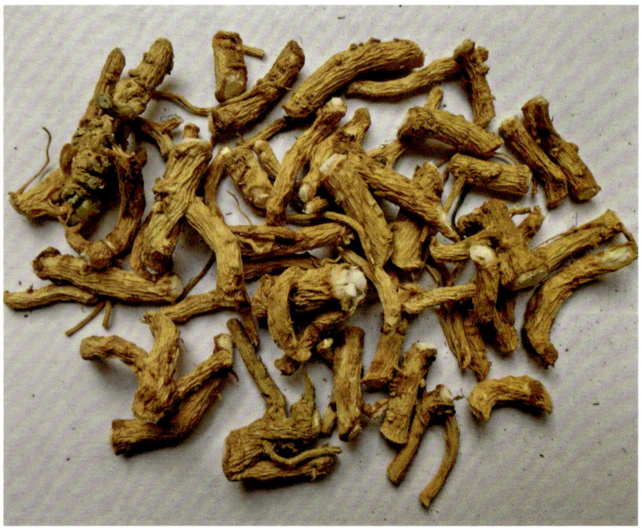

蓝花参干燥根

[illegible] • [illegible]

[illegible] • [illegible] *Wahlenbergia marginata* (Thunb.) A. DC. [illegible]

[illegible] • [illegible] 10~40 cm [illegible] 4 mm [illegible] 10 cm [illegible] 7 mm [illegible] 1~3 cm [illegible] 2~8 mm [illegible] 15 cm [illegible] 5~8 mm [illegible] 2/3 [illegible] 10 [illegible] 2~5 [illegible]

[illegible] • [illegible]

[illegible] • [illegible]

[illegible] • [illegible] 15~30 g [illegible] 30~60 g [illegible]

加拿大一枝黄花

Jianadayizhihuanghua

[illegible]

SOLIDAGO CANADENSIS

〔别名〕野黄菊、山边半枝香、酒金花、满山黄、百根草。

〔基原〕本品为菊科植物加拿大一枝黄花 *Solidago canadensis* L. 的全草。

〔原植物形态〕多年生草本植物，有长根状茎。茎直立，高达 2.5 m，秆粗壮，中下部直径可达 2 cm，下部一般无分枝，常成紫红色；叶披针形或线状披针形，长 5 ～ 12 cm，互生，顶渐尖，基部楔形，近无柄，大多呈三出脉，边缘具锯齿。头状花序直径 5 ～ 8 mm，聚成总状或圆锥状，总苞钟形；苞片披针形；花黄色，舌状花约 8 朵，雌性，管状花多数，两性；花药先端有帽状附属物。瘦果圆柱形，近无毛，冠毛白色。花期 9 ～ 10 月，果期 10 ～ 11 月。西昌市等县市有栽培。

〔炮制〕除去杂质，洗净，切段，干燥。

〔性味与归经〕辛、苦，凉。有小毒。

〔功能与主治〕疏风清热，消肿解毒。主治感冒头痛，咽喉痛，黄疸，顿咳，小儿惊风，跌打损伤，痈肿发背，鹅掌风。

〔用法与用量〕内服：煎汤，9 ～ 30 g；外用：适量，捣敷。

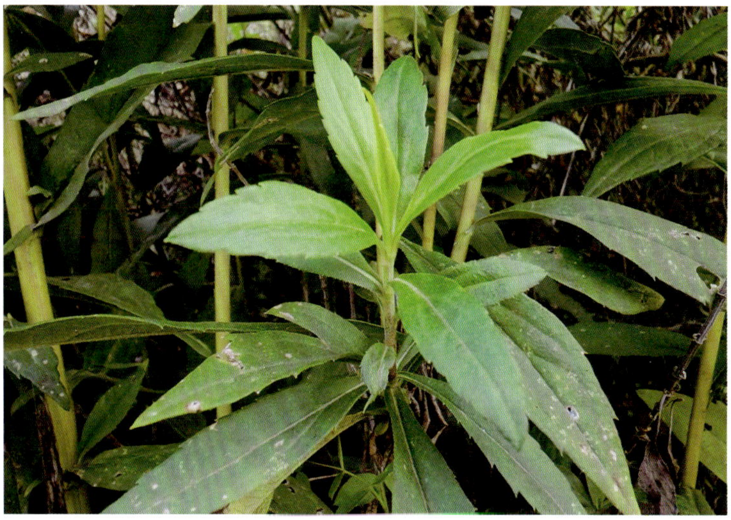

加拿大一枝黄花幼株

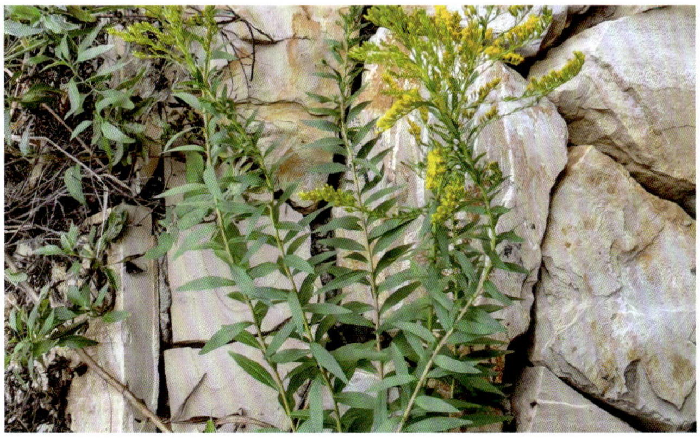

加拿大一枝黄花成熟植株

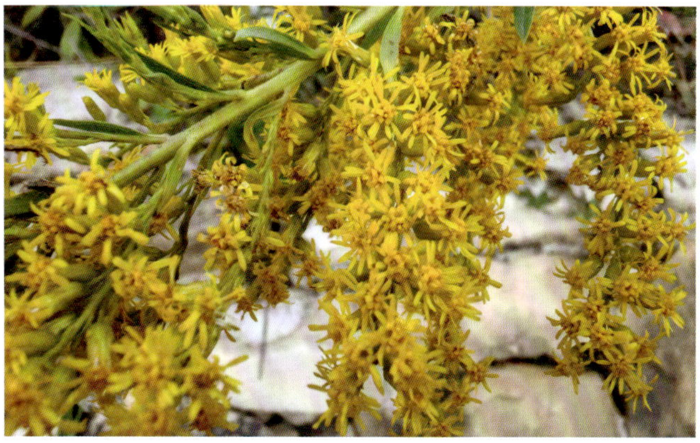

加拿大一枝黄花花枝

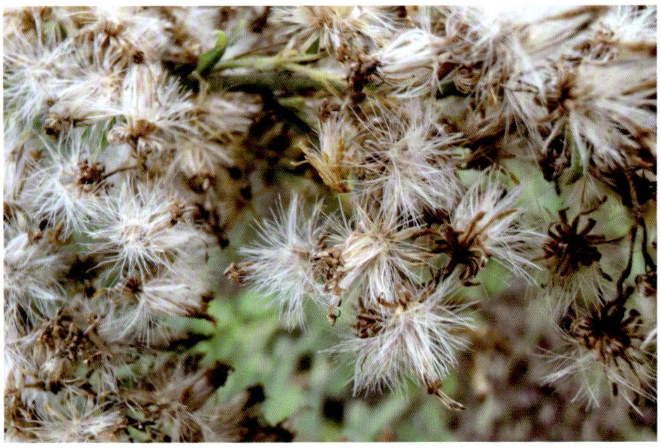

加拿大一枝黄花果枝

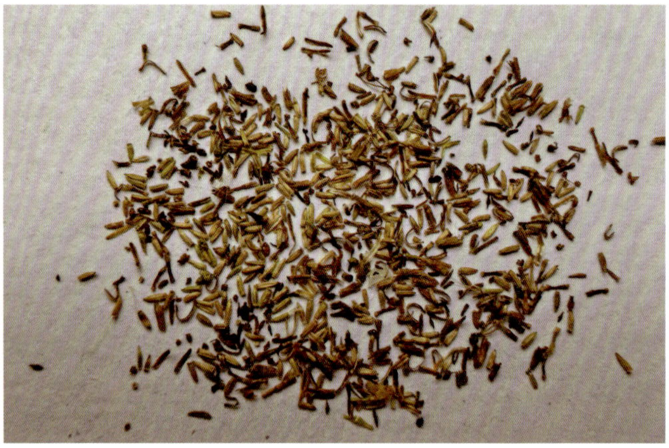

加拿大一枝黄花果实

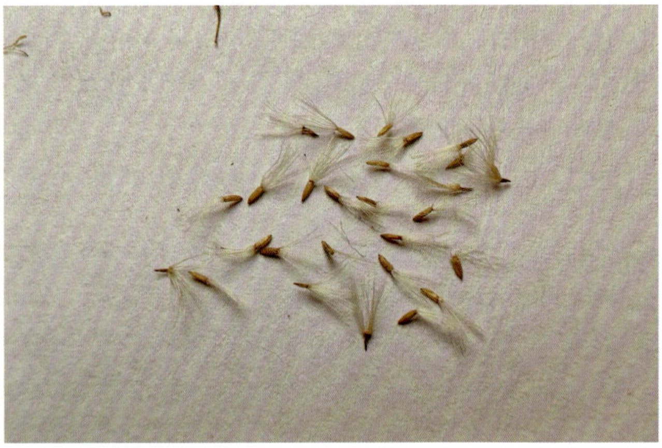

加拿大一枝黄花种子

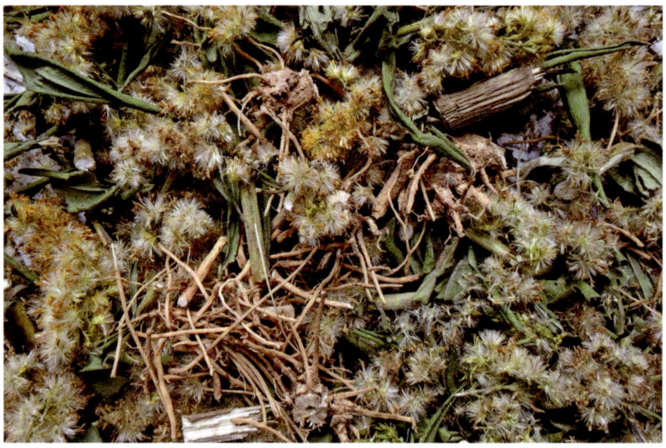

加拿大一枝黄花干燥全草

[illegible] • [illegible]。
[illegible] • [illegible] *Solidago canadensis* L. [illegible]。
[illegible] • [illegible], [illegible]。[illegible], [illegible] 2.5 m [illegible], [illegible], [illegible] 2 cm [illegible], [illegible], [illegible]: [illegible], [illegible] 5~12 cm [illegible], [illegible], [illegible], [illegible], [illegible], [illegible], [illegible]。[illegible] 5~8 mm [illegible], [illegible], [illegible]: [illegible]: [illegible], [illegible] 8 [illegible], [illegible], [illegible], [illegible]: [illegible]。[illegible], [illegible], [illegible]。[illegible] 9~10 [illegible], [illegible] 10~11 [illegible]。[illegible]。
[illegible] • [illegible], [illegible], [illegible], [illegible]。
[illegible] • [illegible]、[illegible], [illegible]。[illegible]。
[illegible] • [illegible], [illegible]。[illegible], [illegible], [illegible], [illegible], [illegible], [illegible], [illegible]。
[illegible] • [illegible]: [illegible], 9~30 g; [illegible]: [illegible], [illegible]。

台湾相思

Taiwanxiangsi
[illegible]
ACACIA CONFUSA MERR

〖别名〗相思仔、相思、台湾柳、香丝树。

〖基原〗本品为豆科植物台湾相思 *Acacia confusa* Merr. 的枝叶、芽。

〖原植物形态〗常绿乔木,高 6 ~ 15 m,无毛。枝灰色或褐色,无刺。苗期第一片真叶为羽状复叶,长大后小叶退化;托叶三角形,肉质;叶柄叶状,镰形,长 6 ~ 10 cm,宽 5 ~ 13 mm,两端渐尖,无毛,有 3 ~ 7 条隆起的平行脉。头状花序球形,单生或 2 ~ 3 个簇生于叶腋,直径约 1 cm,总花梗纤弱,长 8 ~ 10 mm;花金黄色,有微香;花萼长约为花冠之半;花瓣淡绿色，长约2 mm；雄蕊多数，明显超出花冠之外；子房被黄褐色柔毛，花柱长约4 mm。荚果扁平，长4～12 cm，宽7～10 mm，幼时有黄褐色柔毛，种子间微缢缩，先端钝而有凸头，基部楔形；种子2～8颗，椭圆形，压扁，长5～7 mm。花期3～10月，果期8～12月。生于山坡路旁，或栽培作行道树。

〖炮制〗除去杂质，切段，干燥，或鲜用。

〖功能与主治〗去腐生肌，疗伤。主治疮疡溃烂，跌打损伤。

〖用法与用量〗内服：嫩芽适量，绞汁，酒水和服。外用：适量，鲜品煎水洗；或捣烂敷。

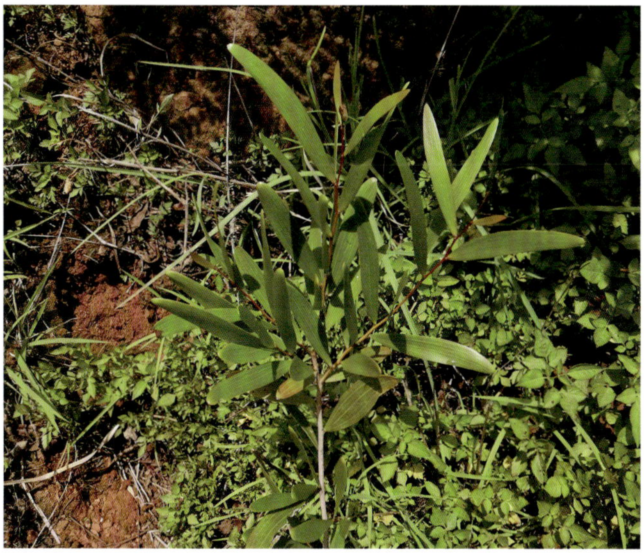

台湾相思幼株

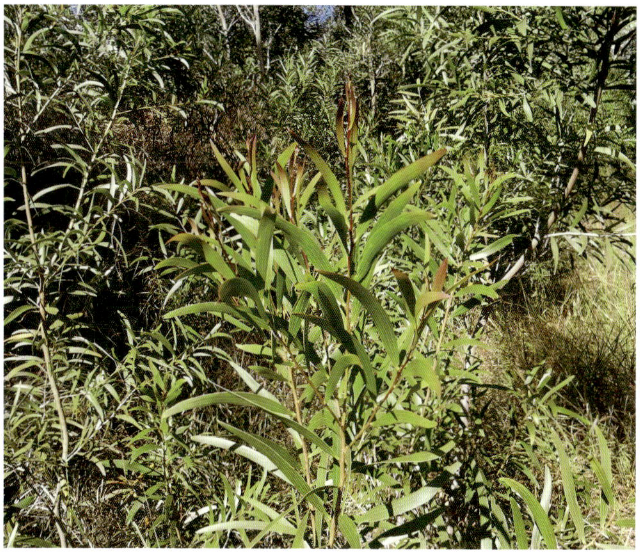

台湾相思成熟植株

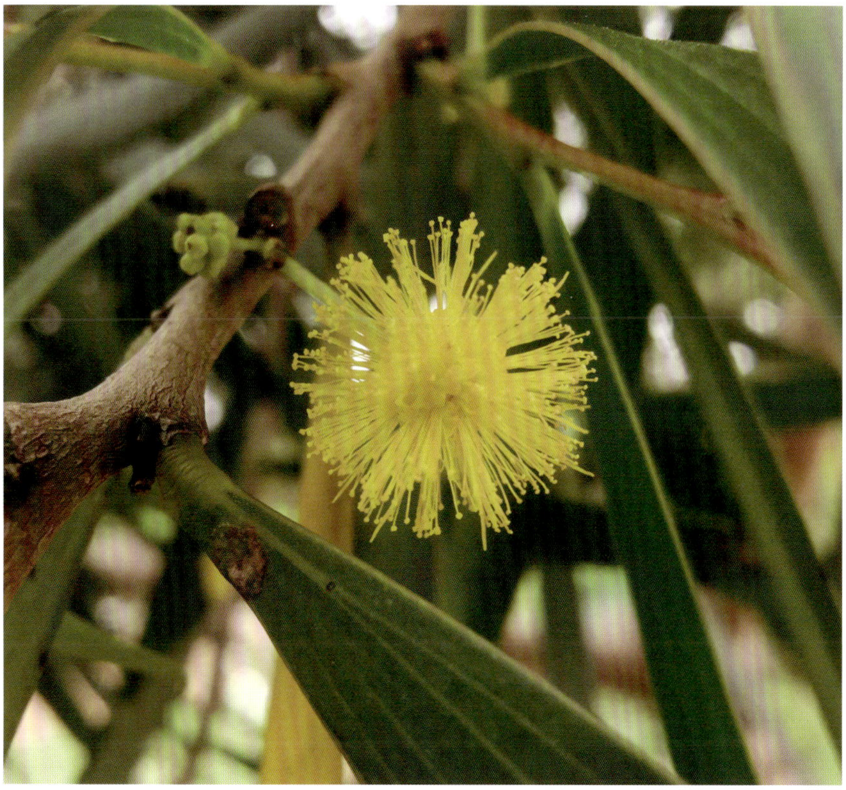

台湾相思花枝

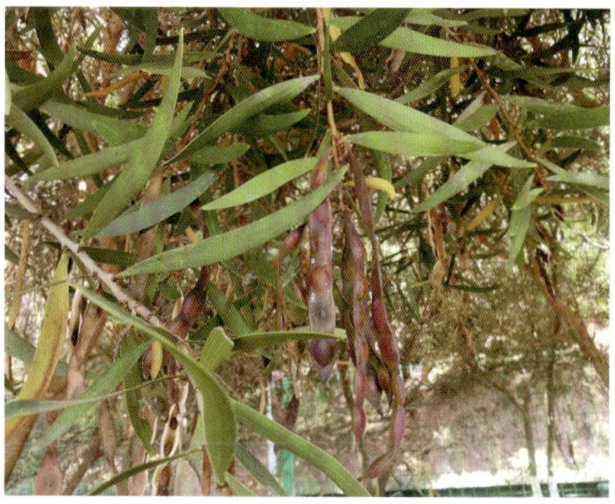

台湾相思果枝

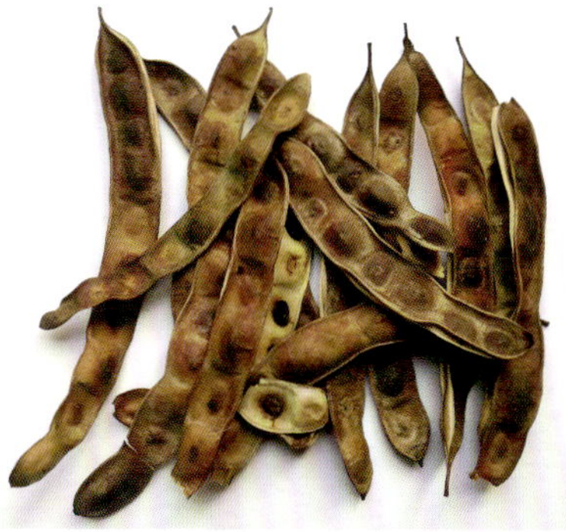

台湾相思果实

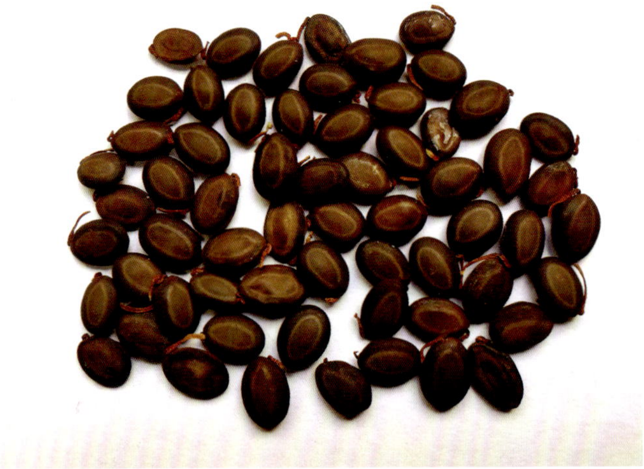

台湾相思种子

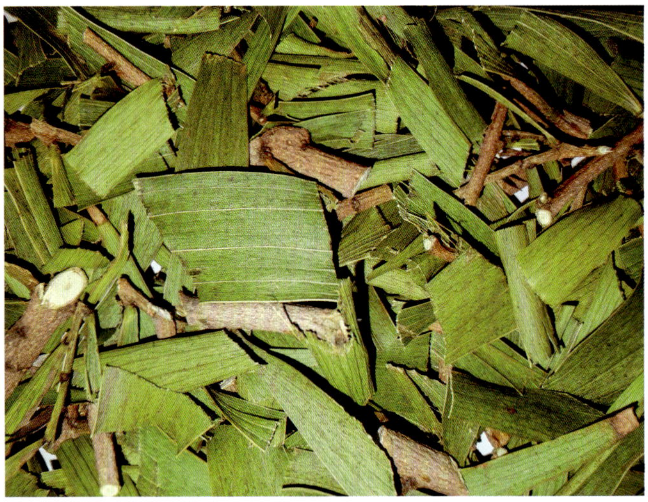

台湾相思干燥枝叶

[illegible] · [illegible]。

[illegible] · [illegible] *Acacia confusa* Merr. [illegible]。

[illegible] · [illegible]，[illegible] 6~15 m[illegible]，[illegible]。[illegible]，[illegible] 6~10 cm[illegible]，[illegible] 5~13 mm[illegible]，[illegible] 3~7[illegible]。[illegible] 2~3 [illegible]，[illegible] 1 cm[illegible]，[illegible] 8~10 mm[illegible]；[illegible] 2 mm[illegible]；[illegible] 4 mm[illegible]。[illegible] 4~12 cm[illegible]，[illegible] 7~10 mm[illegible]，[illegible]；[illegible] 2~8 [illegible]，[illegible] 5~7 mm[illegible]。[illegible] 3~10 [illegible]，[illegible] 8~12 [illegible]。[illegible]。

[illegible] · [illegible]。

[illegible] · [illegible]。

[illegible] · [illegible]。

六 画

夹竹桃

Jiazhutao
[illegible]
OLEANDER

〔**别名**〕拘那夷、拘拏儿、棋那卫、柳叶桃、枸那、桃叶桃、叫出冬、枸那异、水甘草、九节肿、大节肿、白羊桃、红花夹竹桃、状元竹、柳竹桃、柳条花、三季红、三季白、洋桃、柳叶树、洋桃梅、四季红、红羊皮。

〔**基原**〕本品为夹竹桃科植物夹竹桃 *Nerium indicum* Mill. 的叶及枝皮。

〔**原植物形态**〕常绿直立大灌木，高达 5 m。全株含水液，无毛，枝条灰绿色。叶 3 ～ 4 枚轮生，下枝为对生，叶柄扁平，基部稍宽，长 5 ～ 8 cm；叶片窄披针形，长 11 ～ 15 cm，宽 2 ～ 2.5 cm；先端急尖，基部楔形，叶缘反卷，表面深绿色，背面淡绿色，有多数洼点，侧脉扁平，密生而平行，每边达 120 条，直达叶缘。顶生聚伞花序；着花数朵；苞片披针形，花萼 5 深裂，红色，内面基部具腺体；花芳香；花冠深红色或粉红色，单瓣或重瓣，花冠筒内被长柔毛，花冠裂片 5，倒卵形；副花冠鳞片状，先端撕裂；雄蕊 5，着生于花冠筒中部以上，花丝短，被长柔毛，花药箭头状，与柱头连生，基部具耳，药隔延长呈丝状；无花盘；心皮 2，离生，柱头近圆球形。蓇葖 2，离生，平行或并连，长圆形，两端较窄，长 10 ～ 23 cm，绿色，无毛，具细纵条纹。种子长圆形，先端钝，基部窄，褐色，种皮被锈色短柔毛，先端具黄褐色绢质种毛，种毛长约 1 cm。花期几乎全年，果期一般在冬、春季。栽培很少结果。各县市均有栽培。

〔**炮制**〕除去杂质，洗净，切段，干燥。

〔**性味与归经**〕苦，寒。大毒。归心经。

〔**功能与主治**〕强心利尿，祛痰定喘，镇痛，祛瘀。主治心脏病，心力衰竭，喘咳，癫痫，跌打肿痛，血瘀经闭。

〔**用法与用量**〕内服：煎汤，0.3 ～ 0.9 g；研末，0.05 ～ 0.1 g。外用：适量，捣敷或制成酊剂外涂。

〔**注意**〕孕妇忌服。不宜多服久服，过量则中毒。

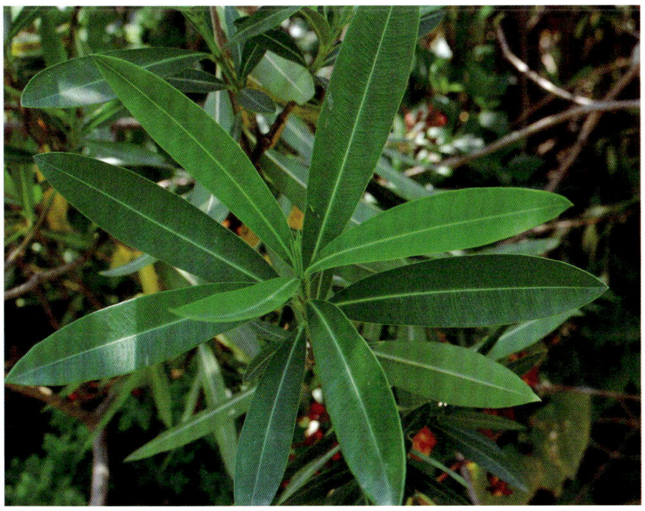

夹竹桃幼枝

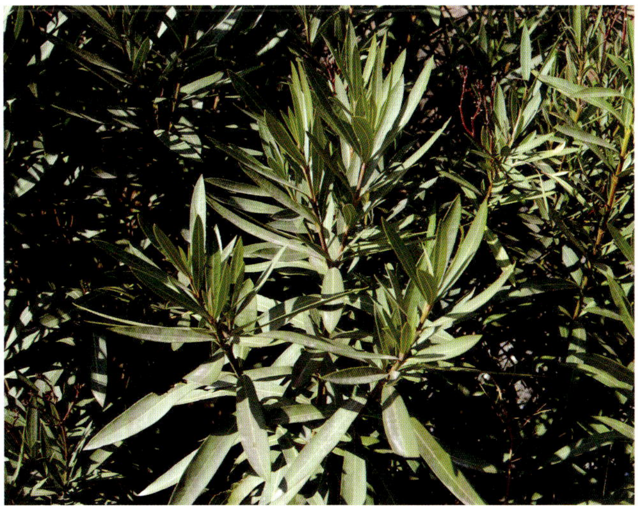

夹竹桃成熟植株

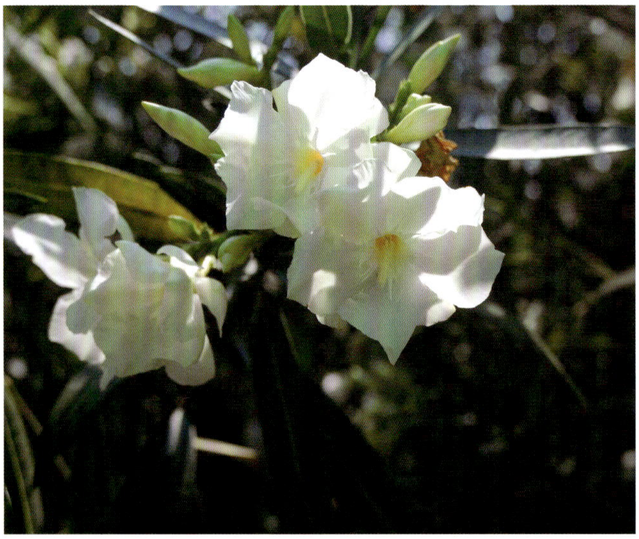

夹竹桃花枝（1）

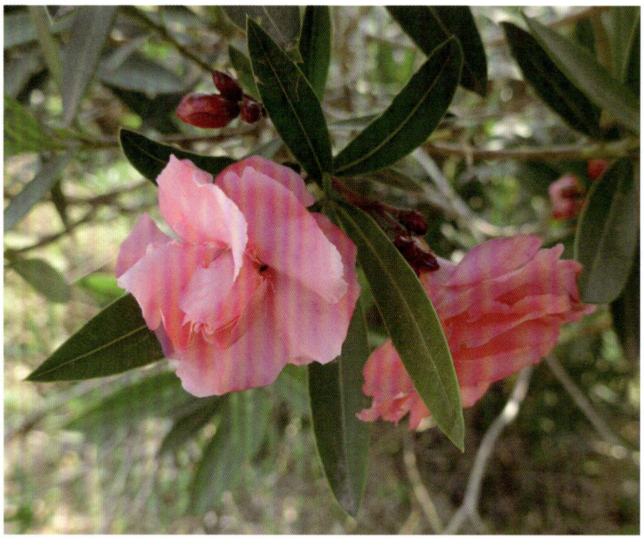

夹竹桃花枝（2）

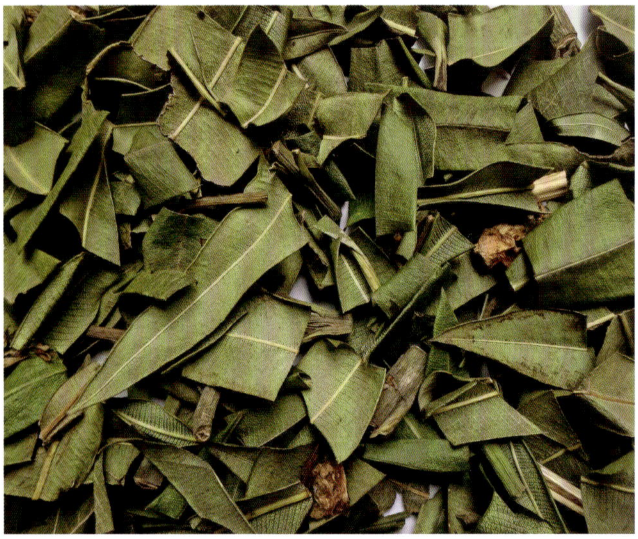

夹竹桃枝叶

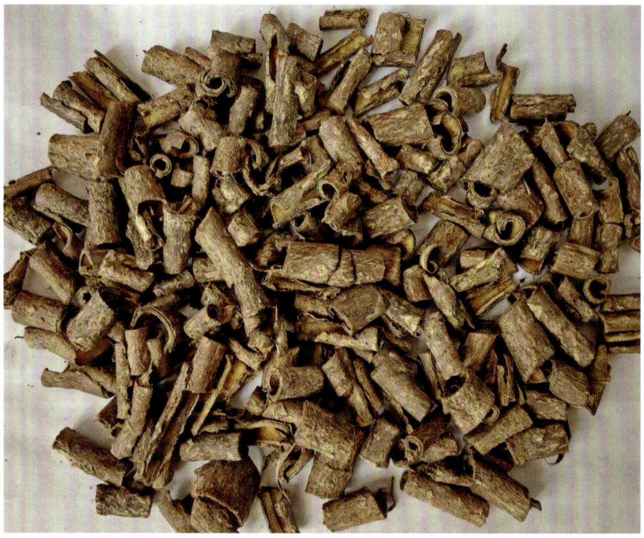

夹竹桃枝皮

[illegible] • [illegible]。

[illegible] • [illegible] *Nerium indicum* Mill. [illegible]。

[illegible] • [illegible]，[illegible] 5 m [illegible]。[illegible]，[illegible]，[illegible]。[illegible] 3~4 [illegible]，[illegible]，[illegible]，[illegible]，[illegible] 5~8 cm [illegible]；[illegible]，[illegible] 11~15 cm [illegible]，[illegible] 2~2.5 cm [illegible]；[illegible]，[illegible]，[illegible]，[illegible]，[illegible]，[illegible] 120 [illegible]，[illegible]。[illegible]；[illegible]；[illegible]，[illegible] 5 [illegible]，[illegible]；[illegible]；[illegible]，[illegible]，[illegible] 5 [illegible]，[illegible]；[illegible]，[illegible]；[illegible] 5 [illegible]，[illegible]，[illegible]，[illegible]，[illegible]，[illegible]，[illegible]；[illegible]；[illegible] 2 [illegible]，[illegible]，[illegible]，[illegible] 2 [illegible]，[illegible]，[illegible]，[illegible]，[illegible]，[illegible] 10~23 cm [illegible]，[illegible]，[illegible]，[illegible]。[illegible]，[illegible]，[illegible]，[illegible]，[illegible]，[illegible] 1 cm [illegible]。[illegible]，[illegible]、[illegible]。[illegible]。[illegible]。

[illegible] • [illegible]，[illegible]，[illegible]，[illegible]。

[illegible] • [illegible]，[illegible]。[illegible]。[illegible]。

[illegible] • [illegible]。[illegible]，[illegible]，[illegible]，[illegible]。

[illegible] • [illegible]：[illegible]，0.3~0.9 g；[illegible]，0.05~0.1 g。[illegible]：[illegible]，[illegible]。

[illegible] • [illegible]。[illegible]，[illegible]。

地　瓜

Digua

PACHYRHIZUS EROSUS

〖别名〗凉薯、土瓜、凉瓜、葛瓜、葛薯、土萝卜、草瓜茹、沙葛、地萝卜。

〖基原〗本品为豆科植物豆薯 *Pachyrhizus erosus* (Linn.) Urb. 的块根。

〖原植物形态〗一年生草质藤本。块根肉质肥大，圆锥形或纺锤形，肉白色，味甜多汁。茎缠绕状，长 5～6 m。三出复叶，互生；叶柄长 7～8 cm；顶端小叶菱形，长 5～7 cm，或更长可达 16 cm，宽 5.5～18 cm，两侧小叶卵形或菱形，长 3.5～14 cm，宽 3～14 cm，先端锐尖，上部呈数浅裂，中部以下全缘，基部阔楔形，两面均有毛。总状花序生于枝端，花序梗长 20～30 cm，有花约 10 朵；苞片小，卵形；花萼钟形，绿色有毛，先端 5 裂，裂片披针形，蝶形花冠蓝紫色或淡紫红色，旗瓣近圆形，先端微凹，基部两侧有耳，翼瓣稍呈倒卵形、基部有两爪，龙骨瓣分离；雄蕊 10，二体；子房长柱形而扁，有毛，花柱内弯，柱头圆形。荚果扁平，长约 9 cm，表面有绒毛，褐色，开裂；种子 5～10 颗，近方形而扁，长约 8 mm，棕褐色，平滑，有光泽。花期 7～9 月，果期 10～11 月。生于酸性的黏质土壤，各县市均有栽培。

〖炮制〗除去杂质，鲜用，或晒干。

〖性味与归经〗甘，凉。

〖功能与主治〗清肺生津，利尿通乳，解酒毒。主治肺热咳嗽，肺痈，中暑烦渴，消渴，乳少，小便不利。

〖用法与用量〗内服：生啖，120～250 g；或煮食；或绞汁。

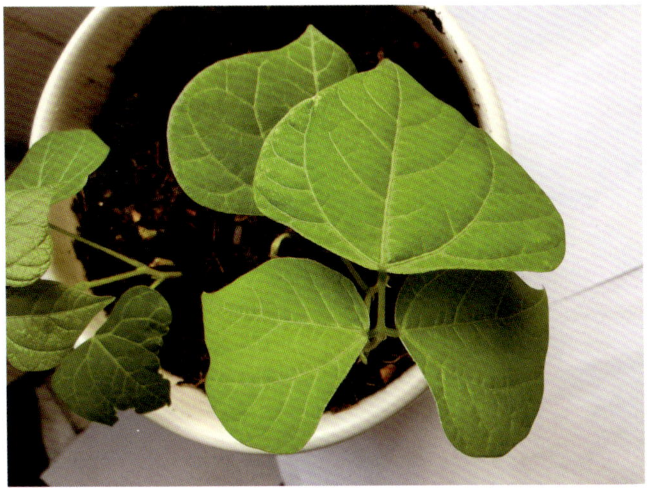

豆薯幼株

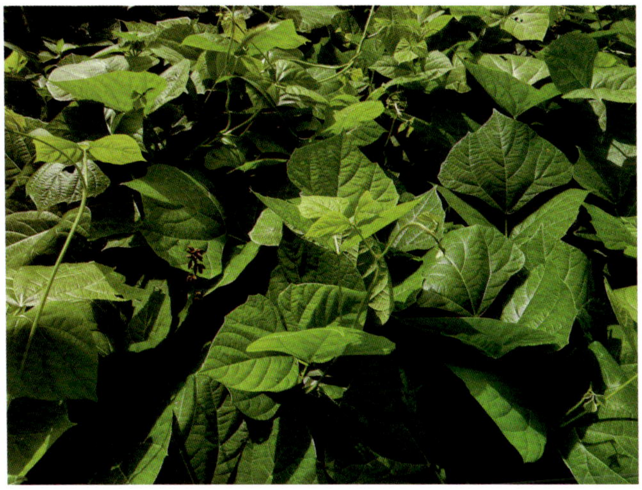

豆薯成熟植株

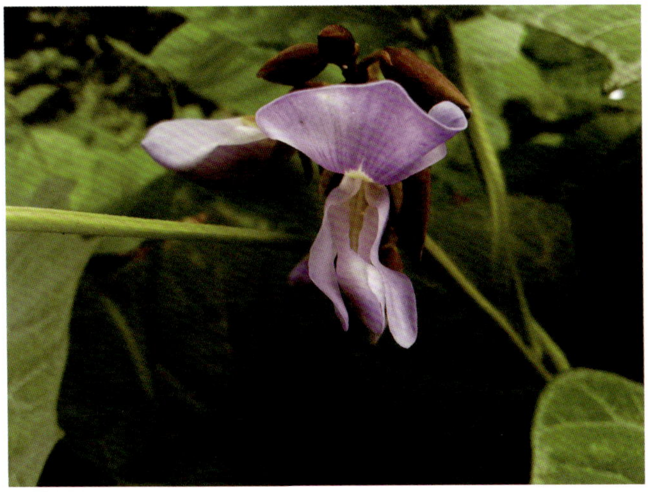

豆薯花枝

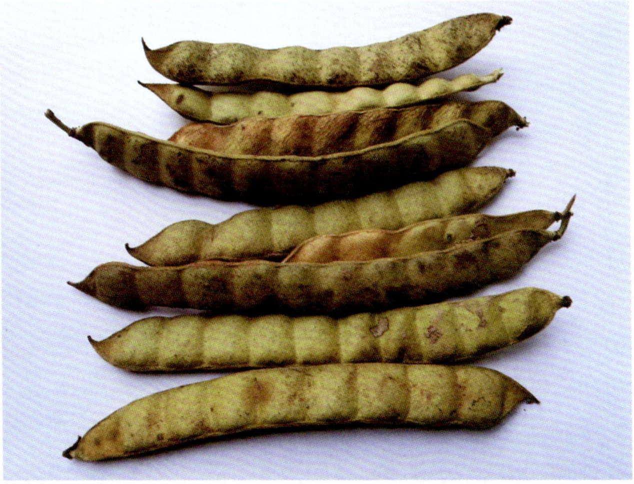

豆薯果实

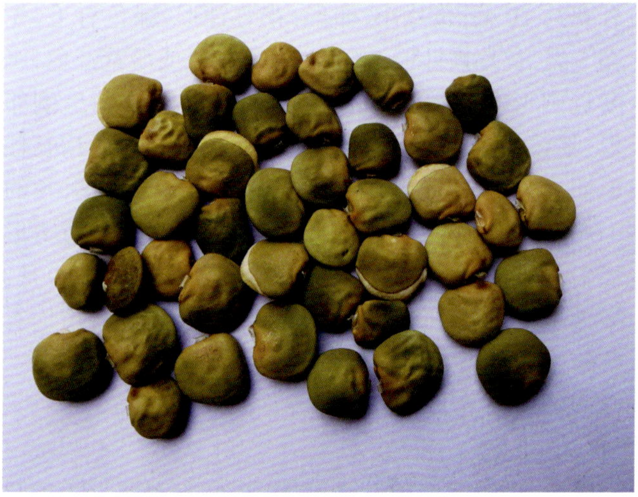

豆薯种子

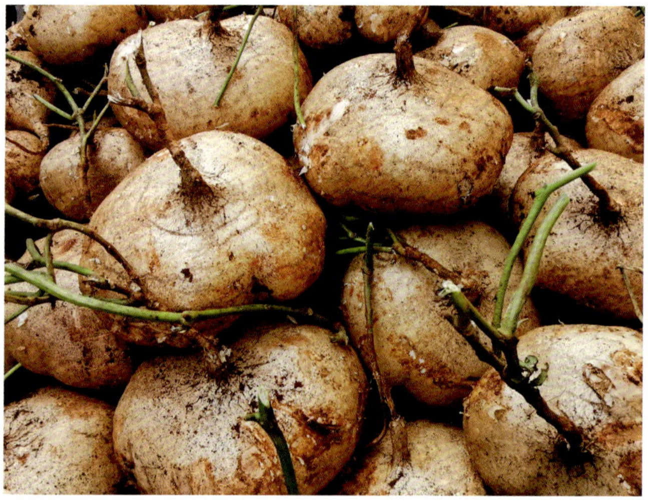

豆薯鲜块根

[illegible] *Pachyrhizus erosus* (Linn.) Urb. [illegible] 5~6 m。[illegible] 7~8 cm [illegible] 5~7 cm [illegible] 16 cm [illegible] 5.5~18 cm [illegible] 3.5~14 cm [illegible] 3~14 cm [illegible] 20~30 cm [illegible] 100 [illegible] 5 [illegible] 10 [illegible] 9 cm [illegible] 8 mm [illegible] 7~9 [illegible] 10~11 [illegible] 120~250 g [illegible]

地 瓜 藤

Diguateng

[illegible]

FICUS TIKOUA BUA

〔**别名**〕过江龙、土瓜、地蜈蚣、过山龙、牛马藤、过石龙、铺地蜈蚣、地瓜茎、牛托鼻、拦路虎、地木耳、野地瓜藤、霜坡虎、爬地牛奶、钻地龙、遍地金、地板藤、地枇杷、万年扒。

〔**基原**〕本品为桑科植物地瓜榕 *Ficus tikoua* Bur. 的茎、叶。

〔**原植物形态**〕匍匐木质藤本，茎上生细长不定根，节膨大；幼枝偶有直立的，高达 30 ～ 40 cm，叶坚纸质，倒卵状椭圆形，长 2 ～ 8 cm，宽 1.5 ～ 4 cm，先端急尖，基部圆形至浅心形，边缘具波状疏浅圆锯齿，基生侧脉较短，侧脉 3 ～ 4 对，表面被短刺毛，背面沿脉有细毛；叶柄长 1 ～ 2 cm，直立幼枝的叶柄长达 6 cm；托叶披针形，长约 5 mm，被柔毛。榕果成对或簇生于匍匐茎上，常埋于土中，球形至卵球形，直径 1 ～ 2 cm，基部收缩成狭柄，成熟时深红色，表面多圆形瘤点，基生苞片 3，细小；雄花生榕果内壁孔口部，无柄，花被片 2 ～ 6，雄蕊 1 ～ 3；雌花生另一植株榕果内壁，有短柄。无花被，有黏膜包被子房。瘦果卵球形，表面有瘤体，花柱侧生，柱头 2 裂。花期 5 ～ 6 月，果期 7 月。常生于荒地、草坡或岩石缝中。

〔**炮制**〕除去杂质，切段，干燥。

〔**性味与归经**〕苦，寒。

〔**功能与主治**〕清热利湿，活血通络，解毒消肿。主治肺热咳嗽，痢疾，水肿，黄疸，小儿消化不良，风湿疼痛，经闭，带下，跌打损伤，痔疮出血，无名肿毒。

〔**用法与用量**〕内服：煎汤，15 ～ 30 g。外用：适量，捣敷；或煎水洗。

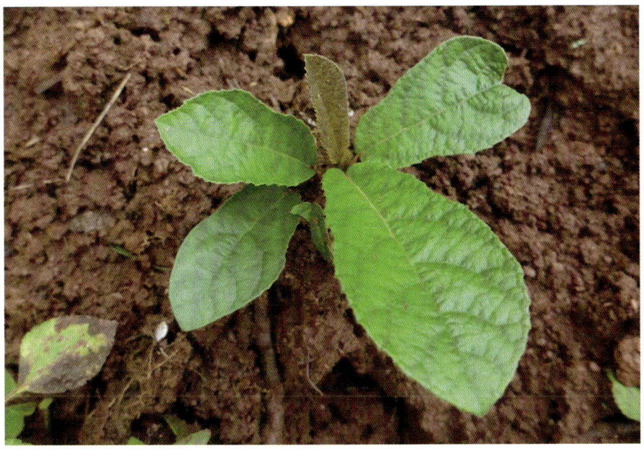

地瓜榕幼株

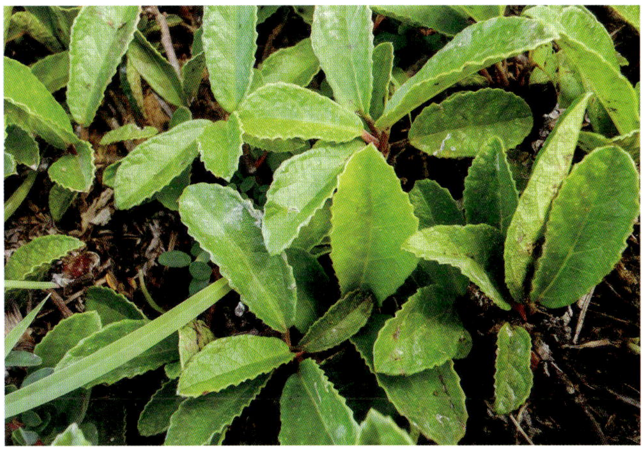

地瓜榕成熟植株

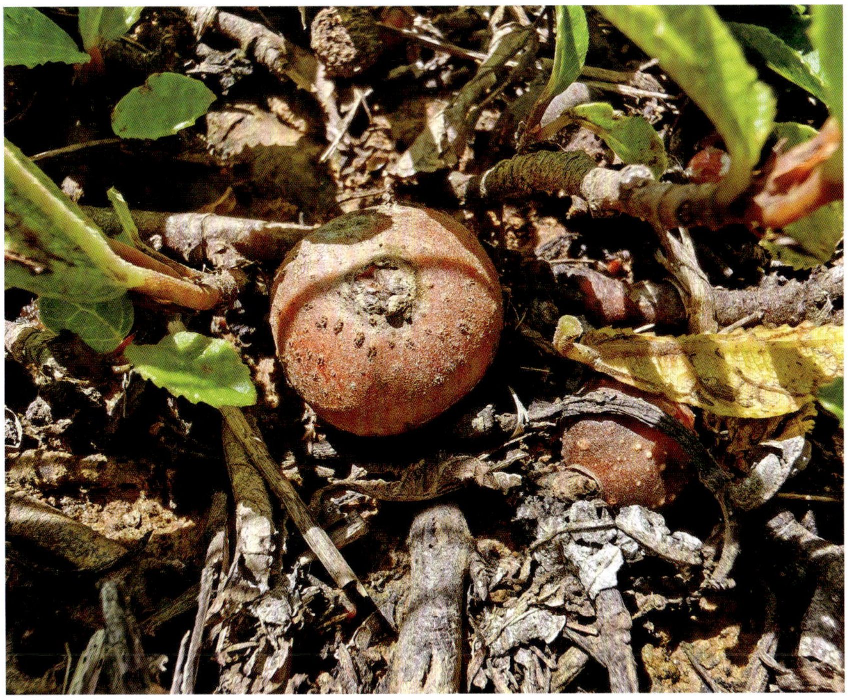

地瓜榕果枝

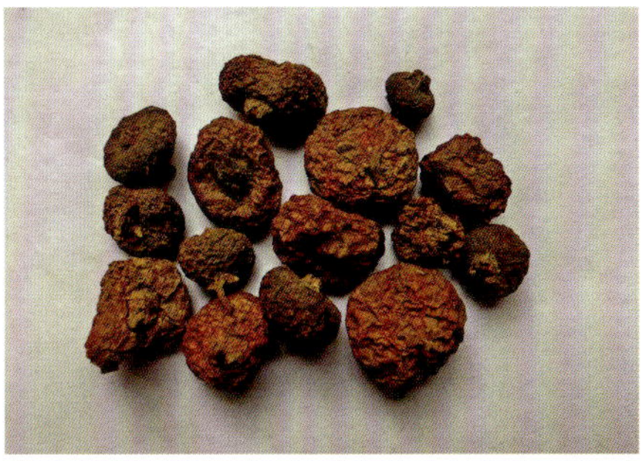

地瓜榕果实

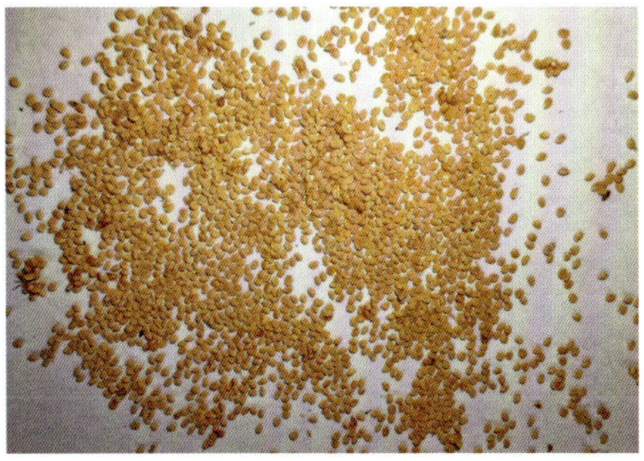

地瓜榕种子

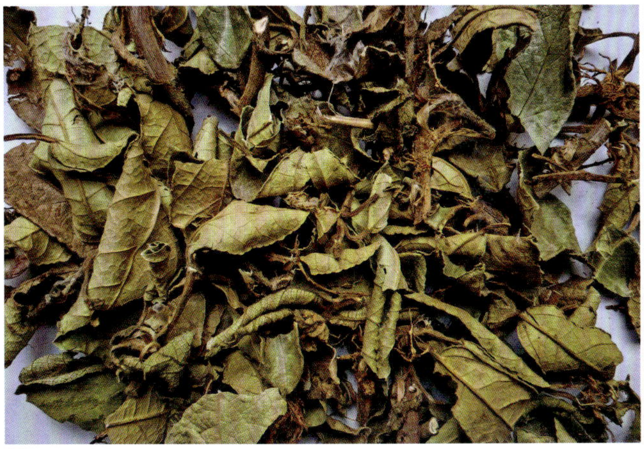

地瓜榕藤叶

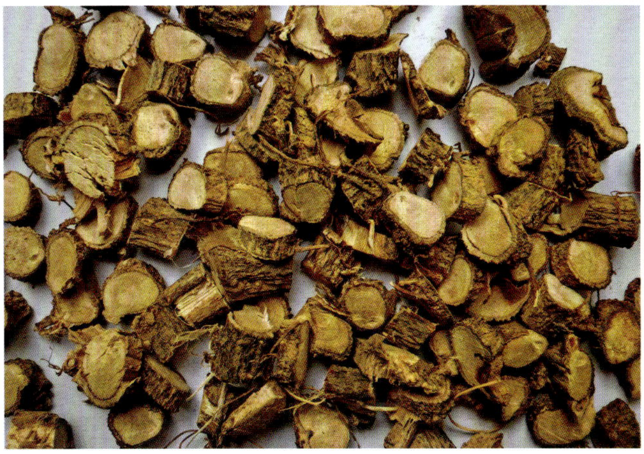

地瓜榕干燥根片

[illegible] Ficus tikoua Bur. [illegible] 30~40 cm [illegible] 2~8 cm [illegible] 1.5~4 cm [illegible] 3~4 [illegible] 1~2 cm [illegible] 6 cm [illegible] 5 mm [illegible] 1~2 cm [illegible] 3 [illegible] 2~6 [illegible] 1~3 [illegible] 2 [illegible] 5~6 [illegible] 7 [illegible] 15~30 g. [illegible]

百 香 果

Baixiangguo

[illegible]

PASSIONFRUIT

〖**别名**〗鸡蛋果、土罗汉果、芒葛萨、洋石榴。

〖**基原**〗本品为西番莲科植物鸡蛋果 *Passiflora edulis* Sims 的果实。

〖**原植物形态**〗多年生草质藤本，长约 6 m。茎圆柱形或嫩茎有时近四棱形，全株无毛。叶互生；叶柄长 1.5 ～ 2 cm，近顶端有 2 个杯状腺体；叶纸质，黄绿色，掌状三深裂，长 6 ～ 13 cm，先端短渐尖，基部宽楔形或心形，中裂片卵形，侧裂片卵状长圆形，边缘具细锯齿；近裂片缺弯基部有 1 ～ 2 个杯状小腺体。聚伞花序退化仅存 1 花，生于叶腋，白色，芳香，直径 4 ～ 5 cm；苞片绿色，宽卵形或菱形，边缘有不规则细齿；萼片近海绵质，长圆形，长 2 ～ 3 cm 背面近顶端有一角状附属物；花瓣披针形，约与萼片等长；副花冠裂片 4 ～ 5 轮，外面 2 轮丝状，基部淡绿色，中部白紫色，上部白色；雄蕊 5，花丝基部合生；子房倒卵形，花柱 3，扁棒状。浆果卵形，长 5 ～ 7 cm，果皮坚硬，熟时紫色。种子极多，具淡黄色黏质假种皮。花期 6 ～ 7 月，果期 9 ～ 10 月。各县市多有栽培。

〖**炮制**〗除去杂质，干燥。

〖**性味与归经**〗甘、酸，平。归心、大肠经。

〖**功能与主治**〗清肺润燥，安神止痛，和血止痢。主治咳嗽，咽干，声嘶，大便秘结，失眠，痛经，关节痛，痢疾。

〖**用法与用量**〗内服：煎汤，10 ～ 15 g。

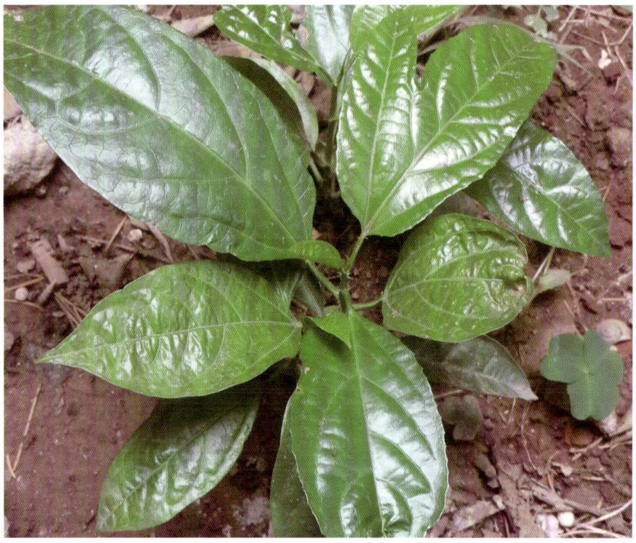

鸡蛋果幼苗

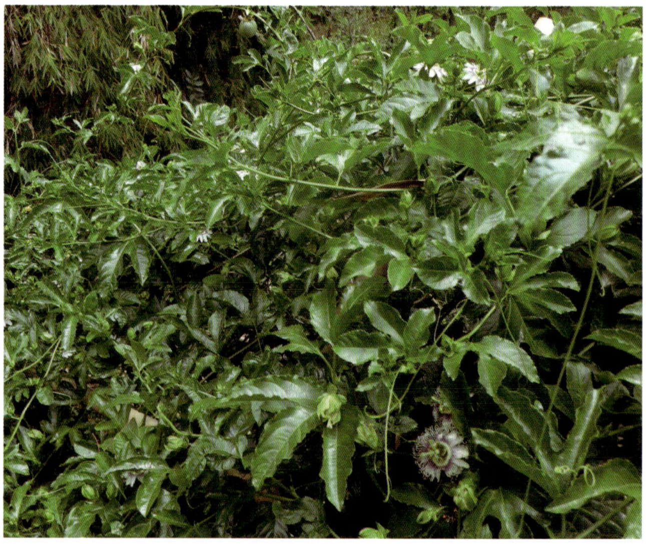

鸡蛋果成熟植株

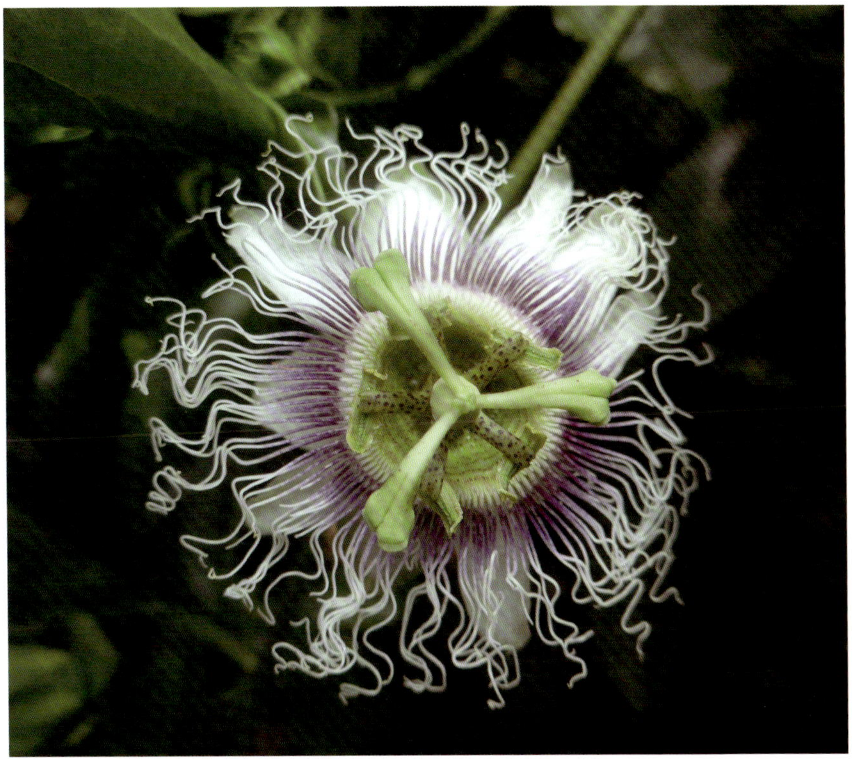

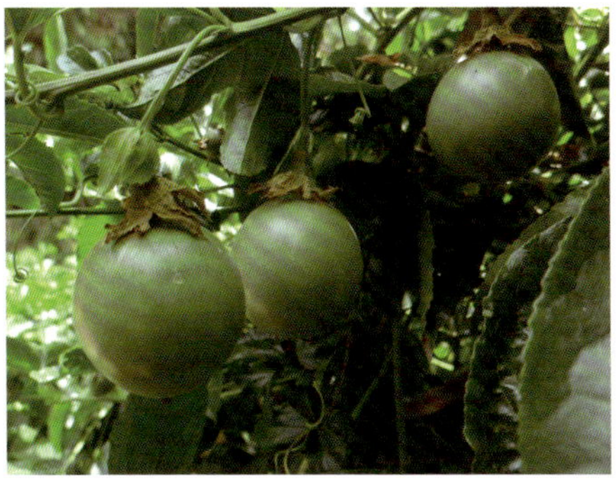

鸡蛋果幼果

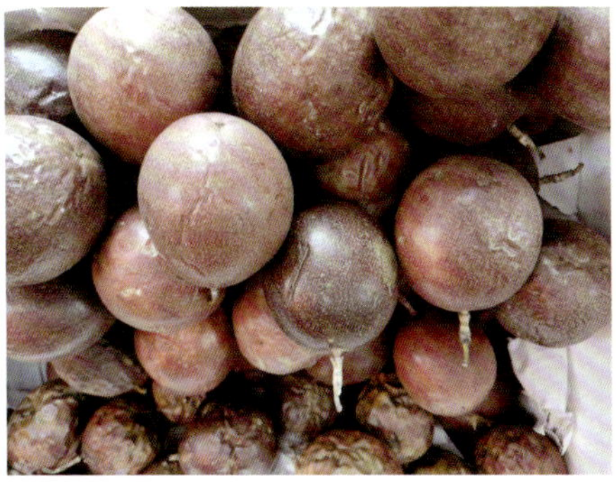

鸡蛋果花枝

鸡蛋果果实

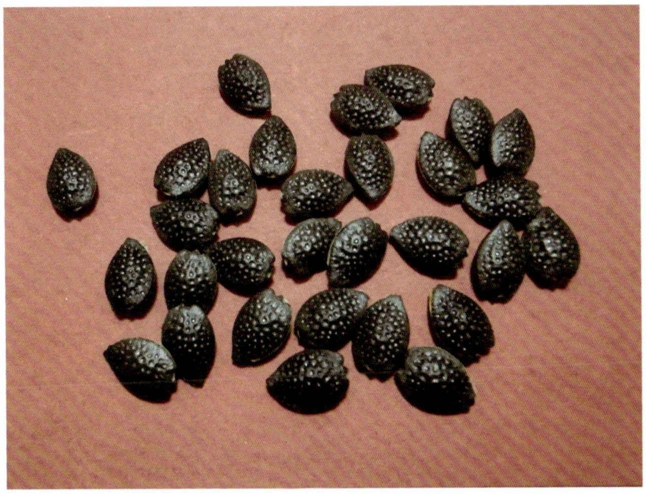

鸡蛋果种子

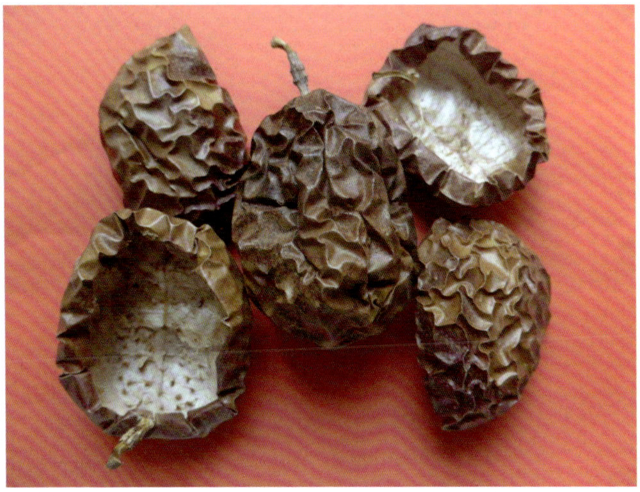

鸡蛋果干燥果实

[illegible] · [illegible]、[illegible]、[illegible]、[illegible]。

[illegible] · [illegible] *Passiflora edulis* Sims [illegible]。

[illegible] · [illegible] 6 m [illegible]。[illegible] 1.5~2 cm, [illegible] 2 [illegible] 6~13 cm [illegible] 1~2 [illegible] 1 [illegible] 4~5 cm [illegible] 2~3 cm [illegible] 4~5 [illegible] 2 [illegible] 5 [illegible] 3 [illegible] 5~7 cm, [illegible] 6~7 [illegible] 9~10 [illegible]。

[illegible] · [illegible]。

[illegible] · [illegible]。

[illegible] · [illegible]。

[illegible] · [illegible]: [illegible], 10~15 g。

过江藤

Guojiangteng

PHYLA NODIFLORA

〖**别名**〗蓬莱菜、凤梨草、旺梨草、雷公锤草、大二郎箭、番梨仔草、旺菜癀、凤梨癀、痢症草。

〖**基原**〗本品为马鞭草科植物过江藤 *Phyla nodiflora* (L.) Greene 的全草。

〖**原植物形态**〗多年生匍匐草本。有木质宿根，多分枝，节上易生根；全株有紧贴丁字状短毛。单叶对生；近无柄；叶片匙形，倒卵形至倒卵状披针形，长 1 ～ 3 cm，宽 0.5 ～ 1.5 cm，基部狭楔形，叶缘中部以上有锐锯齿，先端钝或近圆形，两面均被毛。穗状花序腋生，圆柱形或卵形，长 0.5 ～ 3 cm，宽约 6 mm，具长 1 ～ 7 cm 的花序梗；苞片宽倒卵形，宽约 3 mm；花萼膜质，长约 2 mm；花冠白色、粉红色至紫红色；雄蕊 4，着生于花冠管的中部。果实淡黄色，长约 1.5 mm，内藏于花萼内，成熟时分裂为 2 个小坚果。花果期 6 ～ 10 月。生于海拔 300 ～ 1 880 m 的山坡平地及河滩等湿润处。

〖**炮制**〗除去泥沙杂质，稍润，切段，干燥。

〖**性味与归经**〗微苦，凉。

〖**功能与主治**〗清热，解毒。主治咽喉肿痛，牙疳，泄泻，痢疾，痈疽疮毒，带状疱疹，湿疹，疥癣。

〖**用法与用量**〗内服：煎汤，鲜品 30 ～ 60 g；或捣汁。外用：适量，水煎洗；或捣敷。

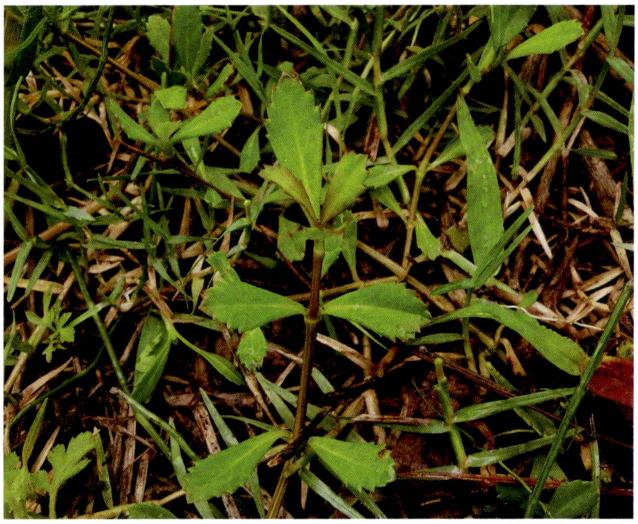

过江藤幼株

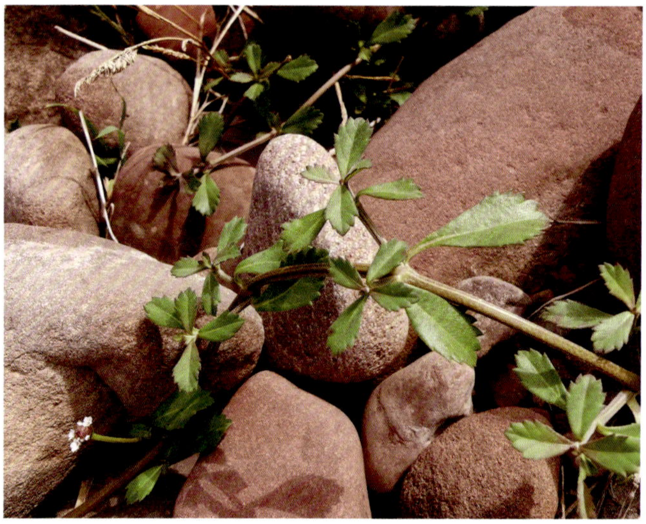

过江藤成熟植株

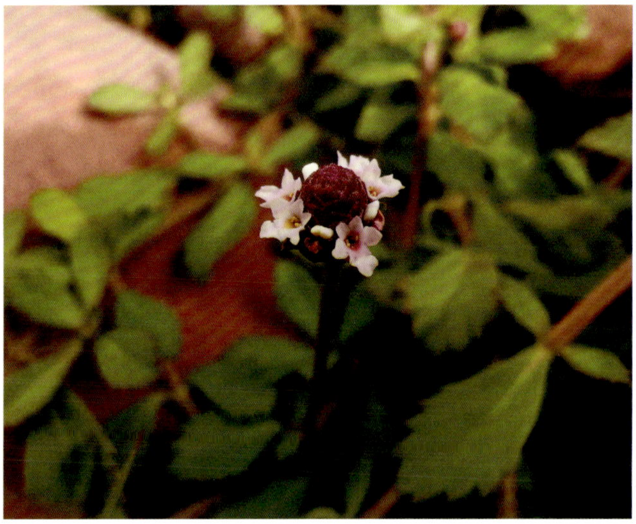

过江藤花枝

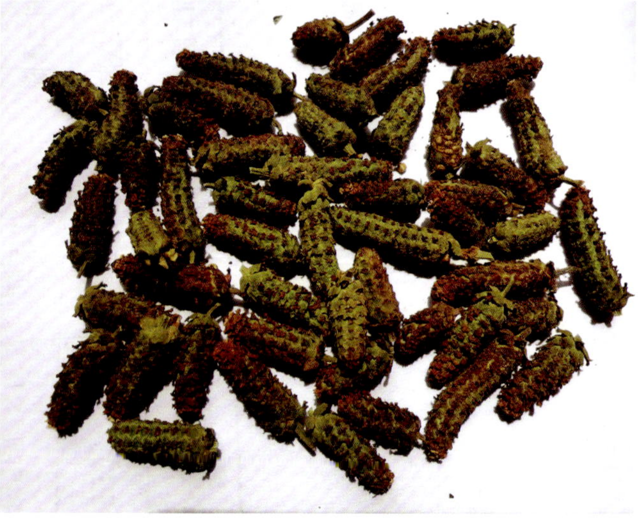

过江藤果序

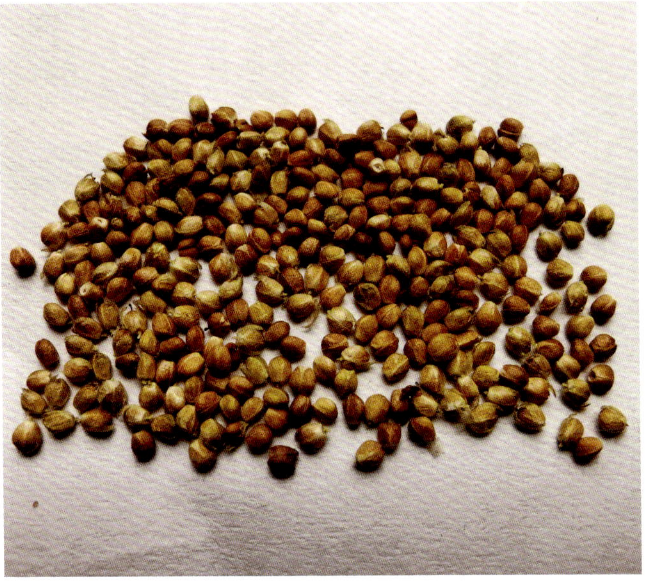

过江藤种子

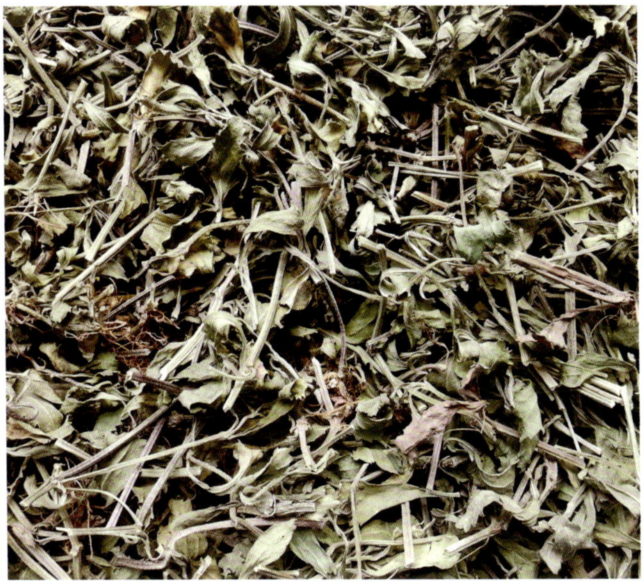

过江藤饮片

[illegible]

吊　兰

Diaolan

BRACKETPLANT CHLOROPHYTUM

〖别名〗桂兰、葡萄兰、钓兰、树蕉瓜、浙鹤兰、兰草、倒吊兰、土洋参、八叶兰、丛毛吊兰。

〖基原〗本品为百合科植物吊兰 *Chlorophytum comosum* (Thunb.) Baker 的全草或根。

〖原植物形态〗多年生草本。根茎短而肥厚，呈纺锤状。叶自根际丛生，多数；叶细长而尖，绿色或有黄色条纹，长 10 ～ 30 cm，宽 1 ～ 2 cm，向两端稍变狭。花葶比叶长，有时长达 50 cm，常变为匍枝，近顶部有叶束或生幼小植株；花小，白色，常 2 ～ 4 朵簇生，排成疏散的总状花序或圆锥花序，花梗关节位于中部至上部；花被叶状，裂片 6 枚；雄蕊 6；稍短于花被片，花药开裂后常卷曲；子房无柄，3 室，花柱线形。蒴果三角状扁球形，每室具种子 3 ～ 5 颗。花期 5 月，果期 8 月。各地广泛栽培，供作观赏。

〖炮制〗除去泥沙杂质，润软，切段，或切片，干燥。

〖性味与归经〗甘、微苦，凉。

〖功能与主治〗化痰止咳，散瘀消肿，清热解毒。主治痰热咳嗽，跌打损伤，骨折，痈肿，痔疮，烧伤。

〖用法与用量〗内服：煎汤，6 ～ 15 g，鲜品 15 ～ 30 g。外用：适量，捣敷，或煎水洗。

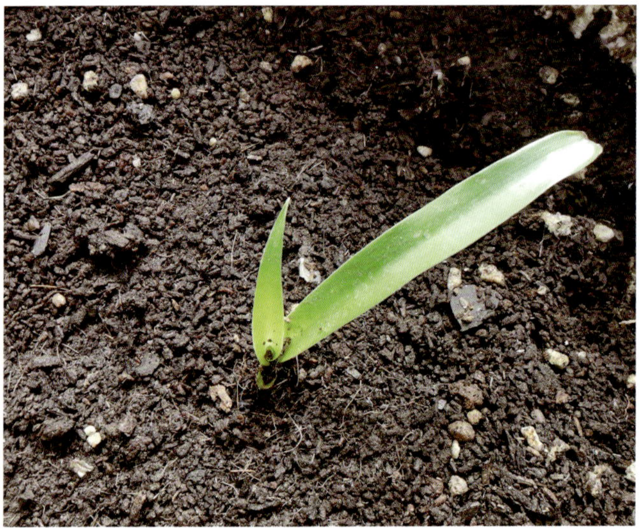

吊兰幼株

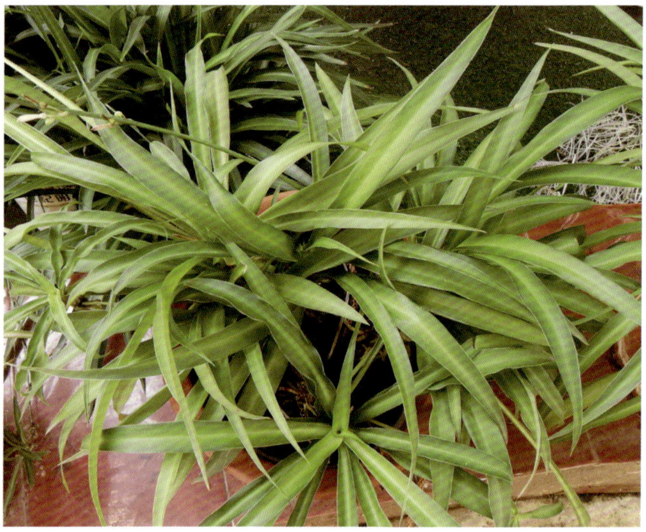

吊兰成熟植株

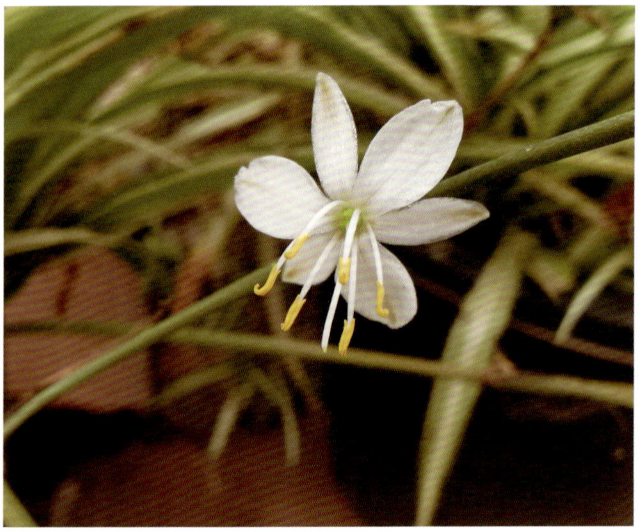

吊兰花枝

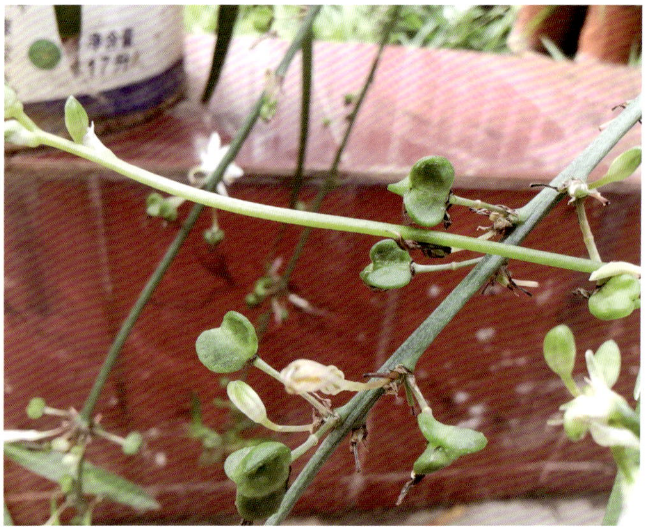

吊兰近成熟果枝

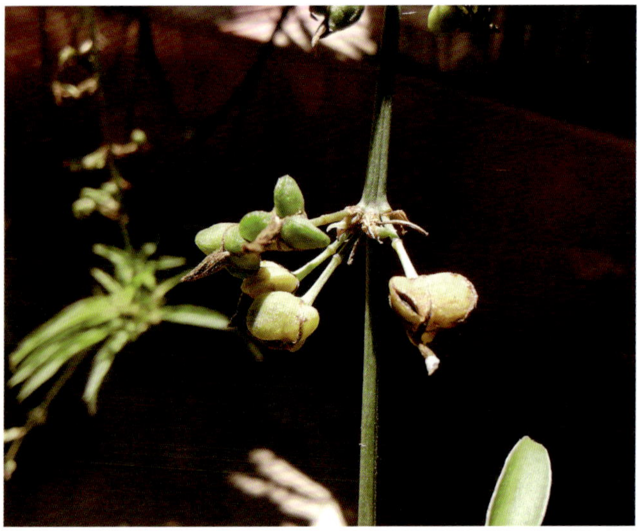

吊兰果枝

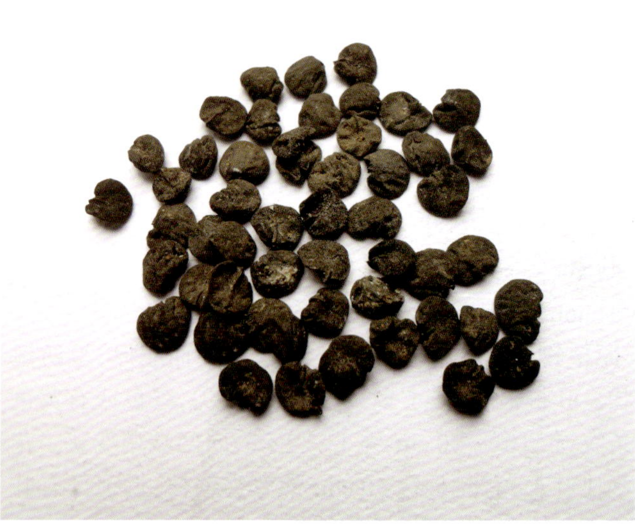

吊兰种子

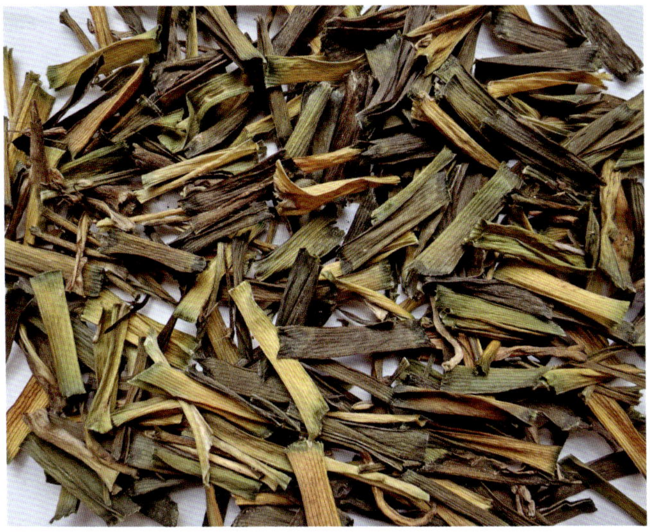

吊兰干燥地上部分

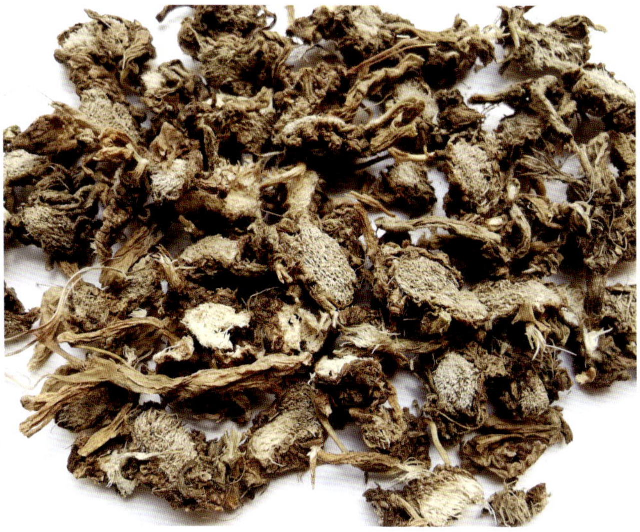

吊兰干燥根片

[illegible]

[illegible] *Chlorophytum comosum* (Thunb.) Baker [illegible]

[illegible] 10~30 cm [illegible] 1~2 cm [illegible] 50 cm [illegible] 2~4 [illegible] 6 [illegible] 6 [illegible] 3 [illegible] 3~5 [illegible] 5 [illegible] 8 [illegible]

[illegible]

[illegible]

[illegible]

[illegible] 6~15 g [illegible] 15~30 g [illegible]

问　荆

Wenjing

[illegible]

BOTTLE BRUSH HEB

〖别名〗接续草、公母草、楼接草、空心草、马蜂草、猪鬃草、黄蚂草、节节草、接骨草、寸姑草、笔头草、骨节草、笔壳草、笔筒草、笔头菜、土木贼。

〖基原〗本品为木贼科植物问荆 *Equisetum arvense* L. 的全草。

〖原植物形态〗多年生草本。根茎横走，匍匐生根，黑色或暗黑色，节和根密生棕黄色长毛。地上茎直立，2型。营养茎在孢子茎枯萎后生出，高 15 ～ 60 cm，有棱脊 6 ～ 15 条，沟中气孔带 2 ～ 4 行，节上轮生小枝，小枝实心，有棱脊 3 ～ 4 条。叶退化，下部联合成鞘，鞘筒狭长，鞘齿三角形，棕黑色，边缘灰白色，膜质，宿存。孢子茎早春自根茎生出，常为紫褐色，肉质，不分枝，高 5 ～ 25 cm，直径 3 ～ 4 mm，有 12 ～ 14 条不明显的棱脊；鞘筒漏斗状，鞘齿棕褐色，每 2 ～ 3 齿连接成三角形，先端生有长圆形的孢子囊穗，长 1.8 ～ 4 cm，有总梗，钝头，成熟时柄伸长；孢子叶六角形，盾状着生，螺旋排列，边缘着生 6 ～ 7 个长圆形孢子囊。孢子囊熟时孢子茎即枯萎；孢子圆球形，附生弹丝 4 条。生于潮湿的草地、沟渠旁、沙土地、耕地、山坡及草甸等处。

〖炮制〗除去杂质，润软，切段，干燥；或鲜用。

〖性味与归经〗甘、苦，平。归肺、胃、肝经。

〖功能与主治〗止血，利尿，明目。主治鼻衄，吐血，咯血，便血，崩漏，外伤出血，目赤翳膜，淋病。

〖用法与用量〗内服：煎汤，3 ～ 15 g。外用：适量，鲜品捣敷；或干品研末调撒。

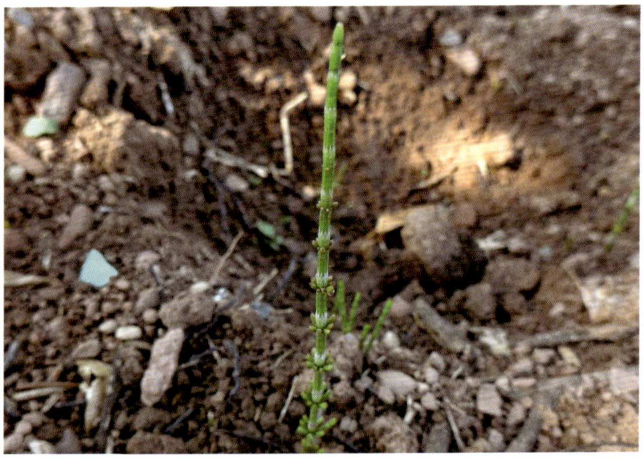

问荆幼株

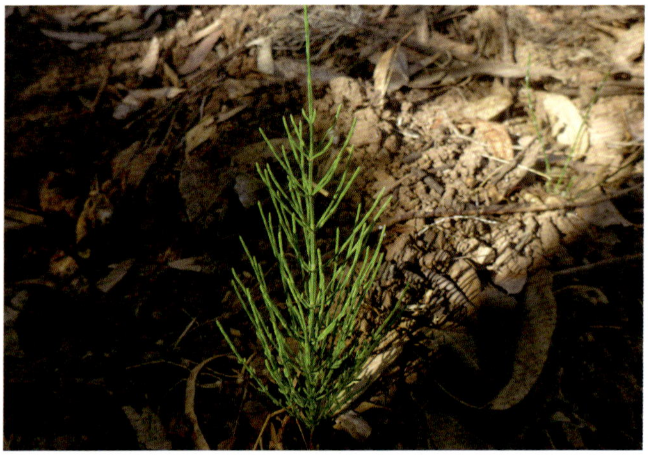

问荆成熟植株

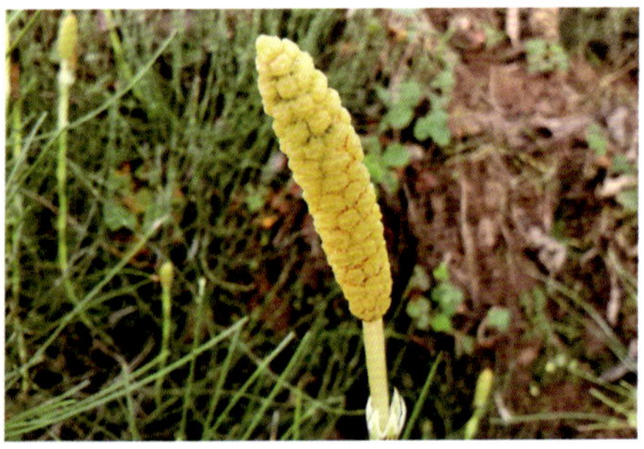

问荆花枝

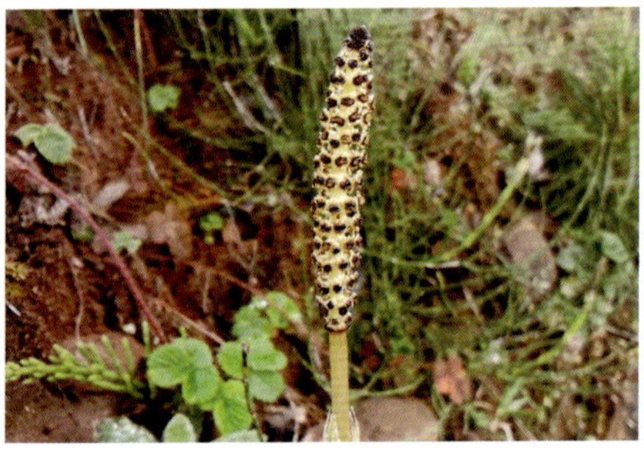

问荆果枝

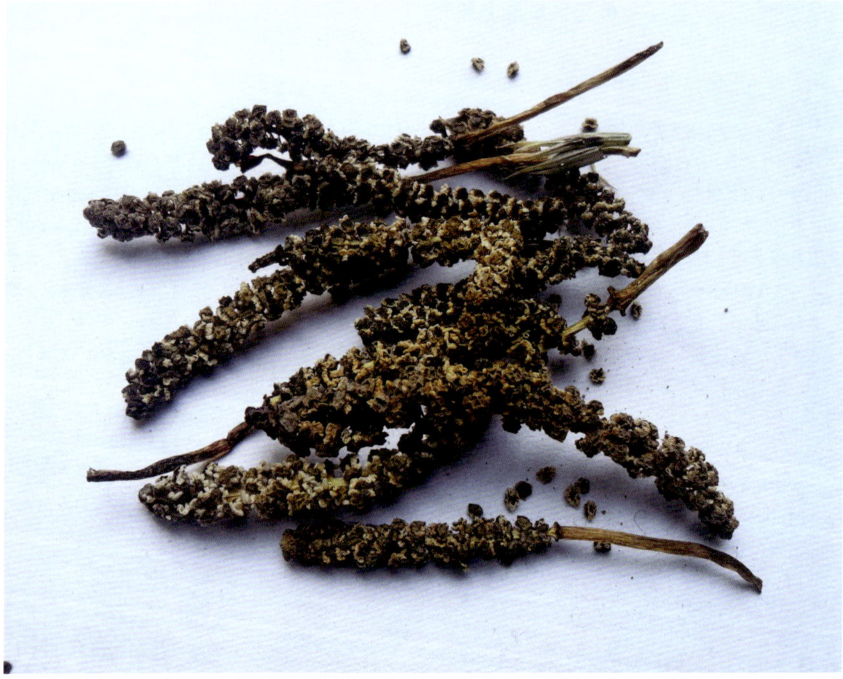

问荆果枝（干）

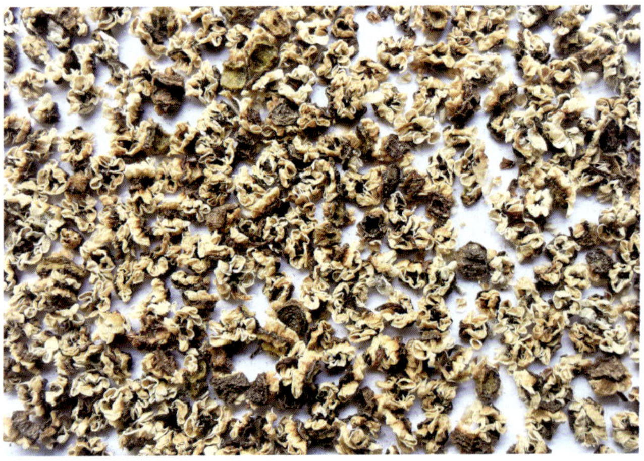

问荆种子

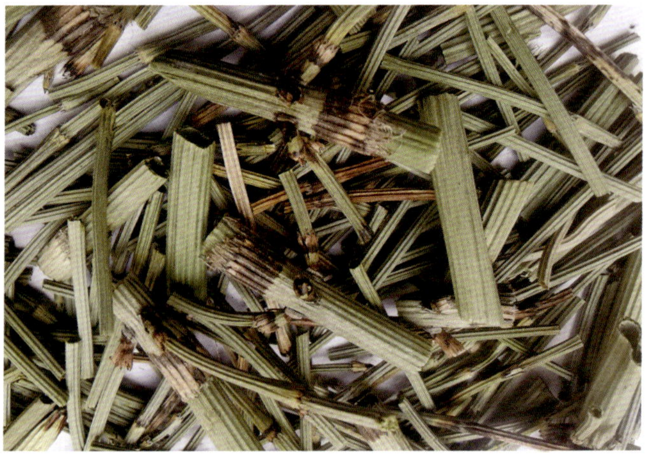

问荆干燥全草

[illegible] Equisetum arvense L. [illegible] 15~60 cm [illegible] 6~15 [illegible] 2~4 [illegible] 3~4 [illegible] 5~25 cm [illegible] 3~4 mm [illegible] 12~14 [illegible] 1.8~4 cm [illegible] 6~7 [illegible] 4 [illegible] 3~15 g [illegible]

竹叶子

Zhuyezi

[illegible]

STREPTOLIRION VOLUBILE

〖别名〗水百步还魂、大叶竹菜、猪鼻孔、酸猪草、小竹叶菜、笋壳菜、叶上花、小青竹标。

〖基原〗本品为鸭跖草科植物竹叶子 *Stmptolirion volubile* Edgew. 的全草。

〖原植物形态〗缠绕草本，长 3 ～ 6 m。茎细，直径 1 ～ 2 mm，有纵条纹。常无毛或叶鞘疏被白色长柔毛。叶互生；叶柄长 3 ～ 15 cm；叶片心形，长 4 ～ 14 cm，宽 3 ～ 15 cm，先端尾状渐尖，基部心形，上面近无毛，下面多少被疏柔毛，边缘密被睫毛。蝎尾状聚伞花序常数个组成圆锥花序，生于穿鞘而出的侧枝上，有花 1 ～ 4 朵；总梗长 7 ～ 10 cm，花序长约 5 cm，多少被短柔毛；苞片叶状，上部的变小而呈卵状被针形；下部花序的花两性，上部花序的花常为雄花；花无梗或具短梗；萼片舟状，顶端急尖；花瓣白色，条形，比萼片稍长；雄蕊 6，花丝密被绵毛；子房无毛或被疏毛。蒴果卵状三棱形，长 4 ～ 5 mm，被疏长毛，先端喙长约 3 mm，纵裂；每室有叠生种子 2 颗，多角形。花期 5 ～ 9 月，果期 7 ～ 11 月。生于海拔 500 ～ 3 000 m 的山谷、灌丛、密林下或草地。

〖性味与归经〗甘，平。

〖功能与主治〗清热，利水，解毒，化瘀。主治感冒发热，肺痨咳嗽，口渴心烦，水肿，热淋，带下，咽喉疼痛，痈疮肿毒，跌打劳伤，风湿骨痛。

〖用法与用量〗内服：煎汤，15 ～ 30 g；鲜品 30 ～ 60 g。外用：适量，鲜品捣敷。

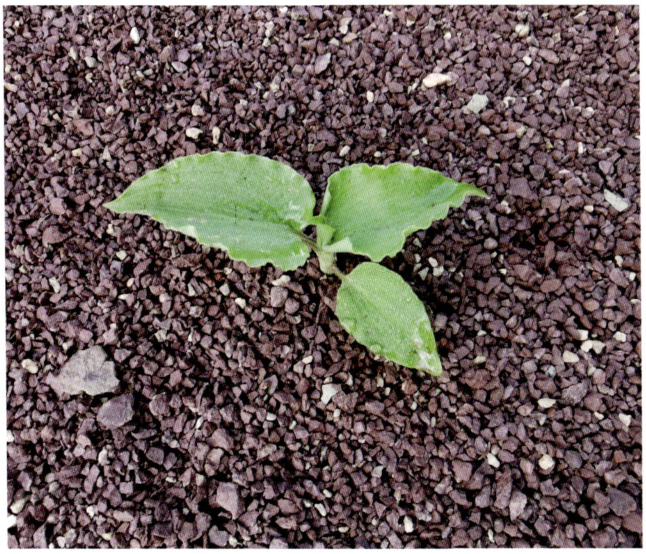

竹叶子幼株

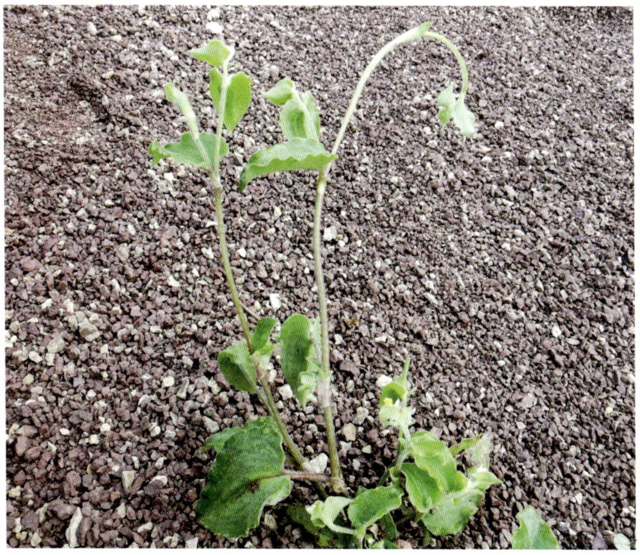

竹叶子成熟植株

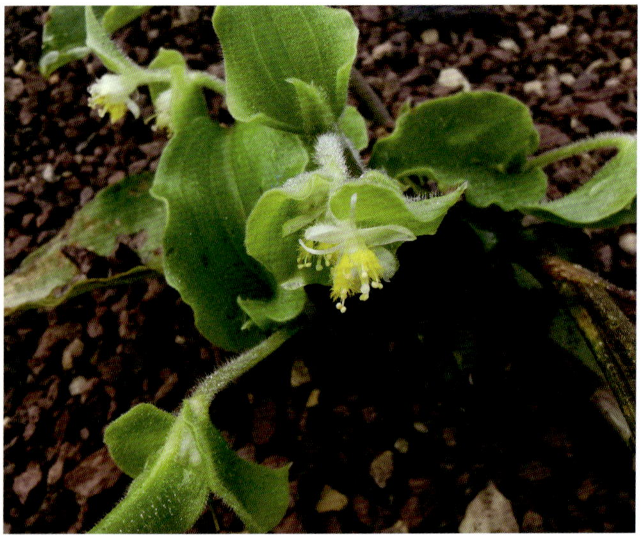

竹叶子花枝

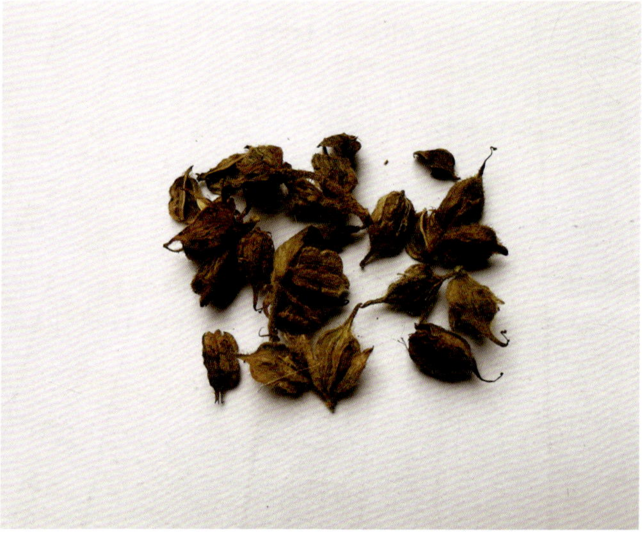

竹叶子果枝

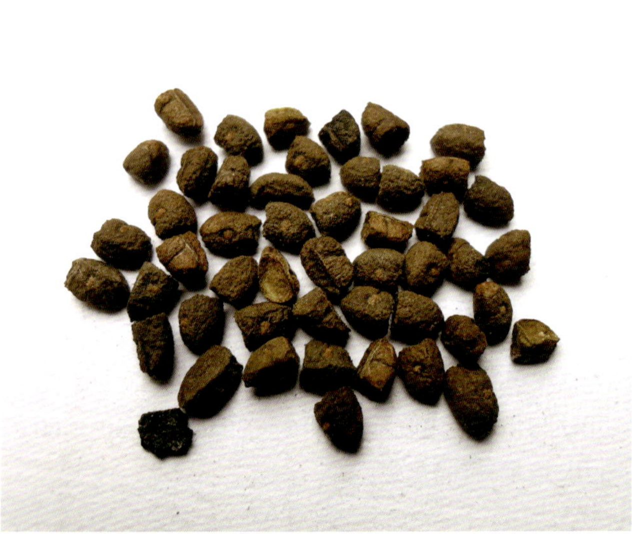

竹叶子种子（1）

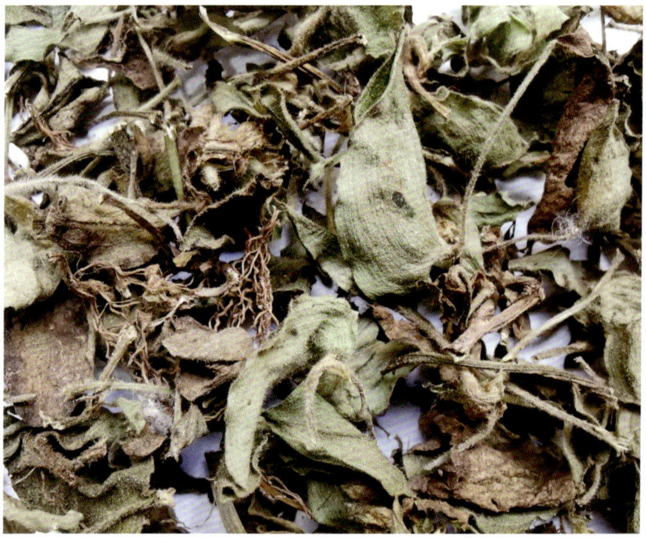

竹叶子种子（2）

[illegible] • [illegible]。

[illegible] • [illegible] *Stmptolirion volubile* Edgew. [illegible]。

[illegible] • [illegible] 3~6 m。[illegible] 1~2 mm [illegible] 3~15 cm [illegible] 4~14 cm [illegible] 3~15 cm [illegible] 1~4 [illegible] 7~10 cm [illegible] 5 cm [illegible] 6 [illegible] 4~5 mm [illegible] 3 mm [illegible] 2 [illegible] 5~9 [illegible] 7~11 [illegible] 500~3 000 m [illegible]。

[illegible] • [illegible]。

[illegible] • [illegible]。

[illegible] • [illegible] 15~30 g；[illegible] 30~60 g。[illegible]。

华西小石积

Huaxixiaoshiji

OSTEOMELES SCHWERINAE

〔别名〕黑果、糊炒豆、棱花果树、马屎果、蒿叶叶、地石榴、小黑果、老鸦果、小石积木、沙糖果。

〔基原〕本品为蔷薇科植物华西小石积 *Osteomeles schwerinae* Schneid. 的叶或根。

〔原植物形态〕落叶或半常绿灌木，高 1 ～ 3 m。小枝细弱微弯，红褐色或紫褐色，幼时密被灰白色柔毛，后渐脱落，多年生枝黑褐色。奇数羽状复叶，互生，具小叶片 7 ～ 15 对，连叶柄长 2 ～ 4.5 cm，幼时被绒毛；托叶披针形，有柔毛，早落；小叶片对生，椭圆形、椭圆状长圆形或倒卵状长圆形，长 5 ～ 10 mm，宽 2 ～ 4 mm，先端急尖或突尖，基部宽楔形或近圆形，全缘，两面均疏被柔毛，下面较密，小叶柄极短；叶轴上有窄叶翼。花两性；顶生伞房花序，有花 3 ～ 5 朵，直径 2 ～ 3 cm；总花梗和化梗均密被灰白色柔毛；苞片线状披针形，早落；萼筒钟状；萼片 5，与萼筒近等长，外面有柔毛；花瓣 5，长圆形，白色；雄蕊 20；花柱 5，基部被长柔毛，柱头头状。梨果卵形或近球形，直径 6 ～ 8 mm，蓝黑色，萼片宿存反折；小核 5，骨质，表面粗糙。花期 4 ～ 5 月，果期 7 月。生于海拔 1 500 ～ 3 000 m 的山坡灌丛或田边路旁干燥地。

〔炮制〕除去杂质，洗净，稍润，切段，干燥。

〔性味与归经〕微涩，平。

〔功能与主治〕清热解毒，收敛止泻，祛风除湿。主治疮疡肿毒，咽喉肿痛，痄腮，痢疾，泄泻，肠风下血，阴挺，风湿痹痛。

〔用法与用量〕内服：煎汤，6 ～ 9 g。外用：适量，鲜叶捣敷，或研末撒。

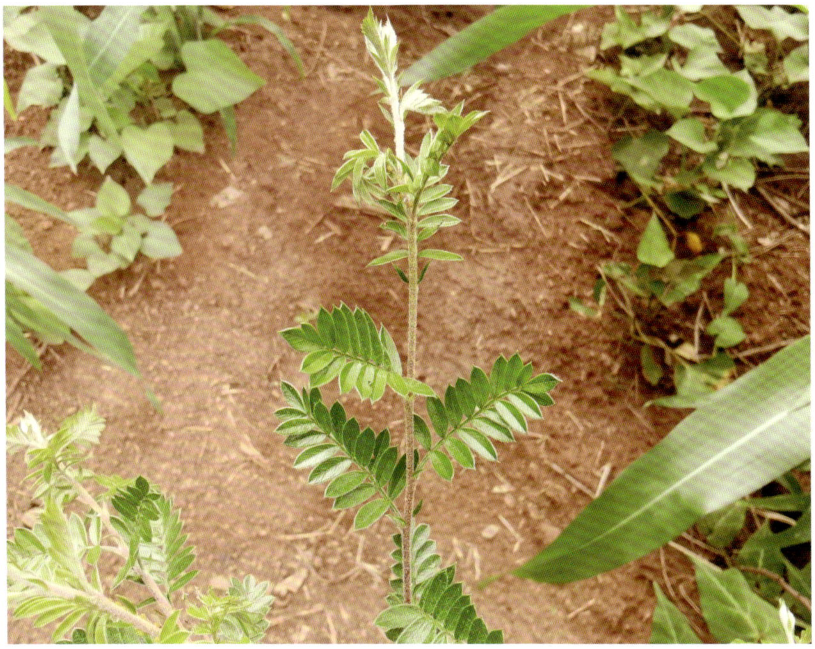

华西小石积幼株

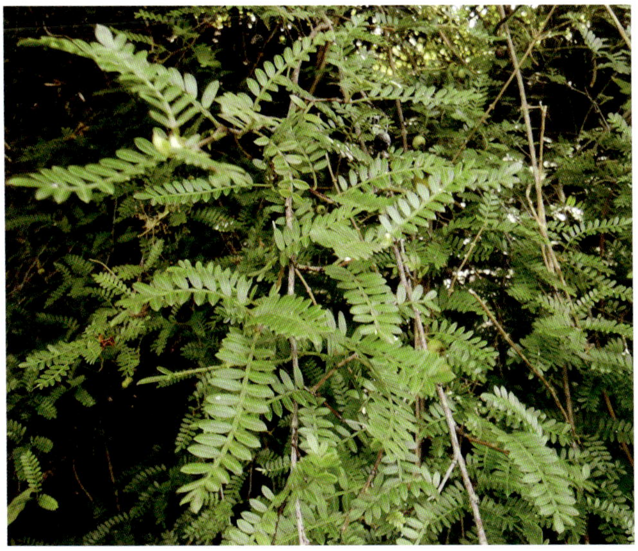

华西小石积成熟植株

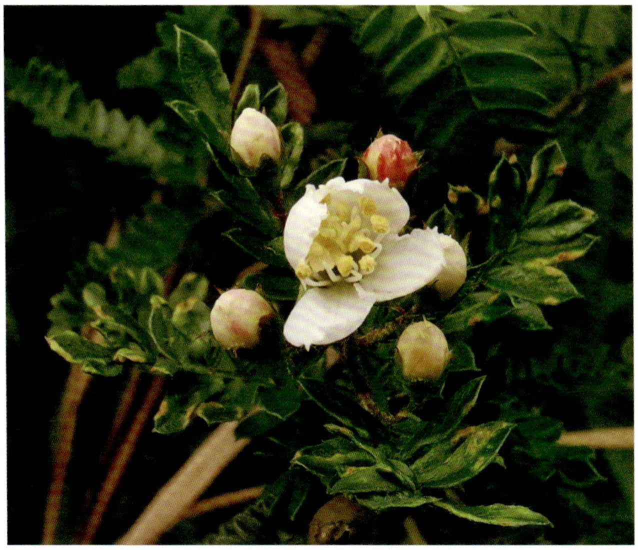

华西小石积花枝

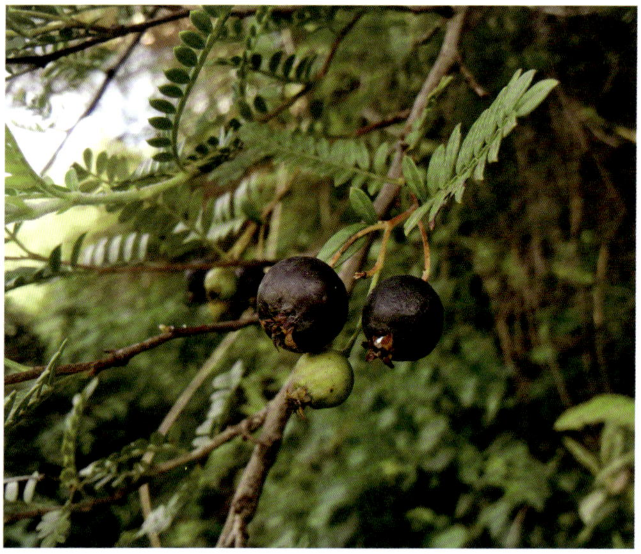

华西小石积果枝

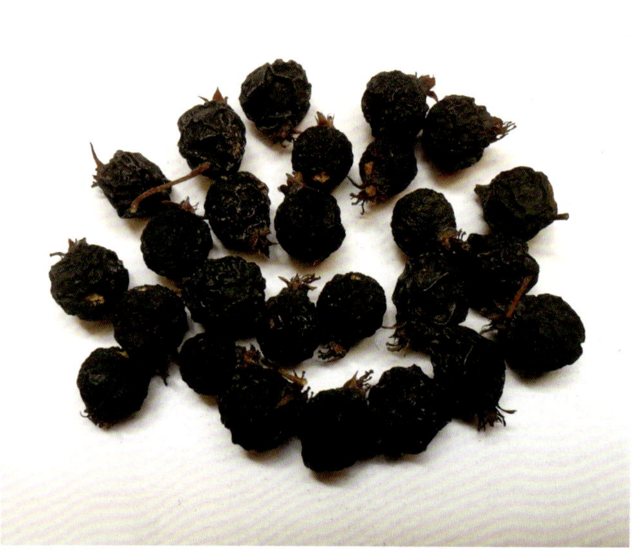

华西小石积果实

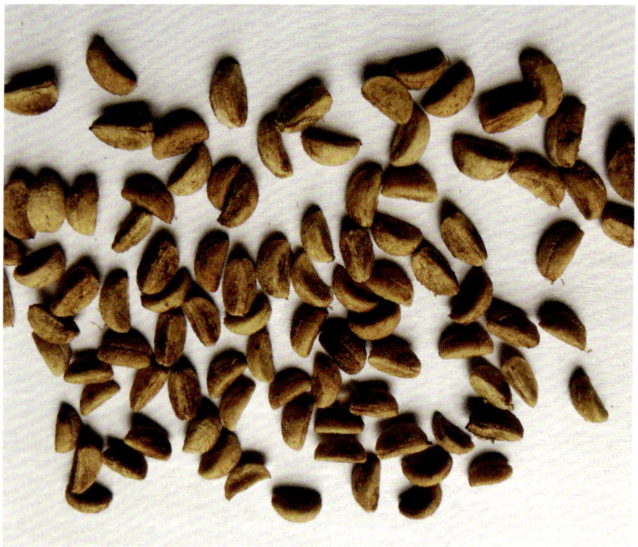

华西小石积种子

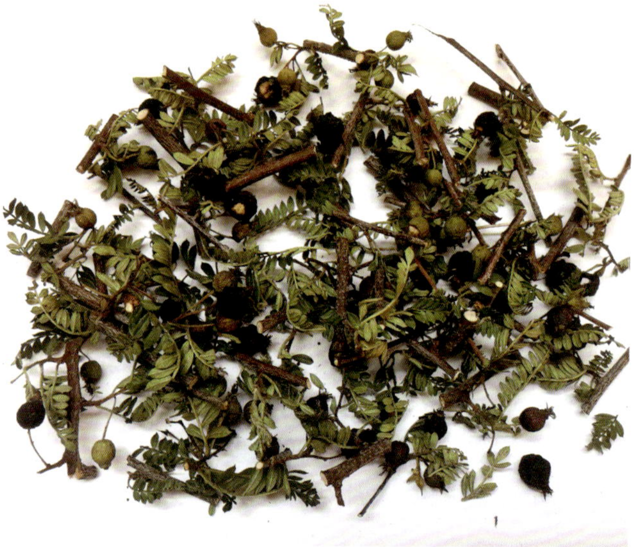

华西小石积干燥枝叶

[illegible]

[illegible] *Osteomeles schwerinae* Schneid. [illegible]

[illegible] 1~3 m。[illegible] 7~15 [illegible] 2~4.5 cm [illegible] 5~10 mm [illegible] 2~4 mm [illegible] 3~5 [illegible] 2~3 cm [illegible] 5 [illegible] 5 [illegible] 20 [illegible] 5 [illegible] 6~8 mm [illegible] 5 [illegible] 4~5 [illegible] 7 [illegible] 1 500~3 000 m [illegible]

[illegible]

[illegible]

[illegible]

[illegible] 6~9 g。[illegible]

合欢皮

Hehuanpi

ALBIZIAE CORTEX

〖别名〗合昏皮、夜台皮、合欢木皮。

〖基原〗本品为豆科植物合欢 *Albizia julibrissin* Durazz. 的树皮。

〖原植物形态〗落叶乔木，高可达 16 m。树干灰黑色；嫩枝、花序和叶轴被绒毛或短柔毛。托叶线状披针形，较小，叶小，早落；二回羽状复叶，互生；总叶柄长 3 ～ 5 cm，总花柄近基部及最顶 1 对羽片着生处各有一枚腺体；羽片 4 ～ 12 对，栽培的有时达 20 对；小叶 10 ～ 30 对，线形至长圆形，长 6 ～ 12 mm，宽 1 ～ 4 mm，向上偏斜，先端有小尖头，有缘毛，有时在下面或仅中脉上有短柔毛；中脉紧靠上边缘。头状花序在枝顶排成圆锥状花序；花粉红色；花萼管状，长 3 mm；花冠长 8 mm，裂片三角形，长 1.5 mm，花萼、花冠外均被短柔毛；雄蕊多数，基部合生，花丝细长；子房上位，花柱几与花丝等长，柱头圆柱形。荚果带状，长 9 ～ 15 cm，宽 1.5 ～ 2.5 cm，嫩荚有柔毛，老荚无毛。花期 6 ～ 7 月，果期 8 ～ 10 月。生于山坡或栽培。

〖炮制〗除去杂质，洗净，润透，切丝或块，干燥。

〖性味与归经〗甘，平。归心、肝、肺经。

〖功能与主治〗解郁安神，活血消肿。主治心神不安，忧郁失眠，肺痈，疮肿，跌扑伤痛。

〖用法与用量〗内服：煎汤，6 ～ 12 g。外用：适量，研末调敷。

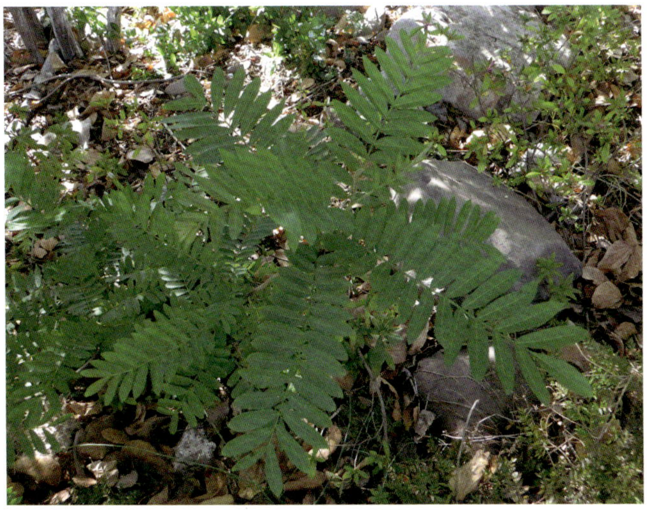

合欢幼株

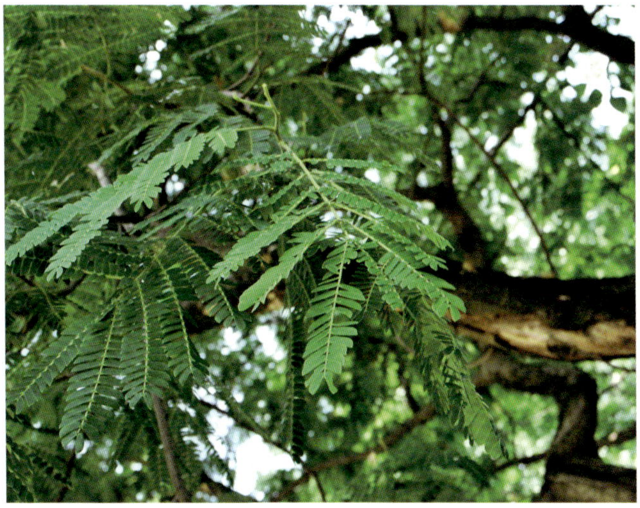

合欢成熟植株

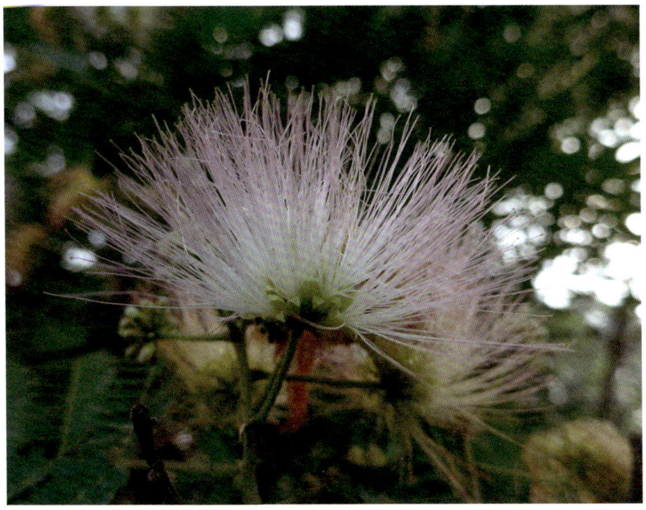

合欢花枝

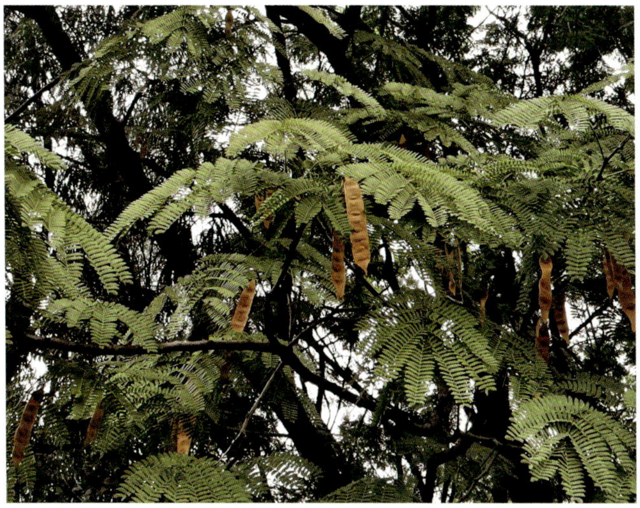

合欢果枝

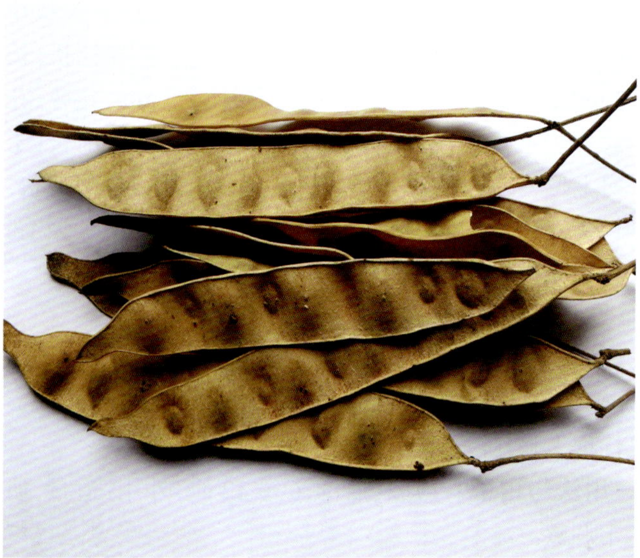

合欢果实

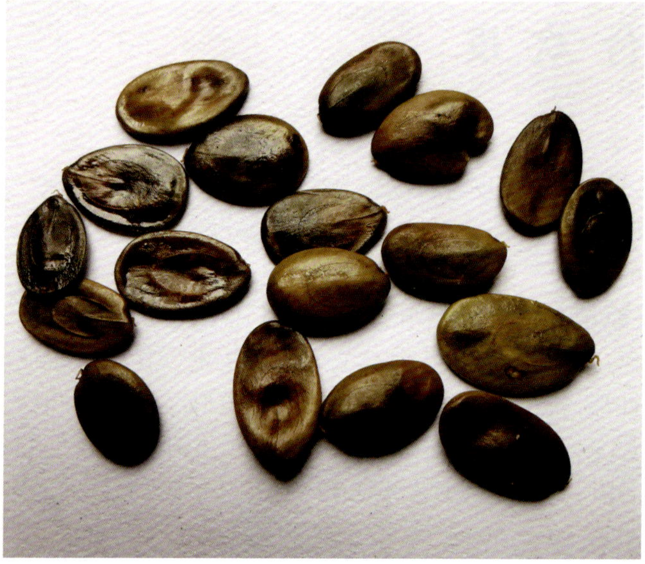

合欢种子

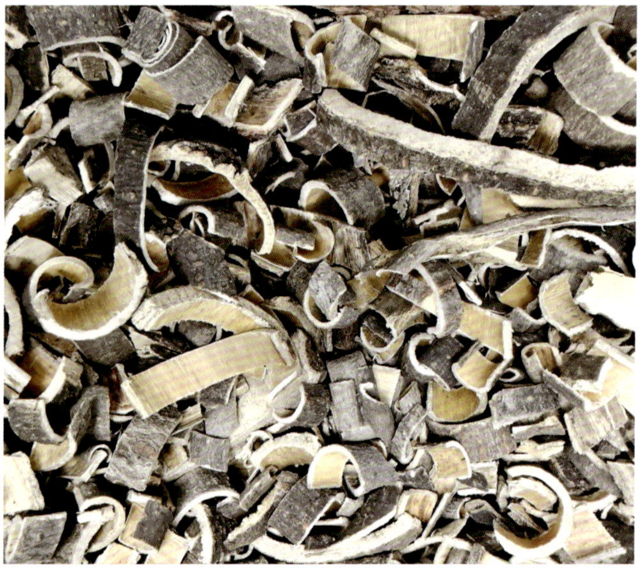

合欢干燥树皮

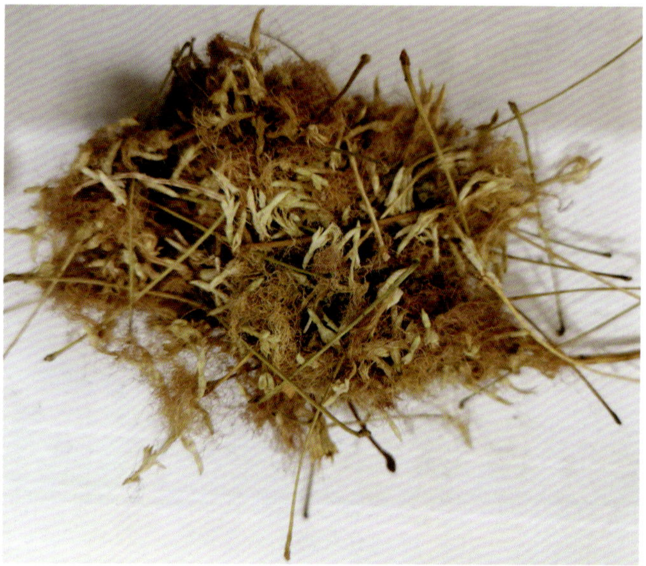

合欢干燥花

[illegible] • [illegible]。

[illegible] • [illegible] *Albizia julibrissin* Durazz. [illegible]。

[illegible] • [illegible] 16 m。[illegible] 3~5 cm [illegible] 1 [illegible] 4~12 [illegible] 20 [illegible] 10~30 [illegible] 6~12 mm [illegible] 1~4 mm [illegible] 3 mm [illegible] 8 mm [illegible] 1.5 mm [illegible] 9~15 cm [illegible] 1.5~2.5 cm [illegible] 6~7 [illegible] 8~10 [illegible]。

[illegible] • [illegible]。

[illegible] • [illegible]。

[illegible] • [illegible]。

[illegible] • 6~12 g。[illegible]。

灯盏细辛

Dengzhanxixin

ERIGERONTIS HERBA

〔**别名**〕灯盏花、地顶草、细辛草、地朝阳、双葵花、东菊、灯盏草、牙陷药、罐儿草。

〔**基原**〕本品为菊科植物短葶飞蓬 *Erigeron breviscapus* (Vant.) Hand. -Mazz. 的全草。

〔**原植物形态**〕多年生草本，高 5 ～ 50 cm。根茎粗厚，木质，密生多数须根。茎直立，中部有少数伞房状分枝，全株被有多细胞的短硬毛或杂有腺毛。基生叶密集成莲座状，叶片匙形或倒卵状披针形，长 1.5 ～ 11 cm，宽 0.5 ～ 2.5 cm，先端钝，具小尖头，基部下延成柄，全缘，两面有粗毛；茎生叶少数，通常 2 ～ 4 个，长圆形，长 1 ～ 4 cm，宽 0.5 ～ 1 cm，基部半抱茎，上部常缩小成条形的小苞叶，无叶柄。头状花序顶生，通常单生，直径 2 ～ 2.8 cm；总苞半球形，长 0.5 ～ 0.8 cm，宽 1 ～ 1.5 cm；总苞片 3 层，线状披针形，长约 8 mm，宽约 1 mm，先端尖；外围的雌花舌状，3 层，舌片开展，蓝色或粉紫色，先端全缘；中央的两性花管状，黄色，檐部窄漏斗形，中部被疏微毛，裂片无毛。瘦果狭长圆形，长约 1.5 mm，扁压，背面常具 1 肋，密被短毛；冠毛淡褐色，2 层，刚毛状，外层极短，内层长约 4 mm。花期 3 ～ 10 月。生于山地疏林下、草丛或向阳坡地。

〔**性味与归经**〕辛、微苦，温。归心、肝经。

〔**功能与主治**〕活血通络止痛，祛风散寒。主治中风偏瘫，胸痹心痛，风湿痹痛，头痛，牙痛。

〔**用法与用量**〕内服：9 ～ 15 g，煎服或研末蒸鸡蛋服。外用：适量。

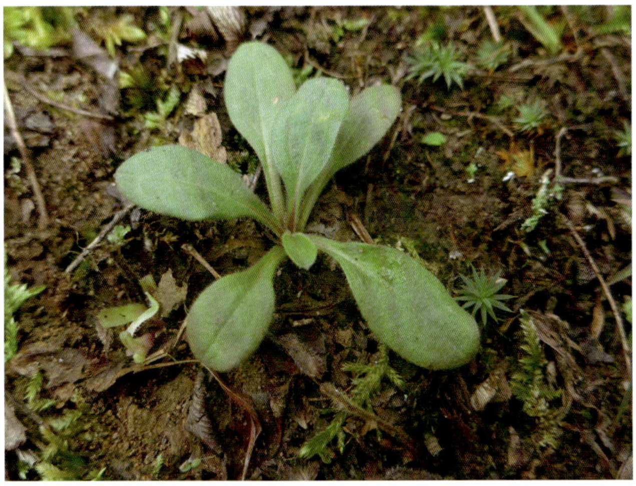

短葶飞蓬幼株

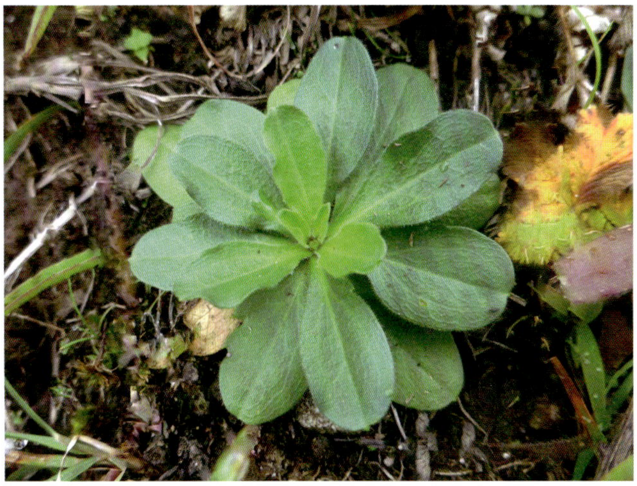

短葶飞蓬成熟植株

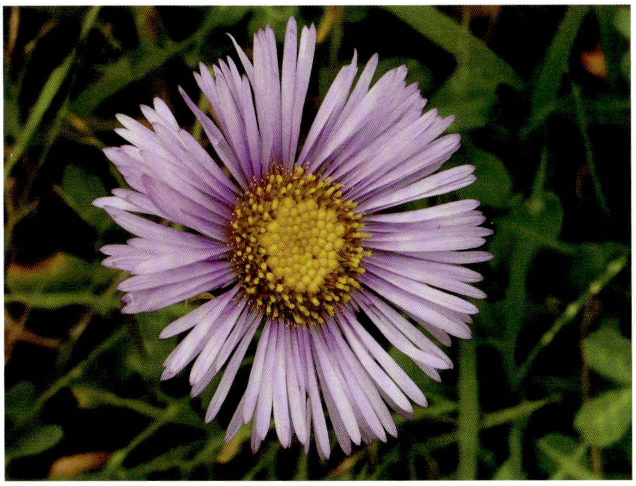

短葶飞蓬花

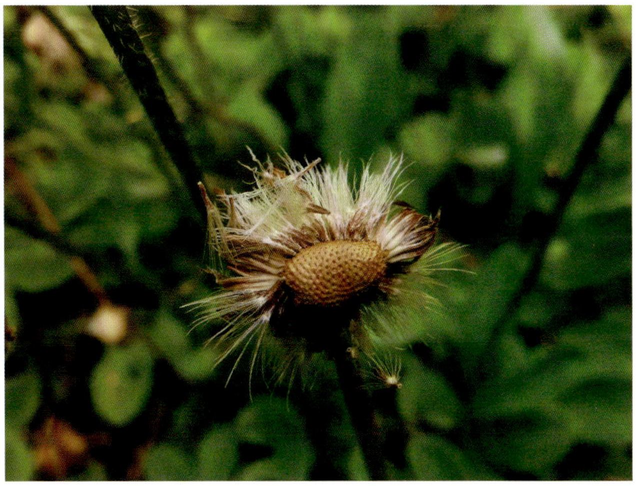

短葶飞蓬果枝

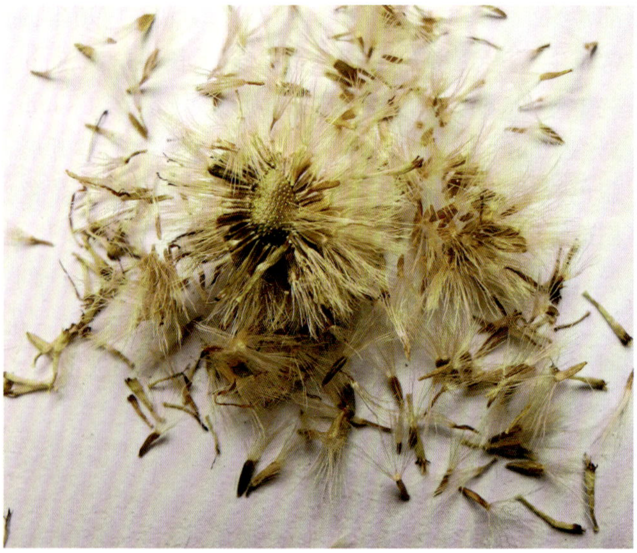

短葶飞蓬果实

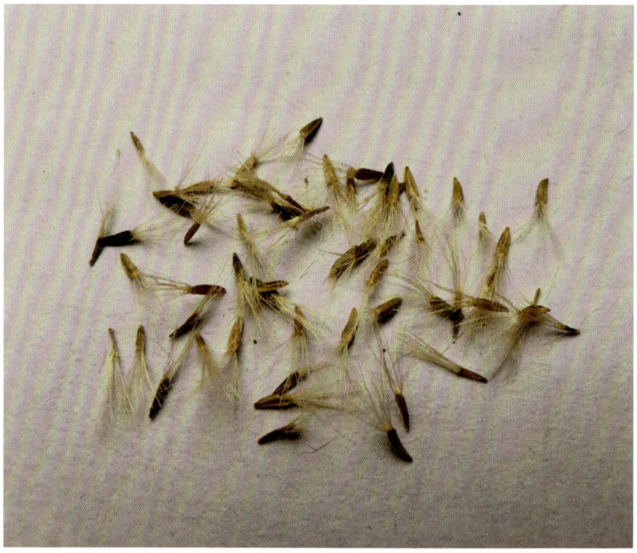

短葶飞蓬种子

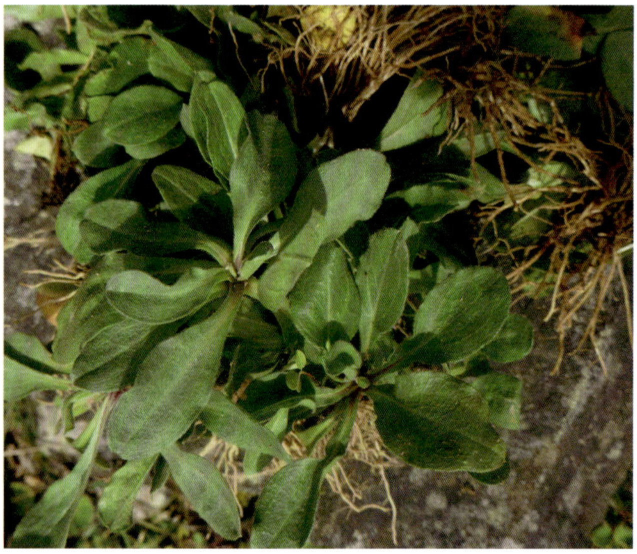

短葶飞蓬鲜全草

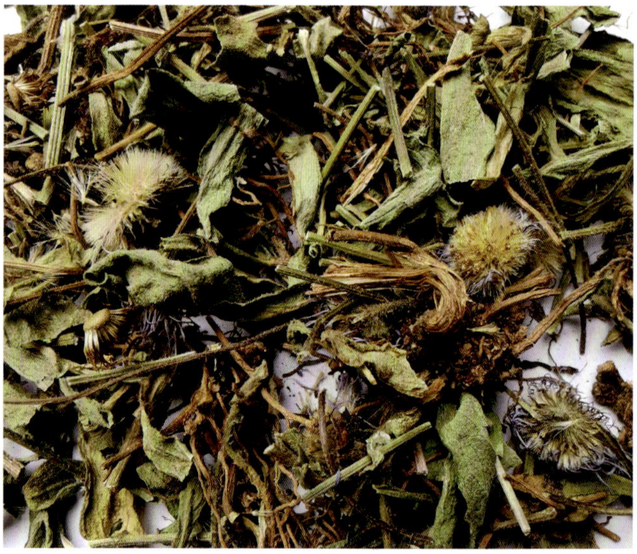

短葶飞蓬干燥全草

[illegible]・[illegible]。

[illegible]・[illegible] *Erigeron breviscapus* (Vant.) Hand. -Mazz[illegible]。

[illegible]・[illegible]，[illegible]5~50 cm。[illegible]，[illegible]1.5~11 cm，贡 0.5~2.5 cm，[illegible]2~4[illegible]，[illegible]1~4 cm，[illegible]0.5~1 cm，[illegible]2~2.8 cm；[illegible]0.5~0.8 cm，[illegible]1~1.5 cm；[illegible]3[illegible]，[illegible]8 mm，[illegible]1 mm，[illegible]3[illegible]，[illegible]1.5 mm，[illegible]2[illegible]，[illegible]4 mm。[illegible]3~10[illegible]、[illegible]5[illegible]。

[illegible]・[illegible]。

[illegible]・[illegible]。

[illegible]・9~15 g，[illegible]。

羊耳蒜

Yangersuan

ROOT OF JAPANESE DOCK

〖别名〗珍珠七、借母怀胎、鸡心七、算盘七。

〖基原〗本品为兰科植物羊耳蒜 *Liparis japonica*（Miq.）Maxim. 的带根全草。

〖原植物形态〗多年生草本，全株无毛。假鳞茎卵球形，外被干膜质的白色鞘，下部具多数须根，如蒜头状，长 6 ～ 12 mm。基生叶 2 枚，基部抱合而近对生；叶片狭卵形或卵状椭圆形，长 7 ～ 13 cm，宽 4 ～ 6 cm，基部渐狭，先端急尖或钝，下延成鞘状抱茎。花葶由 2 叶间抽出，高 20 ～ 40 cm；苞片膜质，鳞片状，钝头，长 1 ～ 1.5 mm；萼片长卵状披针形，长 8 ～ 9 mm，先端稍钝；花淡绿色，花瓣线形，与萼片等长，唇瓣较大，倒卵形，长 8 ～ 13 mm，不分裂，平坦，中部稍缢缩，其余花被片均较狭窄；蕊柱稍弓曲，先端翅钝圆，基部膨大鼓出；子房细长，基部渐狭缩成柄，扭转，柱头长 2.5 mm。蒴果长倒卵状披针形，长达 1.2 cm，果梗长约 1 mm。生于海拔 2 400 ～ 2 600 m 的常绿阔叶林、松林及灌丛中。

〖炮制〗除去杂质，洗净切段，干燥。

〖性味与归经〗甘、微酸，平。归脾、肝、胆经。

〖功能与主治〗活血止血，消肿止痛。主治崩漏，产后腹痛，带下，扁桃体炎，跌打损伤，烧伤。

〖用法与用量〗内服：煎汤，6 ～ 9 g。外用：适量，鲜品捣敷。

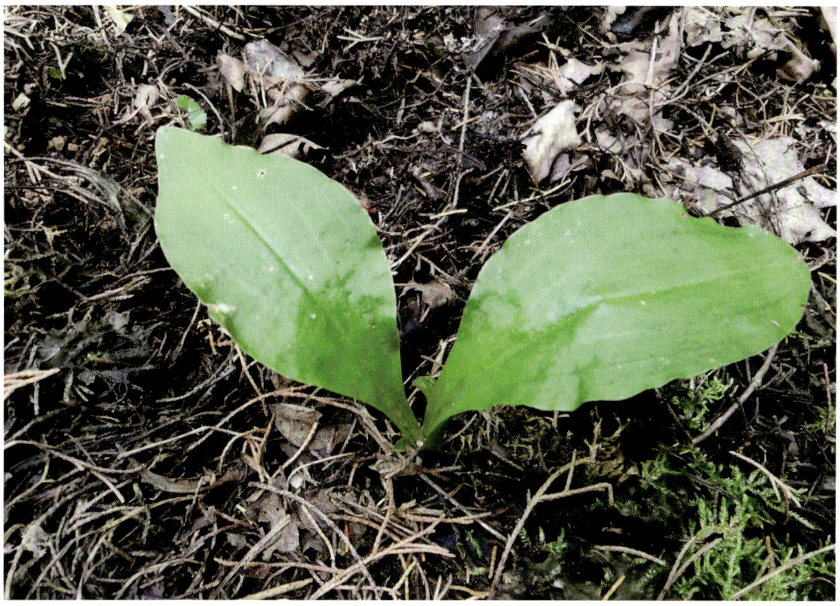

羊耳蒜幼株

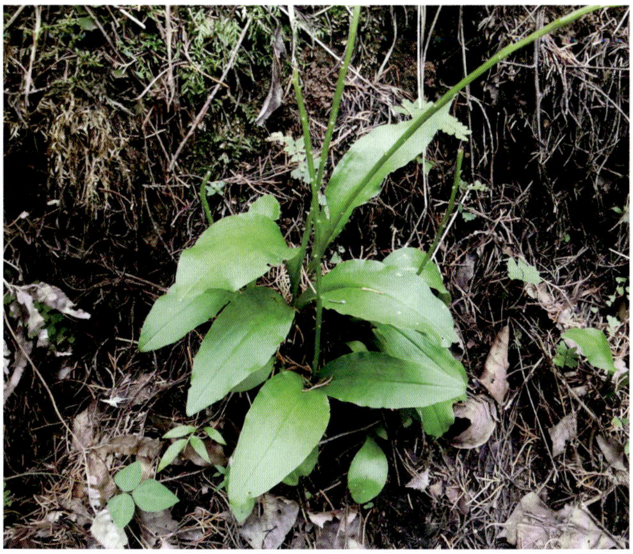

羊耳蒜成熟植株

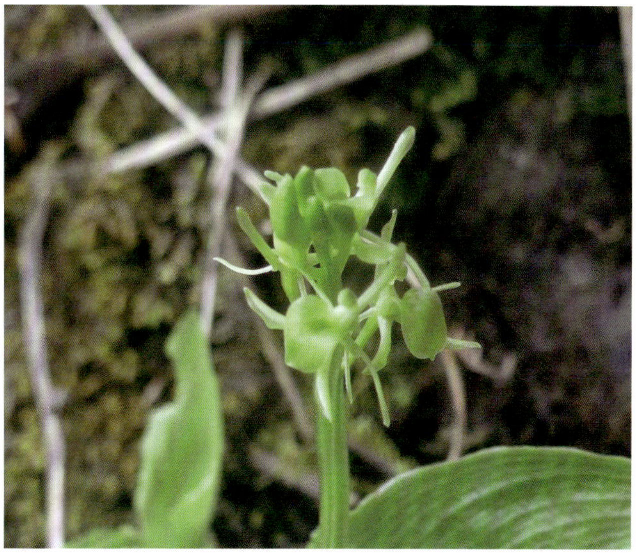

羊耳蒜花枝

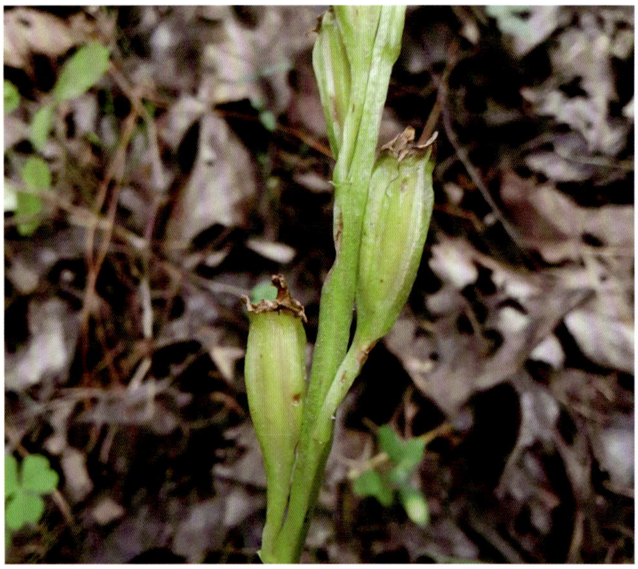

羊耳蒜果枝

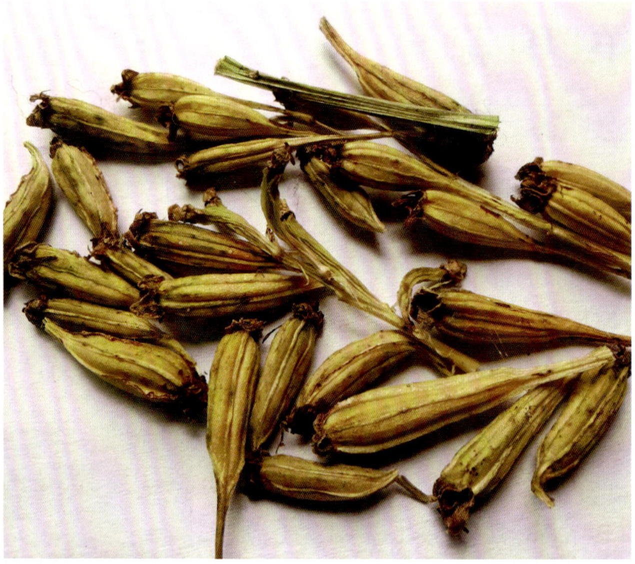

羊耳蒜果实

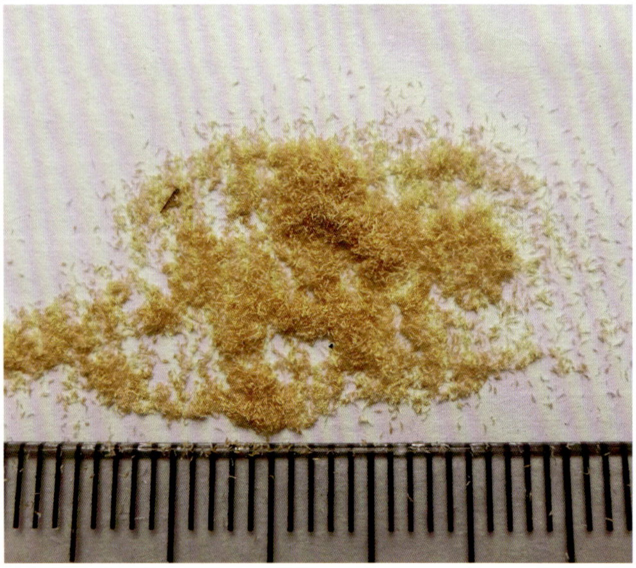

羊耳蒜种子

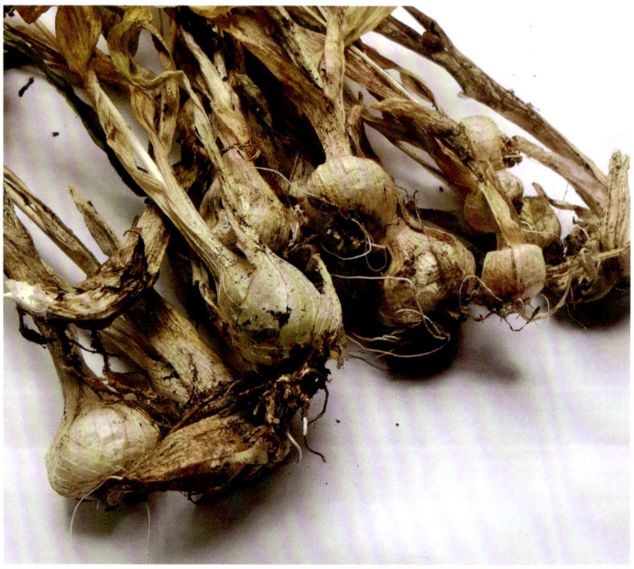

羊耳蒜干燥带根全草

[illegible] · [illegible]。

[illegible] · [illegible] *Liparis japonica*（Miq.）Maxim. [illegible]。

[illegible] · [illegible] 6~12 mm [illegible] 2 [illegible] 7~13 cm [illegible] 4~6 cm [illegible] 20~40 cm [illegible] 1~1.5 mm [illegible] 8~9 mm [illegible] 8~13 mm [illegible] 2.5 mm [illegible] 1.2 cm [illegible] 1 mm [illegible] 2 400~2 600 m [illegible]。

[illegible] · [illegible]。

[illegible] · [illegible]。

[illegible] · [illegible]。

[illegible] · [illegible]，6~9 g。[illegible]。

羊耳菊

Yangerju

DUHALDEA CAPPA

〖别名〗猪耳风、羊耳风、山白芷、白牛胆、白面猫子骨、蜡毛香、壮牛浪、白面风、八面风。

〖基原〗本品为菊科植物羊耳菊 *Duhaldea cappa*（Buch.-Ham. ex DC.）Anderb. 的根或全草。

〖原植物形态〗亚灌木。根状茎粗壮，多分枝。茎直立，高 70 ～ 200 cm，粗壮，全部被污白色或浅褐色绢状或棉状密茸毛，上部或从中部起有分枝，全部有多少密生的叶；下部叶在花期脱落后留有被白色或污白色棉毛的腋芽。叶多少开展，长圆形或长圆状披针形；中部叶长 10 ～ 16 cm，有长约 0.5 cm 的柄，上部叶渐小近无柄；全部叶基部圆形或近楔形，顶端钝或急尖，边缘有小尖头状细齿或浅齿，上面被基部疣状的密糙毛，沿中脉被较密的毛，下面被白色或污白色绢状厚茸毛；中脉和 10 ～ 12 对侧脉在下面高起，网脉明显。头状花序倒卵圆形，宽 5 ～ 8 mm，多数密集于茎和枝端成聚伞圆锥花序；被绢状密茸毛。有线形的苞叶。总苞近钟形，长 5 ～ 7 mm；总苞片约 5 层，线状披针形，外层较内层短 3 ～ 4 倍，顶端稍尖，外面被污白色或带褐色绢状茸毛。小花长 4 ～ 5.5 mm；边缘的小花舌片短小，有 3 ～ 4 裂片，或无舌片而有 4 个退化雄蕊；中央的小花管状，上部有三角卵圆形裂片；冠毛污白色，约与管状花花冠同长，具 20 余个糙毛。瘦果长圆柱形，长约 1.8 mm，被白色长绢毛。花期 6 ～ 10 月，果期 8 ～ 12 月。生于海拔 500 ～ 3 200 m 的湿润或干燥丘陵地、荒地、灌丛或草地，在酸性土、砂土和黏土上都常见。

〖炮制〗除去杂质，切段，干燥，或鲜用。

〖性味与归经〗辛、微苦，温。

〖功能与主治〗除痰定喘，活血调经。主治咳喘，月经不调，跌打损伤等。

〖用法与用量〗内服：煎服，9 ～ 30 g。

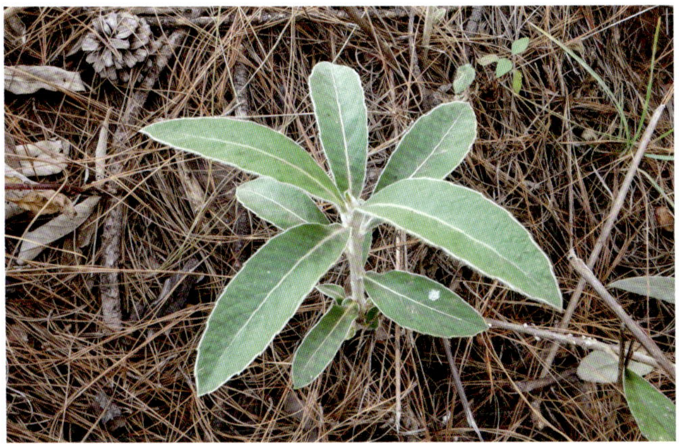

羊耳菊幼株

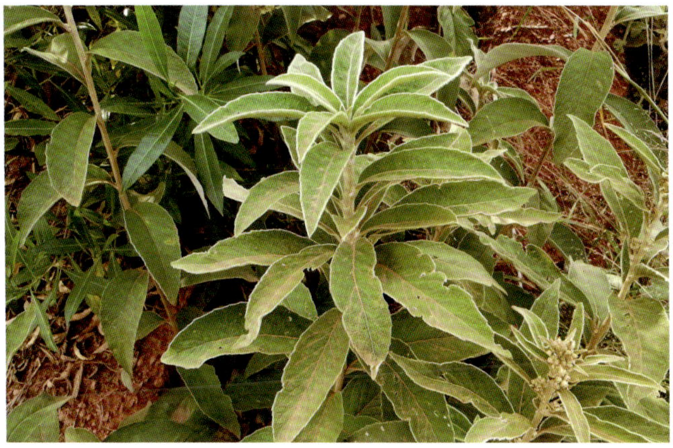

羊耳菊成熟植株

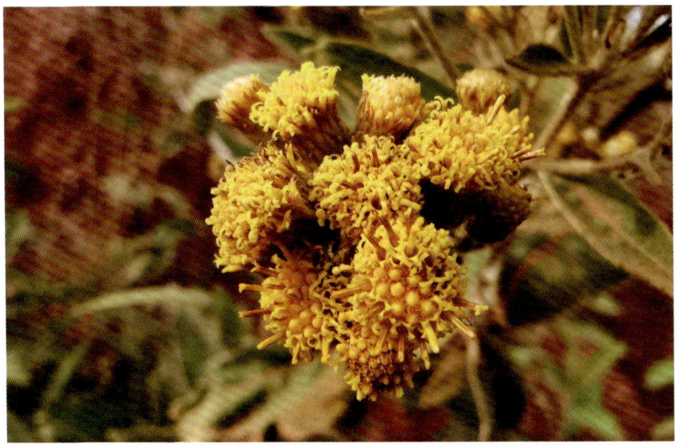

羊耳菊花枝

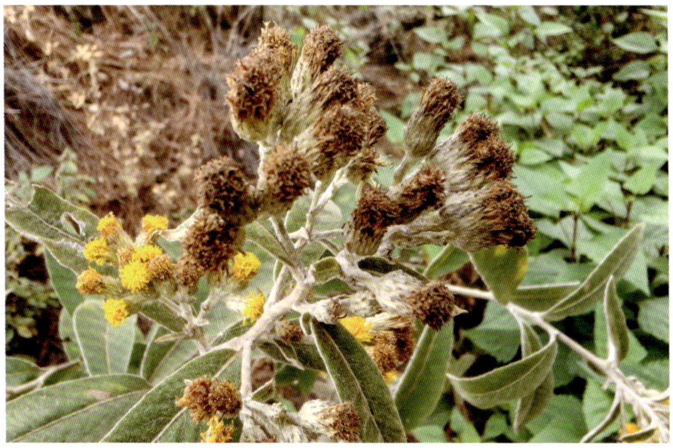

羊耳菊果枝

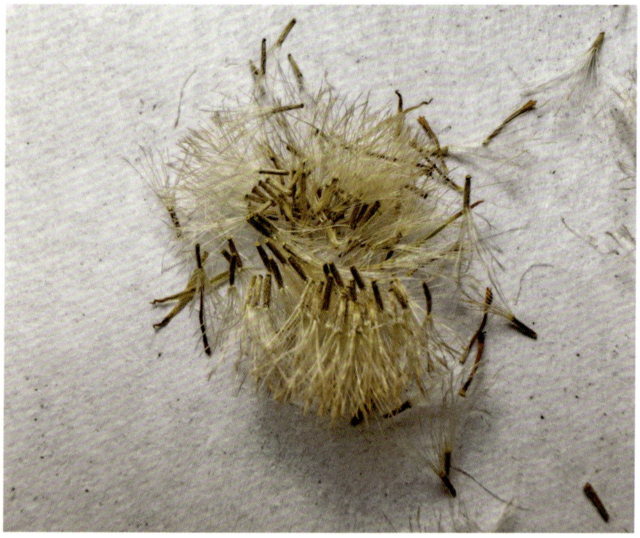

羊耳菊果实

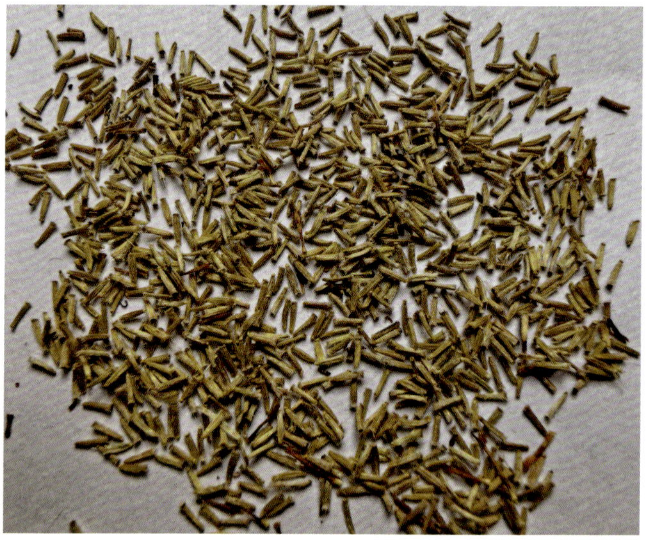

羊耳菊种子

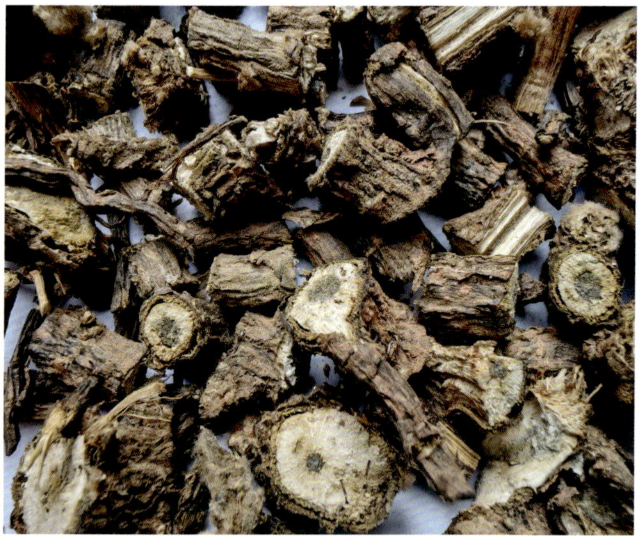

羊耳菊干燥根

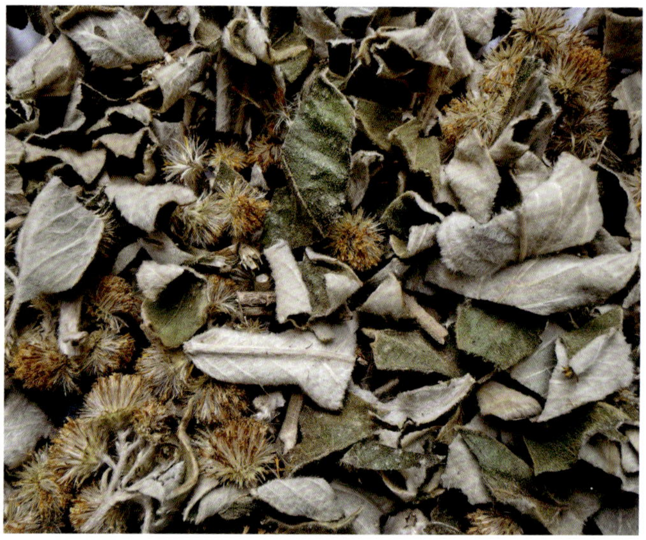

羊耳菊干燥地上部分

[illegible] • [illegible]。

[illegible] • [illegible] *Duhaldea cappa* (Buch. -Ham. ex DC.) Anderb.[illegible]。

[illegible] • [illegible] 70~200 cm [illegible] 10~16 cm [illegible] 0.5 cm [illegible] 10~12 [illegible] 5~8 mm [illegible] 5~7 mm [illegible] 5 [illegible] 3~4 [illegible] 4~5.5 mm [illegible] 3~4 [illegible] 4 [illegible] 20 [illegible] 1.8 mm [illegible] 6~10 [illegible] 8~12 [illegible] 500~3 200 m [illegible]。

[illegible] • [illegible]。

[illegible] • [illegible]。

[illegible] • [illegible]。

[illegible] • [illegible]，9~30 g。

羊蹄甲

Yangtijia

BAUHINIA VARIEGATA

〖**别名**〗洋紫荆、弯叶树、红花紫荆、红紫荆。

〖**基原**〗本品为豆科植物羊蹄甲 *Bauhinia variegata* L. 的根。

〖**原植物形态**〗落叶乔木，高 5 ～ 8 m。树皮暗褐色，近光滑；幼嫩部分常被灰色短柔毛；枝广展，硬而稍呈“之”字曲折，无毛。单叶互生；叶柄长 2.5 ～ 3.5 cm，被毛或近无毛；叶形变化大，广卵形至近圆形。长 5 ～ 9 cm，宽 7 ～ 11 cm，先端 2 裂达叶长的 1/3，裂片阔，钝头或圆，基部浅至深心形，有时近截形，两面无毛或下面略被灰色短柔毛；基出脉 9 ～ 15 条；叶近革质。总状花序顶生或侧生，极短缩，多少呈伞房花序式，少花，被灰色短柔毛；萼佛焰苞状，被短柔毛，一侧开裂为广卵形，长 2 ～ 3 cm 的裂片；花瓣倒披针形或倒卵形，长 4 ～ 5 cm，具瓣柄，紫红色或淡红色，杂以黄绿色及暗紫色的斑纹，近轴一片较阔；能育雄蕊 5，花丝纤细，无毛，长约 4 cm，退化雄蕊 1 ～ 5，丝状，较短；子房具柄，被柔毛，尤以缝线上被毛较密，柱头小。荚果带状，扁平，长 15 ～ 25 cm，宽 1.5 ～ 2 cm，具长柄及喙；种子 10 ～ 15 颗，近圆形，扁平。花期全年，3 月最盛。生于丛林中，各县市有栽培。

〖**炮制**〗除去杂质，洗净，切片，干燥。

〖**性味与归经**〗苦、涩，平。

〖**功能与主治**〗健脾去湿，止血。主治消化不良，急性胃肠炎，肝炎，咳嗽咯血，关节疼痛，跌打损伤。

〖**用法与用量**〗内服：煎汤，10 ～ 30 g。

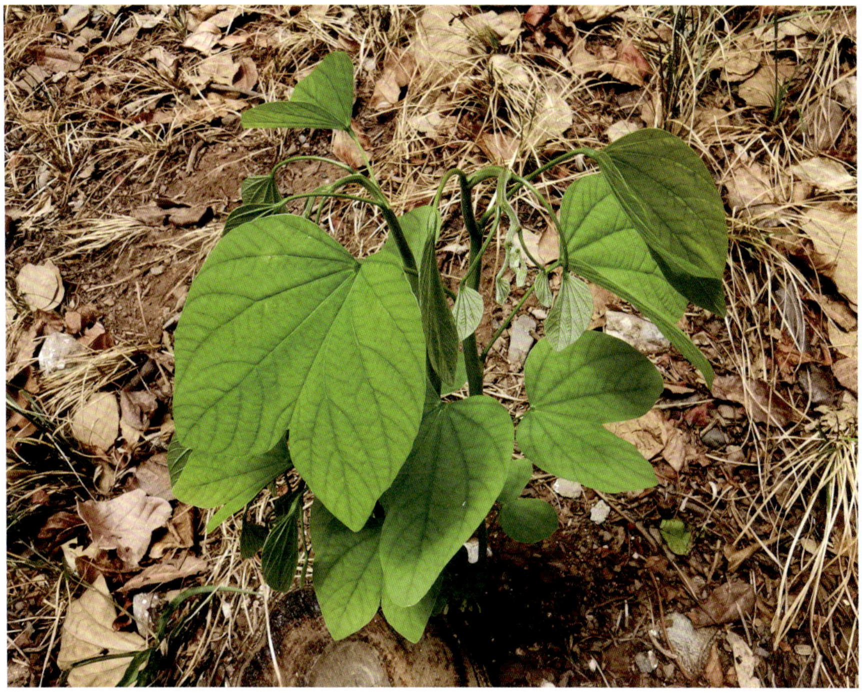

羊蹄甲幼株

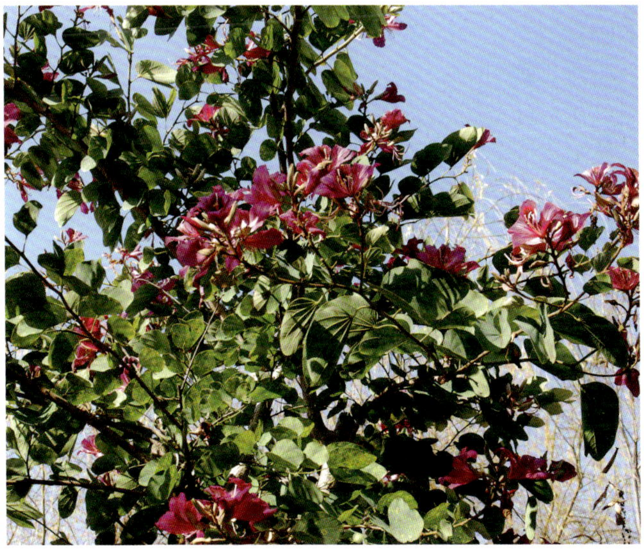

羊蹄甲成熟植株

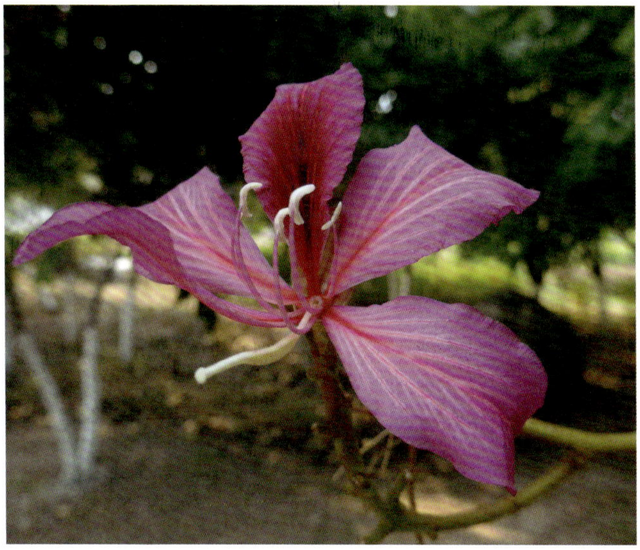

羊蹄甲花枝

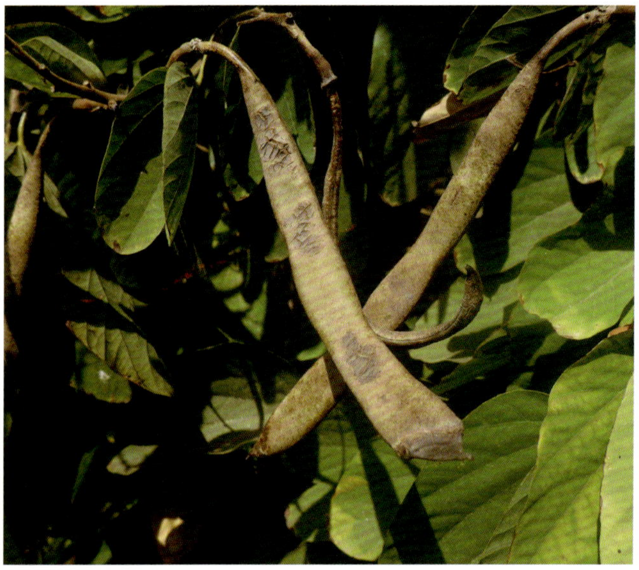

羊蹄甲果枝

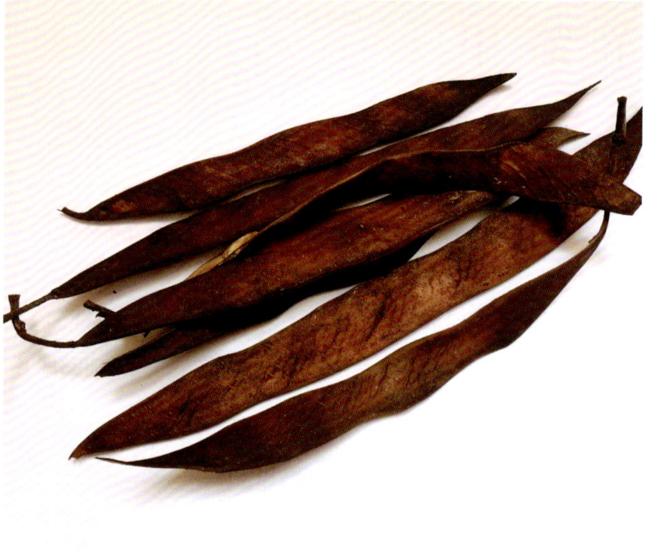

羊蹄甲果实

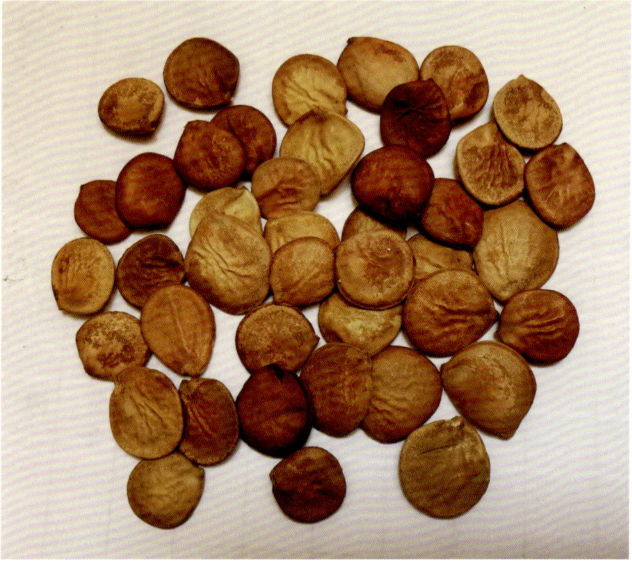

羊蹄甲种子

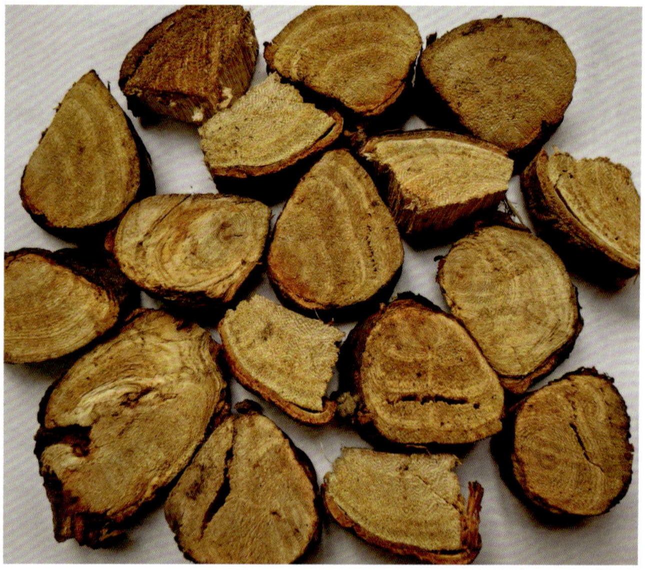

羊蹄甲干燥根片

[illegible] • [illegible]、[illegible]、[illegible]、[illegible]。

[illegible] • [illegible] *Bauhinia variegata* L. [illegible]。

[illegible] • [illegible]，[illegible]5~8 m[illegible]。[illegible]，[illegible]；[illegible]；[illegible]，[illegible]，[illegible]。[illegible]，[illegible]2.5~3.5 cm[illegible]，[illegible]；[illegible]，[illegible]。[illegible]5~9 cm[illegible]，[illegible]7~11 cm[illegible]，[illegible]2[illegible]1/3[illegible]，[illegible]，[illegible]，[illegible]，[illegible]，[illegible]；[illegible]9~15[illegible]；[illegible]。[illegible]，[illegible]，[illegible]，[illegible]，[illegible]，[illegible]，[illegible]2~3 cm[illegible]；[illegible]，[illegible]4~5 cm[illegible]，[illegible]，[illegible]，[illegible]，[illegible]；[illegible]5[illegible]，[illegible]，[illegible]，[illegible]4 cm[illegible]，[illegible]1~5[illegible]，[illegible]，[illegible]；[illegible]，[illegible]，[illegible]，[illegible]。[illegible]，[illegible]，[illegible]15~25 cm[illegible]，[illegible]1.5~2 cm[illegible]，[illegible]；[illegible]10~15[illegible]，[illegible]，[illegible]。[illegible]，3[illegible]。[illegible]，[illegible]。

[illegible] • [illegible]，[illegible]，[illegible]，[illegible]。

[illegible] • [illegible]，[illegible]。

[illegible] • [illegible]，[illegible]。[illegible]，[illegible]，[illegible]。

[illegible] • [illegible]：[illegible]，10~15 g。

羊屎条根

Yangshitiaogen

ROOT OF USEFUL VIBURNUM

〔别名〕羊奶根、羊食子根。

〔基原〕本品为忍冬科植物烟管荚蒾 *Viburnum utile* Hemsl. 的根。

〔原植物形态〕常绿灌木，高达 2 m。幼枝密被灰褐色星状毛，老枝棕褐色，冬芽无鳞片。叶对生；叶柄长 5 ～ 10 mm；叶革质，叶片椭圆状卵形至卵状长圆形，长 2 ～ 7 cm，宽 0.8 ～ 3.5 cm，先端圆至稍钝，基部圆形，全缘，边内卷，上面深绿色有光泽而无毛，下面被灰白色星状毡毛，具 5 ～ 6 对下面隆起的侧脉。聚伞花序直径 5 ～ 7 cm，有星状毛；总花梗粗壮，长 1 ～ 3 cm，第 1 级辐射枝通常 5 条，花通常生于第 2 ～ 3 级辐射枝下；萼筒长约 2 mm，萼檐具 5 钝齿；花冠白色，花蕾时带淡红色，辐状，直径 6 ～ 7 mm，花冠筒长约 1.5 mm；雄蕊 5，约等长于花冠；花柱与萼齿近于等长。核果椭圆形，长约 7 mm，先红熟黑；核扁，背具 2 浅沟，腹具 2 浅沟。花期 3 ～ 8 月，果期 8 月。生于海拔 500 ～ 1 800 m 的山坡林缘或灌丛中。

〔炮制〕除去杂质，洗净切片，干燥。

〔性味与归经〕苦、涩，平。

〔功能与主治〕利湿解毒，活血通络。主治痢疾，脱肛，痔疮下血，带下，风湿痹痛，跌打损伤，痈疽，湿疮。

〔用法与用量〕内服：煎汤，15 ～ 30 g；或泡酒。外用：适量，捣敷；或煎水洗。

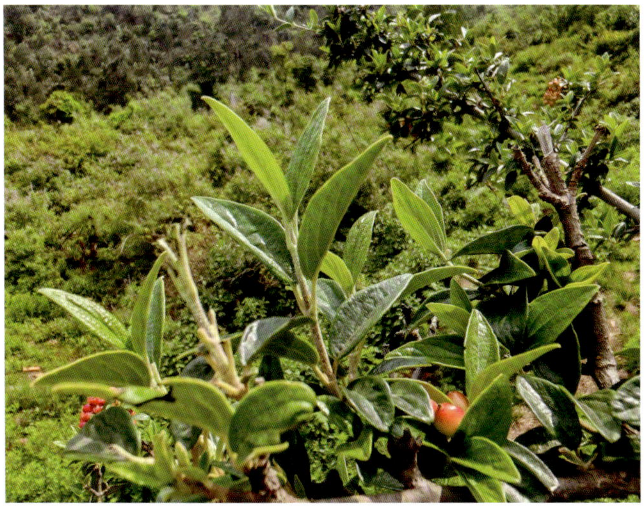

烟管荚蒾幼株

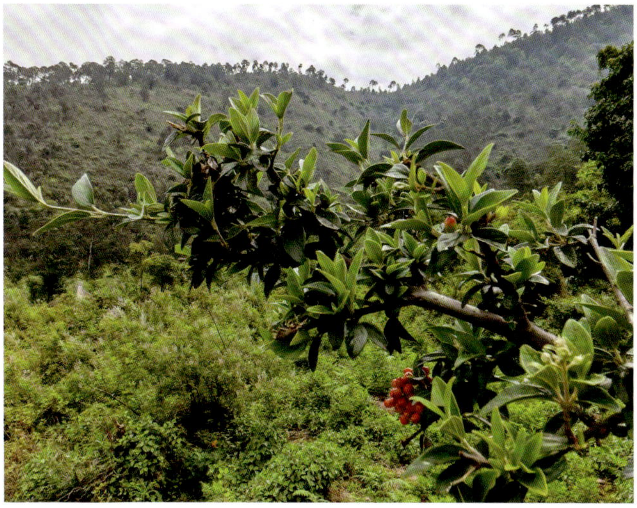

烟管荚蒾成熟植株

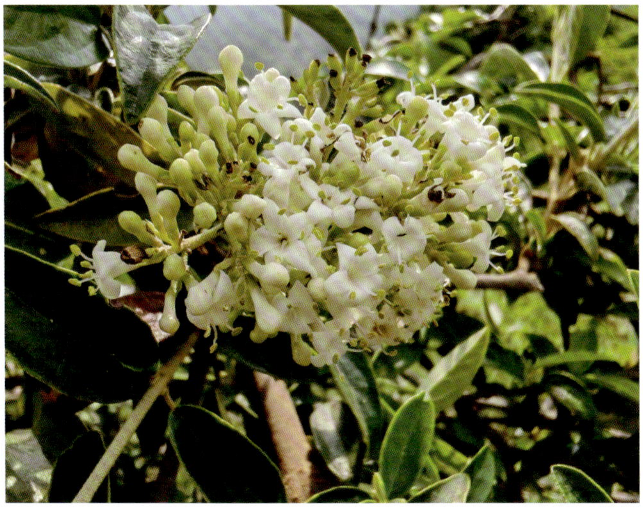

烟管荚蒾花枝

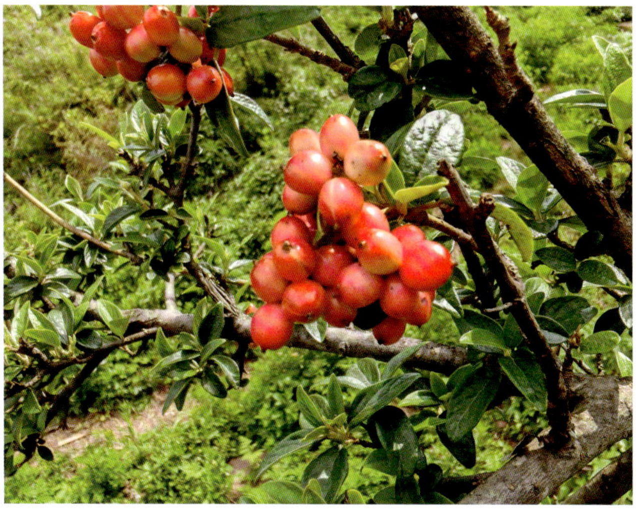

烟管荚蒾果枝

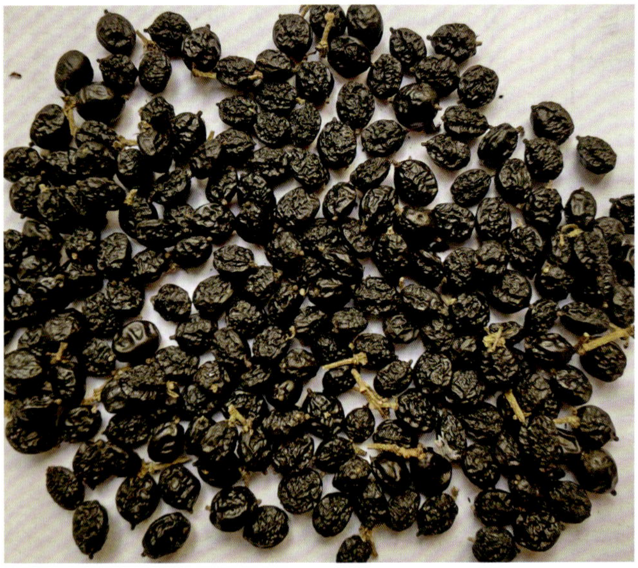

烟管荚蒾果实

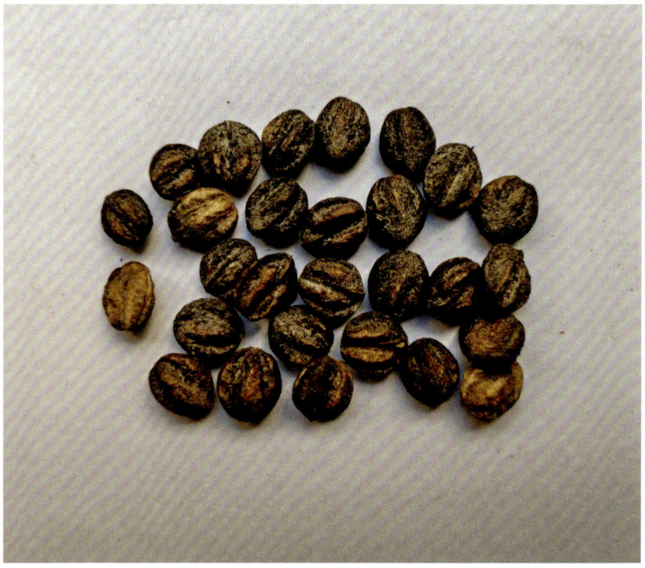

烟管荚蒾种子

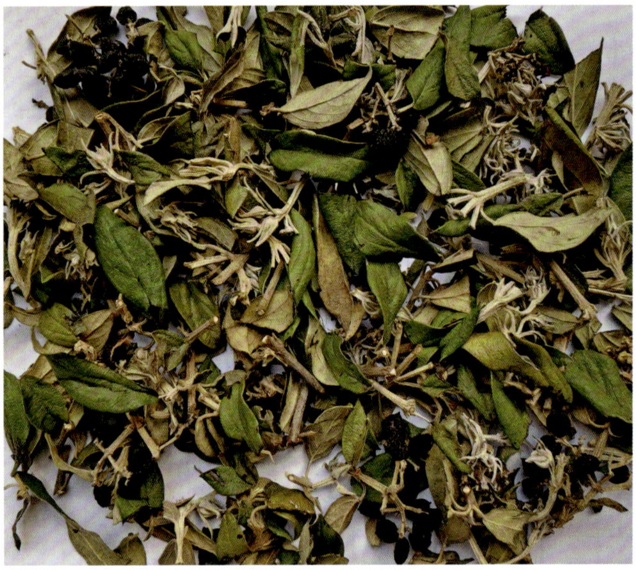

烟管荚蒾干燥枝叶

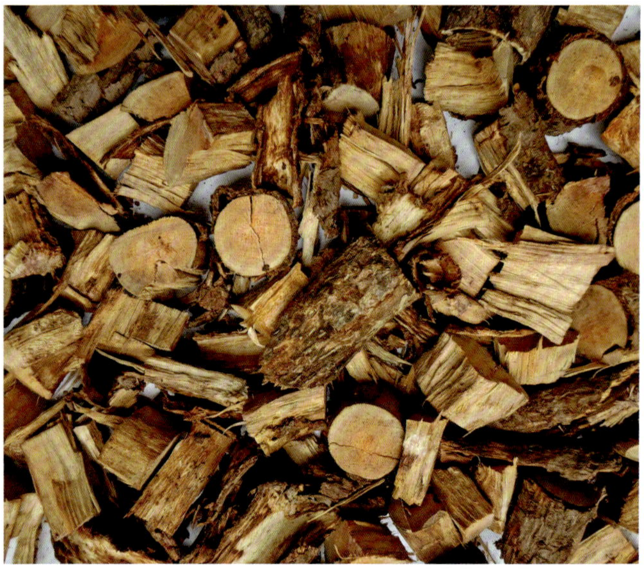

烟管荚蒾干燥根

[illegible] · [illegible]。

[illegible] · [illegible] *Viburnum utile* Hemsl. [illegible]。

[illegible] · [illegible]，[illegible] 2 m [illegible]。[illegible]；[illegible] 5~10 mm [illegible]，[illegible]，[illegible] 2~7 cm [illegible]，[illegible] 0.8~3.5 cm [illegible]，[illegible] 5~6 [illegible]。[illegible] 5~7 cm [illegible]；[illegible] 1~3 cm [illegible]，[illegible] 1 [illegible] 5 [illegible]，[illegible] 2 [illegible] 3 [illegible]；[illegible] 2 mm [illegible]，[illegible] 5 [illegible]；[illegible]，[illegible] 1.5 mm [illegible]；[illegible] 5 [illegible]，[illegible]；[illegible]。[illegible] 7 mm [illegible]，[illegible]；[illegible] 2 [illegible]，[illegible] 2 [illegible]。[illegible] 3~8 [illegible]，[illegible] 8 [illegible]。[illegible] 500~1 800 m [illegible]。

[illegible] · [illegible]。

[illegible] · [illegible]。

[illegible] · [illegible]。

[illegible] · [illegible]：[illegible]，15~30 g，[illegible]。[illegible]：[illegible]；[illegible]。

红花寄生

Honghuajisheng

SCURRULA PARASITICA

〖别名〗红花寄、柏寄生、桃树寄生、红花桑寄生、寄脏匡、寄居花童。

〖基原〗本品为桑寄生科植物红花寄生 *Scurrula parasitica* L. 的带叶茎枝。

〖原植物形态〗灌木，高 0.5 ～ 1 m。嫩枝、叶密被锈色星状毛，稍后毛全脱落变无毛；小枝灰褐色，具皮孔。叶对生或近对生，厚纸质；叶柄长 5 ～ 6 mm；叶片卵形至长卵形，长 5 ～ 8 cm，宽 2 ～ 4 cm，先端钝，基部阔楔形；侧脉 5 ～ 6 对，两面均明显。总状花序，1 ～ 2（～ 3）腋生或生于小枝已落叶腋部，各部分均被褐色毛，花序梗和花序轴共长 2 ～ 3 mm，具花 3 ～ 5（～ 6）朵，花红色，密集；花梗长 2 ～ 3 mm；苞片三角形；花托陀螺状，长 2 ～ 2.5 mm；副萼环状，全缘；花冠花蕾时管状，长 2 ～ 2.5 cm，稍弯，下半部膨胀，顶部椭圆状，开花时顶部 4 裂，裂片披针形，长 5 ～ 8 mm，反折；花柱线状，柱头头状。浆果梨形，长约 10 mm，直径约 3 mm，下半部骤狭呈长柄状，红黄色，果皮平滑。花、果期 10 月至翌年 1 月。生于海拔 20 ～ 1 000（～ 2 800）m 的沿海平原或山地常绿阔叶林中，寄生于柚树、橘树、柠檬、黄皮、桃树、梨树或山茶科、大戟科、夹竹桃科、榆科、无患子科或马桑等植物上，稀寄生于云南油杉、干香柏上。

〖炮制〗除净杂质，润软，切段，干燥。

〖性味与归经〗辛、苦，平。

〖功能与主治〗祛风湿，强筋骨，活血解毒。主治风湿痹痛，腰膝酸痛，胃痛，乳少，跌打损伤，疮疡肿毒。

〖用法与用量〗内服：煎汤，30 ～ 60 g。外用：嫩枝叶适量，捣敷。

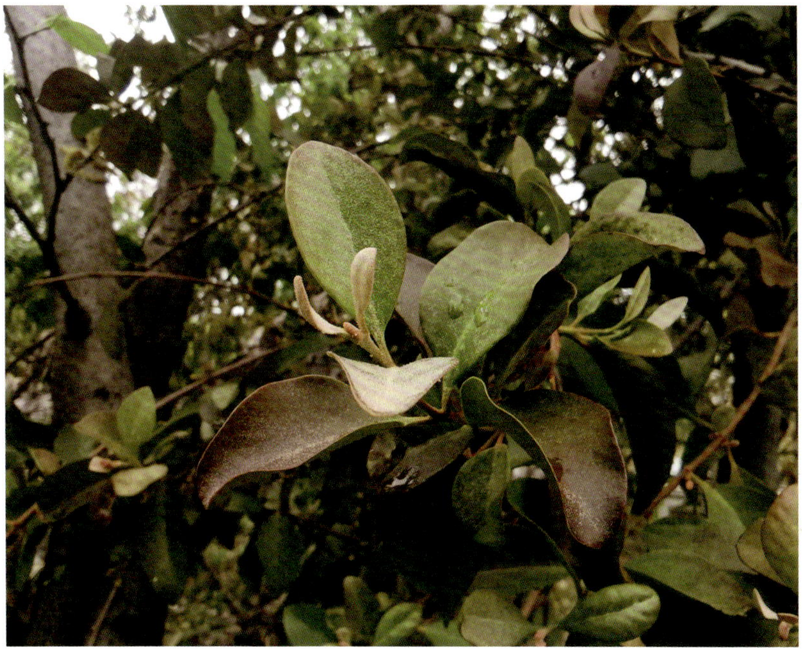

红花寄生幼枝

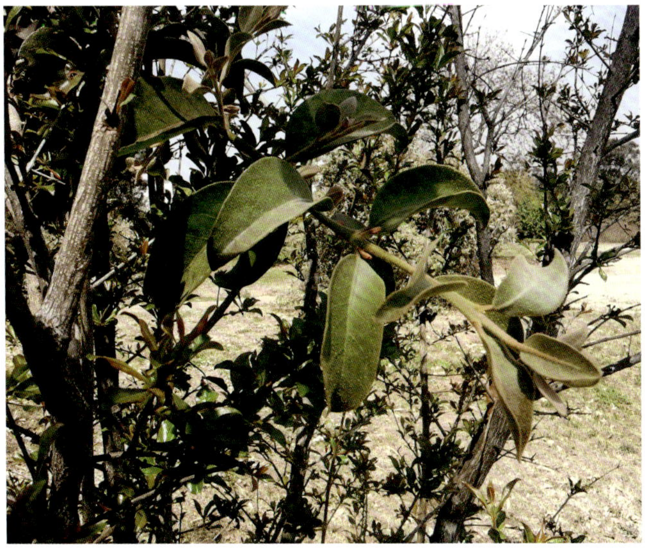

红花寄生成熟植株

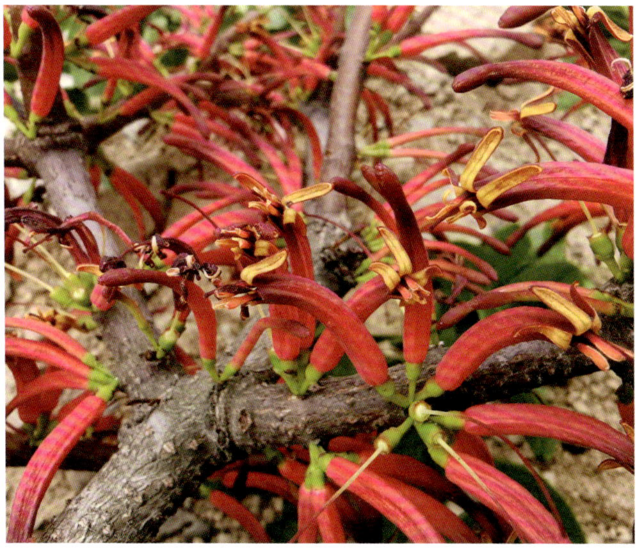

红花寄生花枝

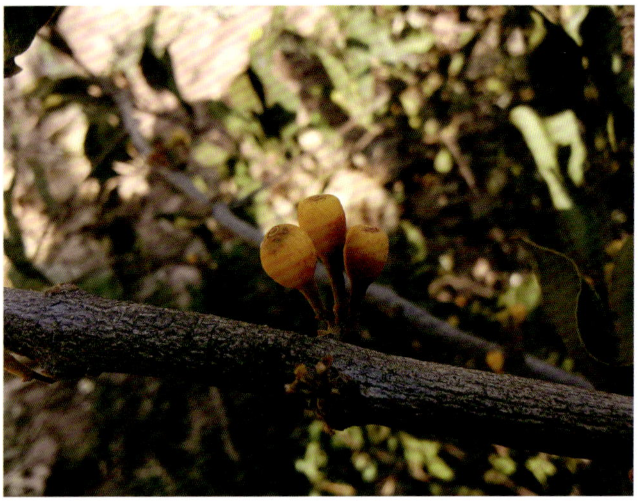

红花寄生果枝

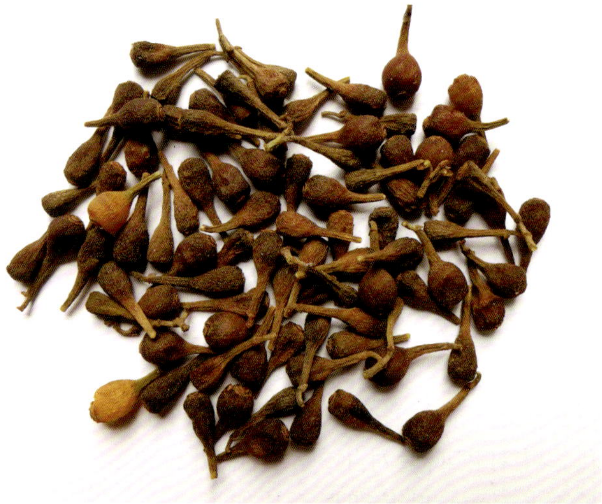

红花寄生果实

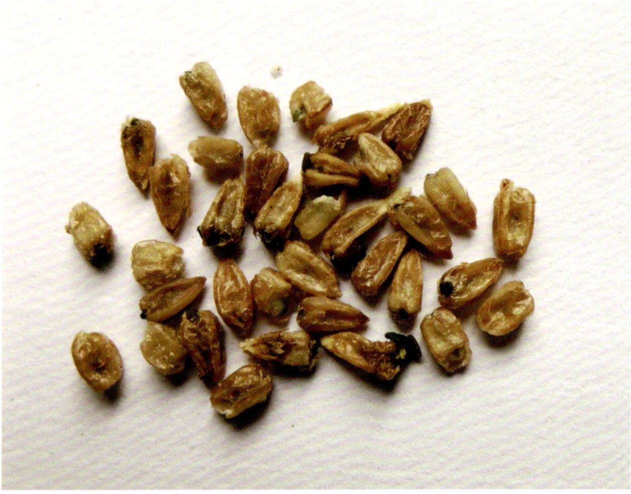

红花寄生种子

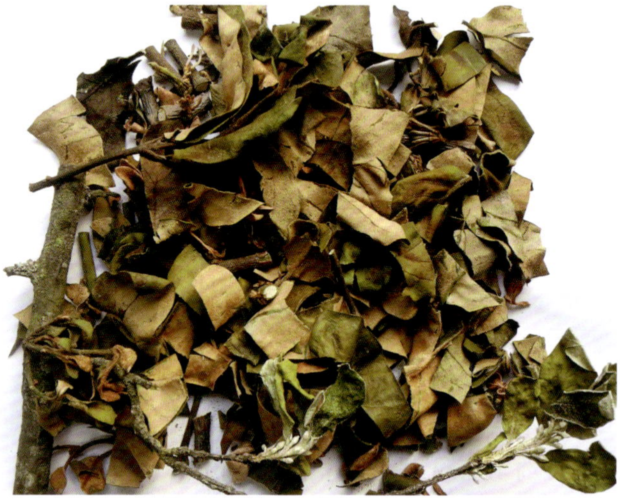

红花寄生干燥枝叶

[illegible] • [illegible]。
[illegible] • [illegible] *Scurrula parasitica* L. [illegible]。
[illegible] • [illegible]，[illegible] 0.5~1 m。[illegible]；[illegible] 5~6 mm [illegible] 5~8 cm [illegible] 2~4 cm [illegible]；[illegible] 5~6 [illegible]，1~2（~3）[illegible] 2~3 mm [illegible] 3~5（~6）[illegible] 2~3 mm [illegible] 2~2.5 mm [illegible] 2~2.5 cm [illegible] 4 [illegible] 5~8 mm [illegible] 10 mm [illegible] 3 mm [illegible] 10 [illegible]。[illegible] 20~1 000（~2 800）m [illegible]。
[illegible] • [illegible] 3~5 cm [illegible] 1 cm [illegible] 2~3 mm。[illegible] 5~8 cm [illegible] 2~4 cm [illegible] 5 mm [illegible] 4 [illegible] 4 [illegible]。
[illegible] • [illegible]。
[illegible] • [illegible]。
[illegible] • [illegible]。
[illegible] • [illegible]，30~60 g。[illegible]。

红蕻菜

Honghancai

AMARANTH

〔别名〕苋菜、人苋、红人苋、雁来红、老少年、十样锦、老来少、三色苋、青香苋、老来变、秋红。

〔基原〕本品为苋科植物苋 *Amaranthus tricolor* L. 的茎叶。

〔原植物形态〕一年生草本。茎直立，粗壮，绿色或红色，分枝较少，高 80 ～ 150 cm。叶互生；叶柄长 3 ～ 10 cm，绿色或红色；叶片卵形、菱状卵形或披针形，长 4 ～ 12 cm，宽 3 ～ 7 cm，绿色或常成红色、紫色或黄色，或部分绿色加杂其他颜色，钝头或微凹，基部广楔形，全缘或波状，无毛。花簇腋生，球形，花序在下部者呈球形，上部呈稍断续的穗状花序，花黄绿色，单性，雌雄同株；苞片及小苞片卵状披针形，先端芒状，长约 4 mm，膜质，透明；萼片 3，披针形，膜质，先端芒状；雄蕊 3；雌蕊 1，柱头 3 裂。胞果卵状长圆形，长于果实，熟时环状开裂，上半部成盖状脱落，包于宿存花被片内。种子黑褐色，近于扁圆形，两面凸，平滑有光泽，边缘钝。花期 5 ～ 8 月，果期 7 ～ 9 月。各县市均有栽培。

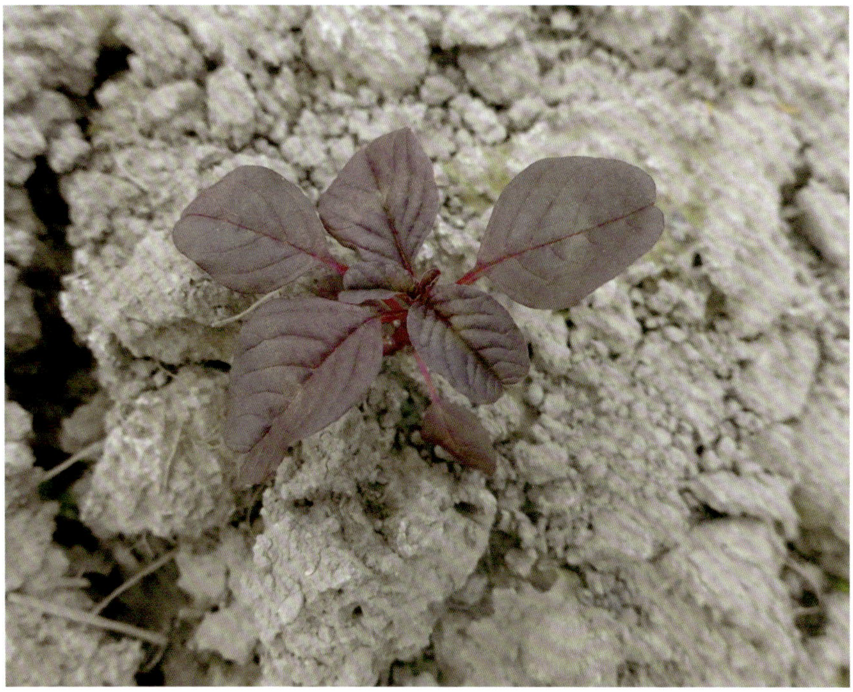

苋幼株

〔炮制〕除净杂质，阴干或晒干。

〔性味与归经〕甘，微寒。归大肠、小肠经。

〔功能与主治〕清热解毒，通利二便。主治痢疾，二便不通，蛇虫螯伤，疮毒。

〔用法与用量〕内服：煎汤 30 ～ 60 g；或煮粥。外用：适量，捣敷或煎液熏洗。

〔注意〕脾弱便溏者慎服。

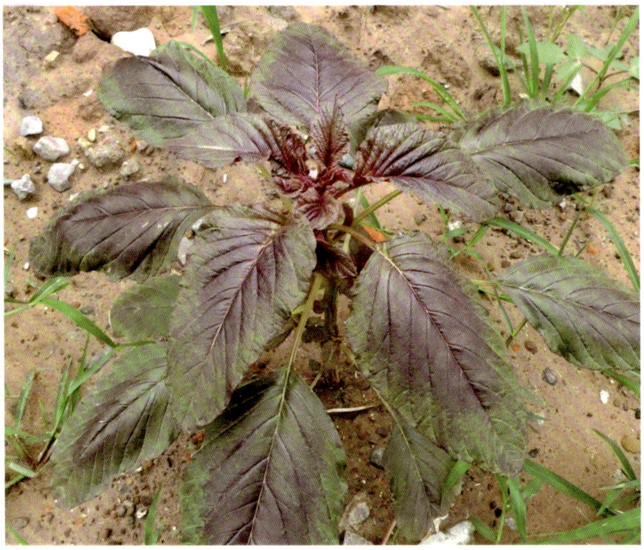

苋成熟植株

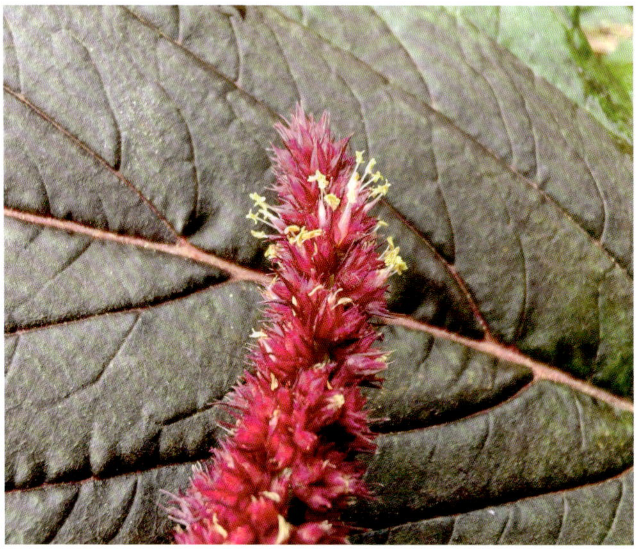

苋花枝

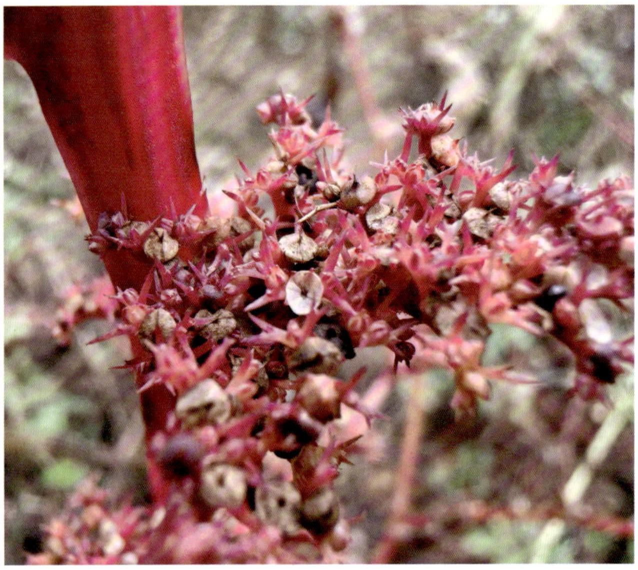

苋果枝

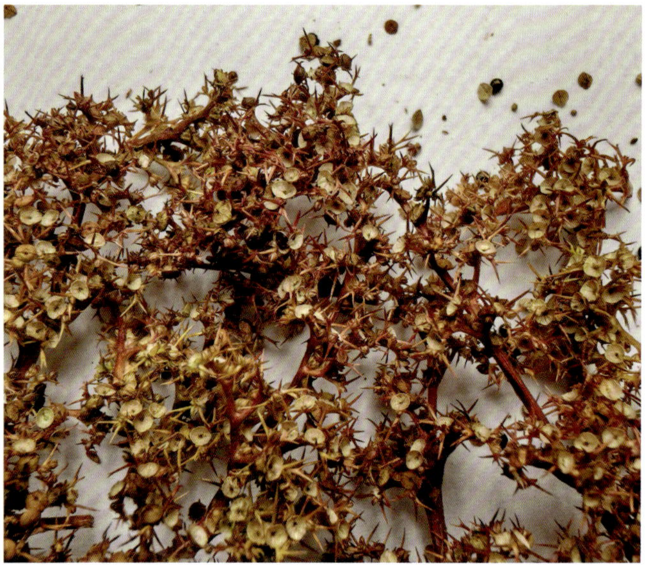

苋果实

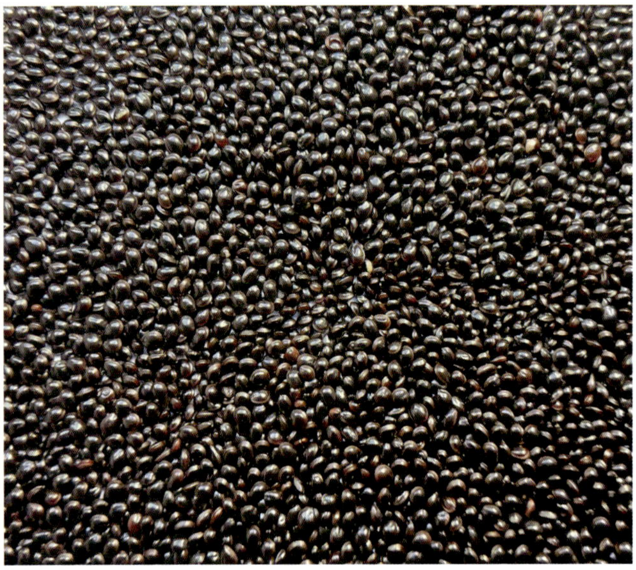

苋种子

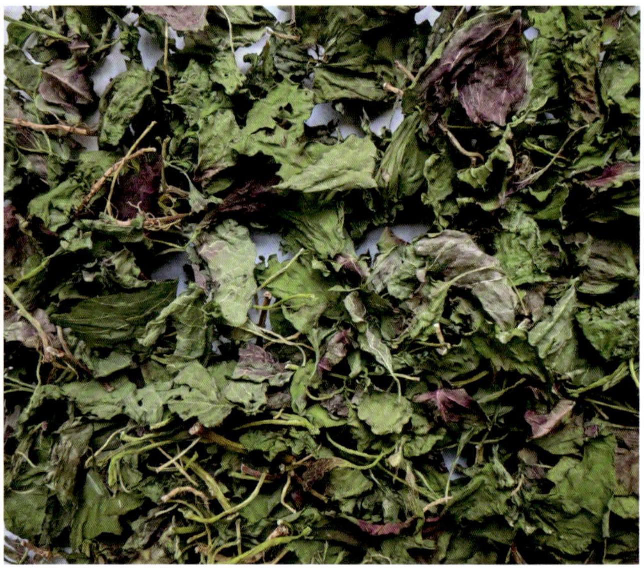

苋干燥茎叶

[illegible]·[illegible]。

[illegible]·[illegible]*Amaranthus tricolor* L. [illegible]。

[illegible]·[illegible]80~150 cm[illegible]。[illegible]3~10 cm[illegible]4~12 cm[illegible]3~7 cm[illegible]4 mm[illegible]3[illegible]1[illegible]3[illegible]。[illegible]5~8[illegible]7~9[illegible]。

[illegible]·[illegible]。

[illegible]·[illegible]。

[illegible]·[illegible]。

[illegible]·[illegible]，30~60 g；[illegible]。

红 千 层

Hongqianceng

CALLISTEMON

〔基原〕本品为桃金娘科植物红千层 *Callistemon rigidus* R. Br. 的枝叶。

〔原植物形态〕小乔木，树皮坚硬，灰褐色；嫩枝有棱，初时有长丝毛，后变无毛。叶互生；叶柄极短；叶片坚革质，线形，长 5 ~ 9 cm，宽 3 ~ 6 mm，先端尖锐，初时有丝毛，油腺点明显，中脉在两面均突起，侧脉明显。穗状花序生于枝顶；萼管略被毛，萼齿半圆形，近膜质；花瓣绿色，卵形，长 6 mm，宽约 4.5 mm，有油腺点；雄蕊长约 2.5 cm，鲜红色，花药暗紫色，椭圆形；花柱比雄蕊稍长，先端绿色，其余红色。蒴果半球形，长 5 mm，宽 7 mm，先端平截，萼管口圆，果瓣稍下陷，3 爿裂开，果爿脱落。种子条状，长约 1 mm。花期 6 ~ 8 月。凉山多地有栽培。

〔炮制〕除净杂质，干燥。

〔性味与归经〕辛，平。归肺经。

〔功能与主治〕祛风，化痰，消肿。主治感冒，咳喘，风湿痹痛，湿疹，跌打肿痛。

〔用法与用量〕内服：煎汤，3 ~ 9 g。外用：适量，捣或研末敷，或煎水洗。

〔注意〕脾弱便溏者慎服。

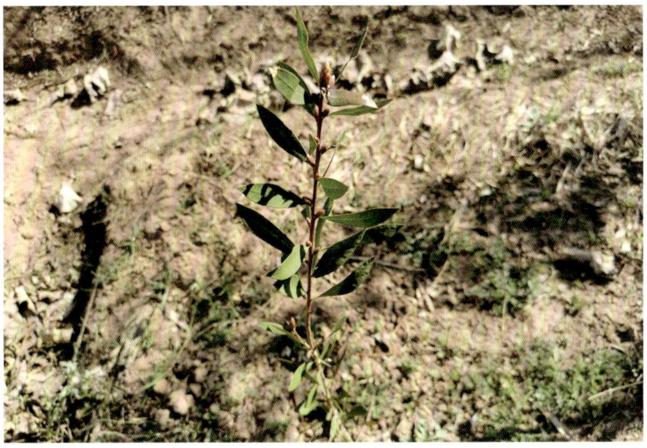

红千层幼株

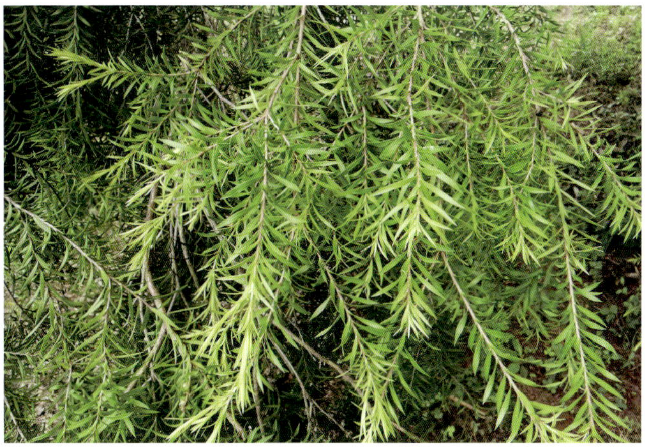

红千层成熟植株

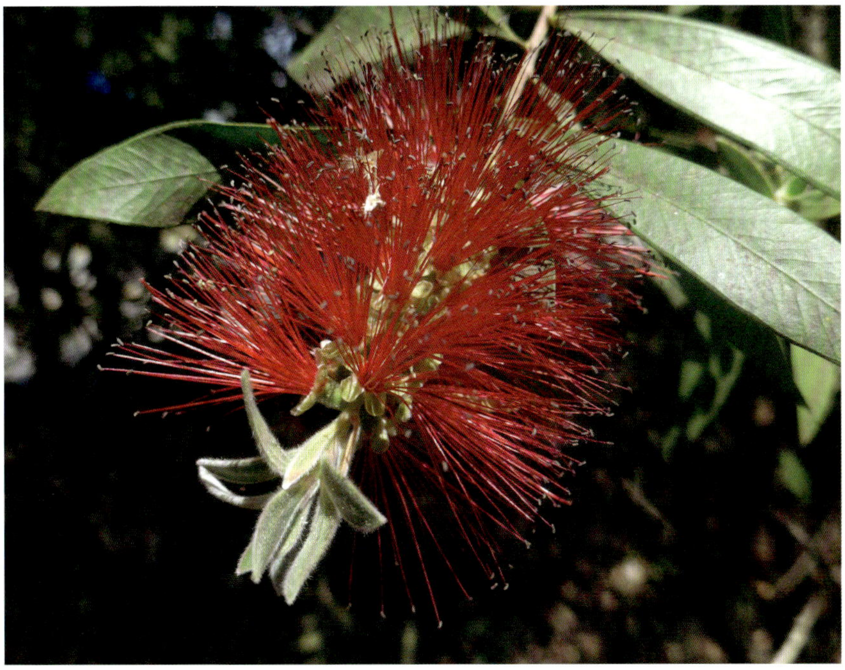

红千层花枝

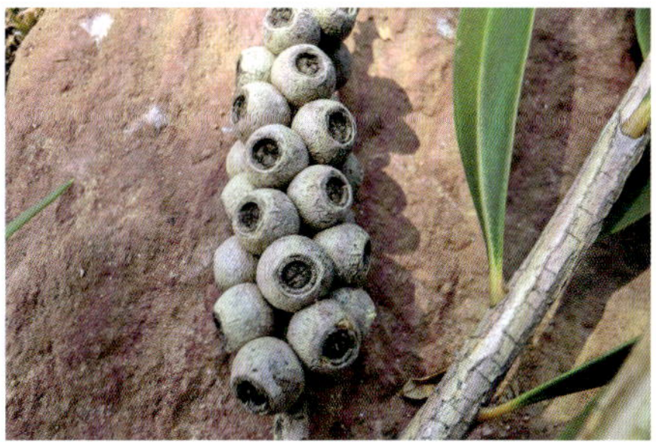

红千层果枝

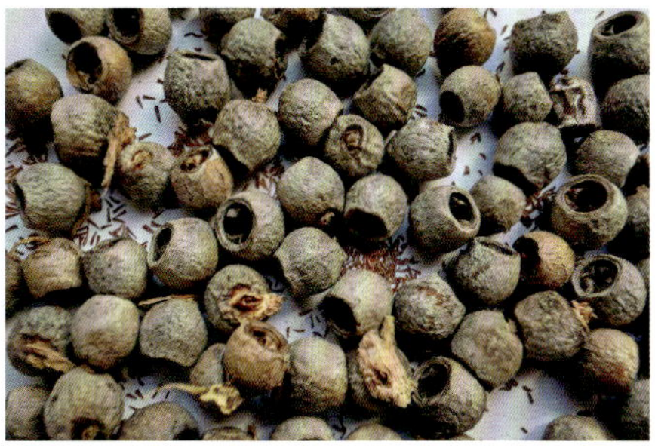

红千层果实

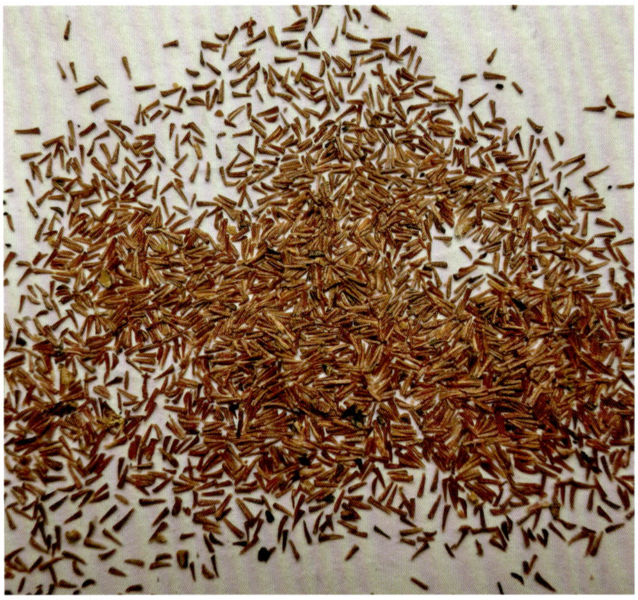

红千层种子

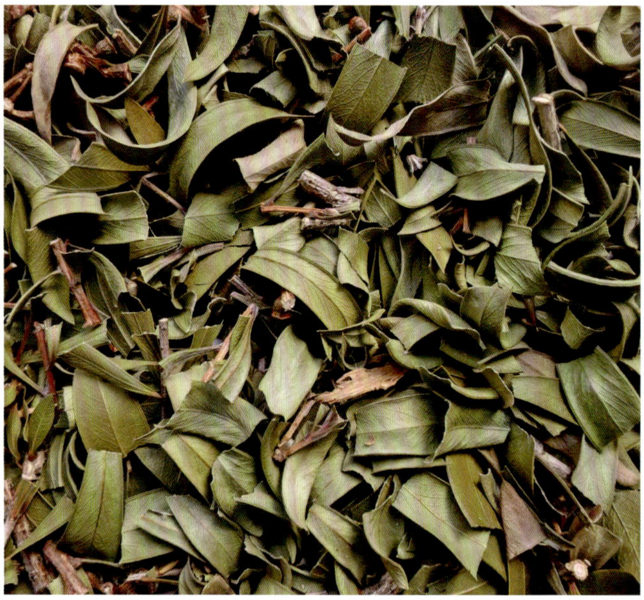

红千层干燥枝叶

[illegible] *Callistemon rigidus* R. Br. [illegible] 5~9 cm [illegible] 3~6 mm [illegible] 6 mm [illegible] 4.5 mm [illegible] 2.5 cm [illegible] 5 mm [illegible] 7 mm [illegible] 3 [illegible] 1 mm [illegible] 6~8 [illegible]

[illegible] 3~9 g [illegible]

农吉利

Nongjili

[illegible]

CROTALARIA SESSILIFLORA

〖别名〗佛指甲、山油麻、野芝麻、芝麻响铃铃、狸豆、狗铃草、小响铃、野花生、羊屎蛋、野百合。

〖基原〗本品为豆科植物野百合 *Crotalaria sessiliflora* L. 的全草。

〖原植物形态〗一年生直立草本，有时为灌木状，高 20 ～ 100 cm。不分枝或上部多分枝，被紧贴的丝毛。单叶互生，几无柄；托叶极细小，刚毛状，被毛；叶片线状披针形，长 3 ～ 11 cm，宽 4 ～ 10 mm，先端短尖，常有束状毛，基部渐狭，上面无毛，下面有黄褐色或白色的粗毛。总状花序顶生或腋生，有花 2 ～ 20 朵，常密集；苞片与小苞片线形，宿存，被褐色粗毛；花萼长约 12 mm，管短，5 裂，裂片不等大，上面裂片宽，卵状披针形，下面裂片狭线形而尖；蝶形花冠紫蓝色或淡蓝色，约与花萼等长；雄蕊 10，5 长 5 短，上部分离；子房长圆形，柱头内弯。荚果长圆形，长 1 ～ 1.5 cm，无毛。种子 10 ～ 15 颗。花期 6 ～ 8 月，果期 7 ～ 10 月。常生于山坡、路旁、村旁。

〖炮制〗除去杂质，切段，干燥。

〖性味与归经〗甘、淡，平。有毒。

〖功能与主治〗清热，利湿，解毒，消积。主治肺痢疾，热淋，咳喘，风湿痹痛，疔疮疖肿，毒蛇咬伤，小儿疳积，恶性肿瘤。

〖用法与用量〗内服：煎汤，15 ～ 60 g。外用：适量，研末调敷，或撒敷；或鲜品捣敷；或煎水洗。

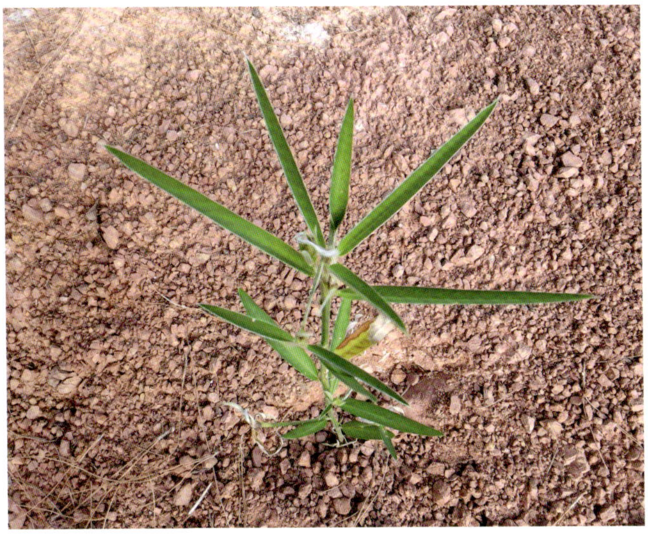

野百合幼株

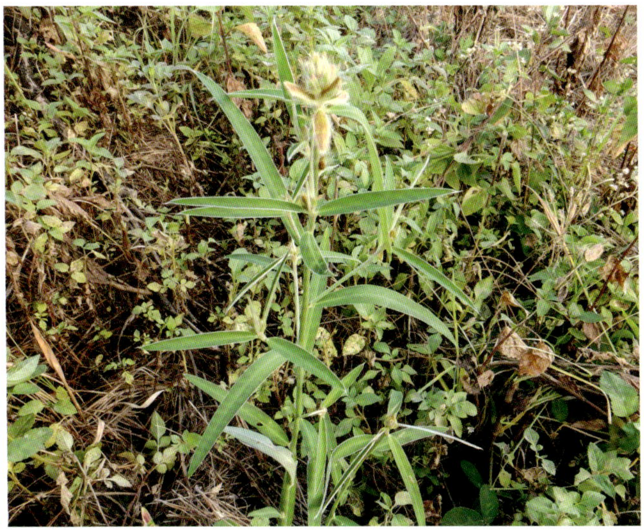

野百合成熟植株

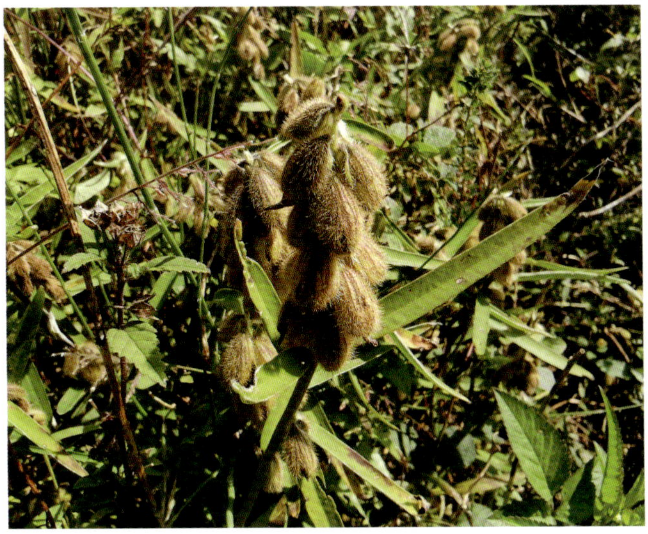

野百合果枝

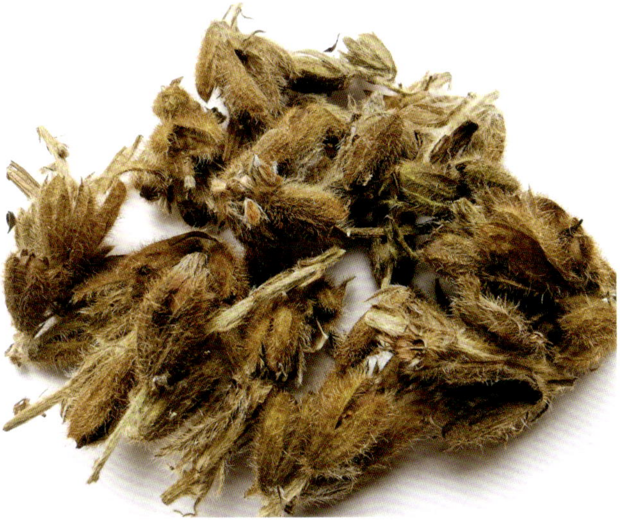

野百合果实(1)

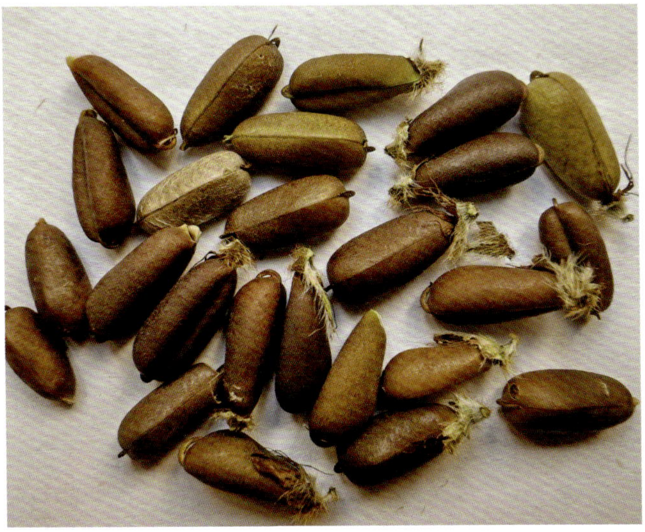

野百合果实(2)

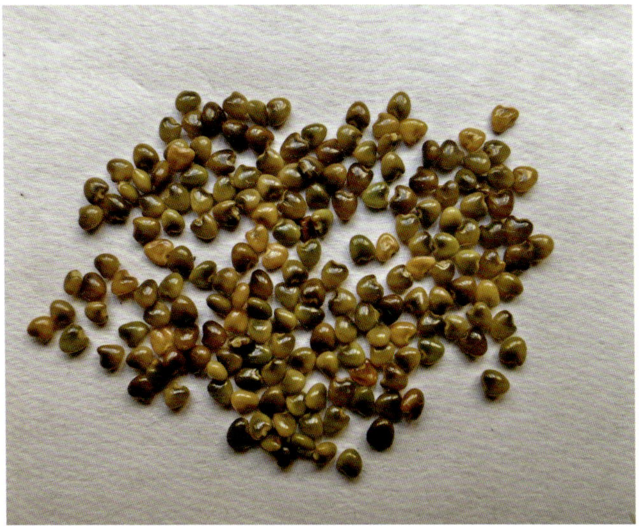

野百合种子

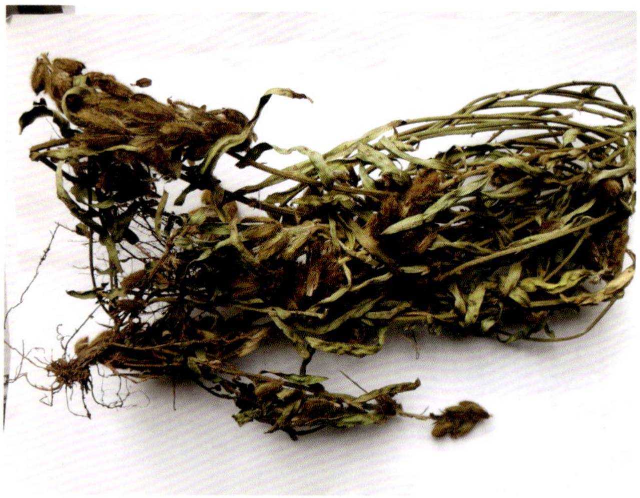

野百合干燥全草（1）

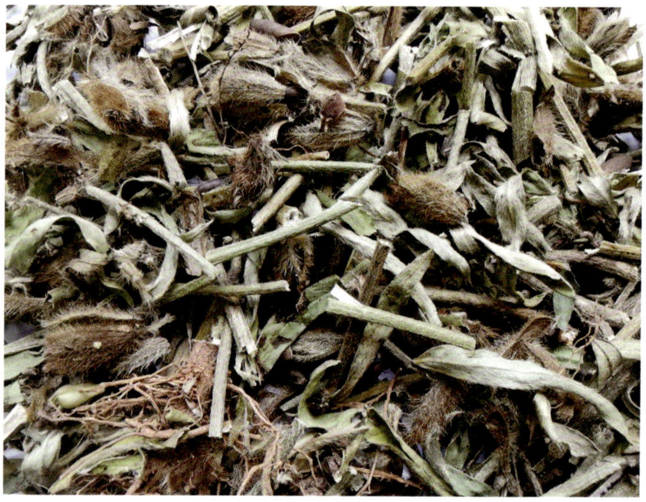

野百合干燥全草（2）

[illegible] • [illegible]。

[illegible] • [illegible] *Crotalaria sessiliflora* L. [illegible]。

[illegible] • [illegible]，[illegible]20~100 cm[illegible]。[illegible]3~11 cm[illegible]，[illegible]4~10 mm [illegible]，[illegible]2~20[illegible]，[illegible]12 mm [illegible]，[illegible]，5[illegible]，[illegible]；[illegible]10 [illegible]，5[illegible]5[illegible]，[illegible]；[illegible]。[illegible]1~1.5 cm[illegible]，[illegible]。[illegible]10~15[illegible]。[illegible]6~8[illegible]，[illegible]7~10[illegible]。[illegible]。

[illegible] • [illegible]。

[illegible] • [illegible]。

[illegible] • [illegible]。

[illegible] • [illegible]：[illegible]，15~60 g。[illegible]。

[illegible] • [illegible]。

七 画

麦 冬

Maidong

OPHIOPOGONIS RADIX

〖别名〗虋冬、不死药、禹余粮。

〖基原〗本品为百合科植物麦冬 *Ophiopogon japonicus* (L.f) Ker Gawl. 的块根。

〖原植物形态〗多年生草本，高 12 ～ 40 cm，须根中部或先端常膨大形成肉质小块根。叶丛生；叶柄鞘状，边缘有薄膜；叶片窄长线形，基部有多数纤维状的老叶残基，叶长 15 ～ 40 cm，宽 1.5 ～ 4 mm，先端急尖或渐尖，基部绿白色并稍扩大。花葶较叶为短，长 7 ～ 15 cm，总状花序穗状，顶生，长 3 ～ 8 cm，小苞片膜质，每苞片腋生 1 ～ 3 朵花；花梗长 3 ～ 4 mm，关节位于中倍以上或近中部；花小，淡紫色，略下垂，花被片 6，不展开，披针形，长约 5 mm，雄蕊 6，花药三角状披针形；子房半下位，3 室，花柱长约 4 mm，基部宽阔，略呈圆锥形。浆果球形，直径 5 ～ 7 mm，早期绿色，成熟后暗蓝色。花期 5 ～ 8 月，果期 7 ～ 9 月。生于海拔 2 000 m 以下的山坡阴湿处、林下或溪旁，或栽培。

〖炮制〗除去杂质，洗净，润透，轧扁，干燥。

〖性味与归经〗甘、微苦，微寒。归心、肺、胃经。

〖功能与主治〗养阴生津，润肺清心。主治肺燥干咳，阴虚痨嗽，喉痹咽痛，津伤口渴，内热消渴，心烦失眠，肠燥便秘。

〖用法与用量〗内服：煎汤，6 ～ 12 g。

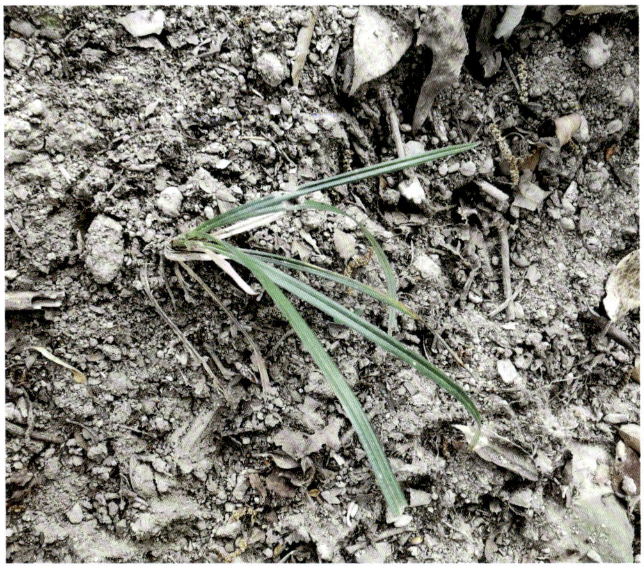

麦冬幼株

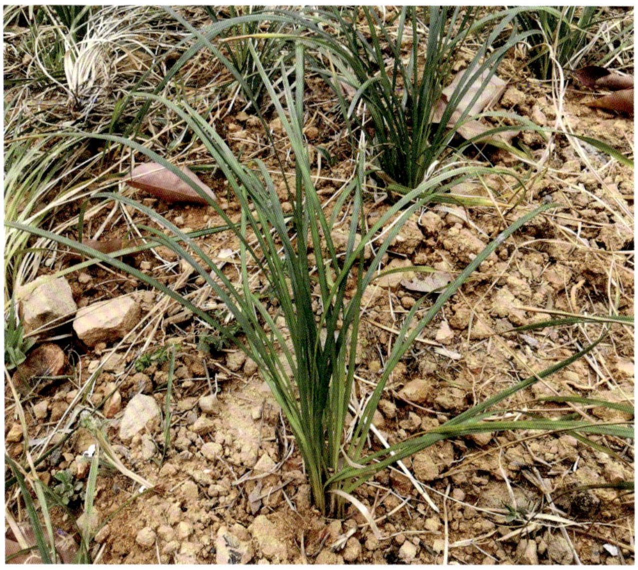

麦冬成熟植株

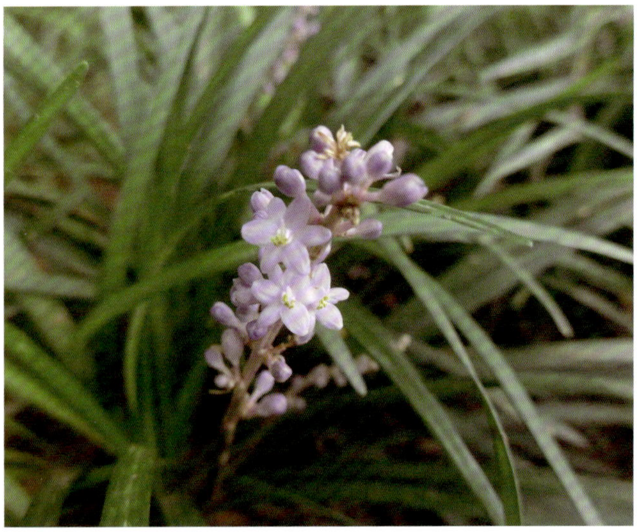

麦冬花枝

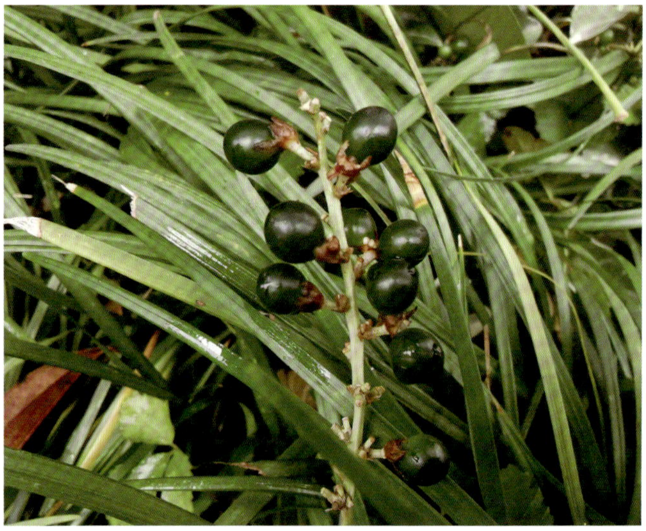

麦冬近成熟果实

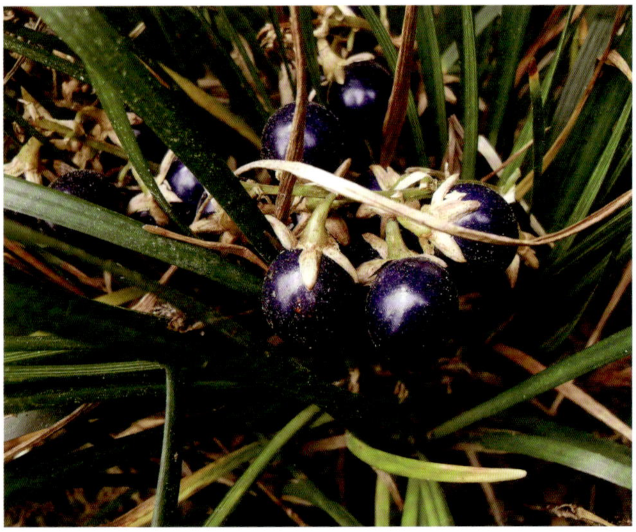

麦冬成熟果实

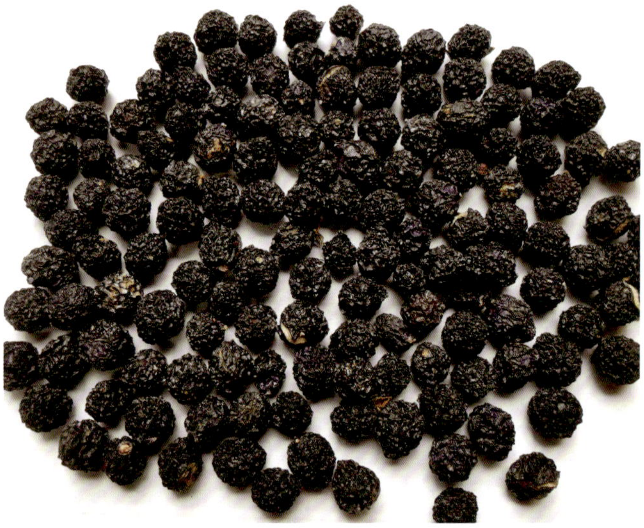

麦冬果实

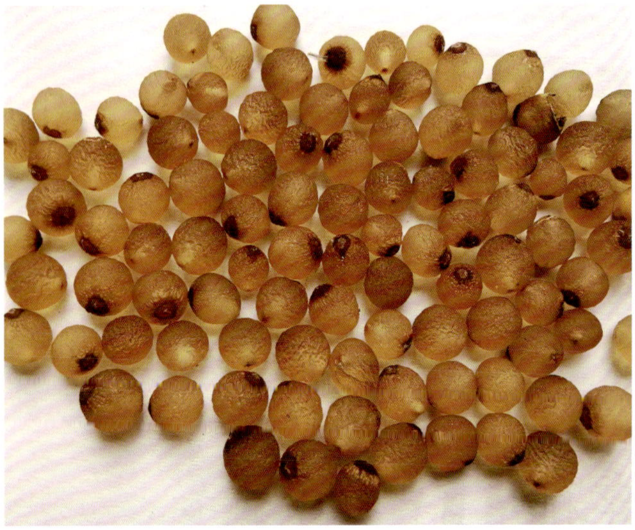

麦冬种子

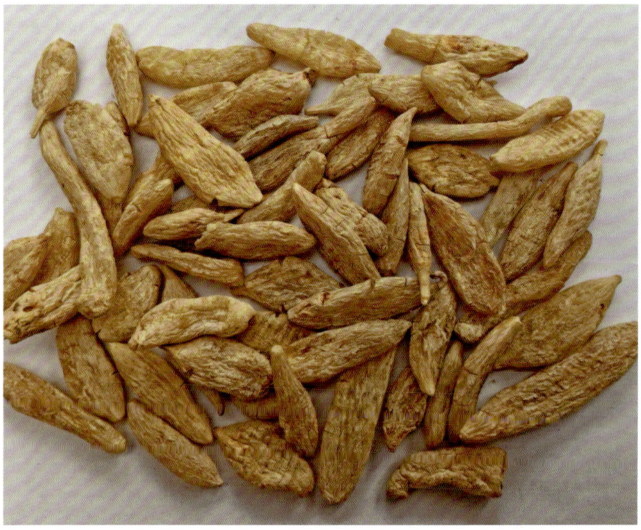

麦冬干燥块根

[illegible] · [illegible]

[illegible] · [illegible] *Ophiopogon japonicus* (L. f) Ker Gawl. [illegible]

[illegible] · [illegible] 12~40 cm [illegible] 15~40 cm, [illegible] 1.5~4 mm, [illegible] 7~15 cm [illegible] 3~8 cm, [illegible] 1~3 [illegible] 3~4 mm [illegible] 6 [illegible] 5 mm [illegible] 6 [illegible], 3 [illegible] 4 mm [illegible] 5~7 mm [illegible] 5~8 [illegible] 7~9 [illegible] 2 000 m [illegible]

[illegible] · [illegible]

[illegible] · [illegible]

[illegible] · [illegible]

[illegible] · 6~12 g。

麦瓶草

Maipingcao

[illegible]

SILENE CNOIDEA

〔**别名**〕净瓶、香炉草、米瓦罐、梅花瓶、面条菜、广皮菜、瓢咀、甜甜菜、麦石榴、油瓶菜、羊蹄棵、红不英菜、胡炳菜、麦黄菜、灯笼草、灯笼泡、瓶罐花。

〔**基原**〕本品为石竹科植物麦瓶草 *Silene Cnoidea* L. 的全草。

〔**原植物形态**〕一年生草本，高 20 ～ 60 cm。全株被腺毛。主根圆柱细长。茎直立，节明显而膨大，叉状分枝。基生叶匙形；茎生叶对生，椭圆披针形或披针形，长 5 ～ 8 cm，宽 5 ～ 10 mm，先端钝尖，基部渐窄，全缘。花两性；1 ～ 3 朵成顶生及腋生聚伞花序，花梗细长；花萼长锥形，上端窄缩，下部膨大，有 30 条明显细脉，先端 5 齿裂；花瓣 5，粉红色，三角倒卵形，长于萼，喉部有 2 鳞片；雄蕊 10；子房上位，花柱 3，细长。蒴果卵形，3 ～ 6 齿裂或瓣裂，包围于长锥形宿萼中。种子肾形，有成行的瘤状突起，以种脐为圆心，整齐排列成数层半环状。花期 4 ～ 5 月，果期 5 ～ 6 月。生于海拔 3 000 m 以下的麦田中或荒草地。

〔**炮制**〕除去泥沙杂质，润软，切段，干燥。

〔**性味与归经**〕甘、微苦，凉。归心、肝经。

〔**功能与主治**〕养阴，清热，止血，调经。主治吐血，衄血，虚痨咳嗽，咯血，尿血，月经不调。

〔**用法与用量**〕内服：煎汤，9 ～ 15 g；或炖肉、鸡。

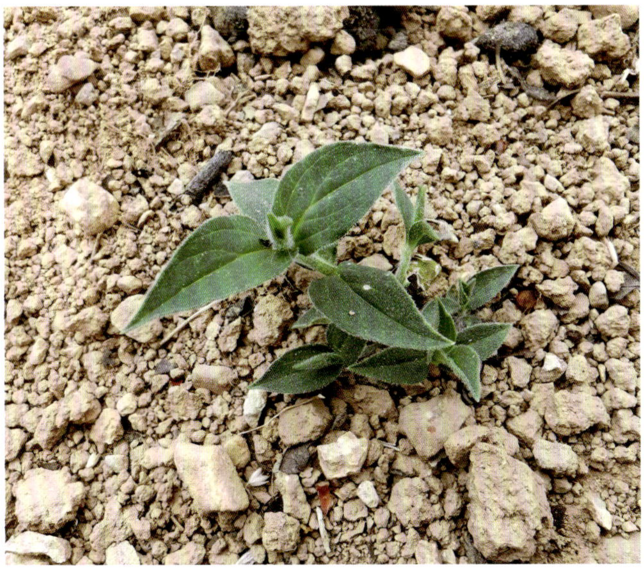

麦瓶草幼株

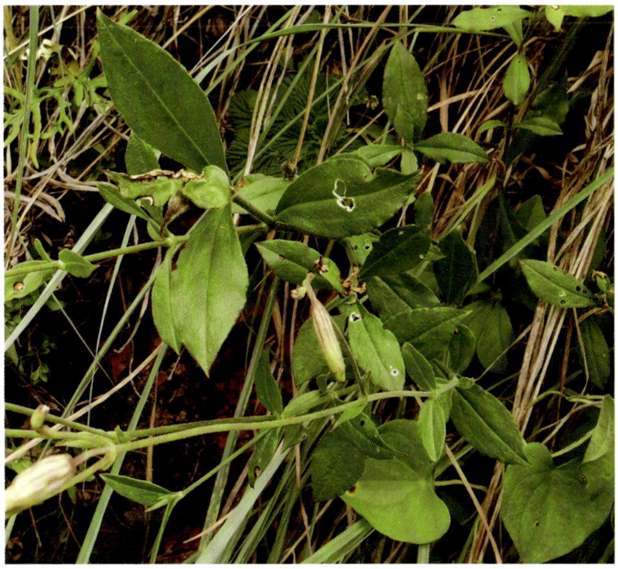

麦瓶草成熟植株

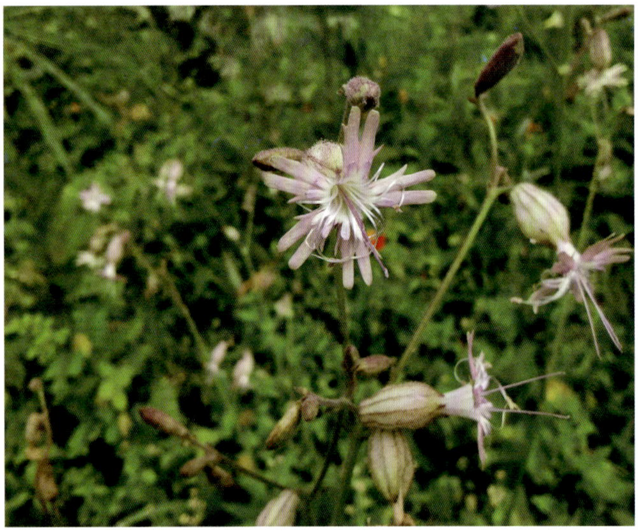
麦瓶草花枝

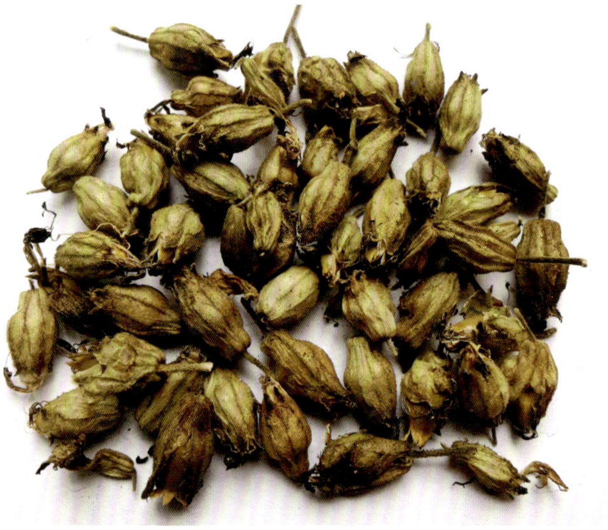
麦瓶草果实

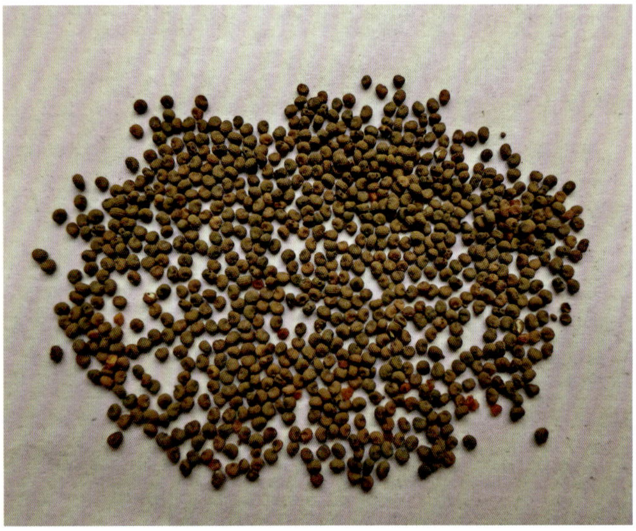
麦瓶草种子

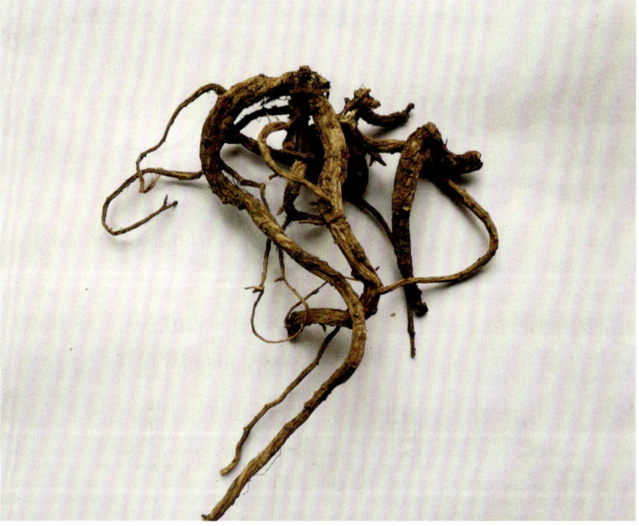
麦瓶草干燥根

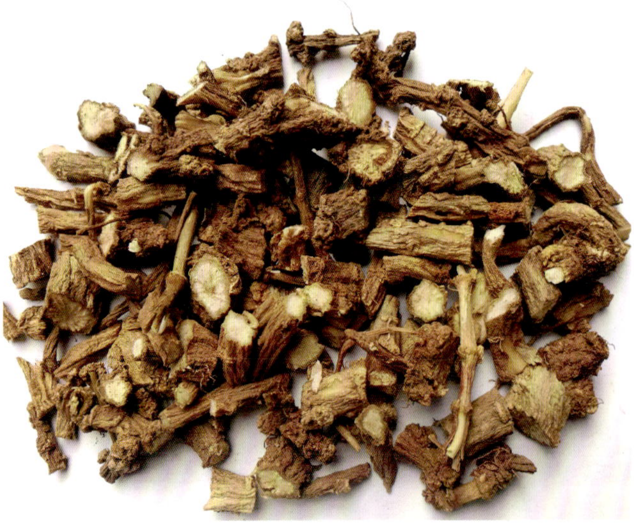
麦瓶草干燥根片

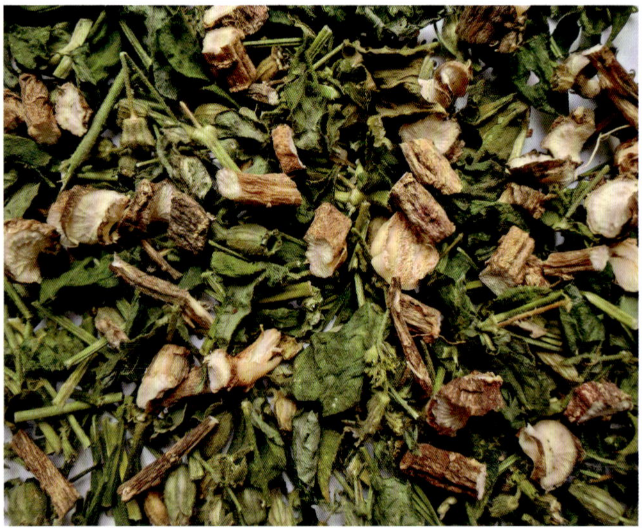
麦瓶草干燥全草

[illegible] • [illegible]

[illegible] • [illegible] *Silene Cnoidea* L. [illegible]

[illegible] • [illegible] 20~60 cm [illegible] 5~8 cm [illegible] 5~10 mm [illegible] 1~3 [illegible] 30 [illegible] 5 [illegible] 5 [illegible] 2 [illegible] 10 [illegible] 3 [illegible] 3~6 [illegible] 4~5 [illegible] 5~6 [illegible] 3 000 m [illegible]

[illegible] • [illegible]

[illegible] • [illegible]

[illegible] • [illegible]

[illegible] • [illegible] 9~15 g [illegible]

赤 小 豆

Chixiaodou

[illegible]

VIGNAE SEMEN

〔别名〕小豆、赤豆、红豆、红小豆、猪肝赤、杜赤豆、小红绿豆、虱㹀豆、朱赤豆、金红小豆、朱小豆、茅柴赤、米赤豆。

〔基原〕本品为豆科植物赤小豆 *Vigna umbellata* Ohwi et Ohashi 的成熟种子。

〔原植物形态〕一年生半攀援草本。茎长可达 1.8 m，密被倒毛。三出复叶；叶柄长 8 ~ 16 cm；托叶披针形或卵状披针形；小叶 3 枚，披针形、长圆状披针形，长 6 ~ 10 cm，宽 2 ~ 6 cm，先端渐尖，基部阔三角形或近圆形，全缘或具 3 浅裂，两面均无毛，纸质；小叶具柄，脉 3 出。总状花序腋生，小花多枚，花柄极短；小苞 2 枚，披针状线形，长约 5 mm，具毛；萼短钟状，萼齿 5；花冠蝶形，黄色，旗瓣肾形，顶面中央微凹，基部心形，翼瓣斜卵形，基部具渐狭的爪，龙骨瓣狭长，有角状突起；雄蕊 10，二体，花药小；子房上位，密被短硬毛，花柱线形。荚果线状扁圆柱形。种子 6 ~ 10 颗，暗紫色，长圆形，两端圆，有直而凹陷的种脐。花期 5 ~ 8 月，果期 8 ~ 9 月。栽培或野生。

〔炮制〕除去杂质，筛去灰屑。

〔性味与归经〕甘、酸，平。归心、小肠经。

〔功能与主治〕利水消肿，解毒排脓。主治水肿胀满，脚气浮肿，黄疸尿赤，风湿热痹，痈肿疮毒，肠痈腹痛。

〔用法与用量〕内服：煎汤，9 ~ 30 g。外用：适量，研末调敷。

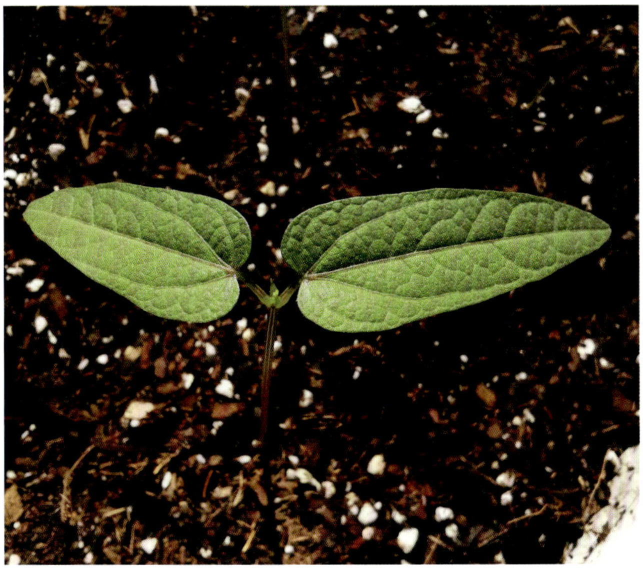

赤小豆幼株

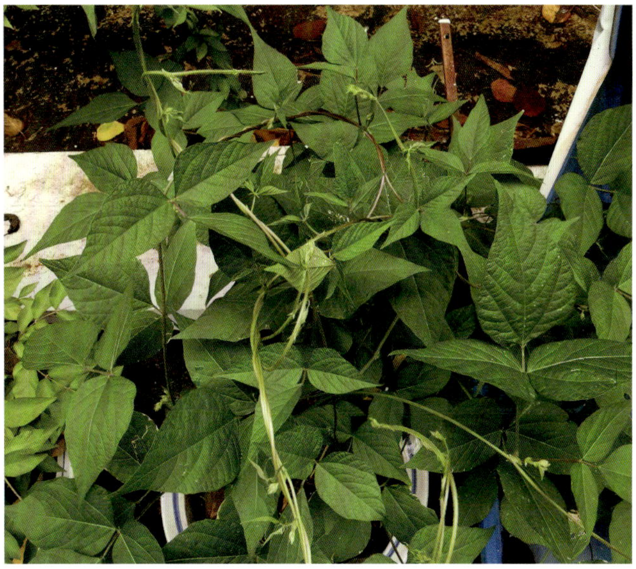

赤小豆成熟植株

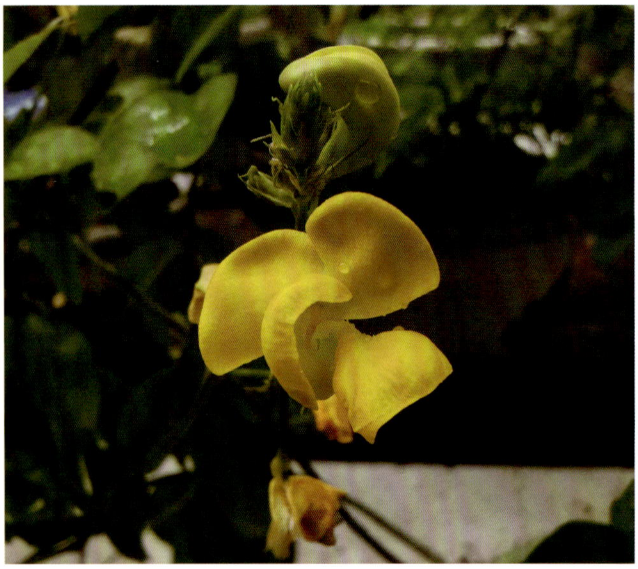

赤小豆花枝

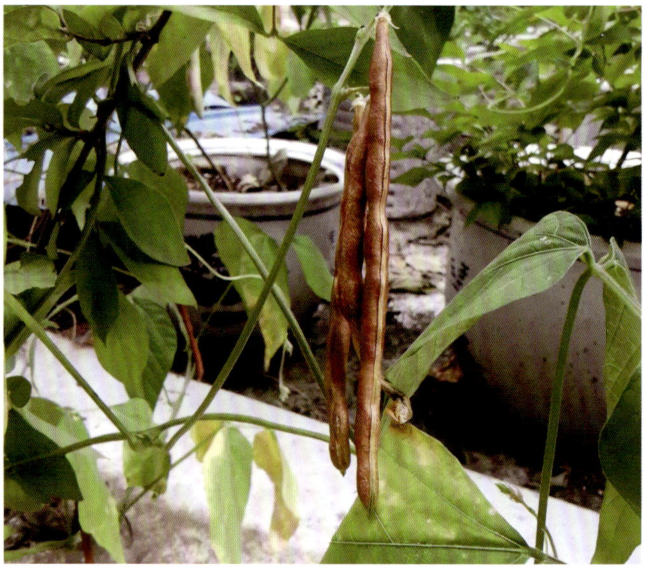

赤小豆果枝

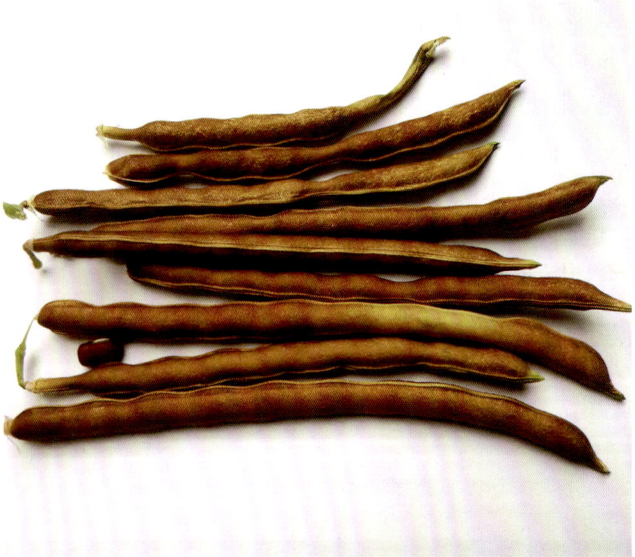

赤小豆果实

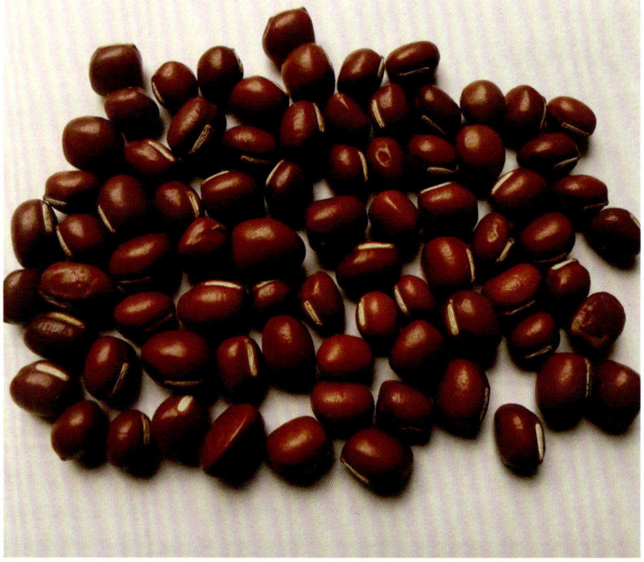

赤小豆干燥种子

[illegible] • [illegible]、[illegible]、[illegible]、[illegible]、[illegible]、[illegible]、[illegible]、[illegible]、[illegible]、[illegible]、[illegible]、[illegible]、[illegible]。

[illegible] • [illegible] *Vigna umbellata* Ohwi et Ohashi [illegible]。

[illegible] • [illegible]。[illegible]1.8 m[illegible]，[illegible]。[illegible]；[illegible]8~16 cm[illegible]；[illegible]；[illegible]3[illegible]，[illegible]，[illegible]6~10 cm[illegible]，[illegible]2~6 cm[illegible]，[illegible]，[illegible]，[illegible]3[illegible]，[illegible]，[illegible]；[illegible]，[illegible]3[illegible]。[illegible]，[illegible]，[illegible]；[illegible]2[illegible]，[illegible]，[illegible]5 mm[illegible]，[illegible]；[illegible]，[illegible]5[illegible]；[illegible]，[illegible]，[illegible]，[illegible]，[illegible]，[illegible]，[illegible]，[illegible]，[illegible]；[illegible]10[illegible]，[illegible]。[illegible]；[illegible]，[illegible]，[illegible]。[illegible]。[illegible]6~10[illegible]，[illegible]，[illegible]，[illegible]，[illegible]。[illegible]5~8[illegible]，[illegible]8~9[illegible]。[illegible]。

[illegible] • [illegible]，[illegible]。

[illegible] • [illegible]、[illegible]，[illegible]。[illegible]、[illegible]。

[illegible] • [illegible]，[illegible]。[illegible]，[illegible]，[illegible]，[illegible]，[illegible]，[illegible]。

[illegible] • 9~30 g。[illegible]，[illegible]。

赤　　瓟

Chipao

MANCHURIAN TUBERGOURD FRUIT

〔别名〕气包、赤包、山屎瓜、赤雹、屎包子、山土豆、赤包子、猫儿瓜。

〔基原〕本品为葫芦科植物赤瓟 *Thladiantha dubia* Bunge 的果实。

〔原植物形态〕攀缘草质藤本。全株被黄白色长柔毛状硬毛。根块状，茎稍粗壮，上有棱沟。叶柄稍粗，长 2 ～ 6 cm；叶片宽卵状心形，长 5 ～ 8 cm，宽 4 ～ 9 cm，先端急尖或短渐尖，基部心形，边缘浅波状，两面粗糙，脉上有长硬毛。卷须纤细，被长柔毛，单一。花雌雄异株；雄花单生，或聚生于短枝的上端，呈假总状花序，有时 2 ～ 3 朵花生于总梗上，花梗细长；花萼筒极短，近辐状，裂片披针形，向外反折，具 3 脉，两面均被长柔毛；花冠黄色，裂片长圆形，长 2 ～ 2.5 cm，宽 0.8 ～ 1.2 cm，具 5 脉，上部向外反折，外面被短柔毛，内面有短的疣状腺点；雄蕊 5，其中 1 枚分离，其余 4 枚两两稍靠合，有退化子房半球形；雌花单生，花梗细；花萼、花冠同雄花；退化雄蕊 5，子房长圆形，密被长柔毛，花柱无毛，自 3 ～ 4 mm 处分 3 叉，柱头膨大，肾形，2 裂。果实长卵状长圆形，长 4 ～ 5 cm，径 2.8 cm，先端有残存的花柱基，基部稍变狭，表面橙黄色，或红棕色，有光泽，被柔毛，具 10 条明显的纵纹。种子卵形，黑色，平滑无毛，长 4 ～ 4.5 mm，宽 2.5 ～ 3 mm，厚 1.5 mm。花期 6 ～ 8 月，果期 8 ～ 10 月。生于海拔 1 300 ～ 1 800 m 的山坡、河谷及林缘处。

〔性味与归经〕酸、苦，平。

〔功能与主治〕理气，活血，祛痰，利湿。主治反胃吐酸，肺痨咳血，黄疸，痢疾，胸胁疼痛，跌打扭伤，筋骨疼痛，闭经。

〔用法与用量〕内服：煎汤，5 ～ 10 g；或研末。

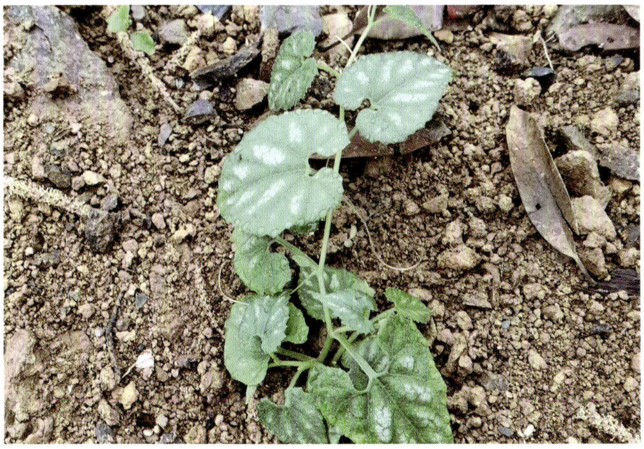

赤瓟幼株

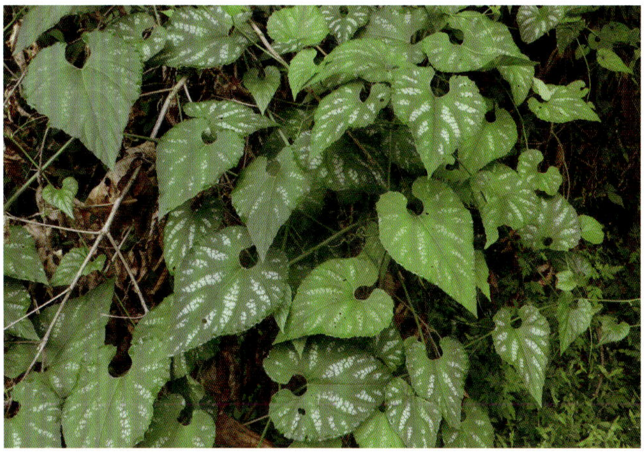

赤瓟成熟植株

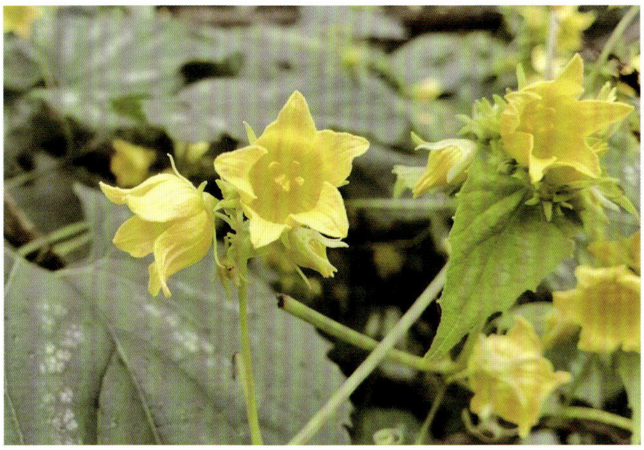

赤瓟花枝（1）

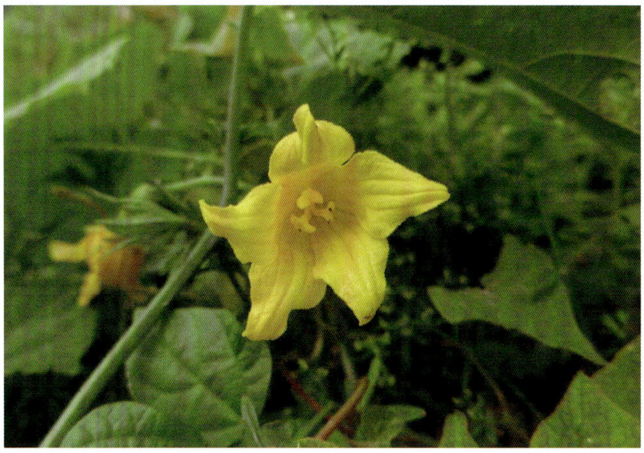

赤瓟花枝（2）

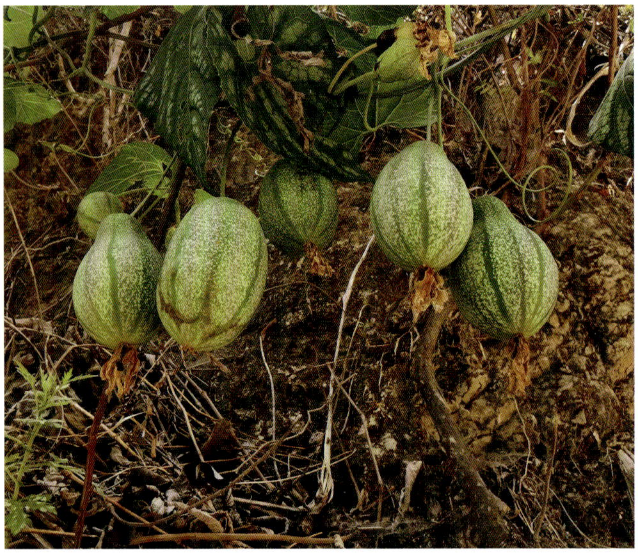

赤瓟近成熟果实

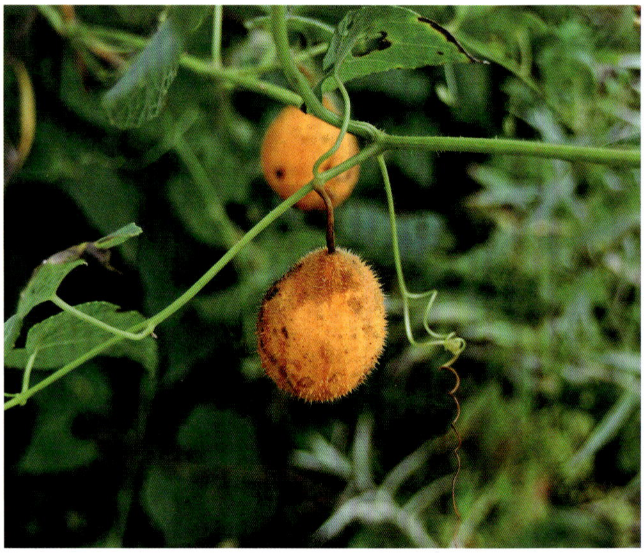

赤瓟果枝

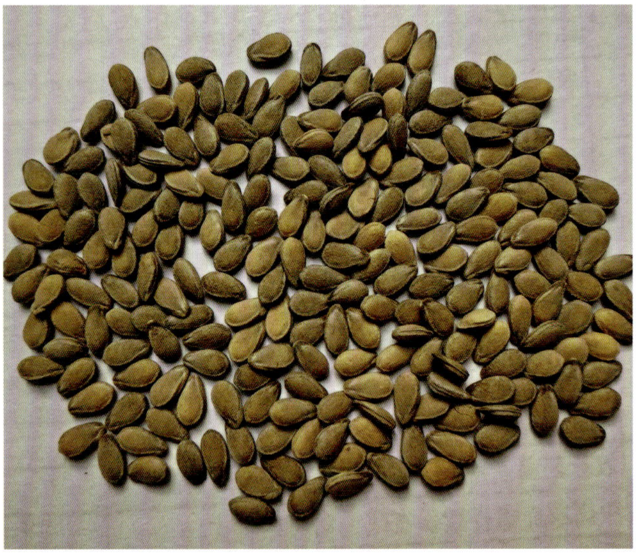

赤瓟种子

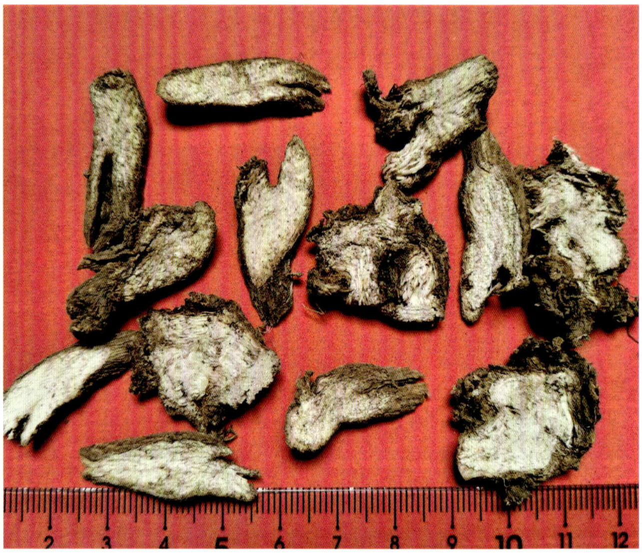

赤瓟干燥根片

[illegible]

[illegible] *Thladiantha dubia* Bunge. [illegible]

[illegible] 2~6 cm [illegible] 5~8 cm [illegible] 4~9 cm [illegible] 2~3 [illegible] 3 [illegible] 2~2.5 cm [illegible] 0.8~1.2 cm [illegible] 5 [illegible] 5 [illegible] 1 [illegible] 4 [illegible] 5 [illegible] 3~4 mm [illegible] 3 [illegible] 2 [illegible] 4~5 cm [illegible] 2.8 cm [illegible] 10 [illegible] 4~4.5 mm [illegible] 2.5~3 mm [illegible] 1.5 mm [illegible] 6~8 [illegible] 8~10 [illegible] 1 300~1 800 m [illegible]

[illegible] 3~5 cm [illegible] 1.5~3 cm [illegible] 1 mm [illegible]

[illegible]

[illegible]

[illegible] 5~10 g [illegible]

花被单

Huabeidan

LYSIMACHIA LOBELIOIDES

〔别名〕刀口药、乳肿药、花白丹、八面风、花汗莱、狗咬药。

〔基原〕本品为报春花科植物长蕊珍珠菜 *Lysimachia lobelioides* Wall. 的全草。

〔原植物形态〕一年生草本。全株无毛。茎直立或倾斜，高 25 ~ 50 cm，单一或基部分枝成簇生状，微具 4 棱，散生黑色腺点。叶互生，在茎基部有时近对生；叶柄长为叶片的 1/4 ~ 2/3，具狭翅。叶片卵形或菱状卵形，长 1.5 ~ 5 cm，宽 1 ~ 1.3 cm，先端锐尖，基部短渐狭或近圆形而骤然窄缩下延成柄，全缘。总状花序顶生；苞片钻形；花梗长 5 ~ 12 mm，果时稍伸长；花萼 5 深裂几达基部，裂片卵状披针形，先端锐尖，具较宽的膜质边缘，背面有黑色粗腺点；花冠白色或淡红色，长约 6 mm，5 深裂，裂片倒卵状匙形，稍长于花萼；雄蕊伸出花冠约 1 倍；花柱与雄蕊等长。蒴果球形，直径约 4 mm。花期 4 ~ 5 月，果期 6 ~ 7 月。生于海拔 1 000 ~ 2 300 m 的山谷溪边、山坡草地湿润处。

〔炮制〕除去杂质，切段，干燥。或鲜用。

〔性味与归经〕甘，平。

〔功能与主治〕补虚止咳，消肿解毒，止血生肌。主治肺虚咳嗽，乳痈，刀伤出血。

〔用法与用量〕内服：煎汤，30 ~ 60 g。外用：适量，鲜品捣敷。

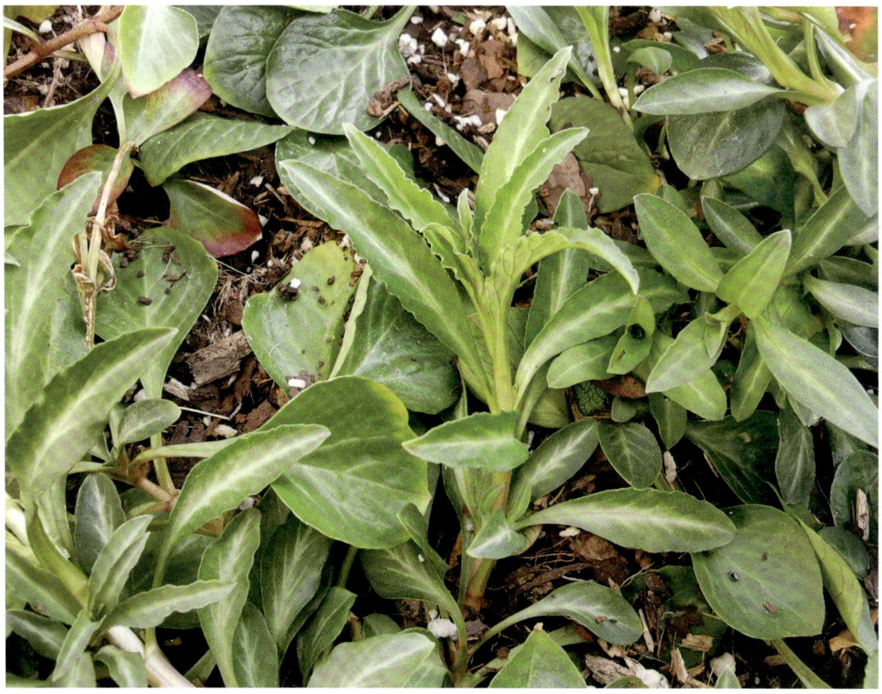

长蕊珍珠菜幼株

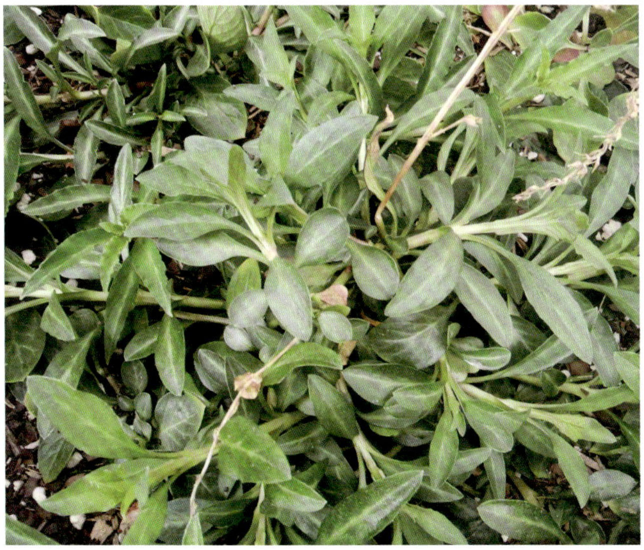

长蕊珍珠菜成熟植株

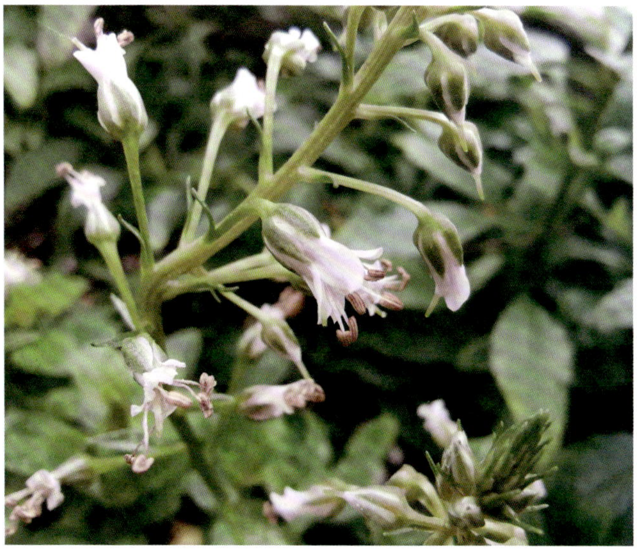

长蕊珍珠菜花枝

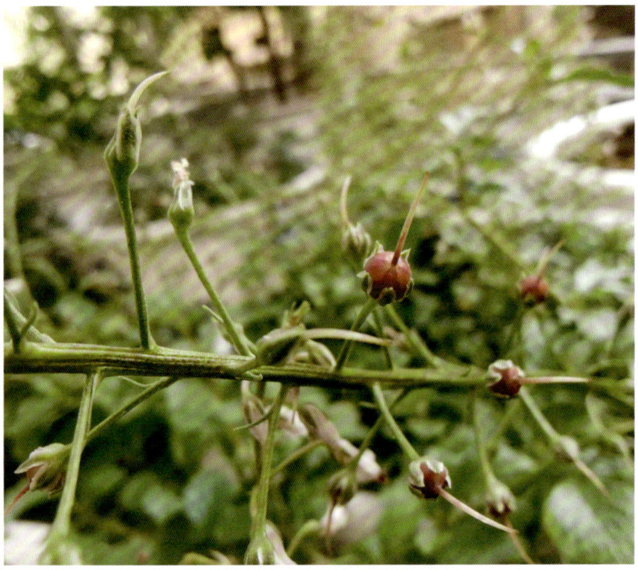

长蕊珍珠菜果枝

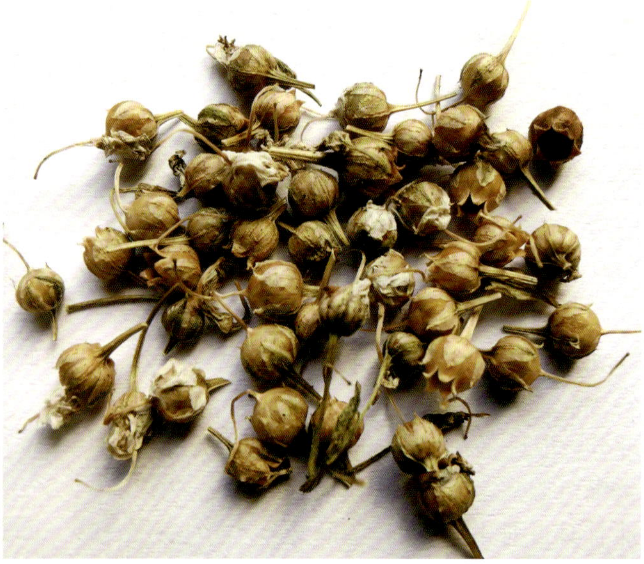

长蕊珍珠菜果实

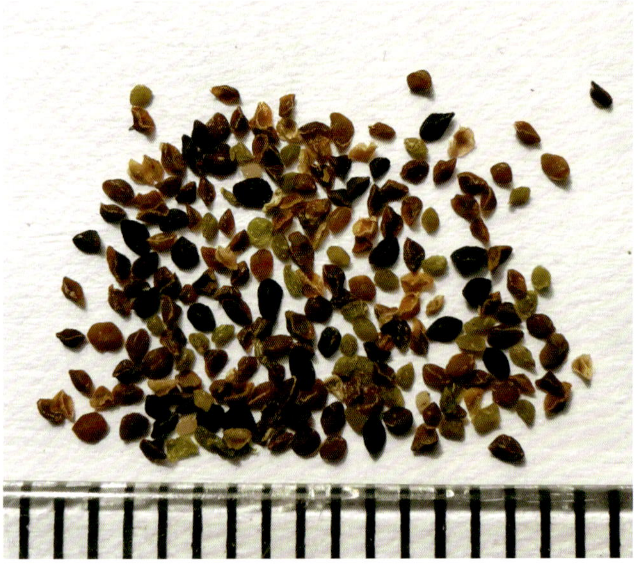

长蕊珍珠菜种子

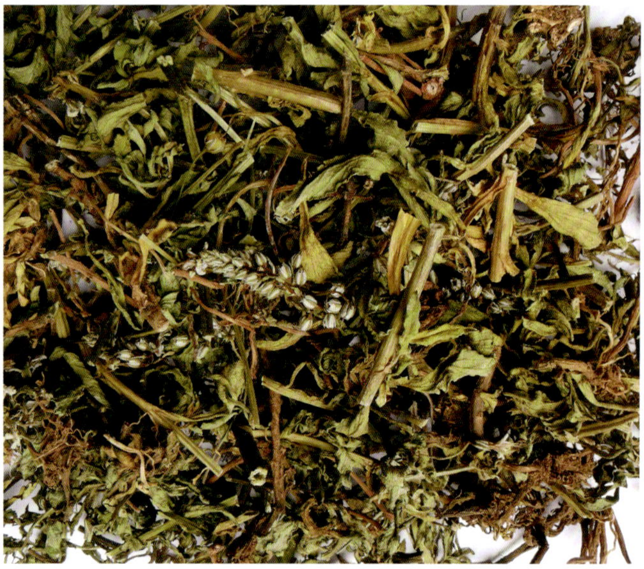

长蕊珍珠菜干燥全草

[illegible] • [illegible]、[illegible]、[illegible]、[illegible]、[illegible]、[illegible]。

[illegible] • [illegible] *Lysimachia lobelioides* Wall. [illegible]。

[illegible] • [illegible]。[illegible]。[illegible]，[illegible] 25~50 cm [illegible]，[illegible]，[illegible] 4 [illegible]，[illegible]。[illegible]，[illegible]；[illegible] 1/4~2/3 [illegible]，[illegible]。[illegible]，[illegible] 1.5~5 cm [illegible]，[illegible] 1~1.3 cm [illegible]，[illegible]，[illegible]，[illegible]。[illegible]；[illegible]；[illegible] 5~12 mm [illegible]，[illegible]；[illegible] 5 [illegible]，[illegible]，[illegible]，[illegible]，[illegible] 1 [illegible]；[illegible]。[illegible]，[illegible] 4 mm [illegible]。[illegible] 4~5 [illegible]，[illegible] 6~7 [illegible]。[illegible] 1 000~2 300 m [illegible]、[illegible]。

[illegible] • [illegible]，[illegible]，[illegible]。[illegible]。

[illegible] • [illegible]，[illegible]。

[illegible] • [illegible]，[illegible]，[illegible]。[illegible]，[illegible]，[illegible]。

[illegible] • [illegible]：[illegible]，30~60 g。[illegible]：[illegible]，[illegible]。

芹　菜

Qincai

ALL-GRASS OF WILDCELERY

〖别名〗云芎、南芹菜、香芹、薄芹、和蓝鸭儿芹、药芹、水英、野芹。

〖基原〗本品为伞形科植物旱芹 *Apium graueolens* L. 的带根全草。

〖原植物形态〗一年生或多年生草本，高 15 ～ 150 cm。有强烈香气。根细圆锥形，土黄色，支根多数。茎直立，光滑，下部分枝，丛生，细而硬，斜上开展，根生叶有柄，柄长 2 ～ 26 cm，基部扩大成膜质鞘；叶片轮廓为长圆形至倒卵形，长 7 ～ 18 cm，宽 3.5 ～ 8 cm，通常 3 裂达中部或 3 全裂，裂片近菱形，边缘有圆锯齿或锯齿，叶脉两面突起；较上部的茎生叶有短柄，叶片轮廓为阔三角形，通常分裂为 3 小叶，小叶倒卵形，中部以上边缘疏生钝锯齿以至缺刻。复伞形花序顶生与叶对生，通常无总苞片或小总苞片；伞辐细弱，3 ～ 16，长 0.5 ～ 2.5 cm，小伞形花序有花 7 ～ 29，花柄长 1 ～ 1.5 mm；萼齿小或不明显；花瓣白色或黄绿色，圆卵形，长约 1 mm，先端有内折的小舌片；花柱基扁压，花柱向外反曲。分生果圆形或长椭圆形，长约 1.5 mm，宽 1.5 ～ 2 mm，果棱尖锐，合生面略收缩，每棱槽内有油管 1，合生面油管 2。花期 4 ～ 7 月。我国南北各地均有栽培。凉山各县市亦均有栽培。

〖炮制〗除去杂质，洗净，多为鲜用。

〖性味与归经〗甘、辛、微苦，凉。归肝、胃、肺经。

〖功能与主治〗平肝，清热，祛风，利水，止血，解毒。主治肝阳眩晕，风热头痛，咳嗽，黄疸，小便淋痛，尿血，崩漏，带下，疮疡肿毒。

〖用法与用量〗内服：煎汤，9 ～ 15 g，鲜品 30 ～ 60 g；或绞汁；或入丸剂。外用：适量，捣蛋敷；或煎水洗。

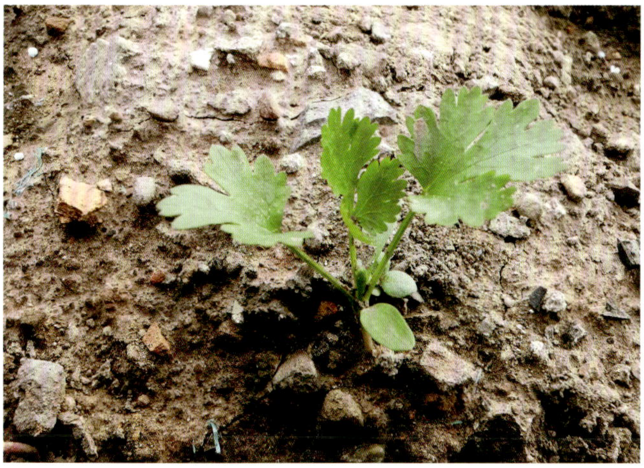

旱芹幼株

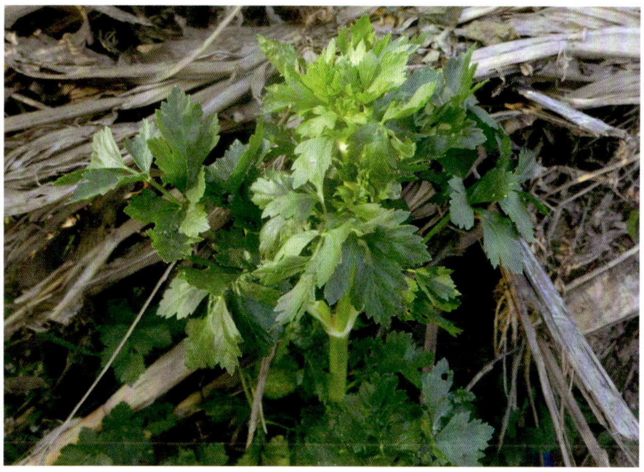

旱芹成熟植株

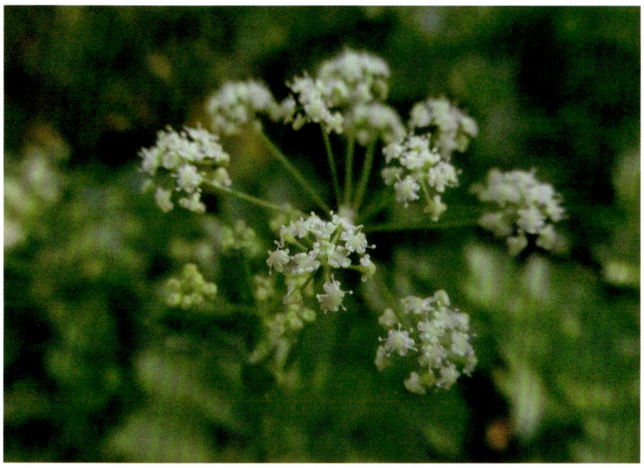

旱芹花枝

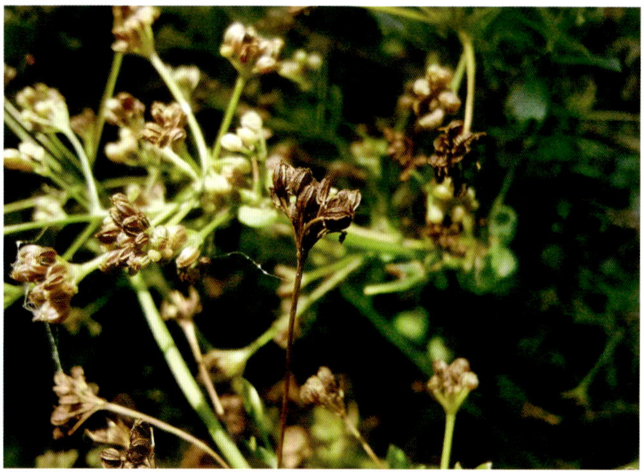

旱芹果枝

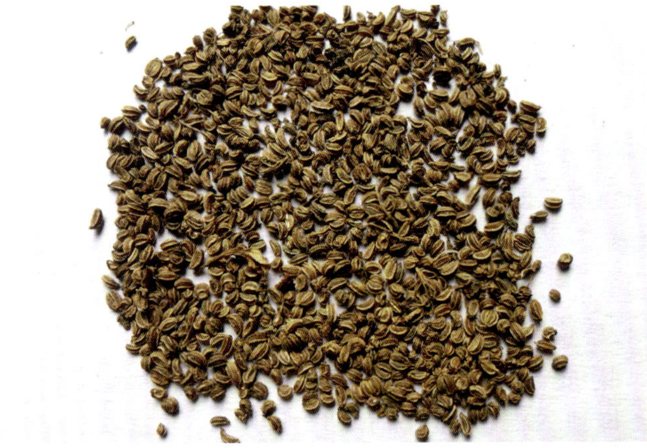

旱芹果实（种子）

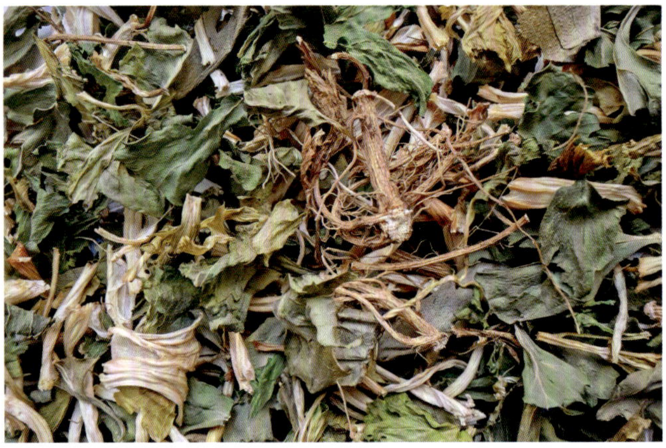

旱芹干燥带根全草

[illegible] • [illegible]。
[illegible] • [illegible] *Apium graueolens* L. [illegible]。
[illegible] • [illegible]，[illegible] 15~150 cm[illegible]。[illegible] 2~26 cm[illegible]；[illegible] 7~18 cm[illegible]，[illegible] 3.5~8 cm[illegible] 3 [illegible] 3 [illegible]，[illegible] 3 [illegible]，[illegible] 3~16 [illegible] 0.5~2.5 cm [illegible] 7~29 [illegible] 1~1.5 mm [illegible] 1 mm [illegible] 1.5 mm [illegible] 1.5~2 mm [illegible] 1 [illegible] 2 [illegible] 4~7 [illegible]。
[illegible] • [illegible]。
[illegible] • [illegible]。
[illegible] • [illegible]。
[illegible] • [illegible] 9~15 g，[illegible] 30~60 g [illegible]。

芦　　荟

Luhui

[illegible]

ALOE LEAF

〔别名〕卢会、讷会、象胆、奴会、劳伟。

〔基原〕本品为百合科植物库拉索芦荟 *Aloe barbadensis* Miller. 等同属近缘植物叶的汁液浓缩物。

〔原植物形态〕多年生草本。茎极短。叶簇生于茎顶，直立或近于直立，肥厚多汁；呈狭披针形，长 15 ～ 36 cm，宽 2 ～ 6 cm，先端长渐尖，基部宽阔，粉绿色，边缘有刺状小齿。花茎单生或稍分枝，高 60 ～ 90 cm；总状花序疏散；花下垂，长约 2.5 cm，黄色或有赤色斑点；花被管状，6 裂，裂片稍外弯；雄蕊 6，花药丁字着生；雌蕊 1，3 室，每室有多数胚珠。蒴果，三角形，室背开裂。花期 2 ～ 3 月。各县市均有栽培。

〔炮制〕取鲜叶切口流出的液汁，干燥后砸成小块。

〔性味与归经〕苦，寒。归肝、胃、大肠经。

〔功能与主治〕泻下通便，清肝泻火，杀虫疗疳。主治热结便秘，惊痫抽搐，小儿疳积，外治癣疮。

〔用法与用量〕内服：煎汤，2 ～ 5 g，宜入丸散。外用：适量，研末敷患处。

〔注意〕孕妇慎用。

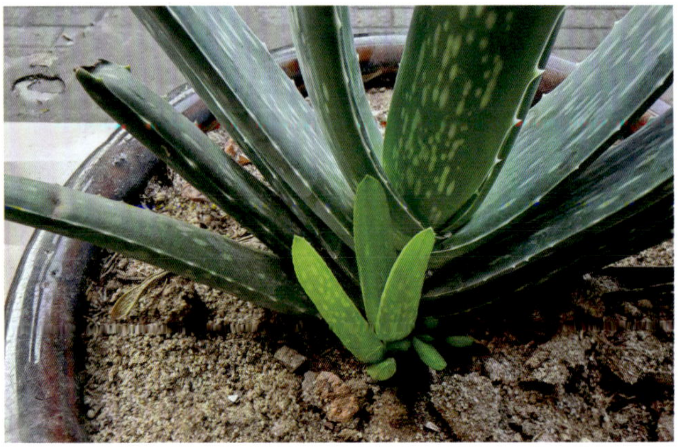

库拉索芦荟幼株

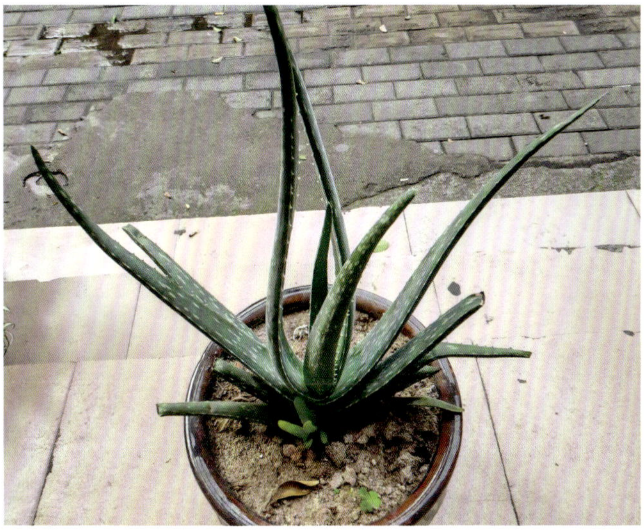

库拉索芦荟成熟植株

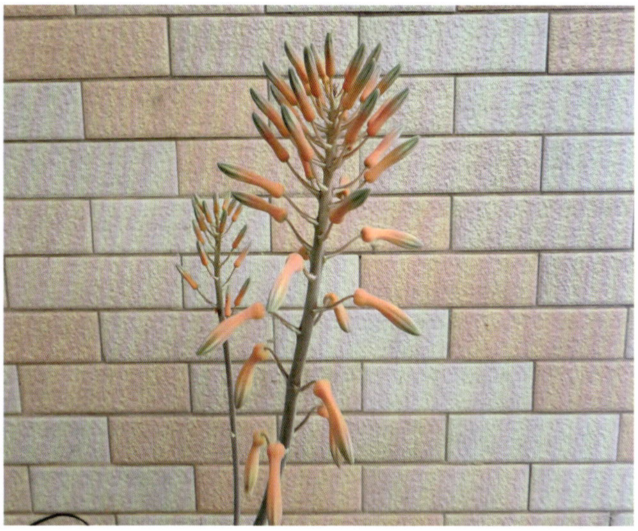

库拉索芦荟花序

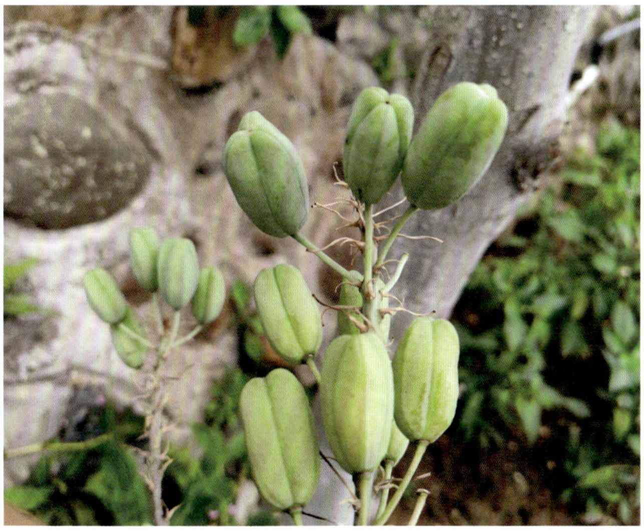

库拉索芦荟果枝

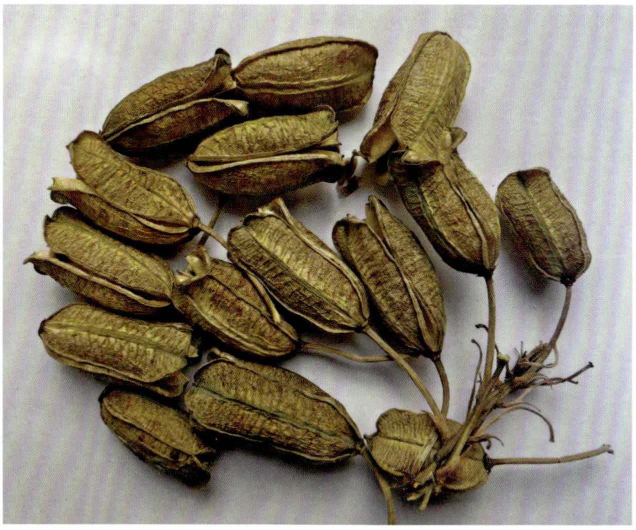

库拉索芦荟干燥果实

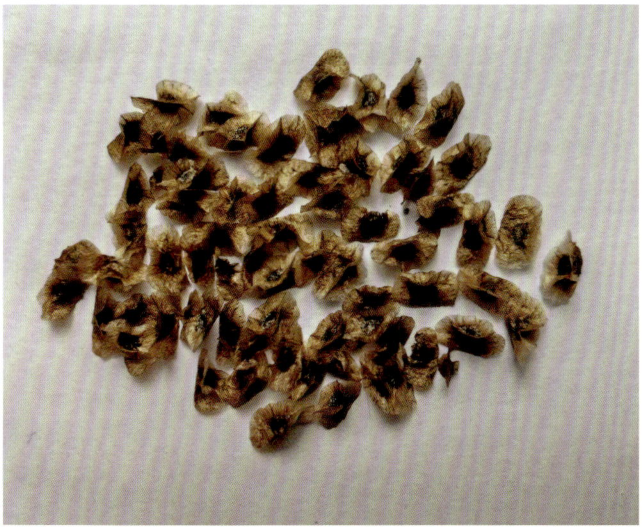

库拉索芦荟干燥种子

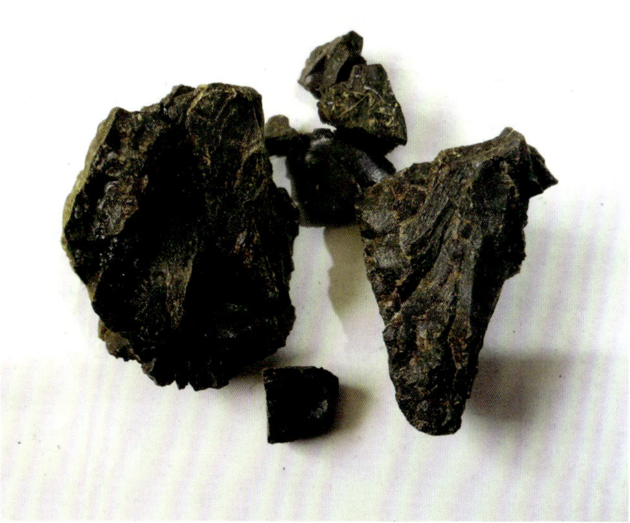

库拉索芦荟等叶的汁液浓缩干燥物

[illegible] *Aloe barbadensis* Miller. [illegible] 15~36 cm [illegible] 2~6 cm [illegible] 60~90 cm [illegible] 2.5 cm [illegible] 6 [illegible] 6 [illegible] 1 [illegible] 3 [illegible] 2~ [illegible] 2~5 g [illegible]

杜　　仲

Duzhong

[illegible]

EUCOMMIAE CORTEX

〔**别名**〕思仙、思仲、棉、石思仙、扯丝皮、丝连皮、玉丝皮、丝棉皮。

〔**基原**〕本品为杜仲科植物杜仲 *Eucommia ulmoides* Oliv. 的树皮。

〔**原植物形态**〕落叶乔木,高达 20 m。树皮灰褐色,粗糙,折断拉开有多数细丝。幼枝有黄褐色毛,后变无毛,老枝有皮孔。单叶互生;叶柄长 1 ~ 2 cm,上面有槽,被散生长毛;叶片椭圆形、卵形或长圆形,长 6 ~ 15 cm,宽 3.5 ~ 6.5 cm,先端渐尖,基部圆形或阔楔形,上面暗绿色,下面淡绿,老叶略有皱纹,边缘有锯齿;侧脉 6 ~ 9 对。花单性,雌雄异株,花生于当年枝基部,雄花无花被,花梗无毛;雄蕊长约 1 cm,无毛,无退化雌蕊;雌花单生,花梗长约 8 mm,子房 1 室,先端 2 裂,子房柄极短。翅果扁平,长椭圆形,先端 2 裂,基部楔形,周围具薄翅;坚果位于中央,与果梗相接处有关节。早春开花,秋后果实成熟。生于海拔 300 ～ 500 m 的低山、谷地或疏林中。

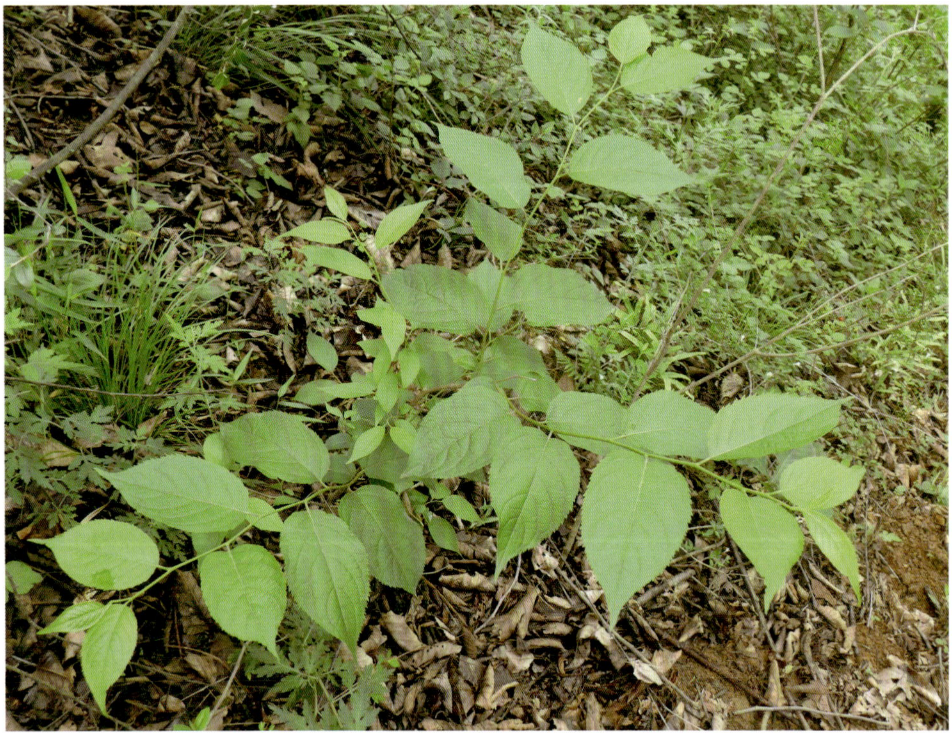

杜仲幼株

〔**炮制**〕杜仲　刮去残留粗皮,洗净,切块或丝,干燥。

盐杜仲　取杜仲块或丝,照盐炙法(通则 0213)炒至断丝、表面焦黑色。

〔**性味与归经**〕甘,温。归肝、肾经。

〔**功能与主治**〕补肝肾,强筋骨,安胎。主治肝肾不足,腰膝酸痛,筋骨无力,头晕目眩,妊娠漏血,胎动不安。

〔**用法与用量**〕内服:煎汤,6 ～ 10 g。

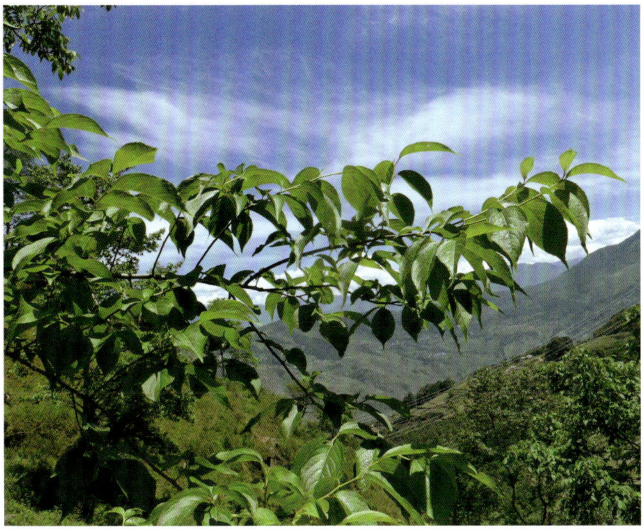

杜仲成熟植株

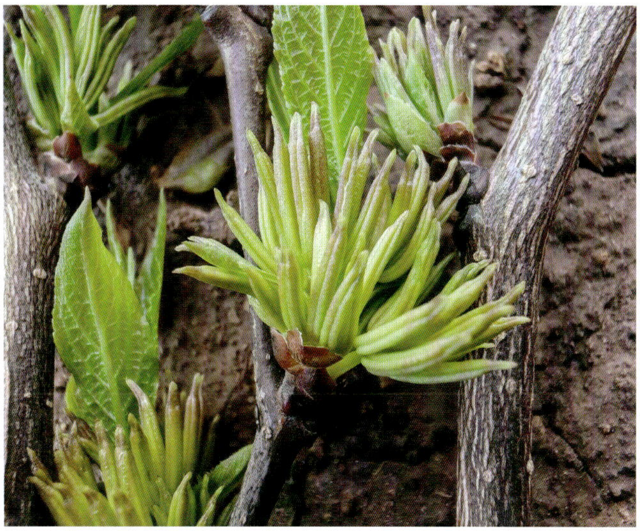

杜仲花枝

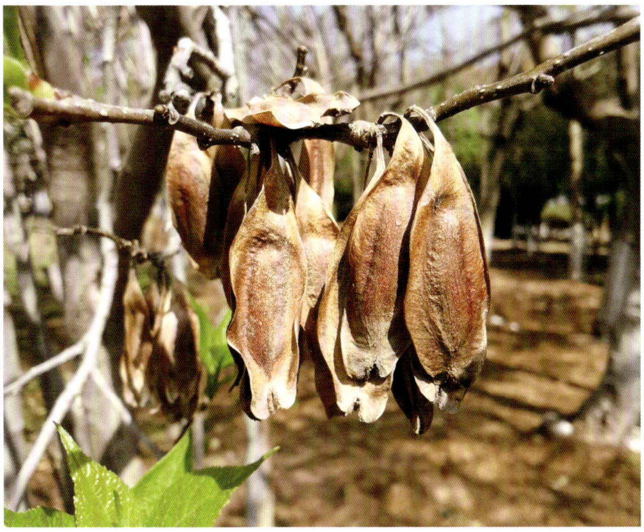

杜仲果枝

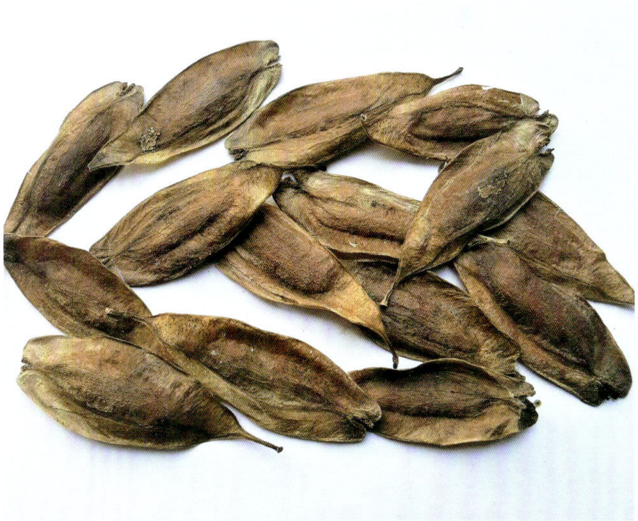

杜仲果实

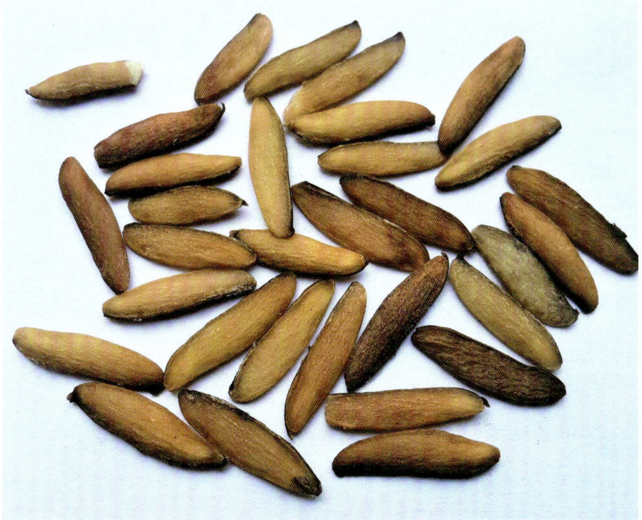

杜仲种子

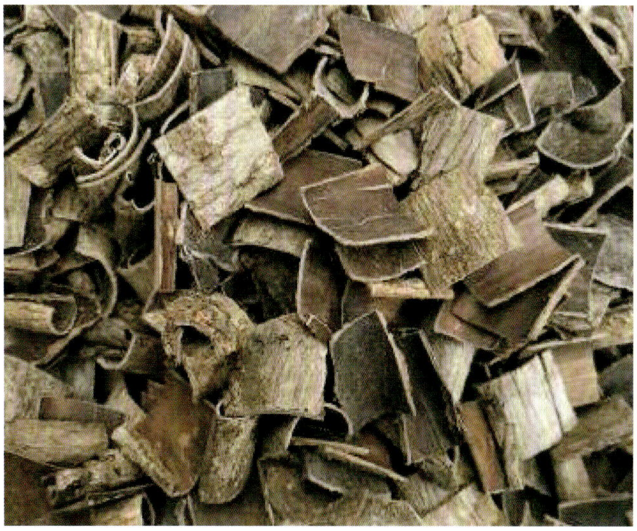

杜仲干燥树皮块

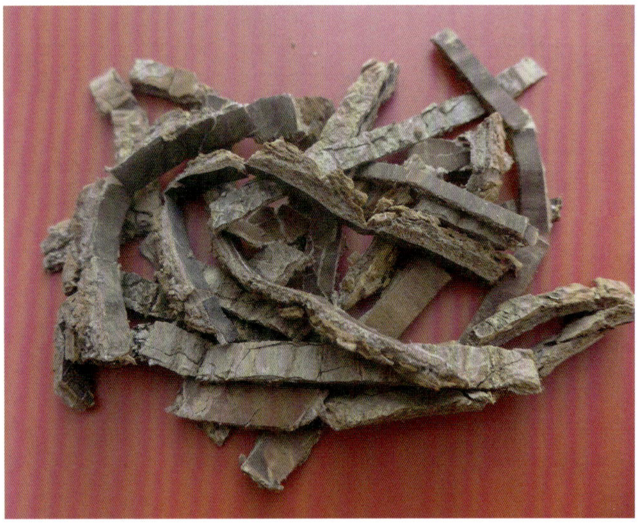

杜仲干燥树皮丝

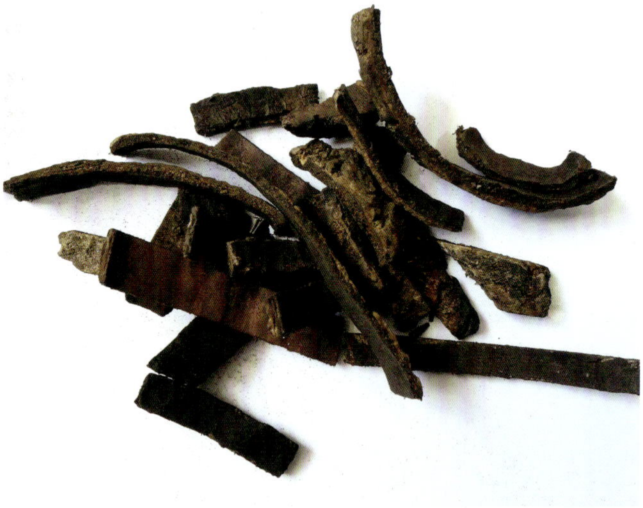

盐杜仲

[illegible] • [illegible]。
[illegible] • [illegible] *Eucommia ulmoides* Oliv. [illegible]。
[illegible] • [illegible]，[illegible] 20 m。[illegible]，[illegible]。[illegible]；[illegible] 1~2 cm [illegible]；[illegible]，[illegible] 6~15 cm，[illegible] 3.5~6.5 cm [illegible]；[illegible] 6~9 [illegible]。[illegible] 1 cm [illegible]，[illegible] 8 mm，[illegible] 1 [illegible]，[illegible] 2 [illegible]。[illegible] 2 [illegible]。[illegible] 300~500 m [illegible]。
[illegible] • [illegible]。
[illegible] (illegible 3) [illegible]。
[illegible] • [illegible]。
[illegible] • [illegible]。
[illegible] • 6~10 g。

杧　　果

Mangguo

[illegible]

MANGO

〔别名〕庵罗果、香盖、望果、蜜望、沙果梨、蜜望子、莽果、檬果、芒果、马蒙、抹猛果。

〔基原〕本品为漆树科植物杧果 *Mangifera indica* L. 的果实。

〔原植物形态〕常绿大乔木，高 10 ～ 20 m。树皮灰褐色，小枝褐色，无毛。单叶互生，聚生枝顶；叶柄长 2 ～ 6 cm；叶形和大小变化较大，薄革质，通常为长圆形或长圆状披针形，长 12 ～ 30 cm，宽 3.5 ～ 6.5 cm，先端渐尖、长渐尖或急尖，基部楔形或近圆形，边缘皱波状，无毛，叶面略具光泽；侧脉 20 ～ 25 对，斜升，两面突起，网脉不显。圆锥花序长 20 ～ 25 cm，多花密集，有柔毛；花小，杂性，黄色或淡黄色；萼片 5，卵状披针形，长 2.5 ～ 3 mm，宽约 1.5 mm，有柔毛；花瓣 5，长约为萼的 2 倍；花盘肉质，5 浅裂；雄蕊 5，仅 1 枚发育，长约 2.5 mm，花药卵圆形；花丝极短；子房斜卵形，径约 1.5 mm，无毛，花柱近顶生，长约 2.5 mm。核果椭圆形或肾形，微扁，长 5 ～ 10 cm，宽 3 ～ 4.5 cm，成熟时黄色，中果皮肉质，肥厚，鲜黄色，味甜，果核坚硬。花期 3 ～ 4 月，果期 7 ～ 8 月。生于海拔 200 ～ 1 350 m 的山坡、河谷或旷野林中。

〔炮制〕鲜用，或干燥。

〔性味与归经〕甘、酸，微寒。

〔功能与主治〕益胃，生津，止呕，止咳。主治口渴，呕吐，食少，咳嗽。

〔用法与用量〕内服：适量，作食品。

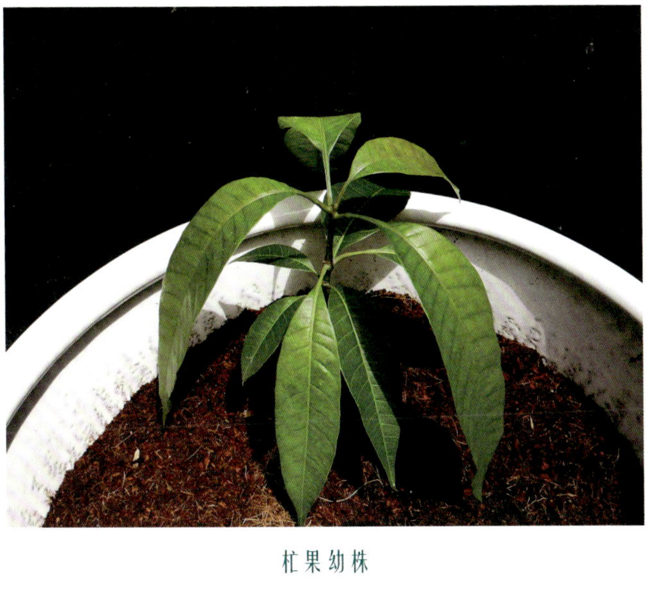

杧果幼株

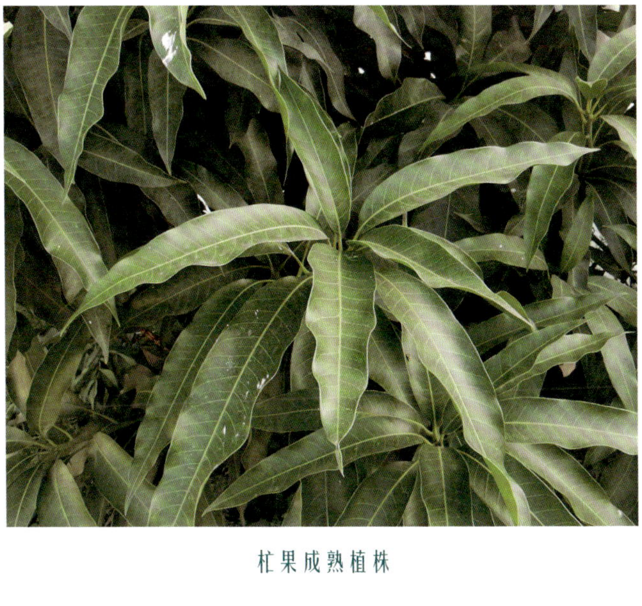

杧果成熟植株

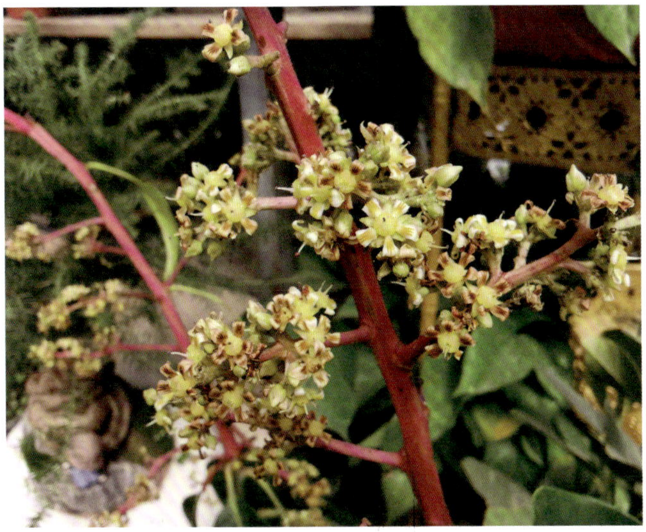

杧果花枝

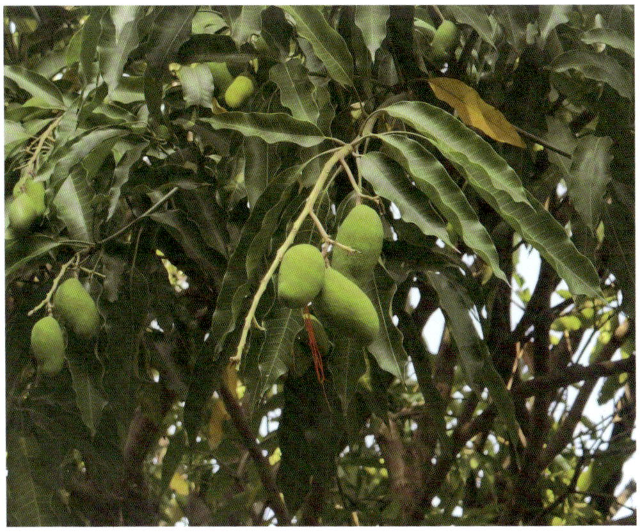

杧果果枝

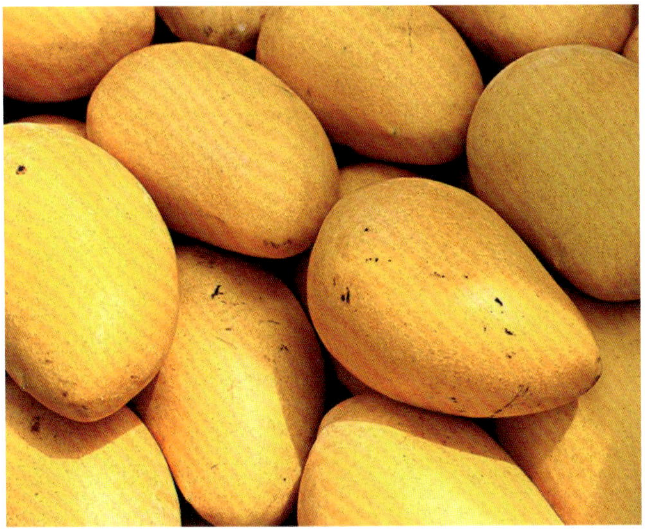

杧果果实

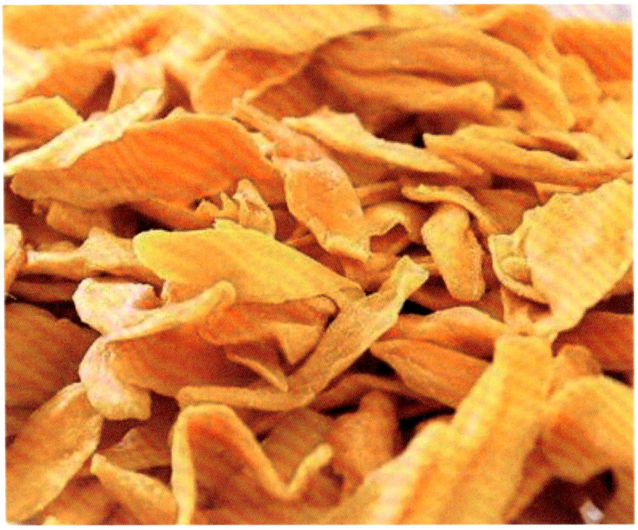

杧果干燥果实

[illegible]

[illegible] *Mangifera indica* L. [illegible]

[illegible] 10~20 m [illegible] 2~6 cm [illegible] 12~30 cm [illegible] 3.5~6.5 cm [illegible] 20~25 [illegible] 20~25 cm [illegible] 5 [illegible] 2.5~3 mm [illegible] 1.5 mm [illegible] 5 [illegible] 2 [illegible] 5 [illegible] 5 [illegible] 1 [illegible] 2.5 mm [illegible] 1.5 mm [illegible] 2.5 mm [illegible] 5~10 cm [illegible] 3~4.5 cm [illegible] 3~4 [illegible] 7~8 [illegible] 200~1 350 m [illegible]

[illegible]

[illegible]

[illegible]

[illegible]

豆 叶 七

Douyeqi

[illegible]

YUNNAN RHODIOLA

〔**别名**〕胡豆莲、绿豆莲、金剪刀、蚕豆七、豆叶狼毒。

〔**基原**〕本品为景天科植物云南红景天 *Rhodiola yunnanensis*（Franch.）S.H.Fu 的根及全草。

〔**原植物形态**〕多年生草本。根茎粗长，直径可达 2 cm，不分枝或少分枝，先端被卵状三角形鳞片。花茎单生或少数着生，直立，高可达 100 cm。3 叶轮生，稀对生，无柄；叶卵状披针形、椭圆形至卵状长圆形，长 4 ～ 9 cm，宽 2 ～ 6 cm，先端钝，基部圆楔形，边缘有疏锯齿。聚伞圆锥花序，长 5 ～ 15 cm、多次三叉分枝；花单性，稀两性，雌雄异株；雄花小而多，萼片 4，披针形，长 0.5 mm；花瓣 4，黄绿色，匙形，长 1.5 mm，雄蕊 8，较花瓣短；雌花萼片、花瓣各 4，花瓣绿色或紫色，线形，长 1.2 mm；鳞片 4，近半圆形；心皮 4，卵状叉开，基部合生。蓇葖果，星芒状，长 3 ～ 3.2 mm，先端外折，喙长 1 mm。花期 5 ～ 7 月，果期 7 ～ 8 月。生于海拔 2 000 ～ 4 000 m 的山坡林下岩石上或河沟边岩石上。

〔**炮制**〕洗净，切碎，干燥，或鲜用。

〔**性味与归经**〕苦，凉。归肺、肾、肝经。

〔**功能与主治**〕补肺益肾，清热止咳，散瘀止血。主治虚劳咳嗽，肾虚腰痛，咽喉疼痛，跌打肿痛，外伤出血。

〔**用法与用量**〕内服：煎汤，6 ～ 12 g；或浸酒。外用：适量，捣敷。

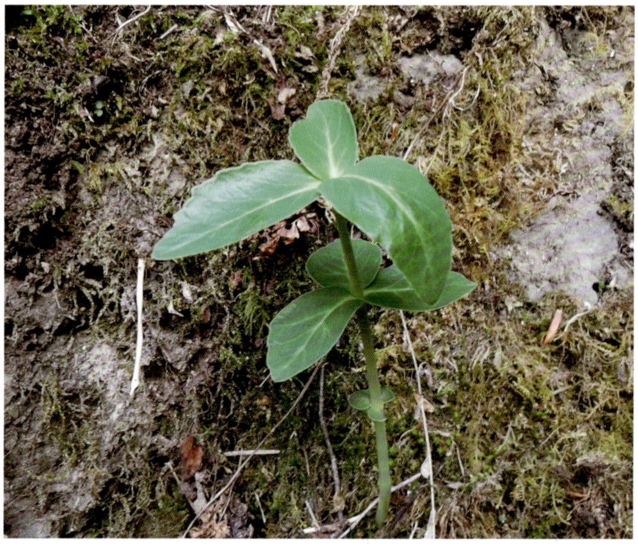

云南红景天幼株

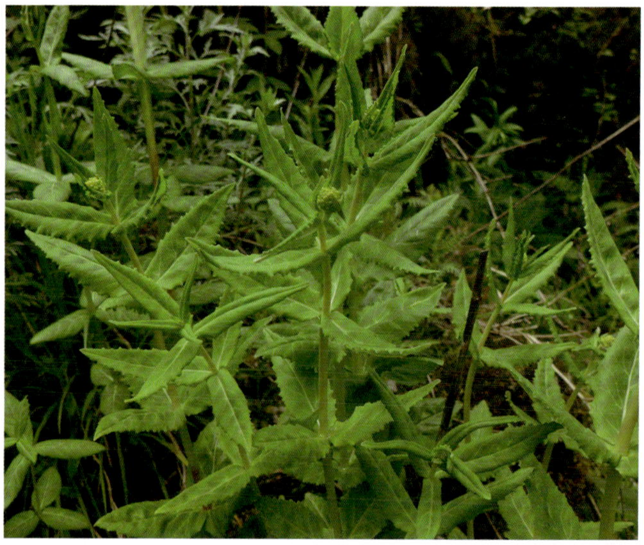

云南红景天成熟植株

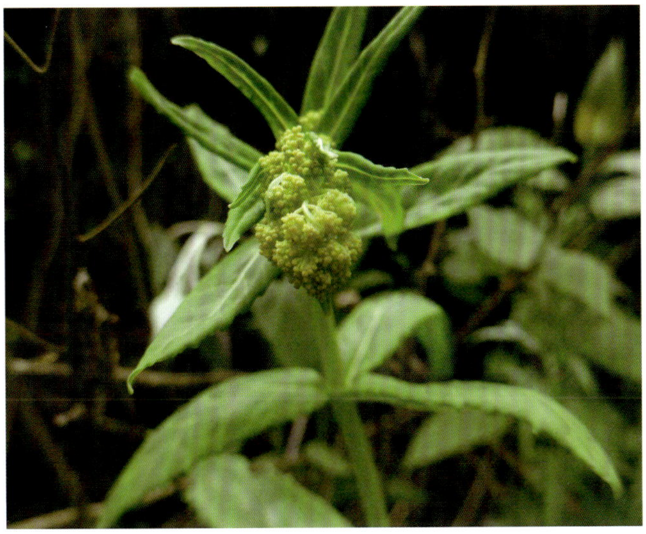

云南红景天花枝

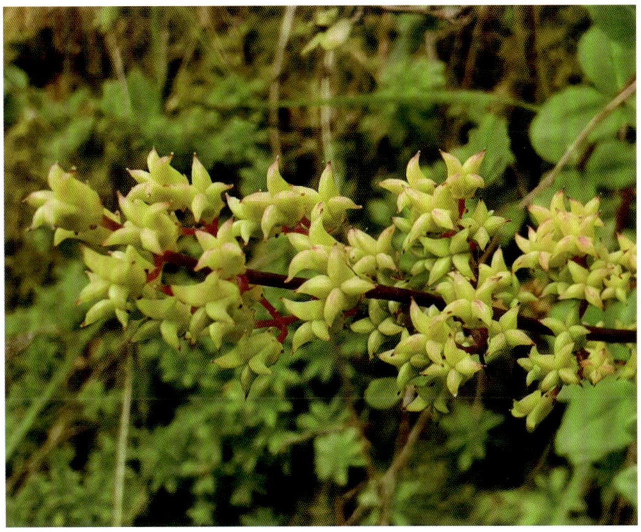

云南红景天果枝

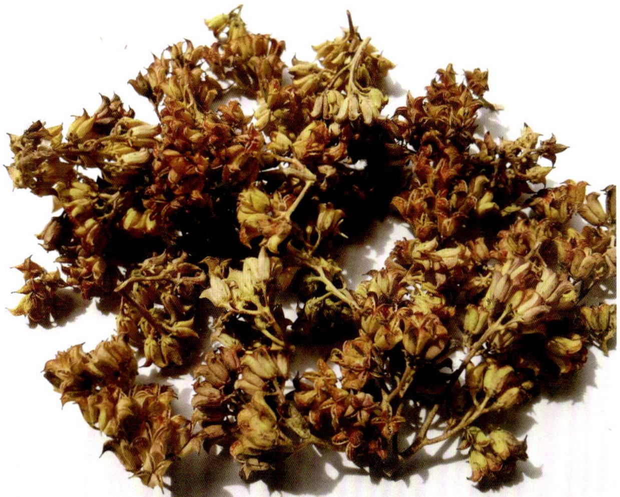

云南红景天果实

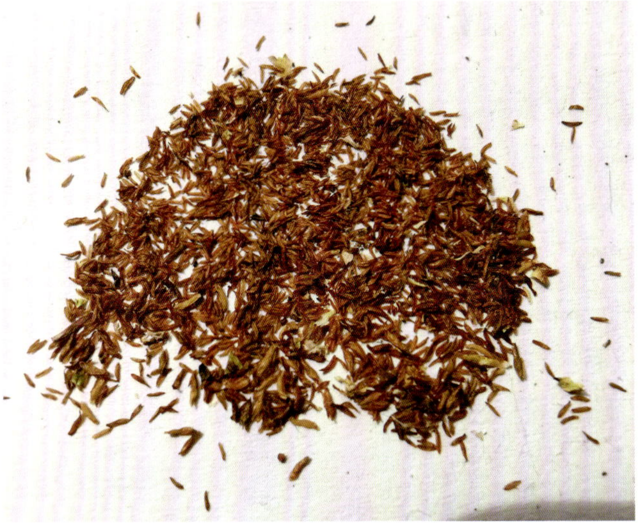

云南红景天种子

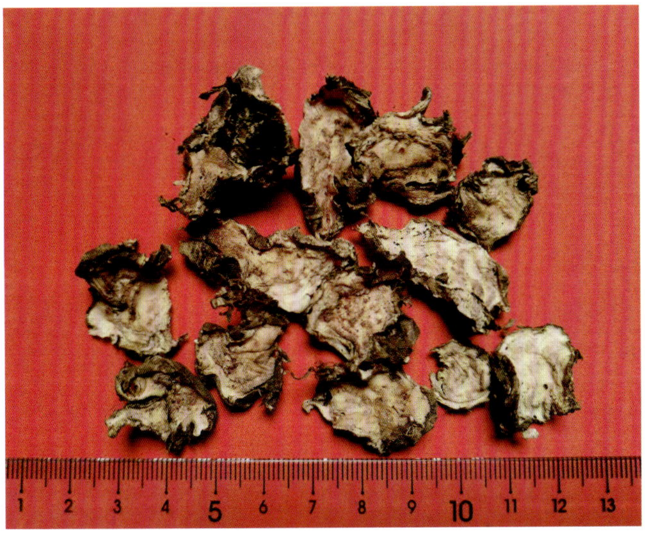

云南红景天干燥根片

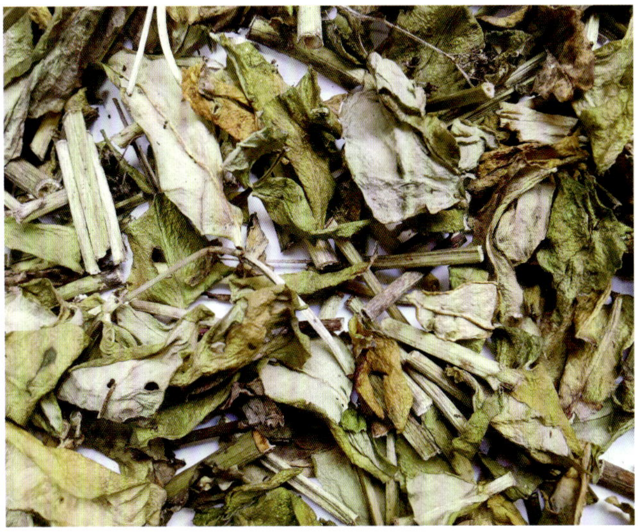

云南红景天干燥地上部分

[illegible] • [illegible]

[illegible] • [illegible] *Rhodiola yunnanensis* (Franch.) S. H. Fu [illegible]

[illegible] • [illegible] 2 cm [illegible] 100 cm。[illegible] 3 [illegible] 4~9 cm [illegible] 2~6 cm [illegible] 5~15 cm [illegible] 4 [illegible] 0.5 mm [illegible] 4 [illegible] 1.5 mm [illegible] 8 [illegible] 4 [illegible] 1.2 mm [illegible] 4 [illegible] 3~3.2 mm [illegible] 1 mm [illegible] 5~7 [illegible] 7~8 [illegible] 2 000~4 000 m [illegible]

[illegible] • [illegible]

[illegible] • [illegible]

[illegible] • [illegible]

[illegible] • [illegible] 6~12 g [illegible]

豆腐菜

Doufucai

[illegible]

BASELLA ALBA

〔别名〕繁露、承露、天葵、藤葵、胡燕脂、藤儿菜、滑藤、西洋菜、御菜、燕脂菜、染绛子、紫草、燕脂豆、木耳菜、潺菜、紫葵、紫豆藤、红藤菜、软藤菜、红鸡屎藤、藤罗菜、白虎下须、荠菜七、滑菜果、寸金丹、黏藤、篱笆菜、软姜菜、软浆菜。

〔基原〕本品为落葵科植物落葵 *Basella alba* L. 的叶或全草。

〔原植物形态〕一年生缠绕草本。全株肉质,光滑无毛。茎长达 3 ~ 4 m,分枝明显,绿色或淡紫色。单叶互生;叶柄长 1 ~ 3 cm;叶片宽卵形、心形至长椭圆形,长 2 ~ 19 cm,宽 2 ~ 16 cm,先端急尖,基部心形或圆形,间或下延,全缘,叶脉在下面微凹,上面稍凸。穗状花序腋生或顶生,长 2 ~ 23 cm,单一或有分枝;小苞片 2,呈萼状,长圆形,长约 5 mm,宿存;花无梗,萼片 5,淡紫色或淡红色,下部白色,连合成管;无花瓣;雄蕊 5 个,生于萼管口,和萼片对生,花丝在蕾中直立;花柱 3,基部合生,柱头具多数小颗粒突起。果实卵形或球形,长 5 ~ 6 mm,暗紫色,多汁液,为宿存肉质小苞片和萼片所包裹。种子近球形。花期 6 ~ 9 月,果期 7 ~ 10 月。生于海拔 2 000 m 以下地区,各县市均有栽培。

〔炮制〕除去杂质,洗净,切碎,干燥。

〔性味与归经〕甘、酸,寒。

〔功能与主治〕滑肠通便,清热利湿,凉血解毒,活血。主治大便秘结,小便短涩,痢疾,热毒疮疡,跌打损伤。

〔用法与用量〕内服:煎汤,10 ~ 15 g,鲜品 30 ~ 60 g。外用:适量,鲜品捣敷;或捣汁涂。

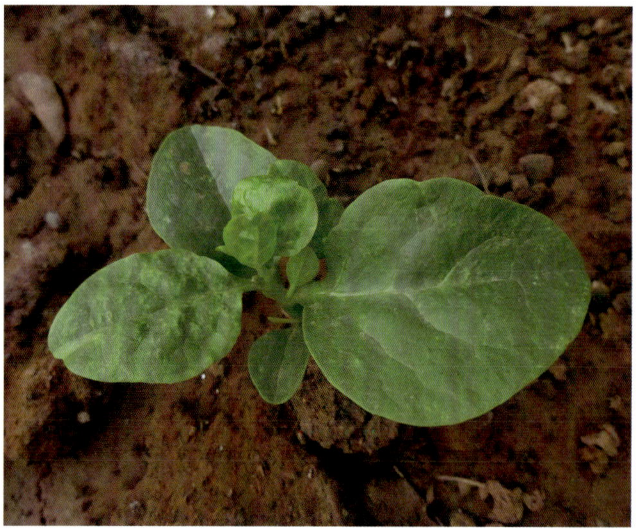

落葵幼株

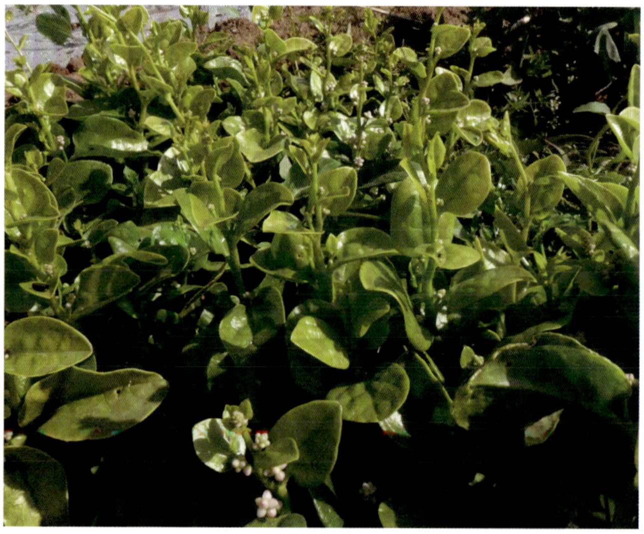

落葵成熟植株

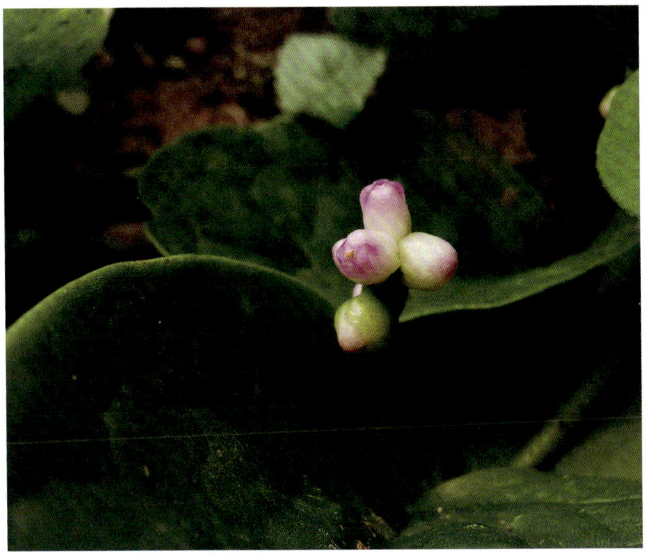

落葵花枝

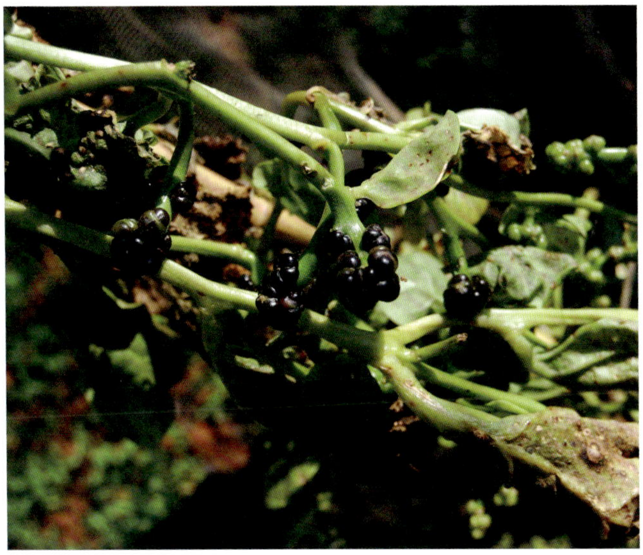

落葵果枝

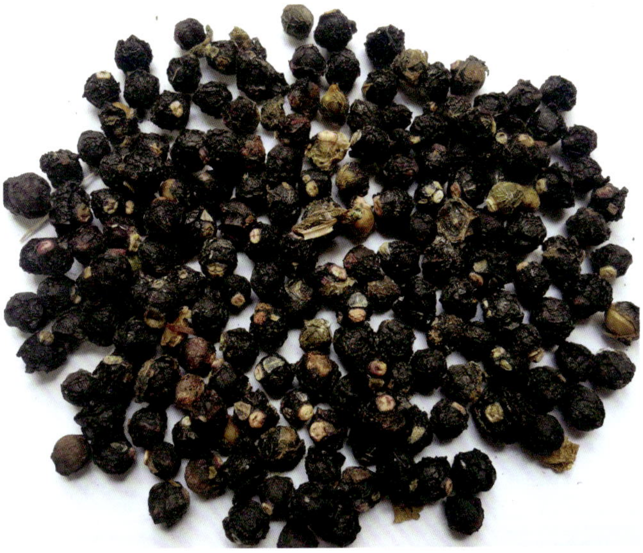

落葵果实

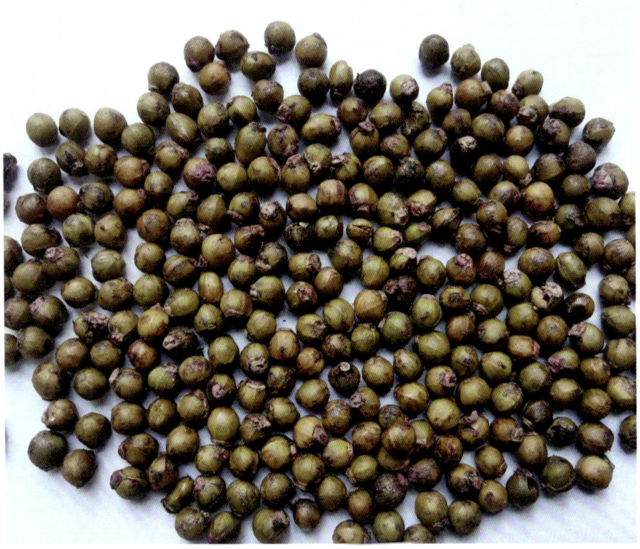

落葵种子

[illegible] • [illegible]（[illegible]）。

[illegible] • [illegible] *Basella alba* L. [illegible]。

[illegible] • [illegible]。[illegible]3~4 m [illegible]；[illegible]1~3 cm[illegible]；[illegible]2~19 cm[illegible]，[illegible]2~16 cm[illegible]，[illegible]。[illegible]2~23 cm[illegible]；[illegible]2[illegible]，[illegible]5 mm[illegible]；[illegible]5[illegible]；[illegible]5[illegible]；[illegible]3[illegible]。[illegible]5~6 mm[illegible]。[illegible]6~9[illegible]，[illegible]7~10[illegible]。[illegible]2 000 m[illegible]。

[illegible] • [illegible]。

[illegible] • [illegible]。

[illegible] • [illegible]。

[illegible] • [illegible]：[illegible]，10~15 g，[illegible]30~60 g。[illegible]：[illegible]；[illegible]。

连木果

Lianmuguo

ROOT OF FARGES DECAISNEA

〔别名〕 猫瓜、鸡肠子、猫屎瓜、猫屎枫、水冬瓜、都哥杆、羊角立、羊角子、齿果、黏连子、猫屎包、鬼指梅、八月瓜、鬼指头、小苦糖、猫屎筒。

〔基原〕 本品为木通科植物猫儿屎 *Decaisnea fargesii* Franch. 的根或果实。

〔原植物形态〕 落叶灌木或小乔木，高 2 ～ 7 m。茎直立，坚实，分枝少，树皮灰褐色，枝黄绿色至灰绿色，稍被白粉，枝具明显的纵向棕褐色皮孔，髓部松泡，约占直径的一半。冬芽倒卵形，长 1 ～ 2 cm，外面有两枚平滑的鳞片。叶着生茎顶，互生；奇数羽状复叶，长 60 ～ 70 cm；总叶柄长 20 cm，无托叶；小叶 13 ～ 25 片，倒卵形至卵状椭圆形，长 6 ～ 13 cm，宽 3 ～ 6 cm，先端渐尖或尾状渐尖，基部宽楔形或近圆形，偏斜，上面绿色，无毛，下面淡绿色，微被细柔毛，全缘，中脉在下面凸陷，在上面凹陷，侧脉 7 ～ 8 对；小叶柄长 1 cm，基部略带紫红色。圆锥花序顶生，杂性异株，萼片 6，两面三刀轮列，长 2 ～ 3 cm，淡绿或黄绿色，披针形，花瓣缺；雄花有雄蕊 6，合成单体，药隔角状突出，退化心皮残存；雌花具 6 个不育雄蕊，心皮 3，线状长圆形。蓇葖果，微弯曲，长 5 ～ 10 cm，幼时绿色或黄绿色，成熟后变蓝色，果皮肉质，具白粉，富含白瓤。种子 30 ～ 40，扁平，长圆形，长约 1 cm，黑色，有光泽。花期 4 ～ 7 月，果期 7 ～ 10 月。生于阴坡、灌丛或沟边，性喜阴湿。

〔炮制〕 除去杂质，洗净，切段，干燥。

〔性味与归经〕 甘、辛，平。归肺、肝经。

〔功能与主治〕 祛风除湿，清肺止咳。主治风湿痹痛，肛门湿烂，阴痒，肺痨咳嗽。

〔用法与用量〕 内服：煎汤，15 ～ 30 g；或浸酒。外用：适量，煎水洗；或取浓汁搽患处。

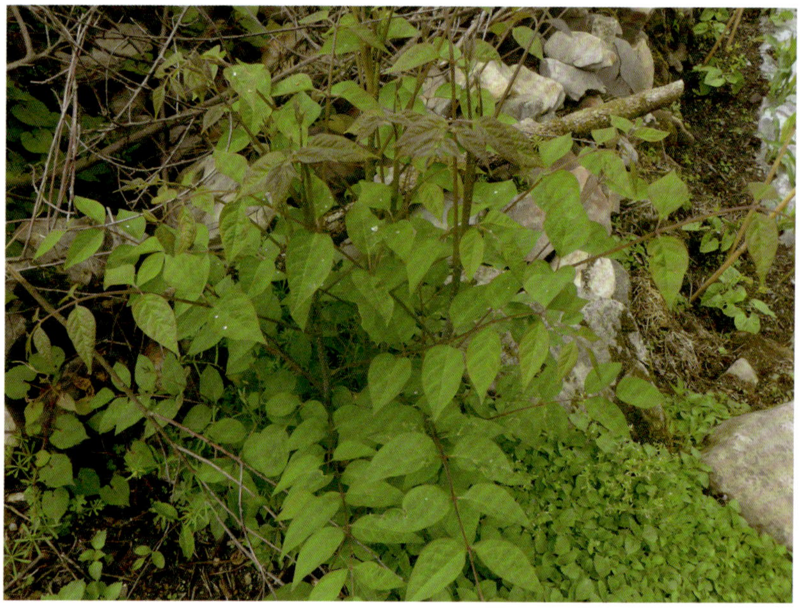

猫儿屎幼株

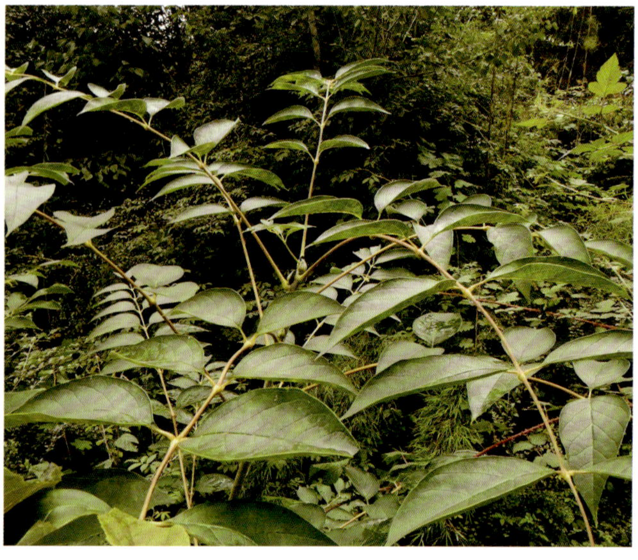

猫儿屎成熟植株

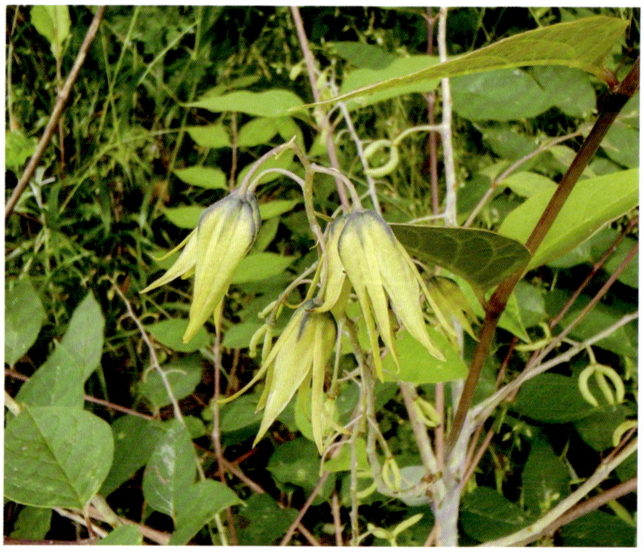

猫儿屎花枝

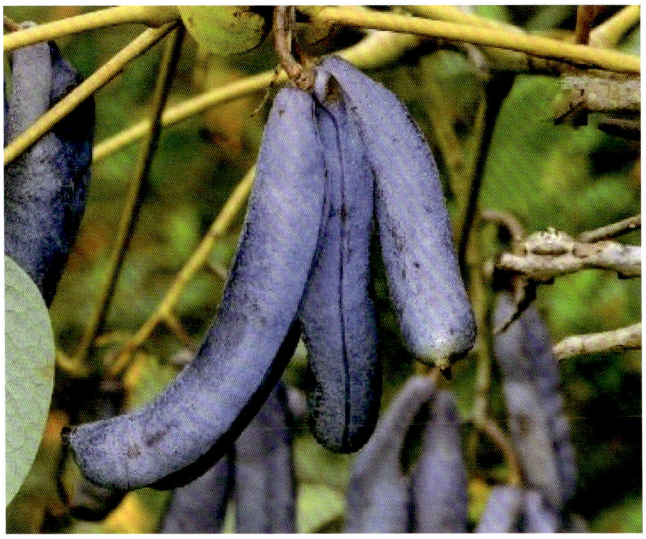

猫儿屎果枝

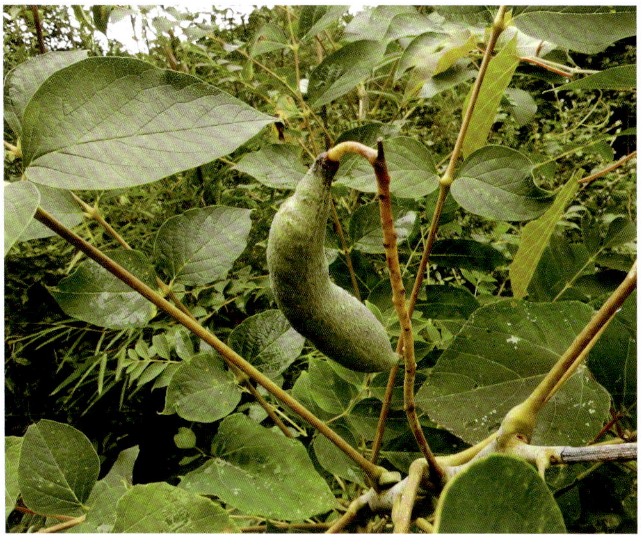

猫儿屎近成熟果实

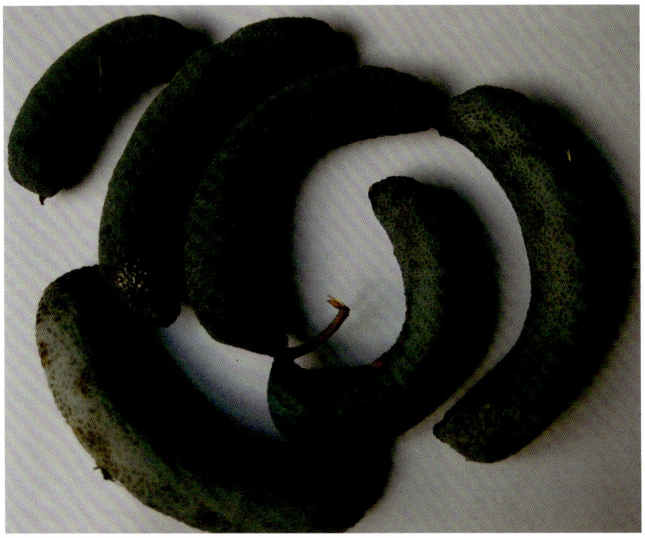

猫儿屎果实

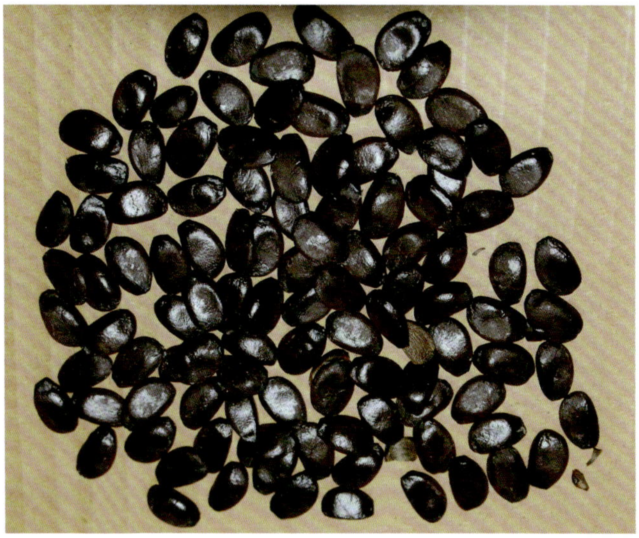

猫儿屎种子

[illegible] *Decaisnea fargesii* Franch. 的 [illegible]

[illegible] 2~7 m [illegible] 1~2 cm [illegible] 60~70 cm [illegible] 20 cm [illegible] 13~25 [illegible] 6~13 cm [illegible] 3~6 cm [illegible] 7~8 [illegible] 1 cm [illegible] 6 [illegible] 2~3 cm [illegible] 6 [illegible] 3 [illegible] 5~10 cm [illegible] 30~40 [illegible] 1 cm [illegible] 4~7 [illegible] 7~10 [illegible]

[illegible] 15~30 g [illegible]

吹火筒

Chuihuotong

TAPERLEAF JAPANESE SPIRAEA

〖别名〗千颗米。

〖基原〗本品为蔷薇科植物狭叶绣线菊 *Spiraea japonica* var. *acuminata* Franch. 的全株。

〖原植物形态〗灌木，高达 2 m。小枝细长，棕红色，有短柔毛或脱落近无毛。单叶互生，具短柄；叶片长卵形至披针形，长 3.5 ～ 8 cm，宽 1.5 ～ 3.5 cm，先端渐尖，基部楔形，边缘有尖锐重锯齿，下面苍白色，网状脉突起，脉上有短柔毛。复伞房花序，生于当年枝条的顶端，直径 10 ～ 14 cm，有时可达 18 cm；花小，粉红色；萼筒及裂片外面均被柔毛；花瓣卵形至圆形。蓇葖果无毛。花期 6 ～ 7 月，果期 8 ～ 9 月。生于海拔 950 ～ 4 000 m 的山坡旷地、疏密杂木林中、山谷或河沟旁。

〖炮制〗除去杂质，洗净，切段，鲜用或干燥。

〖性味与归经〗微苦，平。归肺、肝、大肠经。

〖功能与主治〗清热解毒，活血调经，通利二便。主治流感发热，月经不调，便秘腹胀，小便不利。

〖用法与用量〗内服：煎汤，10 ～ 15 g。

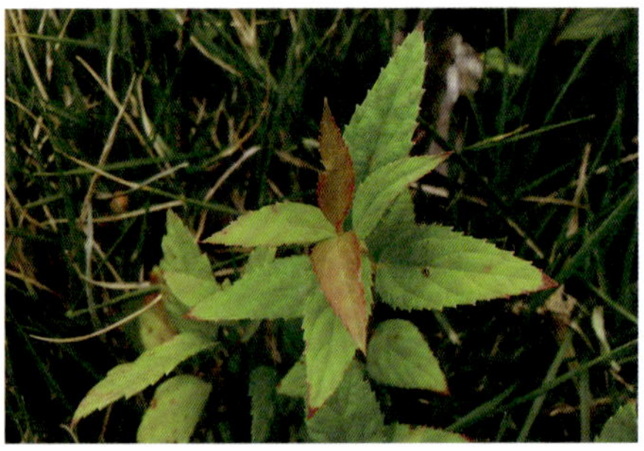

狭叶绣线菊幼株

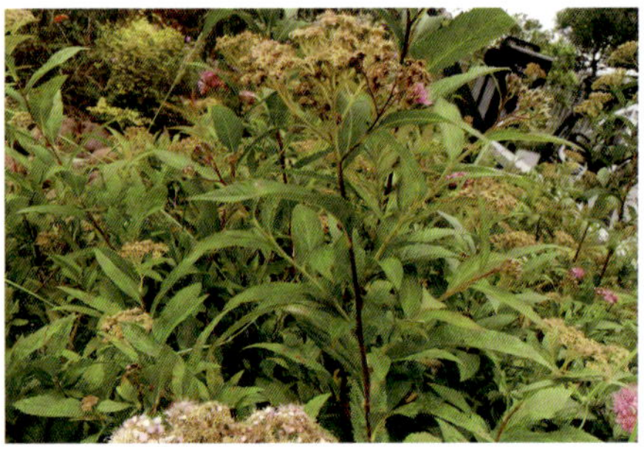

狭叶绣线菊成熟植株

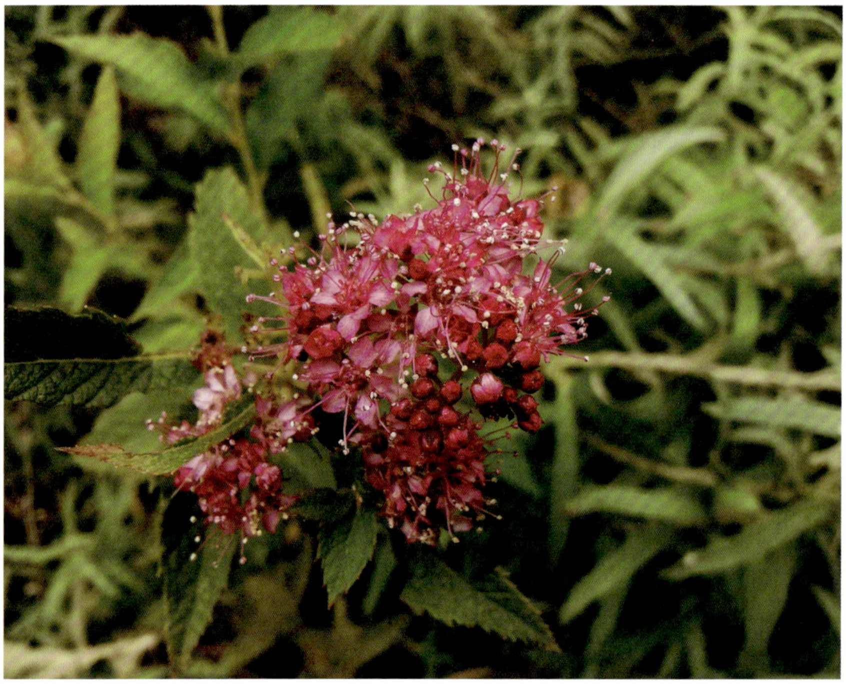

狭叶绣线菊花枝

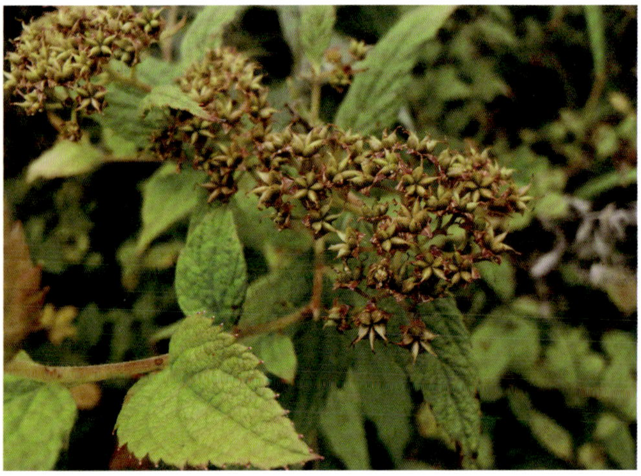

狭叶绣线菊果枝（1）

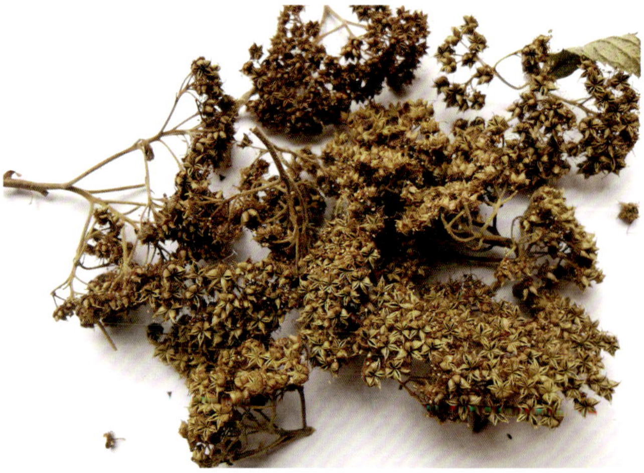

狭叶绣线菊果枝（2）

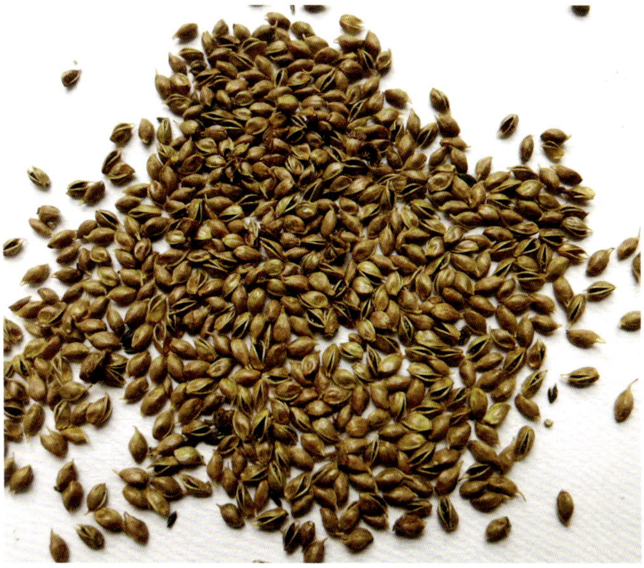

狭叶绣线菊果实

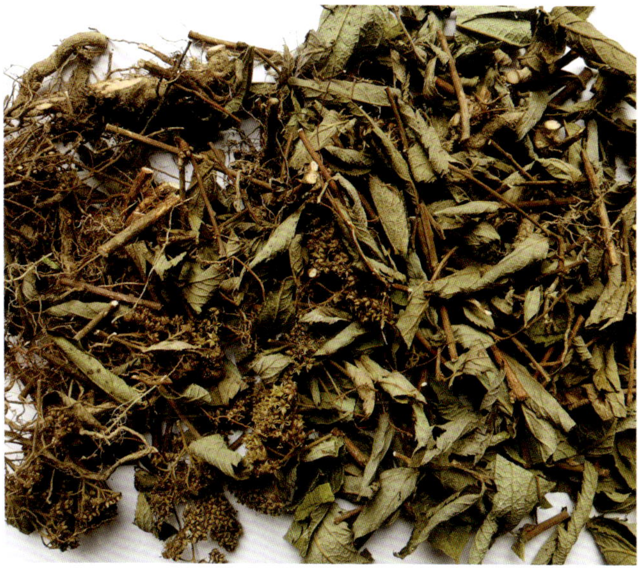

狭叶绣线菊干燥全株

[illegible]
[illegible] *Spiraea japonica* var. *acuminata* Franch. [illegible]
[illegible] 2 m [illegible] 3.5~8 cm [illegible] 1.5~3.5 cm [illegible] 10~14 cm [illegible] 18 cm [illegible] 6~7 [illegible] 8~9 [illegible] 950~4 000 m [illegible]
[illegible] 10~15 g。

伸 筋 草

Shenjincao

[illegible]

LYCOPODII HERBA

〖**别名**〗宽筋藤、太岁葛、火炭葛、铺筋草、抽筋草、分筋草、过筋草、地棚窝草、金毛狮子草、金腰带、狮子草。

〖**基原**〗本品为石松科植物石松 *Lycopodium japonicum* Thunb. 的全草。

〖**原植物形态**〗主茎匍匐状，长 2 ～ 3 m，侧枝直立，高达 15 cm，直径约 6 mm；多回二叉分枝。主枝的各回小分枝以钝角广叉开分出，末回小枝广叉开形成“Y”样，指向两侧，小枝直径 3 ～ 5 mm，叶螺旋状排列，线状披针形，长 3 ～ 5 mm，宽 0.3 ～ 0.8 mm，基部宽，先端渐尖并具折断的膜质长芒，全缘，纸质。孢子囊穗圆柱形，3 ～ 6 个生于孢子枝顶端，长 3 ～ 5 cm，宽约 0.5 cm；孢子叶菱状卵形，长约 2 mm，宽约 1.5 mm，先端芒状，边缘有啮齿状齿，膜质。孢子囊生于孢子叶腋，肾形，黄色，长约 0.8 mm，宽约 1.5 mm，厚 0.5 mm。生于低山的酸性土草地、阔叶林边及马尾松林中。

〖**炮制**〗除去杂质，洗净，切段，干燥。

〖**性味与归经**〗微苦、辛，温。归肝、脾、肾经。

〖**功能与主治**〗祛风除湿，舒筋活络。主治关节酸痛，屈伸不利。

〖**用法与用量**〗内服：煎汤，3 ～ 12 g。

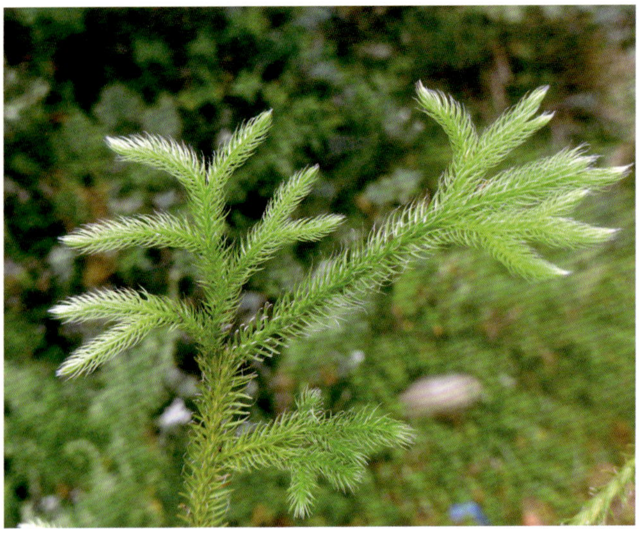

石松幼枝

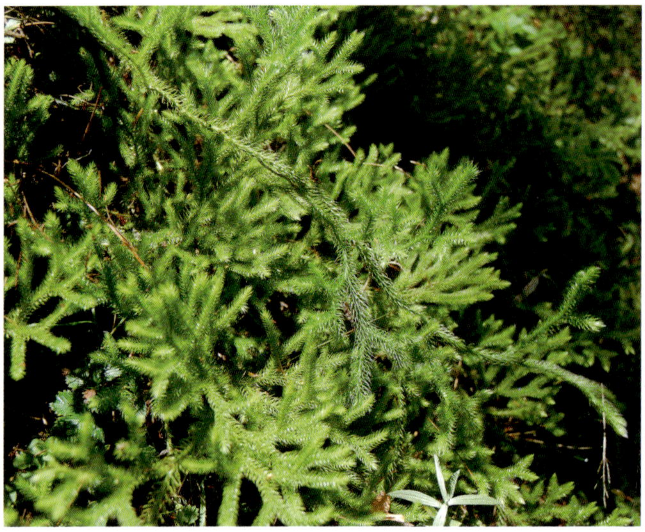

石松成熟植株

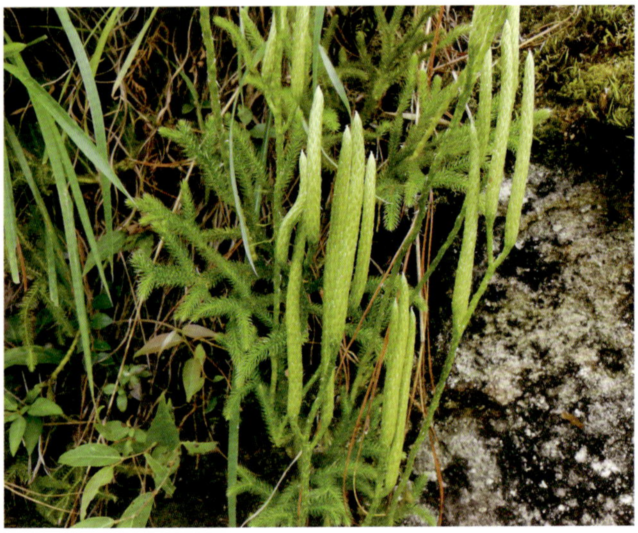

石松近成熟孢子囊穗

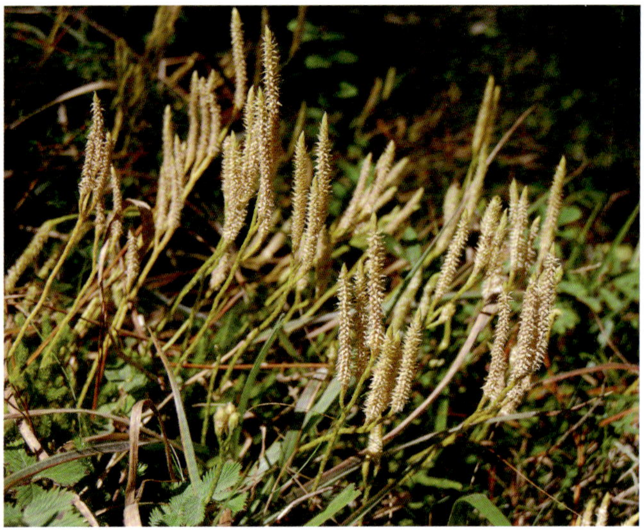

石松成熟孢子囊穗

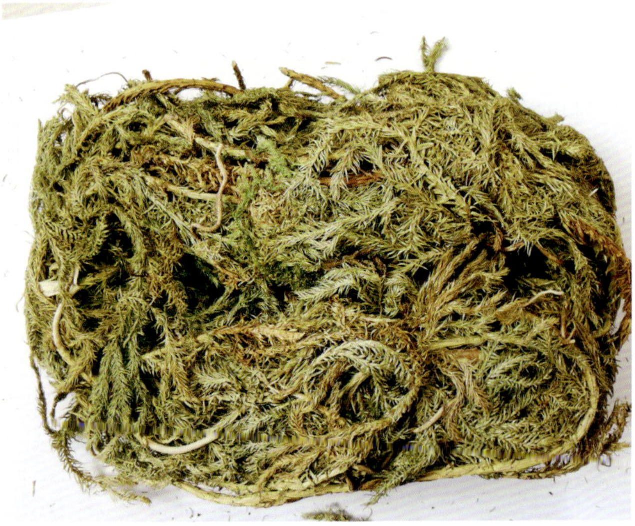

石松干燥全草(1)

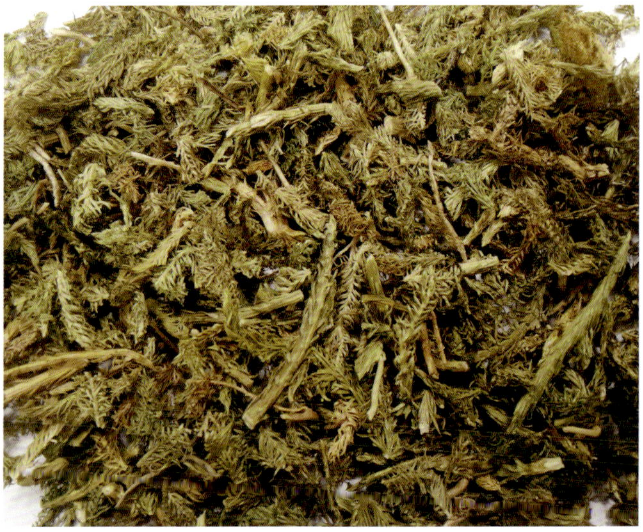

石松干燥全草(2)

[illegible] • [illegible]

[illegible] • [illegible] *Lycopodium japonicum* Thunb. [illegible]

[illegible] • [illegible], [illegible] 2~3 m, [illegible] 15 cm [illegible], [illegible] 6 mm [illegible]; [illegible] "Y" [illegible], [illegible] 3~5 mm [illegible], [illegible], [illegible] 3~5 mm [illegible], [illegible] 0.3~0.8 mm [illegible], [illegible], [illegible], 3~6 [illegible]。[illegible] 3~5 cm [illegible], [illegible] 0.5 cm [illegible]; [illegible], [illegible] 2 mm [illegible], [illegible] 1.5 mm [illegible], [illegible]。[illegible], [illegible], [illegible] 0.8 mm [illegible], [illegible] 1.5 mm, [illegible] 0.5 mm。[illegible]

[illegible] • [illegible]。

[illegible] • [illegible]。

[illegible] • [illegible]。

[illegible] • 3~12 g。

羌　活

Qianghuo

[illegible]

NOTOPTERYGII RHIZOMA ET RADIX

〔**别名**〕羌青、护羌使者、胡王使者、羌滑、退风使者、黑药。

〔**基原**〕本品为伞形科植物宽叶羌活 *Notopterygium franchetii* H. de Boiss. 的根茎和根。

〔**原植物形态**〕与羌活的区别点在于：植株高 80 ～ 180 cm。叶片大，三出二至三回羽状复叶，末回裂片长圆状卵形至卵状披针形，长 3 ～ 8 cm，宽 1 ～ 3 cm，先端钝或渐尖，基部略带楔形，边缘有粗锯齿，脉上及叶缘有微毛；茎上部叶少数，叶片简化，仅有 3 小叶。复伞形花序有伞辐 10 ～ 17（～ 23），花瓣淡黄色。分生果近圆形，长约 5 mm，宽 4 mm，每棱槽内有油管 3 ～ 4，合生面有油管 4。花期 7 ～ 8 月，果期 8 ～ 9 月。生于海拔 1 700 ～ 4 500 m 的林缘及灌丛内。

〔**炮制**〕除去杂质，洗净，润透，切厚片，干燥。

〔**性味与归经**〕辛、苦，温。归膀胱、肾经。

〔**功能与主治**〕解表散寒，祛风除湿，止痛。主治风寒感冒，头痛项强，风湿痹痛，肩背酸痛。

〔**用法与用量**〕内服：煎汤，3 ～ 10 g。

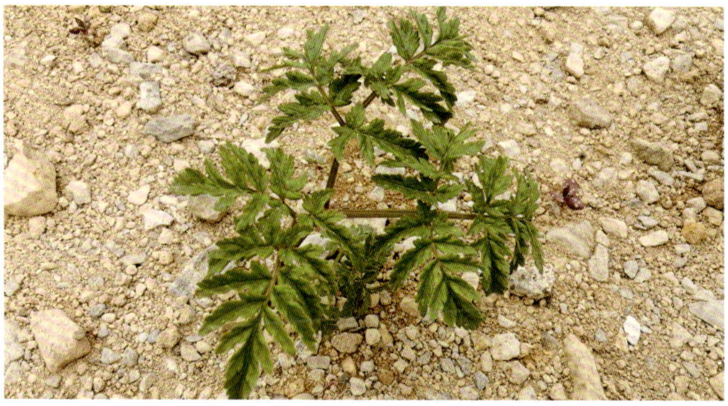

宽叶羌活幼株

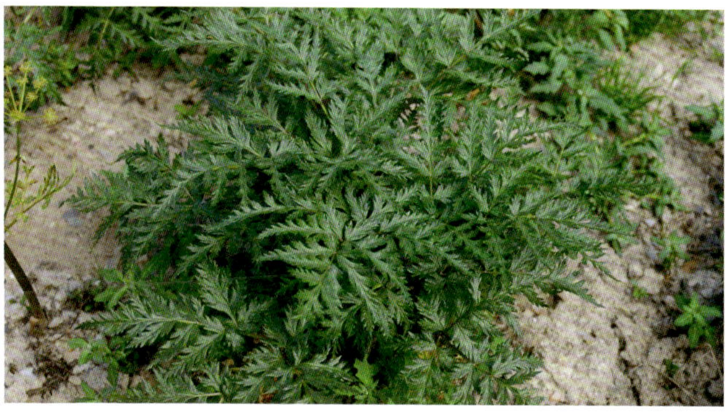

宽叶羌活成熟植株

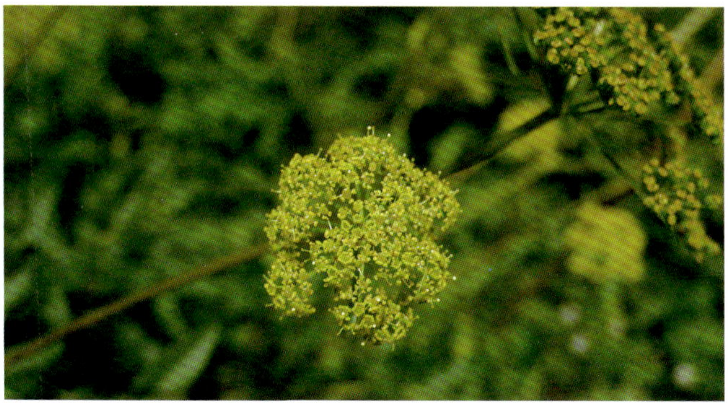

宽叶羌活花枝

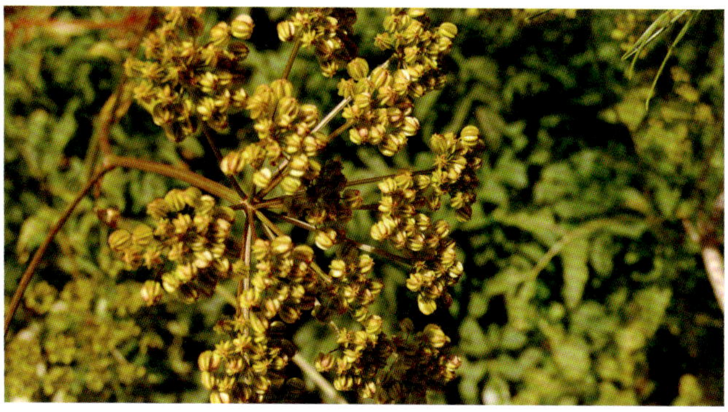

宽叶羌活果枝

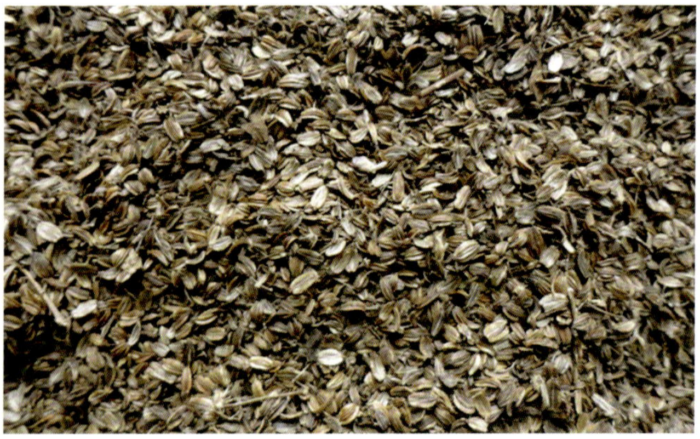

宽叶羌活果实（种子）

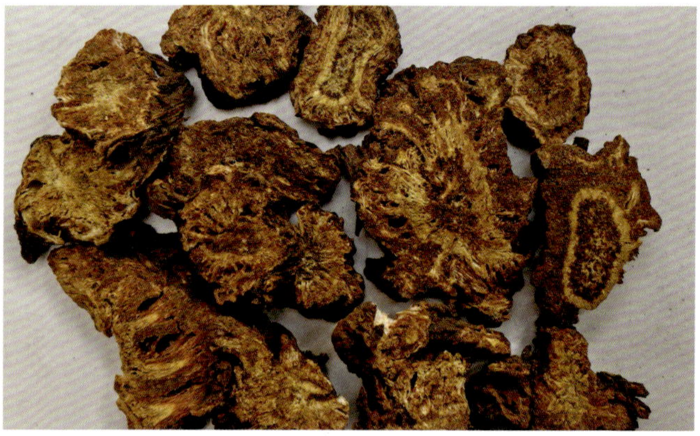

宽叶羌活干燥根片

[illegible]

[illegible] *Notopterygium franchetii* H. de Boiss. [illegible]

[illegible] 80~180 cm。[illegible] 3~8 cm [illegible] 1~3 cm [illegible] 3 [illegible] 10~17（~23）[illegible] 5 mm [illegible] 4 mm [illegible] 3~4 [illegible] 4。[illegible] 7~8 [illegible] 8~9 [illegible] 1 700~4 500 m [illegible]

[illegible] 3~10 g。

沙　　针

Shazhen

[illegible]

SAND NEEDLE

〔**别名**〕檀香树、干檀香、山苏木。

〔**基原**〕本品为檀香科植物沙针 *Osyris wightiana* var. *wightiana* 的根、叶。

〔**原植物形态**〕灌木或小乔木，高 2 ～ 5 m；枝细长，嫩时呈三棱形。叶薄革质，灰绿色，椭圆状披针形或椭圆状倒卵形，长 2.5 ～ 6 cm，宽 0.6 ～ 2 cm，顶端尖，有短尖头，基部渐狭，下延而成短柄。花小；雄花 2 ～ 4 朵集成小聚伞花序；花梗长 4 ～ 8 mm；花被直径约 4 mm，裂片 3；花盘肉质，湾缺；雄蕊 3 枚，花丝很短，不育子房呈微小的突起，位于花盘中央；雌花单生，偶 4 或 3 朵聚生，苞片 2 枚；花梗顶部膨大；花盘、雄蕊如同雄花，但雄蕊不育；两性花：外形似雌花，但具发育的雄蕊；胚珠通常 3 枚，柱头 3 裂。核果近球形，顶端有圆形花盘残痕，成熟时橙黄色至红色，干后浅黑色，直径 8 ～ 10 mm。花期 4 ～ 6 月，果期 10 月。生于海拔 600 ～ 2 700 m 灌丛中。

〔**炮制**〕除去杂质，润软，切段，干燥。

〔**性味与归经**〕辛、微苦，凉。

〔**功能与主治**〕消炎，解毒，安胎，止血，接骨。主治咳嗽，胃痛，胎动不安，外伤出血，骨折，疮，疖，痈。

〔**用法与用量**〕内服：煎汤，10 ～ 20 g。外用：捣敷或煎水洗。

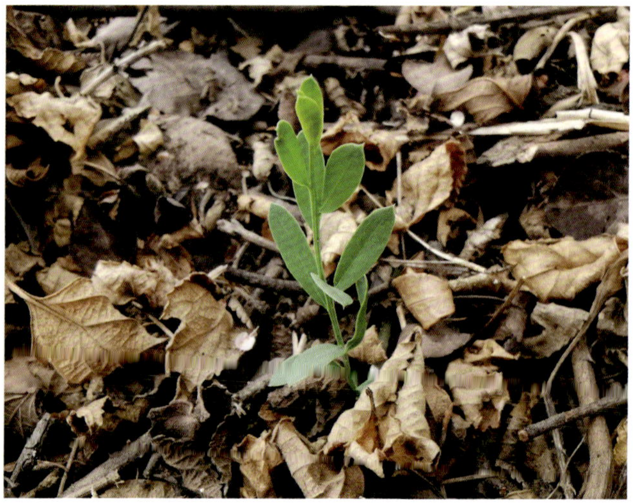

沙针幼株

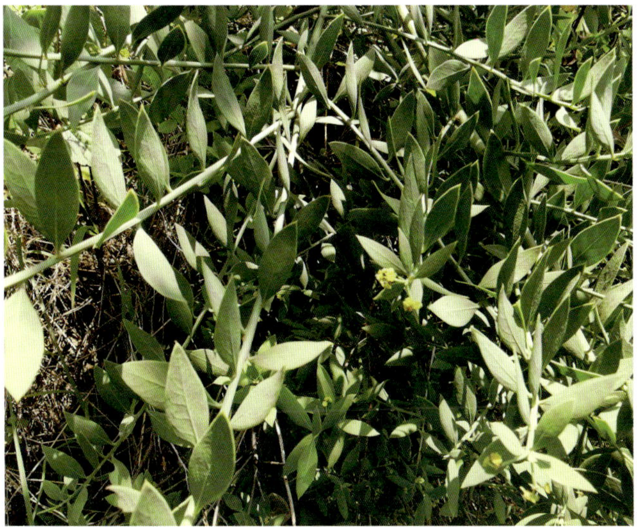

沙针成熟植株

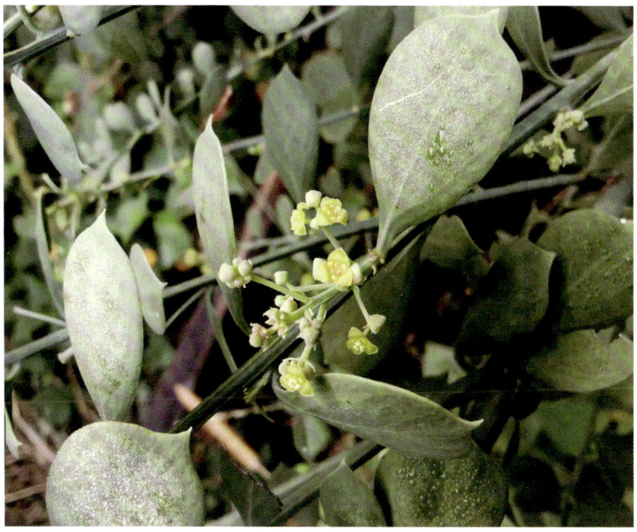

沙针花枝

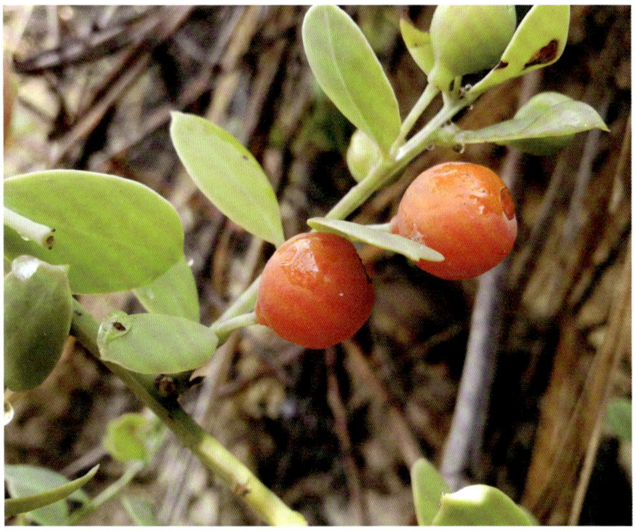

沙针果枝

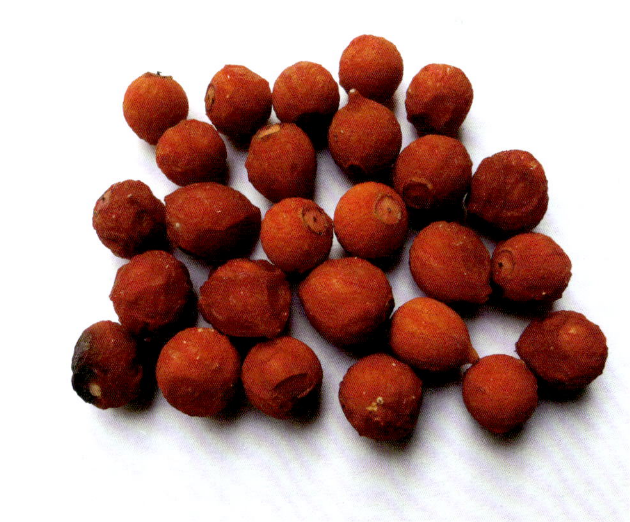

沙针果实

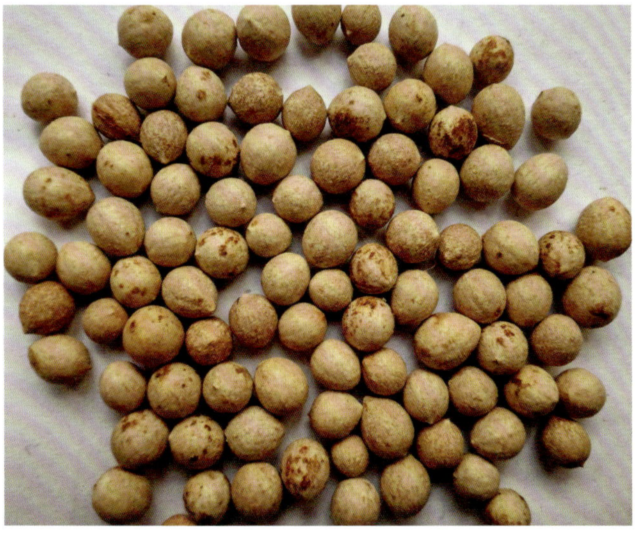

沙针种子

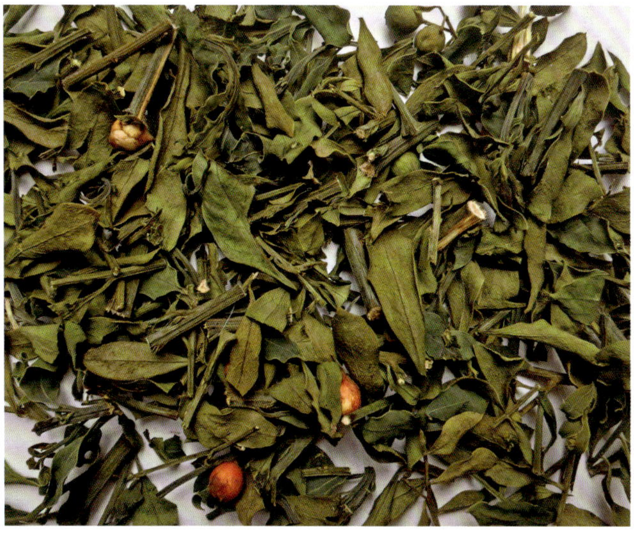

沙针干燥枝叶

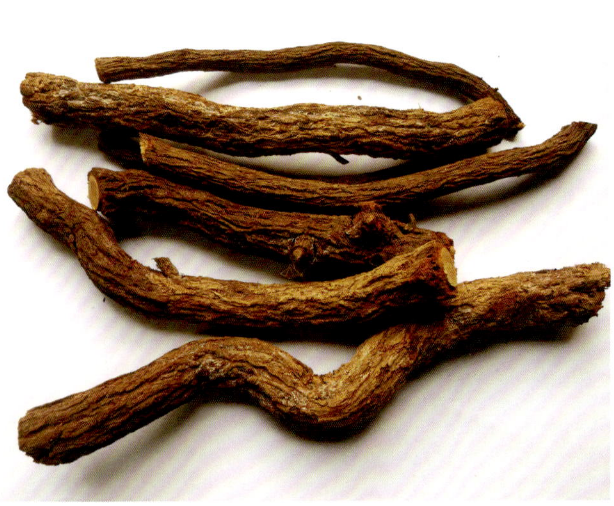

沙针根

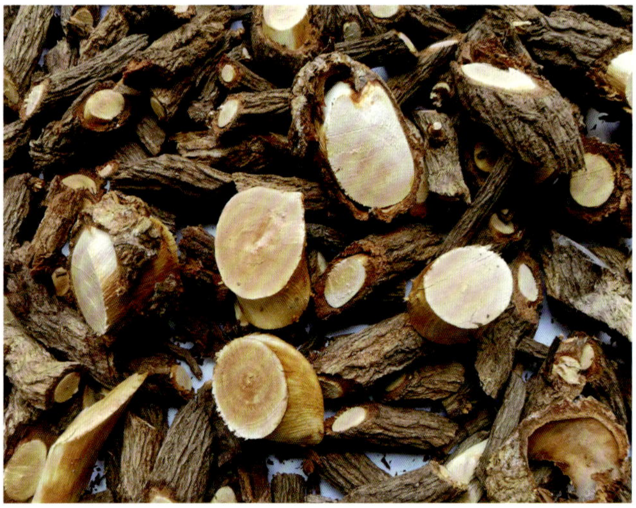

沙针干燥根片

[illegible] • [illegible]。

[illegible] • [illegible]*Osyris wightiana* var. *Wightiana*[illegible]。

[illegible] • [illegible]2~5 m；[illegible]2.5~6 cm[illegible]0.6~2 cm[illegible]2~4[illegible]4~8 mm；[illegible]4 mm[illegible]3[illegible]4[illegible]3[illegible]3[illegible]8~10 mm[illegible]4~6[illegible]10[illegible]600~2 700 m[illegible]。

[illegible] • [illegible]。

[illegible] • [illegible]。

[illegible] • [illegible]。

[illegible] • [illegible]10~20 g；[illegible]。

鸡 根

Jigen

[illegible]

POLYGALA ARILLATA

〖别名〗黄金卵、吊吊黄、黄花鸡骨、桂花岩托、金不换、小荷包、白糯消、观音倒座、土黄芪、鸡根远志、树参、包苏莲、阳雀花、花岩陀、小公鸡树、黄杨参、小鸡花、小鸡脚花、老母鸡咀、鸡肚子根、辣树、树人参。

〖基原〗本品为远志科植物荷包山桂花 *Polygala arillata* Buch.-Ham. 的根。

〖原植物形态〗灌木或小乔木，高 1 ～ 5 m。根木质，皮肉质，淡褐色，内面淡黄色。茎直立。小枝圆柱形，有时具纵棱，密被短柔毛。单叶互生；叶柄长约 1 cm，被短柔毛；叶纸质，椭圆形或长圆状椭圆形至长圆状披针形，长 6.5 ～ 14 cm，宽 2 ～ 2.5 cm，先端渐尖，基部楔形或钝圆，全缘，具缘毛，上面绿色，下面淡绿色，幼时两面均疏被短柔毛；主脉在上表面微凹，在背面隆起，侧脉每边 5 ～ 6 条。花两性，总状花序单一，与叶对生，下垂，长 7 ～ 10 cm，具纵棱及槽，密被短柔毛，果时延长达 25 ～ 30 cm；花长 13 ～ 20 mm，花梗长约 3 mm，被短柔毛，具三角状苞片 1 枚，长约 3 mm，被短柔毛；萼片 5 枚，外面 2 枚小，中间 1 枚深兜状。长 8 ～ 9 mm，里面 2 枚大，呈小卵形，花瓣状，红紫色，长圆状倒卵形，长 15 ～ 18 mm，与花瓣成直角着生；花瓣 3 枚，肥厚，黄色，侧生花瓣长 11 ～ 15 mm，2/3 以下与龙骨瓣合生，龙骨瓣盔形，具丰富的条裂鸡冠状附属物，长约 3 mm；雄蕊 8，长约 14 mm，2/3 以下合生成鞘，与花瓣贴生，花药卵形，顶孔开裂；子房圆形，直径 3 mm，具缘毛，基部具 1 肉质花盘，花柱细，长 8 ～ 12 mm，先端喇叭状 2 裂，柱头藏于下裂片内。果阔肾形至略心形,浆果状,长约 10 mm,宽约 13 mm,幼果绿色,熟时紫红色,具缘毛,基部具花盘和花被脱落后的环状疤痕,果爿具同心环状棱。种子球形,红棕色,直径约 4 mm,极疏被白色短柔毛。花期 5 ～ 10 月,果期 6 ～ 11 月。生于海拔 1 000 ～ 2 800 m 的沟边或石山杂木林下。各县市均有野生。

〖炮制〗除去杂质,洗净,切段,鲜用或干燥。

〖性味与归经〗甘、微苦,平。

〖功能与主治〗祛痰除湿,补虚健脾,宁心活血。主治咳嗽痰多,风湿痹痛,小便淋痛,水肿,脚气,肝炎,肺痨,产后虚弱,食欲不振,小儿疳积,失眠多梦,月经不调,跌打损伤。

〖用法与用量〗内服:煎汤,10 ～ 15 g,鲜品加倍。

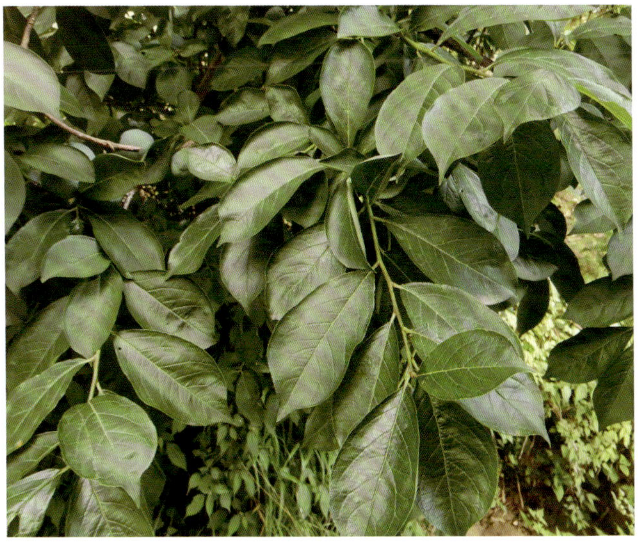

荷包山桂花嫩枝

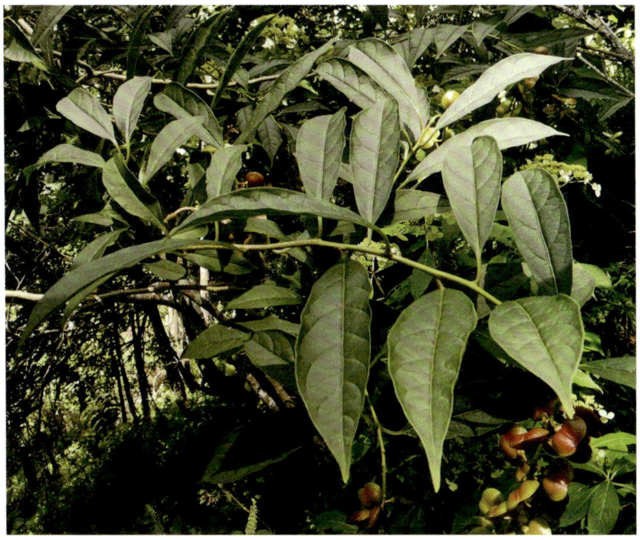

荷包山桂花成熟植株

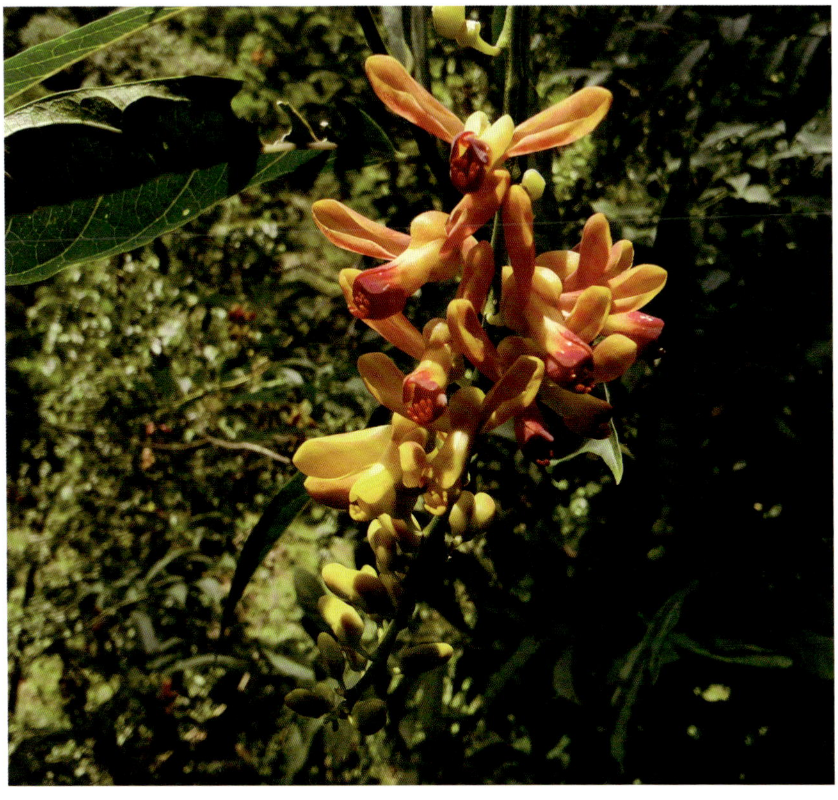

荷包山桂花花枝

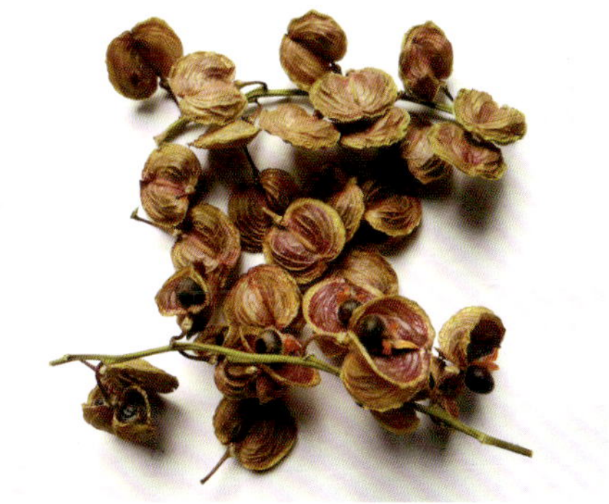

荷包山桂花果实

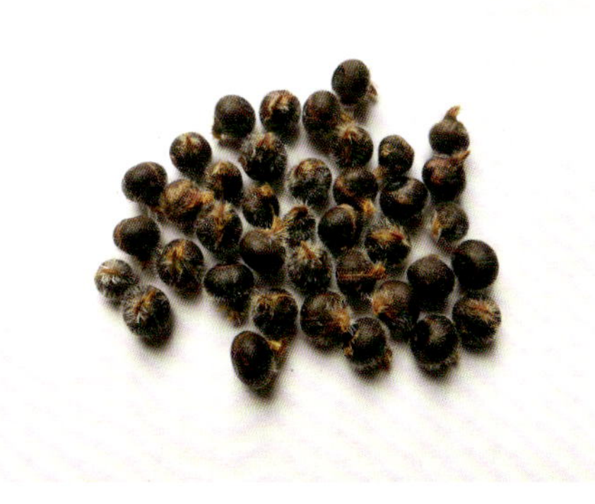

荷包山桂花种子

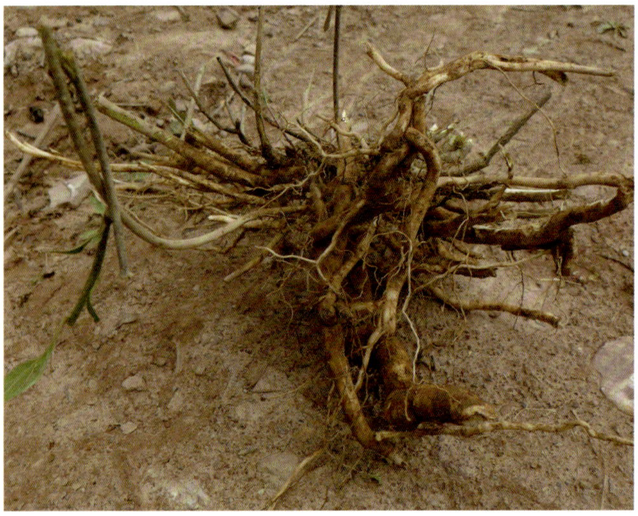

荷包山桂花鲜根

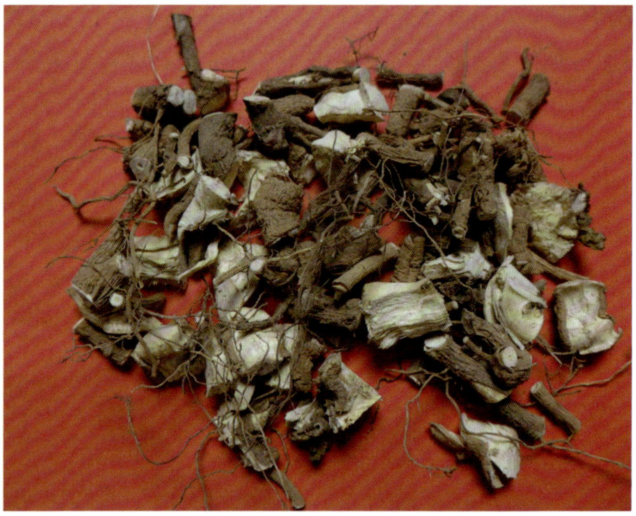

荷包山桂花干燥根

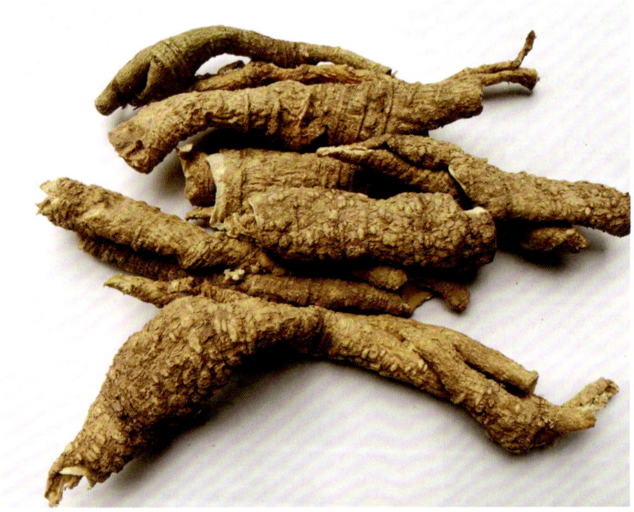

荷包山桂花干燥根皮（1）

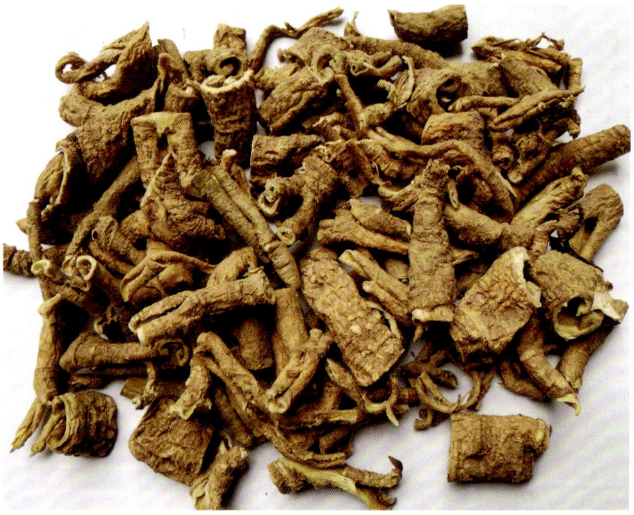

荷包山桂花干燥根皮（2）

[illegible] · [illegible]

[illegible] · [illegible] *Polygala arillata* Buch. -Ham. [illegible]

[illegible] · [illegible] 1~5 m。[illegible] 1 cm [illegible] 6.5~14 cm [illegible] 2~2.5 cm [illegible] 7~10 cm [illegible] 25~30 cm [illegible] 13~20 mm [illegible] 3 mm [illegible] 1 [illegible] 3 mm [illegible] 5 [illegible] 2 [illegible] 1 [illegible] 8~9 mm [illegible] 2 [illegible] 15~18 mm [illegible] 3 [illegible] 11~15 mm [illegible] 2/3 [illegible] 3 mm [illegible] 8 [illegible] 14 mm [illegible] 2/3 [illegible] 3 mm。[illegible] 1 [illegible] 8~12 mm [illegible] 2 [illegible] 10 mm [illegible] 4 mm [illegible] 5~10 [illegible] 6~11 [illegible] 1 000~2 800 m [illegible]

[illegible] · [illegible]

[illegible] · [illegible]

[illegible] · [illegible]

[illegible] · [illegible] 10~15 g [illegible]

八　画

青羊参

Qingyangshen

ROOT OF AURICLEDLEAF SWALLOWWORT

〔别名〕白石参、毒狗药、青阳参、地藕、小白蔹、小绿羊角藤、断节参、白药、白芪、青洋参、闹狗药、牛尾参、牛尾七。

〔基原〕本品为萝藦科植物青羊参 *Cynanchum otophyllum* Schneia. 的根。

〔原植物形态〕多年生缠绕草本，长 2 ～ 5 m。根单一或数条，圆柱形，肥大，外皮灰黑色至黄褐色，直径约 8 mm，内面白色，折断有乳汁。茎纤细坚韧，圆柱形，绿色，被 2 列毛。叶对生；具长柄，叶柄内有 2 枚小形叶片；叶片三角状卵圆形或卵状披针形，长 7 ～ 10 cm，宽 4 ～ 8 cm，先端长渐尖，基部深耳状心形，叶耳圆形，下垂，全缘，两面均被柔毛。伞形聚花序腋生，着花 20 余花；花萼 5，外面被微毛，基部内面有腺体 5 个；花冠裂片 5，花圆形，白色，内被微毛；副花冠杯状，比合蕊柱略长，裂片中间有 1 小齿，或有褶皱或缺；花粉块每室 1 个，下垂；柱头先端略为 2 裂。蓇葖双生或仅 1 枚发育，短披针形，长约 8 cm，直径约 1 cm，向端部渐尖，基部较狭，外果皮有直条纹。种子卵形，长达 6 mm，宽约 3 mm；种毛白色绢质，长达 3 cm。花期 6 ～ 10 月，果期 8 ～ 10 月。生于海拔 1 500 ～ 2 800 m 的山坡溪谷疏林中或山坡路边。

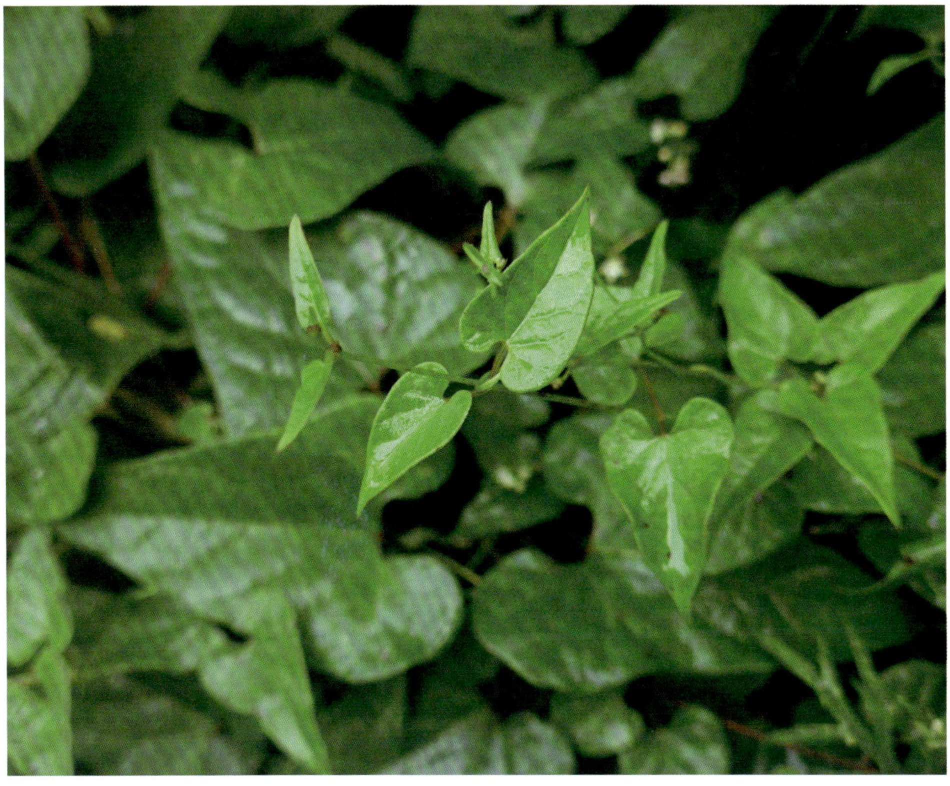

青羊参嫩枝

〔炮制〕除去泥沙、杂质，切片，干燥。

〔性味与归经〕甘、辛，温。小毒。归肝、脾、肾经。

〔功能与主治〕祛风湿，益肾，健脾和胃，驱虫。主治风湿痹痛，肾虚腰痛，腰肌劳损，跌扑闪挫，食积，脘腹胀痛，小儿疳积，蛇犬咬伤。

〔用法与用量〕内服：煎汤，15 ～ 25 g；或炖肉服。

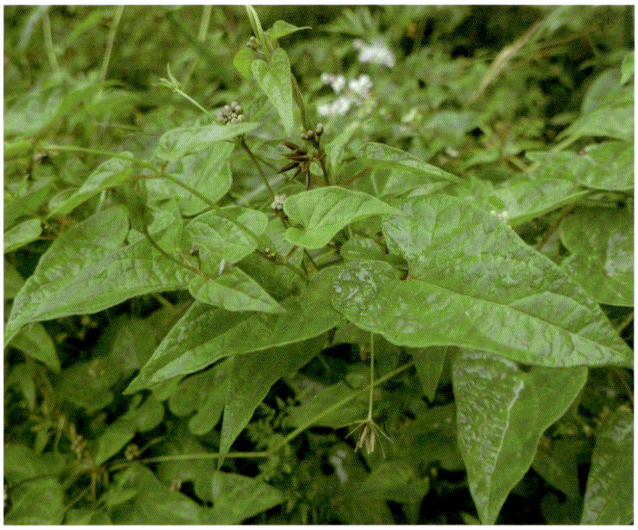

青羊参成熟植株

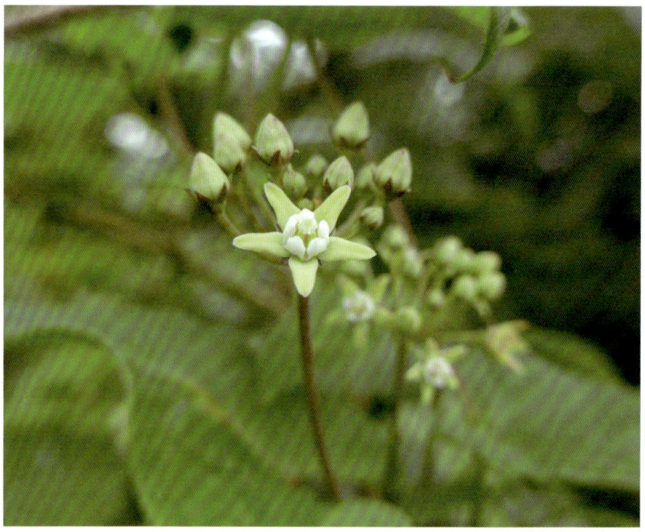

青羊参花枝

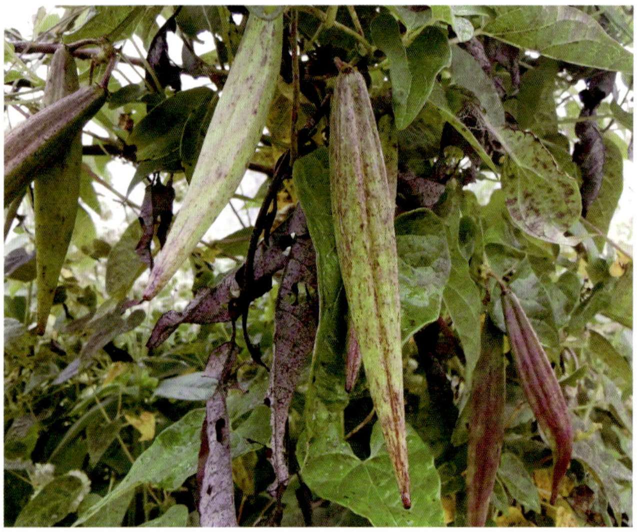

青羊参果枝

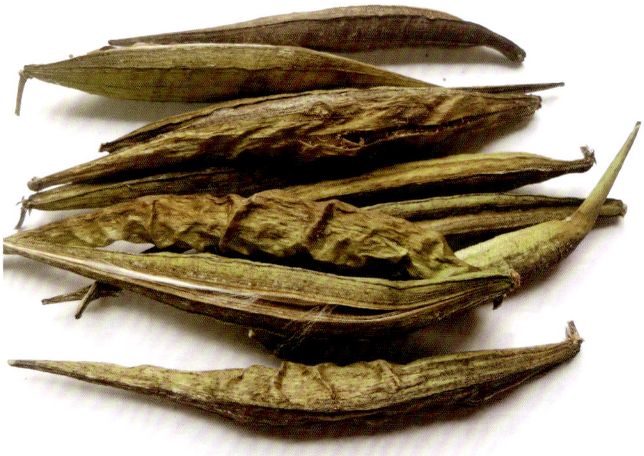

青羊参果实

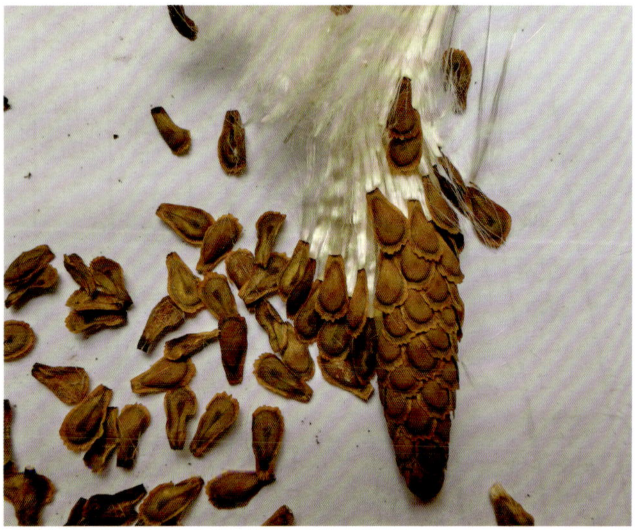

青羊参种子

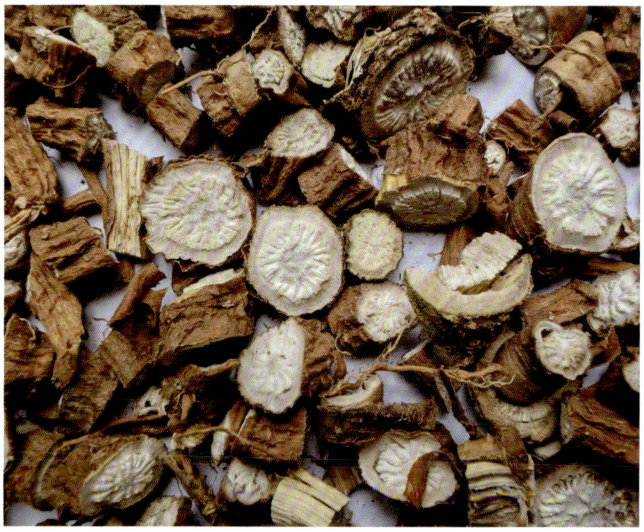

青羊参干燥根片

[illegible]

[illegible] *Cynanchum otophyllum* Schneia. [illegible]

[illegible] 2~5 m [illegible] 8 mm [illegible] 2 [illegible] 2 [illegible] 7~10 cm [illegible] 4~8 cm [illegible] 20 [illegible] 5 [illegible] 5 [illegible] 5 [illegible] 1 [illegible] 1 [illegible] 2 [illegible] 1 [illegible] 8 cm [illegible] 1 cm [illegible] 6 mm [illegible] 3 mm [illegible] 3 cm [illegible] 6~10 [illegible] 8~10 [illegible] 1 500~2 800 m [illegible]

[illegible]

[illegible]

[illegible]

[illegible] 15~25 g [illegible]

刺槐花

Cihuaihua

[illegible]

FLOWER OF BLACK LOCUST

【别名】刺槐、洋槐、胡藤。

【基原】本品为豆科植物刺槐 *Robinia pseudoacacia* L. 的花。

【原植物形态】落叶乔木，通常高约 15 m。树皮灰褐色，深纵裂；小枝暗褐色，具刺针，无毛；冬芽小，在落叶前藏于叶柄基部内。奇数羽状复叶，叶轴具浅沟，基部膨大；小叶 7 ～ 19 椭圆形、长圆形或卵圆形，长 2 ～ 5.5 cm，宽 1 ～ 2 cm，先端圆形或微凹，时有小尖刺，基部圆或宽楔形，全缘，上面无毛或幼时背面微有细毛；小叶柄长约 2 mm，具刺状小托叶。总状花序腋生，下垂，长 10 ～ 20 cm，花轴有毛，花梗长 7 mm，有密毛；花萼钟状，先端浅裂成 5 齿，微呈二唇形，具柔毛；花冠白色，芳香，旗瓣近圆形，有爪，基部有 2 黄色斑点，翼瓣弯曲，龙骨瓣向内弯，下部连合；雄蕊 10，二体，上部分离或半分离；花柱头状，先端具柔毛。荚果条状长椭圆形，扁平，长 5 ～ 10 cm，宽 1 ～ 1.5 cm，赤褐色，腹缝线上有窄翅，种子间不具横隔膜。种子 3 ～ 10 颗，肾形，黑褐色，有微小黑斑。花期 4 ～ 6 月，果期 7 ～ 8 月。生于公路旁及村舍附近。

【炮制】除去杂质，干燥。

【性味与归经】甘、平。归肝经。

【功能与主治】止血。主治咯血，大肠下血，吐血，崩漏。

【用法与用量】内服：煎汤，9 ～ 15 g；或泡茶饮。

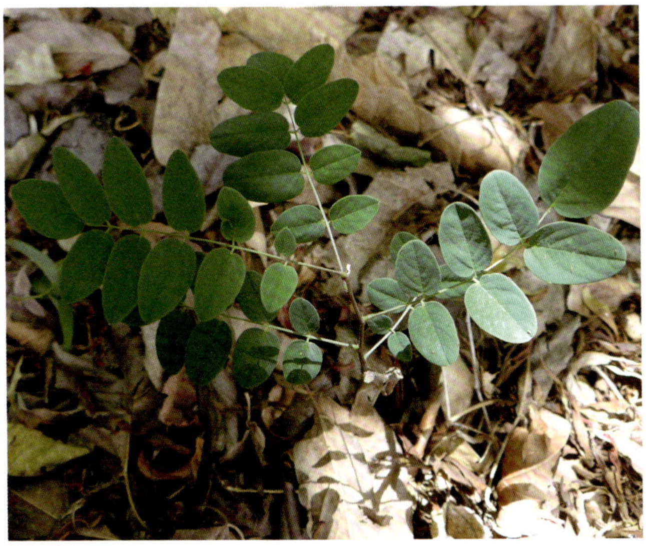

刺槐幼株

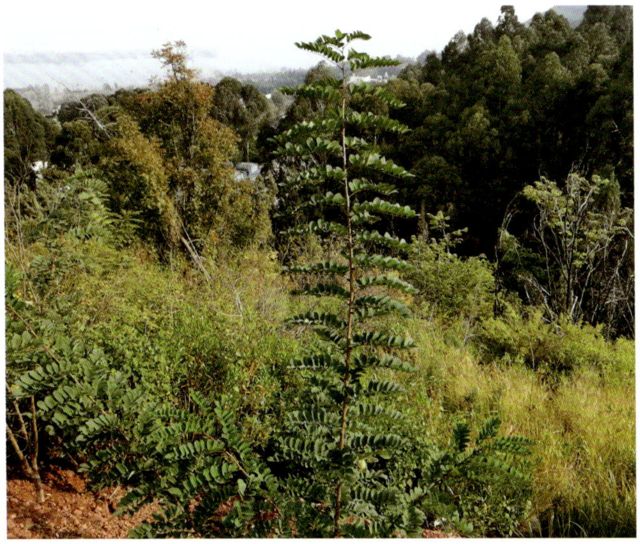

刺槐成熟植株

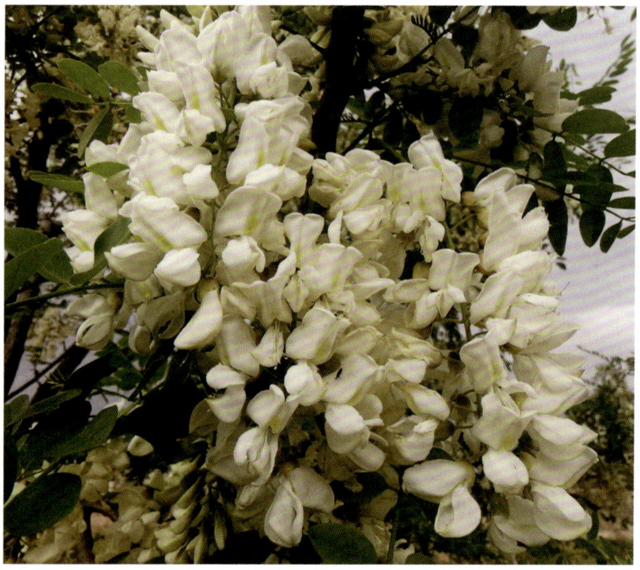

刺槐花枝

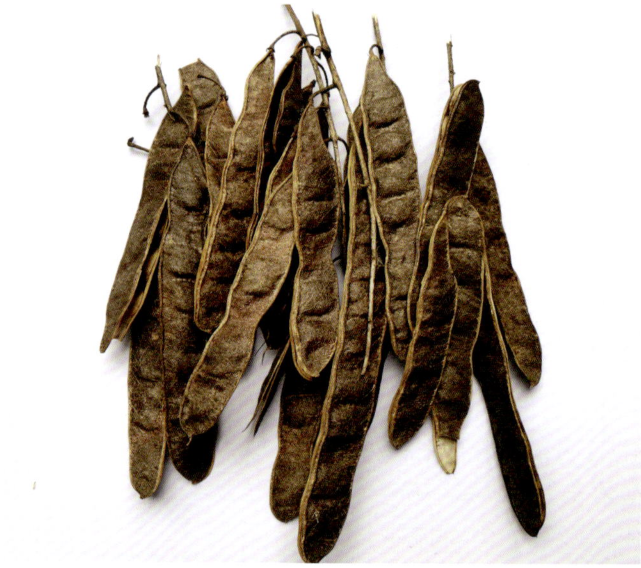

刺槐果实

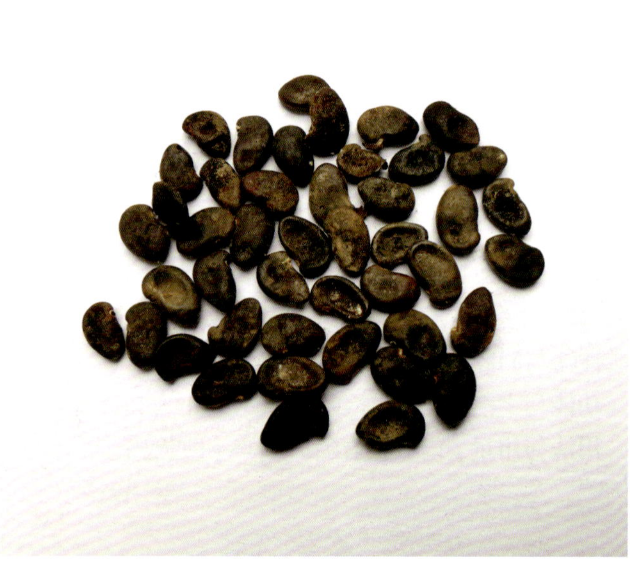

刺槐种子

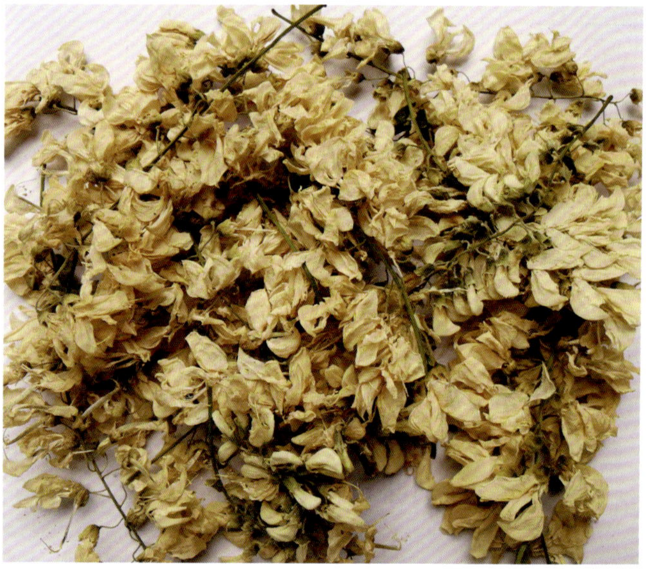

刺槐干燥花

[illegible] • [illegible]、[illegible]。

[illegible] • [illegible] *Robinia pseudoacacia* L. [illegible]。

[illegible] • [illegible]，[illegible] 15 m [illegible]。[illegible]，[illegible]；[illegible]，[illegible]，[illegible]；[illegible]，[illegible]。[illegible]，[illegible]，[illegible]；[illegible] 7~19 [illegible]，[illegible]、[illegible] 2~5.5 cm [illegible]，[illegible] 1~2 cm [illegible]，[illegible]，[illegible]，[illegible]，[illegible]；[illegible] 2 mm [illegible]，[illegible]。[illegible]，[illegible]，[illegible] 10~20 cm [illegible]，[illegible]，[illegible] 7 mm，[illegible]；[illegible]，[illegible] 5 [illegible]，[illegible]，[illegible]；[illegible]，[illegible]，[illegible]，[illegible]，[illegible] 2 [illegible]，[illegible]，[illegible]；[illegible] 10 [illegible]，[illegible]，[illegible]；[illegible]，[illegible]。[illegible]，[illegible]，[illegible] 5~10 cm [illegible]，[illegible] 1~1.5 cm，[illegible]，[illegible]，[illegible]。[illegible] 3~10 [illegible]，[illegible]，[illegible]，[illegible]。[illegible] 4~6 [illegible]，[illegible] 7~8 [illegible]。[illegible]。

[illegible] • [illegible]，[illegible]。

[illegible] • [illegible]、[illegible]。[illegible]。

[illegible] • [illegible]。[illegible]，[illegible]，[illegible]，[illegible]。

[illegible] • [illegible]：[illegible]，9~15 g；[illegible]。

肾 子 草

Shenzicao

VERONICA PERSICA

〖别名〗灯笼草、灯笼婆婆纳。

〖基原〗本品为玄参科植物阿拉伯婆婆纳 *Veronica persica* Poir. 的全草。

〖原植物形态〗二年生草本，高 10 ～ 50 cm。茎铺散多分枝，密生两列多细胞柔毛。基部叶对生，上部叶互生；无柄或具短柄；叶片卵形或圆形，长 0.6 ～ 2 cm，宽 0.5 ～ 1.8 cm，先端钝圆，基部浅心形，平截或浑圆，边缘具钝齿，两面疏生柔毛。总状花序；苞片互生，与叶同形且几等大；花梗长于苞片；花萼 4 裂，裂片卵状披针形，有睫毛，三出脉；花冠蓝色、紫色或蓝紫色，长 4 ～ 6 mm，喉部疏被毛；雄蕊 2，短于花冠，子房上位，柱头头状。蒴果肾形，宽大于长，被腺毛，成熟后几无毛，网脉明显，凹口角度超过 90°，宿存的花柱长约 2.5 mm，超出凹口。种子背面具深横纹，长约 1.6 mm。花期 3 ～ 5 月。生于路边及荒野杂草中。

〖炮制〗除去杂质，润软，切段，干燥。

〖性味与归经〗辛、苦、咸，平。

〖功能与主治〗祛风除湿，壮腰，截疟。主治风湿痹痛，肾虚腰痛，久疟。

〖用法与用量〗内服：煎汤，15 ～ 30 g。外用：适量，煎水洗熏洗。

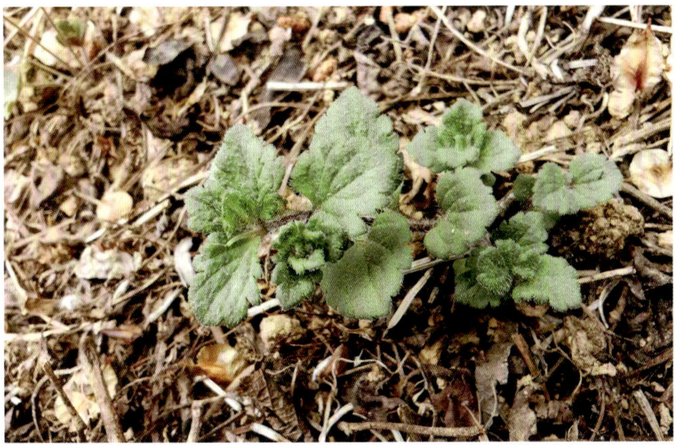

阿拉伯婆婆纳幼株

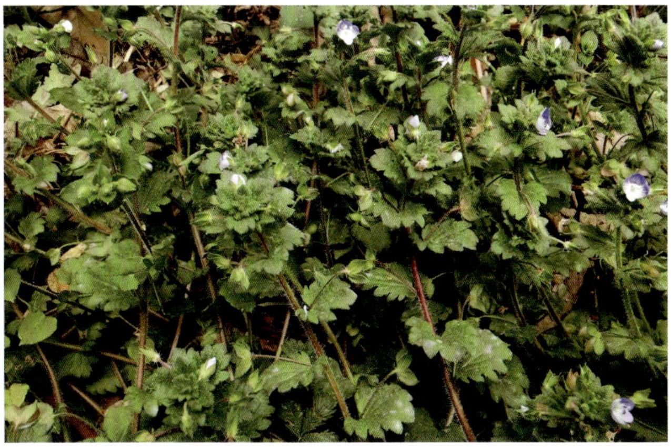

阿拉伯婆婆纳成熟植株

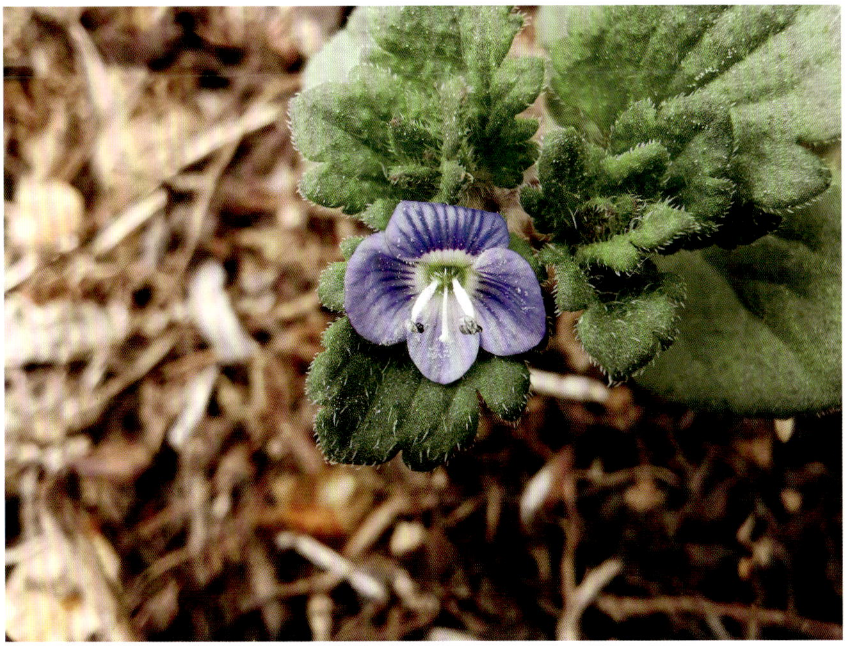

阿拉伯婆婆纳花枝

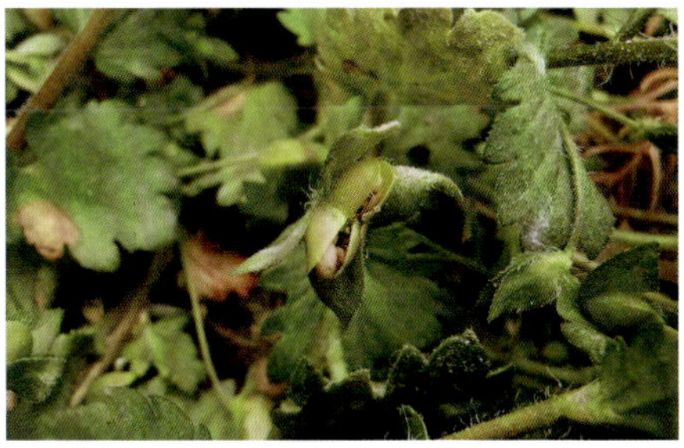

阿拉伯婆婆纳果枝

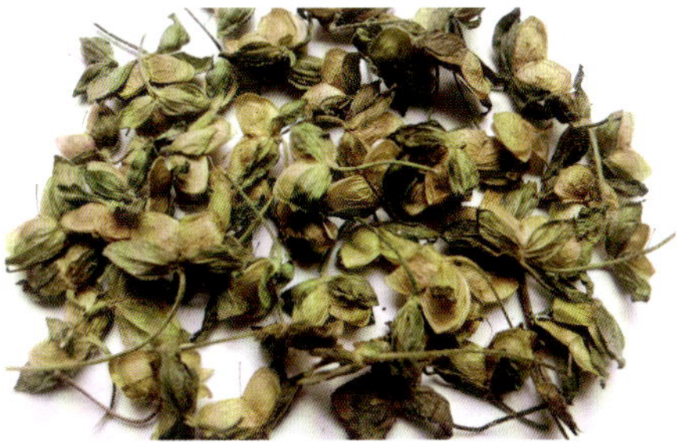

阿拉伯婆婆纳果实

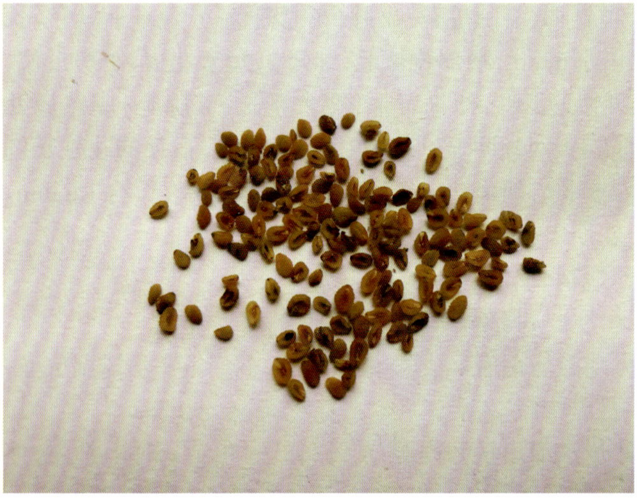

阿拉伯婆婆纳种子

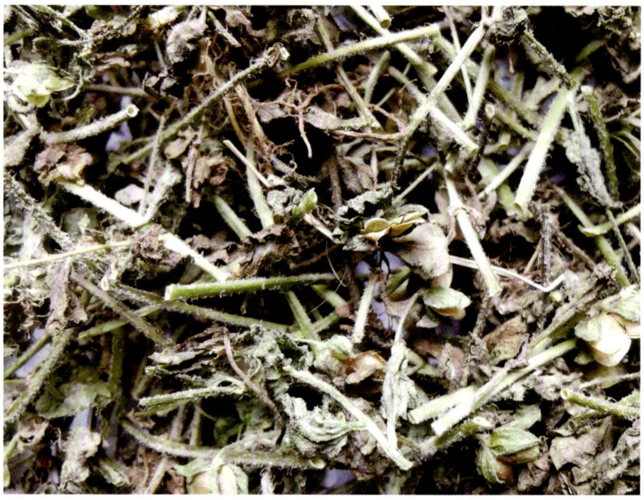

阿拉伯婆婆纳干燥全草

[illegible] • [illegible]。

[illegible] • [illegible] *Veronica persica* Poir。[illegible]。

[illegible] • [illegible]，[illegible] 10~50 cm。[illegible]，[illegible]。[illegible]；[illegible]；[illegible] 0.6~2 cm [illegible]，[illegible] 0.5~1.8 cm [illegible]，[illegible]，[illegible]，[illegible]。[illegible]；[illegible]，[illegible]；[illegible]；[illegible] 4 [illegible]，[illegible]，[illegible]，[illegible]；[illegible]，[illegible] 4~6 mm，[illegible]；[illegible] 2 [illegible]，[illegible]，[illegible]。[illegible]，[illegible]，[illegible] 90° [illegible]，[illegible] 2.5 mm [illegible]，[illegible]。[illegible]，[illegible] 1.6 mm [illegible]。[illegible] 3~5 [illegible]。[illegible]。

[illegible] • [illegible]，[illegible]，[illegible]，[illegible]。

[illegible] • [illegible]、[illegible]、[illegible]，[illegible]。

[illegible] • [illegible]，[illegible]，[illegible]。[illegible]，[illegible]。

[illegible] • [illegible]：[illegible]，15~30 g。[illegible]：[illegible]，[illegible]。

虎 耳 草

Huercao

[illegible]

SAXIFRAGA

〖别名〗石荷叶、金线吊芙蓉、老虎耳、系系叶、天荷叶、金丝荷叶、丝棉吊梅、耳聋草、猪耳草、狮子草、金钱荷叶、金线莲、石丹药、佛耳草、丝丝草、蟹壳草、搽耳草、猫耳朵、耳朵草、红丝络、红线草、红线绳、水耳朵、月下红、金丝草、耳朵红、铜钱草、倒垂莲、金笑梅、天青地红。

〖基原〗本品为虎耳草科植物虎耳草 *Saxifraga stolonifera* Curt. 的全草。

〖原植物形态〗多年生小草本，冬不枯萎。根纤细；匍匐茎细长，紫红色，有时生出叶与不定根。叶基生，通常数片；叶柄长 3 ～ 10 cm；叶片肉质，圆形或肾形，直径 4 ～ 6 cm，有时较大，基部心形或平截，边缘有浅裂片和不规则细锯齿，上面绿色，常有白色斑纹，下面紫红色，两面被柔毛。花茎高达 25 cm，直立或稍倾斜，有分枝；圆锥状花序，轴与分枝、花梗被腺毛及绒毛；苞片披针形，被柔毛；萼片卵形，先端尖，向外伸展；花多数，花瓣 5，白色或粉红色，下方 2 瓣特长，椭圆状披针形，长 1 ～ 1.5 cm，宽 2 ～ 3 mm，上方 3 瓣较小，卵形，基部有黄色斑点；雄蕊 10，花丝棒状，比萼片长约 1 倍，花药紫红色；子房球形，花柱纤细，柱头细小。蒴果卵圆形，先端 2 深裂，呈喙状。花期 5 ～ 8 月，果期 7 ～ 11 月。生于海拔 400 ～ 4 500 m 的林下、灌丛、草甸和阴湿岩石旁。

〖炮制〗除去杂质，洗净，稍润，切段，干燥。

〖性味与归经〗苦、辛，寒。有小毒。归肺、脾、大肠经。

〖功能与主治〗疏风，清热，凉血解毒。主治风热咳嗽，肺痈，吐血，风火牙痛，风疹瘙痒，痈肿丹毒，痔疮肿痛，毒虫咬伤，外伤出血。

〖用法与用量〗内服：煎汤，10 ～ 15 g。外用：捣汁滴，或煎水熏洗。

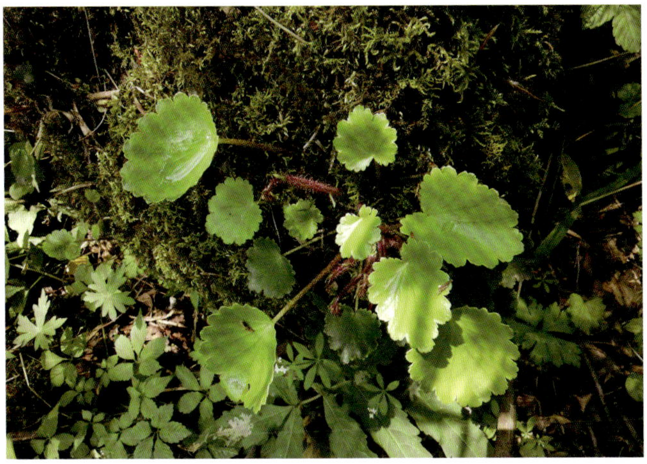

虎耳草幼株

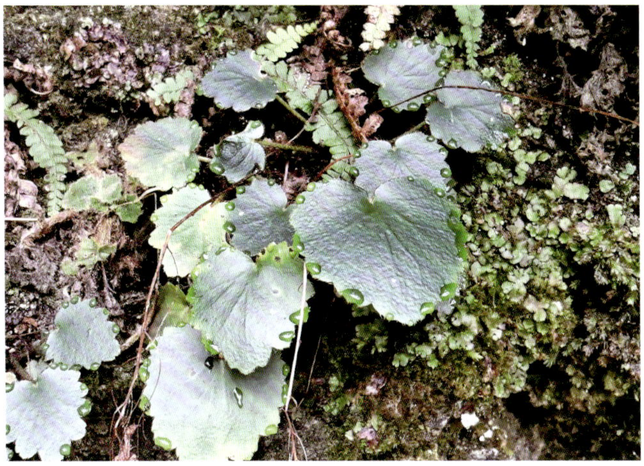

虎耳草成熟植株

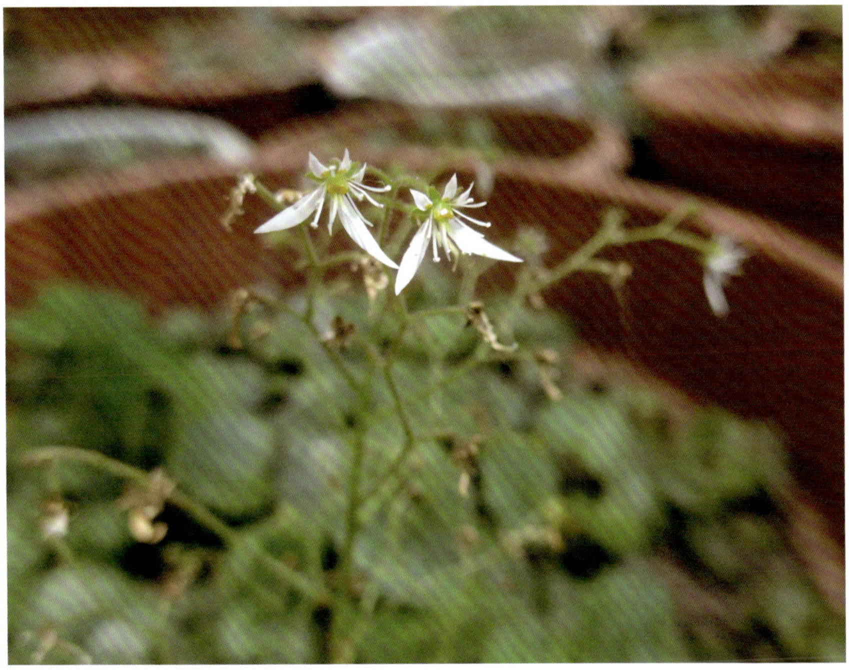

虎耳草花枝

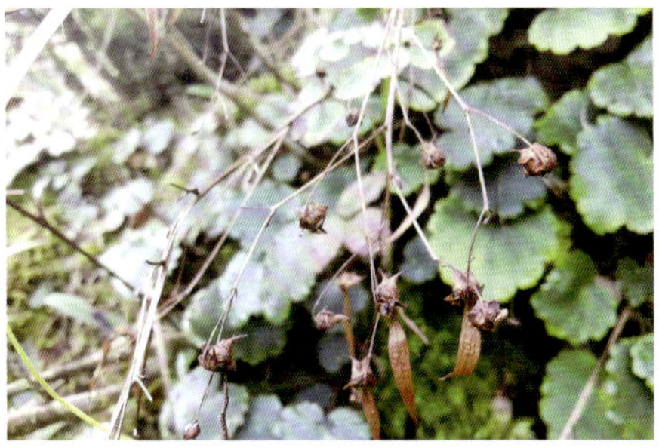

虎耳草果枝

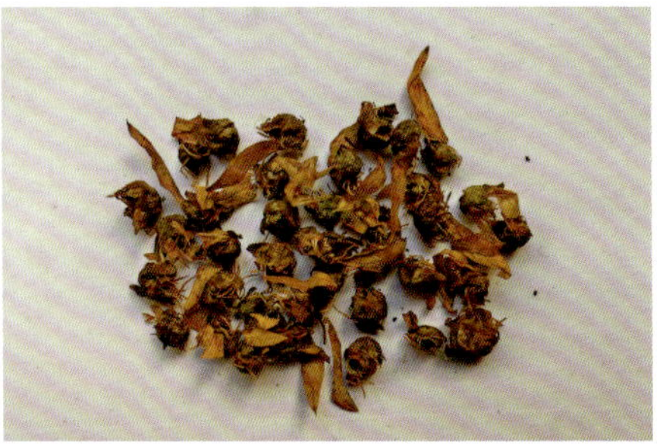

虎耳草果实

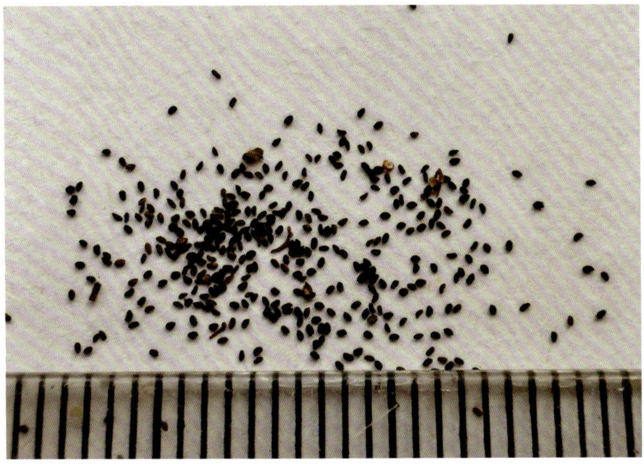

虎耳草种子

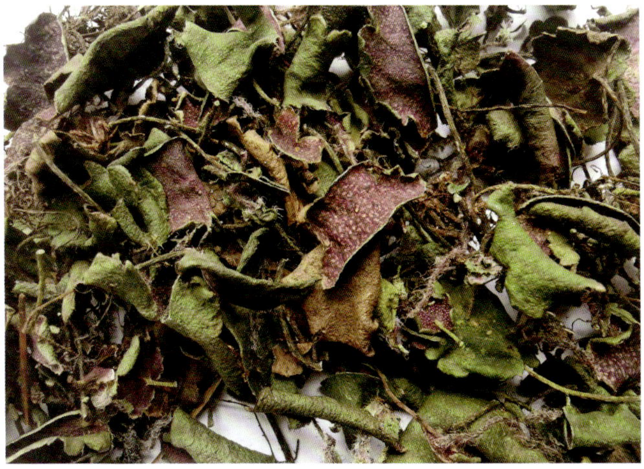

虎耳草干燥全草

[illegible] · [illegible]

[illegible] · [illegible] *Saxifraga stolonifera* Curt. [illegible]

[illegible] · [illegible] 3~10 cm；[illegible] 4~6 cm。[illegible] 25 cm [illegible] 5 [illegible] 2 [illegible] 1~1.5 cm [illegible] 2~3 mm，[illegible] 3 [illegible] 10 [illegible] 1 [illegible] 2 [illegible] 5~8 [illegible] 7~11 [illegible] 400~4 500 m [illegible]

[illegible] · [illegible]

[illegible] · [illegible]

[illegible] · [illegible]

[illegible] · [illegible] 10~15 g。[illegible]

虎　杖

Huzhang

[illegible]

POLYGONI CUSPIDATI RHIZOMA ET RADIX

〖别名〗蒤、大虫杖、苦杖、酸杖、斑杖、苦杖根、杜牛膝、酸桶笋、斑庄根、酸杆、斑根、黄药子、土地榆、酸通、雌黄连、蛇总管、大活血、紫金龙、酸汤杆、黄地榆、号筒草、斑龙紫、红贯脚、阴阳莲、活血龙、猴竹根、金锁王、大叶蛇总管、九龙根、山茄子、斑草、搬倒甑、九股牛、大接骨、老君丹。

〖基原〗本品为蓼科植物虎杖 *Polygonum cuspidatum* Sieb. et Zucc. 的根茎和根。

〖原植物形态〗多年生灌木状草本，高达 1 m 以上。根茎横卧地下，木质，黄褐色，节明显。茎直立，丛生，无毛，中空，散生紫红色斑点。叶互生；叶柄短；托叶鞘膜质，褐色，早落；叶片宽卵形或卵状椭圆形，长 6～12 cm，宽 5～9 cm，先端急尖，基部圆形或楔形，全缘，无毛。花单性，雌雄异株，成腋生的圆锥花序；花梗细长，中部有关节，上部有翅；花被 5 深裂，裂片 2 轮，外轮 3 片在果时增大，背部生翅；雄花雄蕊 8；雌花花柱 3，柱头头状。瘦果椭圆形，有 3 棱，黑褐色。花期 6～8 月，果期 9～10 月。生于山谷溪边。

〖炮制〗除去杂质，洗净，润透，切厚片，干燥。

〖性味与归经〗微苦，微寒。归肝、胆、肺经。

〖功能与主治〗利湿退黄，清热解毒，散瘀止痛，止咳化痰。主治湿热黄疸，淋浊，带下，风湿痹痛，痈肿疮毒，水火烫伤，经闭，癥瘕，跌打损伤，肺热咳嗽。

〖用法与用量〗内服：煎汤，9～15 g。外用：适量，制成煎液或油膏涂敷。

〖注意〗孕妇慎用。

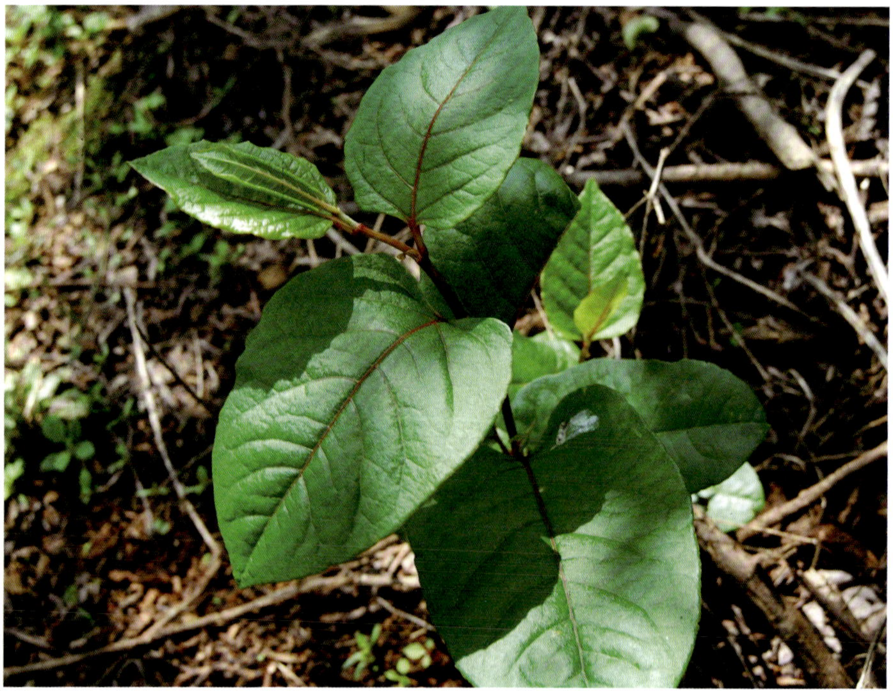

虎杖幼株

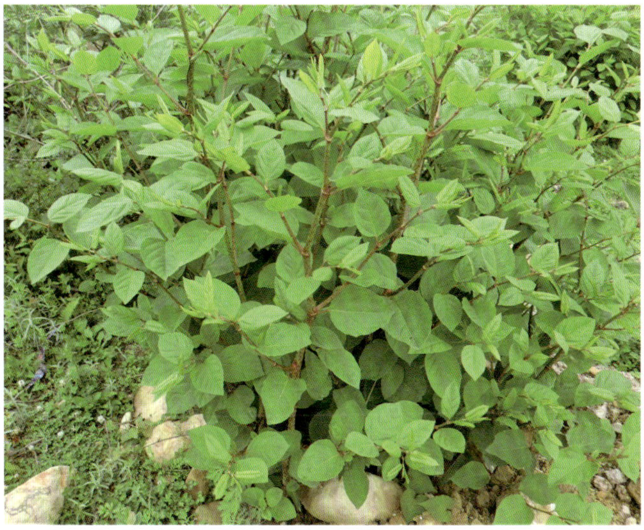

虎杖成熟植株

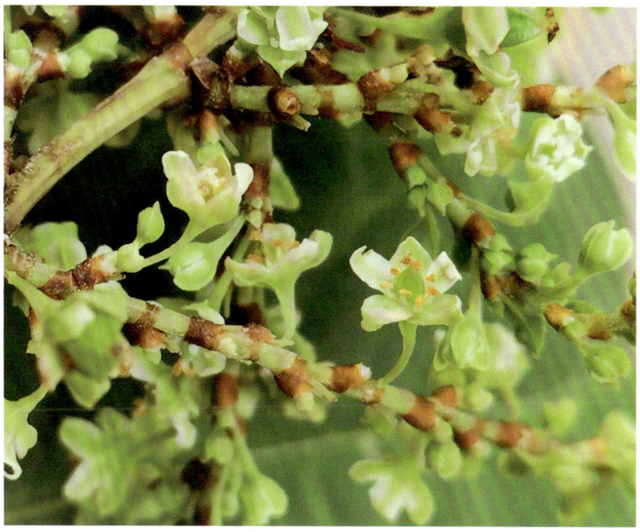

虎杖花枝(1)

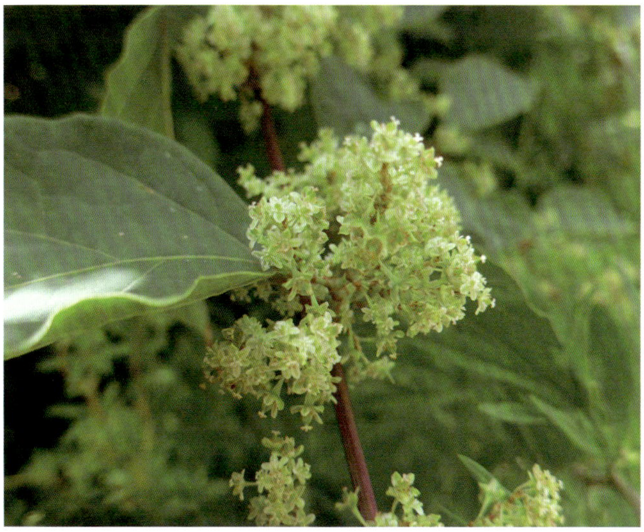

虎杖花枝(2)

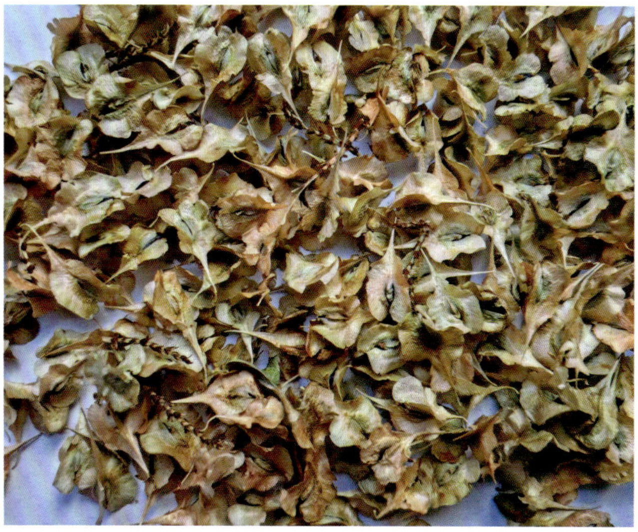

虎杖果实

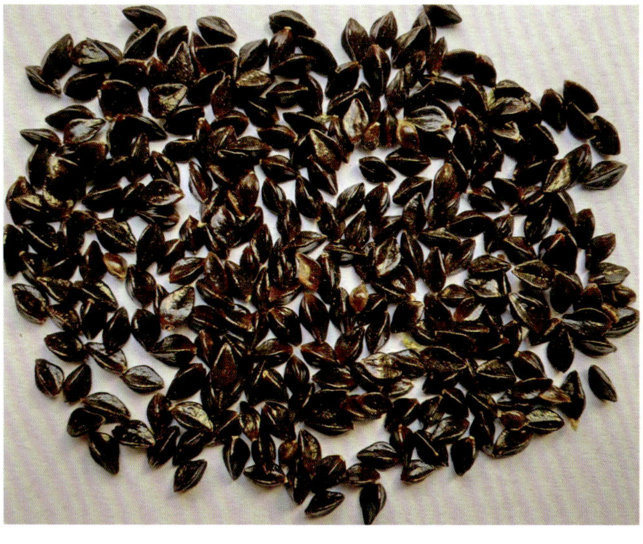

虎杖种子

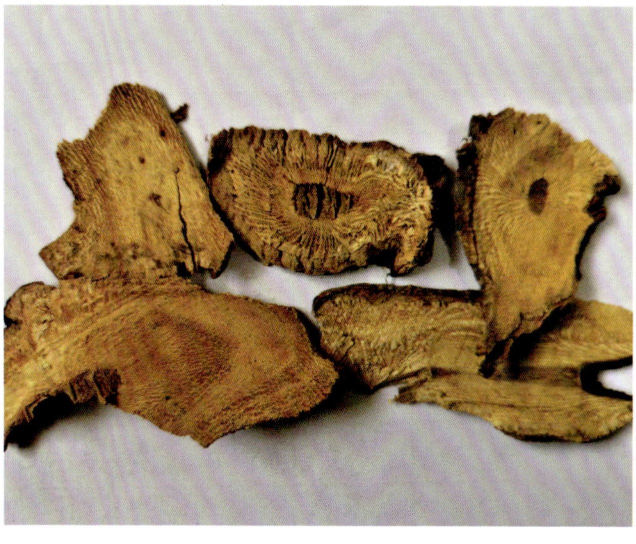

虎杖干燥根片

[illegible] · [illegible]

[illegible] · [illegible] *Polygonum cuspidatum* Sieb.et Zucc. [illegible]

[illegible] · [illegible] 1 m [illegible] 6~12 cm，[illegible] 5~9 cm，[illegible] 5 [illegible] 2 [illegible] 3 [illegible] 8；[illegible] 3 [illegible] 3 [illegible] 6~8 [illegible] 9~10 [illegible]

[illegible] · [illegible]

[illegible] · [illegible]

[illegible] · [illegible]

[illegible] · 9~15 g。[illegible]

[illegible] · [illegible]

陈　皮

Chenpi

[illegible]

CITRI RETICULATAE PERICARPIUM

〖**别名**〗黄橘、橘子。

〖**基原**〗本品为芸香科植物橘 *Citrus reticulata* Blanco 及其栽培变种的成熟果皮。

〖**原植物形态**〗常绿小乔木或灌木，高 3 ～ 4 m。枝细，多有刺。叶互生；叶柄长 0.5 ～ 1.5 cm，有窄翼，顶端有关节；叶片披针形或椭圆形，长 4 ～ 11cm，宽 1.5 ～ 4 cm，先端渐尖微凹，基部楔形，全缘或为波状，具不明显的钝锯齿，有半透明油点。花单生或数朵丛生于枝端或叶腋；花萼杯状，5 裂；花瓣 5，白色或带淡红色，开时向上反卷；雄蕊 15 ～ 30，长短不一，花丝常 3 ～ 5 个连合成组；雌蕊 1，子房圆形，柱头头状。柑果近圆形或扁圆形，横径 4 ～ 7 cm，果皮薄而宽，容易剥离，囊瓣 7 ～ 12，汁胞柔软多汁。种子卵圆形，白色，一端尖，数粒至数十粒或无。花期 3 ～ 4 月，果期 10 ～ 12 月。栽培于丘陵、低山地带、江河湖泊沿岸或平原。

〖**炮制**〗除去杂质，喷淋水，润透，切丝，干燥。

〖**性味与归经**〗苦、辛，温。归肺、脾经。

〖**功能与主治**〗理气健脾，燥湿化痰。主治脘腹胀满，食少吐泻，咳嗽痰多。

〖**用法与用量**〗内服：煎汤，3 ～ 10 g。

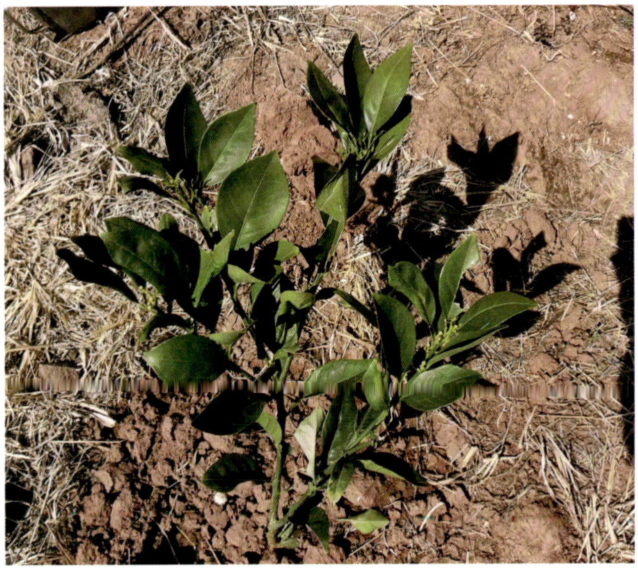

橘幼株

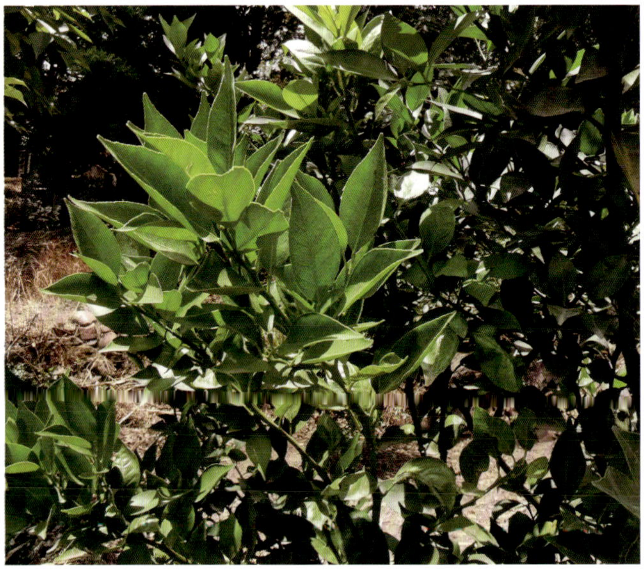

橘成熟植株

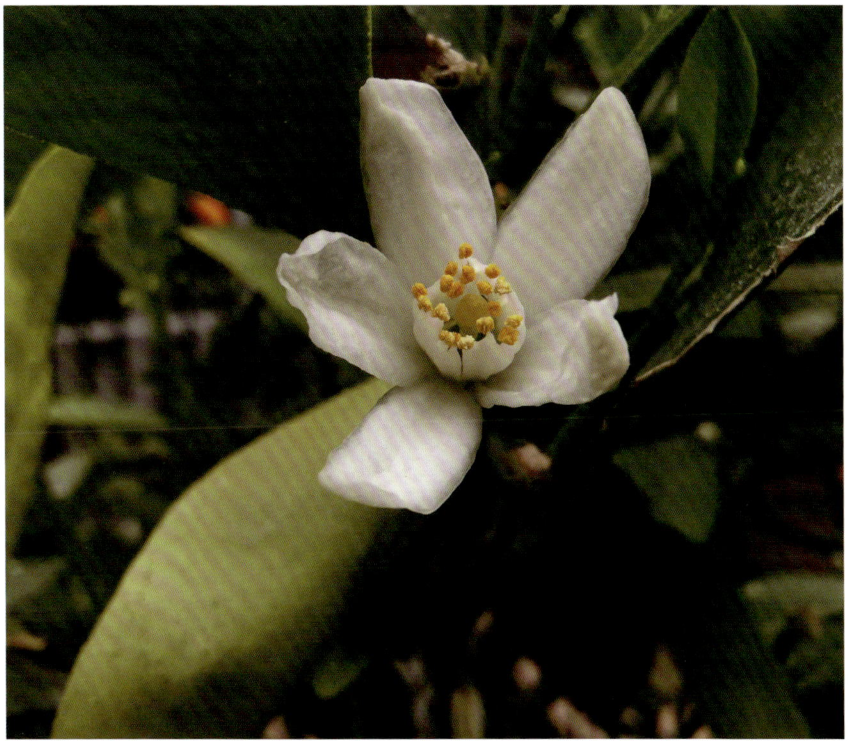

橘花枝

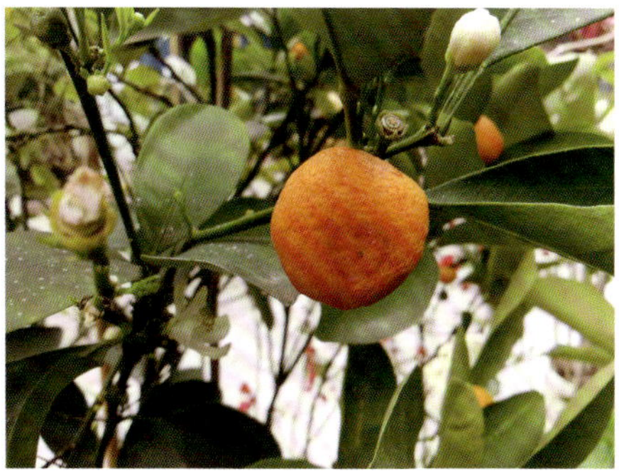

橘果枝

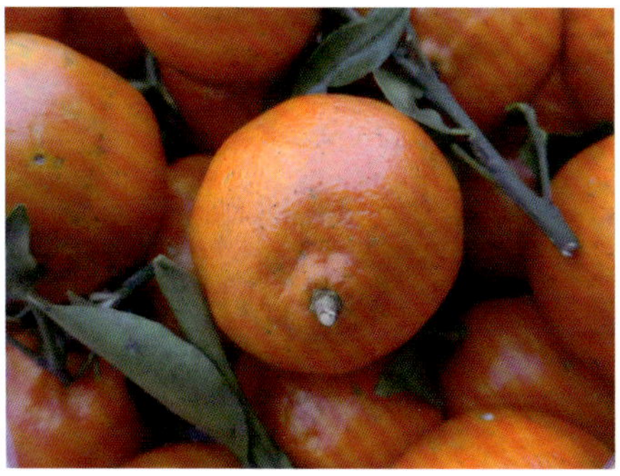

橘果实

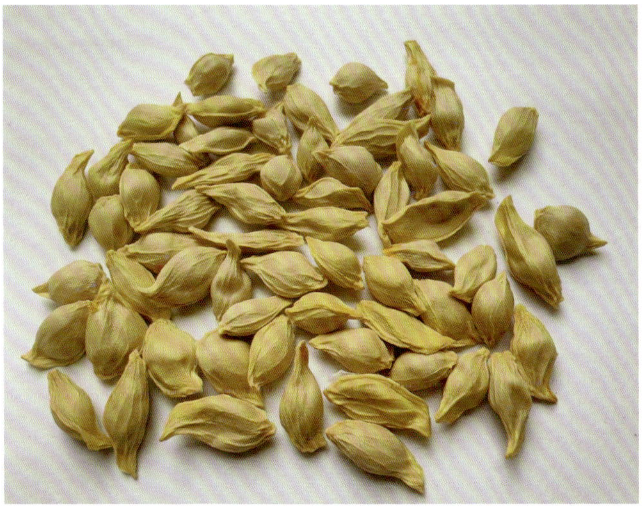

橘干燥种子（橘核）

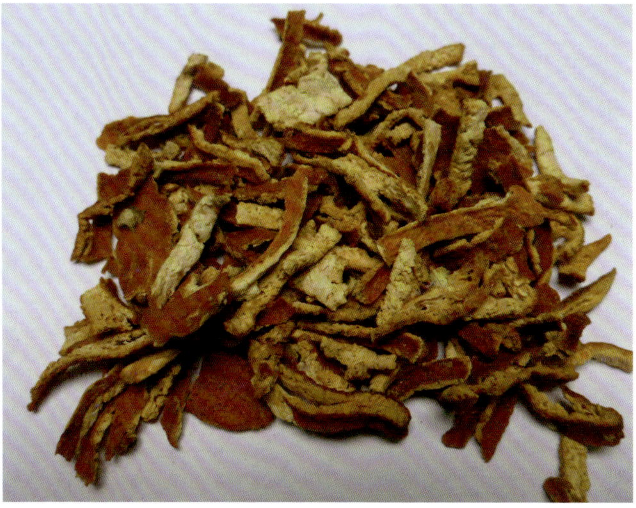

橘干燥成熟果皮

[illegible] · [illegible]

[illegible] · [illegible] *Citrus reticulata* Blanco. [illegible]

[illegible] · [illegible] 3~4 m [illegible] 0.5~1.5 cm [illegible] 4~11cm [illegible] 1.5~4 cm [illegible] 5 [illegible] 5 [illegible] 15~30 [illegible] 3~5 [illegible] 1 [illegible] 4~7 cm [illegible] 7~12 [illegible] 3~4 [illegible] 10~12 [illegible]

[illegible] · [illegible]

[illegible] · [illegible]

[illegible] · [illegible]

[illegible] · 3~10 g。

岩白菜

Yanbaicai

[illegible]

BERGENIA RHIZOMA

〖别名〗呆白菜、矮白菜、岩壁菜、岩菖蒲、红缎子、观音莲、紫梗、岩七、米嘿着、埃酥蒙、矮菖蒲、哈懂、又月白。

〖基原〗本品为虎耳草科植物岩白菜 *Bergenia purpurascens*(Hook. f. et Thoms.) Engl. 的根茎。

〖原植物形态〗多年生草本,高 20 ~ 52 cm。根茎粗如手指,长 20 ~ 30 cm,紫红色,节间短,每节有扩大成鞘的叶柄基部残余物宿存,干后呈黑褐色。叶基生,革质而厚;叶柄长 2 ~ 8 cm,基部具托叶鞘;叶片倒卵形或长椭圆形,长 7 ~ 15 cm,宽 3.5 ~ 10 cm,先端钝圆,基部楔形,全缘或有小齿,上面红绿色有光泽,下面淡赤红色,有褐色绵毛,两面均具小腺窝。蝎尾状聚伞花序,花序分枝、花梗被长柄腺毛;花 6 ~ 7 朵,常下垂;托杯外面被长柄之腺毛;花萼宽钟状,在中部以上 5 裂,裂片长椭圆形,先端钝,表面和边缘无毛,背面密被长柄之腺毛;花瓣 5,紫红色或暗紫色,宽倒卵形,长 1.5 ~ 1.8 cm,先端钝或微凹,基部变狭成爪;雄蕊 10;雌蕊由 2 心皮组成,离生,花柱长,柱头头状,2 浅裂。蒴果直立。种子多数。花期 4 ~ 5 月,果期 5 ~ 6 月。生于海拔 2 700 ~ 4 800 m 的杂木林内阴湿处,或有岩石的草坡上,或石缝中。

〖炮制〗除去叶鞘和杂质,晒干。

〖性味与归经〗苦、涩,平。归肺、肝、脾经。

〖功能与主治〗收敛止泻,止血止咳,舒筋活络。主治腹泻,痢疾,食欲不振,内外伤出血,肺结核咳嗽,气管炎咳嗽,风湿疼痛,跌打损伤。

〖用法与用量〗内服:煎汤,6 ~ 12 g。外用:适量。

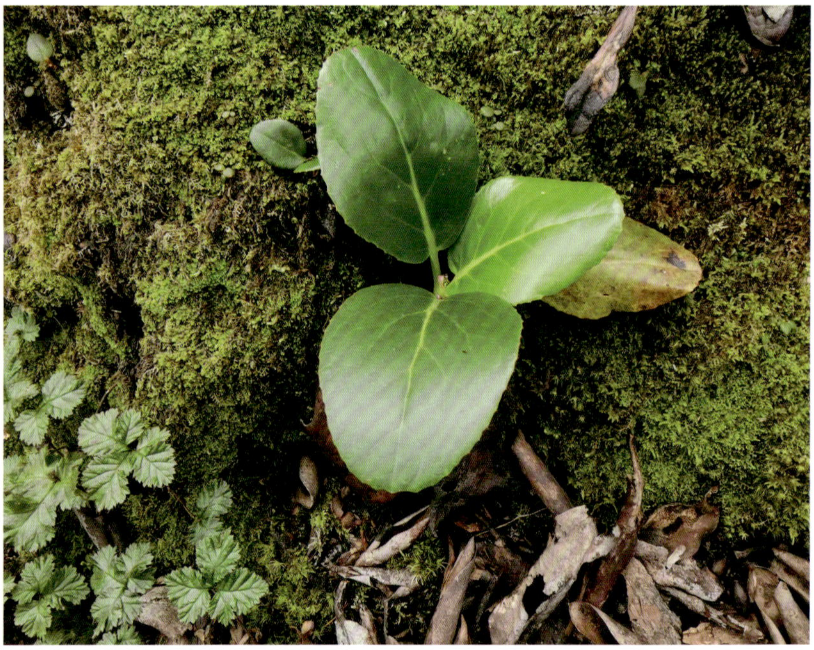

岩白菜幼株

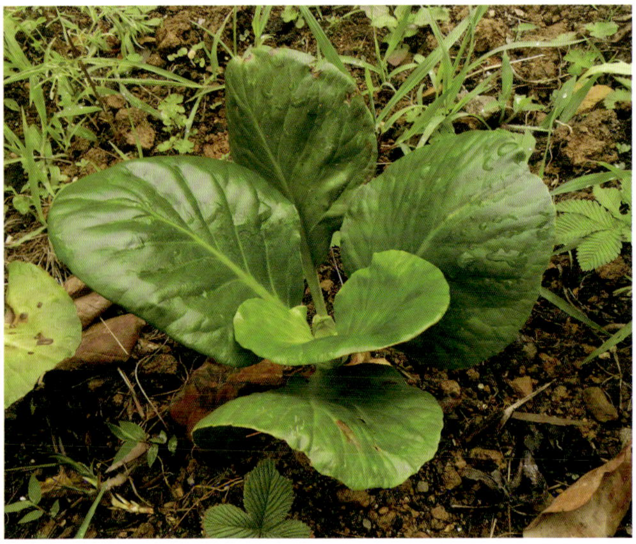

岩白菜成熟植株

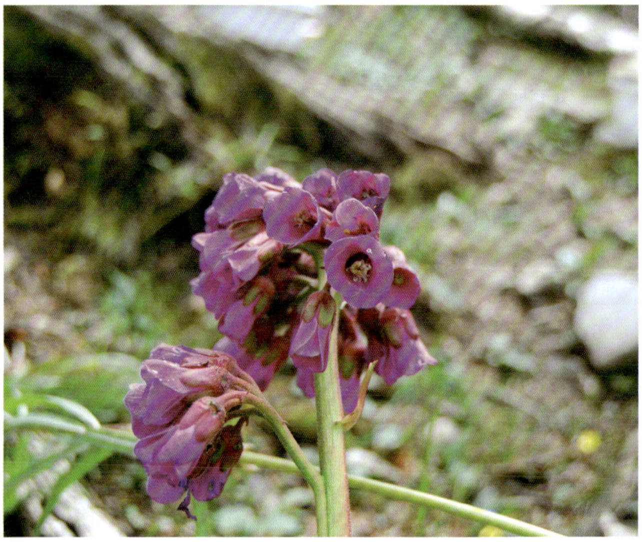

岩白菜花枝

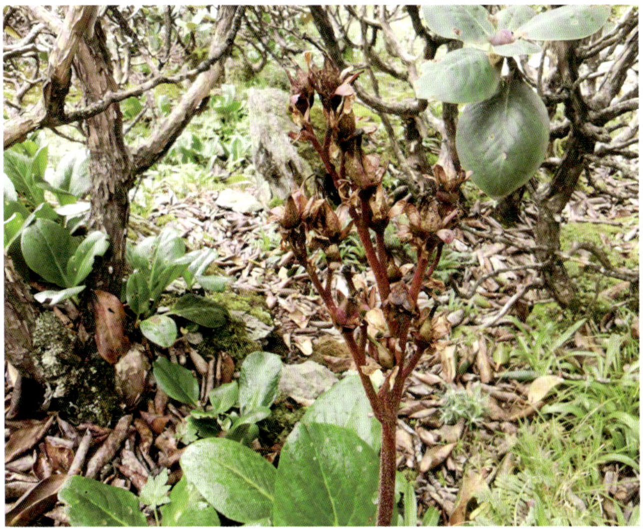
岩白菜果枝

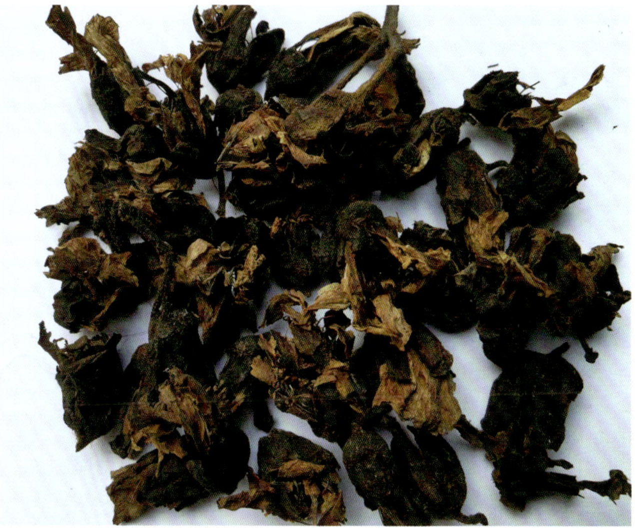
岩白菜果实

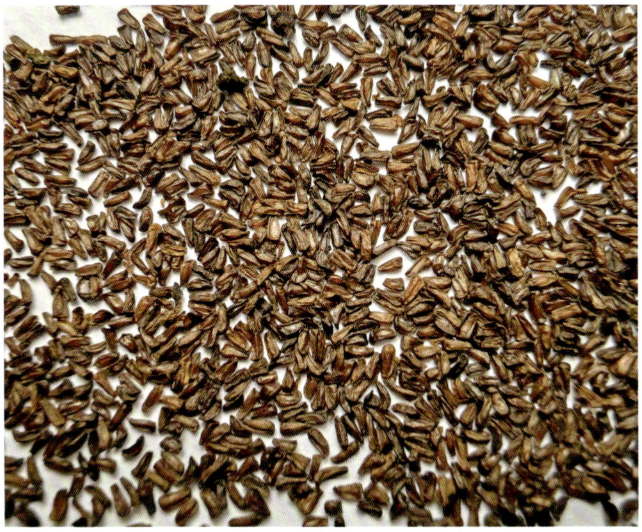
岩白菜种子

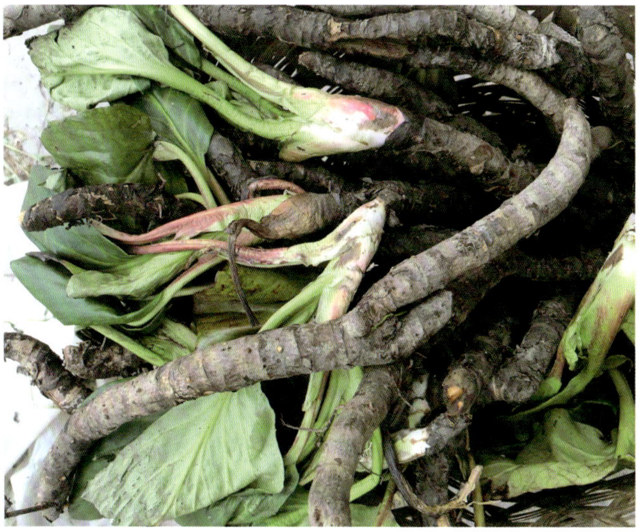
岩白菜鲜品全株

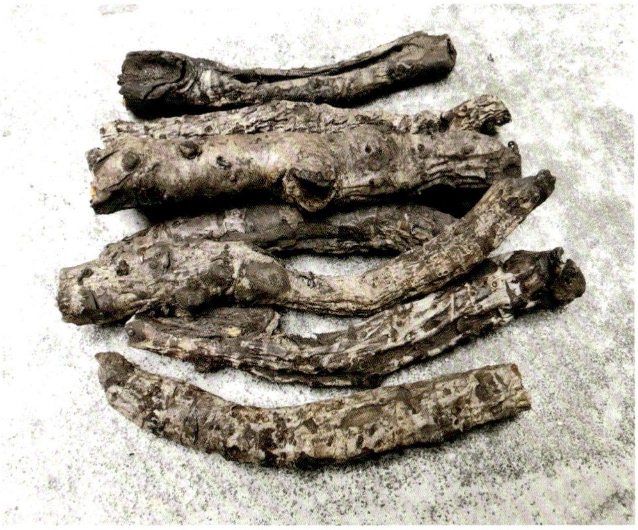
岩白菜根茎

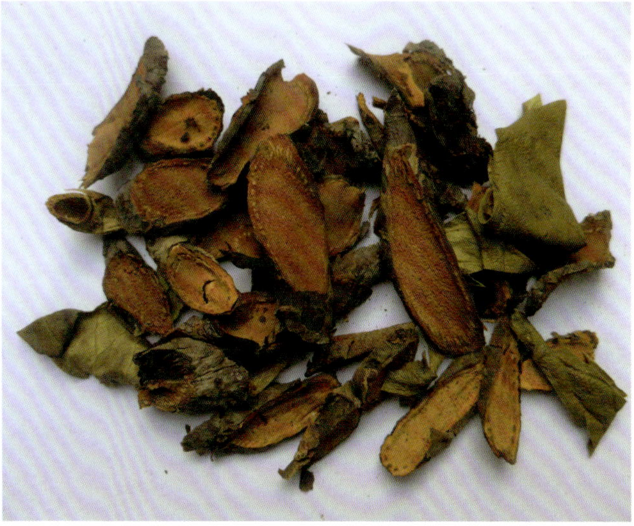
岩白菜饮片

[illegible] • [illegible]

[illegible] • [illegible] Bergenia purpurascens (Hook. F. et Thoms.) Engl. [illegible]

[illegible] • [illegible] 20~52 cm。[illegible] 20~30 cm，[illegible] 2~8 cm，[illegible] 7~15 cm，[illegible] 3.5~10 cm，[illegible] 6~7 [illegible] 5 [illegible] 5 [illegible] 1.5~1.8 cm，[illegible] 10 [illegible] 2 [illegible] 2 [illegible] 4~5，[illegible] 5~6 [illegible] 2 700~4 800 m [illegible]

[illegible] • [illegible]

[illegible] • [illegible]

[illegible] • [illegible]

[illegible] • 6~12 g。[illegible]

委陵菜

Weilingcai

[illegible]

POTENTILLA CHINENSIS HERBA

〔**别名**〕翻白菜、白头翁、根头菜、野鸠旁花、黄州白头翁、天青地白、小毛药、虎爪菜、蛤蟆草、老鸦翎、老鸦爪、地区草、野鸡膀子、痢疾草。

〔**基原**〕本品为蔷薇科植物委陵菜 *Potentilla chinensis* Ser. 的带根全草。

〔**原植物形态**〕多年生草本，高 20 ～ 70 cm。根粗壮，圆柱形，稍木质化。花茎直立或上升，被疏稀短柔毛及白色绢状长柔毛。基生叶为羽状复叶；总叶柄被短毛及绢状长柔毛；托叶近膜质，褐色，外被白色绢状长柔毛；小叶 5 ～ 15 对，对生或互生，上部小叶较长，向下渐变短，无柄；小叶片长圆形，倒卵形或长圆披针形，长 1 ～ 5 cm，宽 0.5 ～ 1.5 cm，先端急尖或圆钝，边缘羽状中裂，裂片三角卵形、三角状披针形或长圆披针形，边缘向下反卷，上面被短柔毛或近无毛，中脉下陷，下面被白色绒毛，沿脉被白色绢状长柔毛；茎生叶与基生叶相似，唯叶片对数较少，托叶草质，边缘通常呈齿牙状分裂。花两性；伞房状聚伞花序，花茎被白色绢状长柔毛，花序基部有披针形苞片，外密被短柔毛；花直径 0.8 ～ 1 cm，稀达 1.3 cm；萼片 5，三角卵形，先端急尖，花后不增大，紧贴果实，副萼 5 片，比萼片短约 1 倍，且狭窄，外被短柔毛及少数绢状柔毛；花瓣 5，宽倒卵形，先端微凹，比萼片稍长，黄色；花柱近顶生，柱头扩大。瘦果卵球形，深褐色，有明显皱纹。花果期 4 ～ 10 月。生于海拔 400 ～ 3 200 m 的山坡、草地、沟谷、林缘、灌丛及疏林下。

〔**炮制**〕除去杂质，洗净，润透，切段，干燥。

〔**性味与归经**〕苦，寒。归肝、大肠经。

〔**功能与主治**〕清热解毒，凉血止痢。主治赤痢腹痛，久痢不止，痔疮出血，痈肿疮毒。

〔**用法与用量**〕内服：煎汤，9 ～ 15 g。外用：适量。

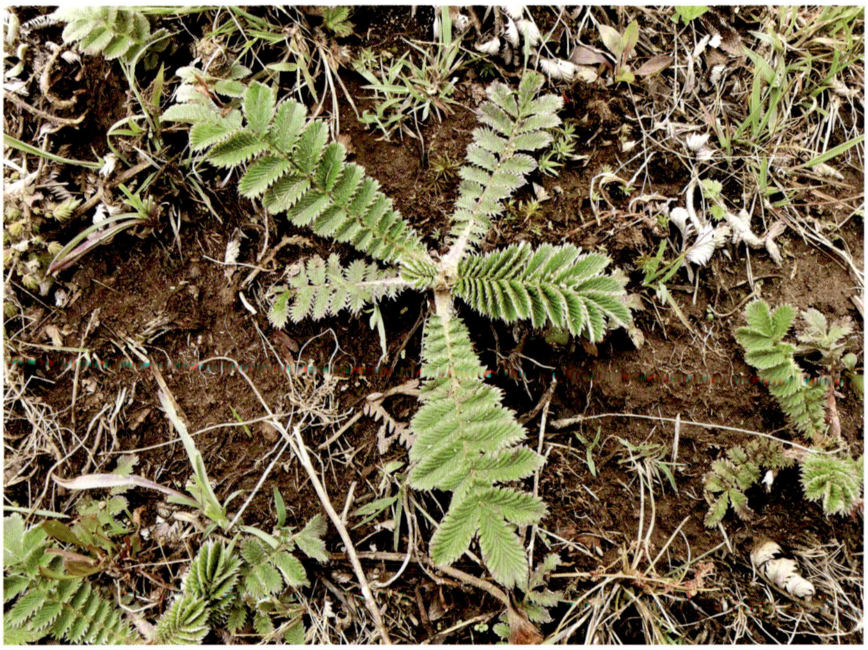

委陵菜幼株

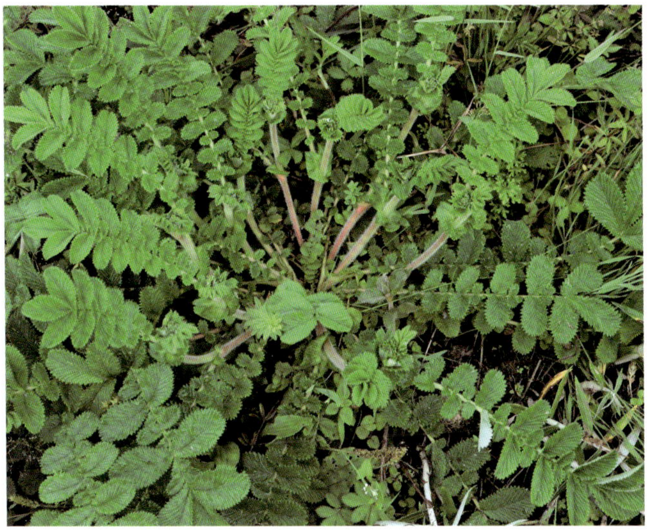

委陵菜成熟植株

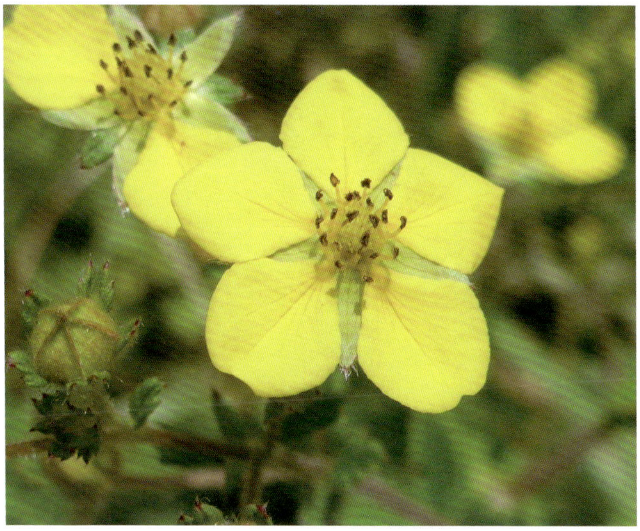

委陵菜花

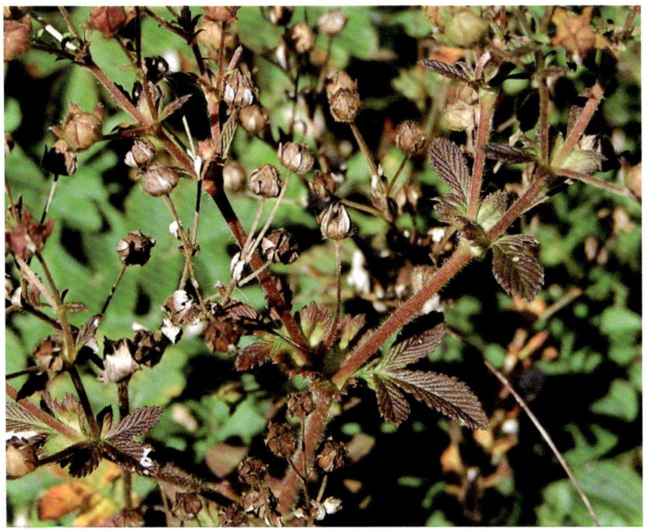

委陵菜果枝

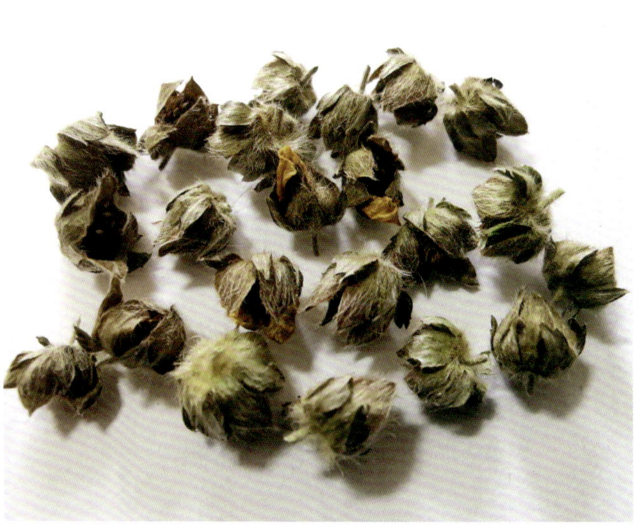

委陵菜果实

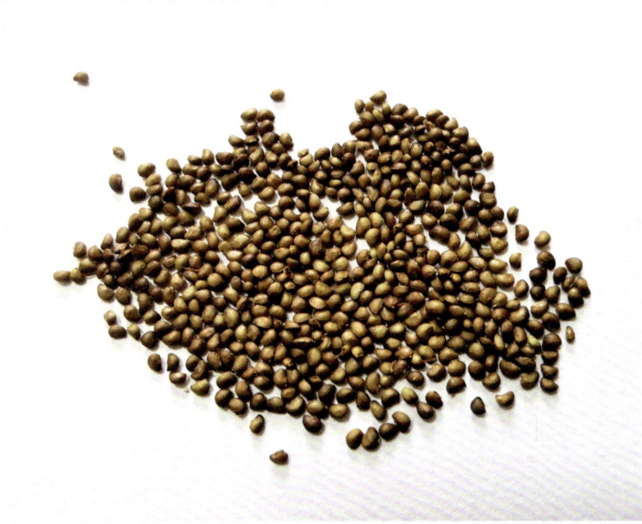

委陵菜种子

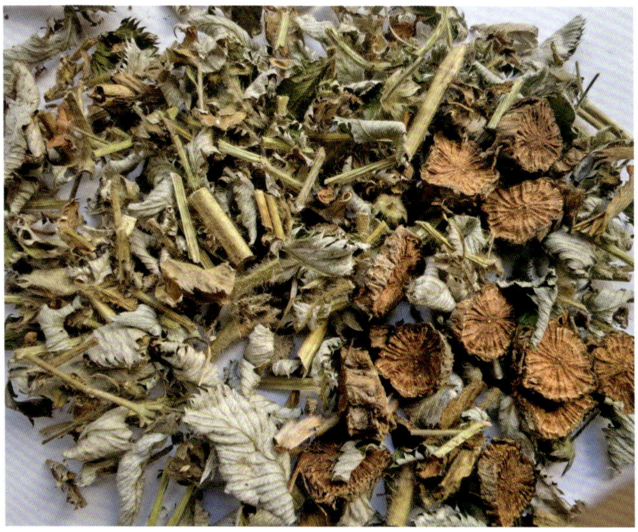

委陵菜干燥带根全草

[illegible] *Potentilla chinensis* Ser. [illegible] 20~70 cm [illegible] 5~15 [illegible] 1~5 cm [illegible] 0.5~1.5 cm [illegible]

[illegible] 0.8~1 cm [illegible] 1.3 cm [illegible] 5 [illegible] 5 [illegible] 1 [illegible] 5 [illegible] 4~10 [illegible] 400~3 200 m [illegible]

[illegible] 9~15 g。[illegible]

金荞麦

Jinqiaomai

[illegible]

FAGOPYRUM DIBOTRYS RHIZOMA

〖**别名**〗赤地利、赤薜荔、金锁银开、天荞麦根、开金锁、贼骨头、透骨消、苦荞头、铁石子、野荞子、蓝荞头、荞麦三七、野荞麦根、苦荞麦根、荞当归、铁拳头。

〖**基原**〗本品为蓼科植物金荞麦 *Fagopyrum dibotrys* (D.Don) Ham 的根茎。

〖**原植物形态**〗多年生宿根草本，高 0.5 ～ 1.5 m。主根粗大，呈结节状，横走，红棕色。茎直立，多分枝，具棱槽，淡绿微带红色，全株微被白色柔毛。单叶互生，具柄，柄上有白色短柔毛；叶片为戟状三角形，长宽约相等，但顶部叶长大于宽，一般长 4 ～ 10 cm，宽 4 ～ 9 cm，先端长渐尖或尾尖状，基部心状戟形，顶端叶狭窄，无柄抱茎，全缘成微波状，下面脉上有白色细柔毛；托叶鞘抱茎。秋季开白色小花，为顶生或腋生、稍有分枝的聚伞花序；花被片 5，雄蕊 8，2 轮；雌蕊 1，花柱 3。瘦果呈卵状三棱形，红棕色。花期 7 ～ 8 月，果期 10 月。生于山坡、旷野、路边及溪沟较阴湿处。

〖**炮制**〗除去茎和须根、杂质，洗净，润透，切厚片，干燥。

〖**性味与归经**〗微辛、涩，凉。归肺经。

〖**功能与主治**〗清热解毒，排脓祛瘀。主治肺痈吐脓，肺热喘咳，乳蛾肿痛。

〖**用法与用量**〗内服：15 ～ 45 g，用水或黄酒隔水密闭炖服。

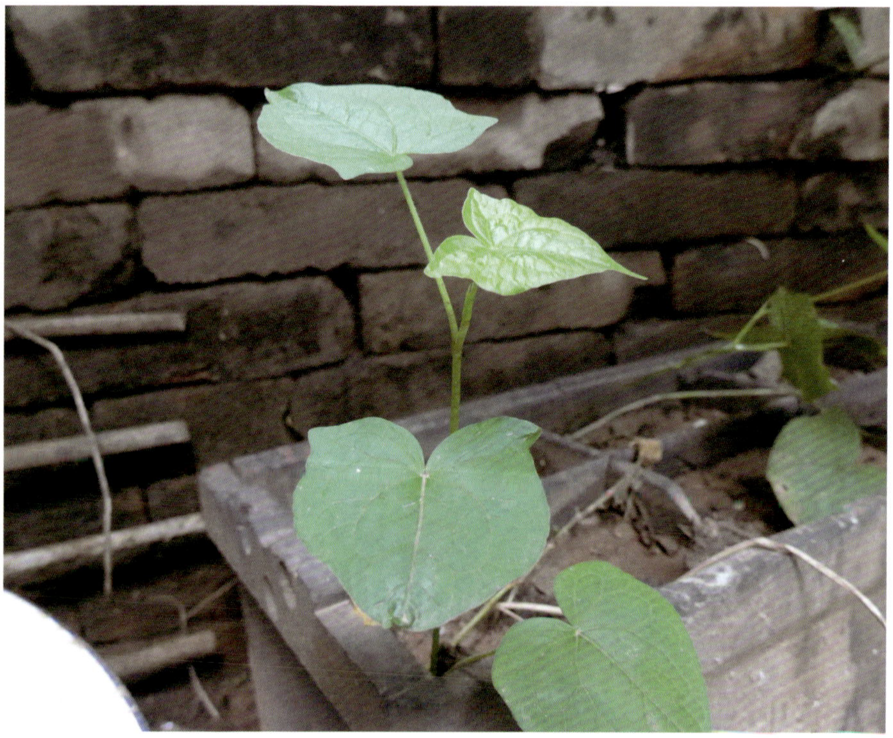

金荞麦幼株

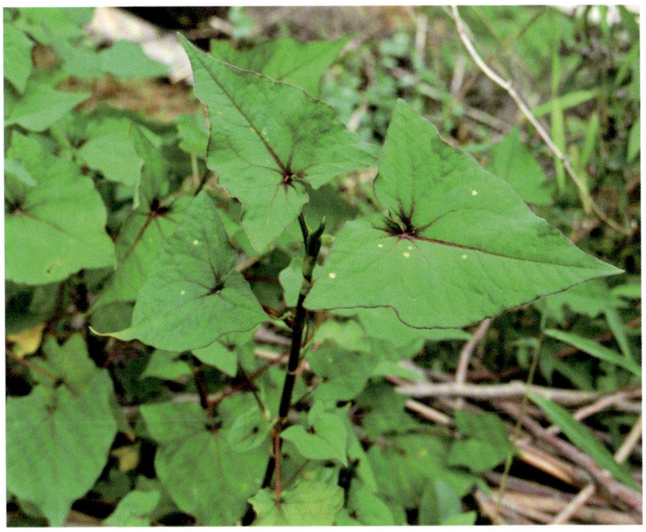

金荞麦成熟植株

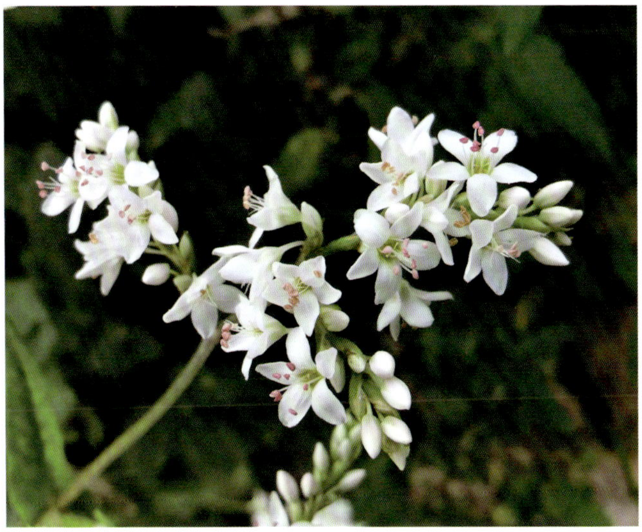

金荞麦花枝

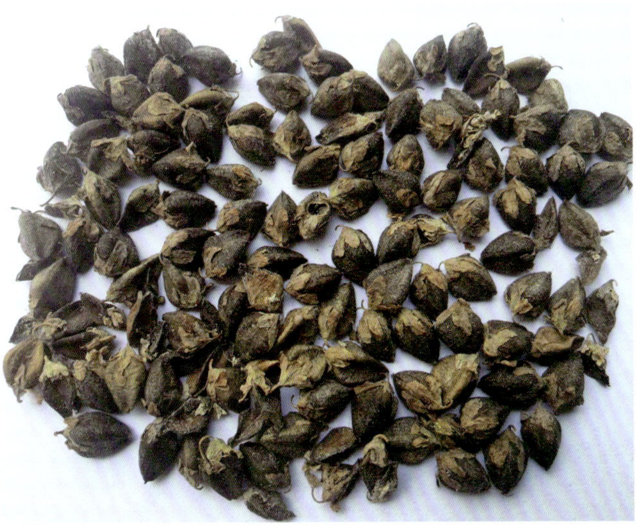

金荞麦果实

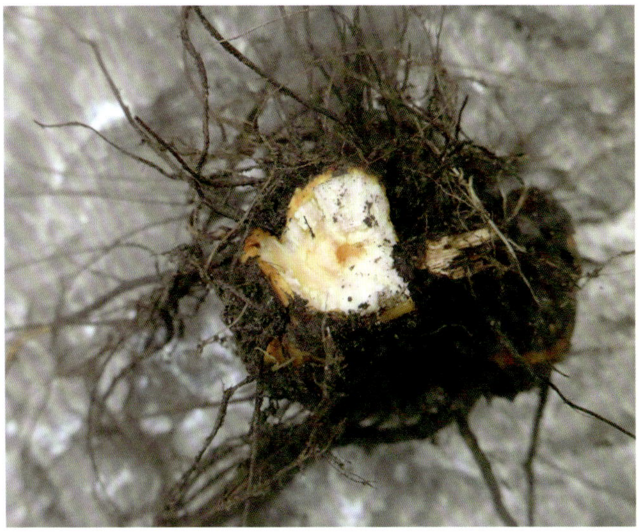

金荞麦根茎（鲜）

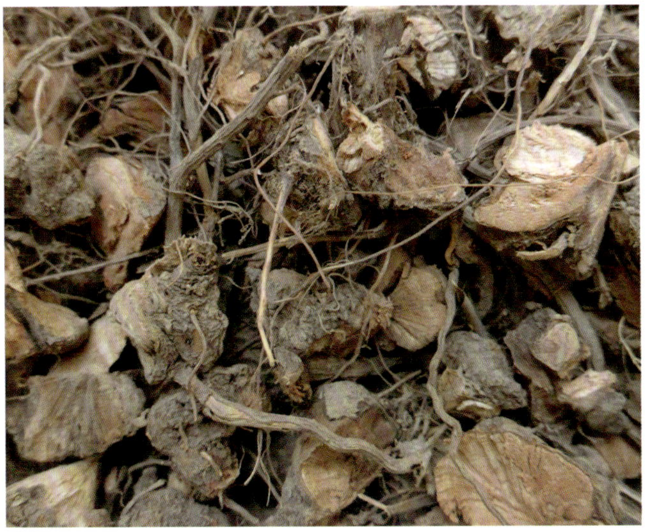

金荞麦干燥根茎

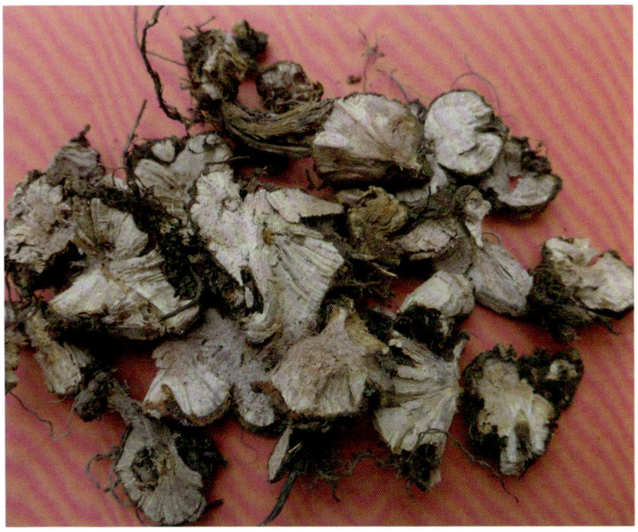

金荞麦干燥根片

[illegible]

[illegible] Fagopyrum dibotrys (D.Don) Ham. [illegible]

[illegible] 0.5~1.5 m。[illegible] 4~10 cm，[illegible] 4~9 cm，[illegible]

[illegible] 5 [illegible] 8 [illegible] 2 [illegible] 1 [illegible] 3 [illegible] 7~8 [illegible] 10 [illegible]

[illegible]

[illegible]

[illegible]

[illegible] 15~45 g，[illegible]

金钱草

Jinqiancao

[illegible]

LYSIMACHIA HERBA

〔别名〕过路黄、神仙对坐草、地蜈蚣、蜈蚣草、铜钱草、野花生、仙人对坐草、四川大金钱草、大金钱草、对坐草、一串钱、临时救、黄疸草、一面锣、金钱肺筋草、藤藤侧耳根、白侧耳根、铜钱花、水侧耳根、大连钱草、遍地黄、黄花过路草、龙鳞片、真金草、走游草、铺地莲。

〔基原〕本品为报春花科植物过路黄 *Lysimachia christinae* Hance 的全草。

〔原植物形态〕多年生蔓生草本。茎柔弱，平卧延伸，长 20 ～ 60 cm，表面灰绿色或带红紫色，全株无毛或被疏毛，幼嫩部分密被褐色无柄腺体，下部节间较短，常发出不定根，中部节间长 1.5 ～ 5（～ 10）cm。叶对生；叶柄长 1 ～ 3 cm，无毛；叶片卵圆形、近圆形以至肾圆形，长（1.5 ～）2 ～ 6（～ 8）cm，宽 1 ～ 4（～ 6）cm，先端锐尖或圆钝以至圆形，基部截形至浅心形，稍肉质，透光可见密布的透明腺条，干时腺条变黑色，两面无毛，有腺毛。花单生于叶腋；花梗长 1 ～ 5 cm，通常不超过叶长，花梗幼嫩时稍有毛，多少具褐色无柄腺体；花萼长（4 ～）5 ～ 7（～ 10）mm，5 深裂，分裂近达基部，裂片披针形，椭圆状披针形以至线形或上部稍扩大而近匙形，先端锐尖或稍钝，无毛，被柔毛或仅边缘具缘毛。花冠黄色，辐状钟形，长 7 ～ 15 mm，5 深裂，基部合生部分长 2 ～ 4 mm，裂片狭卵形以至近披针形，先端锐尖或钝，具黑色长腺条；雄蕊 5，花丝长 6 ～ 8 mm，下半部合生成筒，花药卵圆形，长 1 ～ 1.5 mm；子房卵球形，花柱长 6 ～ 8 mm。蒴果球形，直径 3 ～ 5 mm，无毛，有稀疏黑色腺条，瓣裂。花期 5 ～ 7 月，果期 7 ～ 10 月。生于土坡路边、沟边及林缘较阴湿处，垂直分布可达海拔 2 300 m 处。

〔炮制〕除去杂质，抢水洗，切段，干燥。

〔性味与归经〕甘、咸，微寒。归肝、胆、肾、膀胱经。

〔功能与主治〕利湿退黄，利尿通淋，解毒消肿。主治湿热黄疸，胆胀胁痛，石淋，热淋，小便涩痛，痈肿疔疮，蛇虫咬伤。

〔用法与用量〕内服：煎汤，15 ～ 60 g。

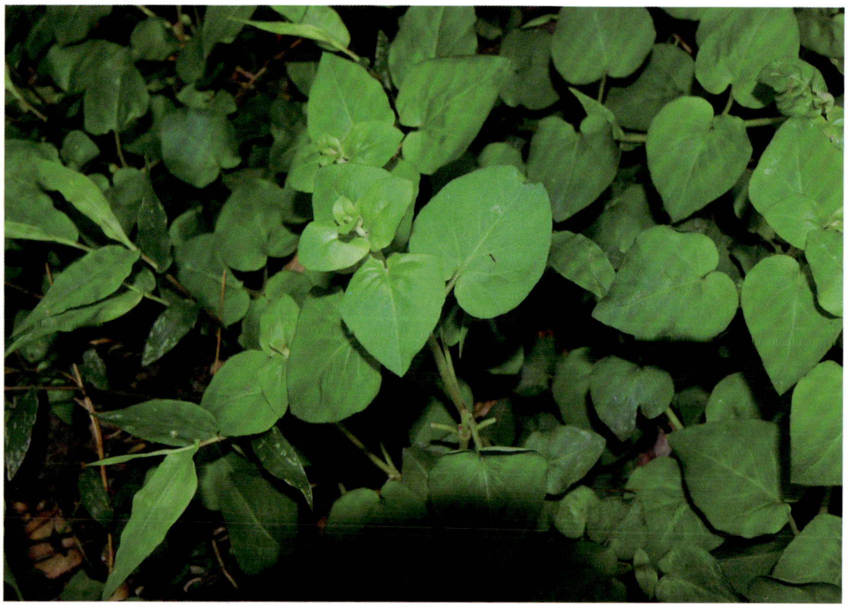

过路黄嫩枝

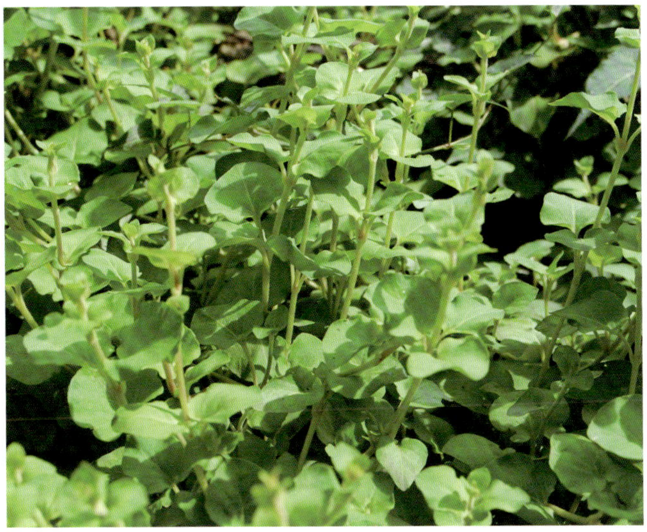

过路黄成熟植株

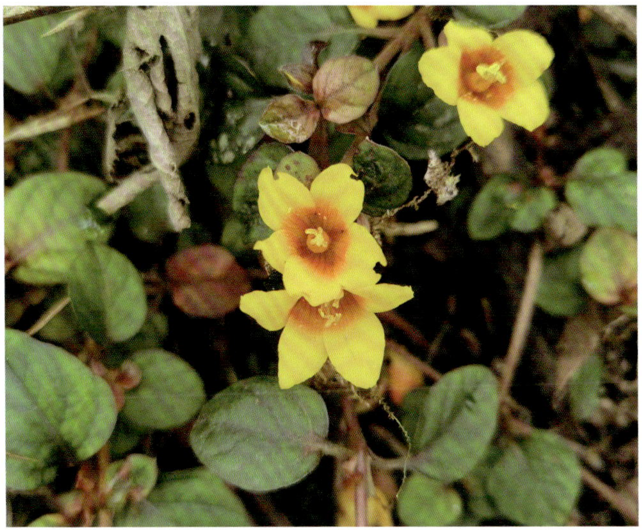

过路黄花序

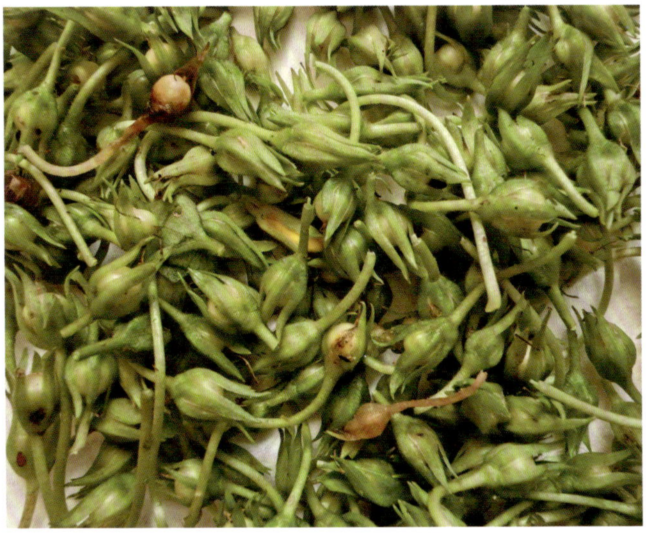

过路黄果实（鲜）

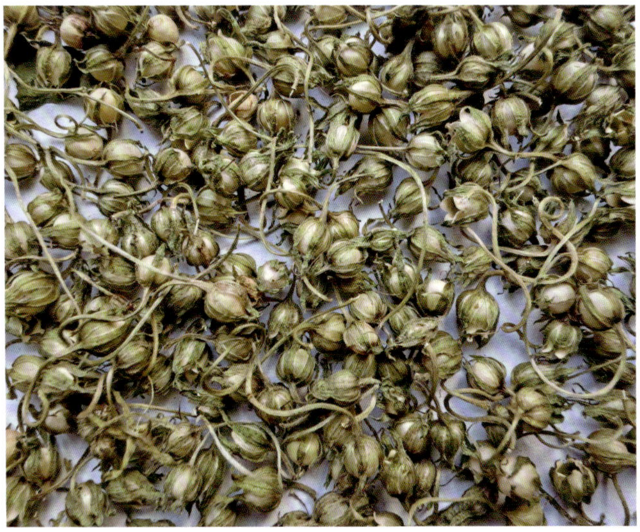

过路黄果实

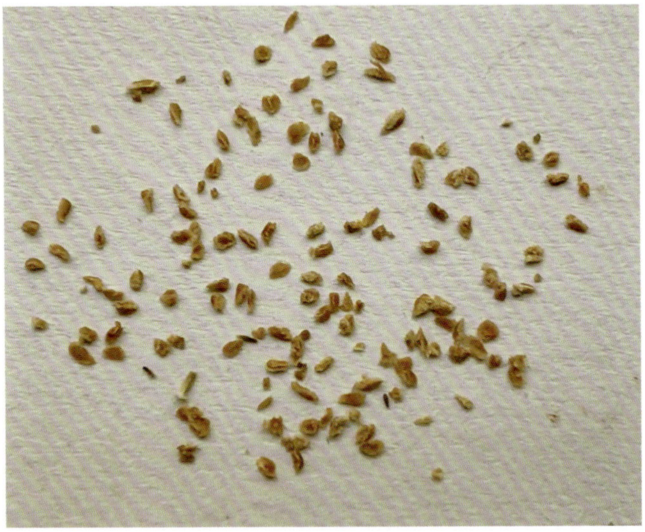

过路黄种子

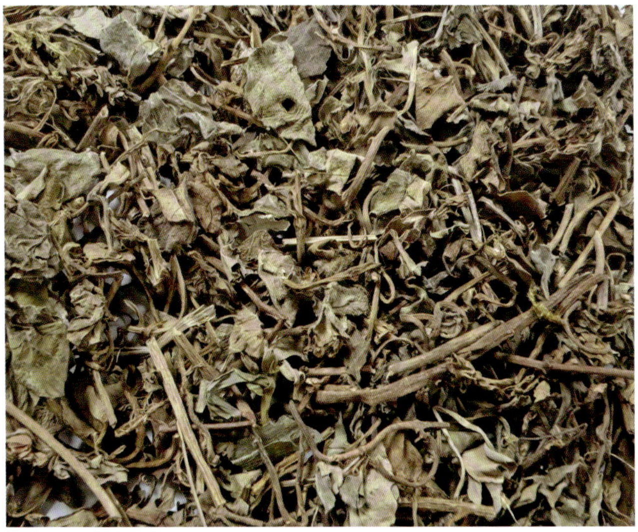

过路黄干燥全草

[illegible]

[illegible] *Lysimachia christinae* Hance. [illegible]

[illegible] 20~60 cm [illegible] 1.5~5（~10）cm [illegible] 1~3 cm [illegible]（1.5~）2~6（~8）cm [illegible] 1~4（~6）cm [illegible] 1~5 cm [illegible]（4~）5~7（~10）mm [illegible] 5 [illegible] 7~15 mm [illegible] 5 [illegible] 2~4 mm [illegible] 5 [illegible] 6~8 mm [illegible] 1~1.5 mm [illegible] 6~8 mm [illegible] 3~5 mm [illegible] 5~7 [illegible] 7~10 [illegible] 2 300 m [illegible]

[illegible]

[illegible]

[illegible]

[illegible] • 15~60 g。

金银忍冬

Jinyinrendong

[illegible]

FLOWER OF AMUR HONEYSUCKLE

〔别名〕金银木、树金银、木银花、金银藤、王作骨头、千层皮、鸡骨头、北金银花。

〔基原〕本品为忍冬科植物金银忍冬 *Lonicera maackii*（Rupr.）Maxim. 的茎叶及花。

〔原植物形态〕落叶灌木，高达 6 m。茎干直径达 10 cm；树皮灰白色至灰褐色，不规则纵裂；小枝中空，稍具短柔毛。单叶对生；叶柄长 3 ～ 5 mm，有腺毛及柔毛；叶纸质，叶片卵状椭圆形至卵状披针形，长 5 ～ 8 cm，宽 2.5 ～ 4 cm，先端长渐尖，基部阔楔形，全缘，两面脉上有毛。花芳香，腋生；总花梗长 1 ～ 2 mm，具腺毛；苞片条形，长 3 ～ 6 mm；小苞片合生成对；花萼钟形，萼檐长 2 ～ 3 mm，具裂达中部之齿；花冠先白后黄色，长达 2 cm，花冠筒长约为唇瓣的 1/2；雄蕊与花柱均短于花冠。浆果暗红色，球形，直径 5 ～ 6 mm。种子椭圆形，长约 2 mm，具细凹点。花期 5 ～ 6 月，果期 7 ～ 9 月。生于海拔 1 300 ～ 2 800 m 的林下、林缘、山坡及路旁。西昌市有栽培。

〔炮制〕除去杂质，干燥。

〔性味与归经〕甘、淡，寒。

〔功能与主治〕祛风，清热，解毒。主治感冒，咳嗽，咽喉肿痛，目赤肿痛，肺痈，乳痈，湿疮。

〔用法与用量〕内服：煎汤，9 ～ 15 g。外用：适量，捣敷；或煎水洗。

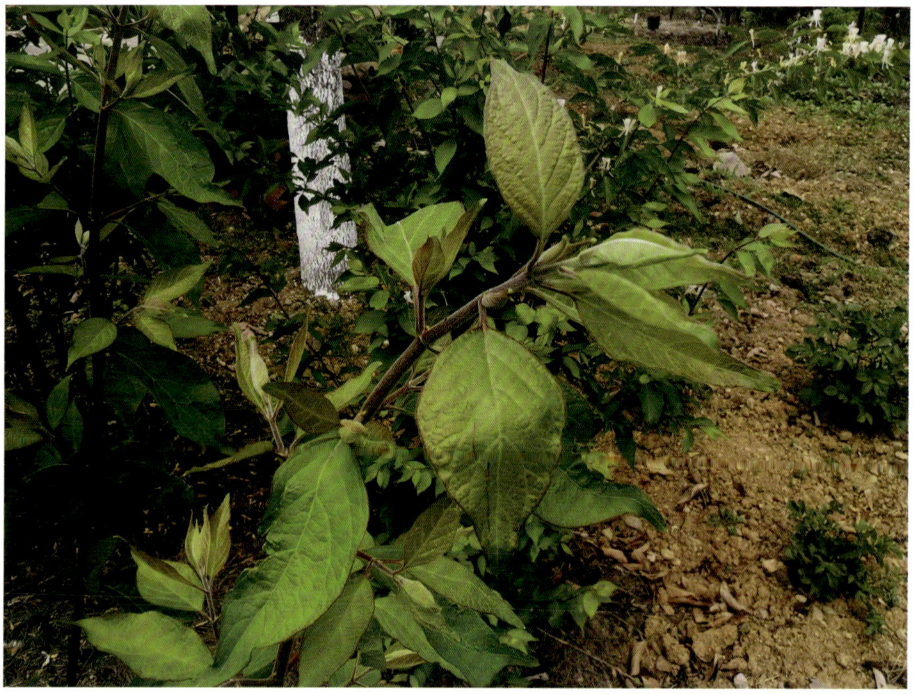

金银忍冬幼枝

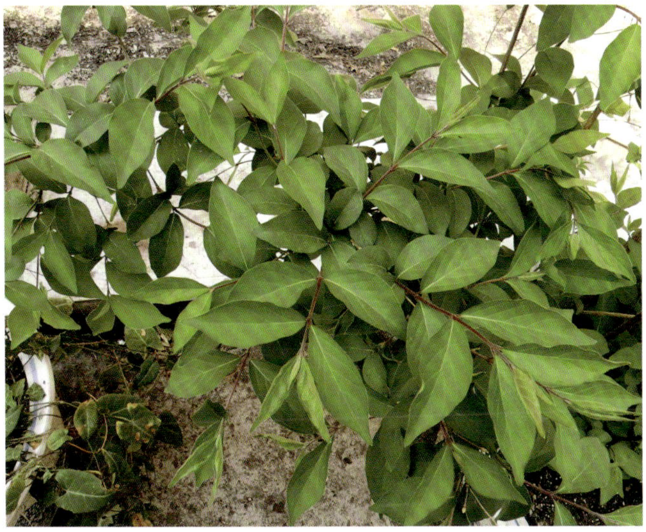

金银忍冬成熟植株

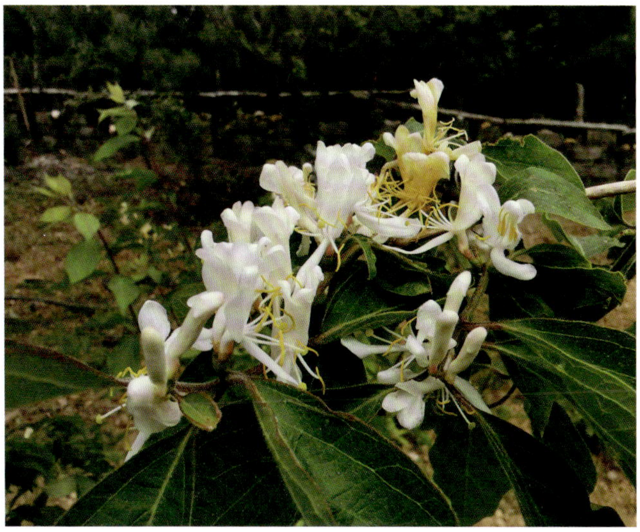

金银忍冬花枝

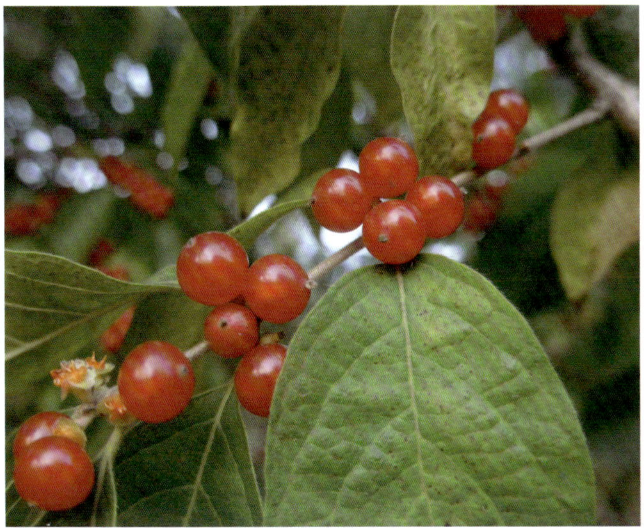

金银忍冬果枝

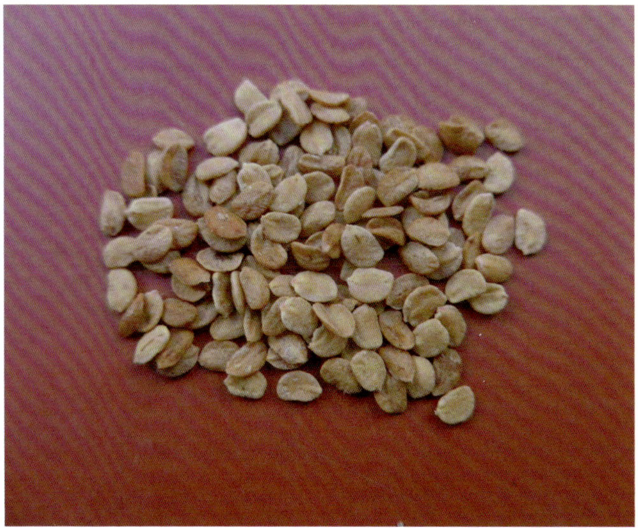

金银忍冬种子

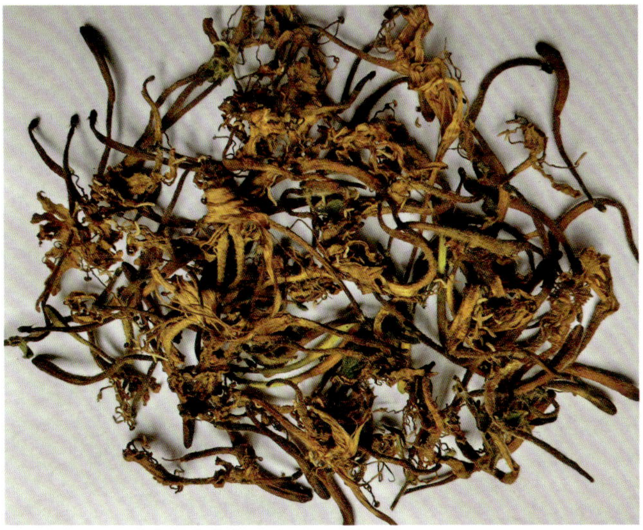

金银忍冬干燥花

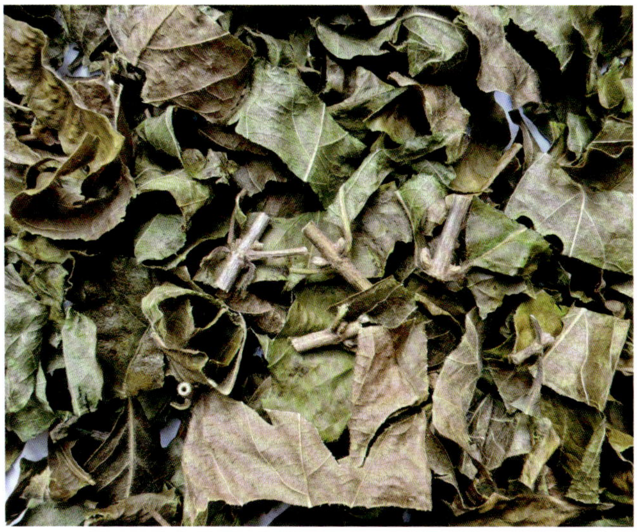

金银忍冬干燥枝叶

[illegible] [illegible]*Lonicera maackii*（Rupr.）Maxim. [illegible]

[illegible] 6 m [illegible] 10 cm [illegible] 3~5 mm [illegible] 5~8 cm [illegible] 2.5~4 cm [illegible] 1~2 mm [illegible] 3~6 mm [illegible] 2~3 mm [illegible] 2 cm [illegible] 1/2 [illegible] 5~6 mm [illegible] 2 mm [illegible] 5~6 [illegible] 7~9 [illegible] 1 300~2 800 m [illegible]

[illegible]

[illegible]

[illegible]

[illegible] 9~15 g。[illegible]

金线草

Jinxiancao

[illegible]

HERBA ANTENORONIS NEOFILIFORMIS

〖**别名**〗重阳柳、蟹壳草、毛蓼、白马鞭、人字草、九盘龙、毛血草、野蓼、一串红、蓼子七、化血七、大蓼子、九节风、大叶辣蓼、鸡心七。

〖**基原**〗本品为蓼科植物金线草 *Antenoron filiforme*（Thunb.）Roberty et Vautier 的全草。

〖**原植物形态**〗多年生直立草本，高 50 ~ 100 cm。根茎横走，粗壮，扭曲。茎节膨大。叶互生；有短柄；托叶鞘筒状，抱茎，膜质；叶片椭圆形或长圆形，长 6 ~ 15 cm，宽 3 ~ 6 cm，先端短渐尖或急尖，基部楔形，全缘，两面有长糙伏毛，散布棕色斑点。穗状花序顶生或腋生；花小，红色；苞片有睫毛；花被 4 裂；雄蕊 5；柱头 2 歧，先端钩状。瘦果卵圆形，棕色，表面光滑。花期秋季，果期冬季。生于山地林缘、路旁阴湿地。

〖**炮制**〗除去杂质，切段，干燥。

〖**性味与归经**〗辛、苦，凉。小毒。

〖**功能与主治**〗凉血止血，清热利湿，散瘀止痛。主治咳血，吐血，便血，崩漏，泄泻，痢疾，胃痛，经期腹痛，产后血瘀腹痛，跌打损伤，风湿痹痛，瘰疬，痈肿。

〖**用法与用量**〗内服：煎汤，9 ~ 30 g。外用：适量，煎水洗或捣敷。

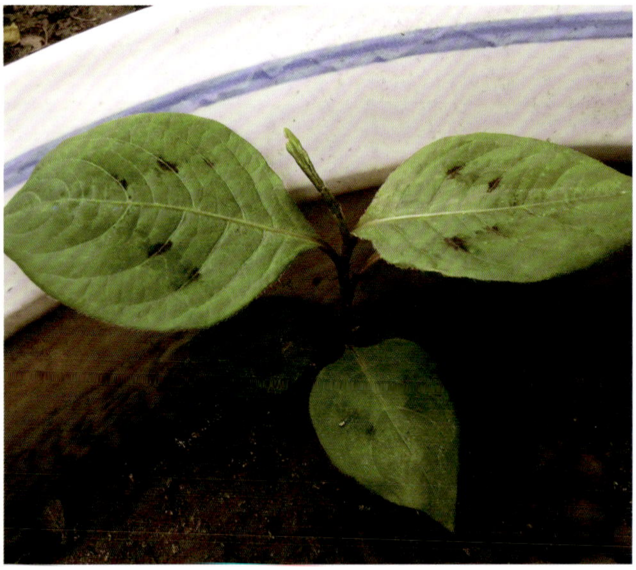

金线草幼株

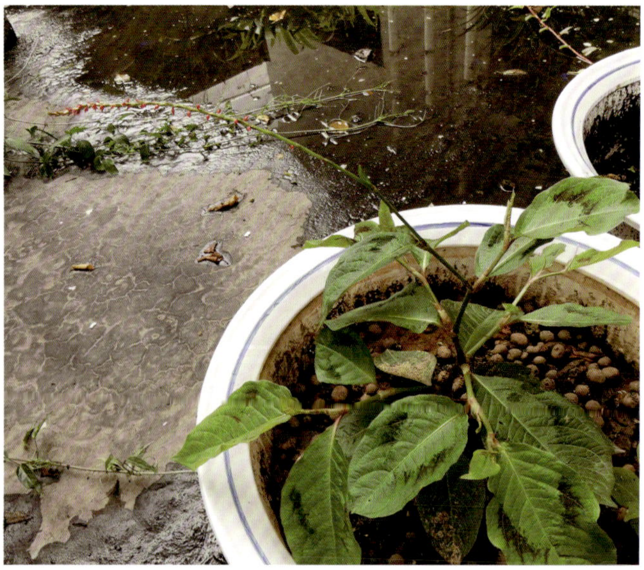

金线草成熟植株

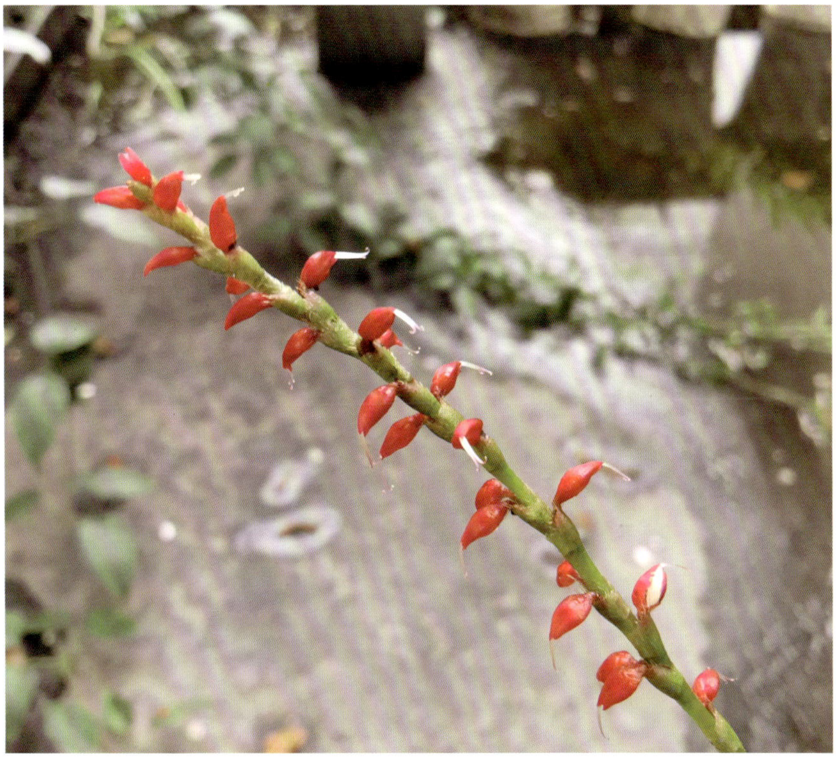

金线草花枝

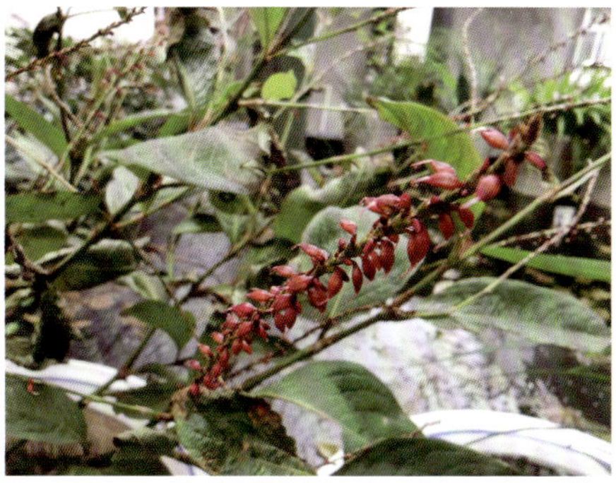

金线草果枝

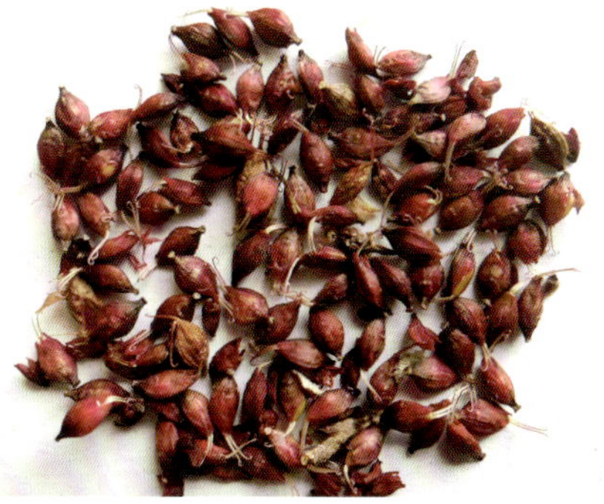

金线草果实

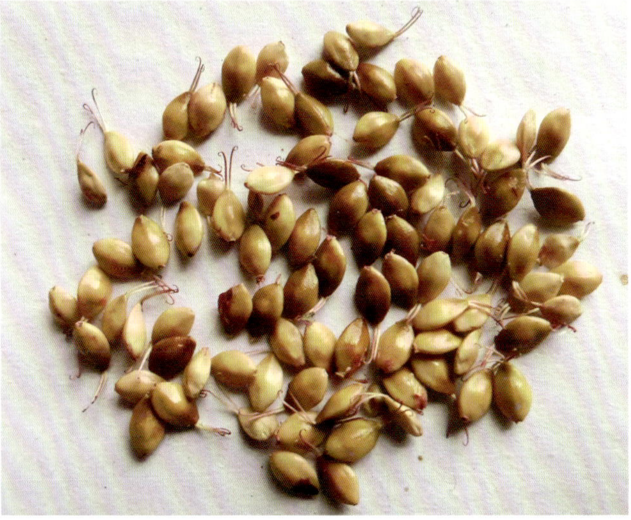

金线草种子

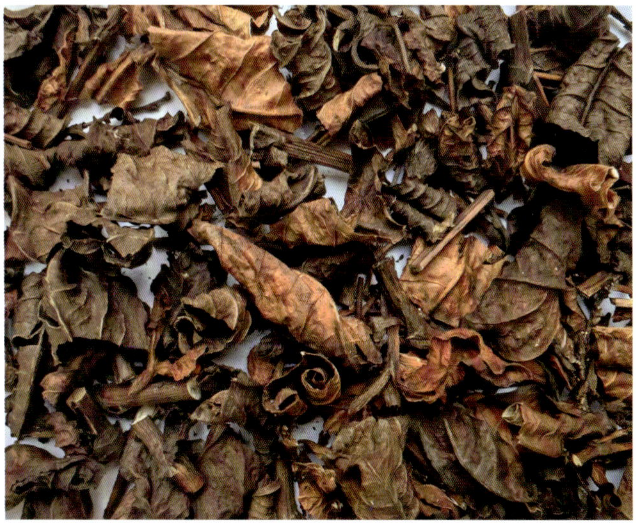

金线草干燥枝叶

[illegible]

[illegible] *Antenoron filiforme* (Thunb.) Roberty et Vautier. [illegible]

[illegible] 50~100 cm [illegible] 6~15 cm [illegible] 3~6 cm [illegible] 4 [illegible] 5 [illegible] 2 [illegible]

[illegible]

[illegible]

[illegible]

[illegible] 9~30 g。[illegible]

金凤毛

Jinfengmao

SOLIDAGO CANADENSIS

〔基原〕本品为旋花科植物橙红茑萝 *Quamoclit coccinea*（*L.*）*Moench* 的全草。

〔原植物形态〕一年生草本，茎缠绕，平滑，无毛。叶心形，长 3 ～ 5 cm，宽 2.5 ～ 4 cm，骤尖，全缘，或边缘为多角形，或有时多角状深裂，叶脉掌状；叶柄细弱，几与叶片等长。聚伞花序腋生，有花 3 ～ 6 朵，总花梗细弱，较叶柄长，有 2 苞片，花柄长约 1 cm，小苞片 2；萼片 5，不相等，卵状长圆形，钝头，有长芒尖，芒线状，长 2 mm，着生于萼片顶端稍下方；花冠高脚碟状，橙红色，喉部带黄色，长达 8 ～ 25 mm，管细长，于喉部骤然展开，冠檐 5 深裂；雄蕊 5，显露于花冠之外，稍不等长，花丝丝状，基部肿大，有小鳞毛，花药小；雌蕊稍长于雄蕊；子房 4 室，每室 1 胚珠；花柱丝状，柱头头状，2 裂。蒴果小，球形，长约 5 mm，种子 1 ～ 4，卵圆形，或球形。西昌市等地有栽培。

〔炮制〕除去杂质，洗净，切段，干燥。

〔功能与主治〕消肿解毒。主治痢疾，肠风下血，崩漏，便血等症。

〔用法与用量〕内服：煎汤，3 ～ 9 g；外用：鲜品适量，捣敷；或水煎洗。

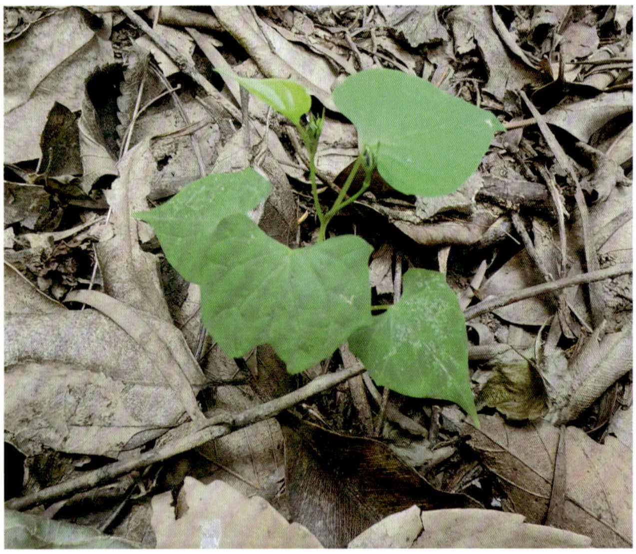

橙红茑萝幼株

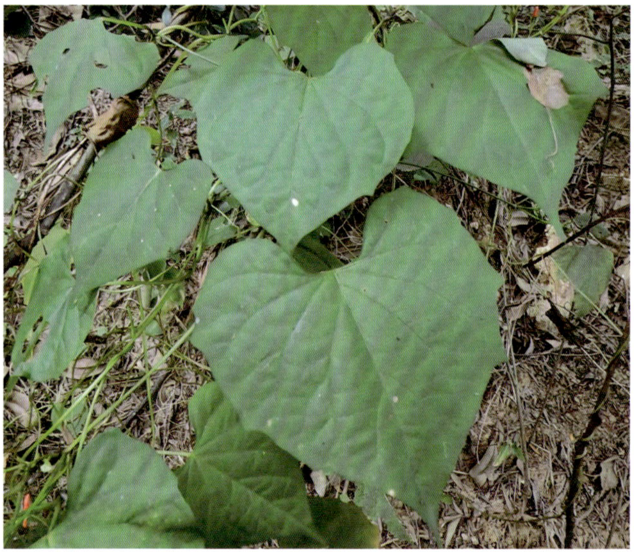

橙红茑萝成熟植株

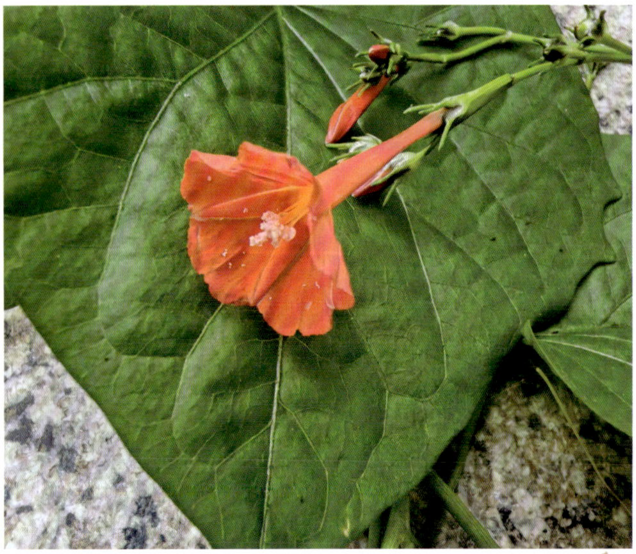

橙红茑萝花枝

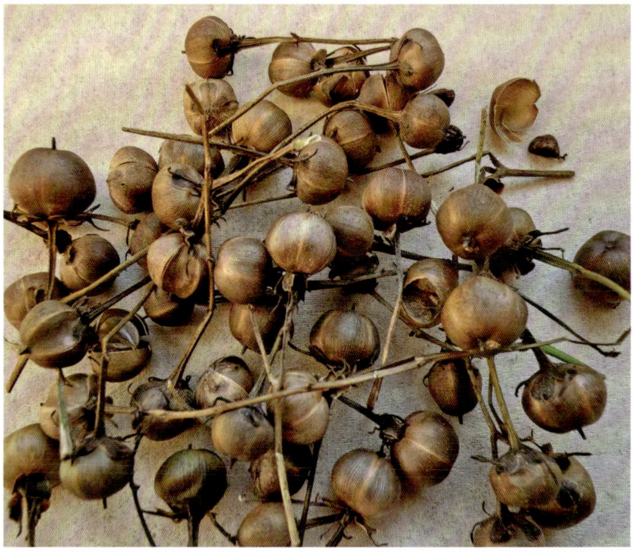

橙红茑萝果实

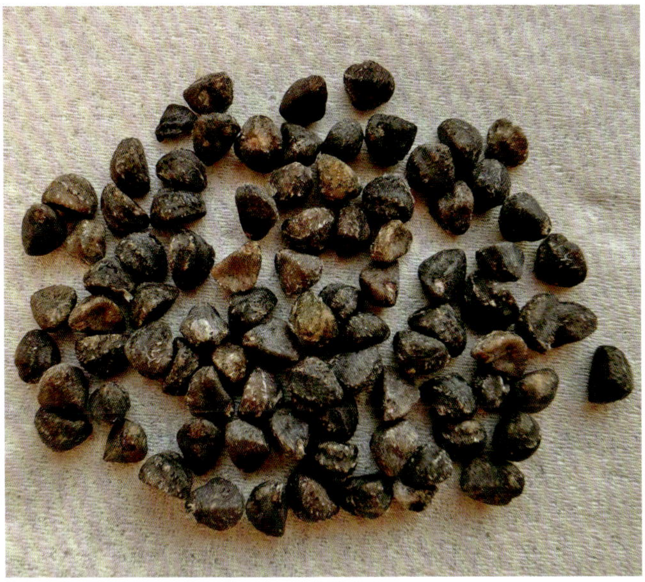

橙红茑萝种子

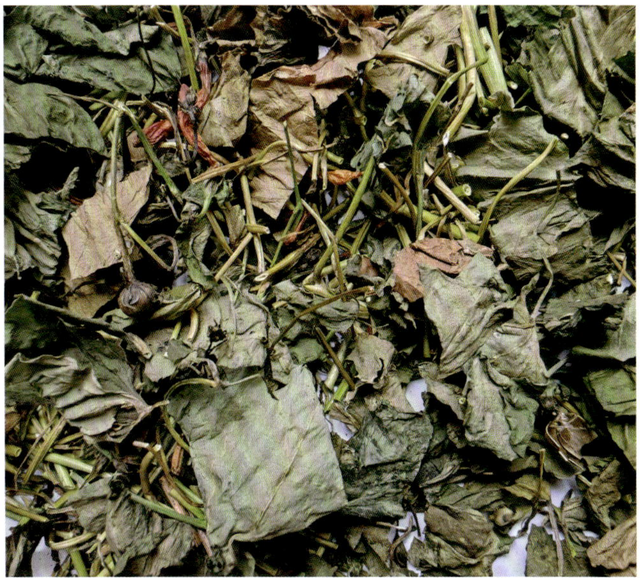

橙红茑萝干燥全草

[illegible] *Quamoclit coccinea* (L.) Moench [illegible]

[illegible] 3~5 cm [illegible] 2.5~4 cm [illegible] 3~6 [illegible] 2 [illegible] 1 cm [illegible] 2 [illegible] 5 [illegible] 2 cm [illegible] 8~25 mm [illegible] 5 [illegible] 5 [illegible] 1 [illegible] 4 [illegible] 2 [illegible] 5 mm [illegible] 1~4 [illegible]

[illegible] 3~9 g [illegible]

狗筋蔓

Goujinman

[illegible]

CUCUBALUS BACCIFER

〔**别名**〕小九牯牛、抽筋草、大种鹅儿肠、筋骨草、铁栏杆、水筋骨、九股牛七、白牛膝、长深根、称筋散、土牛膝、伸筋草、九股牛、接筋草、鸡肠子草。

〔**基原**〕本品为石竹科植物狗筋蔓 *Cucubalus baccifer* L. 的带根全草。

〔**原植物形态**〕多年生草本，全株有毛。茎多分枝，上升或伏卧，长 1 ～ 2 m。单叶对生；有短柄；叶片卵状披针形或长圆形，长 2 ～ 4 cm，宽 0.7 ～ 1.5 cm，先端渐尖，基部楔形，两面无毛，仅中脉上有毛，边缘具缘毛。圆锥状聚伞花序，或单生于分枝的叉上，微下垂，花梗有柔毛；萼阔钟形，5 齿裂，10 脉；花瓣 5，白色，先端凹下，喉部有 2 鳞片；雄蕊 10，短于花瓣，花盘延伸成短柄；子房上位 1 室，基部有 3 隔脉；花柱 3。浆果状蒴果，成熟时黑色，有光泽，不规则开裂。种子肾形，黑色，有光泽。花期 7 ～ 8 月，果期 8 ～ 9 月。生于森林灌丛间、湿地及河边。

〔**炮制**〕除去杂质，洗净泥沙，润透，切段，干燥或洗净鲜用。

〔**性味与归经**〕甘、苦，温。归肝、膀胱经。

〔**功能与主治**〕活血定痛，接骨生肌。主治跌打损伤，骨折，风湿骨痛，月经不调，瘰疬，痈疽。

〔**用法与用量**〕内服：煎汤，9 ～ 15 g；或泡酒服。外用：适量，鲜品捣敷。

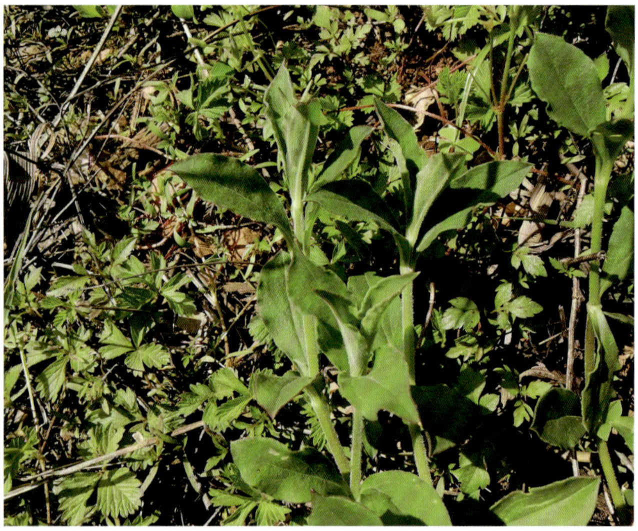

狗筋蔓幼株

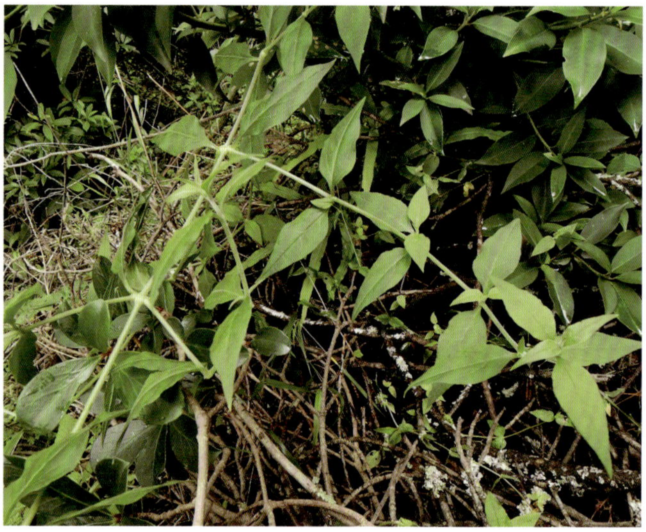

狗筋蔓成熟植株

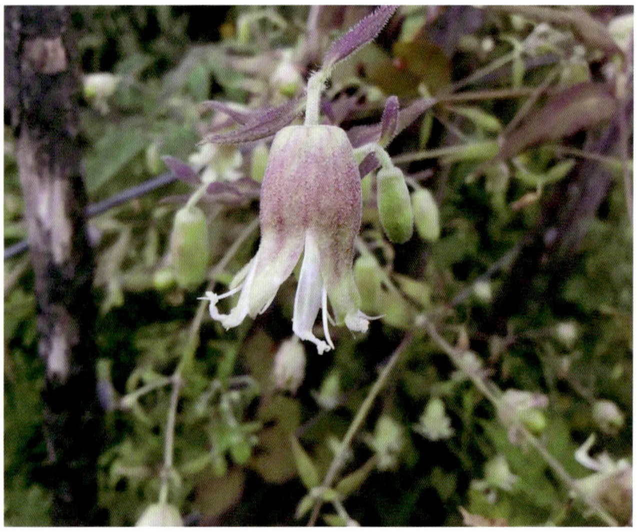

狗筋蔓花枝

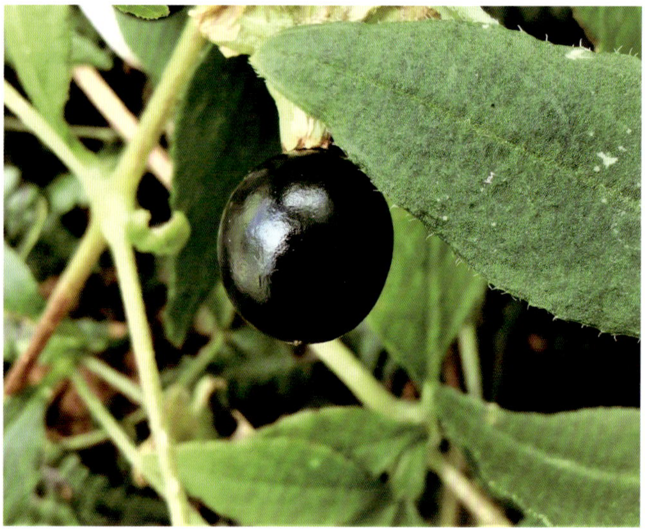

狗筋蔓果枝

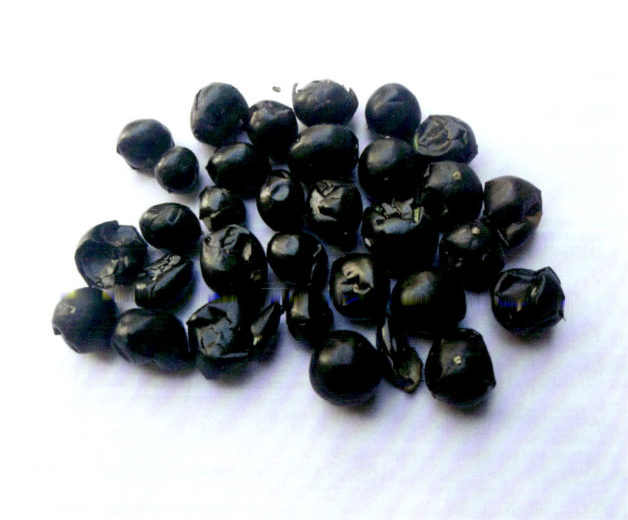

狗筋蔓果实

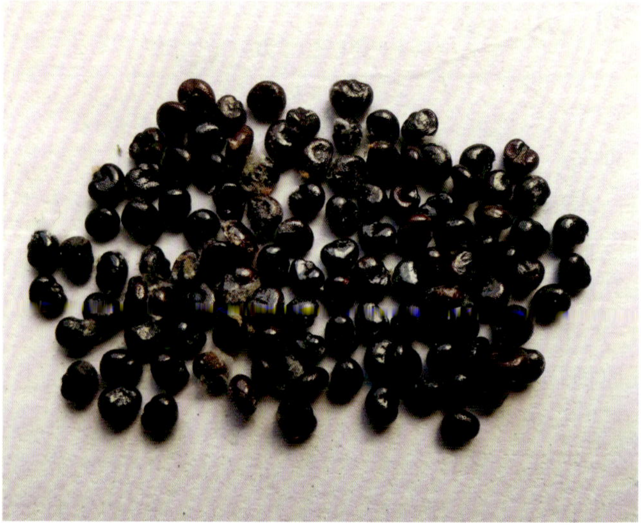

狗筋蔓种子

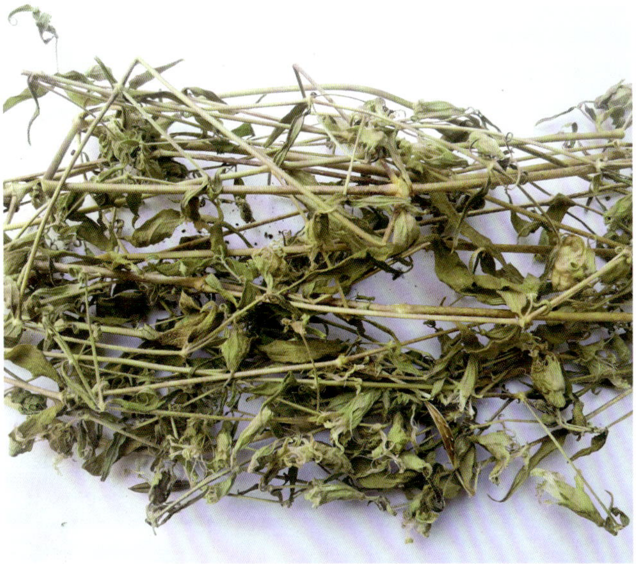

狗筋蔓干燥全草

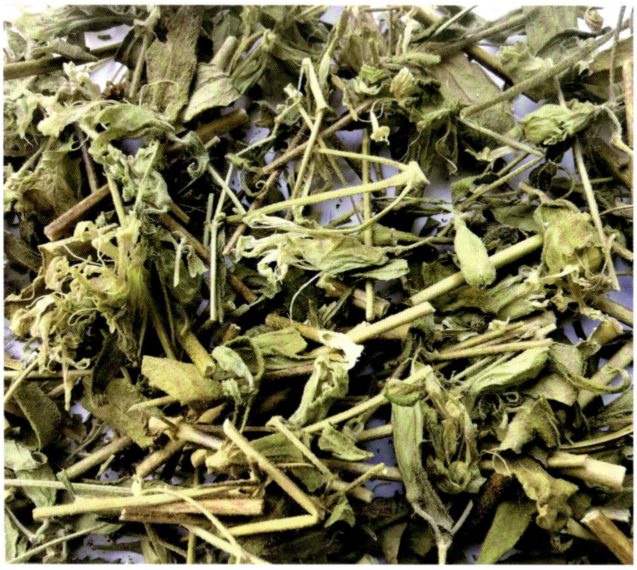

狗筋蔓饮片

[illegible]
[illegible] *Cucubalus baccifer* L. [illegible]
[illegible] 1~2 m。[illegible] 2~4 cm，[illegible] 0.7~1.5 cm，[illegible] 5 [illegible] 10 [illegible] 5 [illegible] 2 [illegible] 10 [illegible] 3 [illegible] 3 [illegible] 7~8 [illegible] 8~9 [illegible]
[illegible]
[illegible]
[illegible]
[illegible] 9~15 g；[illegible]

鱼 眼 草

Yuyancao

HERB OF BENTHAM DICHROCEPHALA

〖别名〗三仙菜、星宿草、地胡椒、鼓丁草、翳子草、地细辛、小馒头草、蛆头草。

〖基原〗本品为菊科植物小鱼眼草 *Dichrocephala benthamii* C. B. Clarke 的全草。

〖原植物形态〗一年生草本，高 10 ～ 25 cm。茎略带紫色，密被白色柔毛。叶片倒卵形或匙形，长 3.5 ～ 7 cm，中下部叶的通常羽裂或大头羽裂，上部叶通常有深圆齿，两面被稀疏或密短柔毛，基部扩大，耳状抱茎。头状花序半球形，宽达 5 mm，少数或多数在茎和分枝顶端排成稀疏或稠密的伞房状或圆锥状；雌花白色，极细，线形，先端有 2 ～ 3 细齿，两性花绿黄色，近壶状，先端有 4 齿。瘦果扁平，有加厚的边缘；无冠毛。花期春末至夏秋。生于山坡、路旁草丛中。

〖炮制〗除去杂质，干燥，切段。

〖性味与归经〗苦，寒。

〖功能与主治〗清热解毒，祛风明目。主治肺炎，肝炎，痢疾，消化不良，疟疾，夜盲，带下，疮疡。

〖用法与用量〗内服：煎汤，6 ～ 12 g。外用：适量，捣敷；或煎水洗。

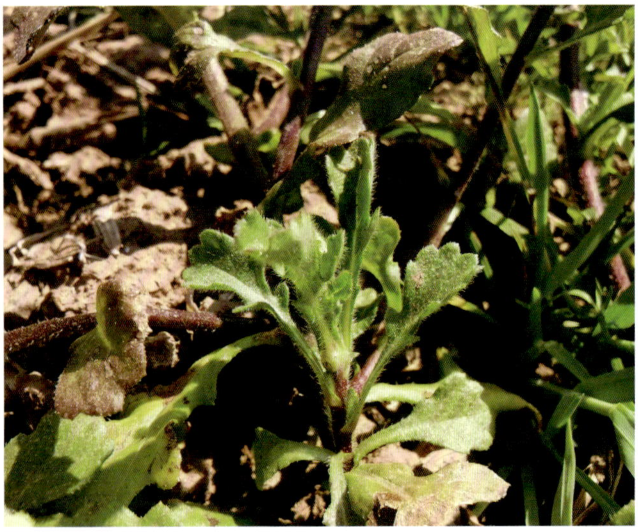

小鱼眼草幼株

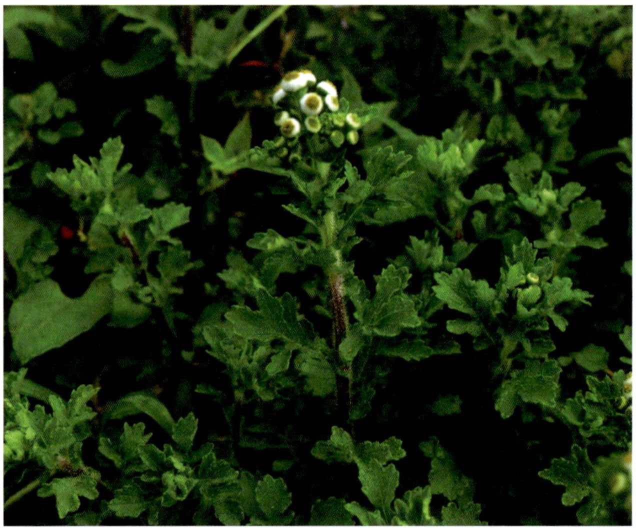

小鱼眼草成熟植株

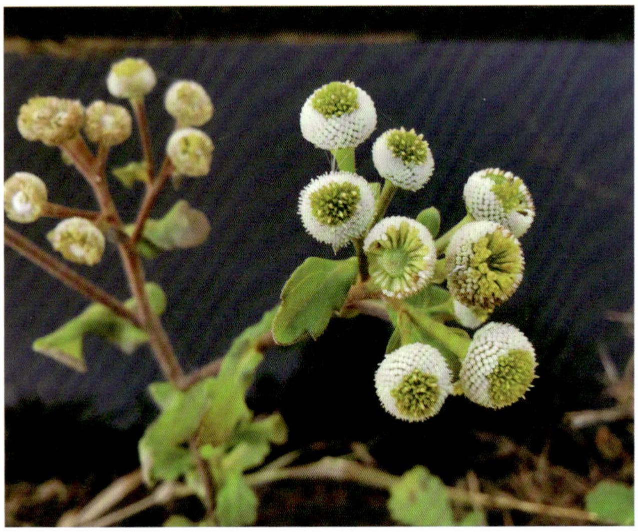

小鱼眼草花枝

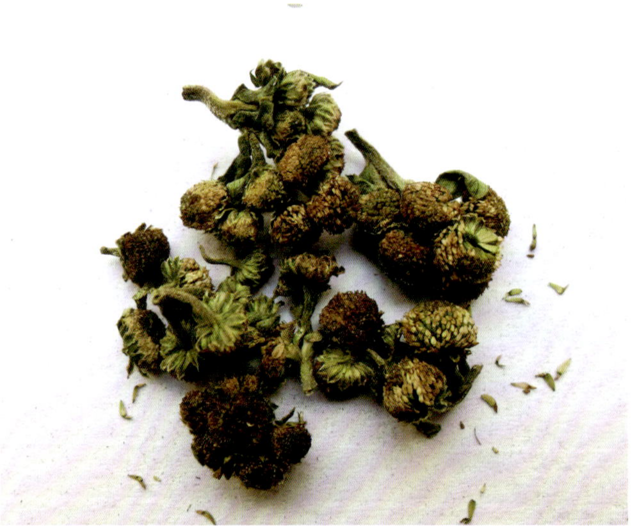

小鱼眼草果实

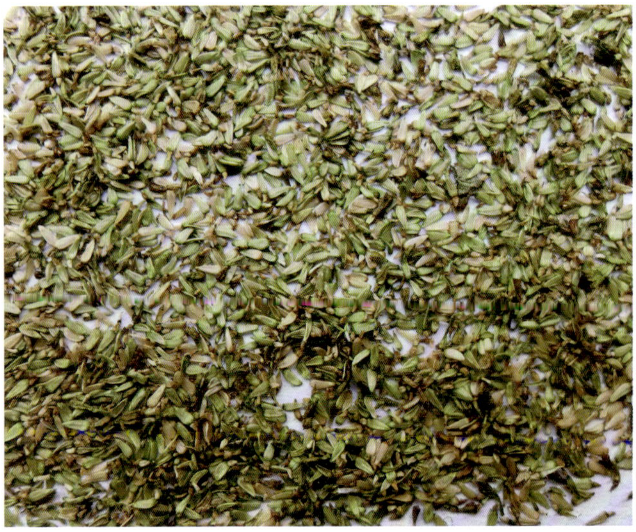

小鱼眼草种子

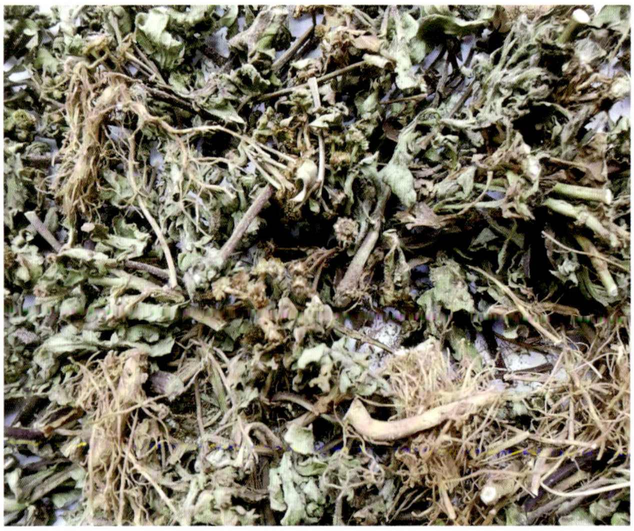

小鱼眼草干燥全草

[illegible]
[illegible] 草 *Dichrocephala benthamii C. B. Clarke* [illegible]
[illegible] 10~25 cm [illegible] 3.5~7 cm [illegible] 5 mm [illegible]
[illegible] 2~3 [illegible] 4 [illegible]
[illegible] 6~12 g [illegible]

单毛刺蒴麻

Danmaocishuoma

[illegible]

TRIUMFETTA ANNUA

〖别名〗小刺蒴麻。

〖基原〗本品为椴树科植物单毛刺蒴麻 *Triumfetta annua* L. 的叶或根。

〖原植物形态〗草本或亚灌木；嫩枝被黄褐色茸毛。叶纸质，卵形或卵状披针形，长 5 ～ 11 cm，宽 3 ～ 7 cm，先端尾状渐尖，基部圆形或微心形，两面有稀疏单长毛，基出脉 3 ～ 5 条，侧脉向上行超过叶片中部，边缘有锯齿；叶柄长 1 ～ 5 cm，有疏长毛。聚伞花序腋生，花序柄极短；花柄长 3 ～ 6 mm；苞片长 2 ～ 3 mm，均被长毛；萼片长 5 mm，先端有角；花瓣比萼片稍短。倒披针形；雄蕊 10 枚；子房被刺毛，3 ～ 4 室，花柱短，柱头 2 ～ 3 浅裂。蒴果扁球形；刺长 5 ～ 7 mm，无毛，先端弯勾，基部有毛。花期秋季。生于荒野及路旁。

〖炮制〗除去杂质，切段，干燥，或鲜用。

〖性味与归经〗甘，淡，凉。

〖功能与主治〗主治痈疖红肿，刀伤出血，祛风，活血，镇痛。

〖用法与用量〗内服：煎汤，3 ～ 10 g。外用：种子适量，研末吹喉；或全株捣敷。

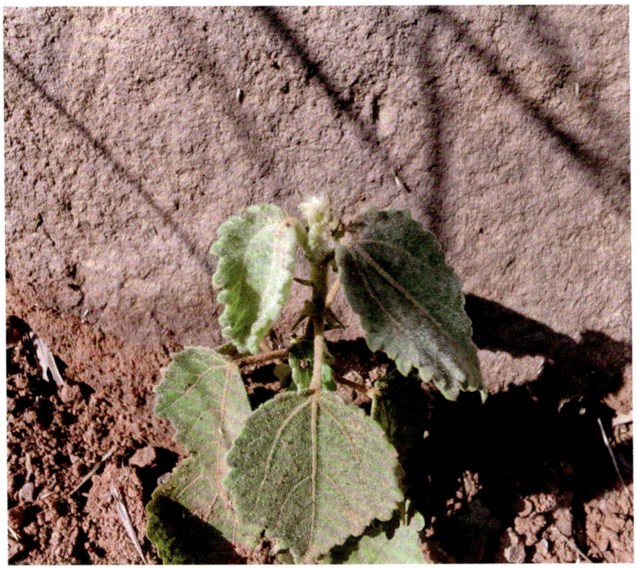

单毛刺蒴麻幼株

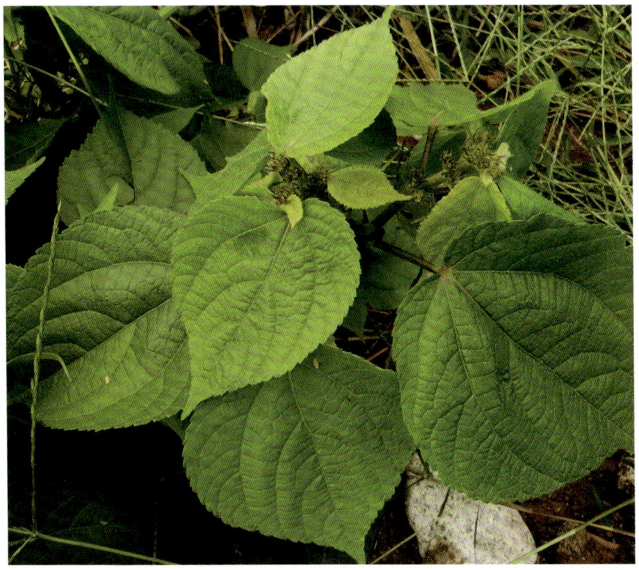

单毛刺蒴麻成熟植株

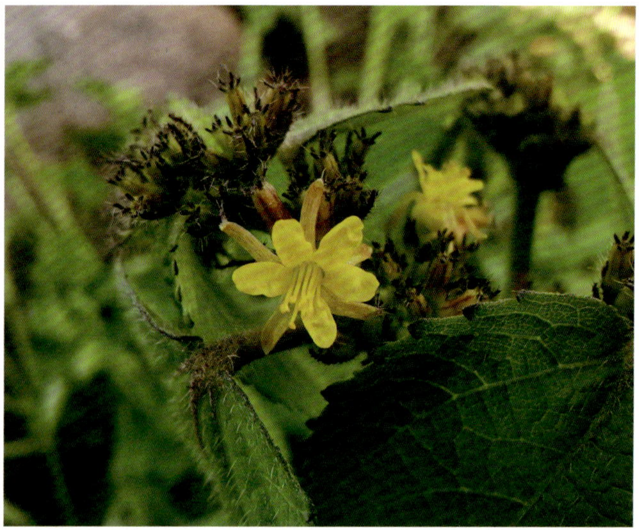

单毛刺蒴麻花枝

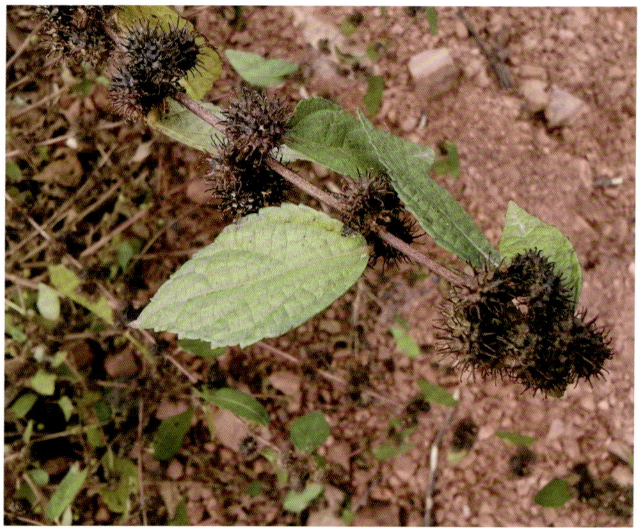

单毛刺蒴麻果枝

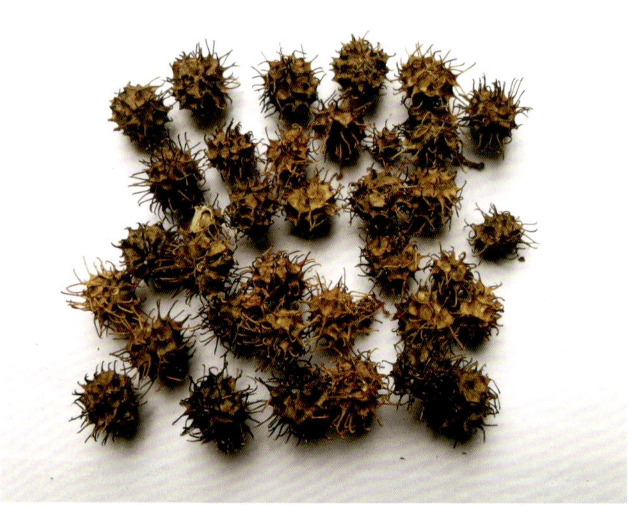

单毛刺蒴麻果实

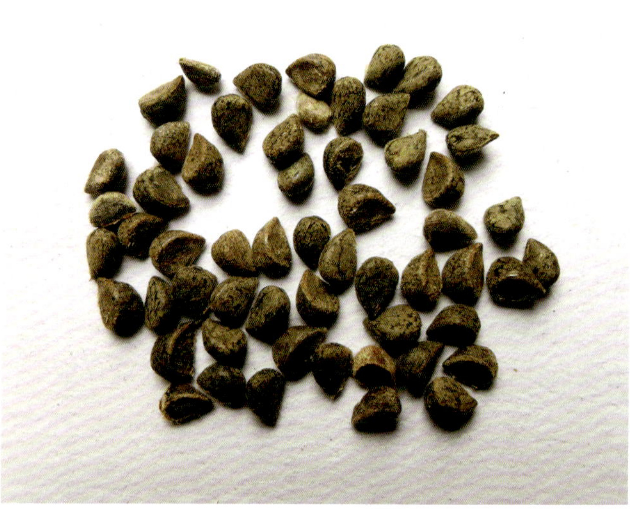

单毛刺蒴麻种子

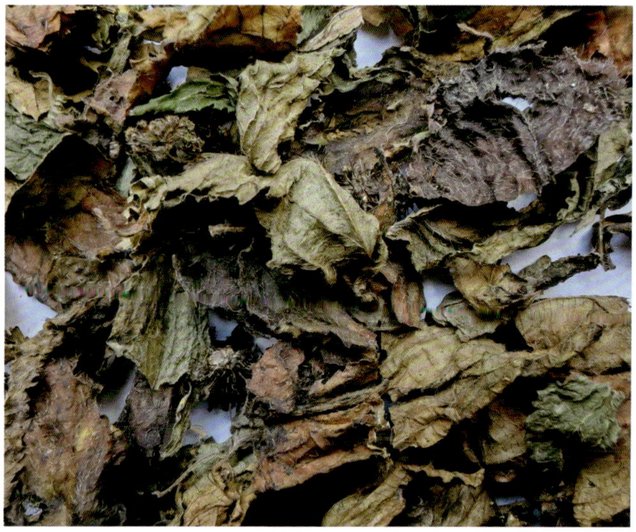

单毛刺蒴麻干燥叶

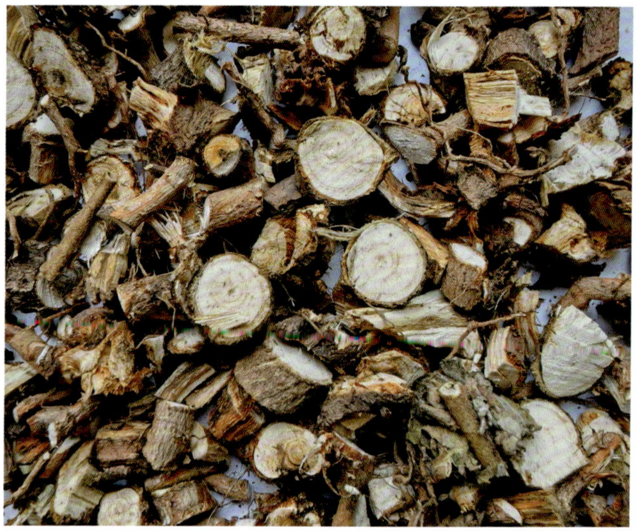

单毛刺蒴麻干燥根片

[illegible] · [illegible]
[illegible] · [illegible] *Triumfetta annua* L. [illegible]
[illegible] · [illegible] 5~11 cm [illegible] 3~7 cm [illegible] 3~5 [illegible] 1~5 cm [illegible] 3~6 mm [illegible] 2~3 mm [illegible] 5 mm [illegible] 10 [illegible] 3~4 [illegible] 2~3 [illegible] 5~7 mm [illegible]
[illegible] · [illegible]
[illegible] · [illegible]
[illegible] · [illegible]
[illegible] · [illegible] 3~10 g. [illegible]

泥 胡 菜

Nihucai
[illegible]
HERB OF LYRATE HEMISTEPTAR

〖别名〗苦马菜、牛插鼻、石灰菜、糯米菜、猫骨头、剪刀草、绒球、苦郎头、苦蓝头菜、石灰青、田青、野苦麻、苦荬菜、猪兜菜、艾草。

〖基原〗本品为菊科植物泥胡菜 *Hemisteptia lyrata* (Bunge) Bunge. 的全草或根。

〖原植物形态〗二年生草本,高 30 ～ 80 cm。根圆锥形,肉质。茎直立,具纵沟纹,无毛或具白色蛛丝状毛。基生叶莲座状,具柄,倒披针形或倒披针状椭圆形,长 7 ～ 21 cm,提琴状羽状分裂,顶裂片三角形,较大,有时 3 裂,侧裂片 7 ～ 8 对,长椭圆状披针形,下面被白色蛛丝状毛;中部叶椭圆形,无柄,羽状分裂;上部叶条状披针形至条形。头状花序多数,有长梗;总苞球形,长 12 ～ 14 mm,宽 18 ～ 22 mm;总苞片 5 ～ 8 层,外层较短,卵形,中层椭圆形,内层条状披针形,各层总苞片背面先端下具 1 紫红色鸡冠状附片;花紫色。瘦果椭圆形,长 2.5 mm,具 15 条纵肋;冠毛白色,2 列,羽毛状。花期 5 ～ 6 月。生于路旁、荒草丛中或水沟边。

〖炮制〗洗净,鲜用,或切段,干燥。

〖性味与归经〗辛、苦,寒。

〖功能与主治〗清热解毒,散结消肿。主治痔漏,痈肿疔疮,乳痈,淋巴结炎,风疹,外伤出血,骨折。

〖用法与用量〗内服:煎汤,9 ～ 15 g。外用:适量,捣敷;或煎水洗。

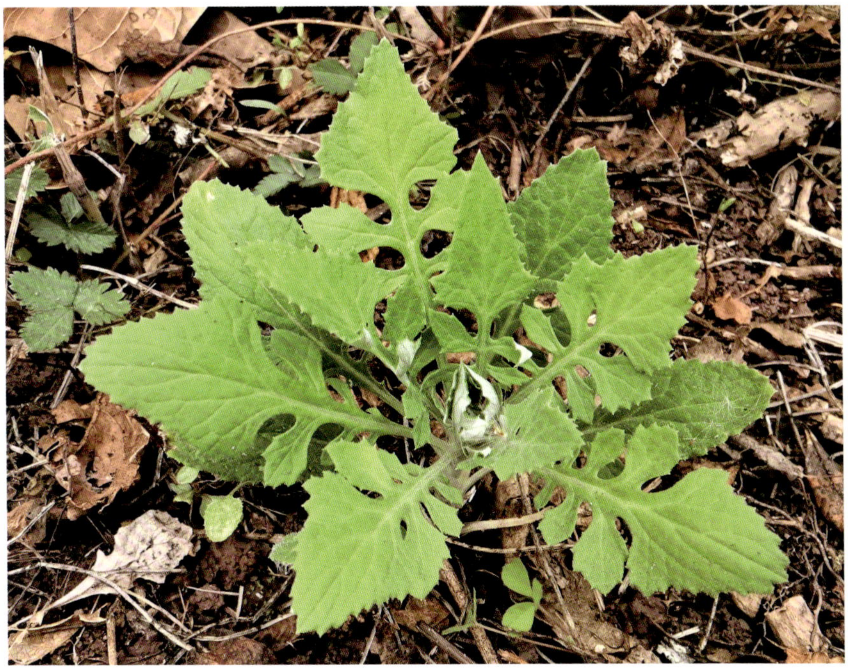

泥胡菜幼株

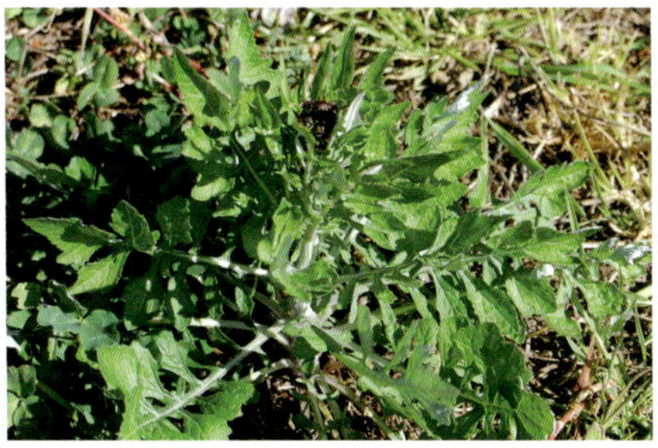

泥胡菜成熟植株

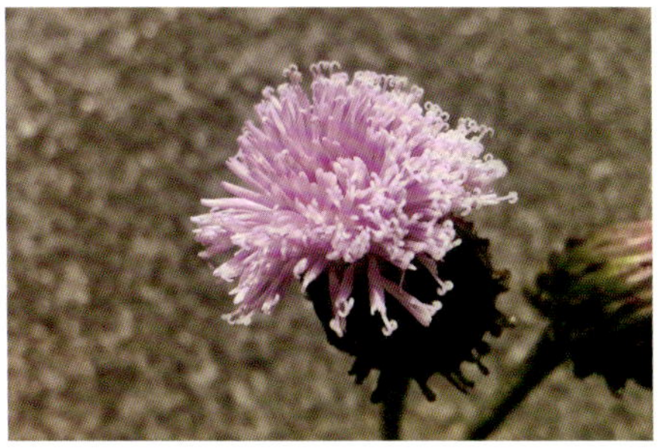

泥胡菜花枝

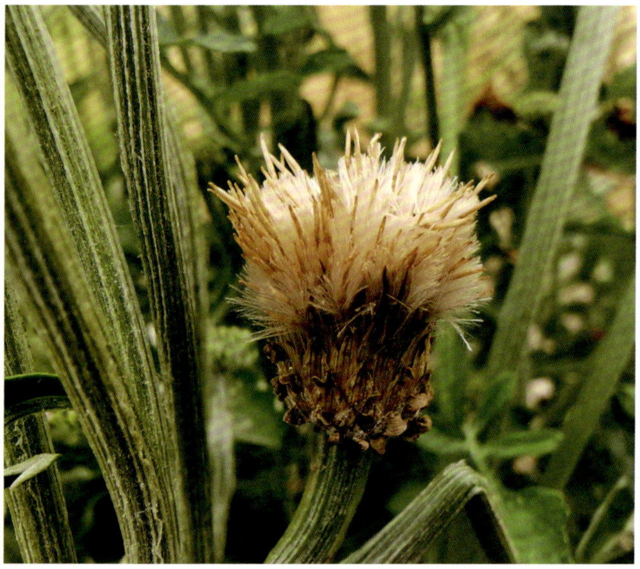

泥胡菜果枝

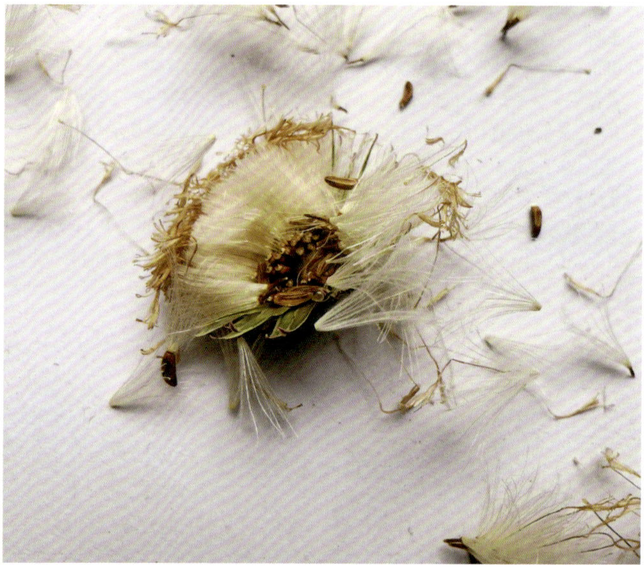

泥胡菜果实

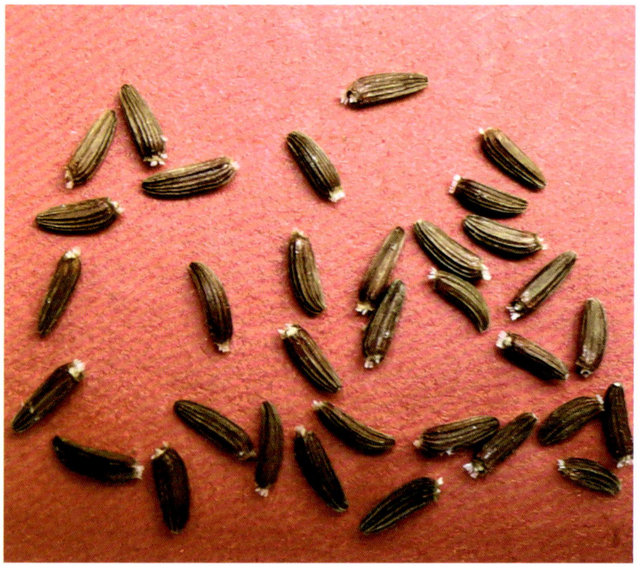

泥胡菜种子

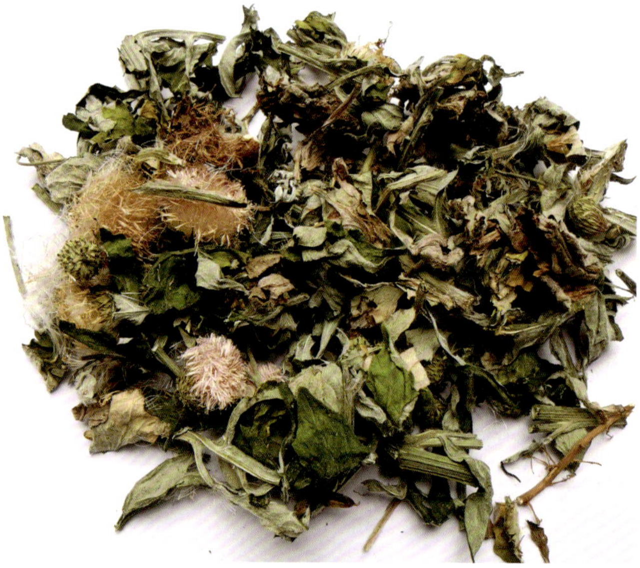

泥胡菜干燥全草

[illegible] • [illegible]

[illegible] • [illegible] *Hemisteptia lyrata* (Bunge) Bunge. [illegible]

[illegible] • [illegible] 30~80 cm。[illegible] 7~21 cm [illegible] 3 [illegible] 7~8 [illegible]

[illegible] 12~14 mm [illegible] 18~22 mm [illegible] 5~8 [illegible] 2.5 mm [illegible] 15 [illegible] 2 [illegible] 5~6 [illegible]

[illegible] • [illegible]

[illegible] • [illegible]

[illegible] • [illegible]

[illegible] • [illegible] 9~15 g。[illegible]

宝盖草

Baogaicao

BENBIE

〖别名〗接骨草、莲台夏枯草、毛叶夏枯、灯龙草、珍珠莲、佛座、风盏、连钱草、大铜钱七、蜡烛扦草、莲台接骨草。

〖基原〗本品为唇形科植物宝盖草 *Lamium amplexicaule* L. 的全草。

〖原植物形态〗一年生或二年生草本，高 10 ～ 50 cm。茎丛生，基部稍斜升，细弱，四棱形，常带紫色，被倒生疏毛。叶对生；有短柄，向上渐无柄，抱茎；叶片肾形或近圆形，先端圆，基部心形或圆形，边有圆齿或浅裂，两面均被细毛。轮伞花序 6 ～ 10 花，其中常有闭花授精的花；除基部一对叶外，其余叶腋部均有花，花外被长毛；花萼管状，裂齿 5，长而锥尖；花冠紫红色或粉红色，管部细长，近直立，内无毛环，上唇亦近直立，长圆形，稍盔状，下唇平展，有 3 裂片，中裂片倒心形，先端有深凹；雄蕊 4，与花柱近等长，均内藏，花药平叉开，有毛。小坚果长圆形，具 3 棱，褐黑色，有白色鳞片状突起。花期 3 ～ 5 月，果期 7 ～ 8 月。生于路边、草丛、庭园等处。

〖炮制〗除去杂质，洗净，切段，干燥。

〖性味与归经〗辛、苦，微温。

〖功能与主治〗活血通络，解毒消肿。主治跌打损伤，筋骨疼痛，四肢麻木，半身不遂，面瘫，黄疸，鼻渊，瘰疬，肿毒，黄水疮。

〖用法与用量〗内服：煎汤，10 ～ 15 g；或入丸、散。外用：适量，捣敷，或研末撒。

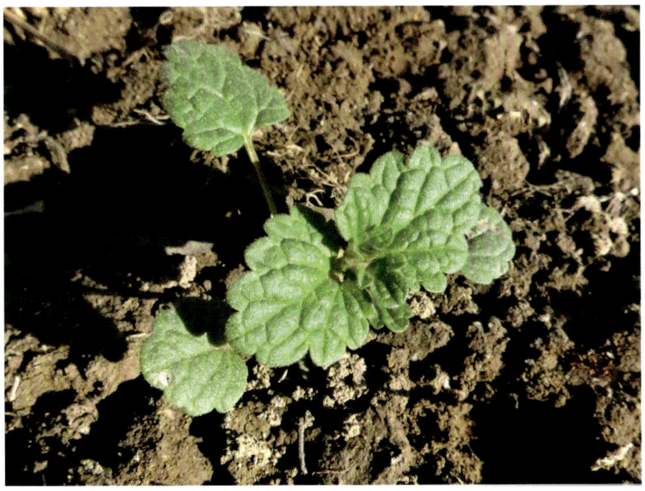

宝盖草幼株

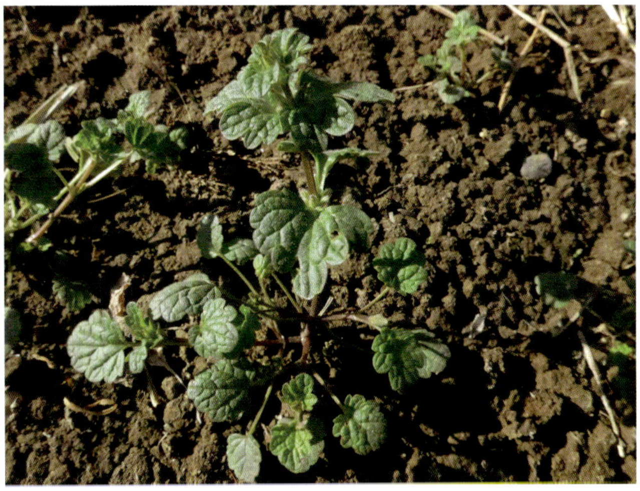

宝盖草成熟植株

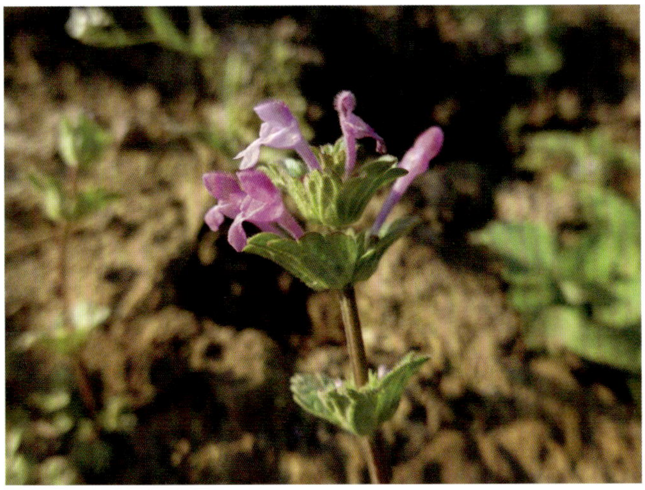

宝盖草花枝

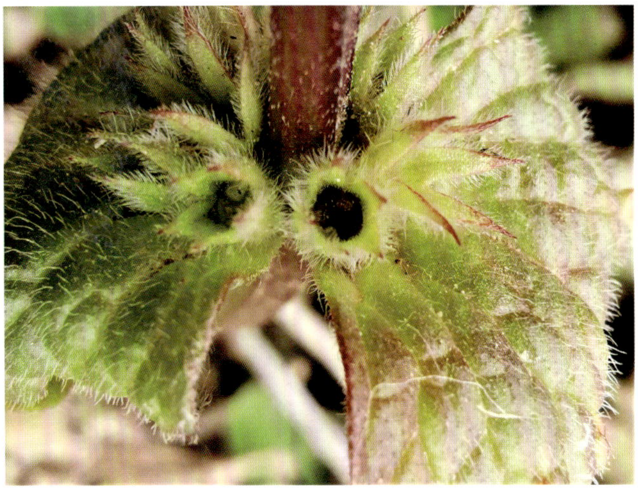

宝盖草果枝

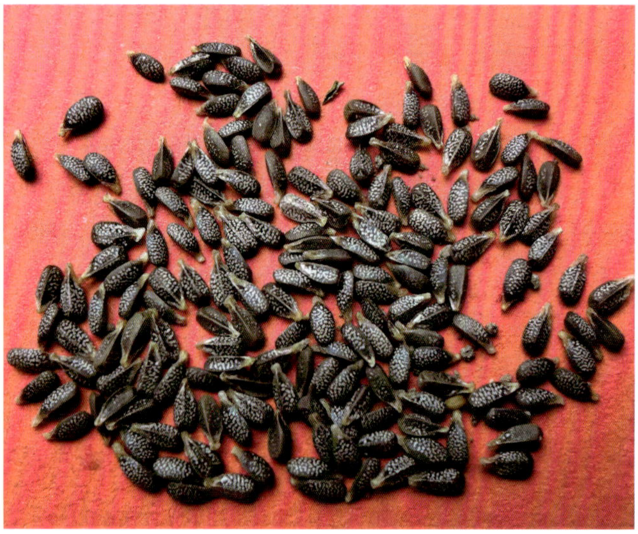

宝盖草种子

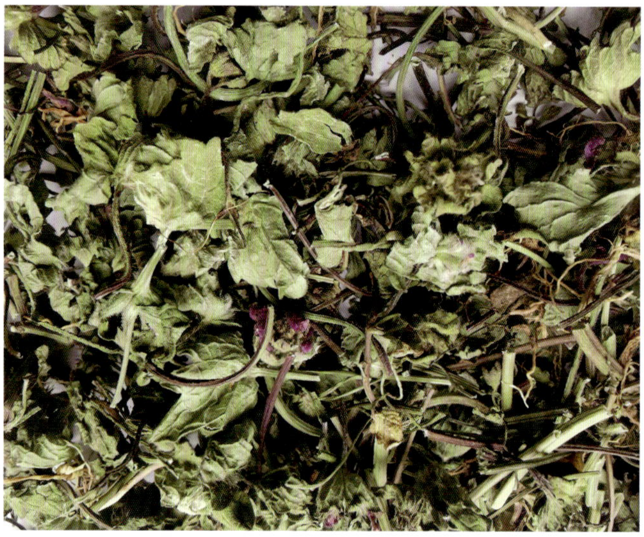

宝盖草干燥全草

[illegible]

[illegible] *Lamium amplexicaule* L. [illegible]

[illegible] 10~50 cm。[illegible] 6~10 [illegible] 5 [illegible] 3 [illegible] 4 [illegible] 3 [illegible] 3~5 [illegible] 7~8 [illegible]

[illegible]

[illegible]

[illegible]

[illegible] 10~15 g；[illegible]

空 心 菜

Kongxincai

[illegible]

HARLEQUIN GLORYBOWER LEAF AND TWIG

〖别名〗 蕹、蕹菜、瓮菜、空筒菜、藤藤菜、无心菜、水蕹菜。

〖基原〗 本品为旋花科植物蕹菜 *Ipomoea aquatica* Forsk. 的茎、叶。

〖原植物形态〗 一年生草本，蔓生。茎圆柱形，节明显，节上生根，节间中空，无毛。单叶互生；叶柄长 3 ～ 14 cm，无毛；叶片形状大小不，卵形、长卵形、长卵状披针形或披针形，长 3.5 ～ 17 cm，宽 0.9 ～ 8.5 cm，先端锐尖或渐尖，具小尖头，基部心形、戟形或箭形，全缘或波状，偶有少数粗齿，两面近无毛。聚伞花序腋生，花序柄长 1.5 ～ 9 cm，有 1 ～ 5 朵花；苞片小鳞片状；花萼 5 裂，近于等长，卵形；花冠白色、淡红色或紫红色，漏斗状，长 3.5 ～ 5 cm；雄蕊 5，不等长，花丝基部被毛；子房圆锥形，尤毛，柱头头状，浅裂；蒴果卵圆形至球形，无毛。种子 2 ～ 4 颗，多密被短柔毛。花期夏、秋季。生于气候温暖、土壤肥沃多湿的地方，或水沟、水田中。

〖炮制〗 除去杂草，多鲜用，或清水淋润，切段，干燥。

〖性味与归经〗 甘，寒。

〖功能与主治〗 凉血清热，利湿解毒。主治风鼻衄，便血，尿血，便秘，淋浊，痔疮，痈肿，骨折，蛇虫咬伤。

〖用法与用量〗 内服：煎汤，60 ～ 120 g；或浸酒；或捣汁。外用：适量，煎水洗；或捣敷。

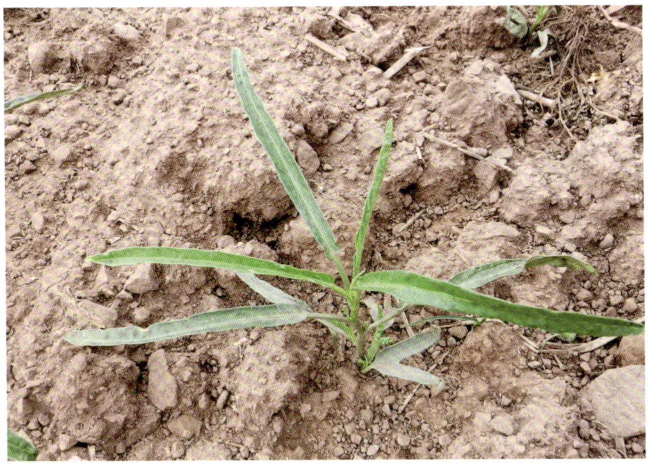

蕹菜幼株

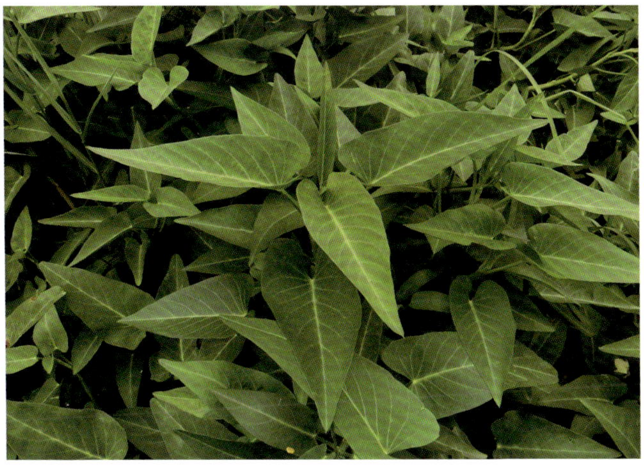

蕹菜成熟植株

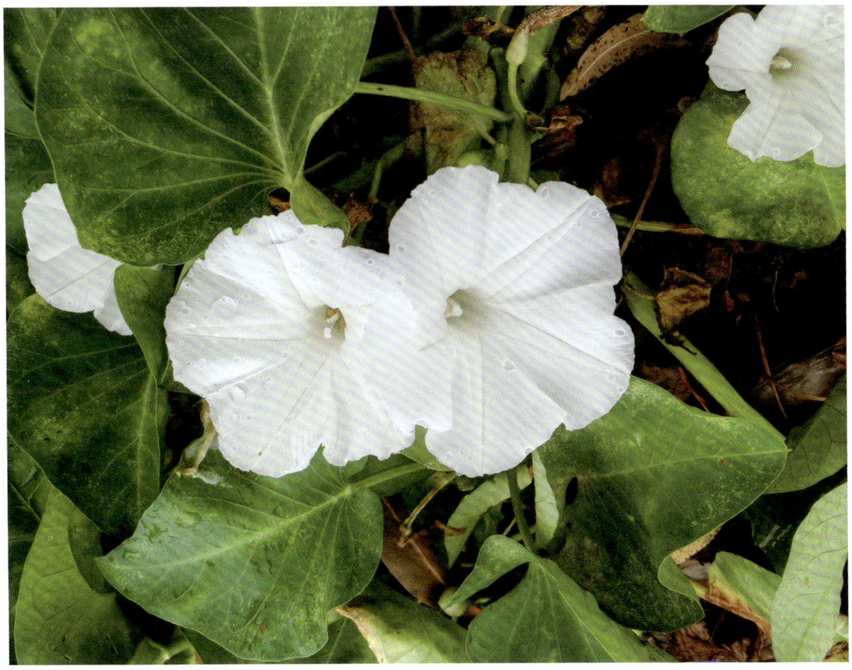

蕹菜花枝

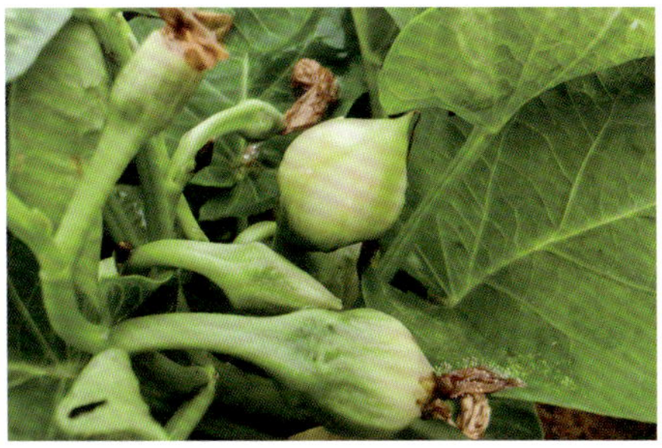

蕹菜果枝

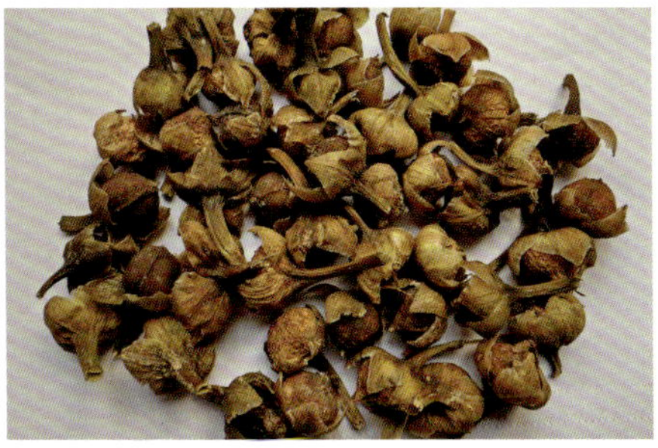

蕹菜果实

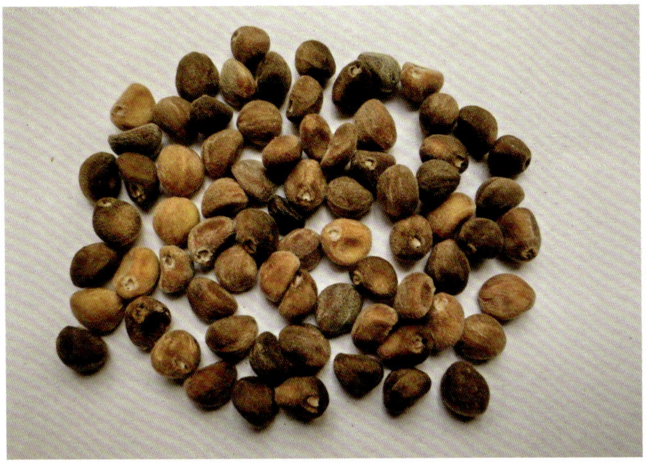

蕹菜种子

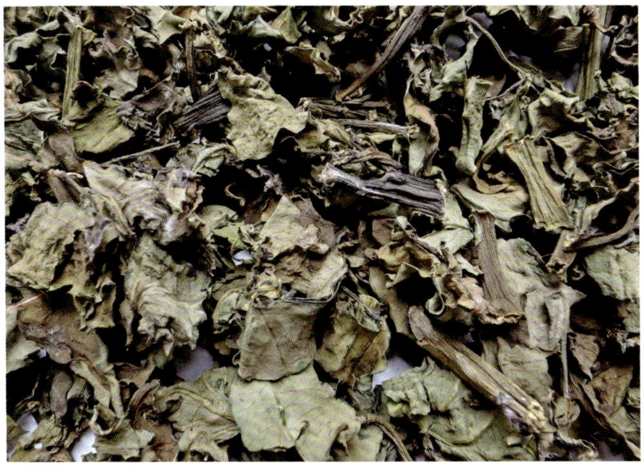

蕹菜干燥地上部分

[illegible] • [illegible]。

[illegible] • [illegible] *Ipomoea aquatica* Forsk. [illegible]。

[illegible] • [illegible] 3~14 cm [illegible] 3.5~17 cm [illegible] 0.9~8.5 cm [illegible] 1.5~9 cm [illegible] 1~5 [illegible] 5 [illegible] 3.5~5 cm [illegible] 5 [illegible] 2~4 [illegible]。

[illegible] • [illegible]。

[illegible] • [illegible]。

[illegible] • [illegible]。

[illegible] • [illegible]，60~120 g；[illegible]。

九　　画

荆　　芥

Jingjie

SCHIZONEPETAE HERBA

〔别名〕假苏、鼠蓂、姜芥。

〔基原〕本品为唇形科植物荆芥 *Schizonepeta tenuifolia* Briq. 的地上部分。

〔原植物形态〕一年生草本，高 60 ～ 100 cm。具强烈香气。茎直立，四棱形，上部多分枝，基部棕紫色。全株被灰白色短柔毛。叶对生；茎基部的叶片无柄或近无柄，羽状深裂，裂片 5，中部及上部叶无柄，羽状深裂，裂片 3 ～ 5，长 1 ～ 3.5 cm，宽 1.5 ～ 2.5 cm，先端锐尖，基部楔状渐狭并下延至叶柄，裂片披针形，全缘，上面暗绿色，下面灰绿色，两面均无毛，脉上及边缘较密，有腺上噗。花为轮伞花序，多轮密集于枝端，形成穗状，长 3 ～ 13 cm；苞片叶状，长 4 ～ 17 mm；小苞片线形，较小；花小，花萼漏斗状倒圆锥形，长约 3 mm，径约 1.2 mm，被灰色柔毛及黄绿色腺点，先端 5 齿裂，裂片卵状三角形；花冠浅红紫色，二唇形，长约 4 mm，上唇先端 2 浅裂，唇 3 裂，中裂片最大；雄蕊 4，二强；子房 4 纵裂，花柱基生，柱头 2 裂。小坚果 4，长圆状三棱形，长约 1.5 mm，径约 0.7 mm，棕褐色，表面光滑。花期 7 ～ 9 月，果期 9 ～ 11 月。生于海拔 540 ～ 2 700 m 的山坡路旁或山谷。多栽培，亦有野生。

〔炮制〕除去杂质，喷淋清水，洗净，润透，于 50 ℃ 烘 1 小时，切段，干燥。

〔性味与归经〕辛，微温。归肺、肝经。

〔功能与主治〕解表散风，透疹，消疮。主治感冒，头痛，麻疹，风疹，疮疡初起。

〔用法与用量〕内服：煎汤，5 ～ 10 g。

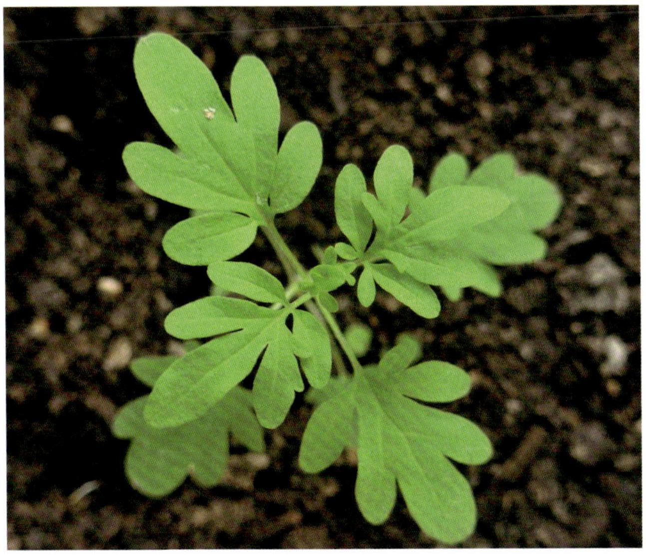

荆芥幼株

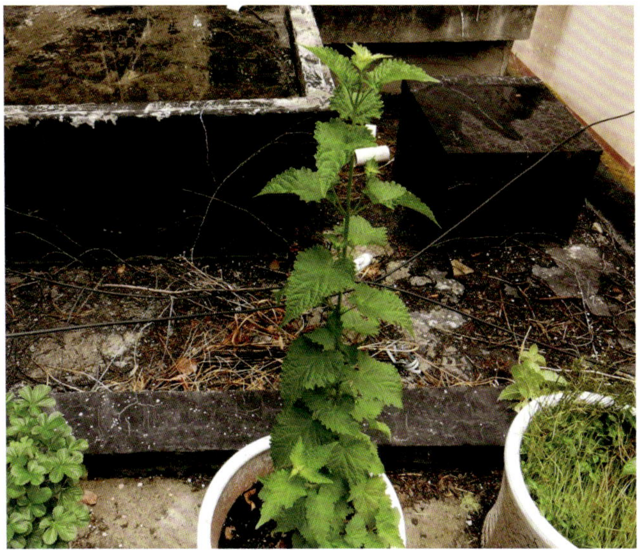

荆芥成熟植株

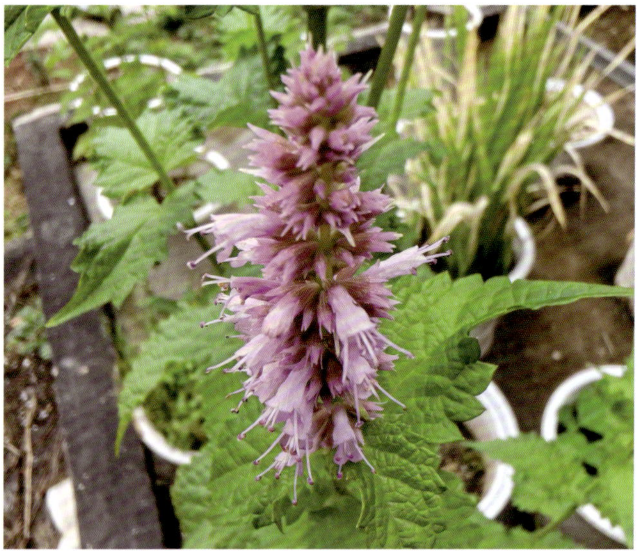

荆芥花枝

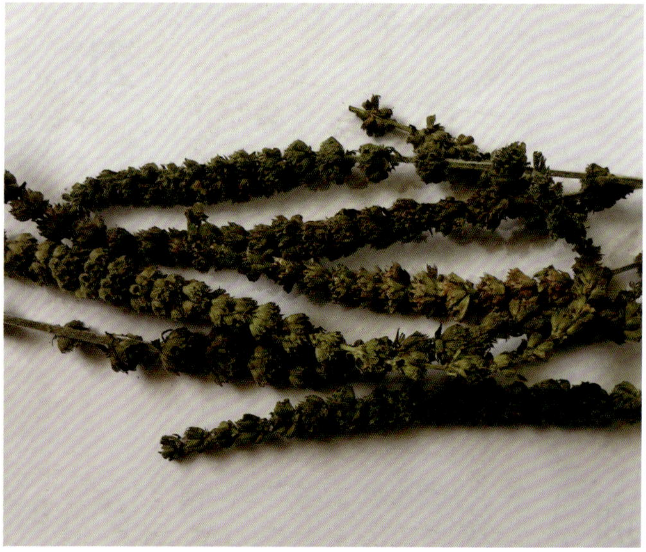

荆芥果枝（荆芥穗）

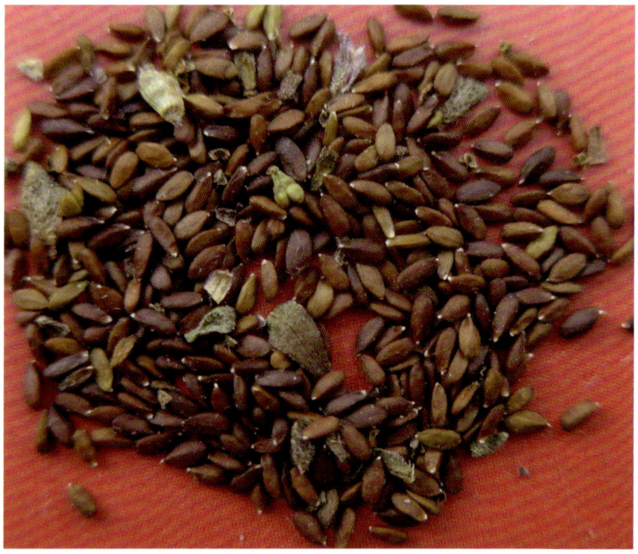

荆芥种子

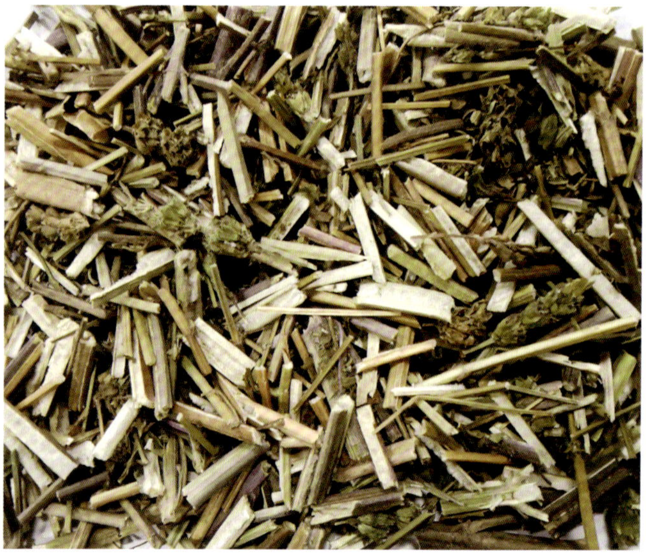

荆芥地上部分

[illegible] • [illegible]。

[illegible] • [illegible] *Schizonepeta tenuifolia* Briq. 的 [illegible]。

[illegible] • [illegible] 60~100 cm [illegible] 5 [illegible] 3~5 [illegible] 1~3.5 cm [illegible] 1.5~2.5 cm [illegible] 3~13 cm [illegible] 4~17 mm [illegible] 3 mm [illegible] 1.2 mm [illegible] 5 [illegible] 4 mm [illegible] 2 [illegible] 3 [illegible] 4 [illegible] 4 [illegible] 2 [illegible] 4 [illegible] 1.5 mm [illegible] 0.7 mm [illegible] 7~9 [illegible] 9~11 [illegible] 540~2 700 m [illegible]。

[illegible] • [illegible] 50 ℃ [illegible] 1 [illegible]。

[illegible] • [illegible]。

[illegible] • [illegible]。

[illegible] • 5~10 g。

茜　草

Qiancao

RUBIAE RADIX ET RHIZOMA

〔别名〕茹藘、茹卢本、茅搜、藘茹、蒐、茜根、蒨草、地血、牛蔓、芦茹、血见愁、过山龙、地苏木、活血丹、红龙须根、沙茜秧根、五爪龙、满江红、九龙根、红棵子根、拉拉秧子根、小活血龙、土丹参、四方红根子、红茜根、入骨丹、红内消。

〔基原〕本品为茜草科植物茜草 *Rubia cordifolia* L. 的根和根茎。

〔原植物形态〕多年生攀援草本。根数条至数十条丛生，外皮紫红色或橙红色。茎四棱形，棱上生多数倒生的小刺。叶四片轮生，具长柄；叶片形状变化较大，卵形、三角状卵形、宽卵形至窄卵形，长 2 ～ 6 cm，宽 1 ～ 4 cm，先端通常急尖，基部心形，上面粗糙，下面沿中脉及叶柄均有倒刺，全缘，基出脉 5。聚伞花序圆锥状，腋生及顶生；花小，黄白色，5 数；花萼不明显；花冠辐状，直径约 4 mm，5 裂，裂片卵状三角形，先端急尖；雄蕊 5，着生在花冠管上；子房下位，2 室，无毛。浆果球形，直径 5 ～ 6 mm，红色后转为黑色。花期 6 ～ 9 月，果期 8 ～ 10 月。生于山坡路旁、沟沿、田边、灌丛及林缘。

〔炮制〕除去杂质，洗净，润透，切厚片或段，干燥。

〔性味与归经〕苦，寒。归肝经。

〔功能与主治〕凉血，祛瘀，止血，通经。主治吐血，衄血，崩漏，外伤出血，瘀阻经闭，关节痹痛，跌扑肿痛。

〔用法与用量〕内服：煎汤，6 ～ 10 g。

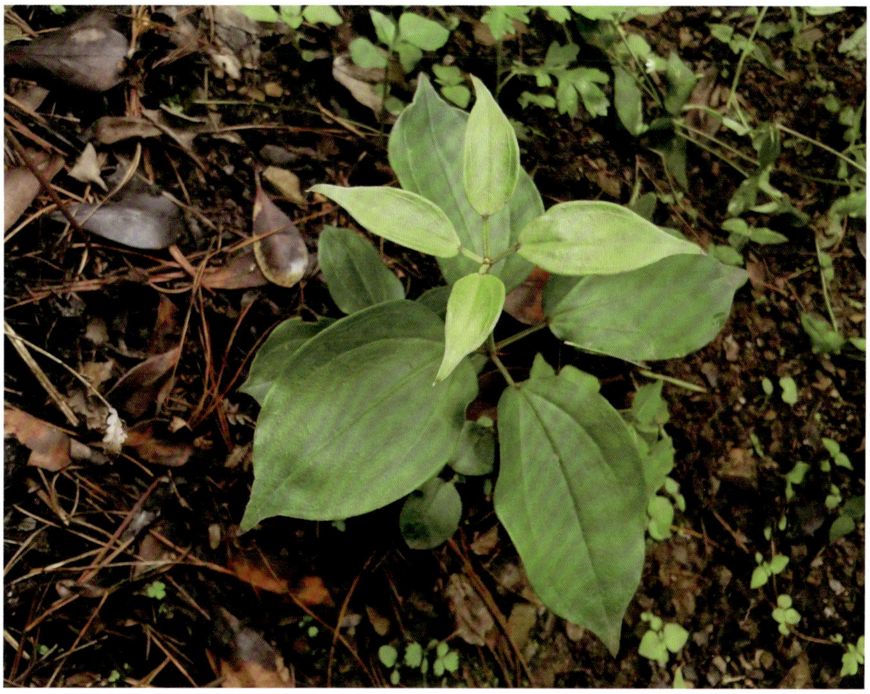

茜草幼枝

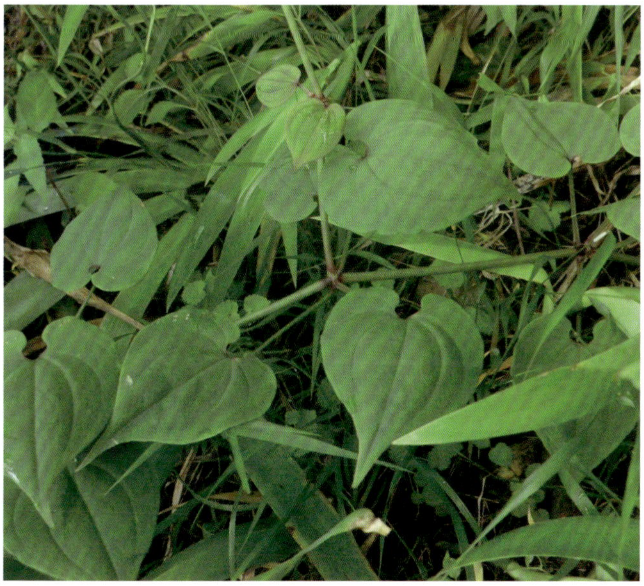

茜草成熟植株

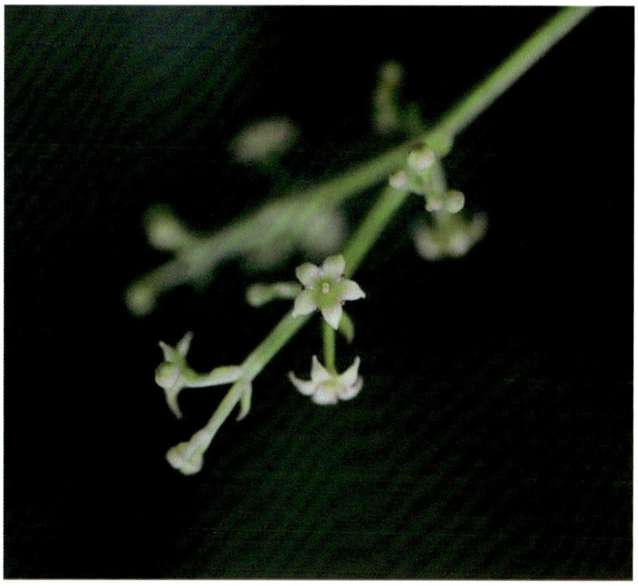

茜草花枝

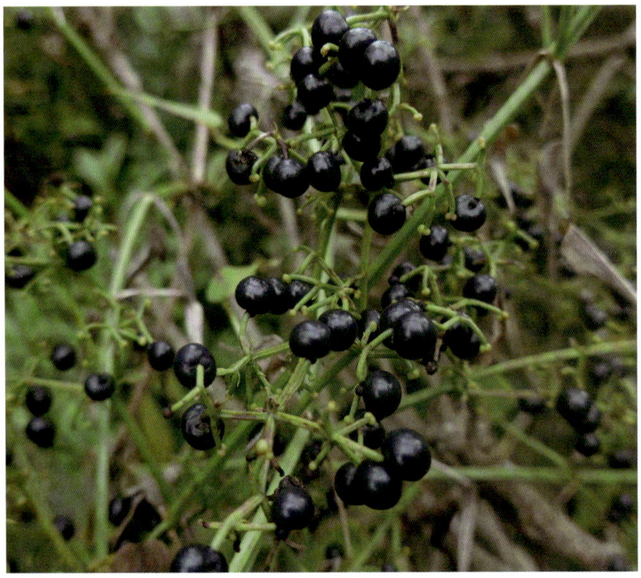

茜草果枝

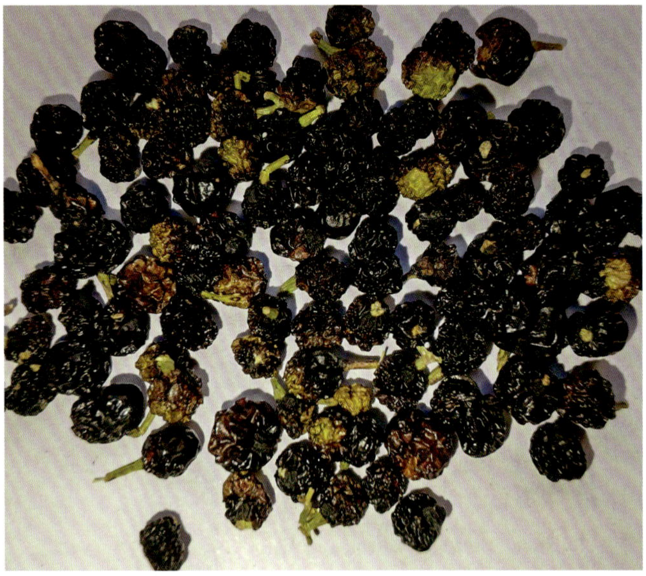

茜草果实

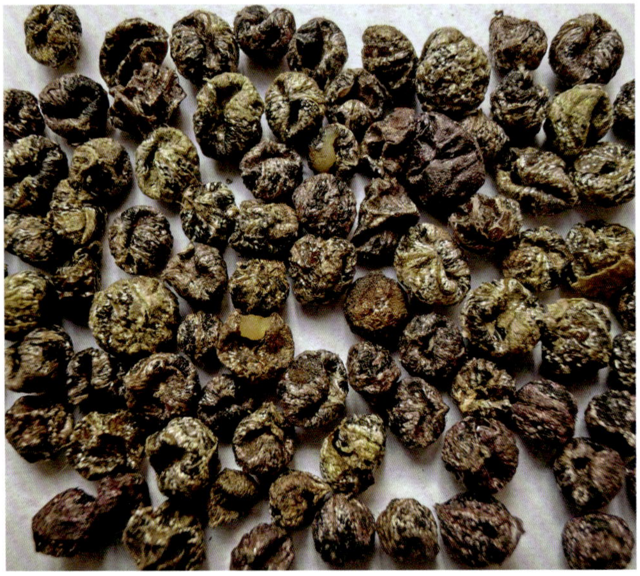

茜草种子

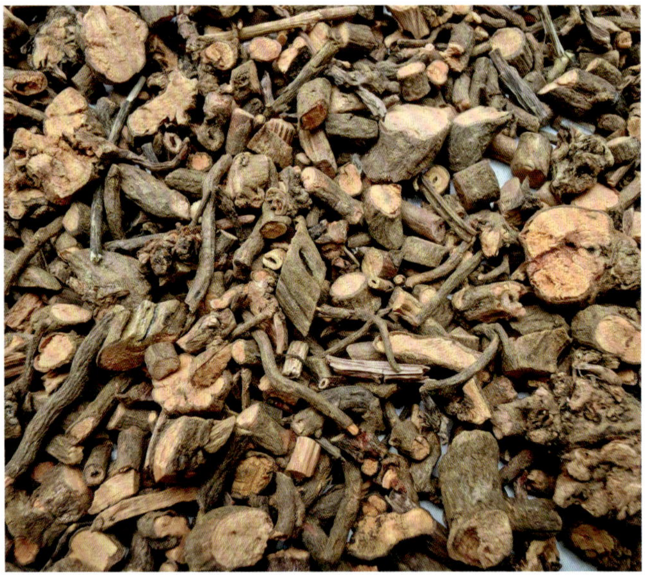

茜草干燥根

[illegible] • [illegible]。

[illegible] • [illegible] *Rubia cordifolia* L. [illegible]。

[illegible] • [illegible]，[illegible] 2~6 cm [illegible]，[illegible] 1~4 cm [illegible]，[illegible] 5 [illegible]。[illegible]，[illegible] 5 [illegible] 4 mm [illegible]，5 [illegible]，[illegible] 5 [illegible]，2 [illegible]。[illegible] 5~6 mm [illegible]。[illegible] 6~9 [illegible]，[illegible] 8~10 [illegible]。[illegible]。

[illegible] • [illegible]。

[illegible] • [illegible]。

[illegible] • [illegible]。

[illegible] • 6~10 g.

草　莓

Caomei

STRAWBERRY

〖别名〗荷兰草莓、台湾草莓。

〖基原〗本品为蔷薇科植物草莓 *Fragaria ananassa* Duch. 的果实。

〖原植物形态〗多年生草本,高 10 ～ 40 cm。茎低于叶或近相等,密被开展黄色柔毛。叶三出;叶柄长 2 ～ 10 cm,密被开展黄色柔毛;小叶具短柄,倒卵形或菱形,稀几圆形,长 3 ～ 7 cm,宽 2 ～ 6 cm,先端圆钝,基部阔楔形,侧生小叶基部偏斜,边缘具缺刻状锯齿,锯齿急尖,上面深绿色,几无毛,下面淡白绿色,疏生毛,沿脉较密;叶片质地较厚。聚伞花序,有花 5 ～ 15 朵;花序下面具一短柄的小叶;花两性,直径 1.5 ～ 2 cm;萼片卵形,比副萼片稍长,副萼片椭圆披针形,全缘,稀深 2 裂,果时扩大;花瓣白色,近圆形或倒卵椭圆形,基部具不明显的爪;雄蕊 20,不等长;雌蕊极多。聚合果大,直径达 3 cm,鲜红色,宿存萼片直立,紧贴于果实;瘦果尖卵形,光滑。花期 4 ～ 5 月,果期 6 ～ 7 月。各地均有栽培。

〖性味与归经〗甘、酸,凉。

〖功能与主治〗清凉止渴,健胃消食。主治口渴,食欲不振,消化不良。

〖用法与用量〗内服:适量,作食品。

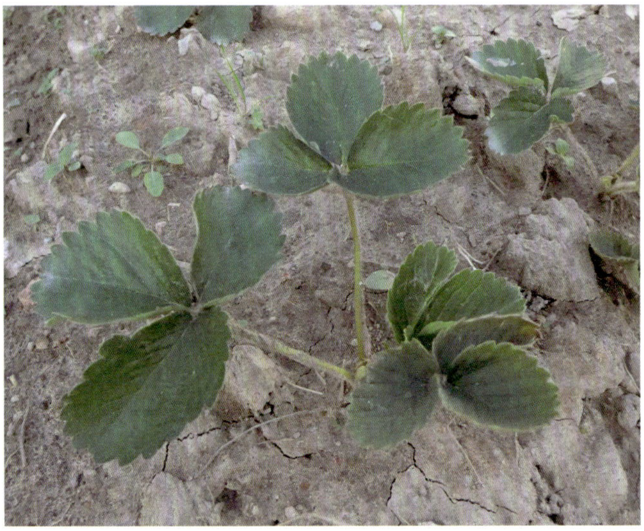

草莓幼株

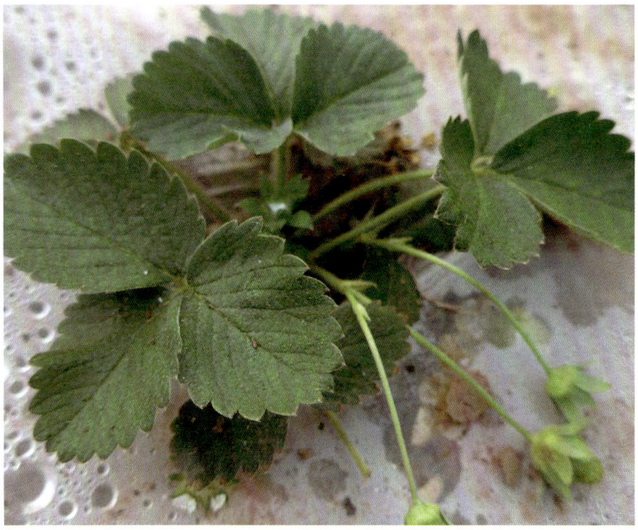

草莓成熟植株

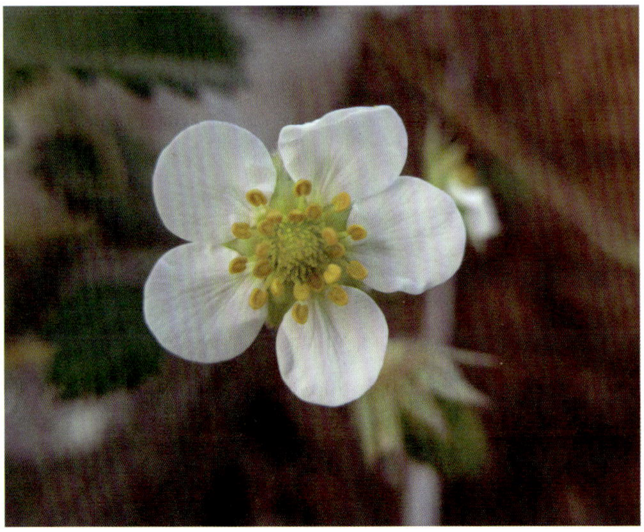

草莓花枝

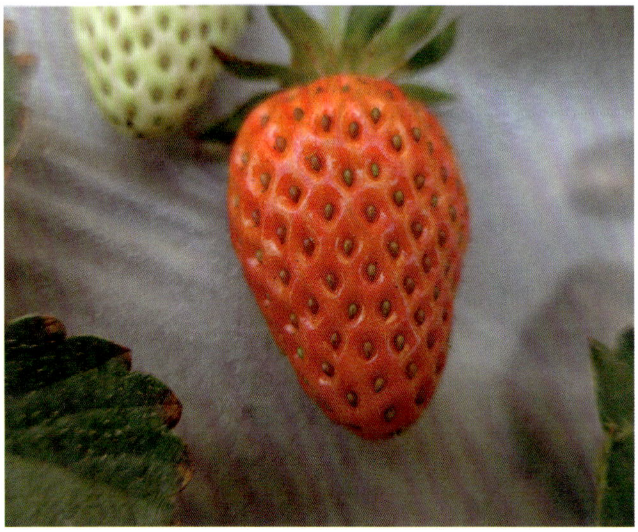

草莓果枝

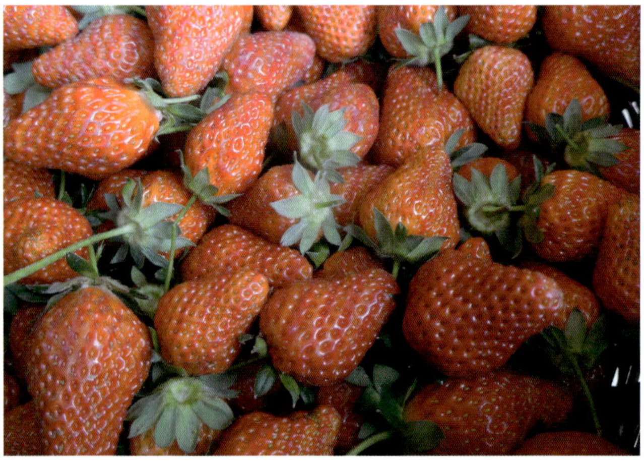

草莓果实

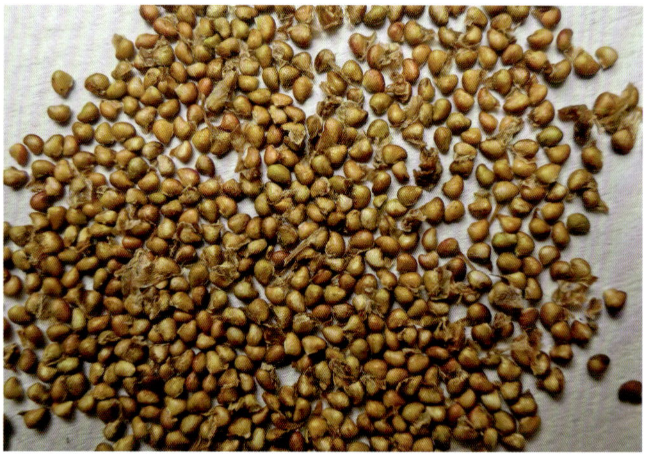

草莓种子

[illegible] • [illegible]
[illegible] • [illegible] *Fragaria ananassa* Duch。[illegible]
[illegible] • [illegible] 10~40 cm。[illegible] 2~10 cm [illegible] 3~7 cm [illegible] 2~6 cm [illegible] 5~15 [illegible] 1.5~2 cm [illegible] 2 [illegible] 20 [illegible] 3 cm [illegible] 4~5 [illegible] 6~7 [illegible]
[illegible] • [illegible]
[illegible] • [illegible]
[illegible] • [illegible]

草 血 竭

Caoxuejie

[illegible]

BISTORTAE RHIZOMA

〔别名〕草血结、回头草、土血竭、拱腰老、迂头鸡、一口血、蛇疙瘩、拳参、鸢头鸡、紫花根、地蜂子、地黑蜂、老腰弓、蜂王七、地马蜂、老土蜂、血三七、山高粱、弓腰老、地蜈蚣、黑地蜂、金黄鸡、小腰弓、观音倒座、凤凰鸡、救兵粮、睡头蜂、草子、紫参。

〔基原〕本品为蓼科植物草血竭 *Polygonum paleaceum* Wall. 的根茎。

〔原植物形态〕多年生草本,高 15 ~ 50 cm。根茎肥厚,横生,常弯曲,外面棕黑色,内面粉红色,具多数坚韧须根。茎直立,不分枝,淡绿色,有棱,无毛。基生叶有长柄,长 3 ~ 7 cm,有棱;叶片狭长披针形,长 7 ~ 12 cm,宽 1.5 ~ 2.5 cm,先端渐尖或钝,基部渐狭,呈楔形,稍不对称,且不下延成翅状,边缘有不明显细齿,且常反卷,中脉有时呈红色,网脉明显,尤以边脉显著,两面无毛;茎生叶互生,下部叶有柄,上部的无柄,叶片较基生叶小;托叶鞘膜质,长达 5 cm,棕色,疏被短柔毛,有纵脉多条,先端常 2 裂状。总状花序穗状,单生于茎顶,近直立,长 3 ~ 4 cm,直径 5 ~ 9 mm,小花粉红色,花梗长约 2 mm,苞片卵状披针形,花被 5 深裂,裂片卵状椭圆形;雄蕊 5,较花被稍长;子房长卵形,花柱极小,2 裂。瘦果扁卵形,红褐色或棕黑色,光亮,包藏于宿存花被内。花期 5 ~ 10 月,果期 9 ~ 12 月。生于高山草原石间,以阴坡为多。

〔炮制〕除去杂质及残存须根,洗净,润透,切片晒干。

〔性味与归经〕苦、辛,寒。归肺、肝、大肠经。

〔功能与主治〕散瘀止血,下气消积,消毒,利湿。主治癥瘕积聚,跌打损伤,外伤出血,吐血,咯血,衄血,经闭,崩漏,慢性胃炎,胃、十二指肠溃疡,食积停滞,痢疾,肠炎,水肿,疮毒,蛇咬伤,烫火伤。

〔用法与用量〕内服:煎汤,10 ~ 15 g;研末,1.5 ~ 3 g,或浸酒。外用:适量,研末调敷。

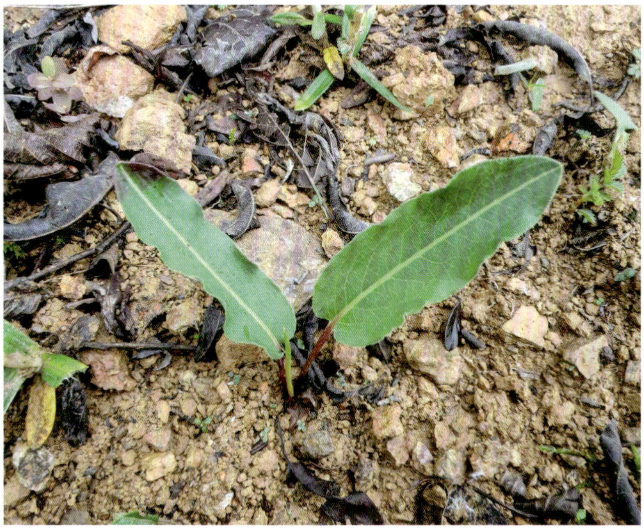

草血竭幼株

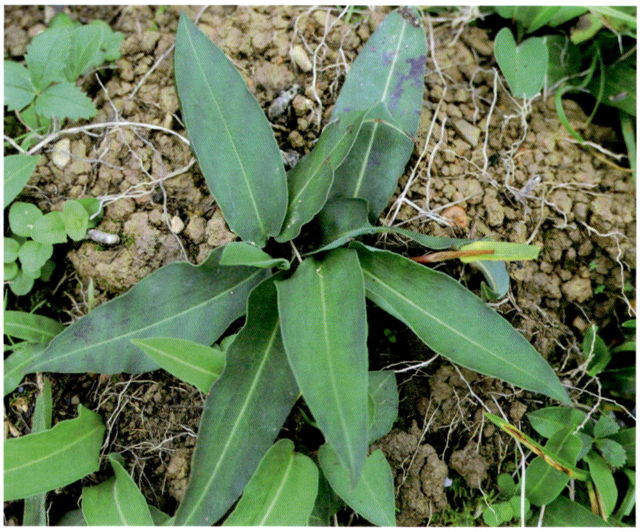

草血竭成熟植株(1)

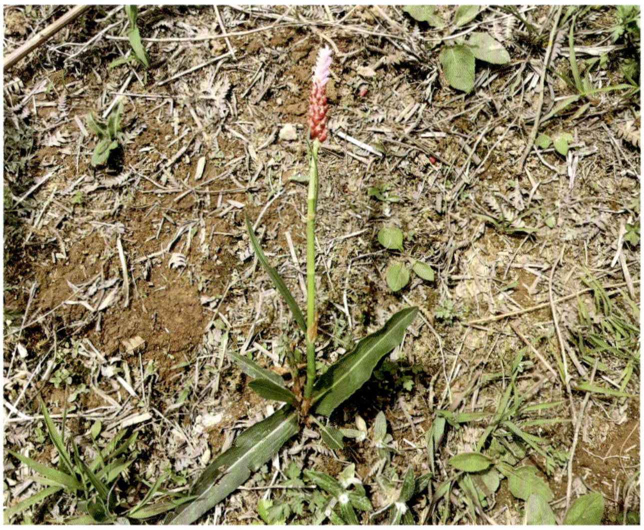

草血竭成熟植株(2)

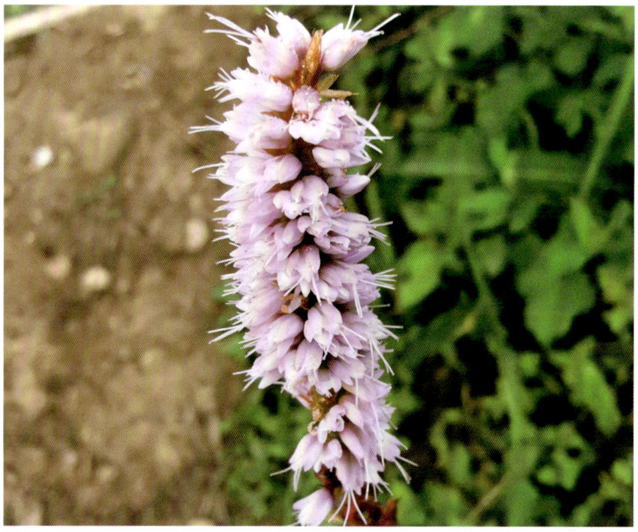

草血竭花枝

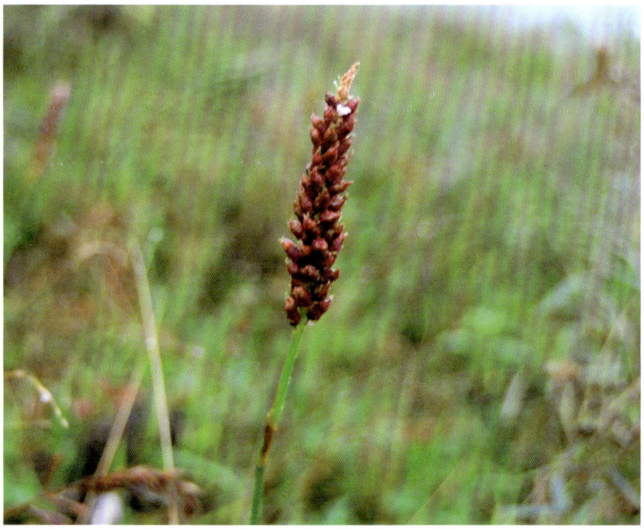

草血竭果枝

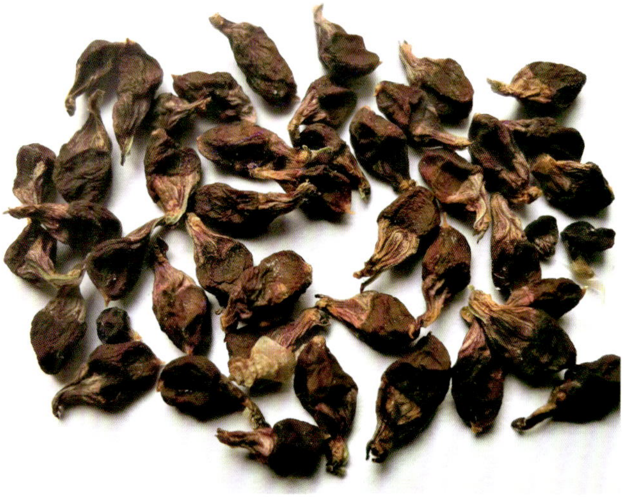

草血竭果实

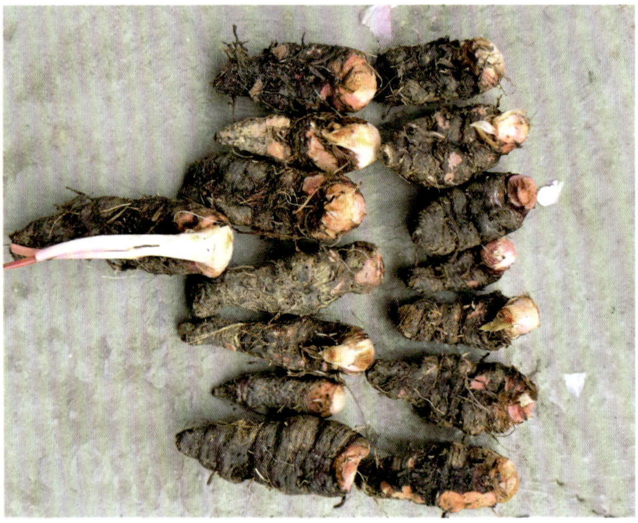

草血竭鲜根茎

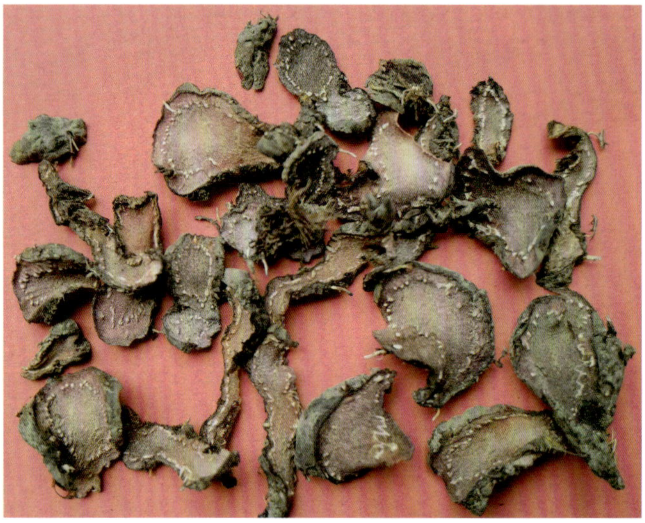

草血竭干燥根片

[illegible]

[illegible] *Polygonum paleaceum* Wall. [illegible]

[illegible] 15~50 cm [illegible] 3~7 cm [illegible] 7~12 cm [illegible] 1.5~2.5 cm [illegible] 5 cm [illegible] 2 [illegible] 3~4 cm [illegible] 5~9 mm [illegible] 5 [illegible] 2 mm [illegible] 5 [illegible] 2 [illegible] 5~10 [illegible] 9~12 [illegible]

[illegible]

[illegible]

[illegible]

[illegible] 10~15 g [illegible] 1.5~3 g [illegible]

茼蒿菜

Tonghaocai

STEM AND LEAF OF SOUTH CHRYSANTHEMUM

〔别名〕同蒿、蓬蒿、同篙菜、蓬蒿菜、蒿菜、菊花菜、茼蒿菜。

〔基原〕本品为菊科植物南茼蒿 *Chrysanthemum segetum* L. 的茎叶。

〔原植物形态〕一年生草本，高 30 ～ 70 cm。茎直立，光滑无毛或几光滑无毛，通常自中上部分枝。基生叶花期枯萎，中下部茎叶倒卵形至长椭圆形，长 8 ～ 10 cm，叶边缘有不规则大锯齿或羽状分裂。头状花序通常 2 ～ 8 个生茎枝顶端，有长花梗，但不形成明显的伞房花序，或头状花序单生茎顶；总苞直径 1.5 ～ 2.5 cm；总苞片 4 层，内层长约 1 mm；舌片长 15 ～ 25 mm。舌状花，瘦果有 2 条明显突起的椭圆形侧肋；管状花的瘦果两侧压扁，有 2 条突起的肋，余肋稍明显。花果期 6 ～ 8 月。各县市均有栽培，叶供蔬菜用。

〔炮制〕除去杂质，洗净，切段，干燥。

〔性味与归经〕辛、甘，凉。归心、脾、胃经。

〔功能与主治〕和脾胃，消痰饮，安心神。主治脾胃不和，二便不通，咳嗽痰多，烦热不安。

〔用法与用量〕内服：煎汤，鲜品 60 ～ 90 g。

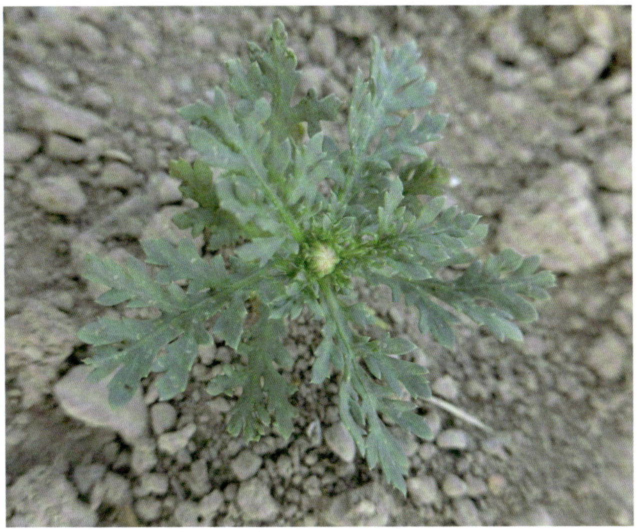

南茼蒿幼株

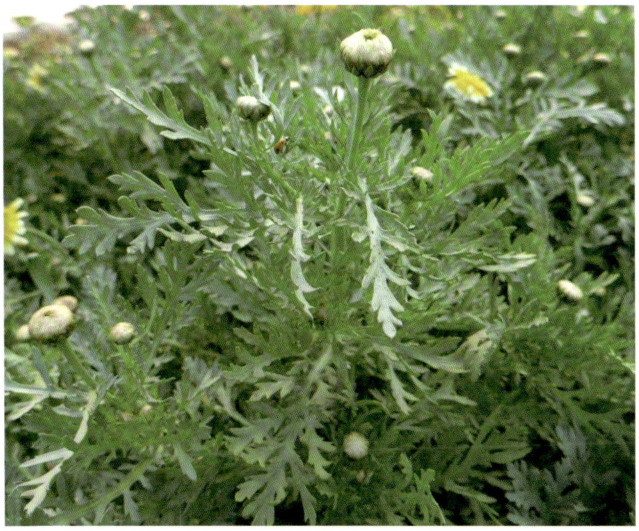

南茼蒿成熟植株

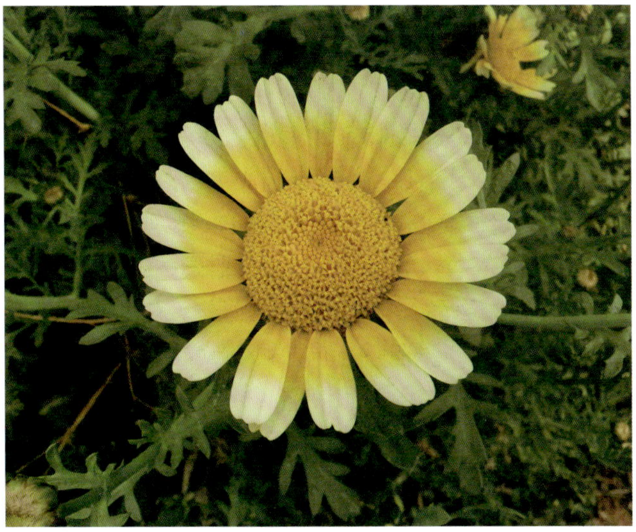

南茼蒿花枝

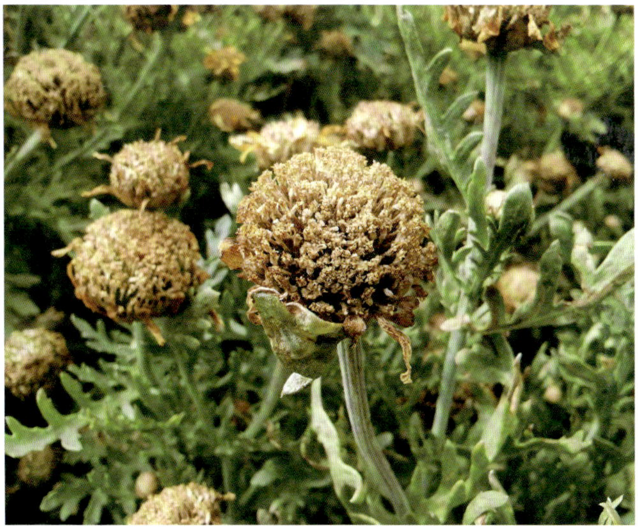

南茼蒿果枝

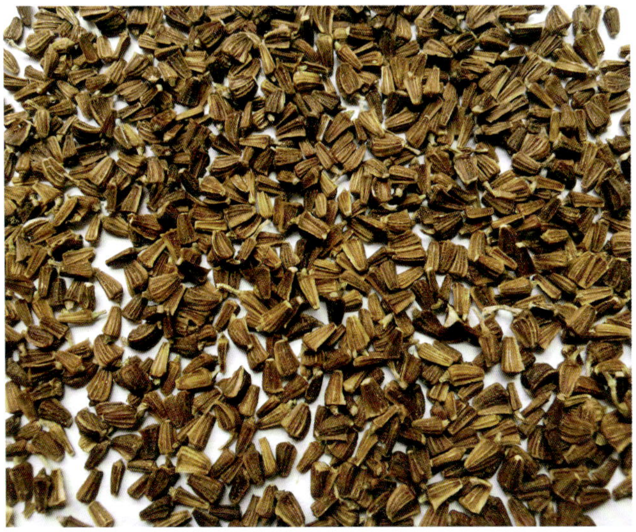

南茼蒿种子

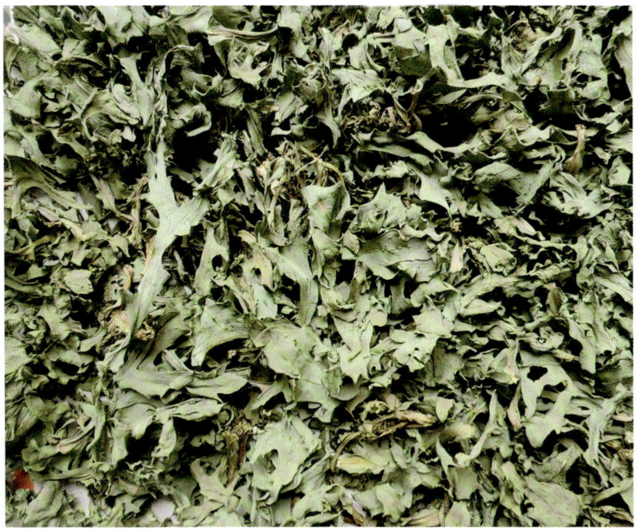

南茼蒿干燥茎叶

[illegible] • [illegible]。
[illegible] • [illegible] *Chrysanthemum segetum* L. [illegible]。
[illegible] • [illegible]30~70 cm[illegible]。[illegible]8~10 cm[illegible]1.5~2.5 cm[illegible]4[illegible]1 mm[illegible]15~25 mm[illegible]2[illegible]2[illegible]6~8[illegible]。
[illegible] • [illegible]。
[illegible] • [illegible]。
[illegible] • [illegible]。
[illegible] • [illegible]60~90 g。

茴茴蒜

Huihuisuan

[illegible]

HERB OF CHINESE BUTTERCUP

〖别名〗水胡椒、蝎虎草、黄花草、土细辛、鹅巴掌、水杨梅、小桑子、糯虎掌、野桑椹、小回回蒜、鸭脚板、山辣椒、小虎掌草、青果草、水虎掌草。

〖基原〗本品为毛茛科植物茴茴蒜 *Ranunculus chinensis* Bunge. 的全草。

〖原植物形态〗一年或二年生草本，高 20 ～ 70 cm。须根多数，簇生。茎直立，多分枝，中空，密生开展的淡黄色糙毛。基生叶与下部叶有长达 12 cm 的叶柄；为三出复叶 3 深裂，裂片狭长，上部有少数不规则锯齿，具长柄；侧生小叶不等 2 ～ 3 裂，具短柄；茎上部叶较小，叶柄较短；小叶两面及叶柄均有糙毛。花序有较多疏生的花；花两性，单生，直径 6 ～ 12 mm；花梗有糙毛；萼片 5，狭卵形，长 3 ～ 5 mm，外面被柔毛；花瓣 5，宽卵圆形，长达 7 mm，黄色，基部有短爪，蜜槽有卵形小鳞片；雄蕊多数，花药长约 1 mm；花托在果期伸长，圆柱形，长达 1 cm，有白短毛；心皮多数，无毛。瘦果扁平，长 3 ～ 3.5 mm，无毛，边缘有宽约 0.2 mm 的棱，喙极短，呈点状，长 0.1 ～ 0.2 mm。花果期 5 ～ 9 月。生于海拔 700 ～ 2 500 m 的平原与丘陵、溪边及田旁水湿草地。

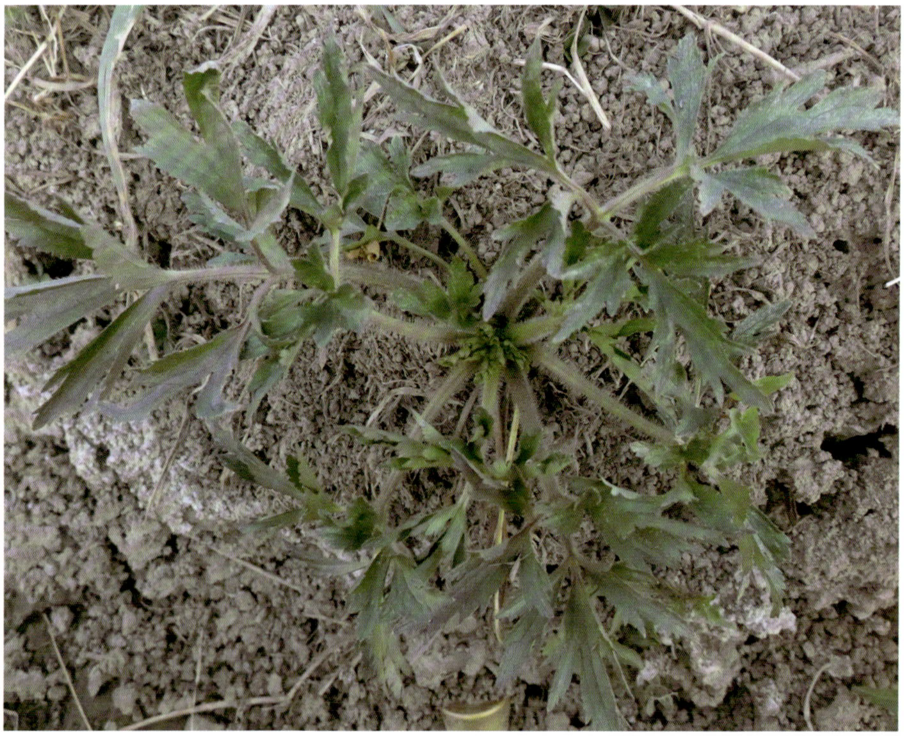

茴茴蒜幼株

〖炮制〗除去杂质，用清水喷淋润透，切段，干燥。

〖性味与归经〗辛、苦，温。有毒。归肝经。

〖功能与主治〗解毒退黄，截疟，定喘，镇痛。主治肝炎，黄疸，肝硬化腹水，疮癞，牛皮癣，疟疾，哮喘，牙痛，胃痛，风湿痛。

〖用法与用量〗内服：煎汤，3 ～ 9 g。外用：适量，外敷患处或穴位，皮肤发赤起泡时除去，或鲜草洗净绞汁涂搽，或煎水洗。

〖注意〗本品有毒，一般供外用。内服宜慎，并需久煎。外用对皮肤刺激性大，用时局部要隔凡士林或纱布。

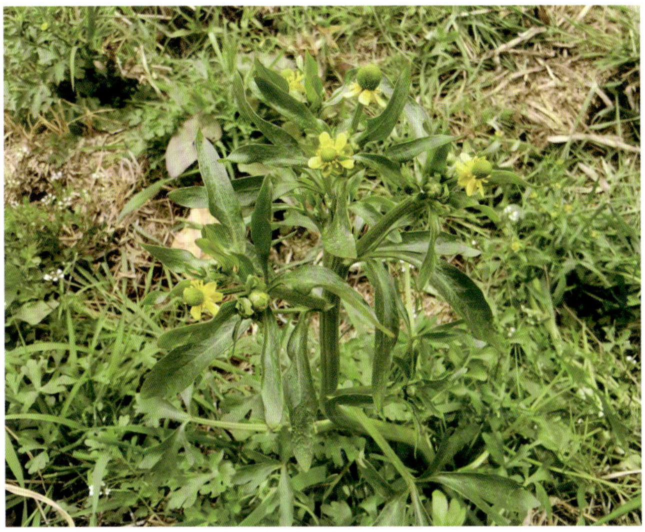

茴茴蒜成熟植株

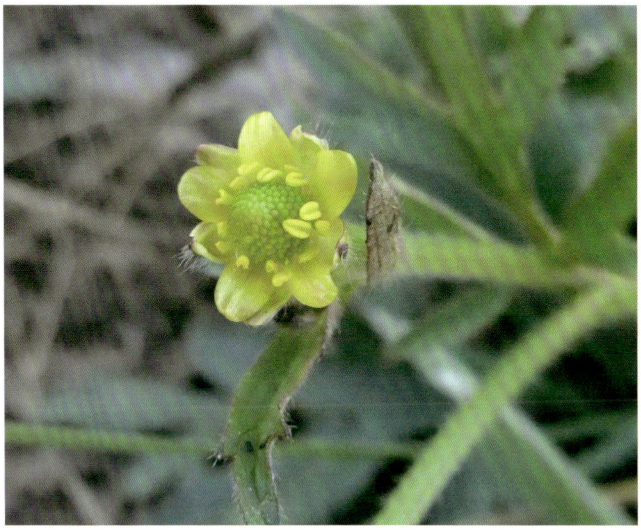

茴茴蒜花枝

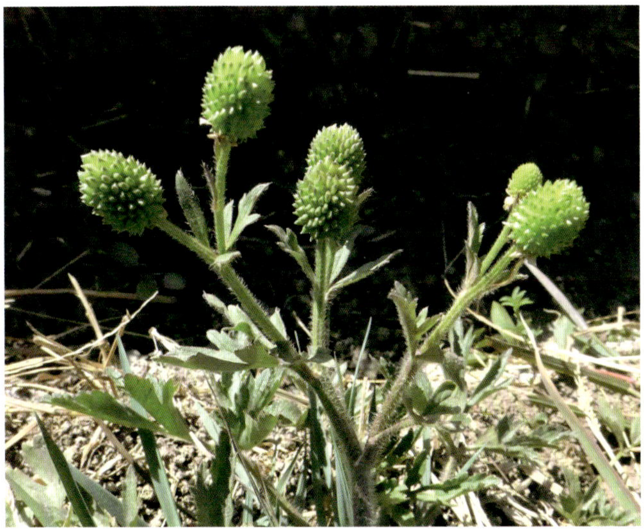

茴茴蒜近成熟果枝

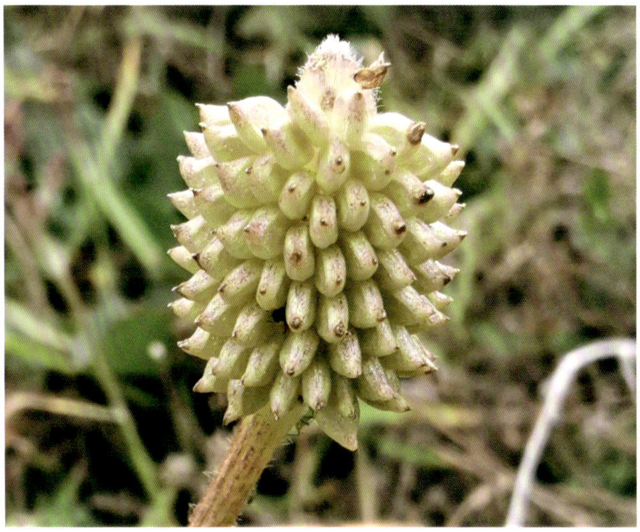

茴茴蒜果枝

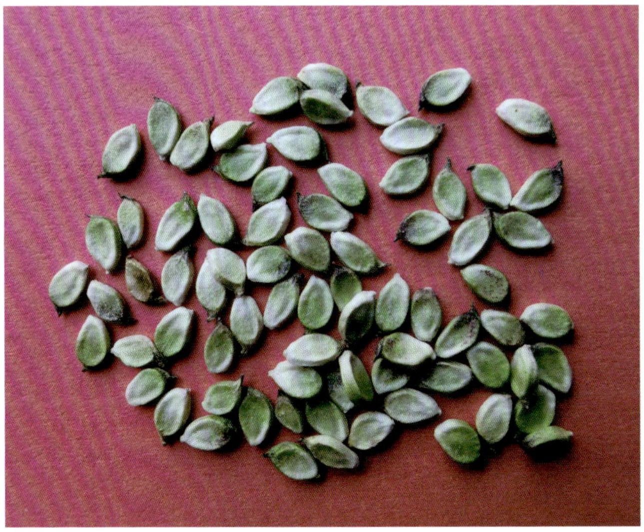

茴茴蒜种子

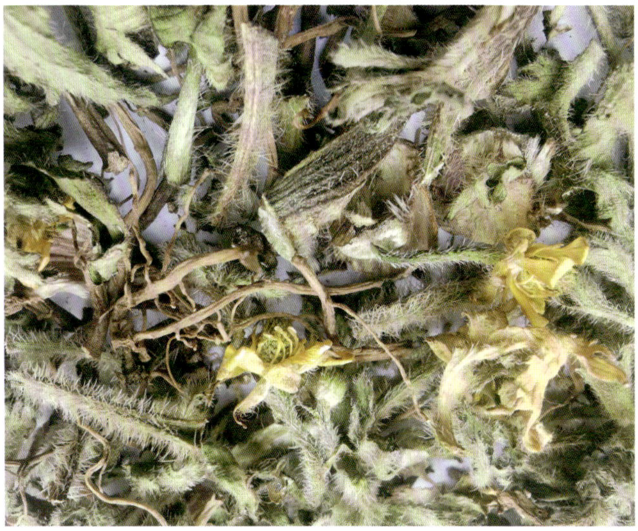

茴茴蒜干燥全草

[illegible]•[illegible]

[illegible]•[illegible]*Ranunculus chinensis* Bunge.[illegible]

[illegible]•[illegible]20~70 cm。[illegible]12 cm；[illegible]3[illegible]2~3[illegible]6~12 mm；[illegible]5[illegible]3~5 mm[illegible]5[illegible]7 mm[illegible]1 mm[illegible]1 cm[illegible]3~3.5 mm[illegible]0.2 mm[illegible]0.1~0.2 mm。[illegible]5~9[illegible]。[illegible]700~2 500 m[illegible]

[illegible]•[illegible]

[illegible]•[illegible]

[illegible]•[illegible]

[illegible]•[illegible]3~9 g。

[illegible]•[illegible]

茴香菖蒲

Huixiangchangpu

[illegible]

ACORUS GRAMINEUS SOLAND

〖别名〗钱蒲、菖蒲、石菖蒲、九节菖蒲、建菖蒲、小石菖蒲、随手香。

〖基原〗本品为天南星科植物金钱蒲 *Acorus gramineus* Soland. 的全草。

〖原植物形态〗多年生草本，高 20 ～ 30 cm。根茎较短，长 5 ～ 10 cm，横走或斜伸，芳香，外皮淡黄色，节间长 1 ～ 5 mm；根肉质，多数，长可达 15 cm；须根密集。根茎上部多分枝，呈丛生状。叶基对折，两侧膜质叶鞘棕色，下部宽 2 ～ 3 mm，上延至叶片中部以下，渐狭，脱落。叶片质地较厚，线形，绿色，长 20 ～ 30 cm，极狭，宽不足 6 mm，先端长渐尖，无中肋，平行脉多数。花序柄长 2.5 ～ 9（～ 15）cm。叶状佛焰苞短，长 3 ～ 9（～ 14）cm，为肉穗花序长的 1 ～ 2 倍，稀比肉穗花序短，狭，宽 1 ～ 2 mm。肉穗花序黄绿色，圆柱形，长 3 ～ 9.5 cm，粗 3 ～ 5 mm，果序粗达 1 cm，果黄绿色。花期 5 ～ 6 月，果期 7 ～ 8 月。生于海拔 1 800 m 以下的水旁湿地或石上。各地常栽培。

〖炮制〗除去杂质，切段，干燥。

〖性味与归经〗辛，温。

〖功能与主治〗行气止痛，祛风逐寒，解毒利水，豁痰开窍。主治痰迷心窍，神志昏迷，牙关紧闭，胸闷腹痛，湿浊中阻，风湿关节痛，疝痛，水肿；外用治疗无名肿毒。

〖用法与用量〗内服：5 ～ 15 g。外用：适量，捣烂敷患处。

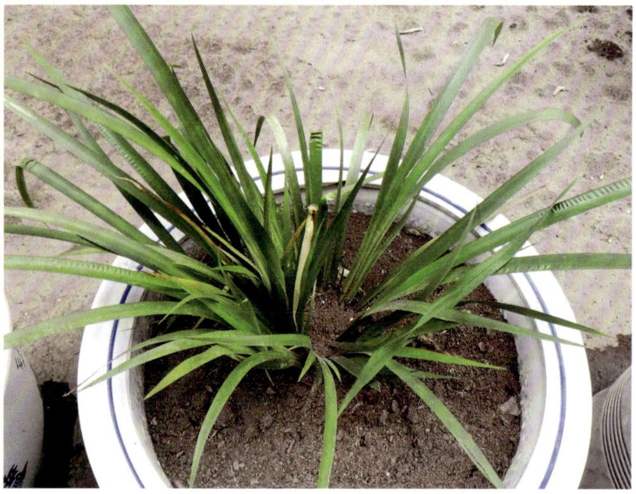

金钱蒲幼株

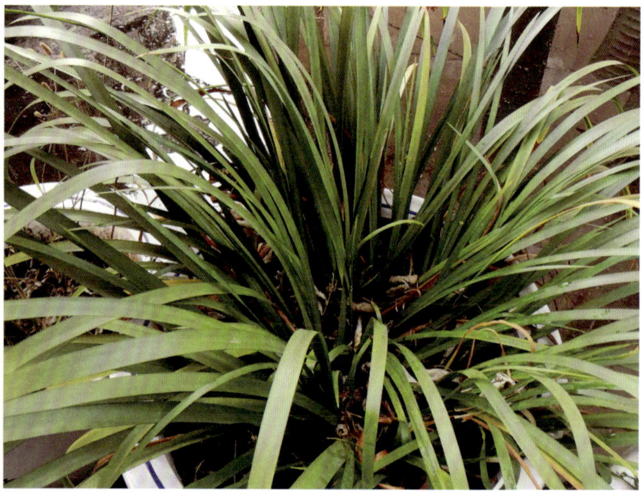

金钱蒲成熟植株

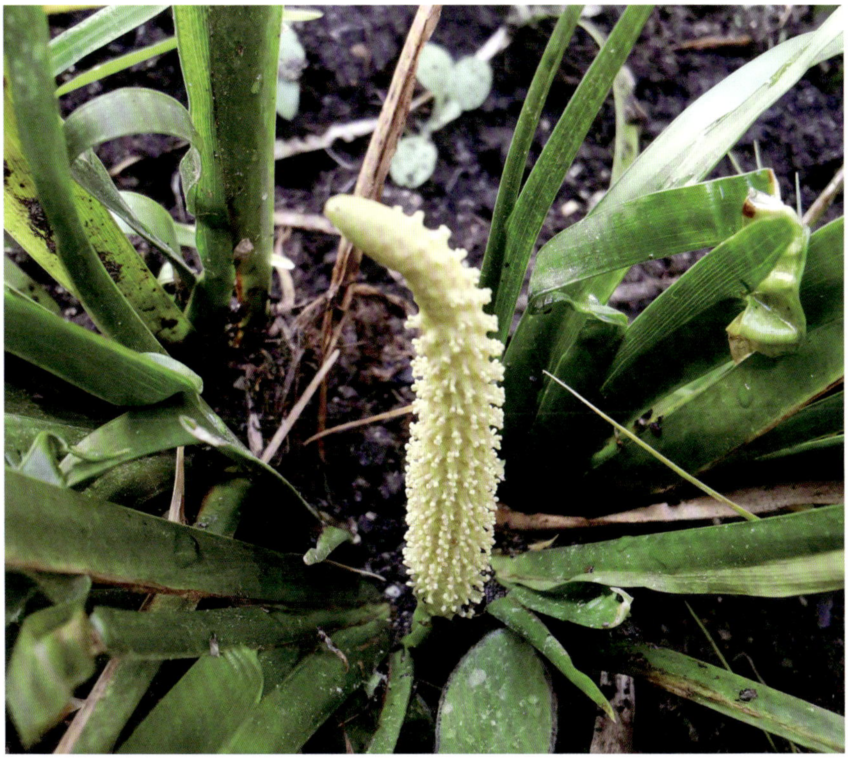

金钱蒲花枝

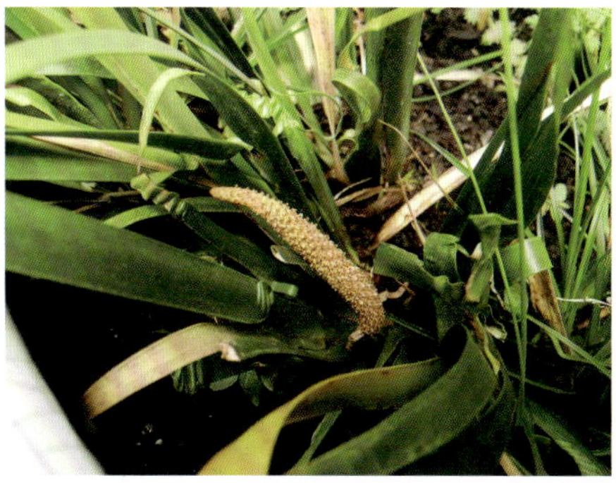

金钱蒲果枝

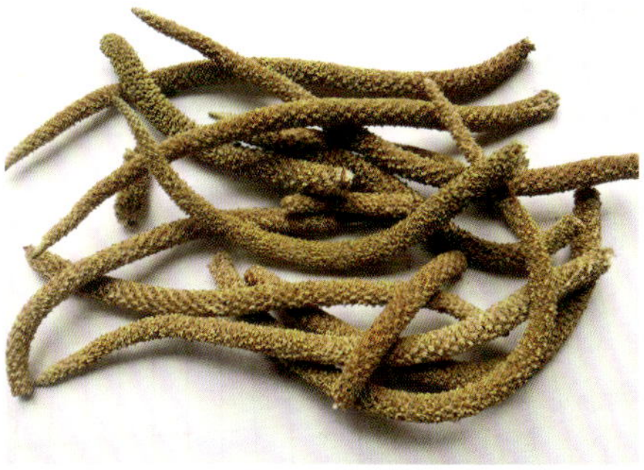

金钱蒲果序

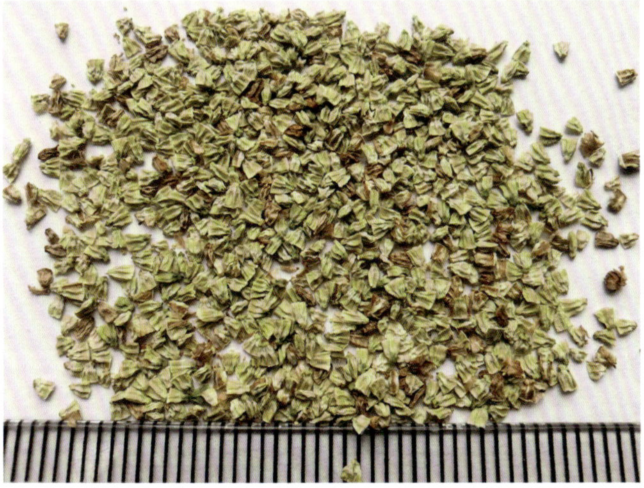

金钱蒲果实（种子）

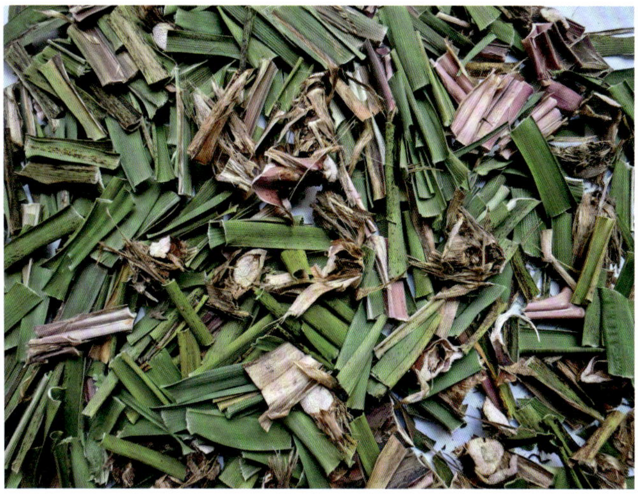

金钱蒲干燥全草

[illegible] • [illegible]。

[illegible] • [illegible] *Acorus gramineus* Soland. [illegible]。

[illegible] • [illegible]，[illegible] 20~30 cm [illegible]。[illegible]，[illegible] 5~10 cm [illegible]，[illegible]，[illegible]，[illegible]，[illegible] 1~5 mm [illegible]；[illegible]，[illegible]，[illegible] 15 cm [illegible]；[illegible]。[illegible]，[illegible]。[illegible]，[illegible]，[illegible] 2~3 mm [illegible]，[illegible]，[illegible]，[illegible]。[illegible]，[illegible]，[illegible]，[illegible] 20~30 cm [illegible]，[illegible]，[illegible]，[illegible] 6 mm [illegible]，[illegible]，[illegible]，[illegible]。[illegible] 2.5~9 (~15) cm [illegible]。[illegible]，[illegible] 3~9 (~14) cm [illegible]，[illegible] 1~2 [illegible]，[illegible]，[illegible]，[illegible] 1~2 mm [illegible]。[illegible]，[illegible]，[illegible] 3~9.5 cm [illegible]，[illegible] 3~5 mm [illegible]，[illegible] 1 cm [illegible]，[illegible]。[illegible] 5~6 [illegible]，[illegible] 7~8 [illegible]。[illegible] 1 800 m [illegible]。[illegible]。

[illegible] • [illegible]，[illegible]，[illegible]。

[illegible] • [illegible]，[illegible]。

[illegible] • [illegible]，[illegible]，[illegible]，[illegible]。[illegible]，[illegible]，[illegible]，[illegible]，[illegible]，[illegible]，[illegible]，[illegible]；[illegible]。

[illegible] • [illegible]：5~15 g。[illegible]，[illegible]。

南方红豆杉

Nanfanghongdoushan

CACUMEN TAXI

〖别名〗美丽红豆杉、杉公子、赤推、榧子木、海罗松、红叶水杉。

〖基原〗本品为红豆杉科植物南方红豆杉 *Taxus mairei*（Lemee et H. Levl.）S. Y. Hu ex Liu 栽培品的带叶枝条。

〖原植物形态〗乔木，高达 30 m，胸径达 60 ～ 100 cm；树皮灰褐色、红褐色或暗褐色，裂成条片脱落；大枝开展，一年生枝绿色或淡黄绿色，秋季变成绿黄色或淡红褐色，二、三年生枝黄褐色、淡红褐色或灰褐色；冬芽黄褐色、淡褐色或红褐色，有光泽，芽鳞三角状卵形，背部无脊或有纵脊，脱落或少数宿存于小枝的基部。叶排列成两列，条形，微弯或较直，长 1 ～ 3（多为 1.5 ～ 2.2）cm，宽 2 ～ 4（多为 3）mm，上部微渐窄，先端常微急尖，稀急尖或渐尖，上面深绿色，有光泽，下面淡黄绿色，有两条气孔带，中脉带上有密生均有而微小的圆形角质乳头状突起点，常与气孔带同色，稀色较浅。雄球花淡黄色，雄蕊 8 ～ 14 枚，花药 4 ～ 8（多为 5 ～ 6）。种子生于杯状红色肉质的假种皮中，间或生于近膜质盘状的种托（即未发育成肉质假种皮的珠托）之上，常呈卵圆形，上部渐窄，稀倒卵状，长 5 ～ 7 mm，径 3.5 ～ 5 mm，微扁或圆，上部常具二钝棱脊，稀上部三角状具三条钝脊，先端有突起的短钝尖头，种脐近圆形或宽椭圆形，稀三角状圆形。

〖炮制〗除去杂质，淋洗，切段，晾干燥；或粉碎成中粉。

〖性味与归经〗微甘、苦，平。有小毒。归肾、心经。

〖功能与主治〗解毒散积，通经利尿。主治癥瘕积聚，水肿，小便不利，风湿痹痛等。

〖用法与用量〗内服：煎汤，6 ～ 10 g。

〖注意事项〗可能引起恶心、呕吐、皮疹等症。

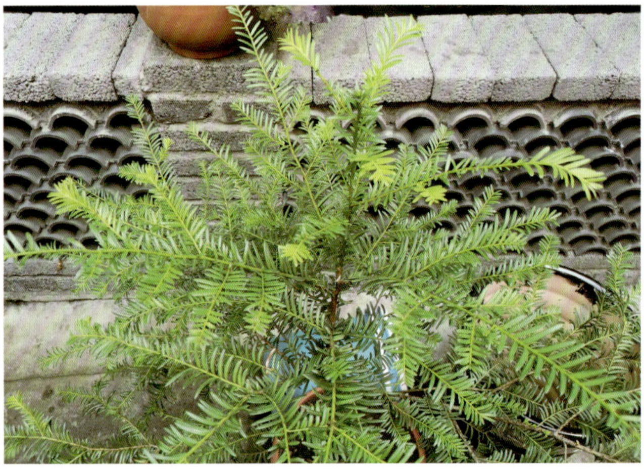

南方红豆杉幼株

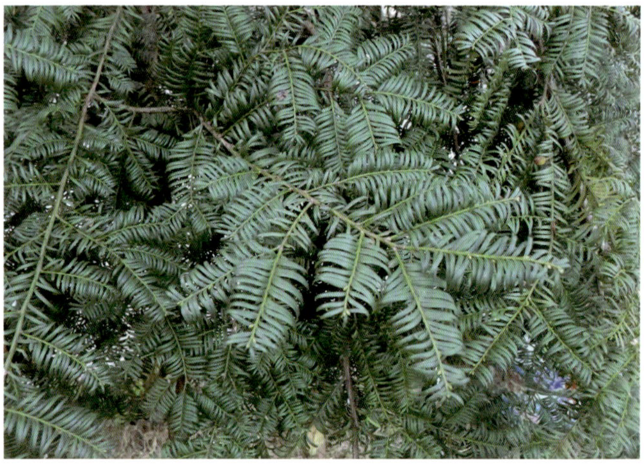

南方红豆杉成熟植株

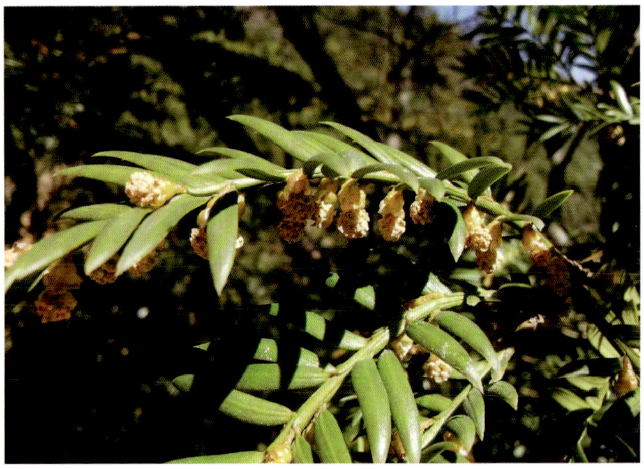

南方红豆杉花枝

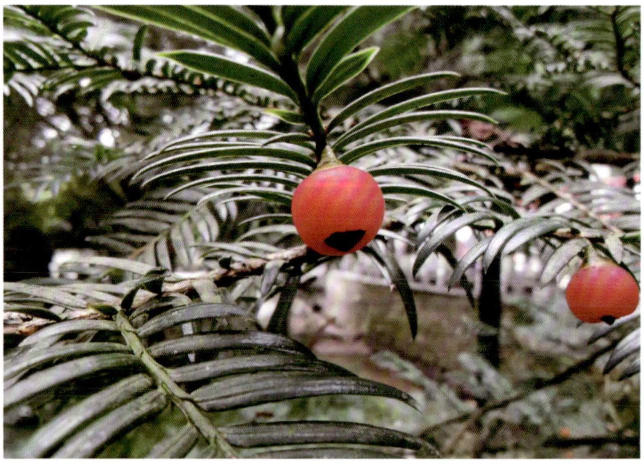

南方红豆杉果枝

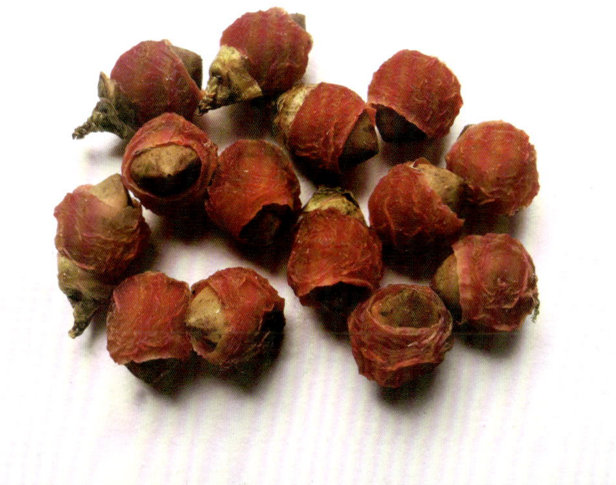

南方红豆杉果实

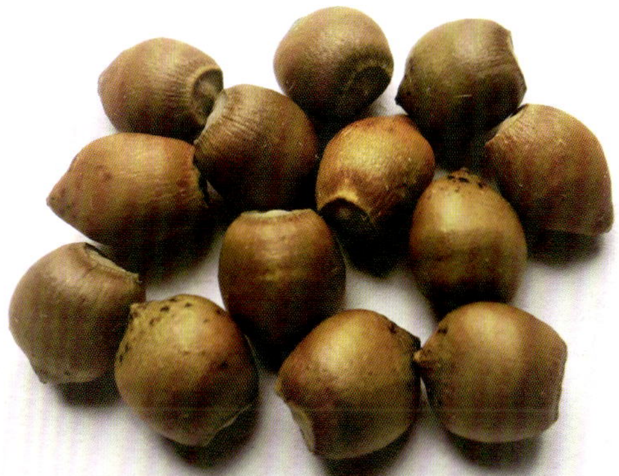

南方红豆杉种子

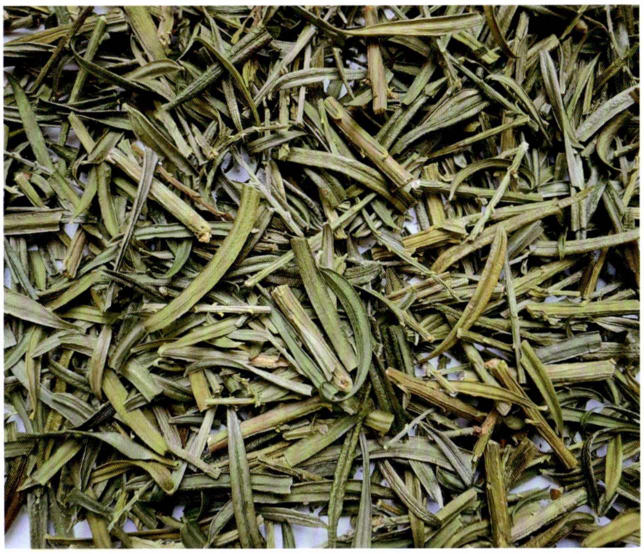

南方红豆杉干燥枝叶

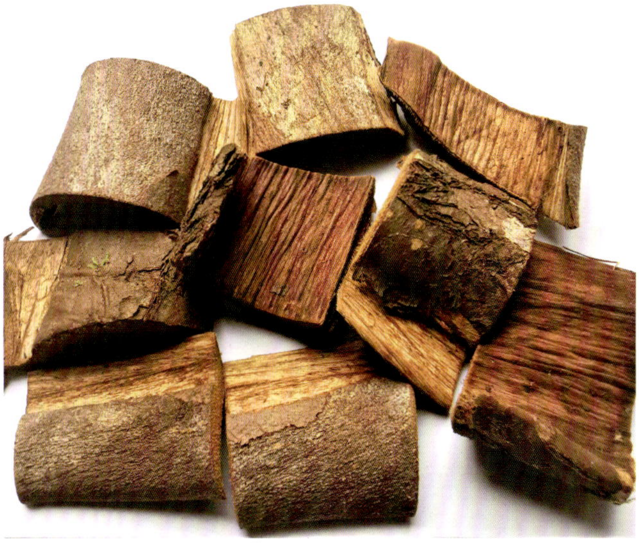

南方红豆杉干燥树皮

[illegible] • [illegible]。

[illegible] • [illegible] *Taxus mairei* (Lemee et H. Levl.) S. Y. Hu ex Liu. [illegible]。

[illegible] • [illegible]。[illegible] 30 m [illegible], [illegible] 60~100 cm [illegible]; [illegible] 1~3 ([illegible] 1.5~2.2 cm [illegible]) cm [illegible], [illegible] 2~4 ([illegible] 3 mm) mm [illegible], [illegible]。[illegible] 8~14 [illegible], [illegible] 4~8 ([illegible] 5~6 [illegible]) [illegible]。[illegible] 5~7 mm [illegible], [illegible] 3.5~5 mm [illegible], [illegible]。

[illegible] • [illegible]。

[illegible] • [illegible]。

[illegible] • [illegible]。

[illegible] • 6~10 g。

[illegible] • [illegible]。

柏树果

Baishuguo

CUPRESSUS FUNEBRIS ENDL

〖别名〗柏树子、香柏树子。

〖基原〗本品为柏科植物柏木 *Cupressus funebris* Endl. 的果实。

〖原植物形态〗乔木，高达 35 m，胸围达 2 m。树皮淡褐色；大枝开展；小枝细长、下垂，生鳞叶的小枝扁平，排成一平面，绿色，宽约 1 mm；较老的小枝圆柱形，暗褐色紫色，略有光泽。叶二型；鳞叶长 1 ～ 1.5 mm，先端锐尖，中央之叶的背面有条状腺点，两侧之叶背部有棱脊。雄球花椭圆形或卵圆形，长 2.5 ～ 3 mm；雌球花长 3 ～ 6 mm，近球形，径约 3.5 mm。球果圆球形，径 8 ～ 12 mm，熟时暗褐色；种鳞 4 对，先端为不规则五角形或方形，宽 5 ～ 7 mm，中央有尖头或无，能育种鳞有 5 ～ 6 粒种子；种子宽倒卵状菱形或近圆形，扁，长约 2.5 mm，淡褐色，有光泽，边缘具窄翅。花期 3 ～ 5 月，球果翌年 5 ～ 6 月成熟。为我国特产树种。各县市均有栽培。

〖炮制〗除去杂质，干燥。

〖性味与归经〗苦、甘，平。

〖功能与主治〗祛风，和中，安神，止血。主治感冒发热，胃痛呕吐，烦躁，失眠，劳伤吐血。

〖用法与用量〗内服：煎汤，9 ～ 15 g；或研末。

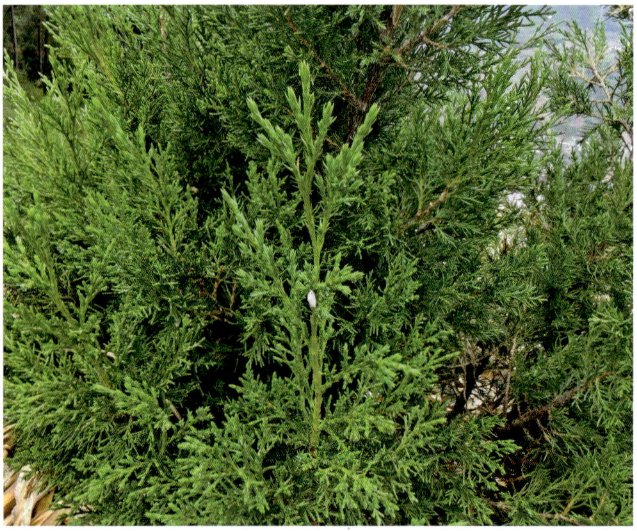

柏木嫩枝

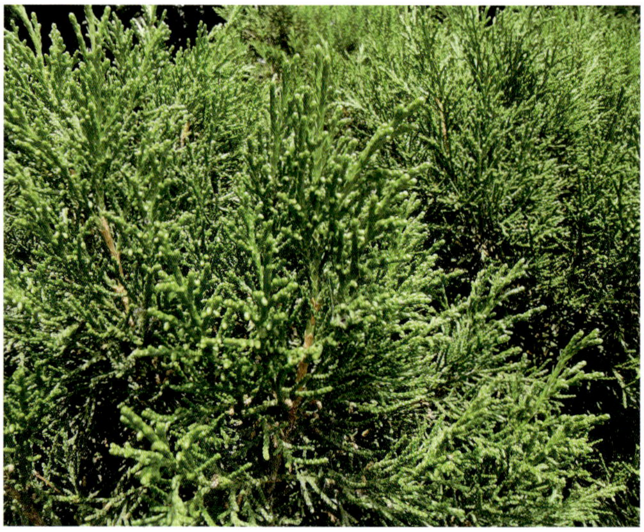

柏木成熟植株

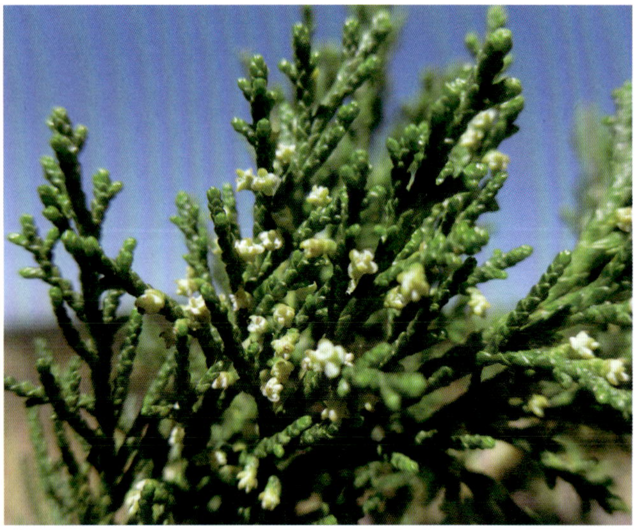

柏木花枝（1）

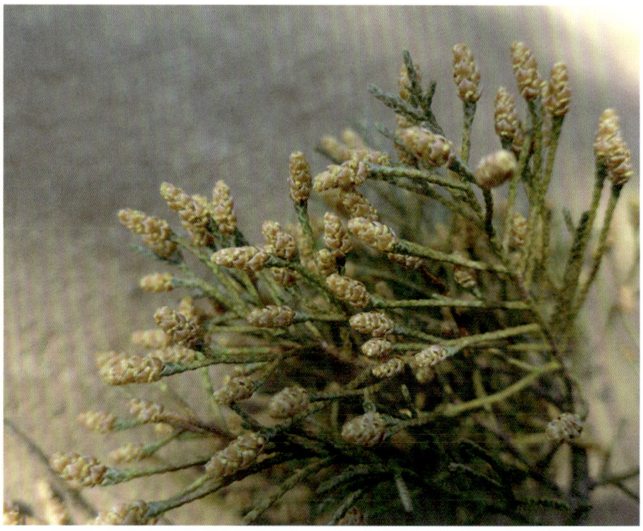

柏木花枝（2）

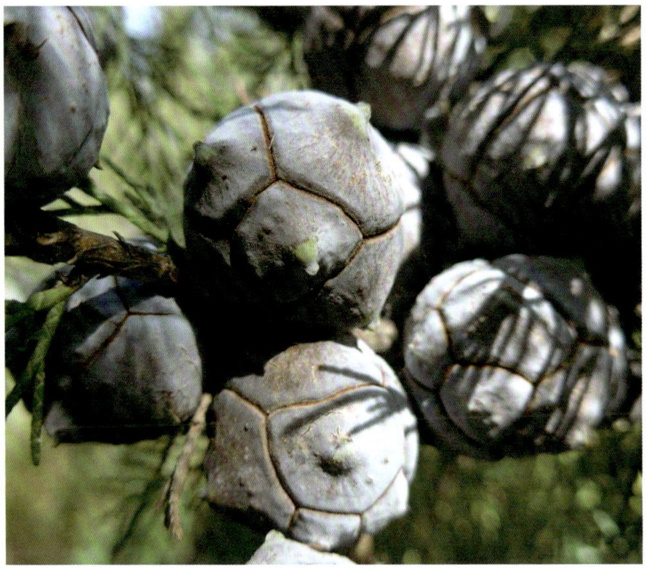

柏木近成熟果枝

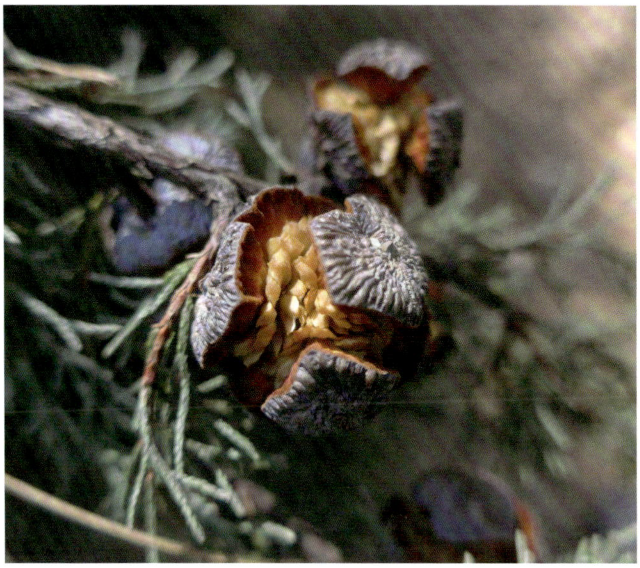

柏木果枝

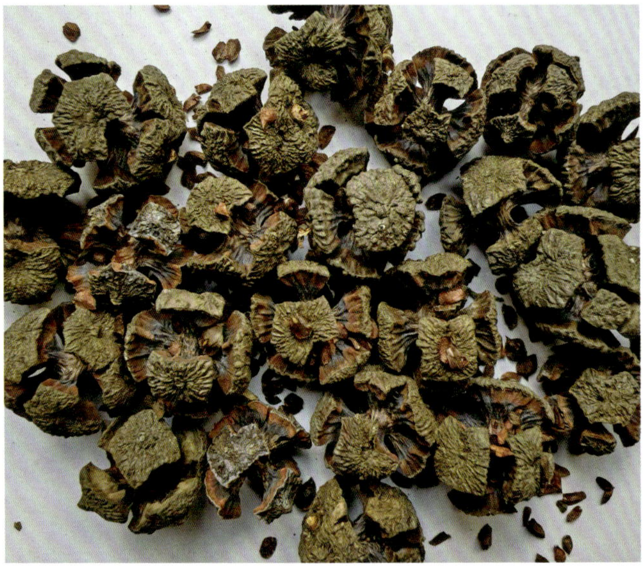

柏木果实

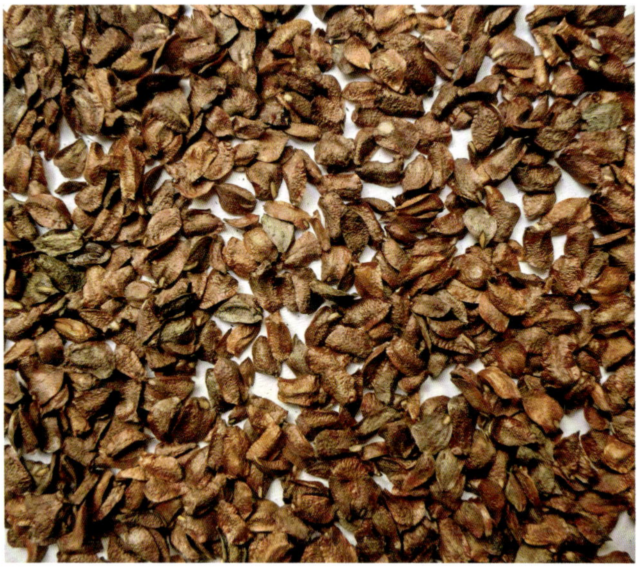

柏木种子

[illegible] • [illegible]。

[illegible] • [illegible]*Cupressus funebris* Endl. [illegible]。

[illegible] • [illegible] 35 m[illegible]，[illegible] 2 m[illegible]。[illegible] 1 mm [illegible]。[illegible] 1~1.5 mm[illegible]。[illegible] 2.5~3 mm；[illegible] 3~6 mm[illegible]，[illegible] 3.5 mm [illegible]。[illegible] 8~12 mm[illegible]，[illegible] 4[illegible]，[illegible] 5~7 mm[illegible]，[illegible] 5~6[illegible]，[illegible] 2.5 mm[illegible]。[illegible] 3~5[illegible]，[illegible] 5~6[illegible]。[illegible]。

[illegible] • [illegible]。

[illegible] • [illegible]。

[illegible] • [illegible]。

[illegible] • [illegible]：[illegible]，9~15 g。[illegible]。

枸杞子

Gouqizi

LYCII FRUCTUS

〔别名〕苟起子、枸杞红实、甜菜子、西枸杞、狗奶子、红青椒、枸蹄子、枸杞果、地骨子、枸茄茄、红耳坠、血枸子、枸地芽子、枸杞豆、血杞子、津枸杞。

〔基原〕本品为茄科植物宁夏枸杞 *Lycium barbarum* L. 的成熟果实。

〔原植物形态〕灌木或经栽培后而成大灌木，高 1 ～ 3 m。主茎数条，粗壮；小枝有纵棱纹，有不生叶的短刺和生叶、花的长刺；果枝细长，通常先端下垂，外皮淡灰黄色，无毛。叶互生或数片簇生于短枝上；叶柄短；叶片披针形或长圆状披针形，长 2 ～ 8 cm，宽 0.5 ～ 3 cm，先端尖，基部楔形或狭楔形而下延成叶柄，全缘，上面深绿色，背面淡绿色，无毛。花腋生，常单 1 或 2 ～ 6 朵簇生在短枝上；花梗细；花萼钟状，长 4 ～ 5 mm，先端 2 ～ 3 深裂，裂片宽卵状或卵状三角形；花冠漏斗状，管部长约 8 mm，先端 5 裂，裂片卵形，长约 5 mm，粉红色或淡紫红色，具暗紫色脉纹，管内雄蕊着生处上方有一圈柔毛；雄蕊 5；雌蕊 1，子房长圆形，2 室，花柱线形，柱头头状。浆果卵圆形、椭圆形或阔卵形，长 8 ～ 20 mm，直径 5 ～ 10 mm，红色或橘红色，果皮肉质。种子多数，近圆肾形而扁平，棕黄色。花期 5 ～ 10 月，果期 6 ～ 11 月。生于沟崖及山坡或灌溉地埂和水渠边等处。野生和栽培均有。

〔炮制〕除去杂质，晒干。

〔性味与归经〕甘，平。归肝、肾经。

〔功能与主治〕滋补肝肾，益精明目。主治虚劳精亏，腰膝酸痛，眩晕耳鸣，阳痿遗精，内热消渴，血虚萎黄，目昏不明。

〔用法与用量〕内服：煎汤，6 ～ 12 g。

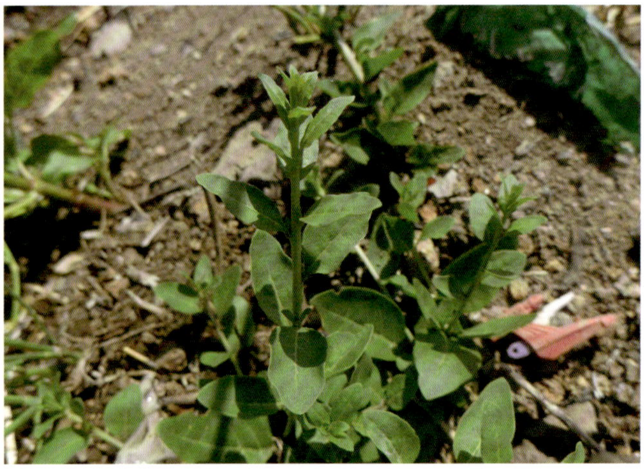

宁夏枸杞幼株

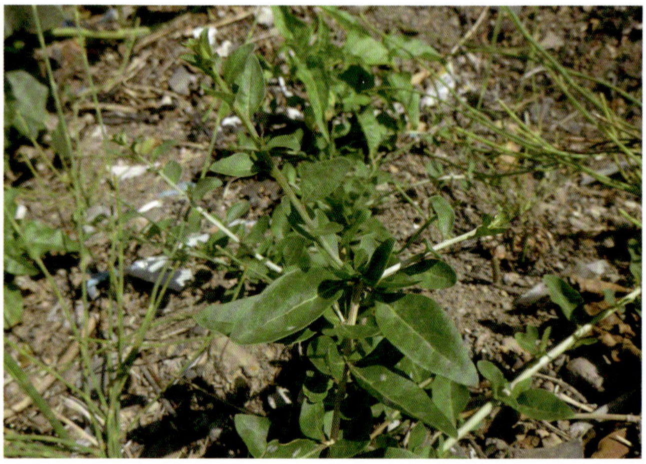

宁夏枸杞成熟植株

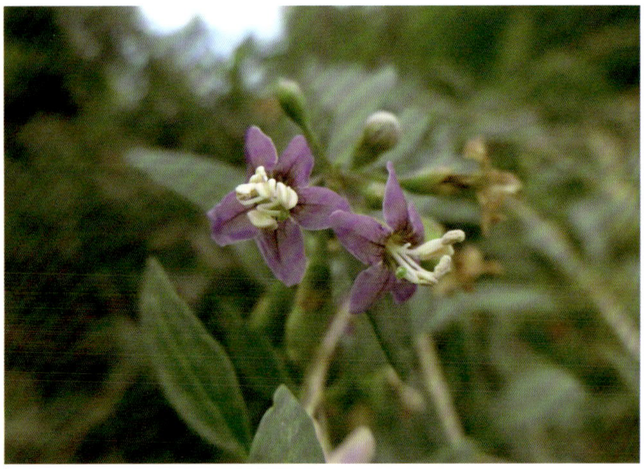

宁夏枸杞花枝

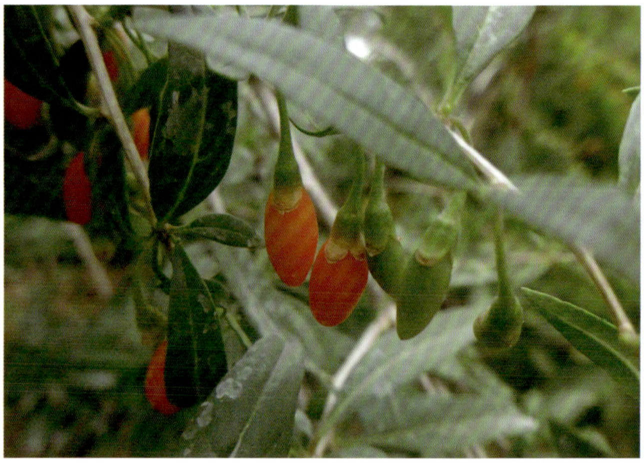

宁夏枸杞果枝

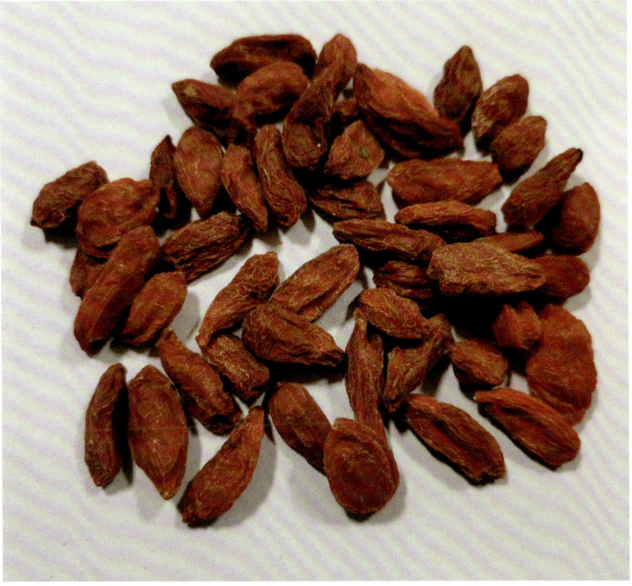

宁夏枸杞干燥果实

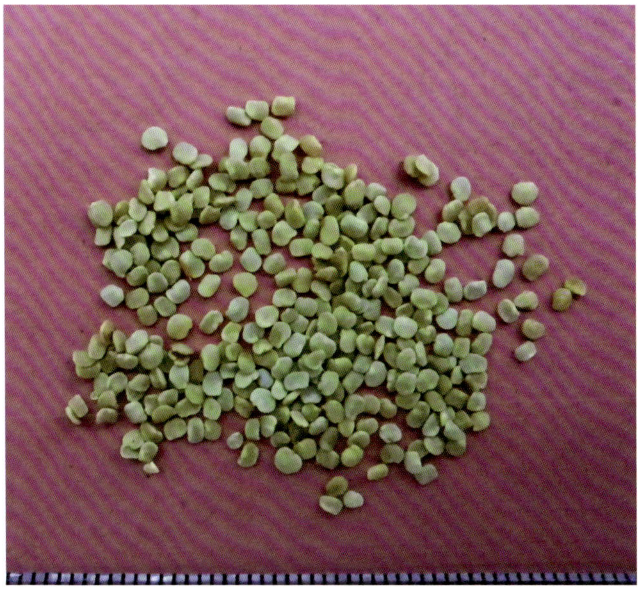

宁夏枸杞种子

[illegible]

[illegible] *Lycium barbarum* L. [illegible]

[illegible] 1~3 m. [illegible] 2~8 cm, [illegible] 0.5~3 cm [illegible] 1 [illegible] 2~6 [illegible] 4~5 mm, [illegible] 2~3 [illegible] 8 mm [illegible] 5 [illegible] 5 mm [illegible] 5 [illegible] 1 [illegible] 2 [illegible] 8~20 mm, [illegible] 5~10 mm, [illegible] 5~10 [illegible] 6~11 [illegible]

[illegible]

[illegible]

[illegible]

[illegible] 6~12 g.

柠　檬

Ningmeng

LEMON

〔别名〕黎朦子、黎檬子、宜母子、里木子、黎檬干、药果、梦子、宜母果、柠果、黎檬。

〔基原〕本品为芸香科植物黎檬 *Citrus limonia* Osbeck 的果实。

〔原植物形态〕常绿灌木，具硬刺。叶互生，叶柄短，有狭翼，顶端有节。叶片小，长圆形至椭圆状长圆形，先端短锐尖或钝，边缘有钝锯齿。花单生或簇生于叶腋；萼5裂，杯状；花瓣5，条状长圆形，下部渐狭，外面淡紫色，内面白色；雄蕊20个以上；子房上部渐狭，8～10室，花柱大，脱落，每室有胚珠数个。柑果近圆形，先端有不发育的乳头状突起，长约4.5 cm，宽约5 cm，黄色至朱红色，皮薄易剥，且有黏土味，瓤囊8～10瓣，味极酸。种子3～4颗，卵形。花期春季。西昌、木里等县市有栽培。

〔炮制〕除去杂质，切片，干燥，或鲜用。

〔性味与归经〕酸、甘，凉。归胃、肺经。

〔功能与主治〕生津止渴，和胃安胎。主治胃热伤津，中暑烦渴，食欲不振，脘腹痞胀，肺燥咳嗽，妊娠呕吐。

〔用法与用量〕内服：适量，绞汁饮或生食。

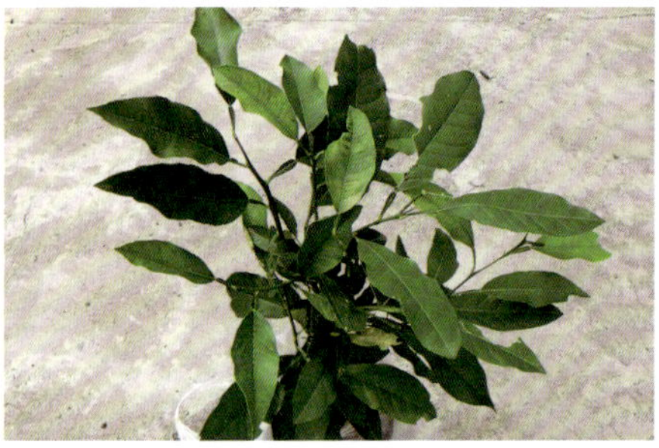

黎檬幼株

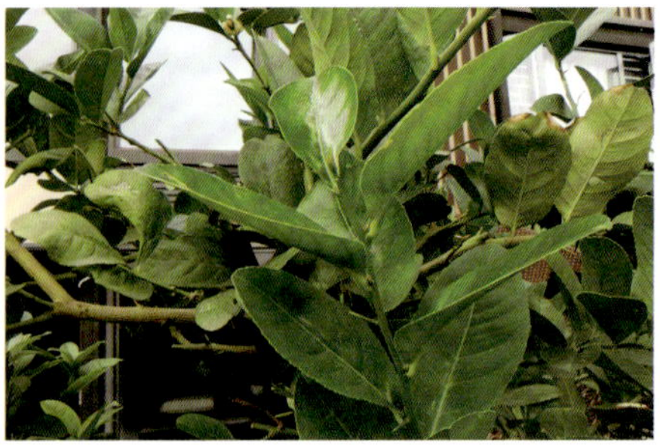

黎檬成熟植株

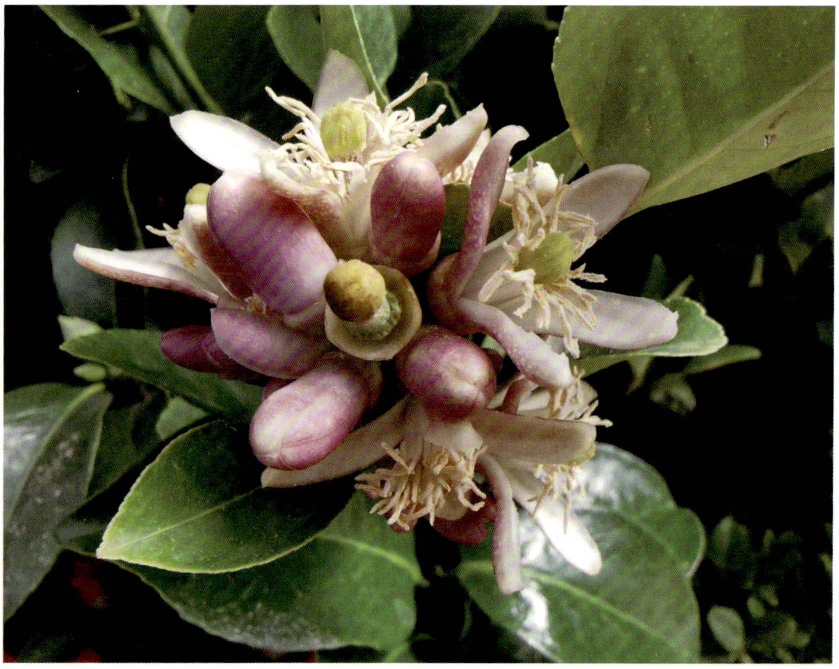

黎檬花枝

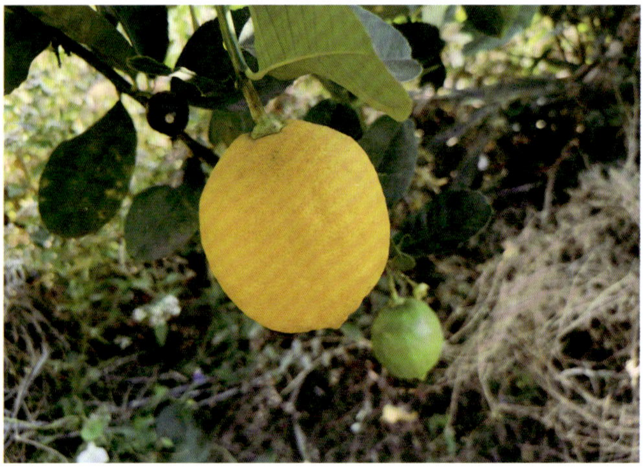

黎檬果枝

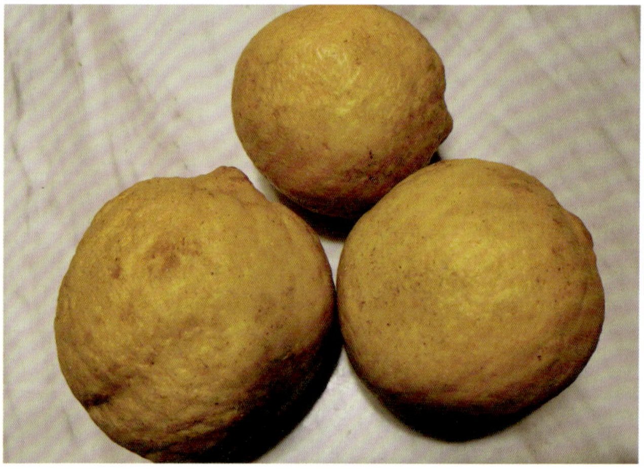

黎檬果实（鲜）

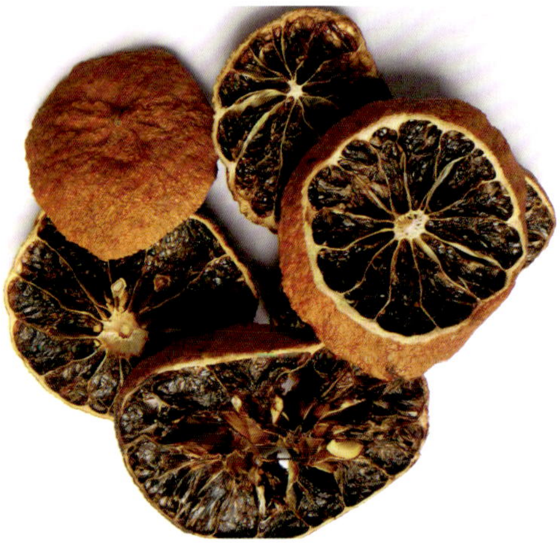

黎檬干燥果实

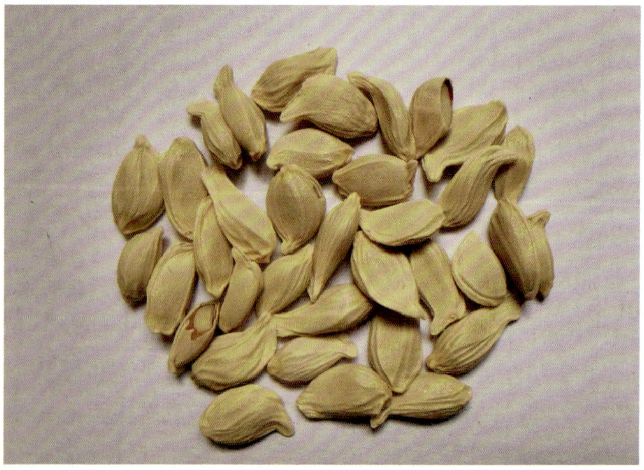

黎檬种子

[illegible]

[illegible] *Citrus limonia* Osbeck. [illegible]

[illegible] 5 [illegible] 5 [illegible] 20 [illegible] 8~10 [illegible] 4.5 cm [illegible] 5 cm [illegible] 8~10 [illegible] 3~4 [illegible]

[illegible]

迷 迭 香

Midiexiang

[illegible]

HERB OF ROSEMARY

〔基原〕 本品为唇形科植物迷迭香 *Rosmarinus officinalis* L. 的全草。

〔原植物形态〕 灌木，高达 2 m。茎及老枝圆柱形，皮层暗灰色，不规则的纵裂，块状剥落，幼枝四棱形，密被白色星状细绒毛。叶常在枝上丛生；具极短的柄或无柄；叶片草质，线形，长 1 ～ 1.2 cm，宽 1 ～ 2 mm，先端钝，基部渐狭，全缘，向背面卷曲，上面稍具光泽，近无毛，下面密被白色的星状绒毛。花近无梗，对生，少数聚集在短枝的顶端组成总状花序；苞片小，具柄；花萼卵状钟形，长约 4 mm，外面密被白色星状绒毛及腺体，内面无毛，11 脉，二唇形，上唇近圆形，全缘或具很短的 3 齿，下唇 2 齿，齿卵圆状三角形；花冠蓝紫色，长不及 1 cm，外被疏短柔毛，内面无毛，冠筒稍外伸，冠檐二唇形，上唇直伸，2 浅裂，裂片卵圆形，下唇宽大，3 裂，中裂片最大，内凹，下倾，边缘为齿状，基部缢缩成柄，侧裂片长圆形；雄蕊 2 枚发育，着生于花冠上唇的下方，花丝中部有 1 向下的小齿，药室平行，仅 1 室能育；花柱细长，远超过雄蕊，先端不相等 2 浅裂，裂片钻形，后裂片短；花盘平顶，具相等的裂片；子房裂片与花盘裂片互生。花期 11 月。多栽培于园圃中。

〔炮制〕 除去杂质，洗净，切段，干燥。

〔性味与归经〕 辛，温。

〔功能与主治〕 发汗，健脾，安神，止痛。主治各种头痛，防止早期脱发。

〔用法与用量〕 内服：煎汤，4.5 ～ 9 g。外用：适量，浸水洗。

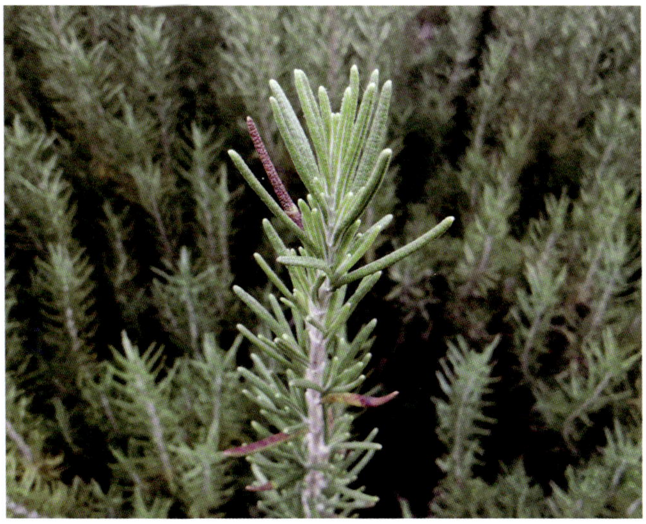

迷迭香幼株

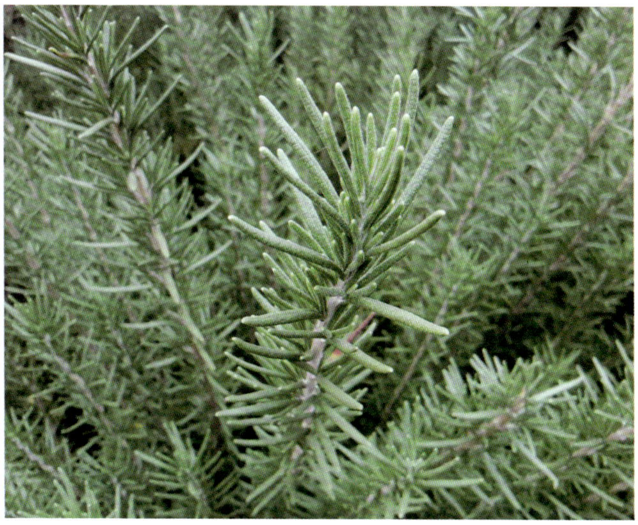

迷迭香成熟植株

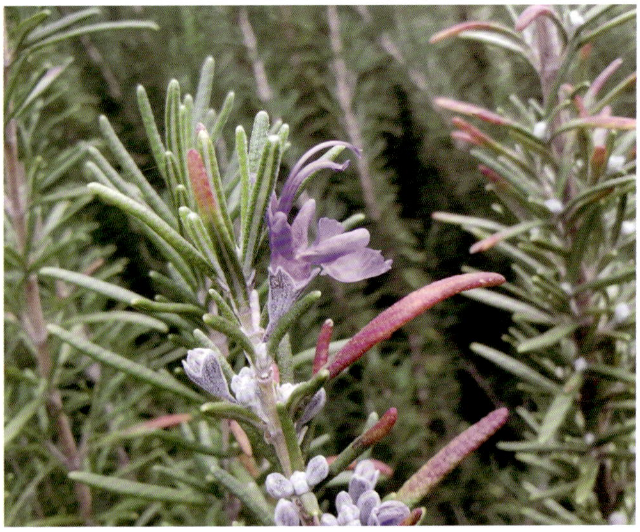
迷迭香花枝

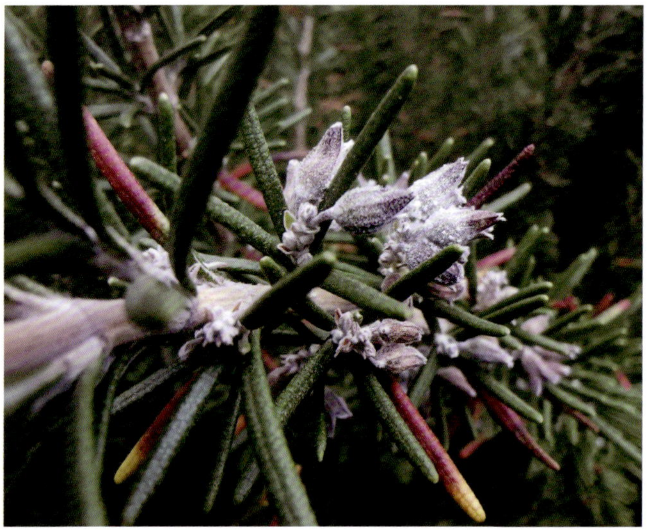
迷迭香果枝

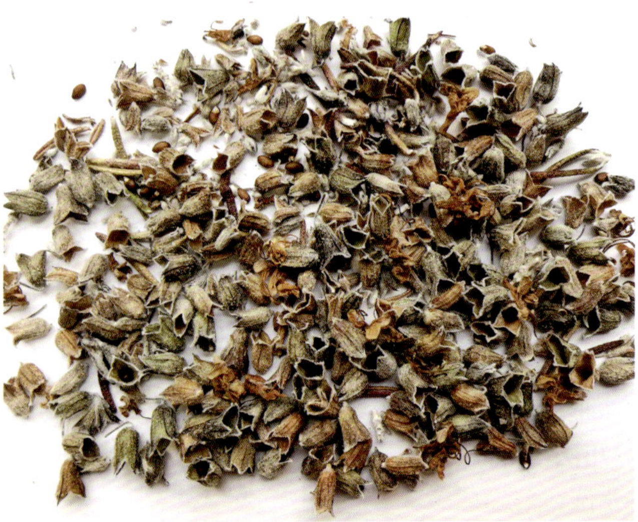
迷迭香果实

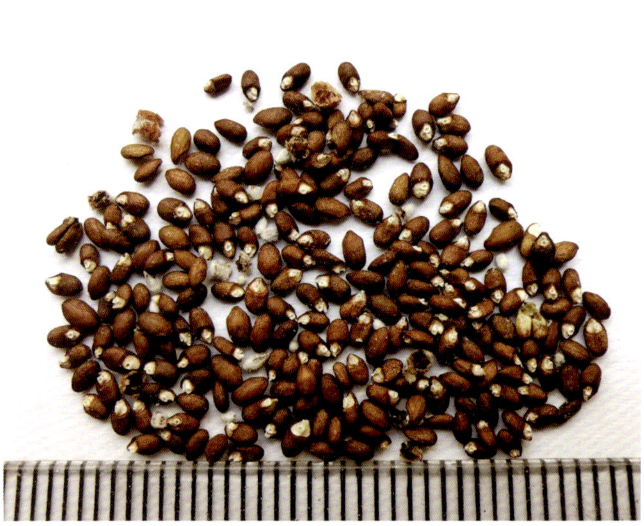
迷迭香种子

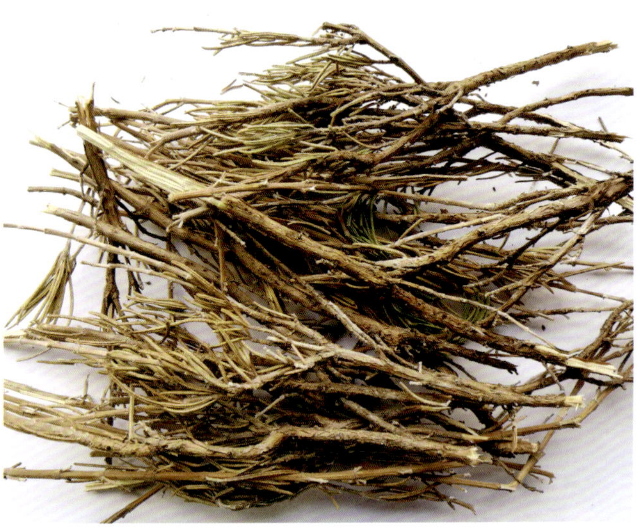
迷迭香干燥全草

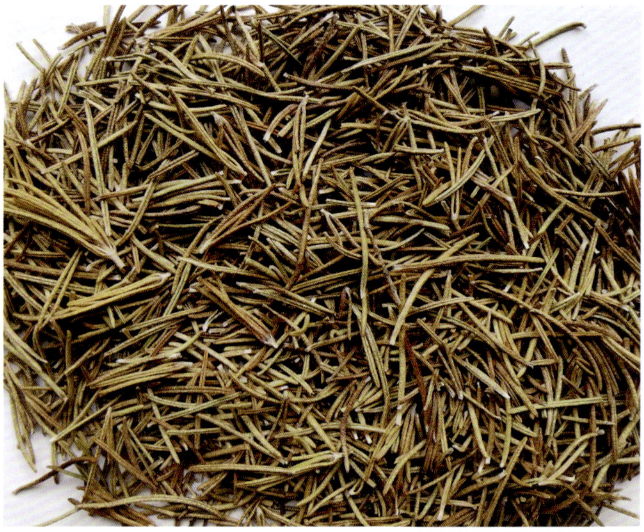
迷迭香干燥枝叶

[illegible] *Rosmarinus officinalis* L. [illegible]
[illegible] 2 m [illegible] 1~1.2 cm [illegible] 1~2 mm [illegible] 4 mm [illegible] 11 [illegible] 2 [illegible] 3 [illegible] 2 [illegible] 2 [illegible] 1 cm [illegible] 2 [illegible] 3 [illegible] 1 [illegible] 12 [illegible] 10 [illegible] 1 [illegible] 2 [illegible] 11 [illegible]
[illegible]
[illegible]
[illegible]
[illegible] 4.5~9 g。[illegible]

厚 皮 菜

Houpicai

[illegible]

THICK SKINNED VEGETABLE

【别名】莙荙菜、菾菜、甜菜。

【基原】本品为藜科植物厚皮菜 *Beta vularis* var. *cicla* L. 的茎、叶。

【原植物形态】一年生或二年生草本，无毛，高 30 ～ 100 cm。根不肥大，有分枝。茎至开花时抽出。叶互生；有长柄；基生叶卵形或长圆状卵形，长可达 30 ～ 40 cm，先端钝，基部楔形或心形，边缘波浪形；茎生叶菱形、卵形，较小，最顶端的变为线形苞片；叶片肉质光滑，绿色。花小，两性，无柄，单生或 2 ～ 3 朵聚生，为一长而柔软、展开的圆锥花序；花被片 5，塞部与子房结合，果时包覆果实，变硬革质；雄蕊 5，生于肥厚的花盘上。种子横生，圆形或肾形，种皮红褐色，光亮。花期 5 ～ 6 月，果期 7 月。各县市均有栽培，叶作蔬菜食用。

【炮制】除去杂质，洗净，切段，干燥。

【性味与归经】甘、苦，寒。归肺、肾、大肠经。

【功能与主治】清热解毒，行瘀止血。主治时行热病，痔疮，麻疹透发不畅，吐血，热毒下痢，闭经，淋浊，痈肿，跌打损伤，蛇虫咬伤。

【用法与用量】内服：煎汤，15 ～ 30 g，鲜品 60 ～ 120 g；或捣汁。外用：适量，捣敷。

【注意】脾虚泄泻者忌服。

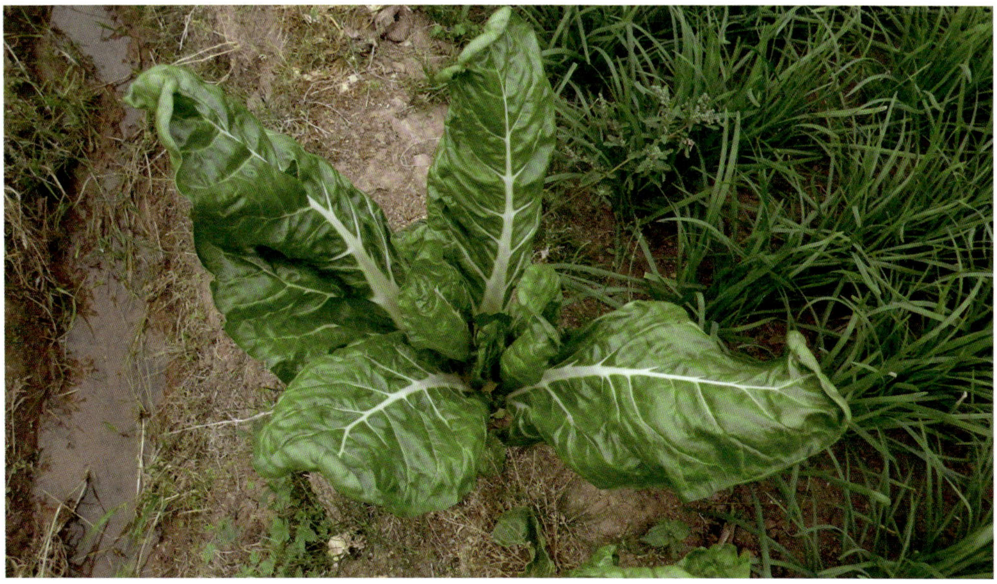

厚皮菜幼株

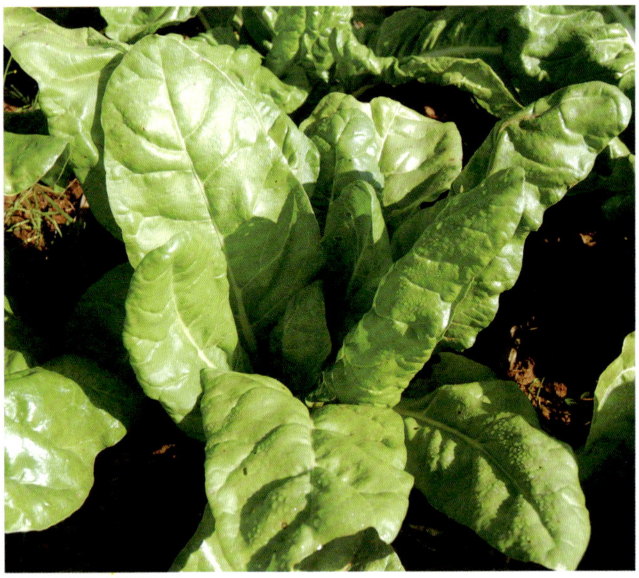

厚皮菜成熟植株

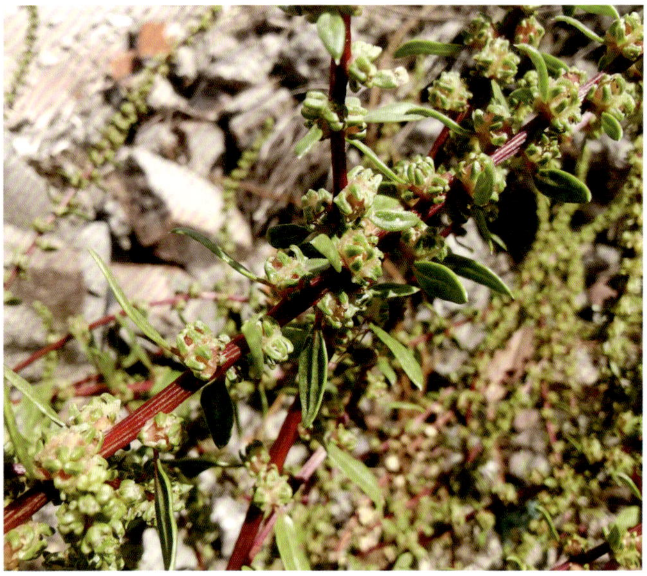

厚皮菜花枝

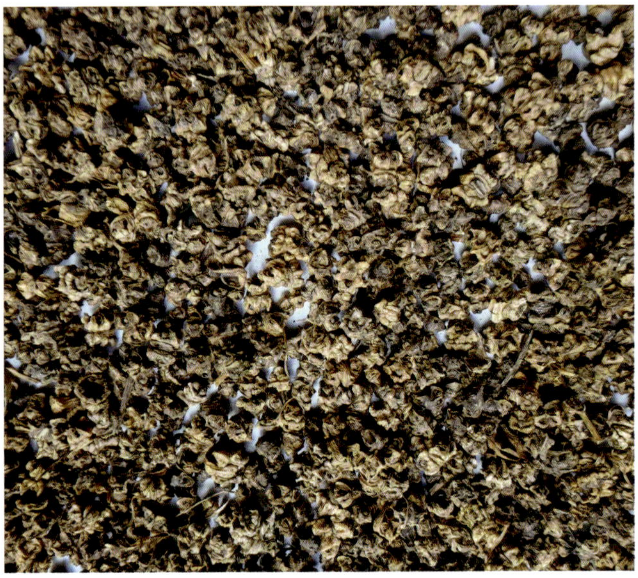

厚皮菜果实种子

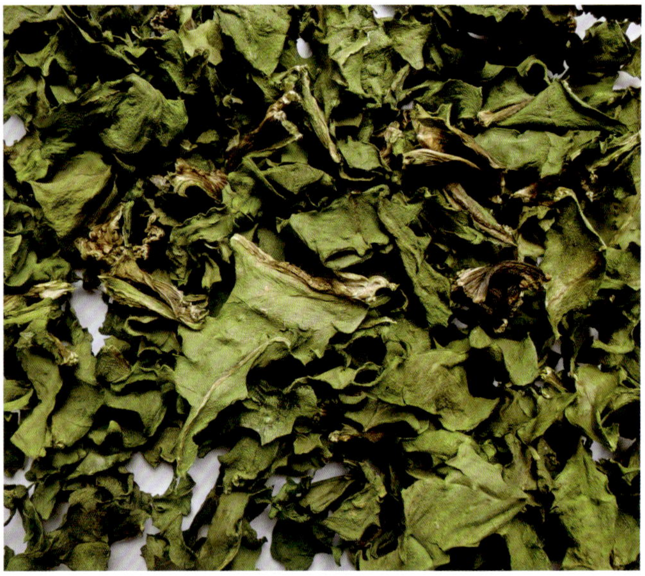

厚皮菜干燥茎叶

[illegible] • [illegible]。

[illegible] • [illegible] *Beta vularis* var. *cicla* L. 的 [illegible]。

[illegible] • [illegible] 30~100 cm [illegible] 30~40 cm [illegible] 2~3 [illegible] 5 [illegible] 5 [illegible] 5~6 [illegible] 7 [illegible]。

[illegible] • [illegible]。

[illegible] • [illegible]。

[illegible] • [illegible]。

[illegible] • [illegible] 15~30 g，[illegible] 60~120 g；[illegible]。

[illegible] • [illegible]。

挖耳草

Waercao

CARPESIUM CERNUUM

〖别名〗杓儿草、芸香草、毛叶草、野烟、牛儿草、牛牛草、金挖耳、大白泡草、倒提壶、野葵花、六氏草、毛叶芸香草、野朝阳柄。

〖基原〗本品为菊科植物烟管头草 *Carpesium cernuum* L. 的全草。

〖原植物形态〗多年生草本。茎高 50 ～ 100 cm。茎直立，分枝，被白色长柔毛，上部毛较密。下部叶匙状长圆形，长 9 ～ 20（～ 25）cm，宽 4 ～ 6 cm，先端锐尖或钝，基部楔状收缩成具翅的叶柄，边缘有不规则的锯齿，两面有白色长柔毛和腺点；中部叶向上渐小，长圆形或长圆状披针形，叶柄短。头状花序在茎和枝的顶端单生，直径 15 ～ 18 mm，下垂，基部有数个条状披针形不等长的苞片；总苞杯状，长 7 ～ 8 mm；总苞片 4 层，外层卵状长圆形，有长柔毛，中层及内层干膜质，长圆形，钝尖，无毛；花黄色，外围的雌花筒状 3 ～ 5 齿裂，结实；中央的两性花有 5 个裂片。瘦果条形，长约 5 mm 有细纵条，先端有短喙和腺点；无冠毛。花期秋季。生于路边、山坡草地及森林边缘。

〖炮制〗除去杂质，切段，干燥。

〖性味与归经〗苦，辛，寒。

〖功能与主治〗清热解毒，消肿止痛。主治感冒发热，高热惊风，咽喉肿痛，痄腮，牙疼，尿路感染，淋巴结结核，疮疡疖肿，乳腺炎。

〖用法与用量〗内服：煎汤，6 ～ 15 g，鲜品 15 ～ 30 g，或鲜品捣汁。外用：适量，鲜品捣敷；煎水含漱或洗。

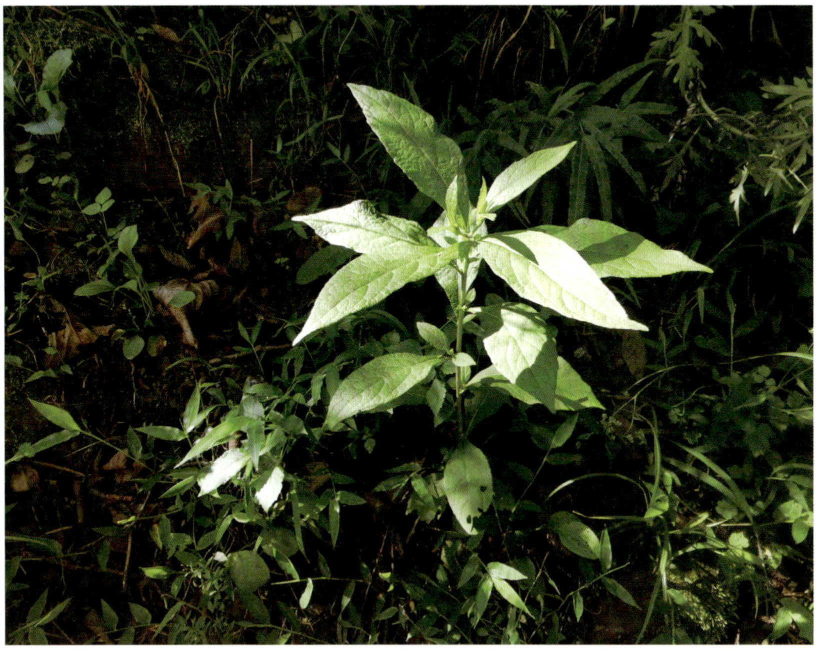

烟管头草幼株

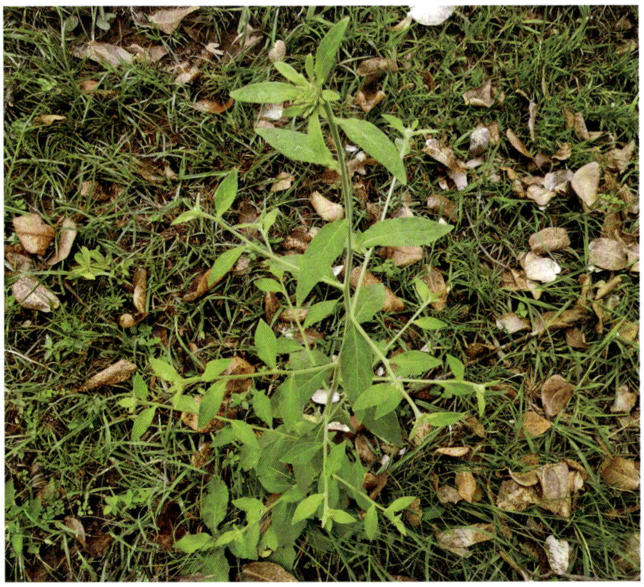

烟管头草成熟植株

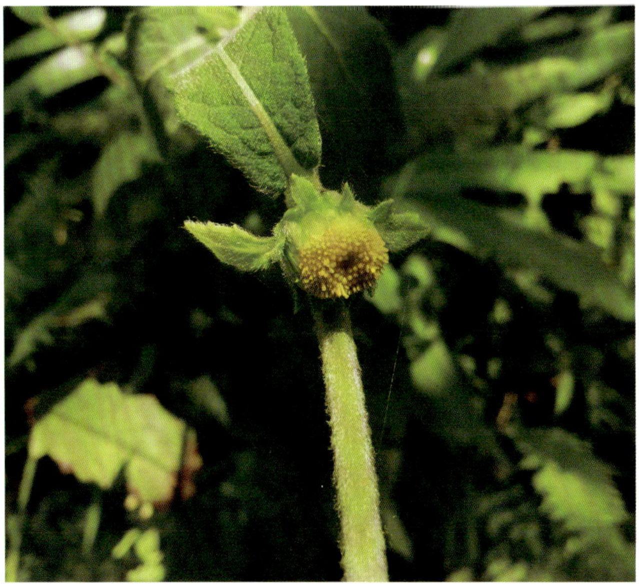

烟管头草花枝

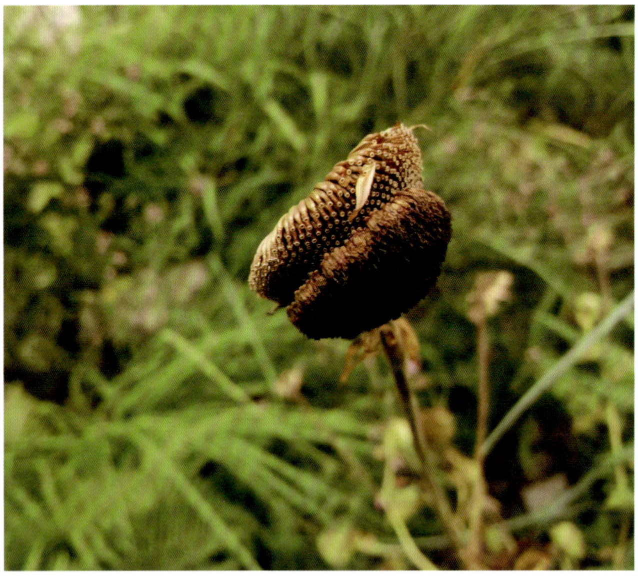

烟管头草果序

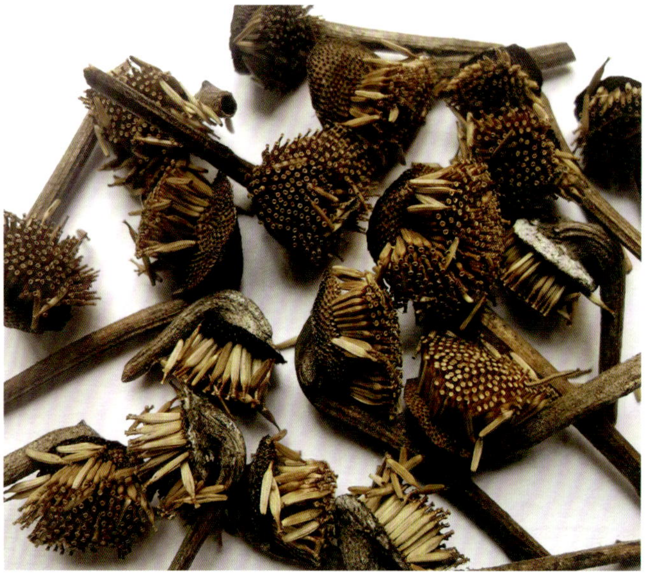

烟管头草果实

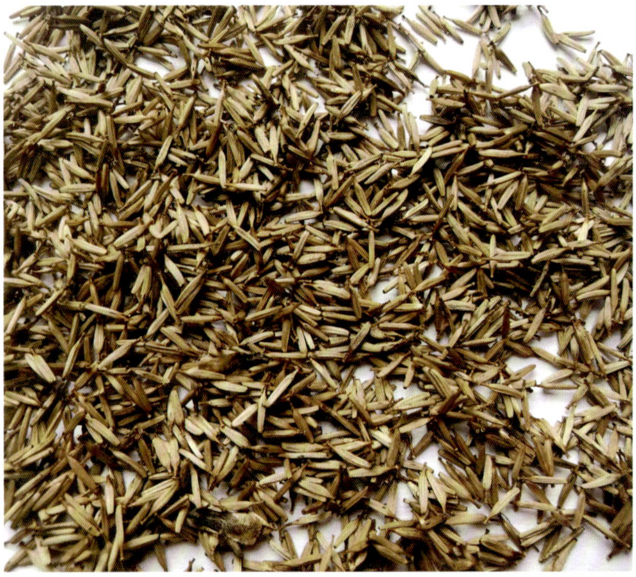

烟管头草种子

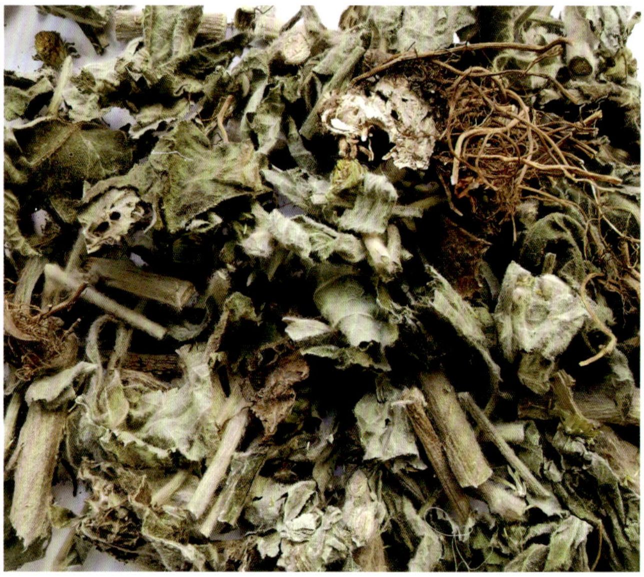

烟管头草干燥全草

[illegible]・[illegible]。

[illegible]・[illegible]*Carpesium cernuum* L.[illegible]。

[illegible]・[illegible]。[illegible]50~100 cm。[illegible]，[illegible]，[illegible]，[illegible]。[illegible]，[illegible]9~20（~25）cm，[illegible]4~6 cm，[illegible]，[illegible]，[illegible]，[illegible]；[illegible]，[illegible]，[illegible]。[illegible]，[illegible]15~18 mm[illegible]，[illegible]，[illegible]；[illegible]，[illegible]7~8 mm；[illegible]4[illegible]，[illegible]，[illegible]，[illegible]，[illegible]，[illegible]，[illegible]；[illegible]，[illegible]3~5[illegible]，[illegible]；[illegible]5[illegible]。[illegible]，[illegible]5 mm[illegible]，[illegible]；[illegible]。[illegible]。[illegible]、[illegible]。

[illegible]・[illegible]，[illegible]，[illegible]。

[illegible]・[illegible]，[illegible]，[illegible]。

[illegible]・[illegible]，[illegible]。[illegible]，[illegible]，[illegible]，[illegible]，[illegible]，[illegible]，[illegible]，[illegible]。

[illegible]・[illegible]：[illegible]，6~15 g，[illegible]15~30 g，[illegible]。[illegible]：[illegible]，[illegible]；[illegible]。

重　楼

Chonglou

PARIDIS RHIZOMA

〖别名〗蚤休、蚩休、重台根、螫休、紫河车、重台草、白甘遂、金钱重楼、草河车、虫蒌、九道箍、鸳鸯虫、枝花头、双层楼、螺丝七、海螺七、灯台七、白河车、螺陀三七、土三七。

〖基原〗本品为百合科植物七叶一枝花 *Paris polyphylla* var. *chinensis*（Franch.）Hara 的根茎。

〖原植物形态〗多年生草本，高 30 ～ 100 cm。根茎肥厚，直径 1 ～ 3 cm，黄褐色，结节明显。茎直立，圆柱形，常带紫红色或青紫色，基部有 1 ～ 3 片膜质叶鞘包茎。叶轮生茎顶，通常 7 片；叶柄长 5 ～ 18 mm；叶片长圆状披针形、倒卵状披针形或倒披针形，长 8 ～ 27 cm，宽 2.2 ～ 10 cm，先端急尖或渐尖，基部楔形，全缘，膜质或薄纸质。花柄出自轮生叶中央，通常比叶长，顶生一花；花两性，外轮花被片 4 ～ 6，叶状，绿色，长卵形至卵状披针形，长 3 ～ 7 cm，内轮花被片细线形，与外轮花被片同数，黄色或黄绿色，宽 1 ～ 1.5 mm，长为外轮花被片的 1/3 左右或近等长；雄蕊 8 ～ 10，排成 2 轮，花药长 1.2 ～ 2 cm，花丝很短，长仅为花药的 1/4 ～ 1/3，药隔在花药上方突出 0.5 ～ 2 mm；子房近球形，具棱，花柱短，具 4 ～ 5 向外反卷的分枝。蒴果球形，成熟时瓣裂；种子多数，具鲜红色多浆汁的外种皮。花期 5 ～ 7 月，果期 8 ～ 10 月。生于山坡林下荫处或沟谷边的草地阴湿处。

〖炮制〗除去杂质，洗净，润透，切片，晒干。

〖性味与归经〗苦，微寒。有小毒。归肝经。

〖功能与主治〗清热解毒，消肿止痛，凉肝定惊。主治疔疮痈肿，咽喉肿痛，蛇虫咬伤，跌扑伤痛，惊风抽搐。

〖用法与用量〗内服：煎汤，3 ～ 9 g。外用：适量，研末调敷。

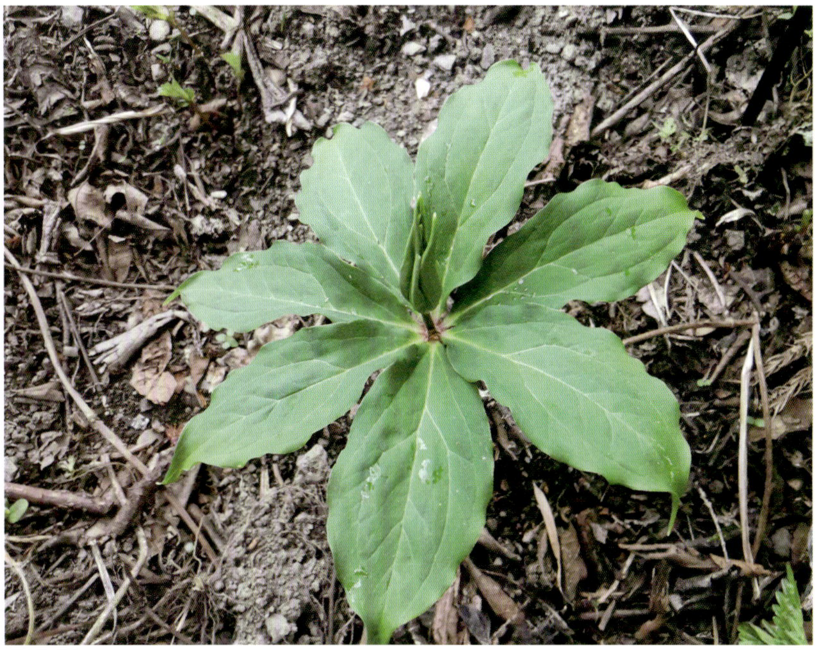

七叶一枝花幼株

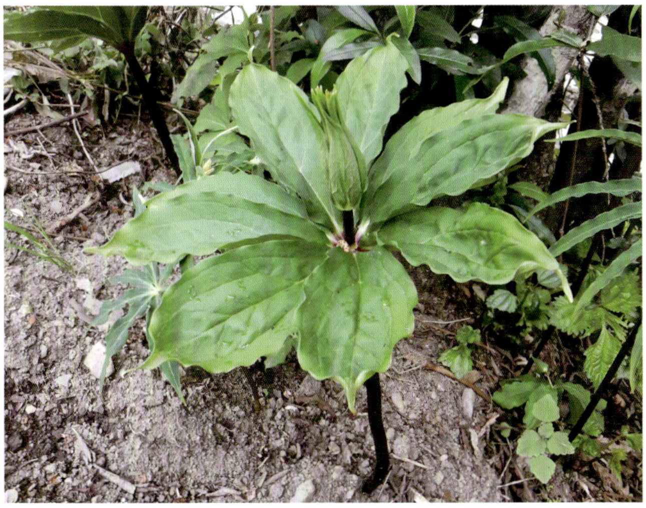

七叶一枝花成熟植株

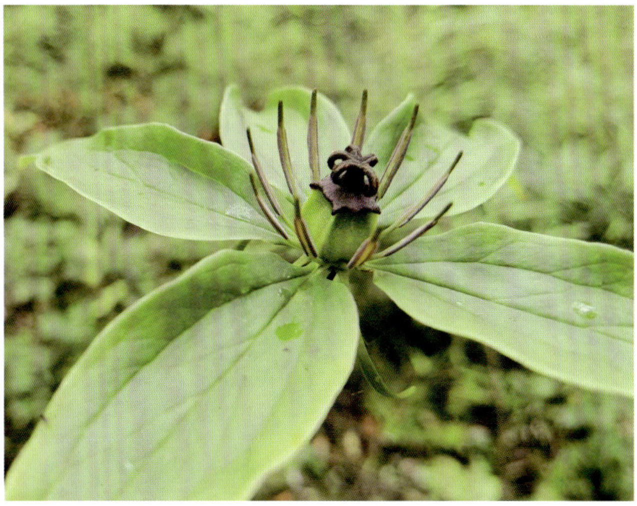

七叶一枝花花枝

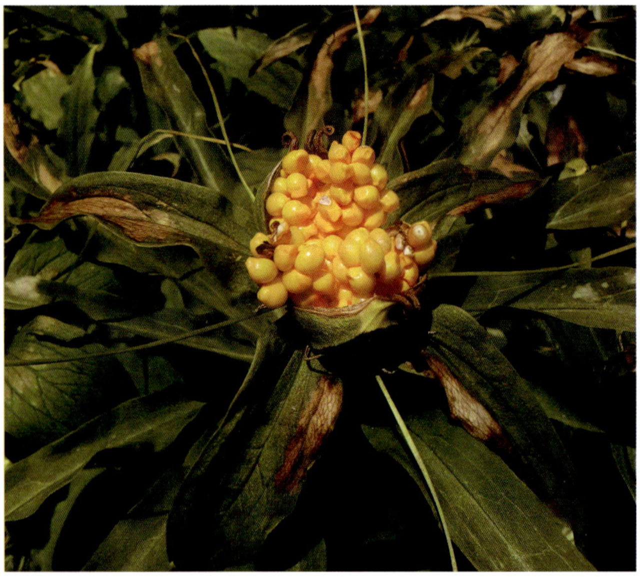

七叶一枝花近成熟果实

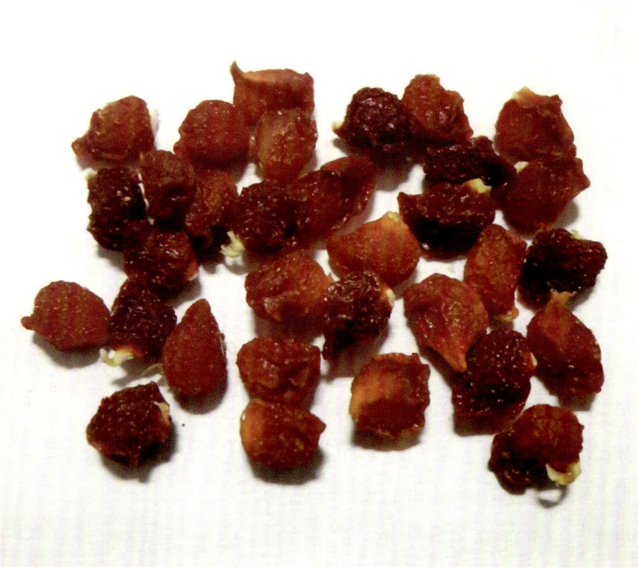

七叶一枝花果实

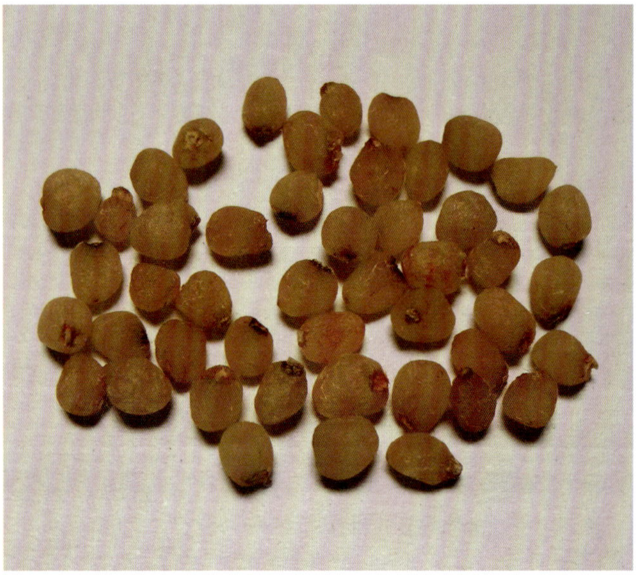

七叶一枝花种子

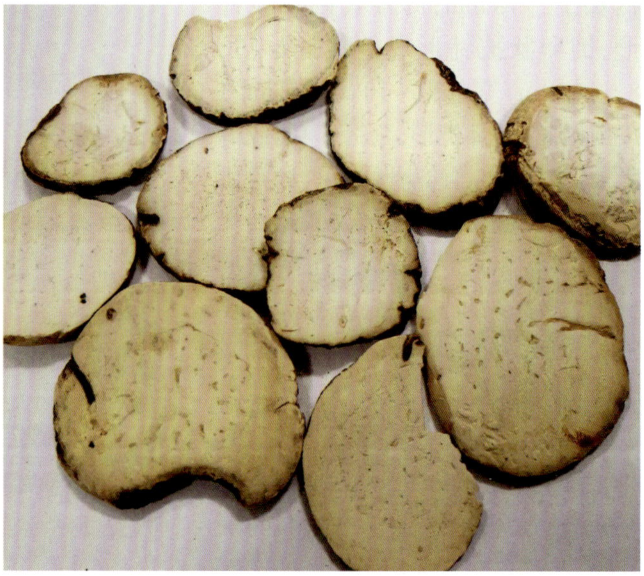

七叶一枝花干燥根片

[illegible] • [illegible]

[illegible] • [illegible] *Paris polyphylla* var. *chinensis* (Franch.) Hara [illegible]

[illegible] • [illegible] 30~100 cm。[illegible] 1~3 cm [illegible] 1~3 [illegible] 7 [illegible] 5~18 mm [illegible] 8~27 cm [illegible] 2.2~10 cm [illegible] 4~6 [illegible] 3~7 cm [illegible] 1~1.5 mm [illegible] 1/3 [illegible] 8~10 [illegible] 2 [illegible] 1.2~2 cm [illegible] 1/3~1/4 [illegible] 0.5~2 mm [illegible] 4~5 [illegible] 5~7 [illegible] 8~10 [illegible]

[illegible] • [illegible]

[illegible] • [illegible]

[illegible] • [illegible]

[illegible] • 3~9 g。[illegible]

香 蕉

Xiangjiao

BANANA

〖别名〗蕉子、蕉果。

〖基原〗本品为芭蕉科植物大蕉 *Musa sapientum* L. 的果实。

〖原植物形态〗多年生丛生草本，高 3 ～ 7 m。具匍匐茎，假茎厚而粗重，多少被白粉。叶柄甚伸长，长在 30 cm 以上，多白粉，叶翼闭合；叶直立或上举，长圆形，长 1.5 ～ 3 m，宽 40 ～ 60 cm，叶面深绿，叶背淡绿，被明显的白粉，基部近心形或耳形，近对称，先端锐尖或尖。穗状花序下垂，花序轴无毛，苞片卵形或卵状披针形，长 15 ～ 30 cm 以上，脱落，外面呈紫红色，内面深红色，每苞片有花二列，雄花脱落；花被片黄白色，合生花被片长 4 ～ 6.5 cm，离生花被片长约为合生花被片长之半，为透明蜡质，具光泽，长圆形或近圆形，先端具小突尖、锥尖或卷曲成囊。果序由 7 ～ 8 段至数十段的果束组成。果长圆形，按长宽比例较短粗，果身直或微弯曲，长 10 ～ 20 cm，棱角明显，果柄通常伸长，果肉细腻，紧实，未成熟前味涩，成熟时味甜或略带酸味，但缺香气或微具香气，无种子或具少数种子。花果期全年。多为栽培。

〖炮制〗鲜用，或干燥。

〖性味与归经〗甘，寒。

〖功能与主治〗清热，润肺，滑肠，解毒。主治热病烦渴，肺燥咳嗽，便秘，痔疮。

〖用法与用量〗内服：生食或炖熟，1 ～ 4 枚。

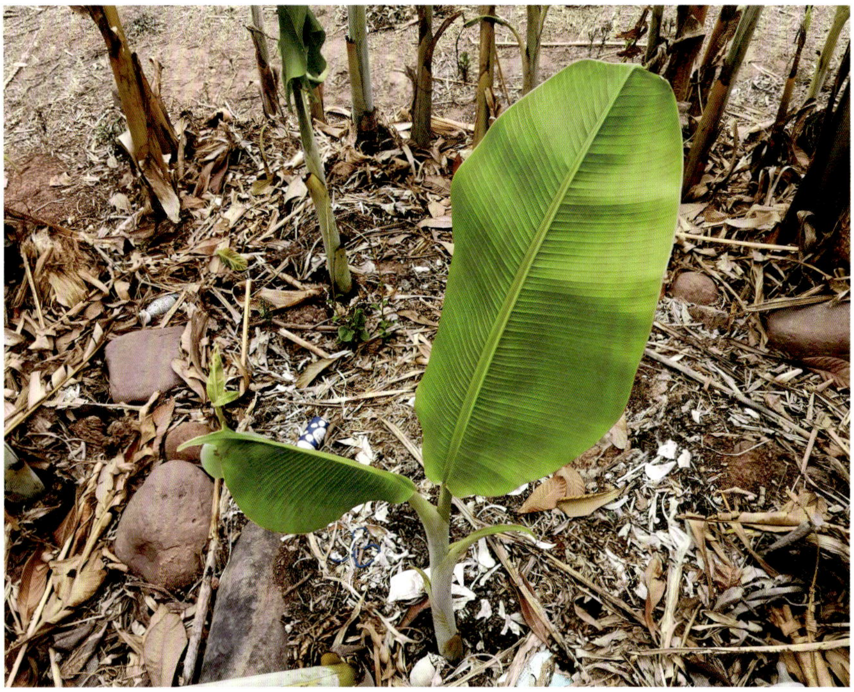

大蕉幼枝

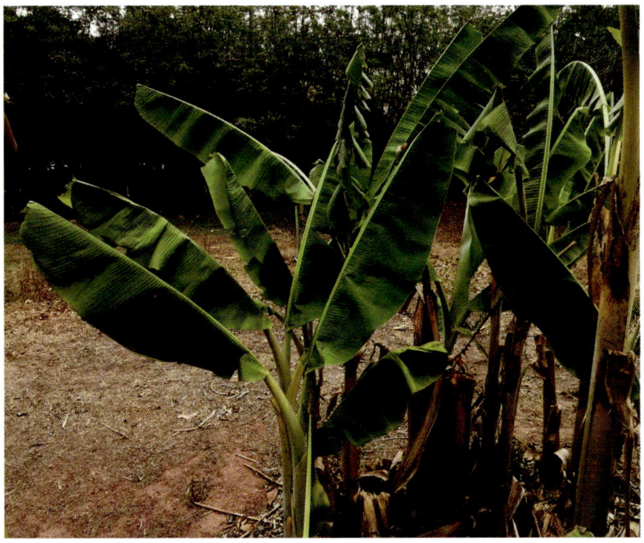

大蕉成熟植株

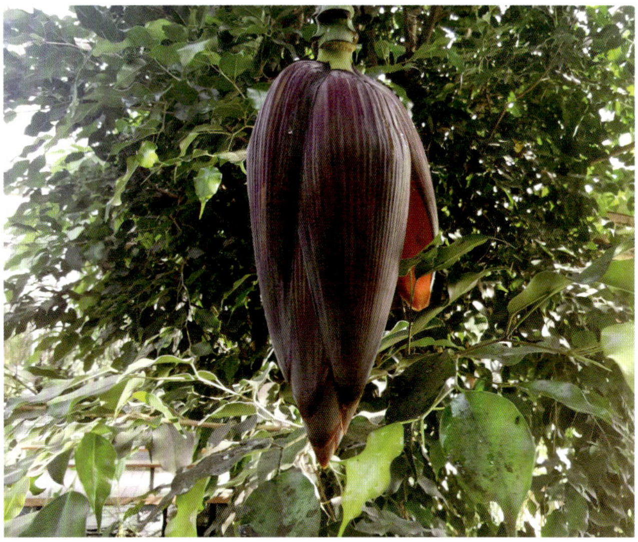

大蕉花序

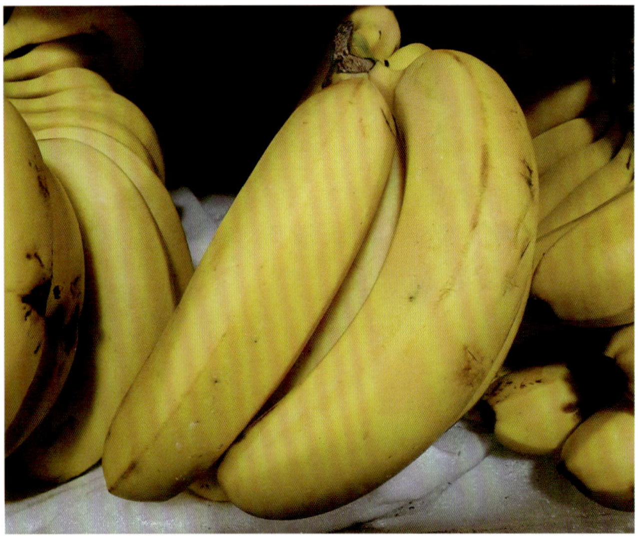

大蕉果实

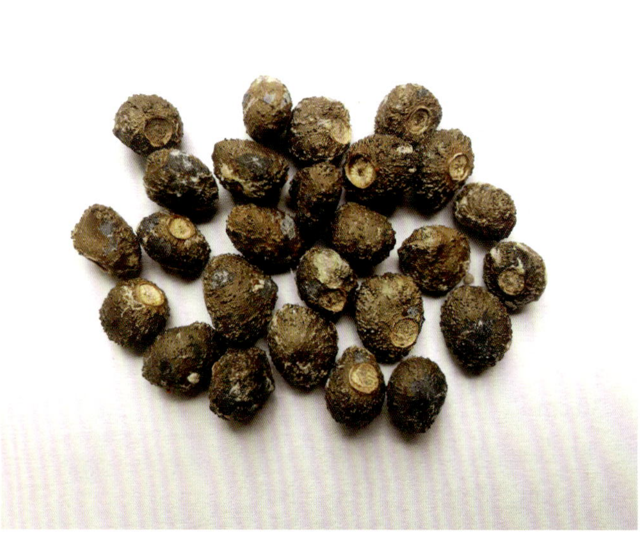

大蕉种子

[illegible] • [illegible]。
[illegible] • [illegible] *Musa sapientum* L. [illegible]。
[illegible] • [illegible] 3~7 m[illegible]。[illegible] 30 cm [illegible] 1.5~3 m [illegible] 40~60 cm [illegible] 15~30 cm [illegible] 4~6.5 cm [illegible] 7~8 [illegible] 10~20 cm [illegible]。
[illegible] • [illegible]。
[illegible] • [illegible]。
[illegible] • [illegible]。
[illegible] • [illegible] 1~4[illegible]。

秋 枫 木

Qiufengmu

[illegible]

TWIG AND LEAF OF JAVA BISHOPWOOD

【别名】秋风水、梁木、三叶红、鸭脚枫、千金不倒、丢了棒、大秋枫、过冬梨、重阳木。

【基原】本品为大戟科植物秋枫木 *Bischofia javanica* Bl. 的根、树皮。

【原植物形态】常绿或半常绿乔木，高可达 20 m。顶枝粗壮，三出复叶，革质；有长达 8 ～ 20 cm 的总叶柄；侧生小叶柄长 0.5 ～ 2 cm，顶生小叶柄长 2 ～ 5 cm；小叶片卵形、倒卵形、长椭圆形、椭圆形或稀有披针形，长 7 ～ 15 cm，宽 4 ～ 8 cm，先端急尖或短尾状渐尖，基部宽楔形或钝圆，边缘有疏锯齿，每 1 cm 有锯齿 2 ～ 3 个；两面光滑无毛。花小，单性，雌雄异株，无花瓣；圆锥状花序腋生，雌花序较长，长达 15 ～ 27 cm；萼片 5，覆瓦状排列；雄花雄蕊 5；退化子房盾状；雌花子房 3 或 4 室，每室 2 胚珠，花柱 3，不分裂。果实不开裂，球形或略扁，直径约 13 mm，淡褐色；种子长约 5 mm。花果期全年。生于山谷阴湿的林中，多见于溪旁近水处。

【炮制】除去杂质，润软，切段，干燥。

【性味与归经】辛、涩，凉。归心经。

【功能与主治】祛风除湿，化瘀消积。主治风湿骨痛，噎膈，反胃，痢疾。

【用法与用量】内服：煎汤，9 ～ 15 g；或浸酒。外用：适量，捣敷。

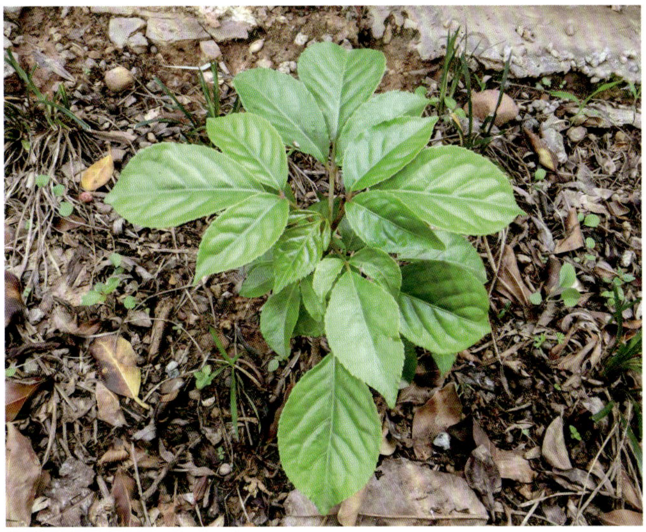

秋枫木幼株

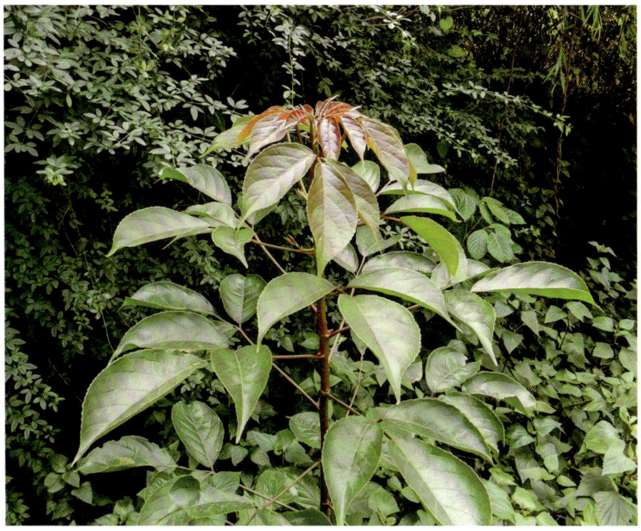

秋枫木成熟植株

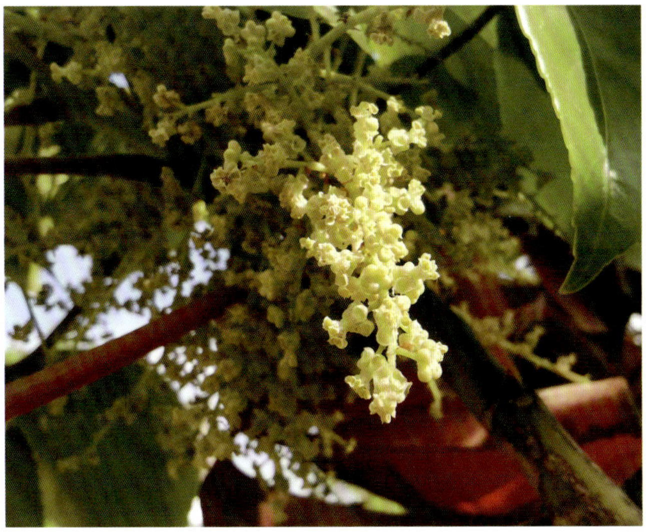

秋枫木花枝

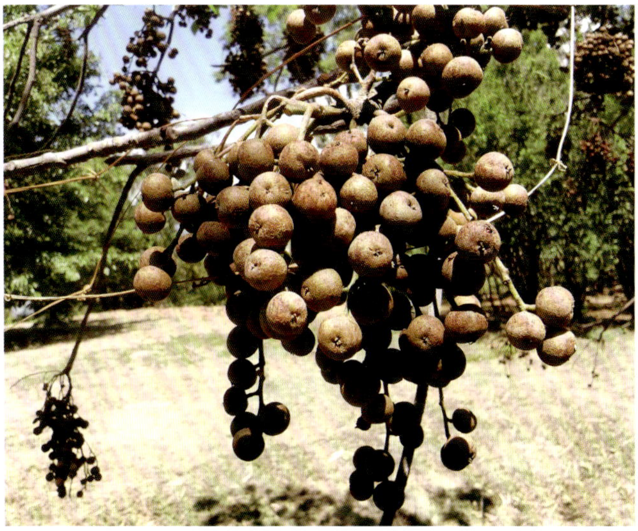

秋枫木果枝

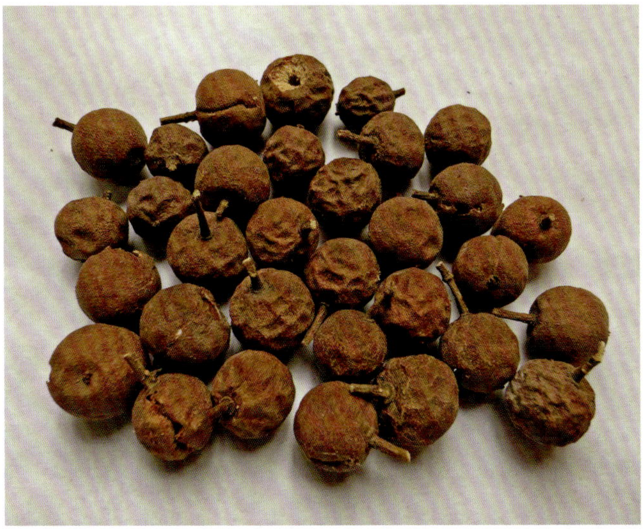

秋枫木果实

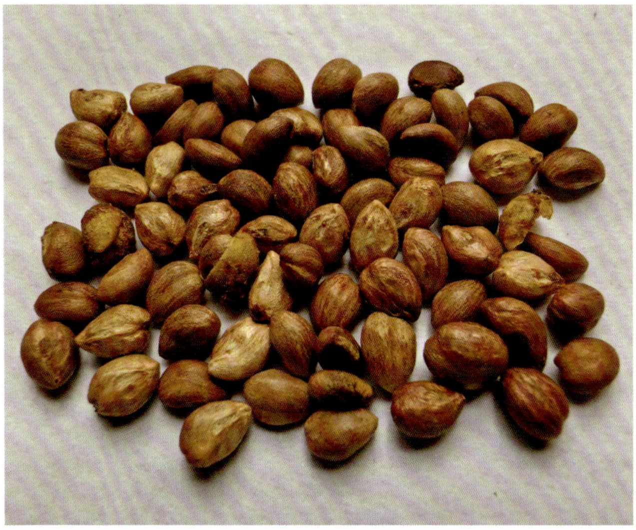

秋枫木种子

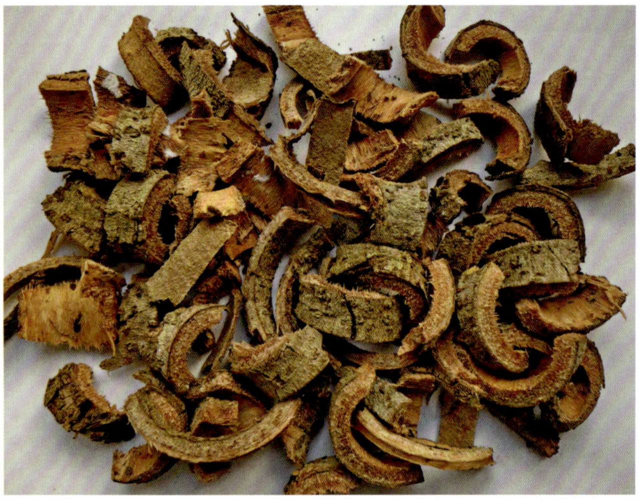

秋枫木干燥树皮

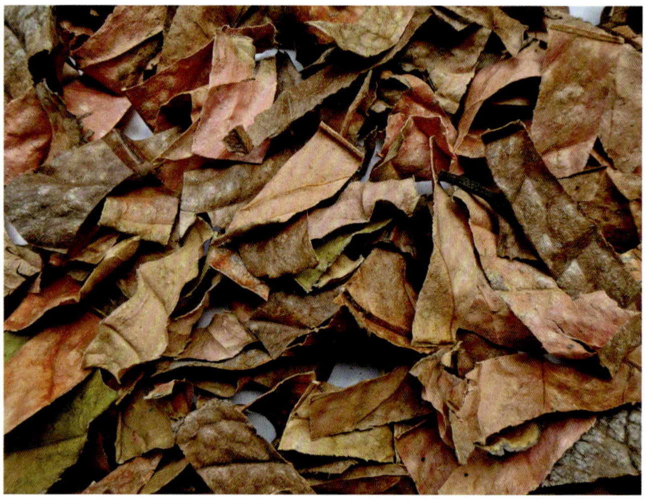

秋枫木干燥叶

[illegible]。

[illegible] *Bischofia javanica* Bl. [illegible]。

[illegible] 20 m[illegible]。[illegible] 8~20 cm [illegible] 0.5~2 cm，[illegible] 2~5 cm；[illegible] 7~15 cm，[illegible] 4~8 cm，[illegible] 1 cm [illegible] 2~3 [illegible]。[illegible] 15~27 cm；[illegible] 5 [illegible] 3 [illegible] 4 [illegible] 2 [illegible] 3 [illegible] 13 mm [illegible] 5 mm [illegible]。[illegible]。

[illegible]。

[illegible]。

[illegible]。

[illegible] 9~15 g；[illegible]。

鬼吹箫

Guichuixiao

[illegible]

LEYCESTEIA FORMOSA

〖别名〗空心木、鬼吹哨、来色木、吹鼓清、泡掌筒、炮竹筒、鬼竹子、大笔杆草、空心草、猴桔子、梅竹叶、金鸡一把锁、大追风、野芦柴。

〖基原〗本品为忍冬科植物鬼吹箫 *Leycesteria formosa* Wall. 的茎叶或根。

〖原植物形态〗灌木，高 1 ～ 2（～ 3）m。全株常有疏或密的紫色短腺毛。小枝、叶柄、花序梗、苞片和萼齿均被短柔毛。叶对生；叶柄长 0.5 ～ 1.5 cm；叶片纸质，卵状披针形、卵状长圆形至卵形，4 ～ 13 cm，宽 2 ～ 6 cm，先端长尾尖、渐尖或短尖，基部圆形至近心形或阔楔形，边常全缘或具微齿，上面绿色，被短糙毛，中脉毛较密，下面白绿色，疏被弯伏短柔毛或近于无毛。穗状花序顶生或腋生，下垂，每节具 6 朵花，由 2 个具 3 朵花的聚伞花序对生；总花梗长 0.8 ～ 3 cm，中央花无柄，侧生 2 花具极短的柄；苞片叶状，绿色或紫红色，长 2 ～ 3.5 cm；小苞片极小，长不足 1 mm；萼筒圆柱形，长约 3 mm，密被糙毛和腺毛，萼裂片 5，长 1 ～ 3 mm，通常 2 长 3 短，花冠白色或粉红色，有时带紫红色，漏斗状，长 1.2 ～ 1.8 cm，外面疏被短柔毛和腺毛，基部具 5 个浅囊，囊内生蜜腺，裂片 5；雄蕊 5，着生于花冠喉部，约与花冠等长；花柱稍伸出花冠外，柱头圆盾形，子房 5 室。浆果卵状球形，直径 5 ～ 10 mm，具宿存萼齿，红色，后变紫黑色。种子小而多数，扁圆形，长 1.2 ～ 1.5 mm，淡褐色，具光泽。花期 6 ～ 9 月，果期 9 ～ 10 月。生于海拔 1 400 ～ 3 300 m 的山坡、山谷沟边、林缘或灌丛中。

〖炮制〗鲜用，或切段干燥。

〖性味与归经〗苦，凉。

〖功能与主治〗利湿清热，活血止血。主治湿热黄疸，风湿痹痛，哮喘，月经不调，外伤出血，膀胱炎，骨折损伤。

〖用法与用量〗内服：煎汤，9～15 g；或泡酒。外用：适量，捣敷，或煎水外洗。

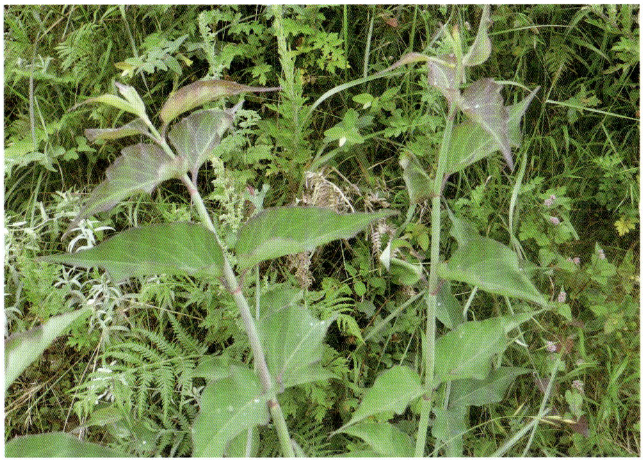

鬼吹箫幼株

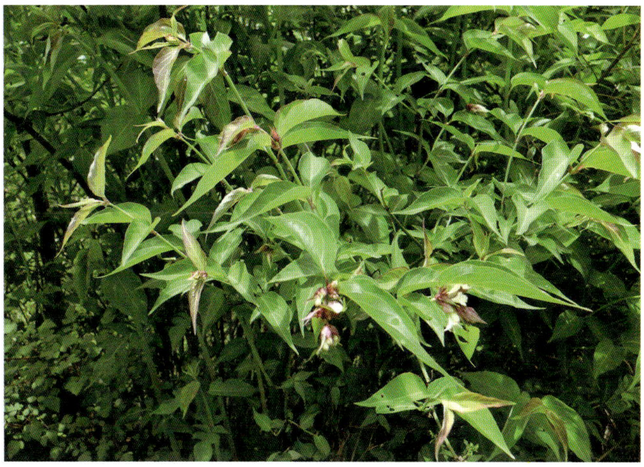

鬼吹箫成熟植株

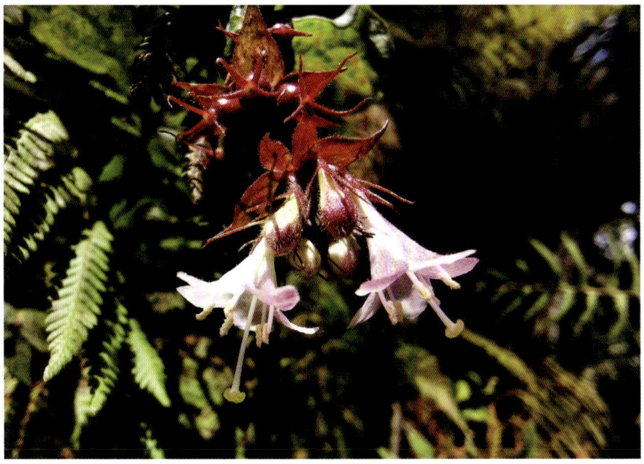

鬼吹箫花枝

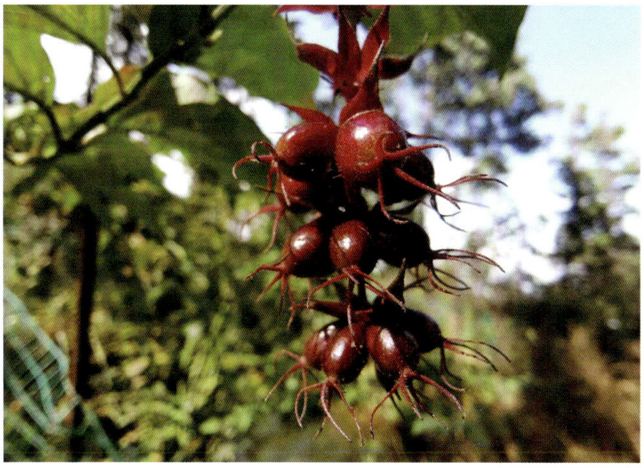

鬼吹箫果枝

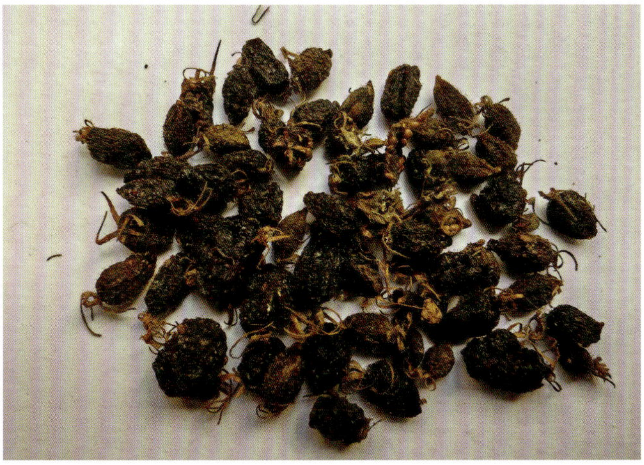

鬼吹箫果实

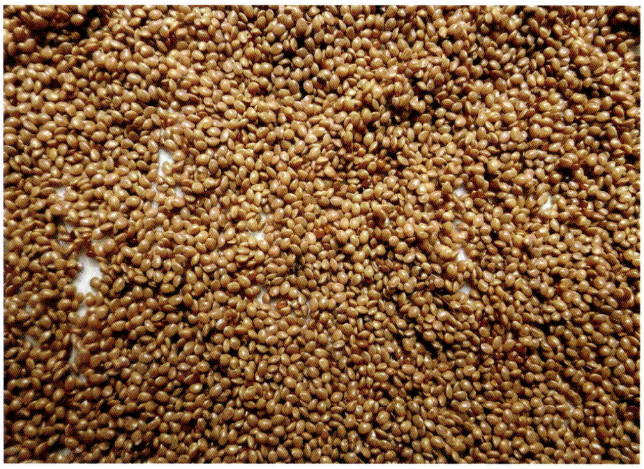

鬼吹箫种子

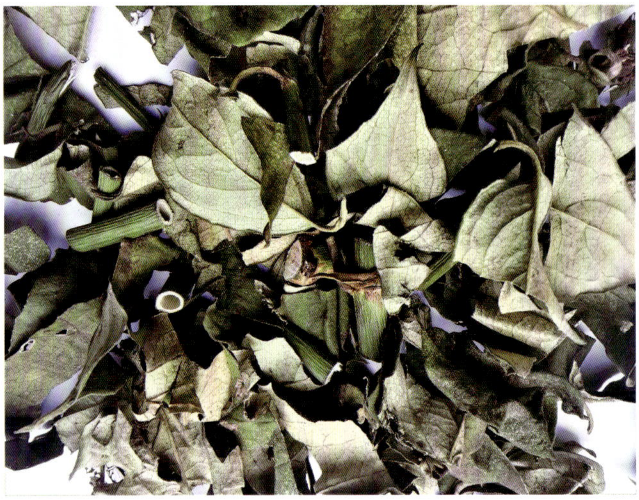

鬼吹箫干燥枝叶

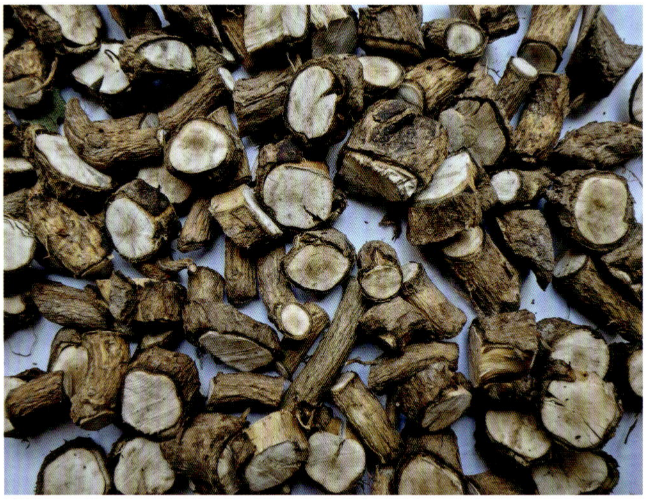

鬼吹箫干燥枝根片

[illegible] *Leycesteria formosa* Wall. [illegible] 1~2（~3）m。[illegible] 0.5~1.5 cm [illegible] 4~13 cm [illegible] 2~6 cm [illegible] 6 [illegible] 3 [illegible] 2 [illegible] 0.8~3 cm [illegible] 2 [illegible] 2~3.5 cm [illegible] 1 mm [illegible] 3 mm [illegible] 5 [illegible] 1~3 mm [illegible] 2 [illegible] 3 [illegible] 1.2~1.8 cm [illegible] 5 [illegible] 5 [illegible] 5 [illegible] 5~10 mm [illegible] 1.2~1.5 mm [illegible] 6~9 [illegible] 9~10 [illegible] 1 400~3 300 m [illegible] 9~15 g [illegible]

胜红蓟

Shenghongji

[illegible]

HERB OF TROPIC AGERATUM

〔别名〕白花草、脓泡草、绿升麻、白毛苦、毛射香、白花臭草、消炎草、胜红药、水丁药、鱼腥眼、紫红毛草、广马草。

〔基原〕本品为菊科植物藿香蓟 *Ageratum conyzoides* L. 的全草。

〔原植物形态〕一年生草本，高 50 ～ 100 cm。茎直立，多分枝，较粗壮，茎枝淡红色，通常上部绿色，具白色尖状短柔毛或长绒毛。叶对生，部互生，叶柄长 1 ～ 3 cm，生白色短柔毛及黄色腺点；叶片卵形，长 5 ～ 13 cm，宽 2 ～ 5 cm，上部叶及下部叶片渐小，多为卵形或长圆形，叶先端急尖，基部钝或宽楔形，边缘钝齿。头状花序小，于茎顶排成伞房状花序；花梗长 0.5 ～ 1.5 cm，具尖状短柔毛；总苞钟状或半球形，突尖；总苞片 2 层，长圆形披针状长圆形，长 3 ～ 4 mm，边缘撕裂；花冠淡紫色，长 1.5 ～ 2.5 cm，全部管状，先端 5 裂。瘦果黑褐色，5 棱，冠毛膜片 5 或 6 个，长 1.5 ～ 3 mm，通常先端急狭或渐狭成长或短芒状。花、果期全年。生于山谷、山坡林下或林缘，荒坡草地常有生长。

〔炮制〕除去杂质，润软，切段，干燥。

〔性味与归经〕辛、微苦，凉。

〔功能与主治〕清热解毒，止血，止痛。主治感冒发热，咽喉肿痛，口舌生疮，咯血，衄血，崩漏，脘腹疼痛，跌打损伤，外伤出血，痈肿疮毒，湿疹瘙痒。

〖用法与用量〗内服：煎汤，15～30 g，鲜品加倍；或鲜品捣敷汁。外用：适量，捣敷研末吹喉或调敷。

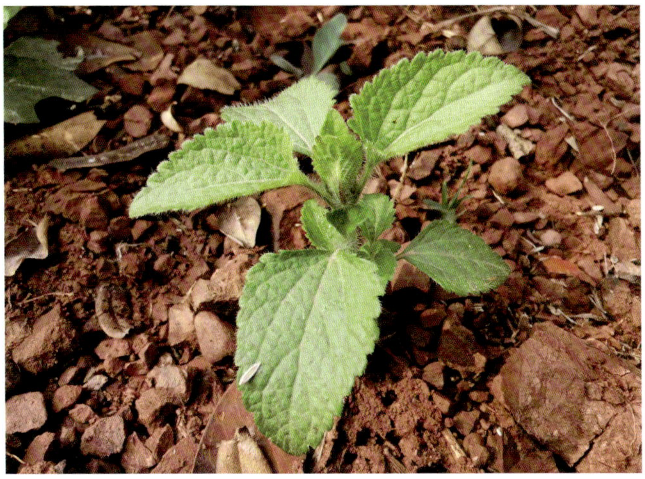

藿香蓟幼株

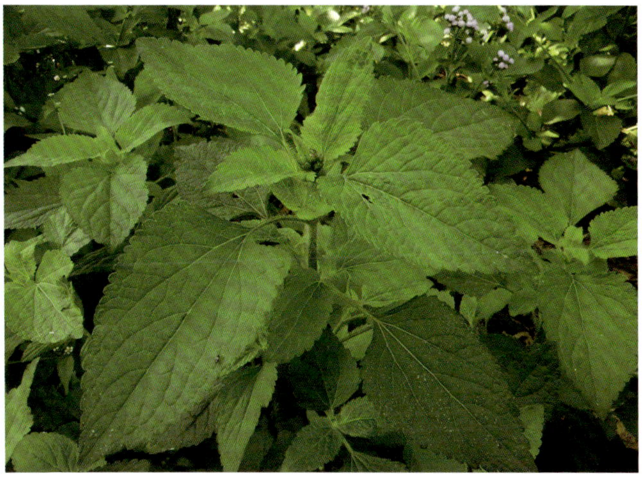

藿香蓟成熟植株

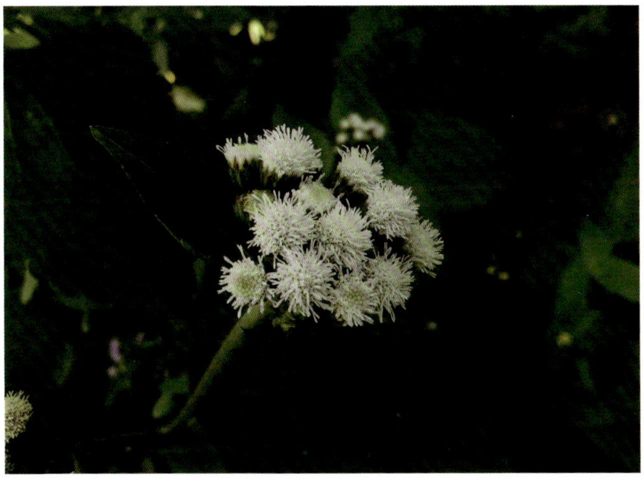

藿香蓟花枝

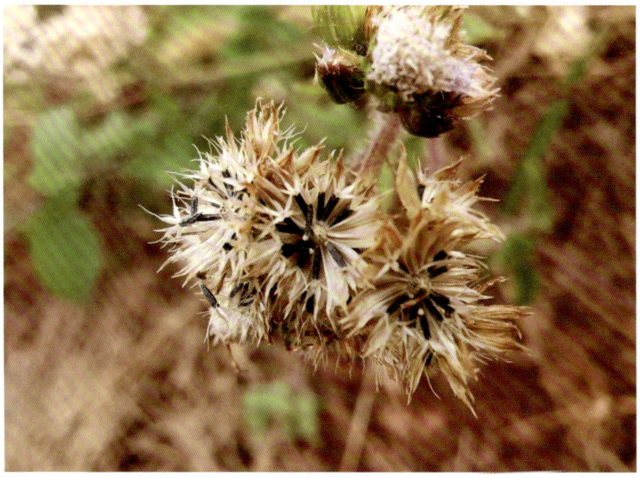

藿香蓟果枝

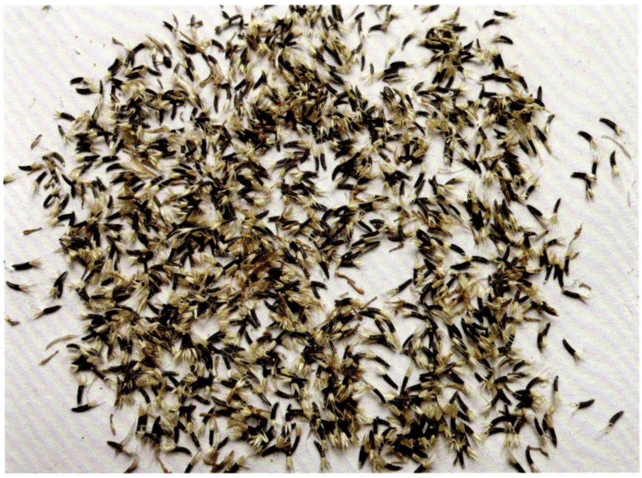

藿香蓟种子

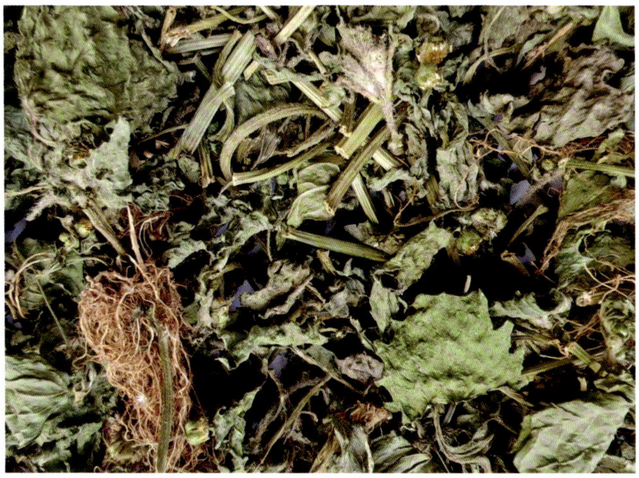

藿香蓟干燥全草

[illegible] • [illegible]、[illegible]、[illegible]、[illegible]、[illegible]、[illegible]、[illegible]、[illegible]、[illegible]、[illegible]、[illegible]、[illegible]。

[illegible] • [illegible] *Ageratum conyzoides* L. [illegible]。

[illegible] • [illegible]，[illegible] 50~100 cm [illegible]。[illegible]，[illegible]，[illegible]，[illegible]，[illegible]。[illegible]，[illegible]，[illegible] 1~3 cm，[illegible]；[illegible]，[illegible] 5~13 cm [illegible]，[illegible] 2~5 cm [illegible]，[illegible]，[illegible]，[illegible]，[illegible]。[illegible]，[illegible]；[illegible] 0.5~1.5 cm [illegible]，[illegible]；[illegible]，[illegible]；[illegible] 2 [illegible]，[illegible]，[illegible] 3~4 mm，[illegible]；[illegible]，[illegible] 1.5~2.5 cm [illegible]，[illegible]，[illegible] 5 [illegible]。[illegible]，[illegible] 5 [illegible]，[illegible] 5 [illegible] 6 [illegible]，[illegible] 1.5~3 mm [illegible]，[illegible]。[illegible]、[illegible]，[illegible]。

[illegible] • [illegible]，[illegible]，[illegible]。

[illegible] • [illegible]、[illegible]，[illegible]。

[illegible] • [illegible]，[illegible]，[illegible]。[illegible]，[illegible]，[illegible]，[illegible]，[illegible]，[illegible]，[illegible]。[illegible]，[illegible]，[illegible]，[illegible]。

[illegible] • [illegible]：[illegible]，15~30 g，[illegible]；[illegible]。[illegible]：[illegible]，[illegible]。

十　画

秦艽

Qinjiao

GENTIANAE MACROPHYLLAE RADIX

〖别名〗秦胶、秦札、秦纠、秦爪、左秦艽、大艽、左宁根、左扭、西大艽、西秦艽、萝卜艽、瓣子艽、鸡腿艽、山大艽、曲双。

〖基原〗本品为龙胆科植物粗茎秦艽 *Gentiana crassicaulis* Duthie ex Burk. 的根。

〖原植物形态〗多年生草本，高 20 ～ 40 cm。茎根粗大，大部或全部分裂为小根，相互缠绕呈右旋扭结一起。根茎部有许多纤维状残存叶基，茎直立或斜上，圆柱形，无毛。基生叶多丛生，叶片较大，窄椭圆形或椭圆状披针形，长达 40 cm，宽 4 ～ 5 cm，先端稍尖，全缘，主脉 5 条纵贯叶片；茎生叶对生，较小。花茎粗壮而短，稍倾斜，花多数，无花梗，在茎顶簇生呈头状，稀腋生作轮状；花萼管仅于顶端一侧开裂，萼齿极浅或无；花管壶状，长 2 ～ 2.2 cm，黄色或蓝紫色，长约 3 cm，裂片先端微尖，内部有斑点；雄蕊 5；子房长圆形，有柄。蒴果内藏，长圆形，无柄。花期 6 ～ 9 月，果期 9 ～ 10 月。生于海拔 2 000 ～ 5 000 m 的高山、草地和溪边。

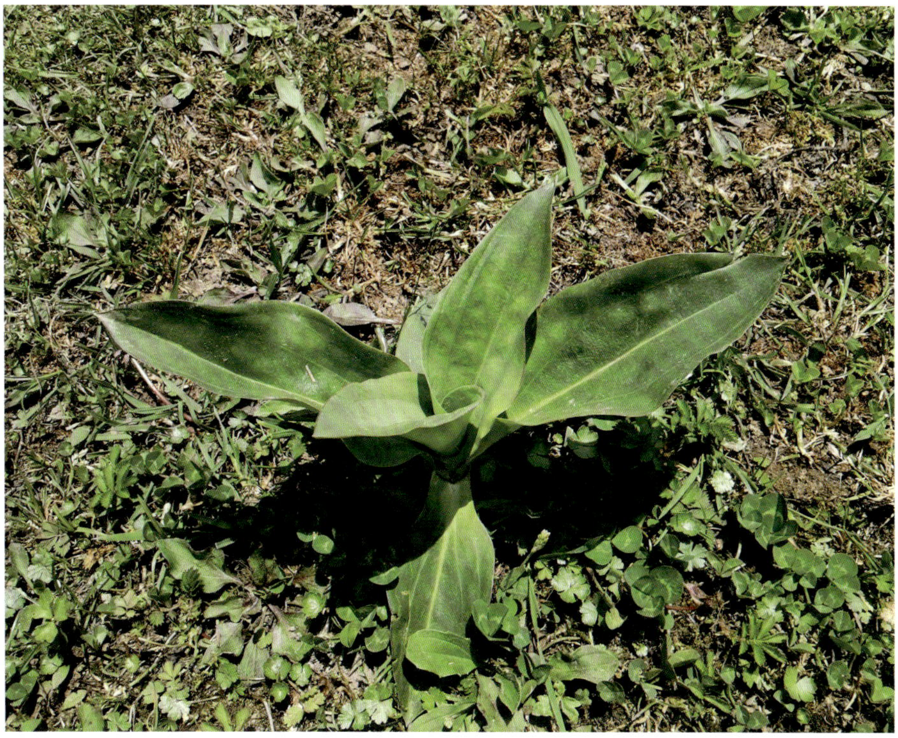

粗茎秦艽幼株

〖炮制〗除去杂质，洗净，润透，切厚片，干燥。

〖性味与归经〗辛、苦，平。归胃、肝、胆经。

〖功能与主治〗祛风湿，清湿热，止痹痛，退虚热。主治风湿痹痛，中风半身不遂，筋脉拘挛，骨节酸痛，湿热黄疸，骨蒸潮热，小儿疳积发热。

〖用法与用量〗内服：煎汤，3 ～ 10 g。

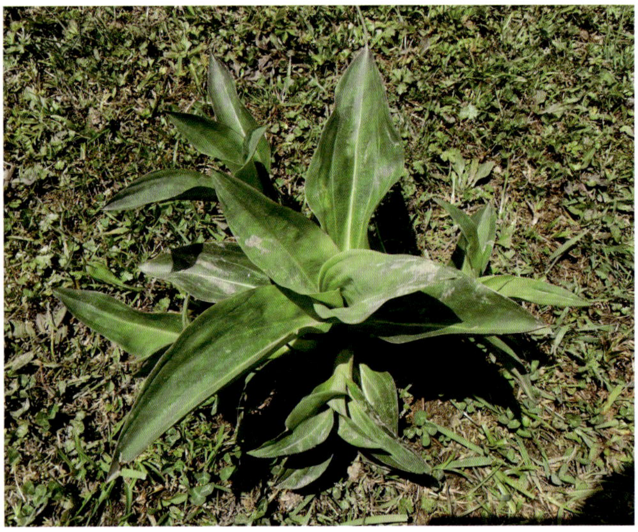

粗茎秦艽成熟植株

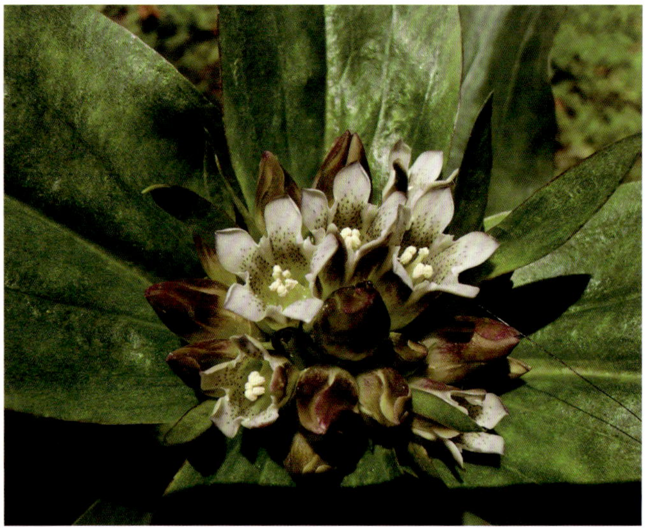

粗茎秦艽花枝

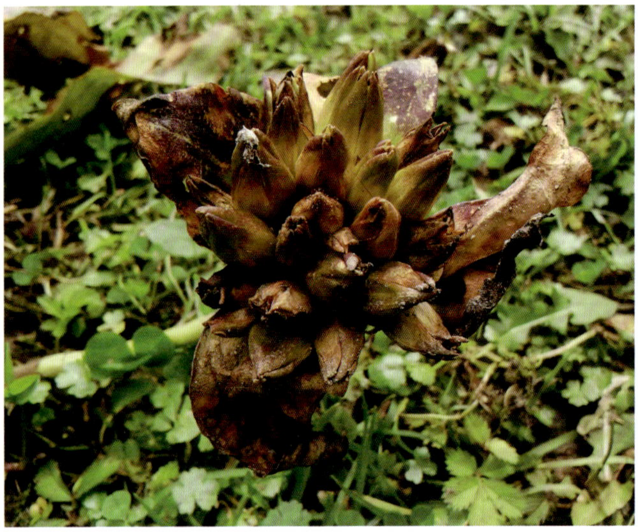

粗茎秦艽果枝

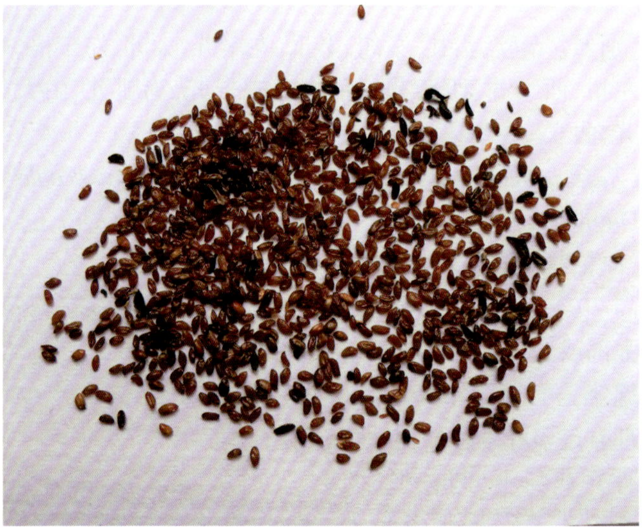

粗茎秦艽种子

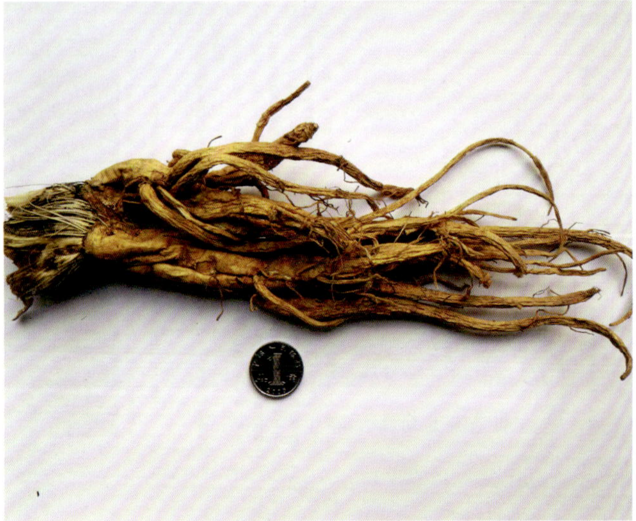

粗茎秦艽干燥根

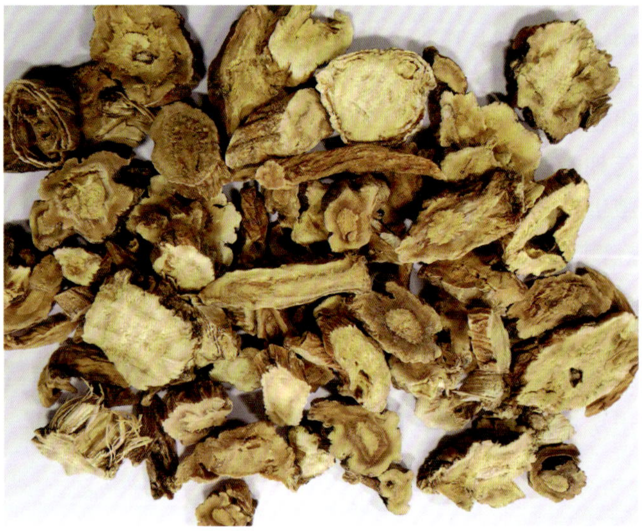

粗茎秦艽干燥根片

[illegible]

[illegible] *Gentiana crassicaulis* Duthie ex Burk. [illegible]

[illegible] 20~40 cm [illegible] 40 cm [illegible] 4~5 cm [illegible] 5 [illegible] 2~2.2 cm [illegible] 3 cm [illegible] 5 [illegible] 6~9 [illegible] 9~10 [illegible] 2 000~5 000 m [illegible]

[illegible]

[illegible]

[illegible]

[illegible] • 3 ~ 10 g。

栽秧泡根

Zaiyangpaogen

[illegible]

OBCORDATE RASPBERRY ROOT

〖别名〗黄锁梅根、锁梅根、钻地风、黄泡刺根、红锁梅、乌泡、黄泡、倒竹伞、三月泡、雀不钻、黄茨果。

〖基原〗本品为蔷薇科植物栽秧泡 *Rubus ellipticus* var. *obcodatus*（Franch.）Fooke 的根。

〖原植物形态〗灌木，高 1.5 ～ 3 m。茎、叶柄和叶轴均被红棕色柔毛，并有倒钩刺和较密的褐色刚毛。小叶 3 枚，小叶片阔倒卵形或倒心形，中央小叶较大，长 2 ～ 5.5 cm，宽 1.5 ～ 4（～ 5）cm，先端浅心形或近截形，通常凹入，基部宽楔形，边缘有锯齿，上面绿色，沿叶脉具细柔毛，下面粉绿色，密被白色细绒毛；总叶柄长 1.6 ～ 2.5 cm；托叶针形，长约 3 mm。花为密集成顶生短总状花序，或腋生成束，稀单生，白色或淡红色，直径 7 ～ 10 mm；花梗和花萼上几无刺毛；萼片 5，花瓣 5；倒卵形；雄蕊多数，分离；雌蕊多数，花托几顶生。聚合果球形，橘黄色，小核果具 1 颗种子。花期 3 ～ 4 月，果期 4 ～ 5 月。生于海拔 300 ～ 2 000 m 的山坡、路旁或灌木丛中。

〖炮制〗除去杂质，洗净，切片，干燥。

〖性味与归经〗酸、涩，微温。

〖功能与主治〗舒筋活络，清热利湿，消肿解毒。主治筋骨疼痛，肢体痿软麻木，赤白久痢，黄疸型肝炎，扁桃体炎，无名肿毒。

〖用法与用量〗内服：煎汤，10 ～ 15 g；或浸酒。

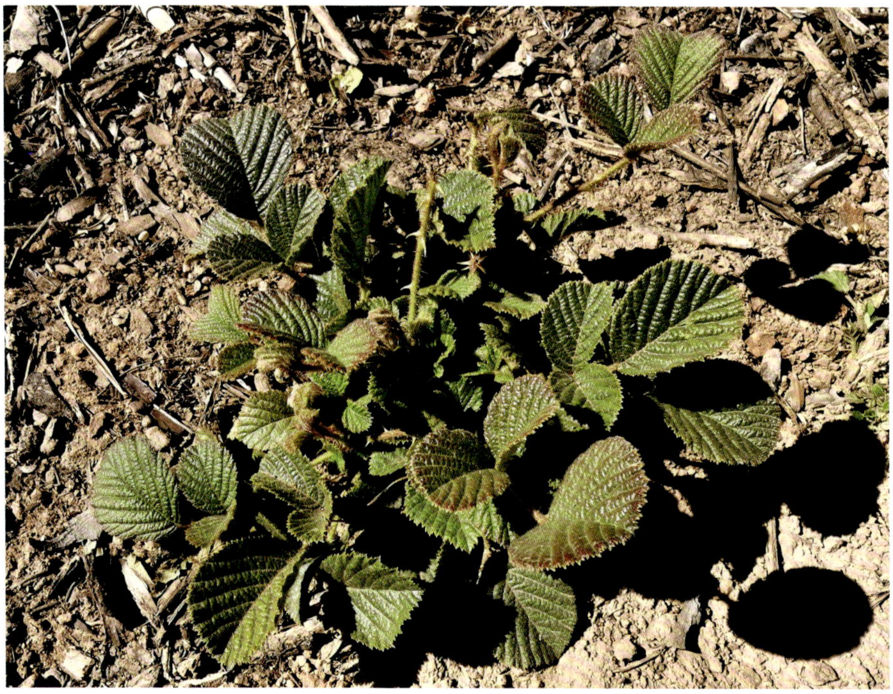

栽秧泡幼株

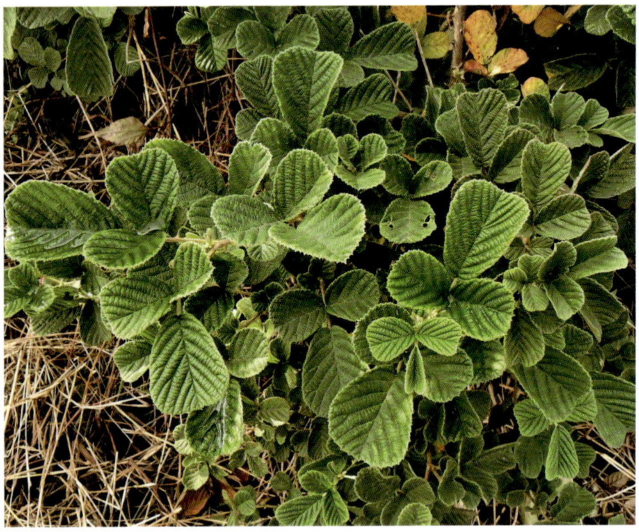

栽秧泡成熟植株

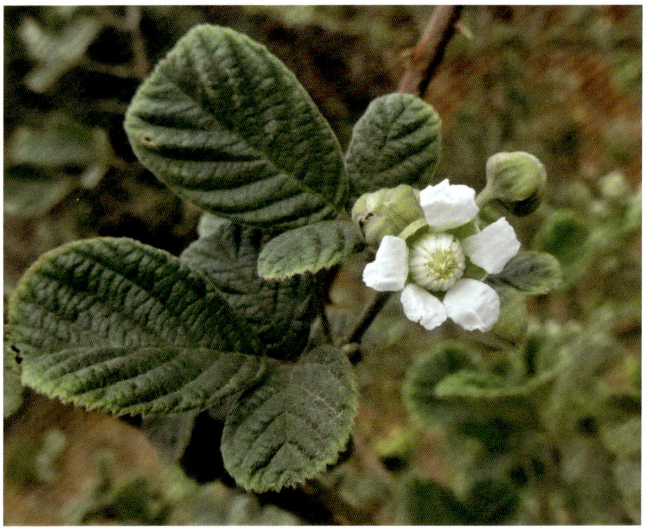

栽秧泡花枝

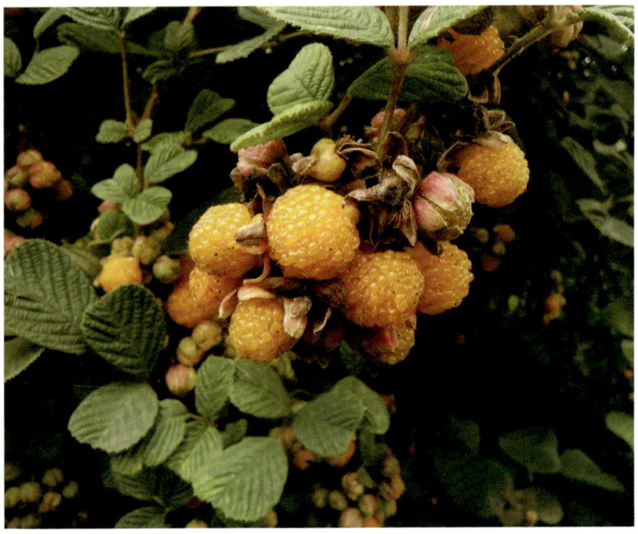

栽秧泡果枝

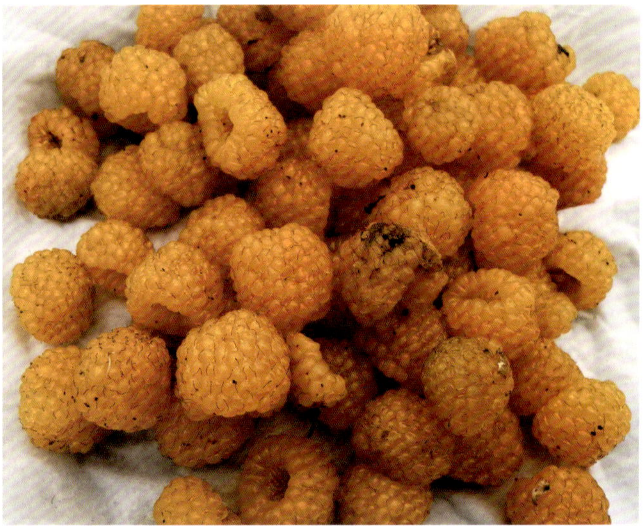

栽秧泡果实

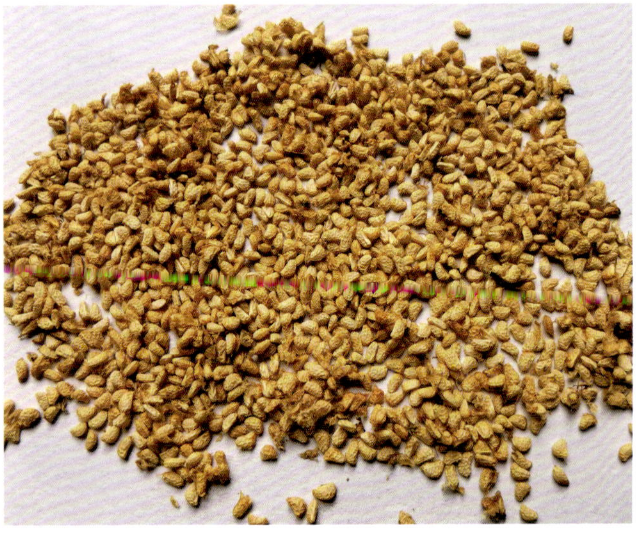

栽秧泡种子

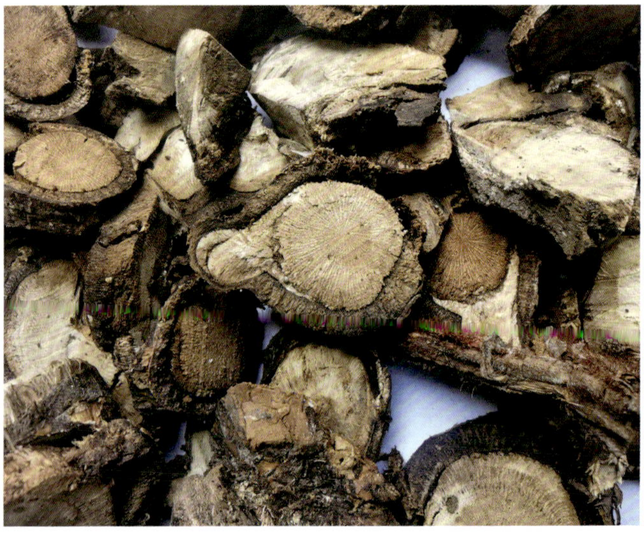

栽秧泡干燥根

[illegible]

[illegible] *Rubus ellipticus* var. *obcodatus* (Franch.) Focke[illegible]

[illegible] 1.5~3 m [illegible] 2~5.5 cm [illegible] 1.5~4 (~5) cm [illegible] 1.6~2.5 cm [illegible] 3 mm [illegible] 7~10 mm [illegible] 5 [illegible] 5 [illegible] 1 [illegible] 3~4 [illegible] 4~5 [illegible] 300~2 000 m [illegible]

[illegible]

[illegible] 10~15 g [illegible]

莲 蓬 草

Lianpengcao

[illegible]

HERB OF JAPANESE FARFUGIUM

〖别名〗橐吾、独脚莲、荷叶术、荷叶三七、岩红、独足莲、铁铜盘、野金瓜、作角乌、铁冬苋、大马蹄、马蹄当归、一叶莲、活血莲、大马蹄、熊掌七。

〖基原〗本品为菊科植物大吴风草 *Farfugium japonicum* (L.) Kitam. 的全草。

〖原植物形态〗多年生草本。根茎粗壮。基生叶有长柄;叶片肾形,长 4 ~ 15 cm,宽 6 ~ 30 cm,边缘有具小尖头的小锯齿,或近全缘,上面绿色,有光泽。花茎直立,高 30 ~ 70 cm,初时密被灰褐色绵毛,后渐脱落,有椭圆形或长椭圆状披针形的苞叶,苞叶无柄,抱茎。头状花序在花茎顶端排成疏伞房状,直径 4 ~ 6 cm,有长达 1.5 ~ 7 cm 的总花梗;总苞圆筒状,长 1.2 ~ 1.5 cm,宽 1.2 ~ 2 cm;总苞片 1 层,长椭圆形,先端急尖,疏被短柔毛;舌状花黄色,长 3 ~ 4 cm,宽 5 ~ 6 mm;筒状花黄色,长 11 ~ 12 mm。瘦果圆柱状,长 5 ~ 6.5 mm,具纵纹和短毛;冠毛棕褐色,长 8 ~ 11 mm。花期 10 ~ 12 月。生于深山溪谷和石岸下,庭园中也有栽培。

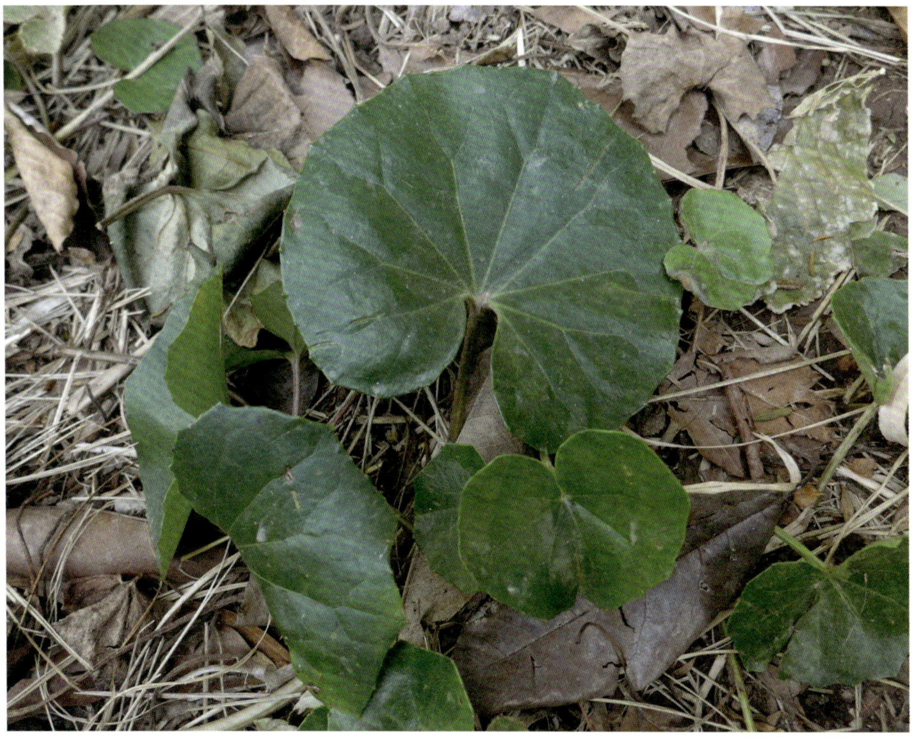

大吴风草幼株

〖炮制〗除去杂质,洗净,润透,切段,干燥。

〖性味与归经〗辛、甘,微苦,凉。

〖功能与主治〗清热解毒,凉血止血,消肿散结。主治感冒,咽喉肿痛,咳嗽咯血,便血,尿血,月经不调,乳腺炎,瘰疬,痈疖肿毒,痈疮湿疹,跌打损伤,蛇咬伤。

〖用法与用量〗内服:煎汤,9 ~ 15 g,鲜品 30 ~ 60 g。外用:适量,捣敷。

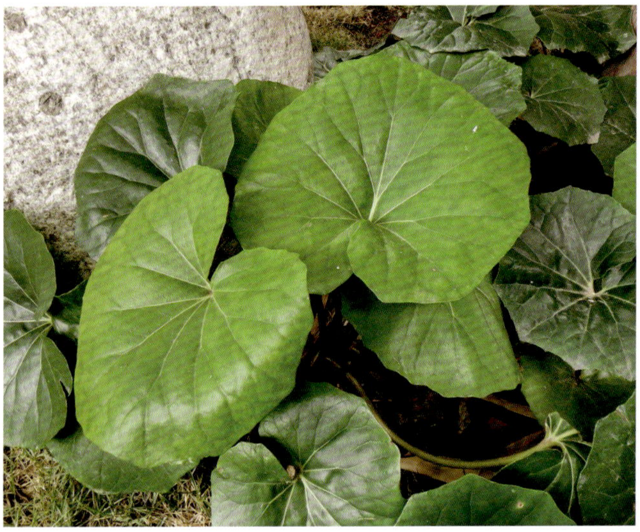

大吴风草成熟植株

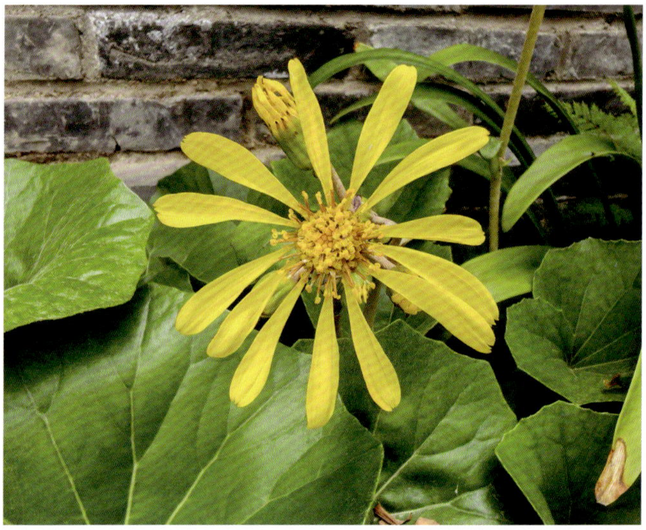

大吴风草花枝

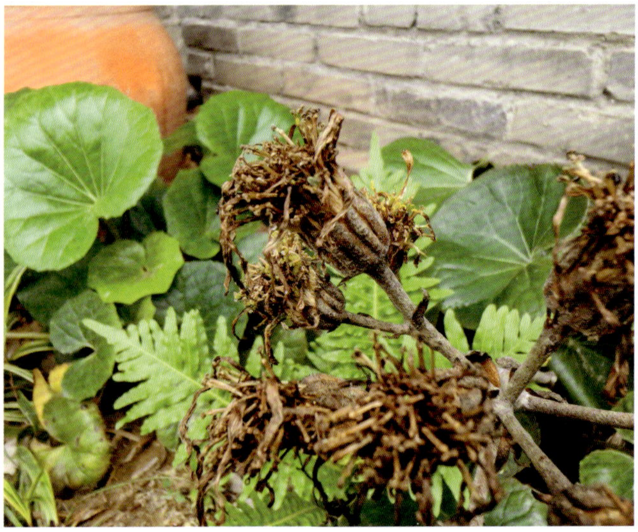

大吴风草果枝

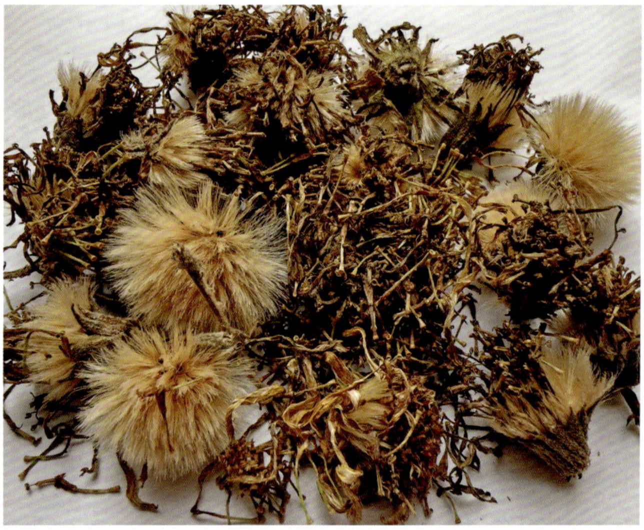

大吴风草果实

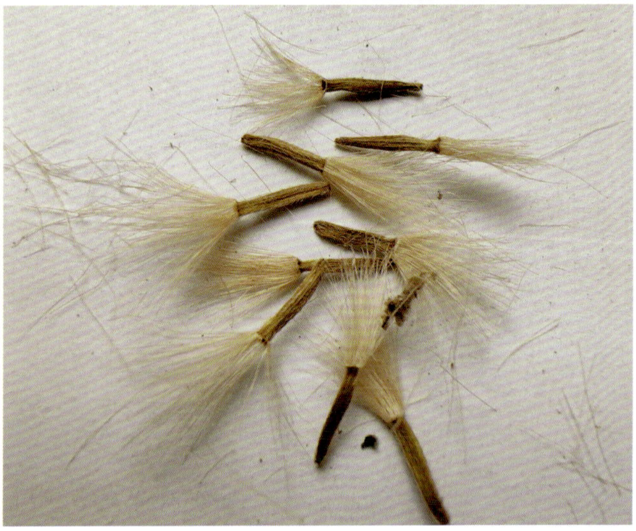

大吴风草种子

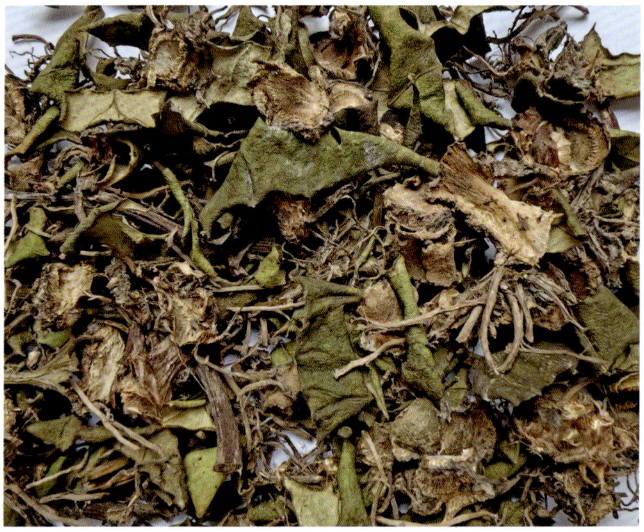

大吴风草干燥全株

[illegible]

[illegible] *Farfugium japonicum*（L.）Kitam. [illegible]

[illegible] 4~15 cm [illegible] 6~30 cm [illegible] 30~70 cm [illegible] 4~6 cm [illegible] 1.5~7 cm [illegible] 1.2~1.5 cm [illegible] 1.2~2 cm [illegible] 1C [illegible] 3~4 cm [illegible] 5~6 mm [illegible] 11~12 mm [illegible] 5~6.5 mm [illegible] 8~11 mm [illegible] 10~12 [illegible]

[illegible]

[illegible]

[illegible]

[illegible] 9~15 g [illegible] 30~60 g [illegible]

莴　笋

Wosun

[illegible]

GARDEN LETTUCE

〔别名〕莴苣菜、千金菜、莴菜、藤菜。

〔基原〕本品为菊科植物莴苣 *Lactuca satiua* L. 的茎和叶。

〔原植物形态〕一年生或二年生草本，高 30 ~ 100 cm。茎粗，厚肉质。基生叶丛生，向上渐小，长圆状倒卵形，长 10 ~ 30 cm，全缘或卷曲皱波状；茎生叶互生，椭圆形或三角状卵形，基部心形，抱茎。头状花序有 15 个小花，多数在茎枝顶端排成伞房状圆锥花序；舌状花黄色。瘦果狭或长椭圆状倒卵形，灰色、肉红色或褐色，微压扁，每面有纵肋 7 ~ 8 条，上部有开展柔毛，喙细长，淡白色或褐红色，与果身等长或稍长，冠毛白色。花果期 5 ~ 7 月。各县市均有栽培。

〔炮制〕除去杂质，洗净，切厚片或段，干燥。多鲜用。

〔性味与归经〕苦、甘，凉。归胃、小肠经。

〔功能与主治〕利尿，通乳，清热解毒。主治小便不利，尿血，乳汁不通，虫蛇咬伤，肿毒。

〔用法与用量〕内服：煎汤，30 ~ 60 g。外用：适量，捣敷。

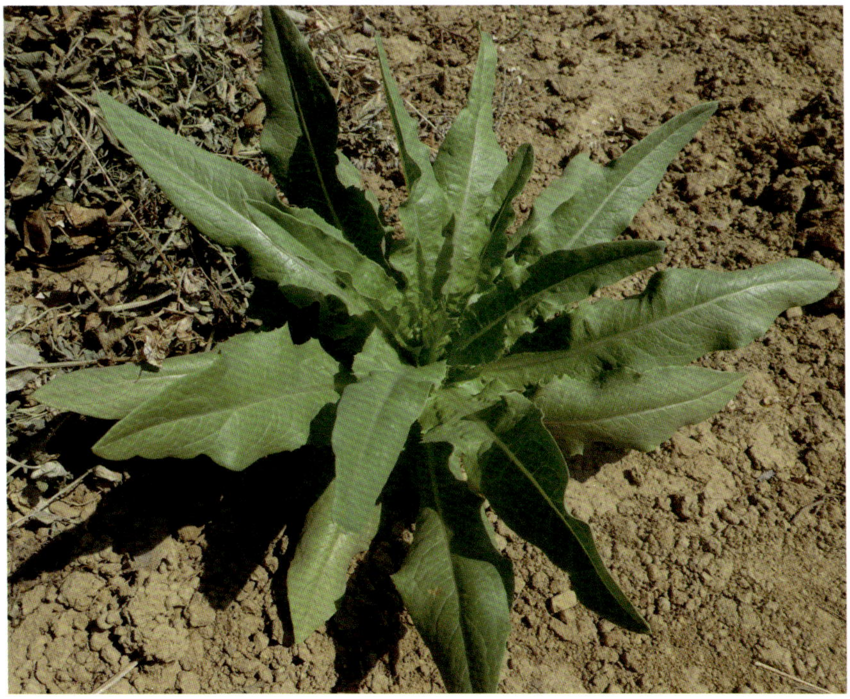

莴苣幼株

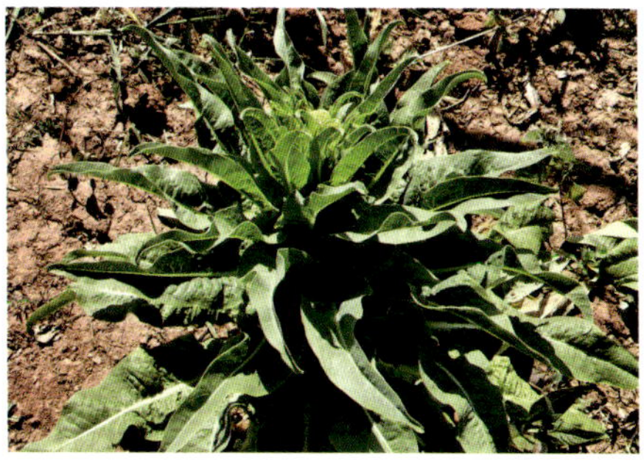

莴苣成熟植株

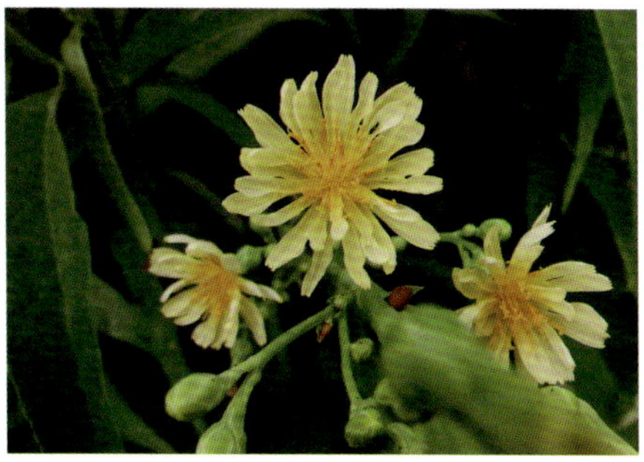

莴苣花枝

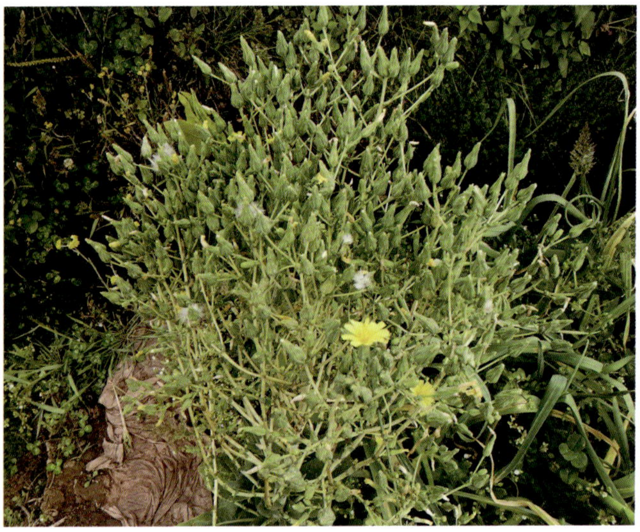

莴苣果枝

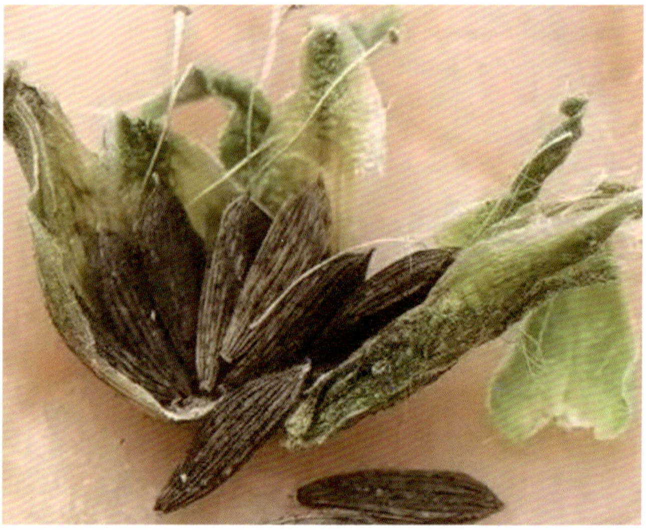

莴苣果实

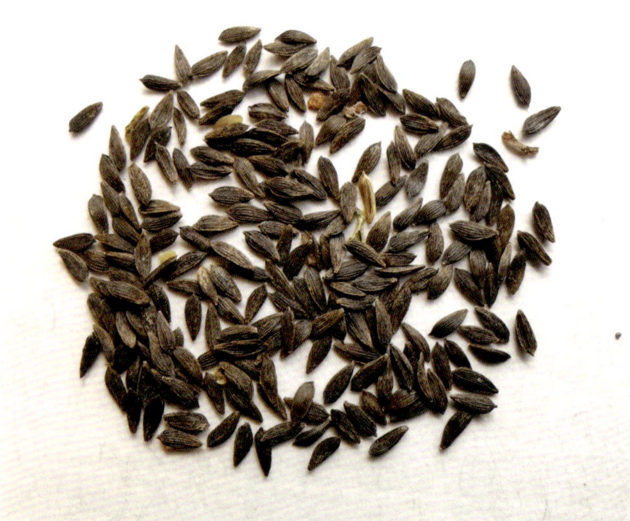

莴苣种子

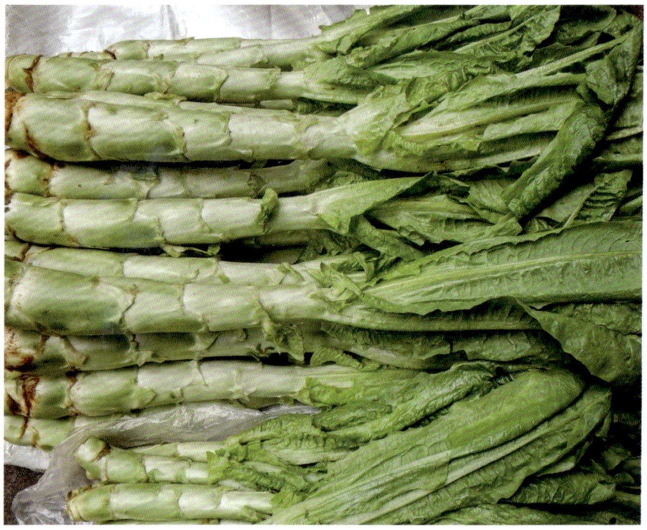

莴苣鲜茎叶

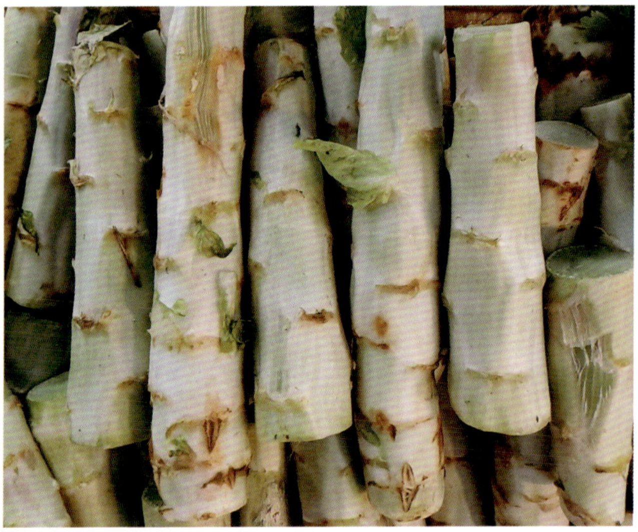

莴苣鲜茎

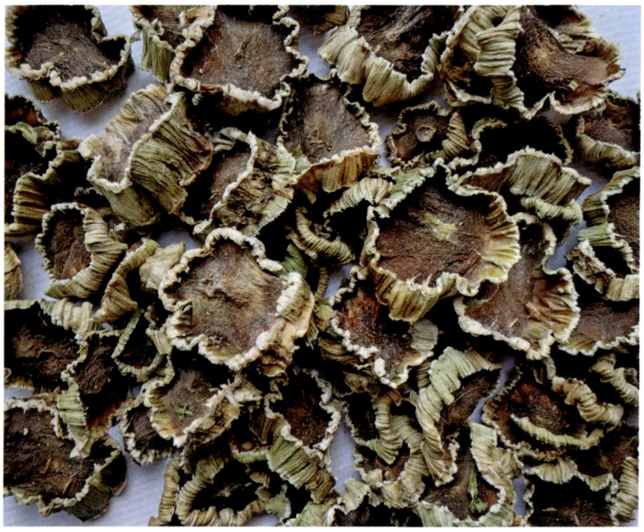

莴苣干燥茎片

[illegible]

[illegible] *Lactuca satiua* L. [illegible]

[illegible] 30~100 cm [illegible] 10~30 cm [illegible] 15 [illegible] 7~8 [illegible] 5~7 [illegible] 30~60 g [illegible]

桂 花 子

Guihuazi

[illegible]

OSMANTHUS FRAGRANS FRUIT

〔别名〕桂花树子、四季桂子。

〔基原〕本品为木犀科植物木犀 *Osmanthus fragrans* (Thunb.) Lour. 的果实。

〔原植物形态〕常绿乔木或灌木，最高可达 18 m。树皮灰褐色。小枝黄褐色，无毛。叶对生，叶柄长 0.8 ~ 1.2 cm；叶片革质，椭圆形、长椭圆形或椭圆状披针形，长 7 ~ 14.5 cm，宽 2.6 ~ 4.5 cm，先端渐尖，基部渐狭呈楔形或宽楔形，全缘或通常上半部具细锯齿，腺点在两面连成小水泡状突起。聚伞花序簇生于叶腋，或近于帚状，每腋内有花多朵；苞片 2，宽卵形，质厚，长 2 ~ 4 mm，具小尖头，基部合生；花梗细弱；花极芳香；花萼钟状，4 裂，长约 1 mm，裂片稍不整齐；花冠裂片 4，黄白色、淡黄色、黄色或橘红色，长 3 ~ 4 mm，花冠管仅长 0.5 ~ 1 mm；雄蕊 2，着生于花冠管中部，花丝极短，药隔在花药先端稍延伸呈不明显的小尖头；雌蕊长约 1.5 mm，花柱长约 0.5 mm。果歪斜，椭圆形，长 1 ~ 1.5 cm，呈紫黑色。花期 9 ~ 10 月，果期翌年 3 月。各县市均多有栽培。

〔性味与归经〕甘、辛，温。归肝、胃经。

〔功能与主治〕温中，行气，止痛。主治胃寒疼痛，肝胃气痛。

〔用法与用量〕内服：煎汤，5 ~ 10 g。

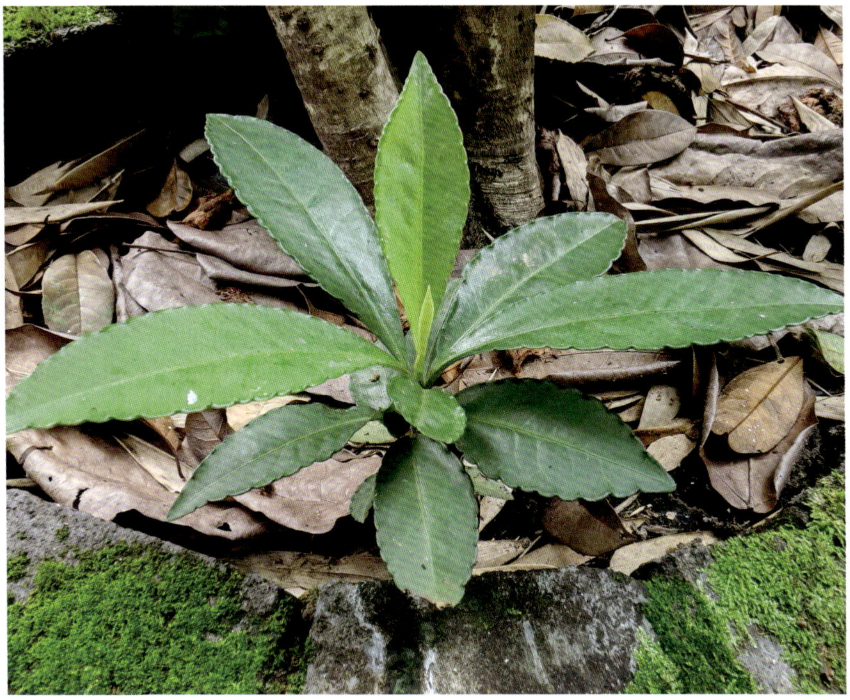

木樨嫩枝

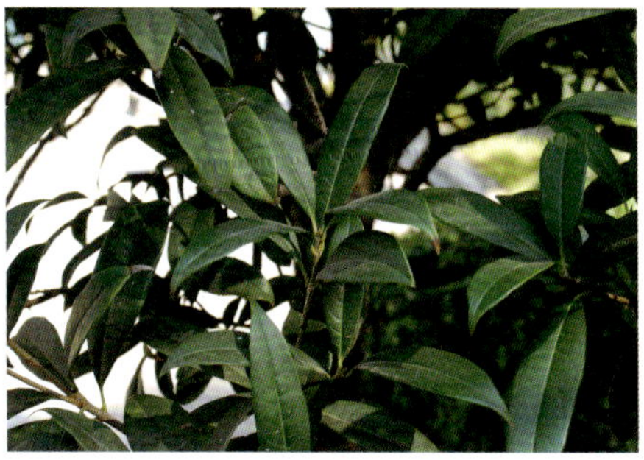

木樨成熟植株

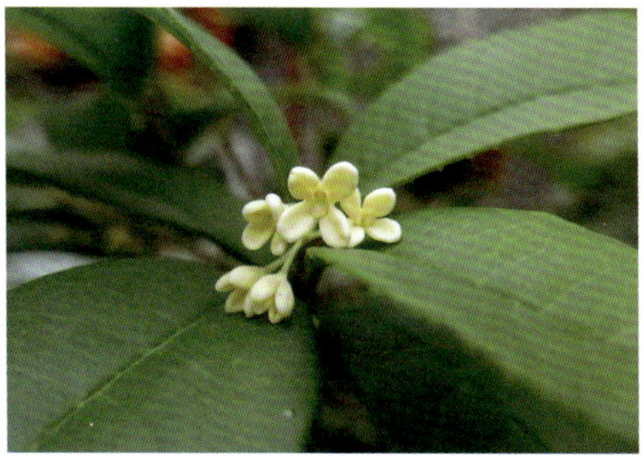

木樨花枝

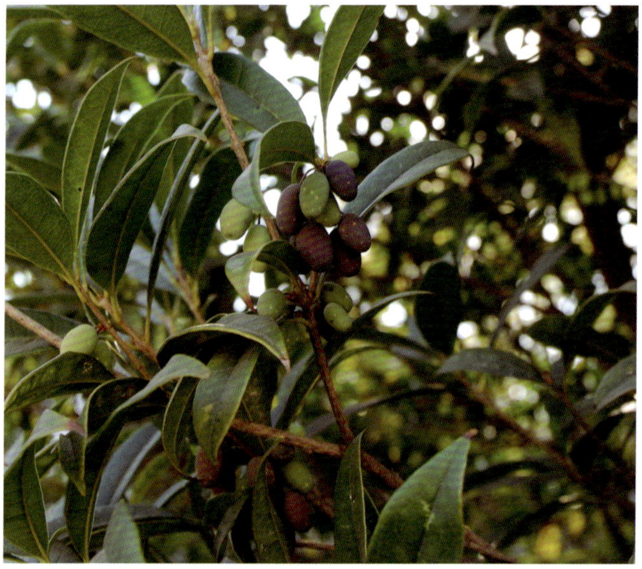

木樨果枝

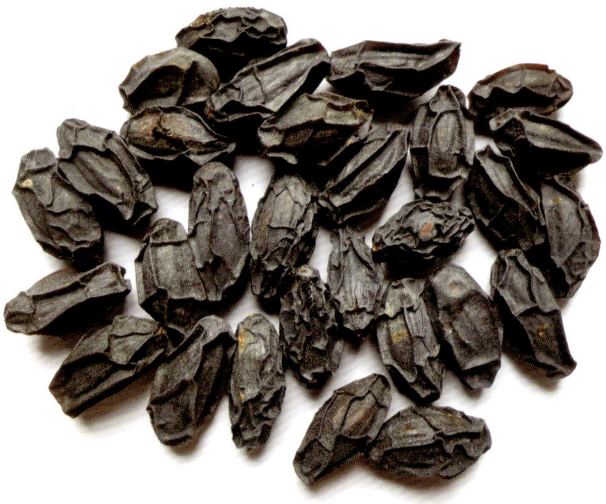

木樨果实

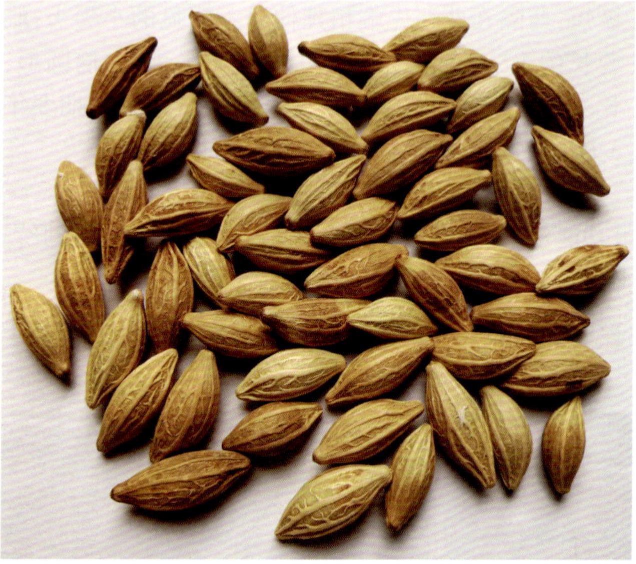

木樨种子

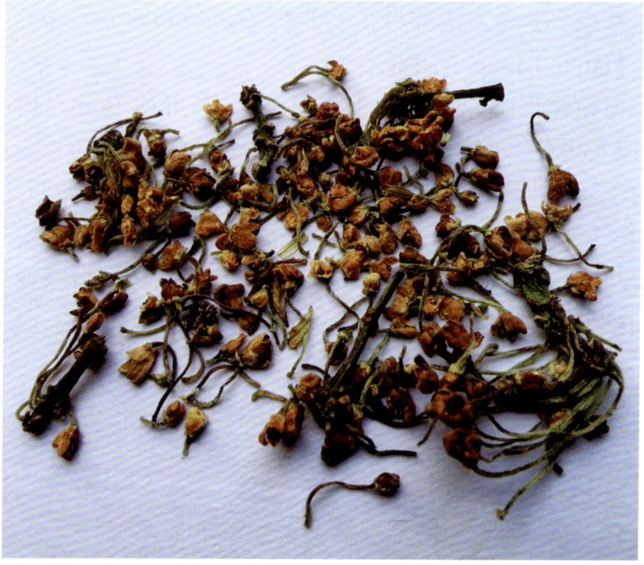

木樨花

[illegible] • [illegible]。

[illegible] • [illegible] *Osmanthus fragrans* (Thunb.) Lour.[illegible]。

[illegible] • [illegible]，[illegible] 18 m [illegible]。[illegible]，[illegible]。[illegible]，[illegible] 0.8~1.2 cm，[illegible]，[illegible]、[illegible]，[illegible] 7~14.5 cm [illegible]，[illegible] 2.6~4.5 cm [illegible]，[illegible]，[illegible]，[illegible]，[illegible]，[illegible]。[illegible]，[illegible]，[illegible]；[illegible] 2 [illegible]，[illegible]，[illegible]，[illegible] 2~4 mm，[illegible]，[illegible]；[illegible]；[illegible]；[illegible]，[illegible] 4 [illegible]，[illegible] 1 mm [illegible]，[illegible]；[illegible] 4 [illegible]，[illegible]、[illegible]、[illegible]，[illegible] 3~4 mm，[illegible] 0.5~1 mm [illegible]，[illegible] 0.5 mm [illegible]。[illegible]，[illegible]，[illegible] 1~1.5 cm [illegible]，[illegible]。[illegible] 9~10 [illegible]，[illegible] 3 [illegible]。[illegible]。

[illegible] • [illegible]、[illegible]，[illegible]。[illegible]、[illegible]。

[illegible] • [illegible]、[illegible]、[illegible]。[illegible]，[illegible]。

[illegible] • [illegible]：[illegible]，5～10 g。

桔　梗

Jiegeng

PLATYCODONIS RADIX

〖别名〗符蔰、白药、利如、梗草、卢茹、房图、荠世纪、苦梗、苦桔梗、大药、苦菜根。

〖基原〗本品为桔梗科植物桔梗 *Platycodon grandiflorum* (Jacq.) A.DC. 的根。

〖原植物形态〗多年生草本，高 30 ～ 120 cm。全株有白色乳汁。主根长纺锤形，少分枝。茎无毛，通常不分枝或上部稍分枝。叶 3 ～ 4 片轮生、对生或互生；无柄或有极短的柄；叶片卵形至披针形，长 2 ～ 7 cm，宽 0.5 ～ 3 cm，先端尖，基部楔形，边缘有尖锯齿，下面被白粉。花 1 朵至数朵单生茎顶或集成疏总状花序；花萼钟状，裂片 5；花冠阔钟状，直径 4 ～ 6 cm，蓝色或蓝紫色，裂片 5，三角形；雄蕊 5，花丝基部变宽，密被细毛；子房下位，花柱 5 裂。蒴果倒卵圆形，熟时顶部 5 瓣裂。种子多数，褐色。花期 7 ～ 9 月，果期 8 ～ 10 月。部分县市有栽培。

〖炮制〗除去杂质，洗净，润透，切厚片，干燥。

〖性味与归经〗苦、辛，平。归肺经。

〖功能与主治〗宣肺，利咽，祛痰，排脓。主治咳嗽痰多，胸闷不畅，咽痛音哑，肺痈吐脓。

〖用法与用量〗内服：煎汤，3 ～ 10 g。

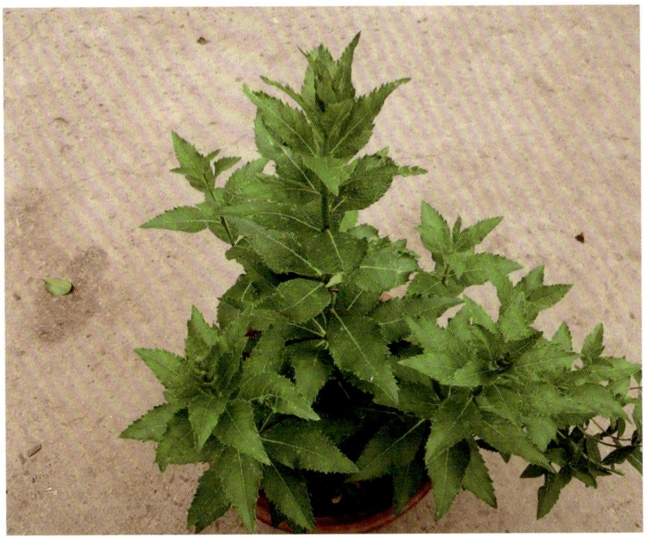

桔梗幼株

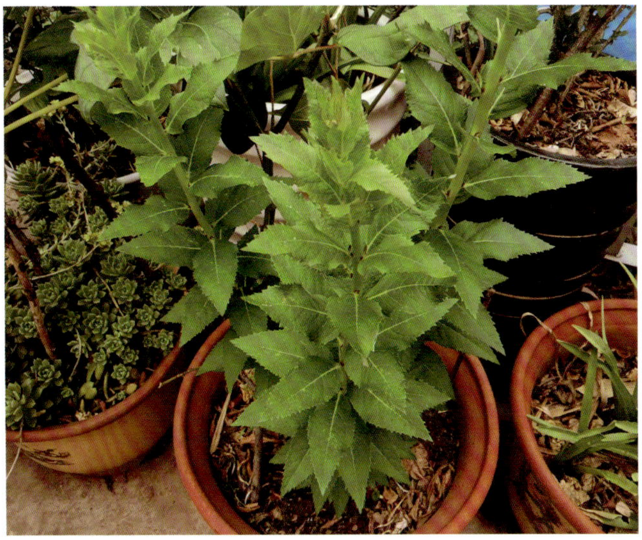

桔梗成熟植株

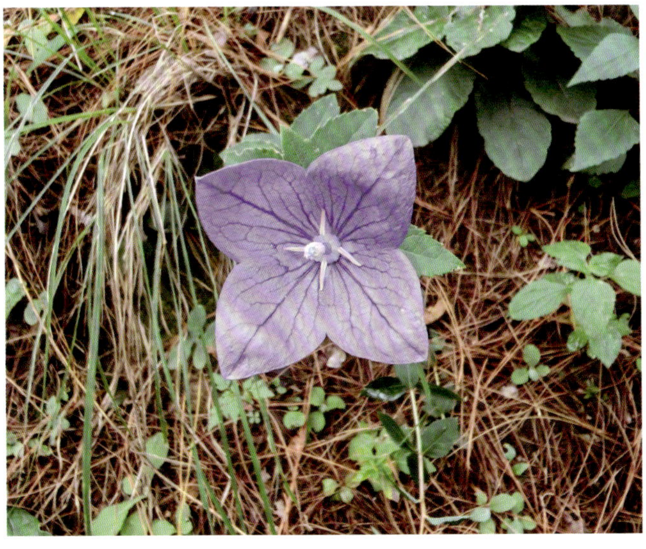

桔梗花枝

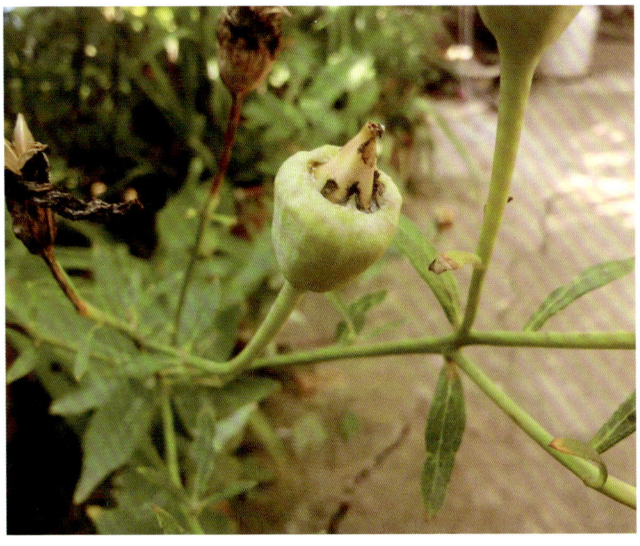

桔梗果枝

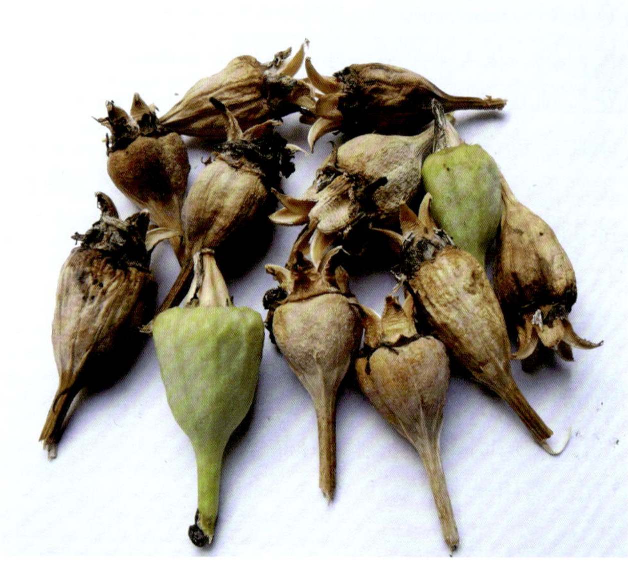

桔梗果实

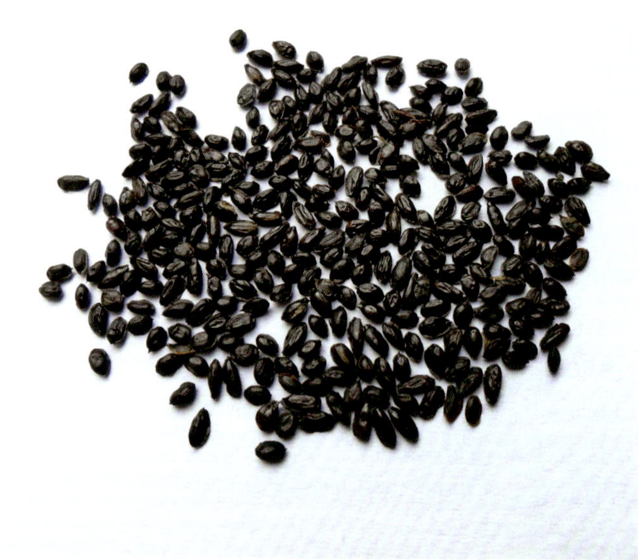

桔梗种子

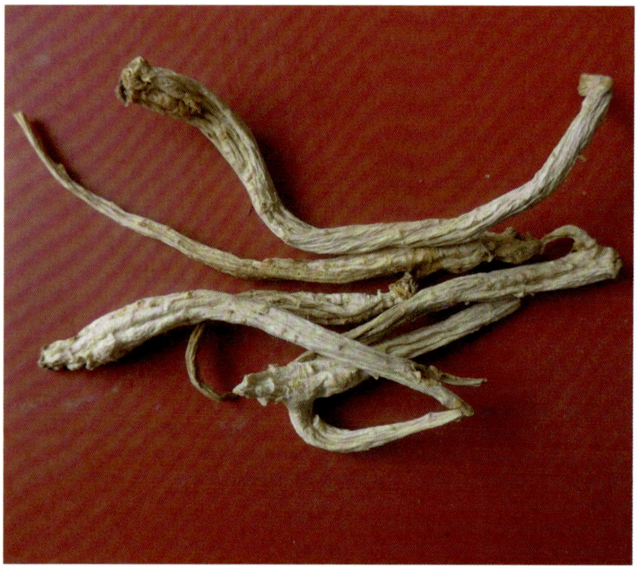

桔梗干燥根

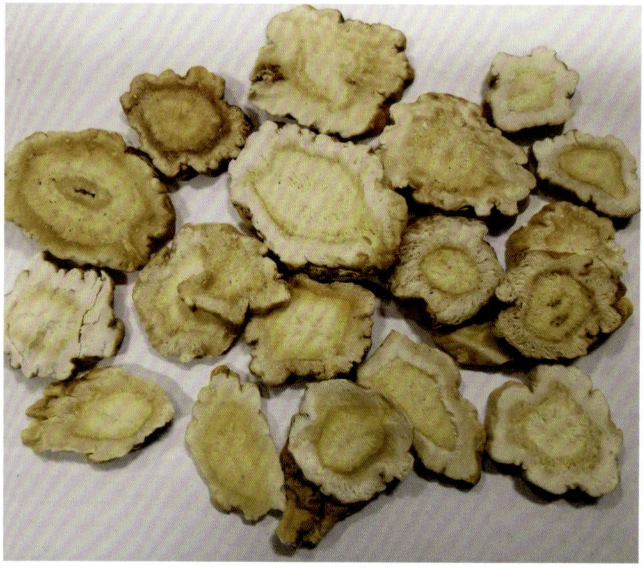

桔梗干燥根片

[illegible] *Platycodon grandiflorum* (Jacq.) A. DC. [illegible]

[illegible] 30~120 cm [illegible] 3~4 [illegible] 2~7 cm [illegible] 0.5~3 cm [illegible] 1 [illegible] 5 [illegible] 5 [illegible] 4~6 cm [illegible] 5 [illegible] 5 [illegible] 5 [illegible] 7~9 [illegible] 8~10 [illegible]

[illegible] · 3~10 g。

桤木枝梢

Qimuzhishao

ALDER BRANCK TIP

〔别名〕桤木梢。

〔基原〕本品为桦木科植物桤木 *Alnus cremastogyne* Burk. 的嫩枝叶。

〔原植物形态〕落叶大乔木，高 30 ～ 40 m。树皮光滑，灰色；枝条灰色或灰褐色，无毛，幼枝有短柔毛；芽具柄，有 2 枚芽鳞。单叶互生；叶柄长 1 ～ 2 cm，几无毛；叶片倒卵形、倒卵状长圆形或椭圆形，长 4 ～ 14 cm，宽 2.5 ～ 8 cm，先端急尖，基部阔楔形，边缘具疏锯齿，上面疏生腺点，幼时疏生长柔毛，下面密生腺点，几无毛，脉腋间有时具簇生的髯毛；侧脉 8 ～ 10 对。花单性，雌雄同株；雄花为柔荑花序，单生，下垂，长 3 ～ 4 cm，每一苞片有花 3 朵；雌花序球形，每苞片 2 朵花，无花萼，小苞片附着于苞片上。果穗单生，下垂，长圆形，长 1 ～ 3.5 cm，直径 5 ～ 20 mm，果序柄细长，柔软，长 2 ～ 8 m，无毛，果苞木质，先端具 5 枚浅裂片。小坚果卵形，扁平，长约 3 mm，具膜质翅。花期 4 ～ 5 月，果期 8 ～ 9 月。生于山区的沟边或林中，常成群落生长。

〔炮制〕除去杂质，鲜用或干燥。

〔性味与归经〕苦、涩，凉。

〔功能与主治〕清热凉血，解毒。主治腹泻，痢疾，吐血，衄血，黄水疮，毒蛇咬伤。

〔用法与用量〕内服：煎汤，9 ～ 15 g。外用：鲜品适量，捣敷。

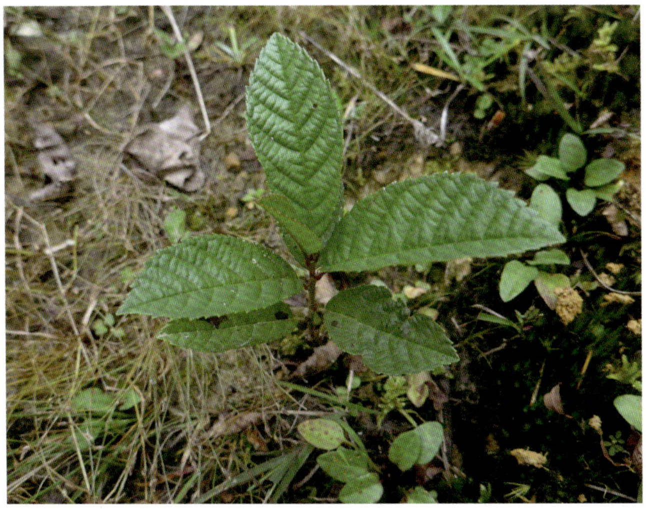

桤木幼株

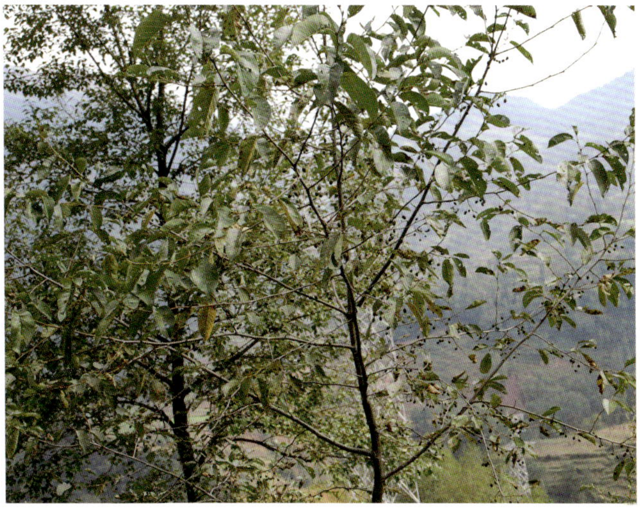

桤木成熟植株

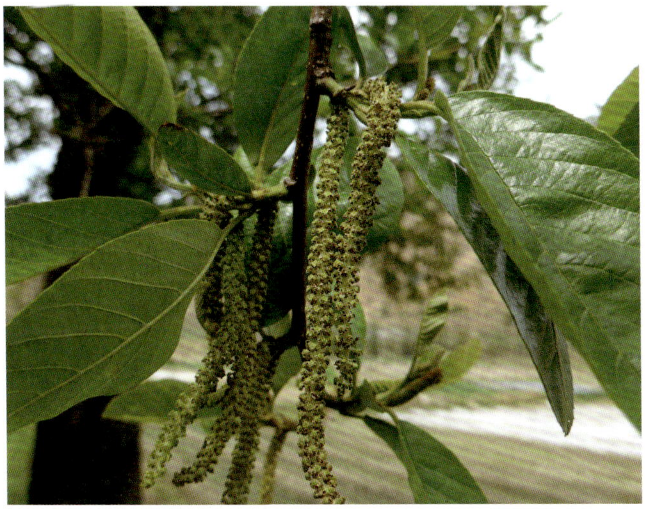

桤木花枝

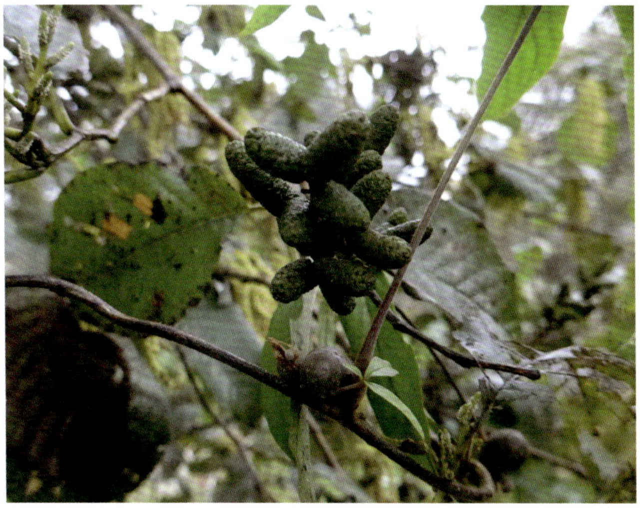

桤木果枝

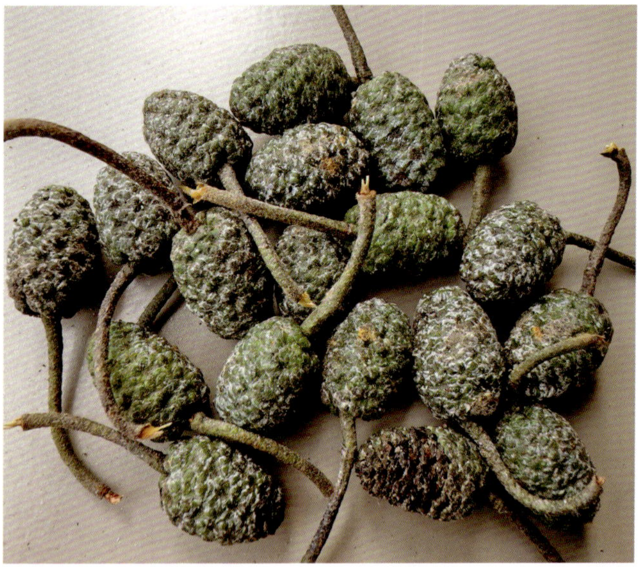

桤木果实

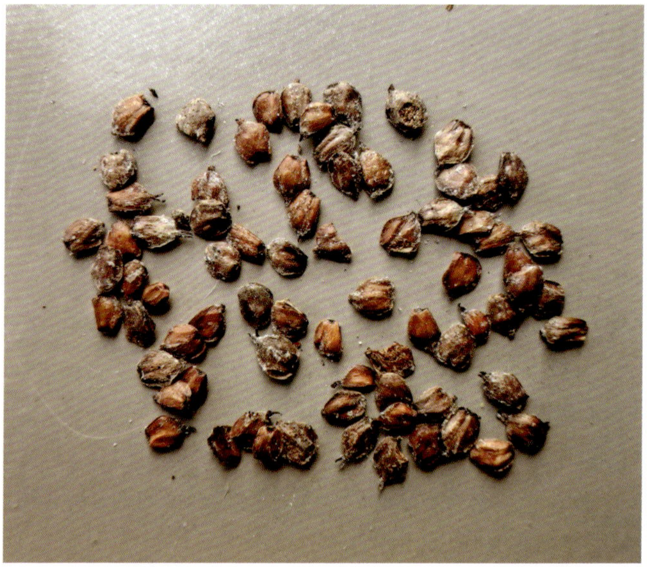

桤木种子

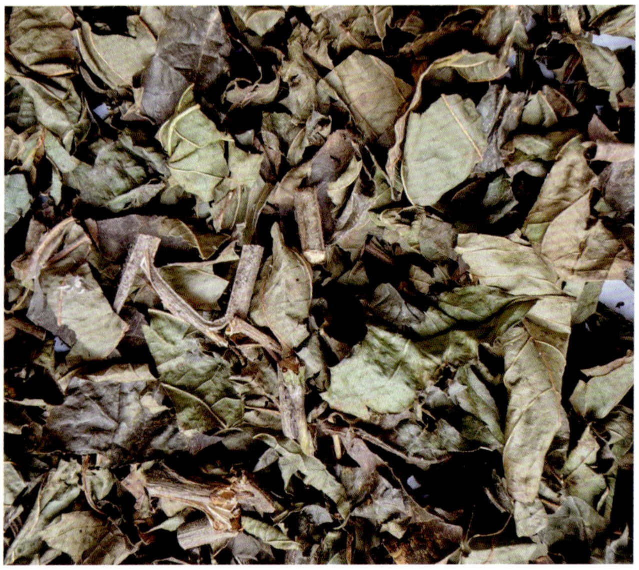

桤木干燥枝叶

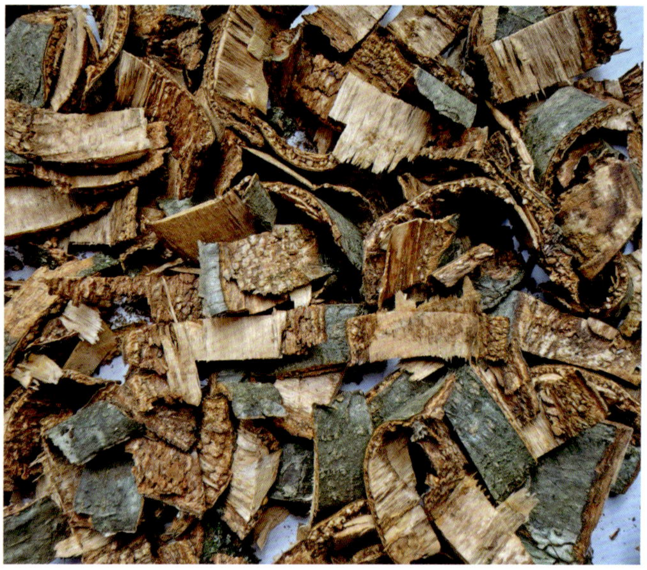

桤木干燥树皮

[illegible] • [illegible]。

[illegible] • [illegible] *Alnus cremastogyne* Burk. [illegible]。

[illegible] • [illegible] 30~40 m [illegible]。[illegible] 2 [illegible]。[illegible] 1~2 cm [illegible] 4~14 cm [illegible] 2.5~8 cm [illegible] 8~10 [illegible]。[illegible] 3~4 cm [illegible] 3 [illegible] 2 [illegible]。[illegible] 1~3.5 cm [illegible] 5~20 mm [illegible] 2~8 m [illegible] 5 [illegible]。[illegible] 3 mm [illegible]。[illegible] 4~5 [illegible] 8~9 [illegible]。

[illegible] • [illegible]。

[illegible] • [illegible]。

[illegible] • [illegible]。

[illegible] • [illegible] 9~15 g。[illegible]。

桃儿七

Taoerqi

SINOPODOPHYLLUM HEXANDRUM

〖别名〗奥莫色、鸡素苔、铜筷子、小叶莲、鬼打死、鬼臼、羊蒿爪。

〖基原〗本品为小檗科植物桃儿七 *Sinopodophyllum hexandrum*（Royle）Ying 的根及根茎。

〖原植物形态〗多年生草本，高 40 ～ 70 cm。根茎粗壮，侧根多数，长 15 cm，直径 2 ～ 3 mm，外表浅褐色或棕褐色。茎单一，基部有 2 个膜质鞘。叶 2 ～ 3，生于茎顶，具长叶柄；叶盾状着生，直径约 25 cm，掌状 3 ～ 5 深裂至中下部或几达基部，小裂片先端渐尖，上面绿色无毛，下面淡绿色，有白色长柔毛。花单生叶腋，先叶开放，粉红色，萼片早落；花瓣 6，排成 2 轮，外轮较内轮为长；雄蕊 6，花丝向内弯，基部变宽，花药狭长圆形；子房近圆形，胚珠多数，花柱短，柱头多裂。浆果卵圆形，长 3 ～ 6 cm，被灰粉，熟时红色。种子多数，暗紫色。花期 4 ～ 6 月，果期 6 ～ 8 月。生于海拔 2 000 ～ 3 000 m 的山地草丛中或林下。

〖炮制〗除去杂质，切段，干燥。

〖性味与归经〗苦、微辛，温。有毒。

〖功能与主治〗祛风除湿，活血止痛，祛痰止咳。主治风湿痹痛，跌打损伤，月经不调，痛经，脘腹疼痛，咳嗽。

〖用法与用量〗内服：煎汤，1.5 ～ 6 g；或研末；或泡酒。

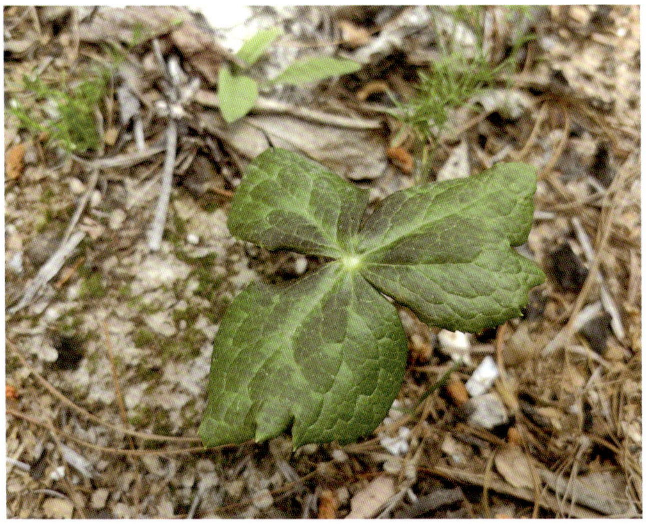

桃儿七幼株

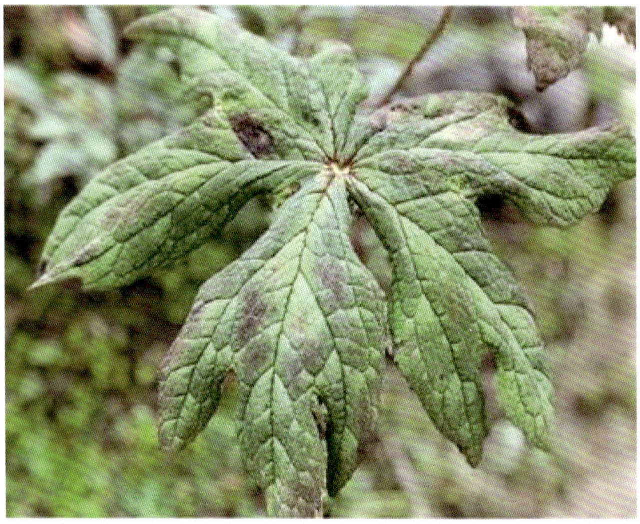

桃儿七成熟植株

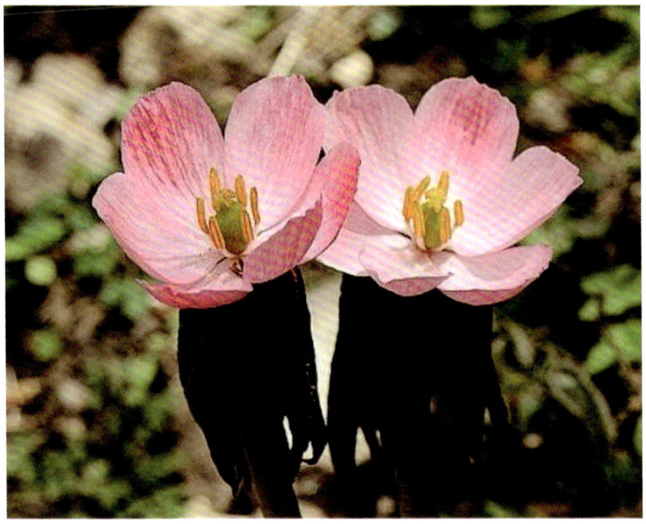

桃儿七花枝

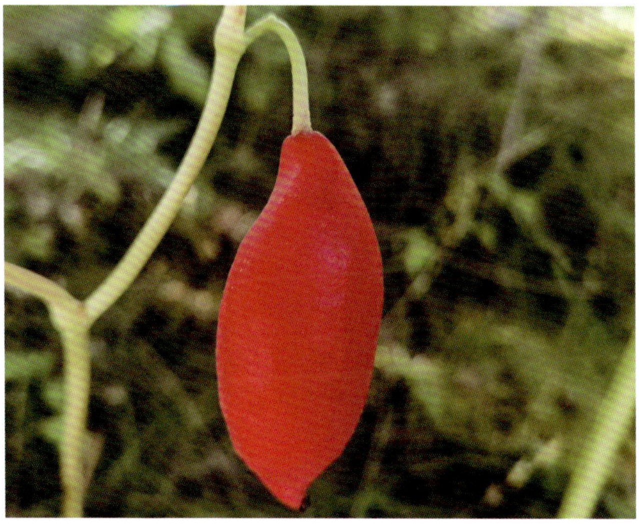

桃儿七果枝

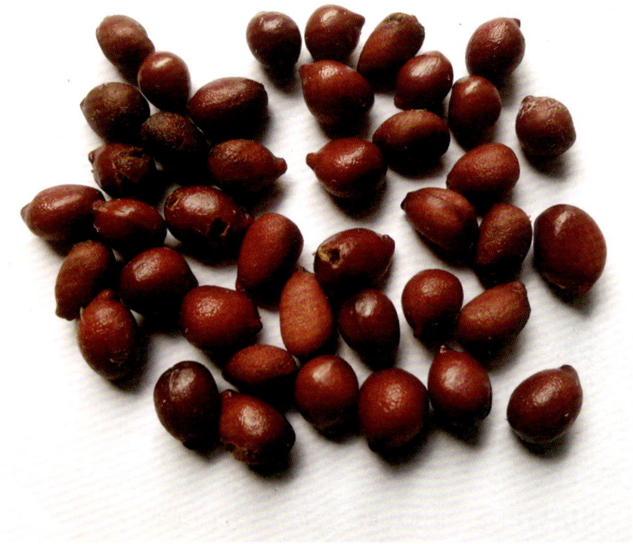

桃儿七果实

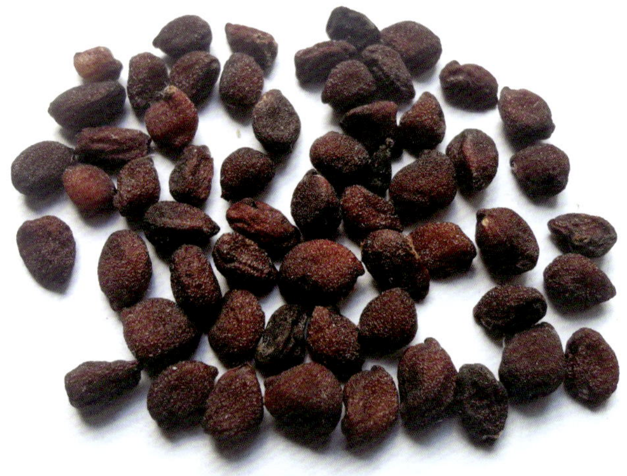

桃儿七种子

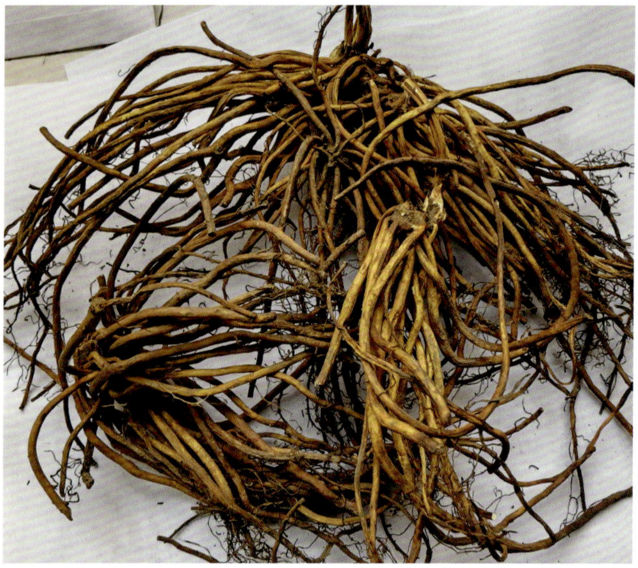

桃儿七干燥根及根茎（1）

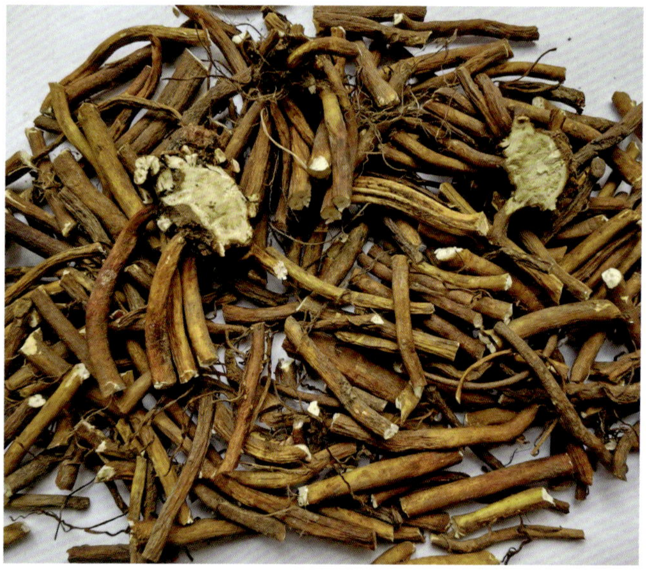

桃儿七干燥根及根茎（2）

[illegible] · [illegible]。

[illegible] · [illegible] *Sinopodophyllum hexandrum* (Royle) Ying. [illegible]。

[illegible] · [illegible]40~70 cm。[illegible]15 cm [illegible]2~3 mm[illegible]2~3[illegible]25 cm [illegible]3~5[illegible]6[illegible]2[illegible]

6[illegible]3~6 cm[illegible]3~6 cm[illegible]6~8[illegible]2 000~3 000 m[illegible]。

[illegible] · [illegible]。

[illegible] · [illegible]。

[illegible] · [illegible]。

[illegible] · [illegible] 1.5~6 g；[illegible]。

豇　豆

Jiangdou

COWPEA

〔别名〕羊角、豆角、角豆、饭豆、腰豆、长豆、茳豆、裙带豆、浆豆。

〔基原〕本品为豆科植物豇豆 *Vigna unguiculata*（L.）Walp. 的种子。

〔原植物形态〕一年生缠绕草本。茎无毛或近无毛。三出复叶，互生；顶生小叶片菱状卵形，长 5 ～ 13 cm，宽 4 ～ 7 cm，先端急尖，基部近圆形或宽楔形，两面无毛，侧生小叶稍小，斜卵形；托叶菱形，长约 1 cm，着生处下延成一短距。总状花序腋生，花序较叶短，着生 2 ～ 3 朵花；小苞片匙形，早落；萼钟状，萼齿 5，三角状卵形，无毛；花冠蝶形，淡紫色或带黄白色，旗瓣、翼瓣有耳，龙骨瓣无耳；雄蕊 10，二体，(9）+ 1；子房无柄，被短柔毛，花柱顶部里侧有淡黄色髯毛。荚果条形，下垂，长 20 ～ 30 cm，宽在 1 cm 以内，稍肉质而柔软。种子多颗，肾形或球形，褐色。花期 6 ～ 9 月，果期 8 ～ 10 月。各县市均有栽培。

〔炮制〕除去泥沙杂质，干燥。

〔性味与归经〕甘、咸，平。归脾、肾经。

〔功能与主治〕健脾利湿，补肾涩精。主治脾胃虚弱，泄泻，痢疾，吐逆，消渴，肾虚腰痛，遗精，带下，白浊，小便频数。

〔用法与用量〕内服：煎汤，30 ～ 60 g；或煮食；或研末，6 ～ 9 g。外用：适量，捣敷。

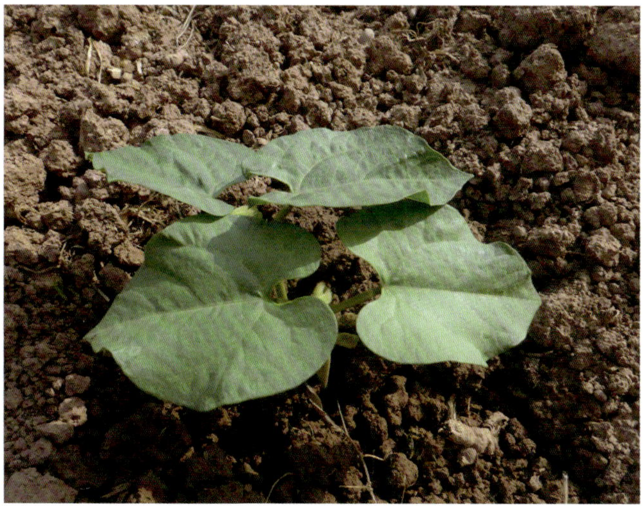

豇豆幼株

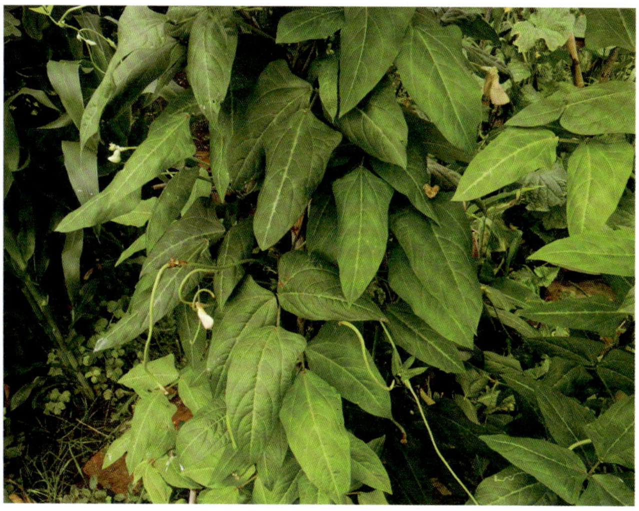

豇豆成熟植株

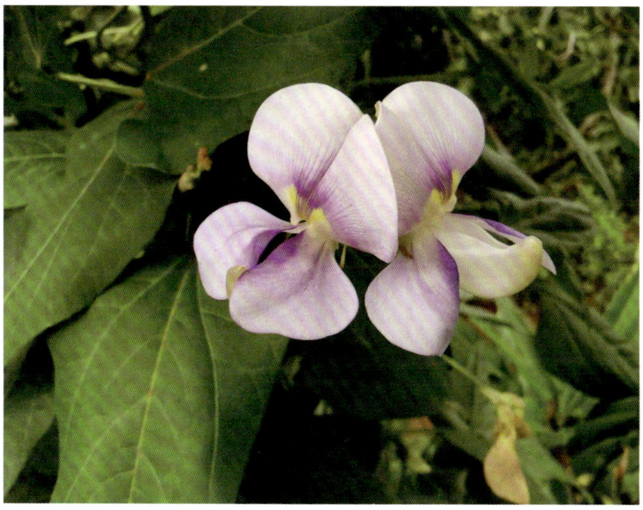

豇豆花枝

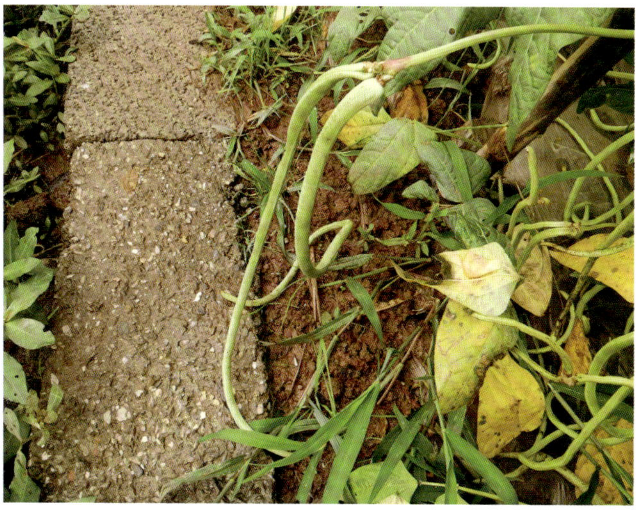

豇豆果枝

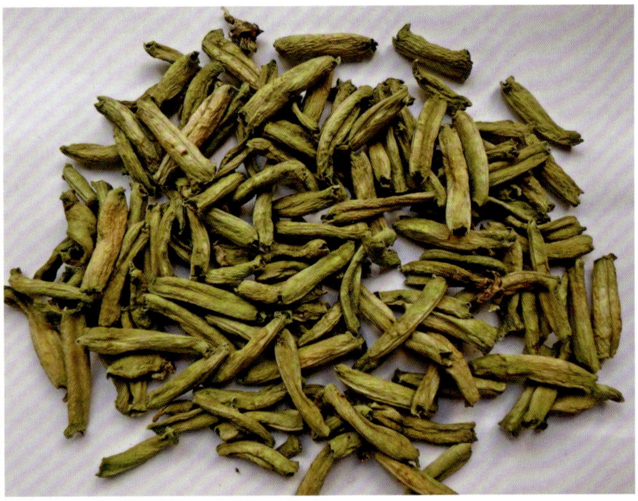

豇豆果实

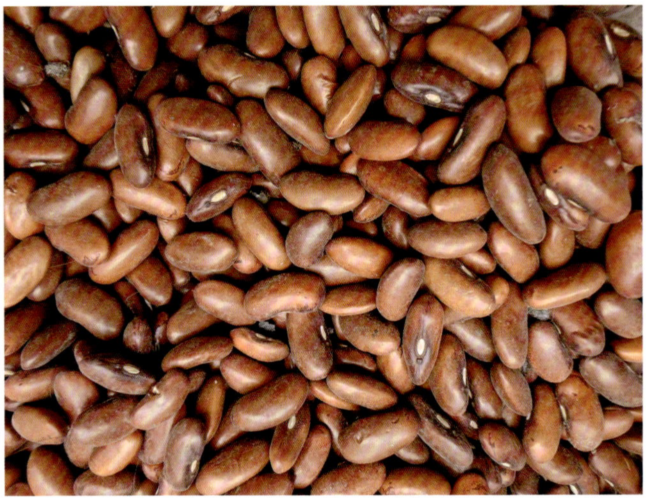

豇豆种子

[illegible] *Vigna unguiculata*（L.）Walp.[illegible]

[illegible] 5~13 cm [illegible] 4~7 cm [illegible] 1 cm [illegible] 2~3 [illegible] 5 [illegible] 10 [illegible]（9）+1 [illegible]

[illegible] 20~30 cm [illegible] 1 cm [illegible] 6~9 [illegible] 8~10 [illegible]

[illegible] 30~60 g [illegible] 6~9 g [illegible]

盐肤子

Yanfuzi

[illegible]

RHUS SEMIALATA MURRAY

〔**别名**〕盐麸子、叛奴盐、盐梅子、盐梂子、木附子、盐肤木子、假五味子、油盐果、乌酸桃、红叶桃、红盐果、盐酸果、盐酸白。

〔**基原**〕本品为漆树科植物盐肤木 *Rhus chinensis* Mill. 的果实。

〔**原植物形态**〕落叶小乔木或灌木，高 2 ～ 10 m。小枝棕褐色，被锈色柔毛，具圆形小皮孔。奇数羽状复叶互生，叶轴及叶柄常有翅；小叶 5 ～ 13，小叶无柄；小叶纸质，多形，常为卵形或椭圆状卵形或长圆形，长 6 ～ 12 cm，宽 3 ～ 7 cm。先端急尖，基部圆形，边缘具粗锯齿或圆锯，叶面暗绿色，叶背粉绿色，被白粉，叶面沿中脉疏被柔毛或近无毛，叶背被锈色柔毛。圆锥花序宽大，顶生，多分枝，雄花序长 30 ～ 40 cm，雌花序较短，密被锈色柔毛；花小，杂性，黄白色；雄花花萼裂片长卵形，长约 1 mm，花瓣倒卵状长圆形，长约 2 mm，开花时外卷，雄蕊伸出，花丝线形，花药卵形；雌花花萼裂片较短，长约 0.6 mm，花瓣椭圆状卵形，长约 1.6 mm；花盘无毛；子房卵形，长约 1 mm，密被白色微柔毛；花柱 3，柱头头状。核果球形，略压扁，径 4 ～ 5 mm，被具节柔毛和腺毛，成熟时红色，果核径 3 ～ 4 mm。花期 8 ～ 9 月，果期 10 月。生于海拔 350 ～ 2 300 m 的石灰山灌丛、疏林中。

〔**炮制**〕除去杂质，干燥。

〔**性味与归经**〕酸、咸，凉。

〔**功能与主治**〕生津润肺，降火化痰，敛汗止痢。主治痰嗽，喉痹，黄疸，盗汗，痢疾，顽癣，痈毒，头风白屑。

〔**用法与用量**〕内服：煎汤，9 ～ 15 g；或研末。外用：适量，煎水洗；捣敷或研末调敷。

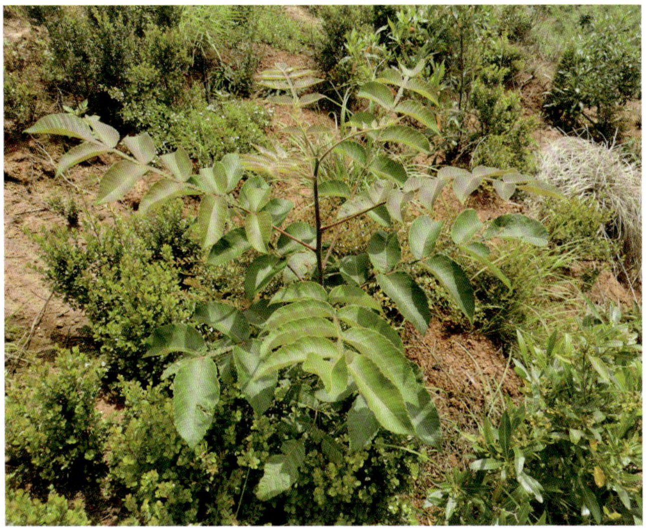

盐肤木幼株

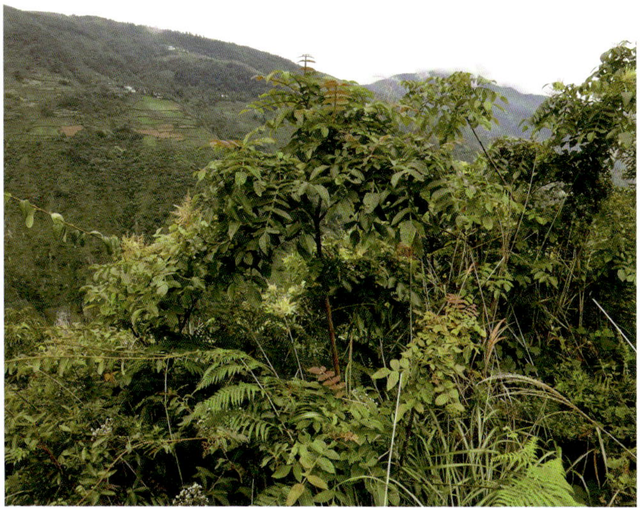

盐肤木成熟植株

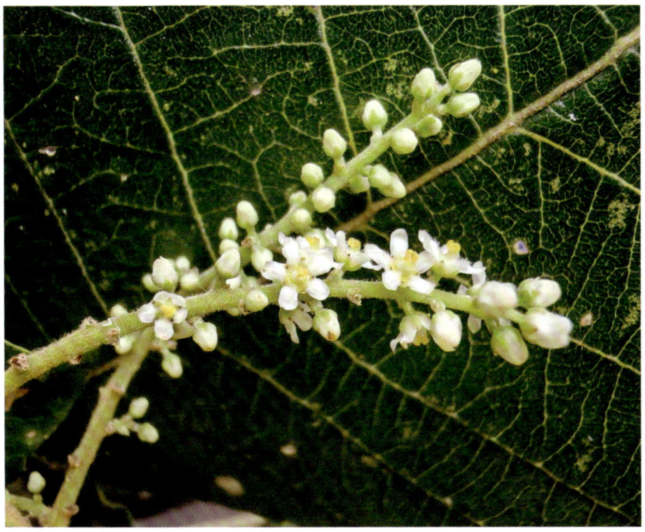

盐肤木花枝

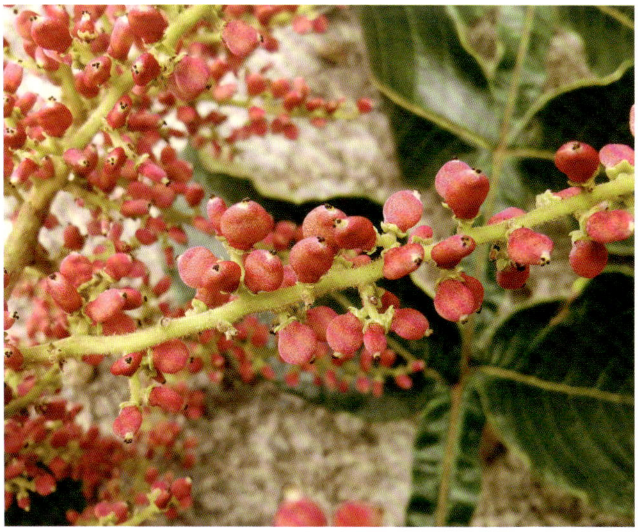

盐肤木果枝

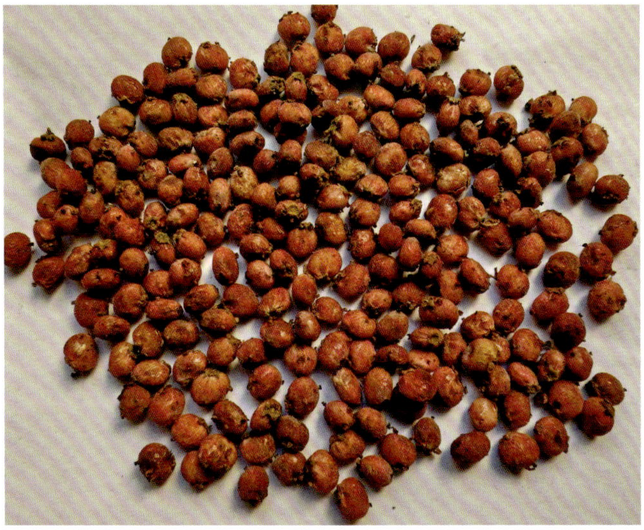

盐肤木果实

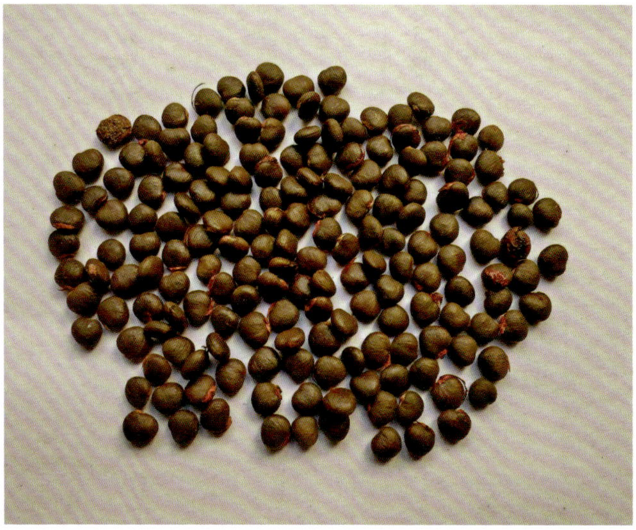

盐肤木种子

[illegible]

[illegible] *Rhus chinensis* Mill. [illegible]

[illegible] 2~10 m [illegible] 5~13 [illegible] 6~12 cm [illegible] 3~7 cm [illegible] 30~40 cm [illegible] 1 mm [illegible] 2 mm [illegible] 0.6 mm [illegible] 1.6 mm [illegible] 1 mm [illegible] 3 [illegible] 4~5 mm [illegible] 3~4 mm [illegible] 8~9 [illegible] 10 [illegible] 350~2 300 m [illegible]

[illegible]

[illegible]

[illegible]

[illegible] 9~15 g [illegible]

党　参

Dangshen

CODONOPSIS RADIX

〖别名〗上党人参、防风党参、黄参、防党参、上党参、狮头参、中灵草。

〖基原〗本品为桔梗科植物管花党参 *Codonopsis tubulosa* Kom. 的根。

〖原植物形态〗根不分枝或中部以下略有分枝，长 10 ～ 20 cm，直径 0.5 ～ 2 cm，表面灰黄色，上部有稀疏环纹，下部则疏生横长皮孔。茎不缠绕，蔓生，长 50 ～ 75 cm，直径 3 ～ 4 mm，主茎明显，有分枝，侧枝及小枝具叶，不育或顶端着花，淡绿色或黄绿色，近无毛或疏生短柔毛。叶对生或在茎顶部趋于互生；叶柄极短，长 1 ～ 5 mm，被柔毛；叶片卵形、卵状披针形或狭卵形，长宽可达 8 cm × 3 cm，顶端急尖或钝，叶基楔形或较圆钝，边缘具浅波状锯齿或近于全缘，上面绿色，疏生短柔毛，下面灰绿色，通常被或密或疏的短柔毛。花顶生，花梗短，长 1 ～ 6 cm，被柔毛；花萼贴生至子房中部，筒部半球状，密被长柔毛，裂片阔卵形，顶端钝，边缘有波状疏齿，内侧无毛，外侧疏生柔毛及缘毛，长约 1.2 cm，宽约 8 mm；花冠管状，长 2 ～ 3.5 cm，黄绿色，全部近于光滑无毛，浅裂，裂片三角形，顶端尖；花丝被毛，基部微扩大，长约 1 cm，花药龙骨状，长 3 ～ 5 mm。蒴果下部半球状，上部圆锥状。种子卵状，无翼，细小，棕黄色，光滑无毛。花果期 7 ～ 10 月。

〖炮制〗除去杂质，洗净，润透，切厚片，干燥。

〖性味与归经〗甘，平。归脾、肺经。

〖功能与主治〗健脾益肺，养血生津。主治脾肺气虚，食少倦怠，咳嗽虚喘，气血不足，面色萎黄，心悸气短，津伤口渴，内热消渴。

〖用法与用量〗内服：煎汤，9 ～ 30 g。

〖注意〗不宜与藜芦同用。

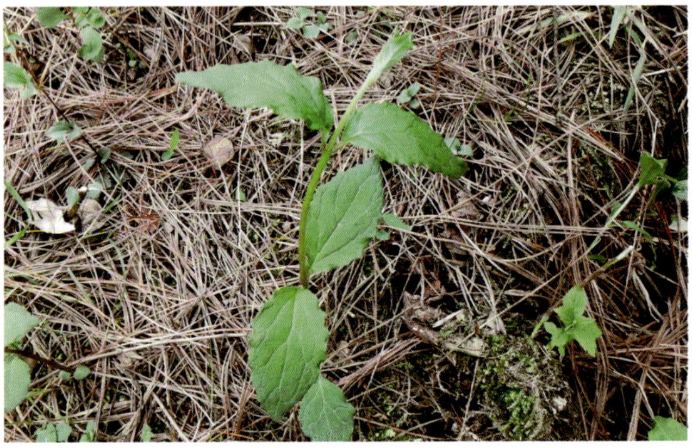

管花党参幼株

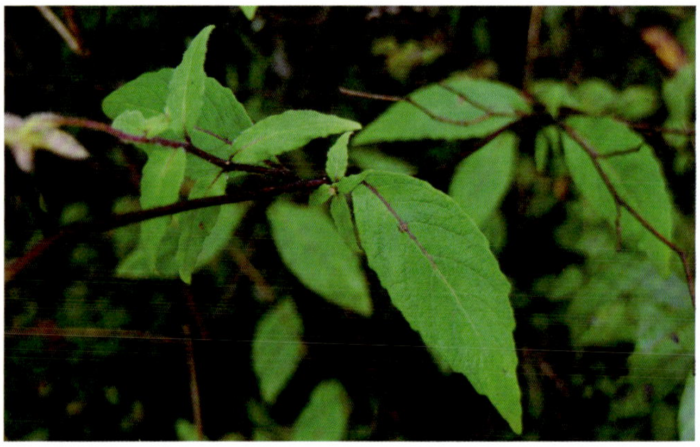

管花党参成熟植株

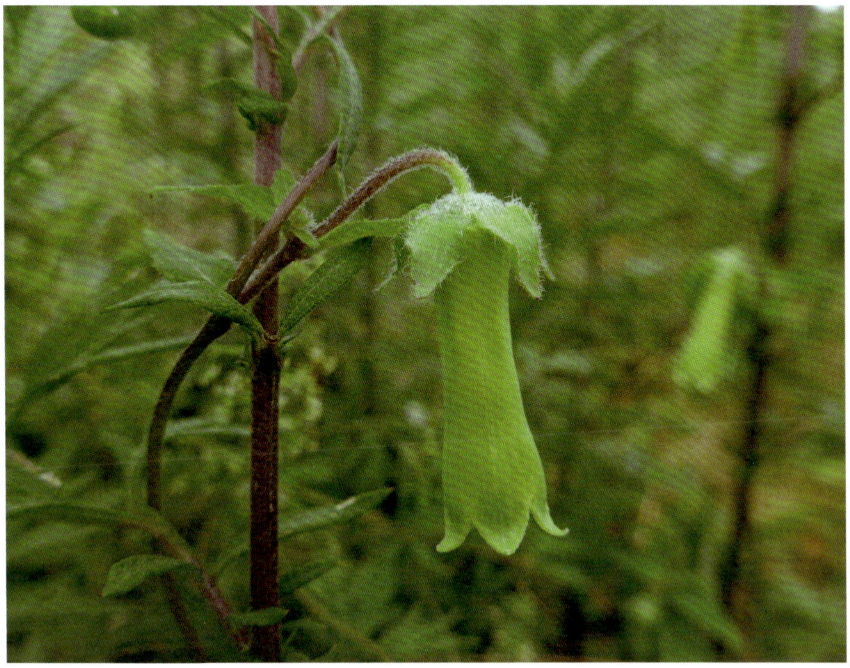

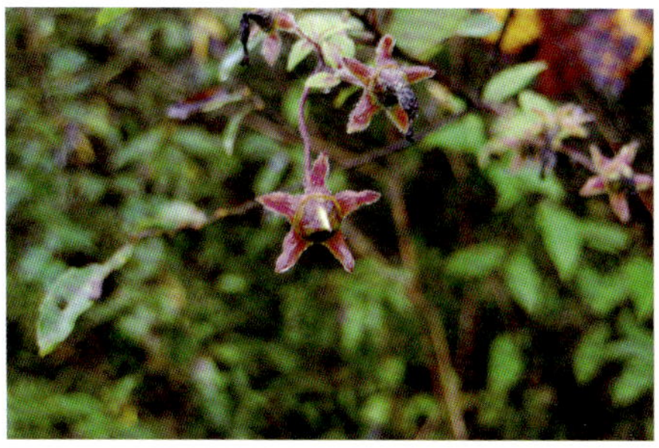

管花党参果枝

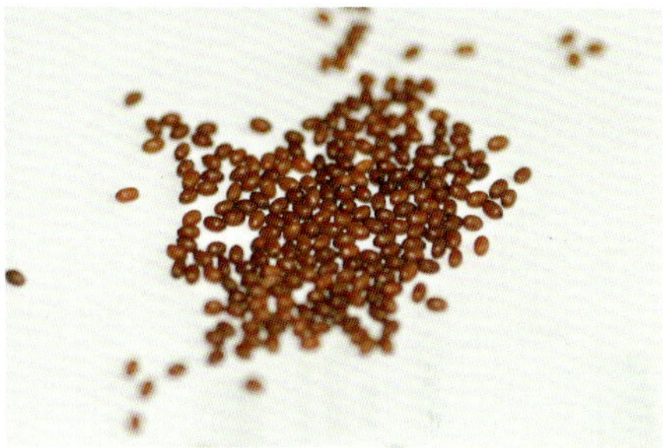

管花党参花枝

管花党参种子

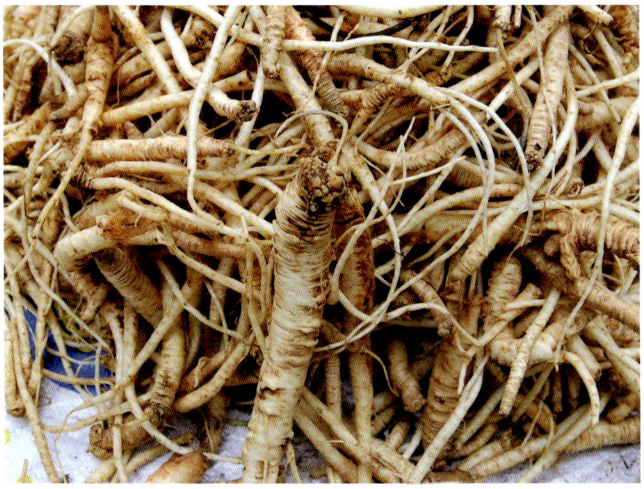

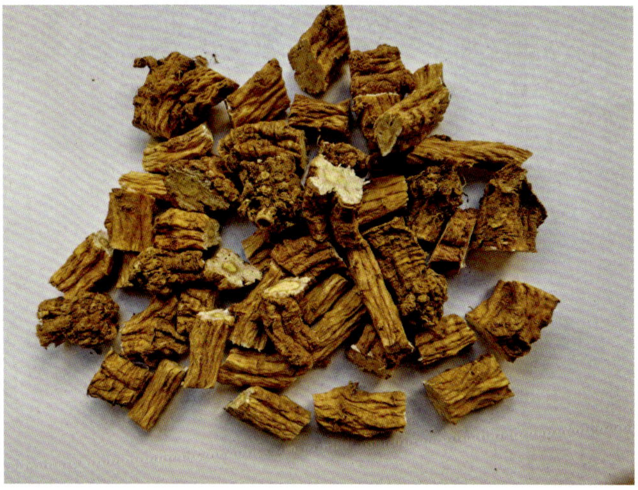

管花党参鲜根

管花党参干燥根

[illegible] • [illegible]

[illegible] • [illegible] *Codonopsis tubulosa* Kom. [illegible]

[illegible] • [illegible] 10~20 cm [illegible] 0.5~2 cm [illegible] 50~75 cm [illegible] 3~4 mm [illegible] 1~5 mm [illegible] 8 cm × 3 cm [illegible] 1~6 cm [illegible] 1.2 cm [illegible] 8 mm [illegible] 2~3.5 cm [illegible] 1 cm [illegible] 3~5 mm [illegible] 7~10 [illegible]

[illegible] • [illegible]

[illegible] • [illegible]

[illegible] • [illegible]

[illegible] • 9~30 g。

[illegible] • [illegible]

透骨香

Touguxiang

GAULTHERIA YUNNANENSIS

〔别名〕透骨草、满山香、搜山虎、煤炭子、煤炭果、万里香、九里香、芳香草、满天香、透骨消、小透骨草、九木香、鸡骨香。

〔基原〕本品为杜鹃花科植物滇白珠 *Gaultheria yunnanensis*（Franch.）Rehd. 的全株或根。

〔原植物形态〕常绿灌木，高 1 ～ 3 m，稀达 5 m。树皮灰黑色，枝条细长，左右曲折，具纵纹，带红色或红绿色，无毛。单叶互生；叶柄短，粗壮，长约 5 mm；叶片革质，卵状长圆形，稀卵形、长卵形，有香气，长 7 ～ 9（～ 12）cm，宽 2.5 ～ 3.5（～ 5）cm，先端尾状渐尖，基部钝圆或心形，边缘具齿，表面绿色，有光泽，背面较淡，密被褐色斑点，中脉在背面隆起，表面凹陷，侧脉 4 ～ 5 对，弧形上升，连同网脉在两面明显。总状花序腋生，序轴纤细，被柔毛，有花 10 ～ 15 朵，疏生；苞片卵形，凸尖，被白色缘毛；小苞片 2，对生或近对生，着生于花梗上部近萼处，披针状三角形；花萼裂片 5，卵状三角形，钝头；花冠白绿色，钟形，口部分裂，裂片长宽各 2 mm；雄蕊 10 枚，花丝短而粗，花药 2 室，每室先端具 2 芒；子房球形，被毛，短于花冠。浆果状蒴果，球形，黑色，5 裂。种子多数，细小，淡黄色。花期 5 ～ 6 月，果期 7 ～ 11 月。生于海拔 3 500 m 以下的山野草地及丛林边。

〔炮制〕除去泥土、杂质，根切片，全株切碎，干燥。

〔性味与归经〕辛，温。

〔功能与主治〕祛风除湿，散寒止痛，活血通络，化痰止咳。主治风湿痹痛，胃寒疼痛，跌打损伤，咳嗽多痰。

〔用法与用量〕内服：煎汤，9 ～ 15 g，鲜品 30 g；或浸酒。外用：适量，煎水洗；或浸酒擦；或捣敷。

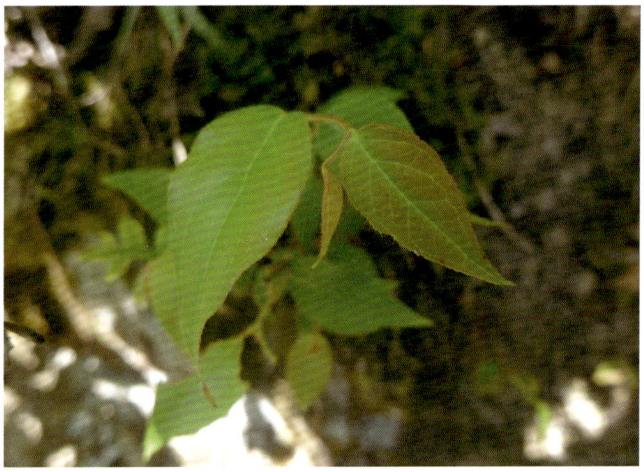

滇白珠幼株

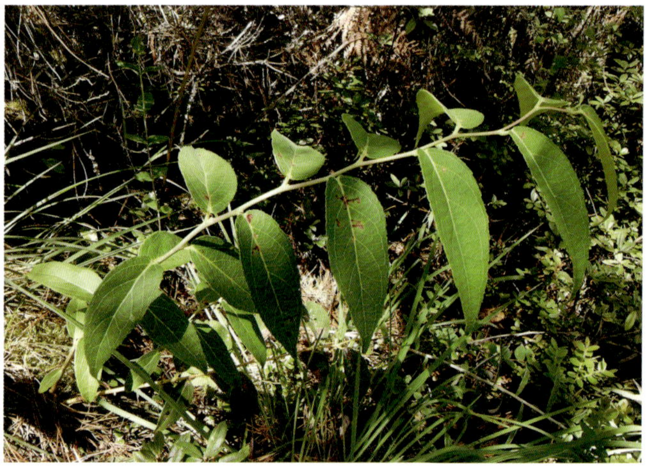

滇白珠成熟植株

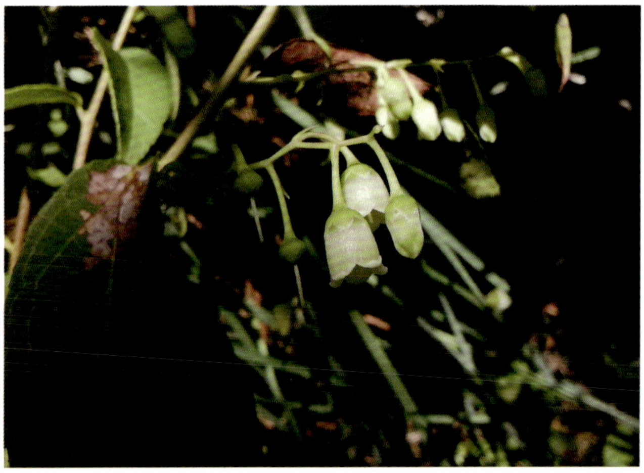

滇白珠花枝

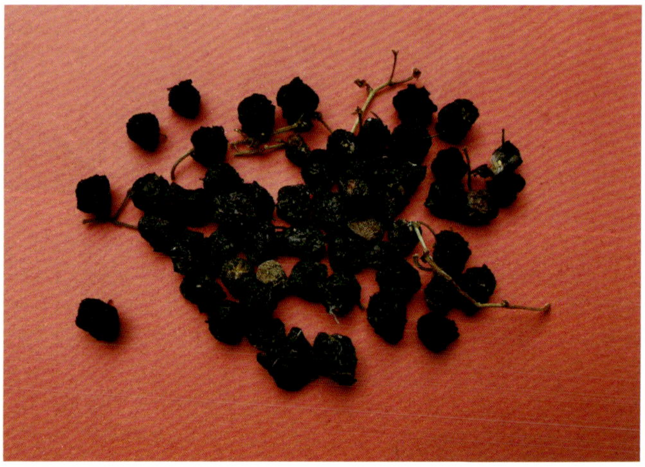

滇白珠果实

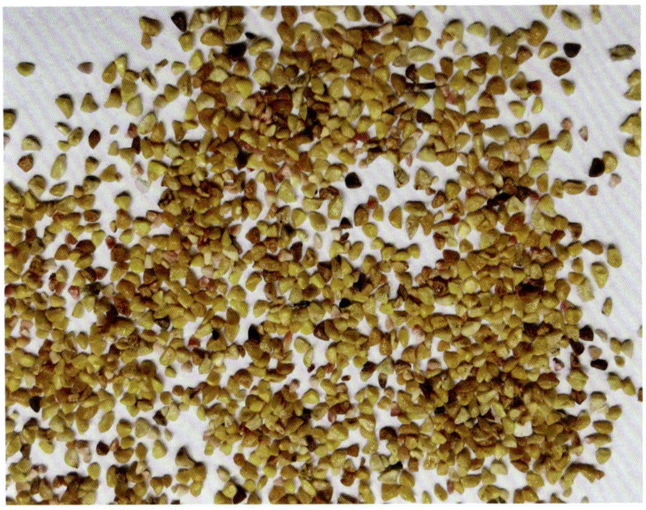

滇白珠种子

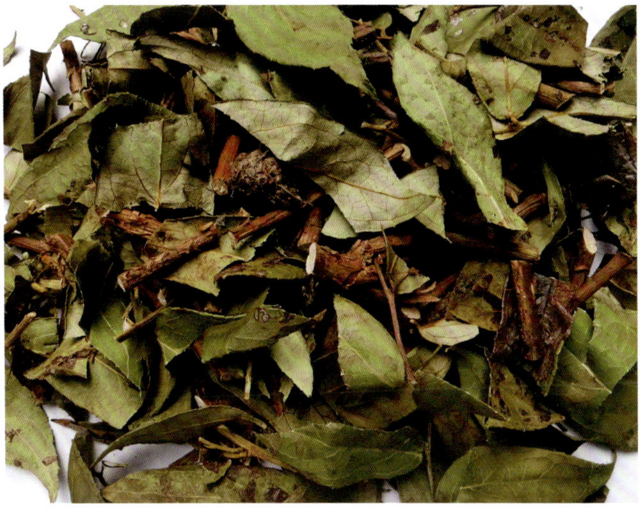

滇白珠全株

[illegible] • [illegible]

[illegible] • [illegible] *Gaultheria yunnanensis* (Franch.) Rehd. [illegible]

[illegible] • [illegible] 高 1~3 m [illegible] 5 m [illegible] 5 mm [illegible] 7~9 (~12) cm [illegible] 2.5~3.5 (~5) cm [illegible] 4~5 [illegible] 10~15 [illegible] 2 [illegible] 2 mm [illegible] 19 [illegible] 2 [illegible] 3 [illegible] 5 [illegible] 5~6 [illegible] 7~11 [illegible] 3 500 m [illegible]

[illegible] • [illegible]

[illegible] • [illegible]

[illegible] • [illegible]

[illegible] • [illegible] 9~15 g [illegible] 30 g [illegible]

倒 生 根

Daoshenggen

[illegible]

RUBUS COREANUS MIQ

〖别名〗大乌泡根。

〖基原〗本品为蔷薇科植物插田泡 *Rubus coreanus* Miq. 的根。

〖原植物形态〗灌木，高 1 ～ 3 m。茎直立或弯曲成拱形，红褐色，有钩状的扁平皮刺。奇数羽状复叶；叶柄长 2 ～ 4 cm，和叶轴均散生小皮刺；托叶条形；小叶 5 ～ 7；顶生小叶柄长 1 ～ 2 cm，侧生小叶近无柄；叶片卵形、椭圆形或菱状卵形，长 3 ～ 6 cm，宽 1.5 ～ 4 cm，先端急尖，基部宽楔形或近圆形，边缘有不整齐锥状锐锯齿，或缺刻状粗锯齿，下面灰绿色，沿叶脉有柔毛或绒毛。伞房花序顶生或腋生；总花梗和花梗有柔毛；花粉红色，直径 8 ～ 10 mm；萼裂片卵状披针形，外面有毛。聚合果卵形，直径 5 mm，红色。花期 4 ～ 6 月，果期 6 ～ 8 月。生于海拔 100 ～ 1 700 m 的山坡灌丛或山谷、河边、路旁。

〖炮制〗除去泥沙杂质，洗净润软，切片，干燥。

〖性味与归经〗苦、涩，平。无毒。归肝、肾经。

〖功能与主治〗活血止血，祛风除湿。主治跌打损伤，骨折，月经不调，吐血，衄血，风湿痹痛，水肿，小便不利，瘰疬。

〖用法与用量〗内服：煎汤，6 ～ 15 g；或浸酒。外用：适量，鲜品捣敷。

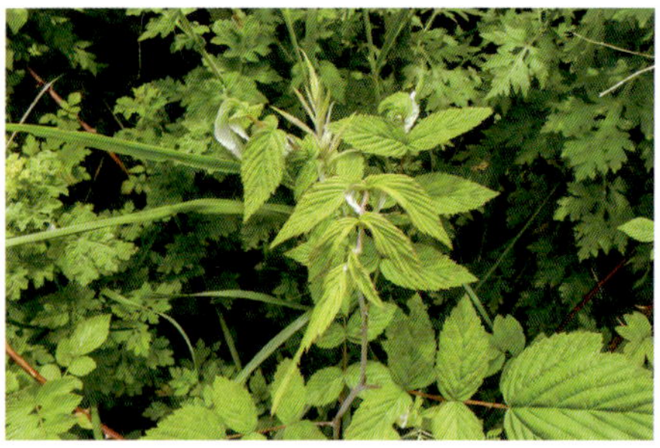

插田泡幼枝

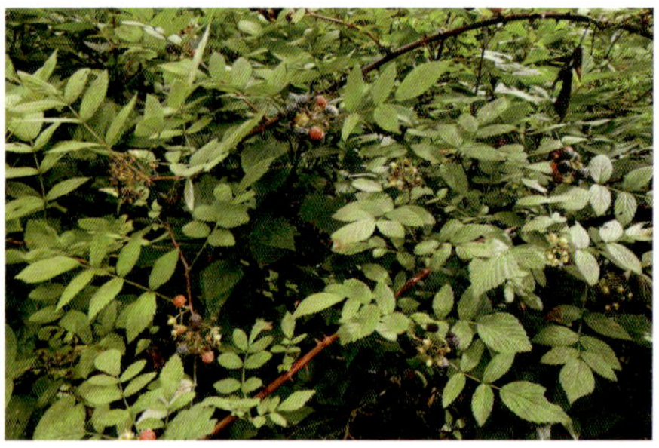

插田泡成熟植株

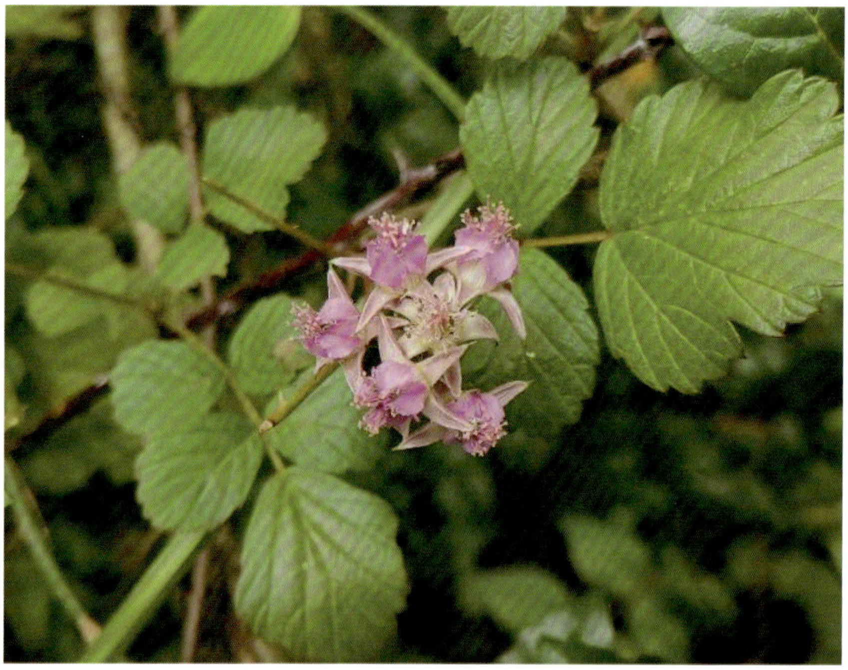

插田泡花枝

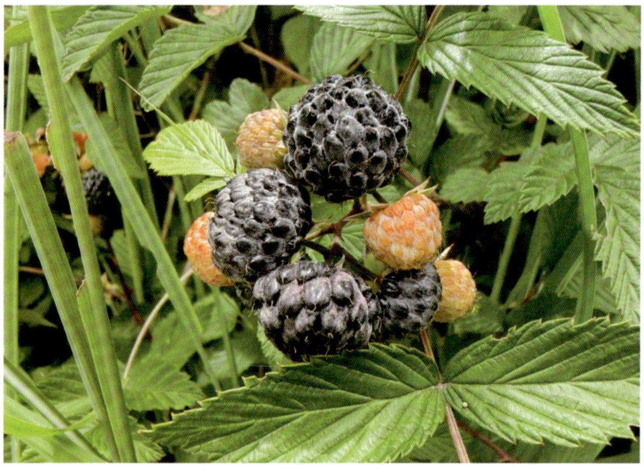

插田泡果枝

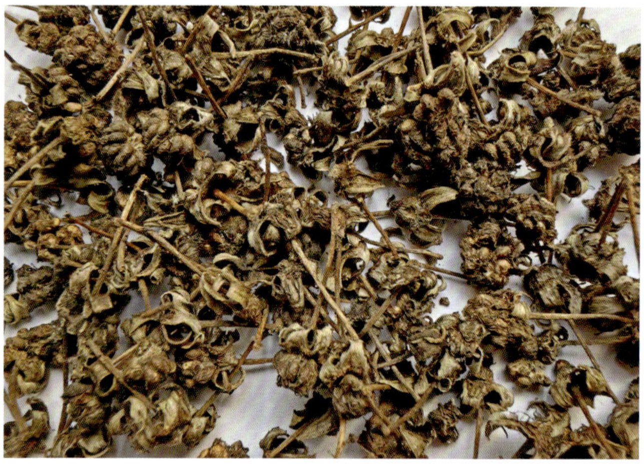

插田泡果实

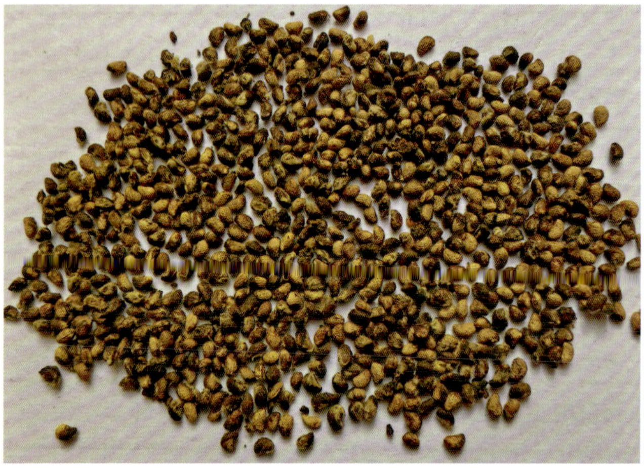

插田泡种子

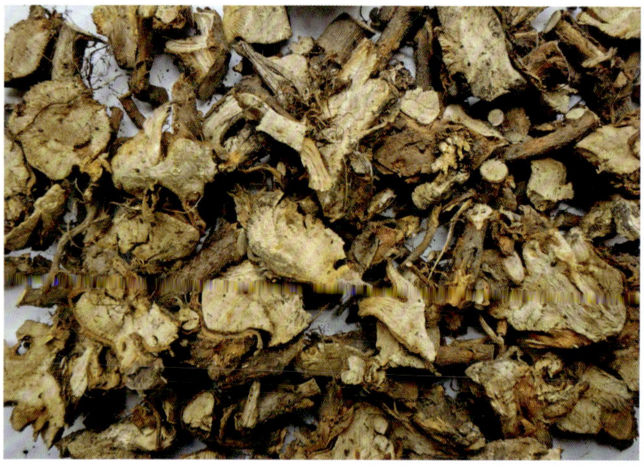

插田泡干燥根片

[illegible] · [illegible]。
[illegible] · [illegible] *Rubus coreanus* Miq. [illegible]。
[illegible] · [illegible] 1~3 m [illegible] 2~4 cm [illegible] 5~7 [illegible] 1~2 cm [illegible] 3~6 cm [illegible] 1.5~4 cm [illegible] 8~10 mm [illegible] 5 mm [illegible] 4~6 [illegible] 6~8 [illegible] 100~1 700 m [illegible]。
[illegible] · [illegible]。
[illegible] · [illegible]。
[illegible] · [illegible]。
[illegible] · [illegible] 6~15 g [illegible]。

臭灵丹

Coulingdan

[illegible]

WINGEDTOOTH LAGGERA HERB

〖**别名**〗狮子草、臭叶子、大黑药、臭树、归经草、山林丹、鱼富有、野腊烟、鹿耳林。

〖**基原**〗本品为菊科植物翼齿六棱菊 *Laggera pterodonta* (DC.) Benth. 的根及全草。

〖**原植物形态**〗多年生草本，高 50 ~ 100 cm。全株有强烈臭气。主根长柱形，有少数分枝，侧根多而细长。茎圆柱形，上部稍有分枝，茎枝均有羽状齿裂的翅，全株密被淡黄绿色腺毛和柔毛。叶互生，无柄；叶片椭圆状倒披针形或椭圆形，长 7 ~ 10（~ 15）cm，宽 2 ~ 3.5（~ 7）cm，先端短尖或钝，基部楔形下延成翅，边缘有细锯齿或不规则波状锯齿；上部叶片较窄小，条状披针形、倒卵形或长圆形，长 2 ~ 3 cm，宽 5 ~ 10 mm。头状花序多数，径约 10 mm，在茎枝顶端排列成总状或近伞房状的大型圆锥花序，花序梗长约 2 cm，无翅，密被腺状短柔毛；总苞近钟状；苞片长圆形或长圆状披针形，先端短尖，内层上部有时紫红色，干膜质，线形，最内层极狭，通常丝状；雌花多数，花冠丝状长约 7 mm；两性花约与雌花等长，花管状，向上渐扩大，檐部通常 5 裂，背面有乳头状突起。瘦果近纺锤形，有 10 棱，长约 10 mm，被白色长柔毛，冠毛白色，易脱落，长约 6 mm。花期 4 ~ 10 月。生于空旷草地或山谷疏林中。

〖**炮制**〗除去泥土、杂质，洗净鲜用，或切段干燥。

〖**性味与归经**〗苦、辛，寒。

〖**功能与主治**〗清热解毒，活血。主治上呼吸道感染，扁桃体炎，咽喉炎，腮腺炎，口腔炎，气管炎，痈肿疮疖，烧烫伤，毒蛇咬伤，跌打损伤。

〖**用法与用量**〗内服：煎汤，9 ~ 15 g；或捣汁；或研末。外用：适量，捣敷。

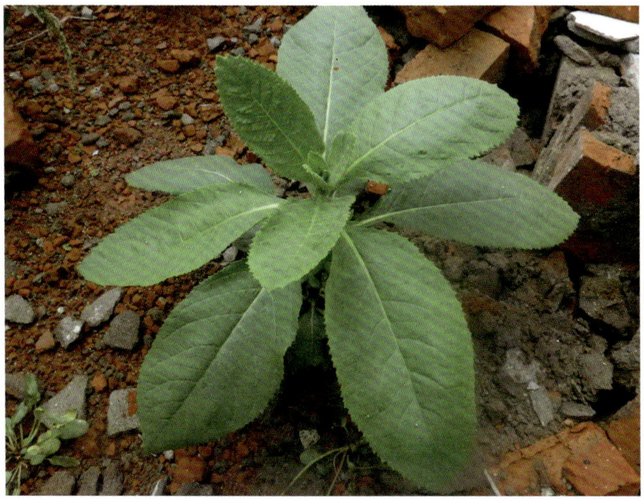

六棱菊幼株

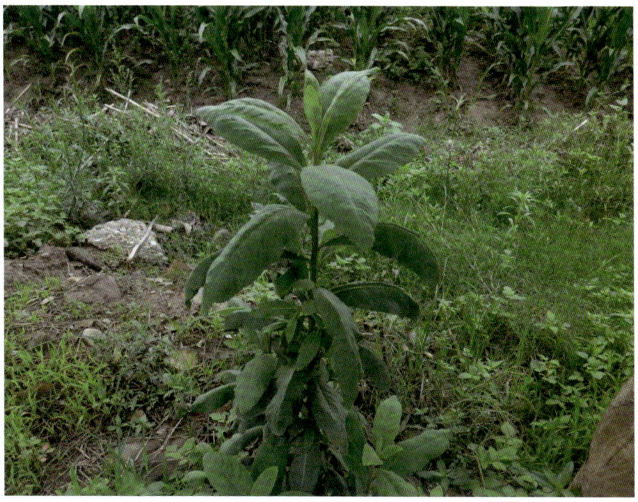

六棱菊成熟植株

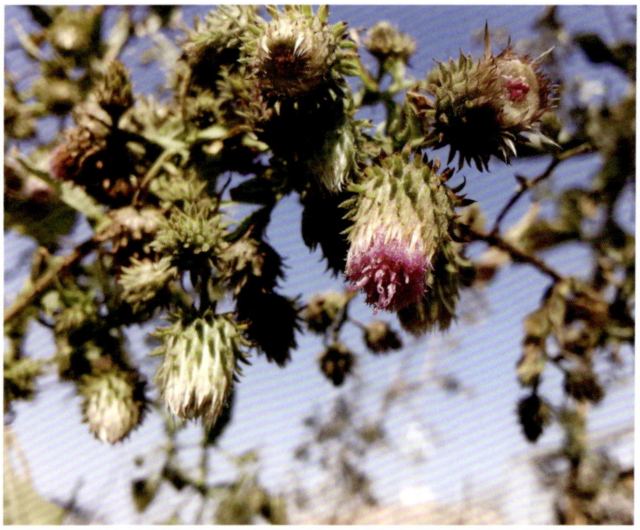

六棱菊花枝

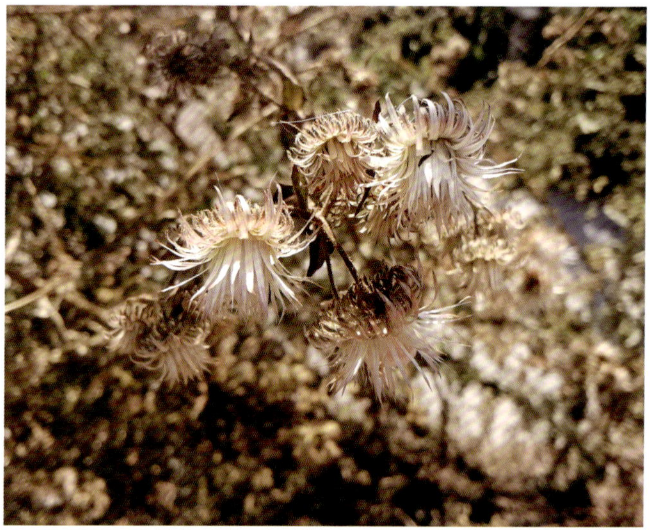

六棱菊果枝

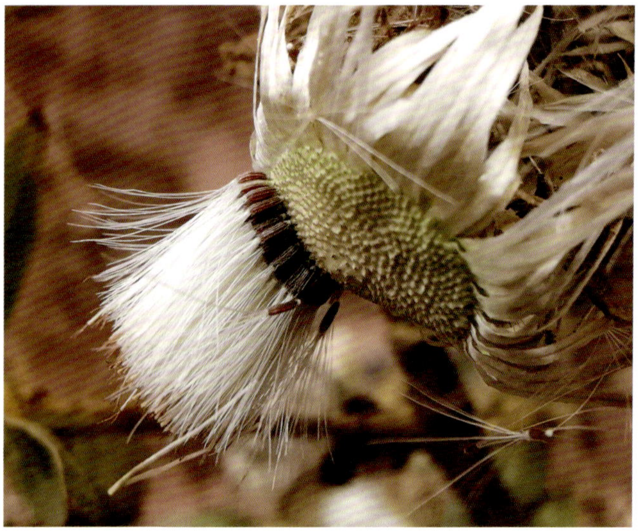

六棱菊果序

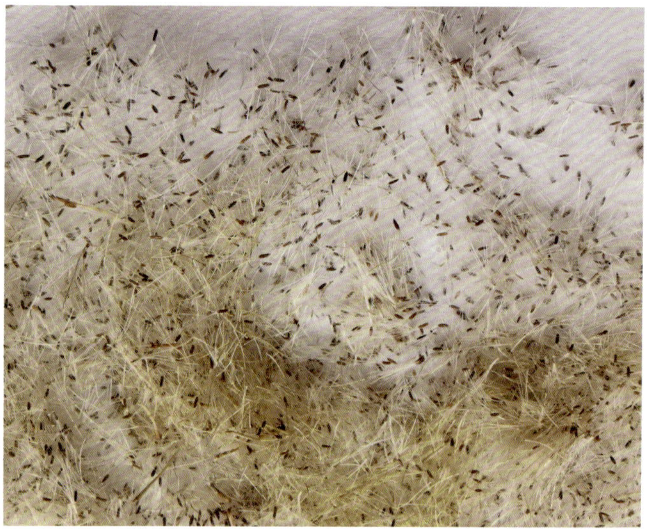

六棱菊种子

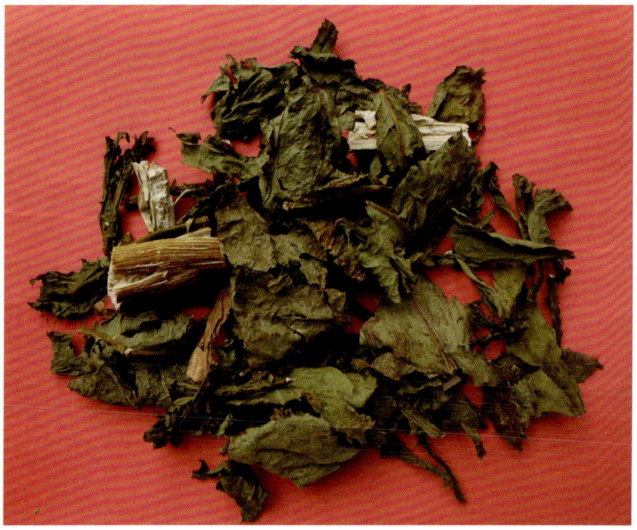

六棱菊地上部分

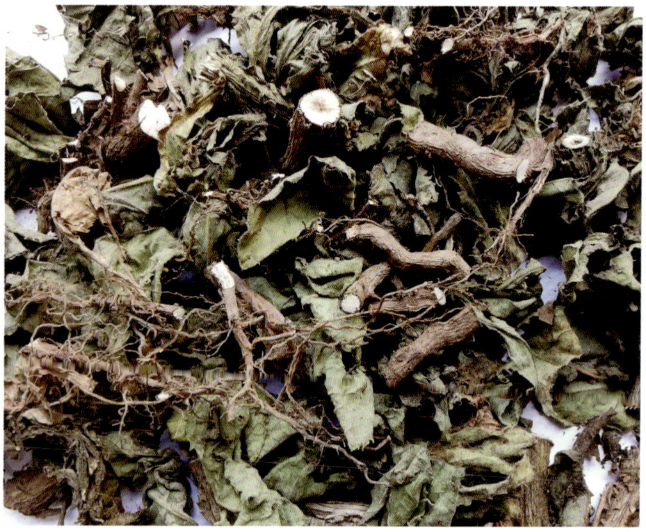

六棱菊干燥全草

[illegible] *Laggera pterodonta* (DC.) Benth. [illegible] 50~100 cm [illegible] 7~10 (~15) cm [illegible] 2~3.5 (~7) cm [illegible] 2~3 cm [illegible] 5~10 mm [illegible] 10 mm [illegible] 2 cm [illegible] 7 mm [illegible] 5 [illegible] 10 [illegible] 10 mm [illegible] 6 mm [illegible] 4~10 [illegible] 9~15 g [illegible]

臭 梧 桐

Chouwutong

[illegible]

HARLEQUIN GLORYBOWER LEAF AND TWIG

〔别名〕臭桐、臭芙蓉、地梧桐、八角梧桐、楸叶常山、矮桐子、楸茶叶、百日红、臭牡丹、臭桐柴。

〔基原〕本品为马鞭草科植物臭梧桐 *Clerodendrum trichotomum* Thunb. 的嫩枝及叶。

〔原植物形态〕灌木或小乔木，高 1.5 ～ 10 m。幼枝、叶柄及花序等多少被黄褐色柔毛或近无毛；老枝灰白色，有皮孔，髓部白色，有淡黄色薄片横隔。单叶对生；叶柄长 2 ～ 8 cm；叶片纸质，宽卵形、卵形、卵状椭圆形或三角状卵形，长 5 ～ 17 cm，宽 5 ～ 14 cm，先端尖或渐尖，基部宽楔形至楔形，偶有心形，全缘或具波状齿，两面疏生短毛或近无毛；侧脉 3 ～ 5 对。伞房状聚伞花序顶生或腋生，疏散，通常二歧分枝，花序长 8 ～ 18 cm，花序梗长 3 ～ 6 cm，具椭圆形叶状苞片，早落；花萼幼时绿白色，后紫红色，基部合生，中部略膨大，具 5 棱，先端 5 深裂，裂片三角状披针形或卵形；花冠白色或带粉红色，花冠管细，先端 5 裂，裂片长椭圆形；雄蕊 4，与花柱同伸出花冠外。核果近球形，径 6 ～ 8 mm，包于增大的宿萼内，熟时蓝紫色。花果期 6 ～ 11 月。生于山坡灌丛中。

〔炮制〕拣去杂草，用清水略浸，润透，切成 1 cm 长的小段，晒干，生用。

〔性味与归经〕苦、辛，平。归肝、胆、脾经。

〔功能与主治〕祛风除湿，平肝降压，解毒杀虫。主治风湿痹痛，半身不遂，高血压病，偏头痛，疟疾，痢疾，痈疽疮毒，湿疹疥癣。

〔用法与用量〕内服：煎汤，10 ～ 15 g，鲜品 30 ～ 60 g；或浸酒；或入丸、散。外用：适量，煎水洗；或捣敷；研末掺或调敷。

〔注意〕臭梧桐经高热煎煮后，降压作用减弱。

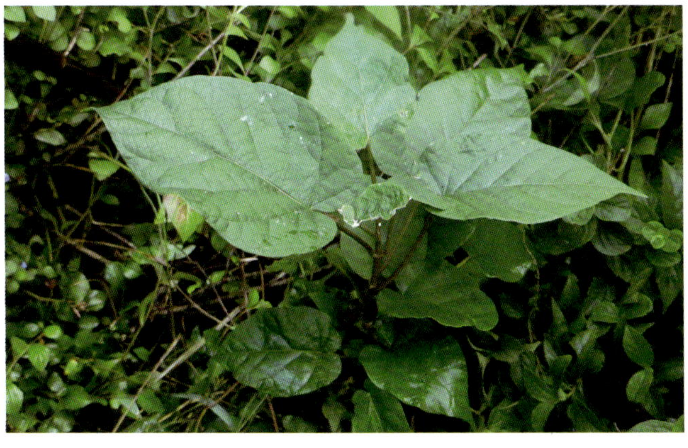

臭梧桐幼株

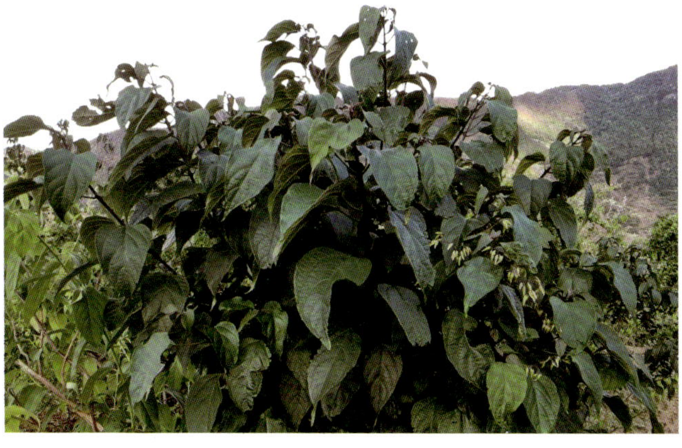

臭梧桐成熟植株

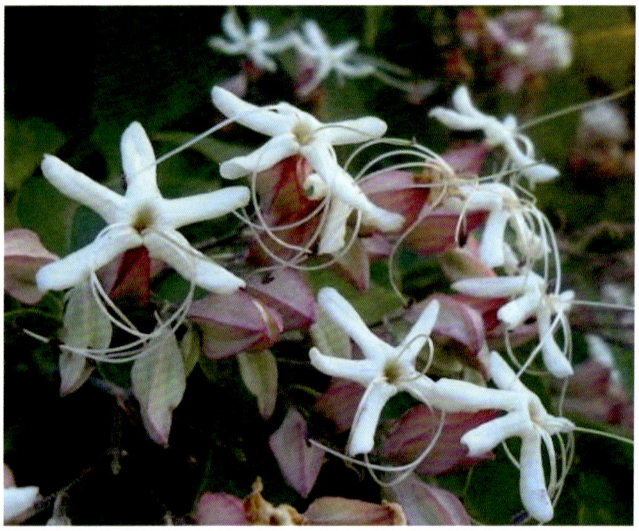

臭梧桐花枝

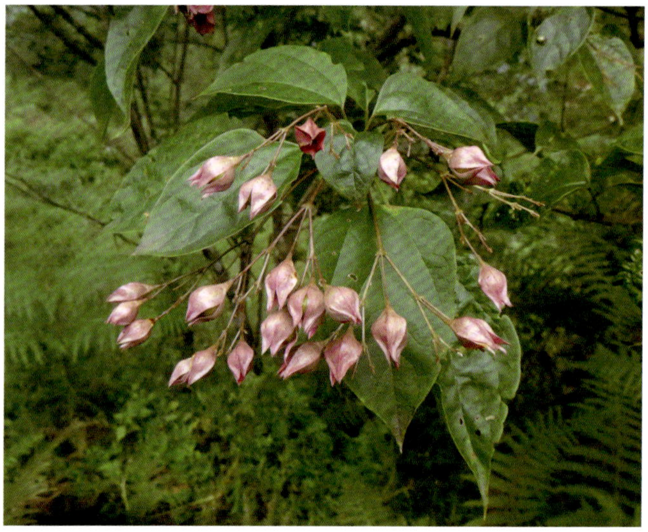

臭梧桐果枝

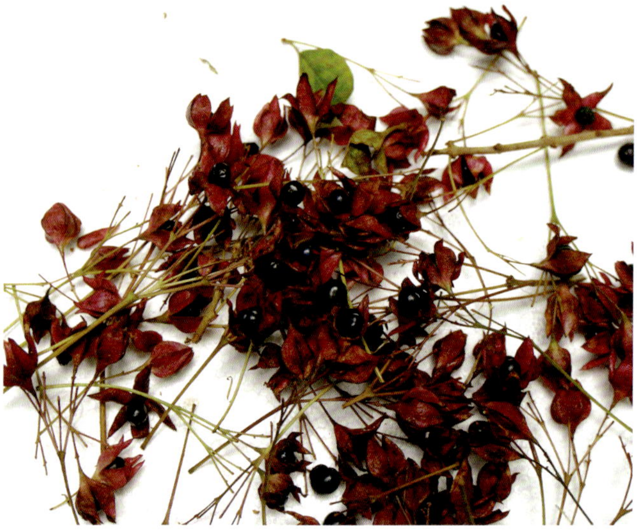

臭梧桐果实（1）

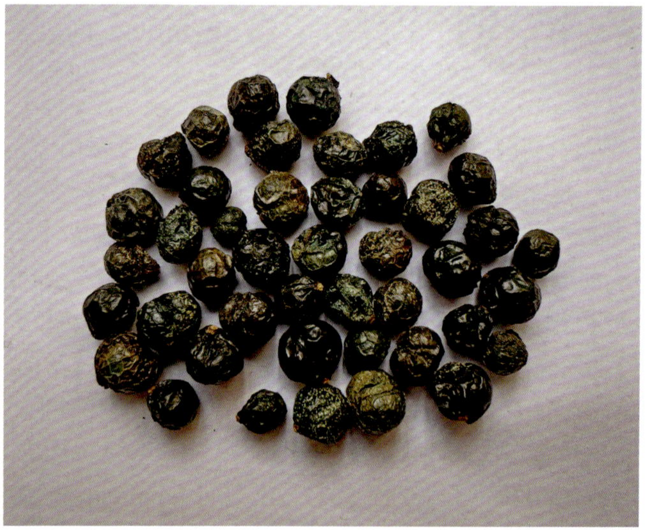

臭梧桐果实（2）

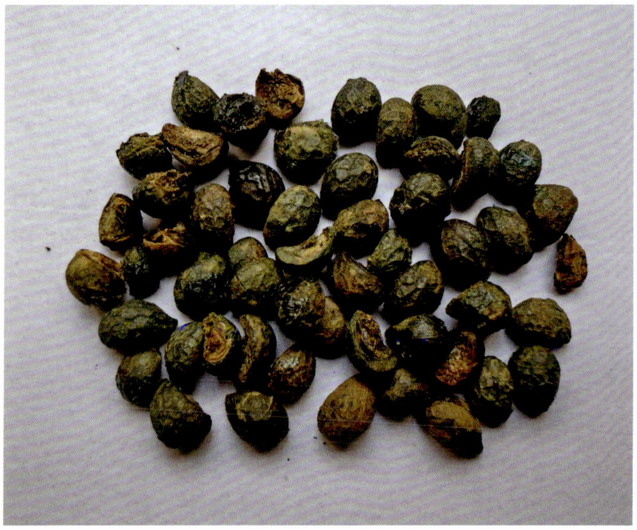

臭梧桐种子

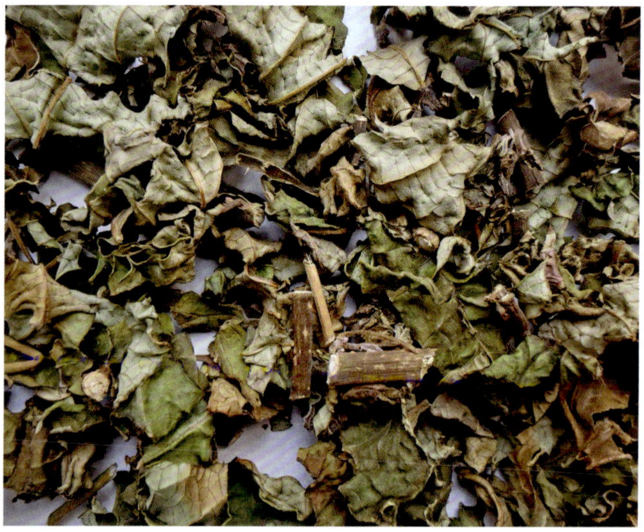

臭梧桐干燥地上部分

[illegible] Clerodendrum trichotomum Thunb. [illegible] 1.5~10 m [illegible] 2~8 cm [illegible] 5~17 cm [illegible] 5~14 cm [illegible] 3~5 [illegible] 8~18 cm [illegible] 3~6 cm [illegible] 5 [illegible] 5 [illegible] 4 [illegible] 6~8 mm [illegible] 6~11 [illegible] 1 cm [illegible] 10~15 g [illegible] 30~60 g [illegible]

高　梁

Gaoliang
[illegible]
SORGHUM VULGARE PERS

〖别名〗木稷、蜀黍、蜀秫、芦粟。

〖基原〗本品为禾本科植物高粱 *Sorghum vulgare* Pers. 的种仁。

〖原植物形态〗一年生栽培作物。秆高随栽培条件及品种而异，节上通常无白毛髯毛。叶鞘无毛或被白粉；叶舌硬纸质，先端圆，边缘有纤毛；叶片狭长披针形，长达 50 cm，宽约 4 cm。圆锥花序有轮生、互生或对生的分枝；无柄小穗卵状椭圆形，长 5 ～ 6 mm，颖片成熟时下部硬革质，光滑无毛，上部及边缘具短柔毛，两性，有柄小穗雄性或中性；穗轴节间及小穗柄为线形，边缘均具纤毛，但无纵沟；第 1 颖背部突起或扁平，成熟时变硬而光亮，有窄狭内卷的边缘，向先端渐内折，第 2 颖舟形，有脊；第 1 外稃透明膜质，第 2 外稃长圆形或线形，先端 2 裂，从裂齿间伸出芒，或全缘而无芒。颖果倒卵形，成熟后露出颖外，花果期秋季。喜温暖湿润环境。耐旱。宜选疏松、肥沃、富含腐殖质的壤土栽培。

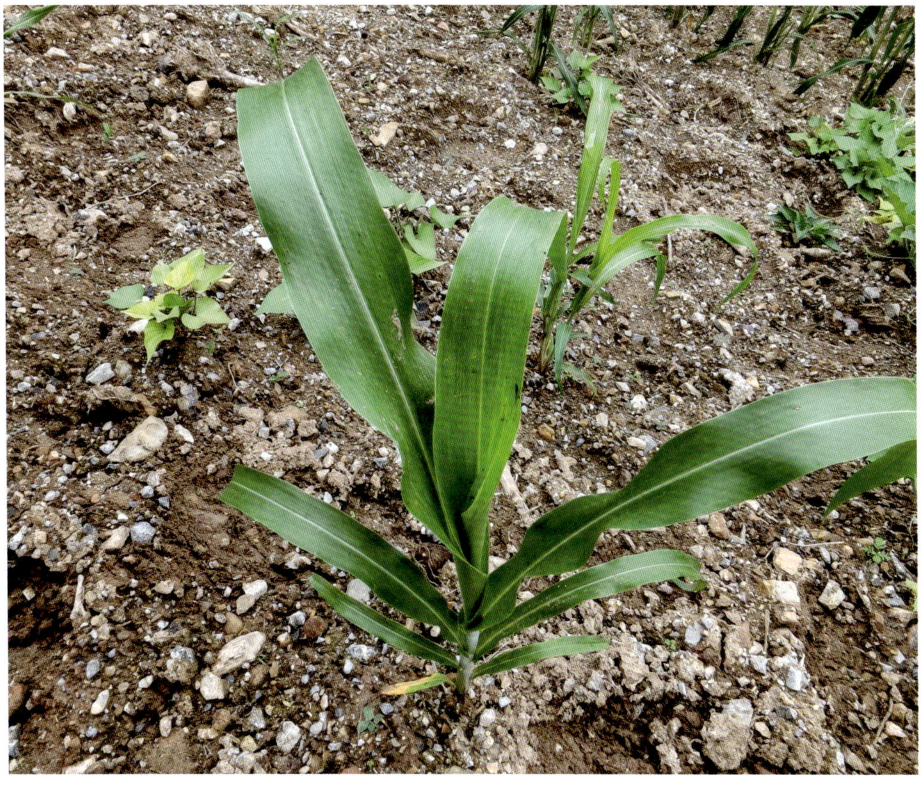

高梁幼株

〖炮制〗除去杂质，干燥。

〖性味与归经〗甘，涩，温。归脾、胃、肺经

〖功能与主治〗健脾止泻，化痰安神。主治脾虚泄泻，霍乱，消化不良，痰湿咳嗽，失眠多梦。

〖用法与用量〗内服：煎汤，30 ～ 60 g；或研末。

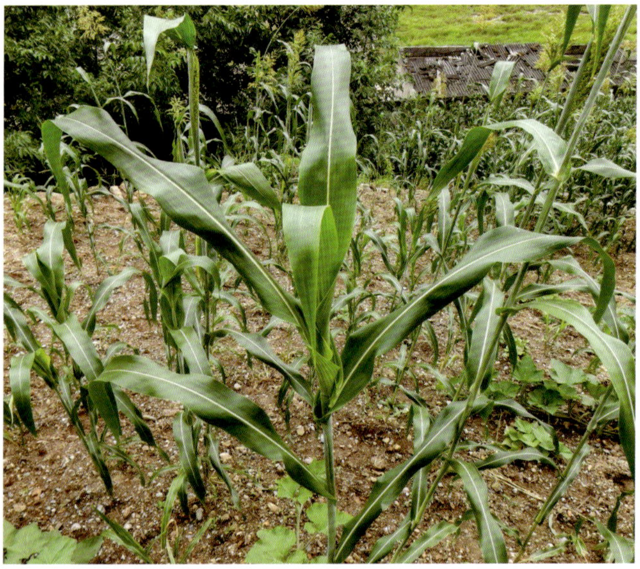

高梁成熟植株

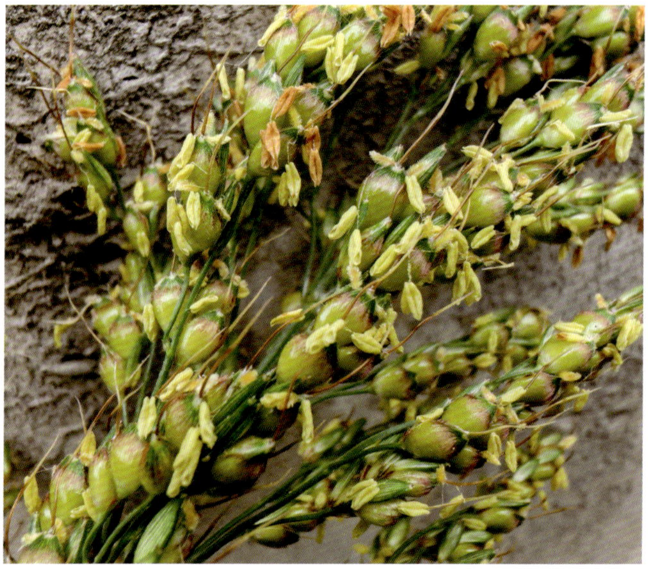

高梁花枝

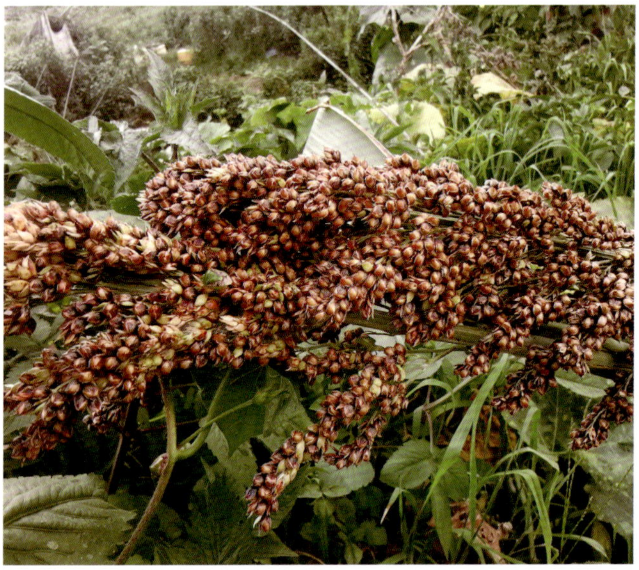

高梁果枝

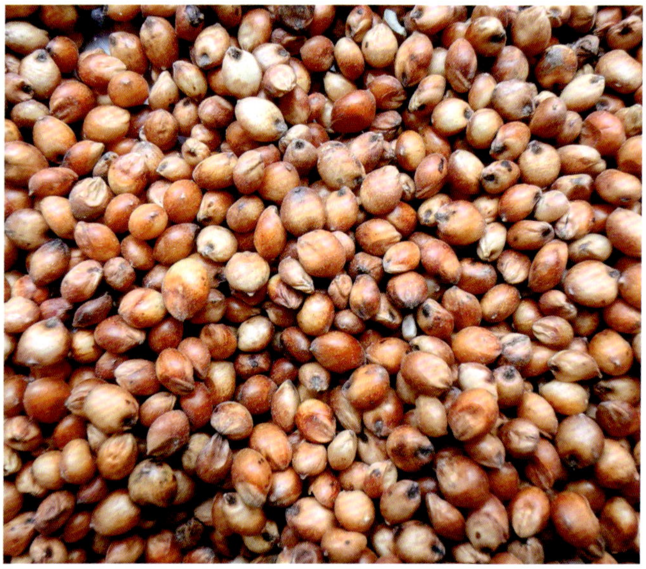

高梁果实（种子）

[illegible] • [illegible]、[illegible]、[illegible]、[illegible]

[illegible] • [illegible] *Sorghum vulgare* Pers。[illegible]。

[illegible] • [illegible]。[illegible]，[illegible]。[illegible]；[illegible]，[illegible]，[illegible]；[illegible]，[illegible] 50 cm，[illegible] 4 cm [illegible]。[illegible]；[illegible]，[illegible] 5~6 mm [illegible]，[illegible]，[illegible]，[illegible]，[illegible]；[illegible]，[illegible]，[illegible]；[illegible] 1 [illegible]，[illegible]，[illegible] 2 [illegible]，[illegible]；1 [illegible]，2 [illegible]，[illegible] 2 [illegible]，[illegible]，[illegible]。[illegible]，[illegible]，[illegible]、[illegible]。[illegible]。[illegible]。[illegible]、[illegible]、[illegible]。

[illegible] • [illegible]，[illegible]。

[illegible] • [illegible]，[illegible]，[illegible]。[illegible]、[illegible]、[illegible]。

[illegible] • [illegible]，[illegible]。[illegible]，[illegible]，[illegible]，[illegible]。

[illegible] • [illegible]：[illegible]，30~60 g；[illegible]。

唐菖蒲

Tangchangpu

CORM OF BREEDERS GLADIOLUS

〔别名〕搜山黄、搜山虎。

〔基原〕本品为鸢尾科植物唐菖蒲 *Gladiolus gandavensis* Van Houtte 的球茎。

〔原植物形态〕多年生草本。高约 1 m。球茎扁圆球状，直径 2.5 ~ 4.5 cm，外包棕黄色膜质包被。叶基生，或于茎上互生，嵌叠状排成 2 列；叶片剑形，质硬，长 40 ~ 60 cm，宽 2 ~ 3 cm，先端渐尖，基部鞘状；主脉突出，具多条平行脉。花茎高 50 ~ 80 cm，不分枝，下部具数片互生叶；穗状花序顶生，长 25 ~ 35 cm，具卵形或宽卵形的苞片 2 枚；花单生苞片内，无柄，左右对称，直径 6 ~ 8 cm，具红、粉红、白、黄等艳丽色彩，花被裂片 6，排成 2 轮，内轮 3 片较大，花冠管漏斗状，向上多少弯曲而有一长形的管檐；雄蕊 3，着生花被管上，多少偏向花的一侧；花药蓝紫色；子房下位，椭圆形，绿色 3 室，花柱长约 6 cm，先端 3 裂。蒴果椭圆形，长 1.7 ~ 2 cm，直径约 7 mm，种子扁平，具膜质翅。花期 5 ~ 7 月，果期 7 ~ 9 月。各县市均有栽培。

〔炮制〕除去须根、杂质，润软，切片，干燥，或鲜用。

〔性味与归经〕苦、辛，凉。有毒。

〔功能与主治〕清热解毒，散瘀消肿。主治疮痈肿毒，咽喉肿痛，痄腮，痧症，跌打损伤。

〔用法与用量〕内服：煎汤，3 ~ 9 g。外用：适量，酒磨或水磨汁涂，或捣敷。

〔注意〕孕妇禁服。

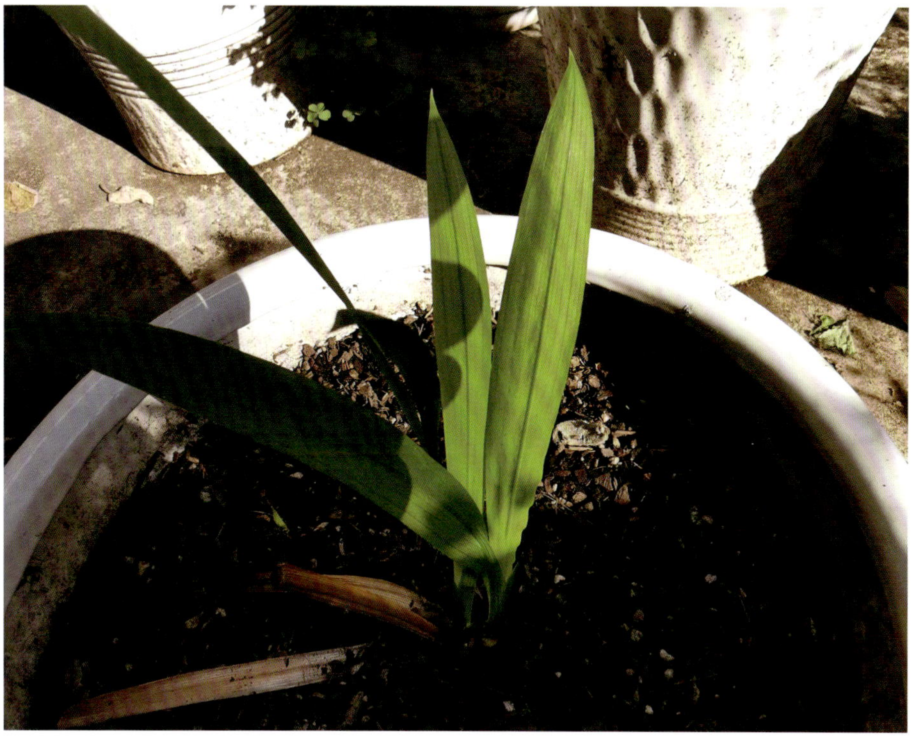

唐菖蒲幼株

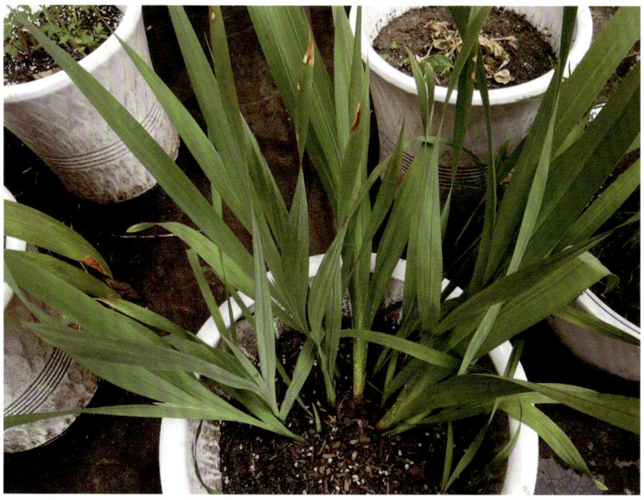

唐菖蒲成熟植株

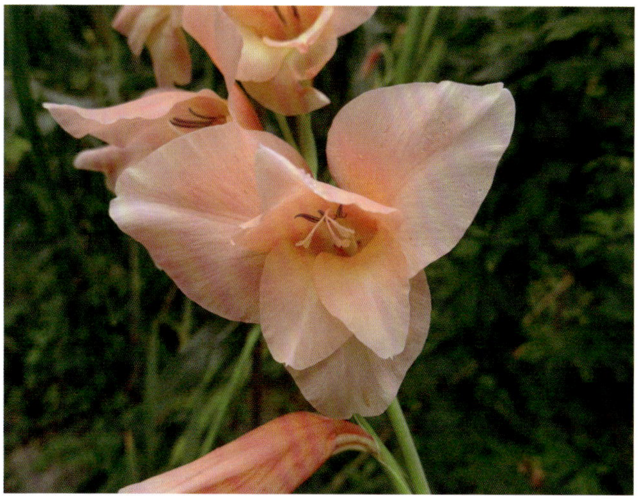

唐菖蒲花枝

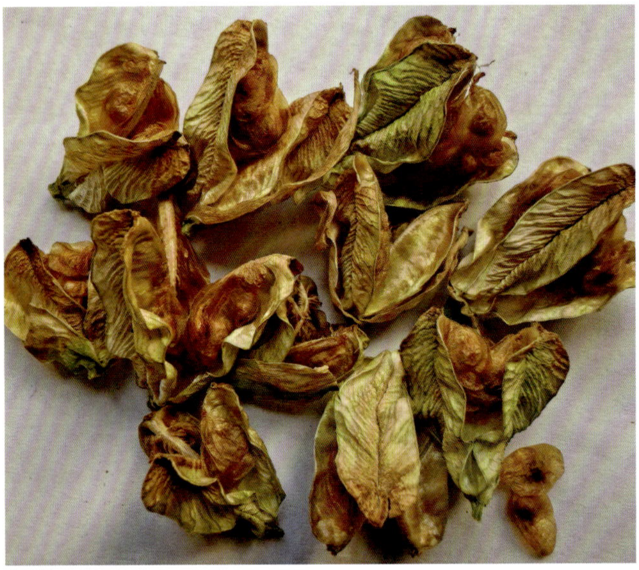

唐菖蒲果实

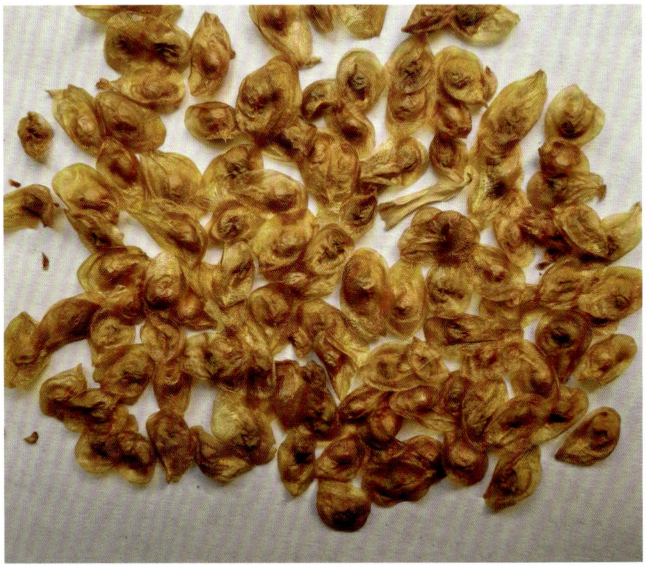

唐菖蒲种子

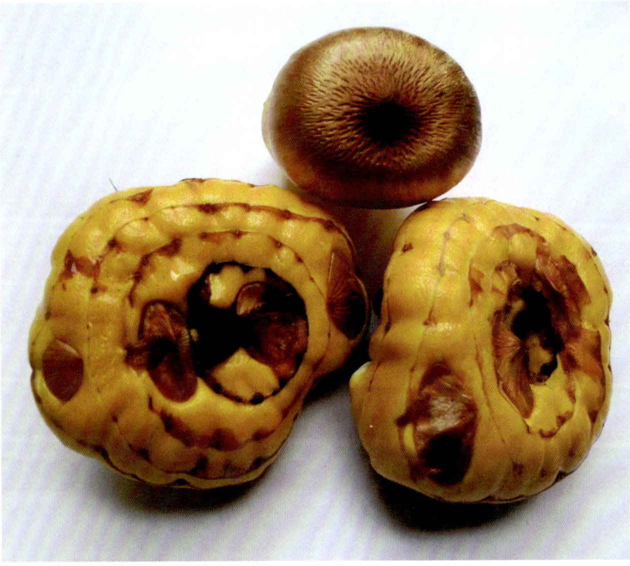

唐菖蒲球茎（鲜）

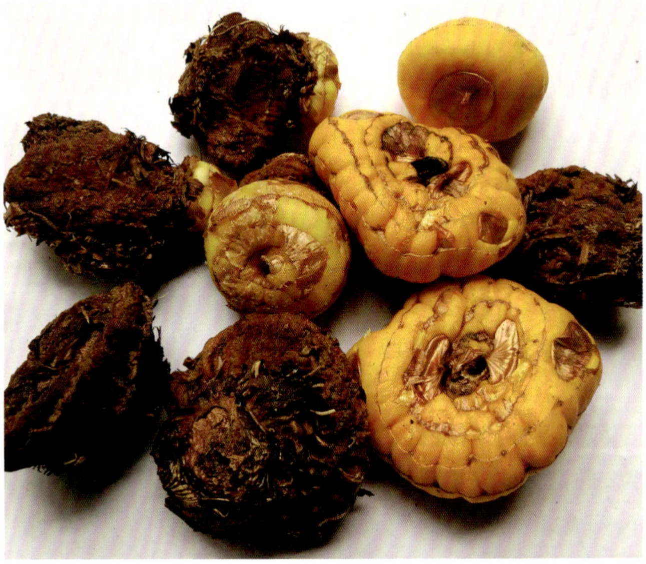

唐菖蒲球茎

[illegible] • [illegible]。

[illegible] • [illegible] *Gladiolus gandavensis* Van Houtte [illegible]。

[illegible] • [illegible] 1 m。[illegible]，[illegible] 2.5~4.5 cm，[illegible]。[illegible]，[illegible] 2 [illegible]；[illegible]，[illegible]，[illegible] 40~60 cm，[illegible] 2~3 cm，[illegible]，[illegible]；[illegible]，[illegible]。[illegible] 50~80 cm，[illegible]，[illegible]；[illegible]，[illegible] 25~35 cm，[illegible] 2 [illegible]；[illegible]，[illegible]，[illegible]，[illegible] 6~8 cm，[illegible]、[illegible]、[illegible]、[illegible]，[illegible] 6，[illegible] 2 [illegible]，[illegible] 3 [illegible]，[illegible]，[illegible]；[illegible] 3，[illegible]，[illegible]；[illegible]；[illegible]，[illegible]，[illegible] 3 [illegible]，[illegible] 6 cm，[illegible] 3 [illegible]。[illegible]，[illegible] 1.7~2 cm，[illegible] 7 mm，[illegible]，[illegible]。[illegible] 5~7 [illegible]，[illegible] 7~9 [illegible]。[illegible]。

[illegible] • [illegible]、[illegible]，[illegible]，[illegible]，[illegible]。[illegible]。

[illegible] • [illegible]、[illegible]，[illegible]。[illegible]。

[illegible] • [illegible]，[illegible]。[illegible]，[illegible]，[illegible]，[illegible]，[illegible]。

[illegible] • [illegible]：[illegible]，3~9 g。[illegible]：[illegible]，[illegible]，[illegible]。

[illegible] • [illegible]。

海桐枝叶

Haitongzhiye

SEA TUNG BRANCHES AND LEAVES

〖别名〗七里香。

〖基原〗本品为海桐花科植物海桐 *Pittosporum tobira* (thunb.) Ait. 的枝叶。

〖原植物形态〗常绿小乔木或灌木，高 2 ~ 6 m，枝条近轮生，嫩枝被褐黄色柔毛，有皮孔。茎叶有臭气，尤以根皮为最。叶聚生于枝端；叶柄长 2 ~ 3 cm；叶片革质，倒卵形或倒卵状长圆形，稀倒心形，长 5 ~ 12 cm，宽 1 ~ 4 cm，先端圆或钝而微缺，基部狭楔形，上面深绿色，发亮，全缘，叶缘有时呈白色；侧脉 7 ~ 8 对，不明显。顶生伞房状伞形花序，密被黄褐色柔毛，花梗长 8 ~ 14 mm；苞片披针形，膜质长 4 ~ 5 mm；小苞片长 2 ~ 3 mm，均被褐色柔毛。花白色，芳香，后变黄色；花萼杯状，基部联合，5 裂，裂片卵形至披针形，长 3 ~ 4 mm，被黄色柔毛；花瓣 5，倒披针形，长 10 ~ 13 mm，离生；雄蕊 2 型，退化雄蕊的花丝长 2 ~ 3 mm，花药近于不育；正常雄蕊的花丝长 7 mm，花药长圆形，长约 2 mm，淡黄色；子房卵圆形，被短柔毛，胚珠多数，2 列着生于胎座中段，花柱长约 3 mm，柱头头状。蒴果卵形，有 3 棱，长 5 ~ 10 mm，密被短柔毛，果柄长 1 ~ 2 mm，果瓣 3 片，木质。种子多数，肾形，长 3 ~ 7 mm，呈暗红色。花期 4 ~ 5 月，果期 8 月。多栽于庭院。

〖炮制〗除去杂质，干燥，或鲜用。

〖功能与主治〗解毒，杀虫。主治疥疮，肿毒。

〖用法与用量〗外用：适量，煎水洗，或捣烂涂敷。

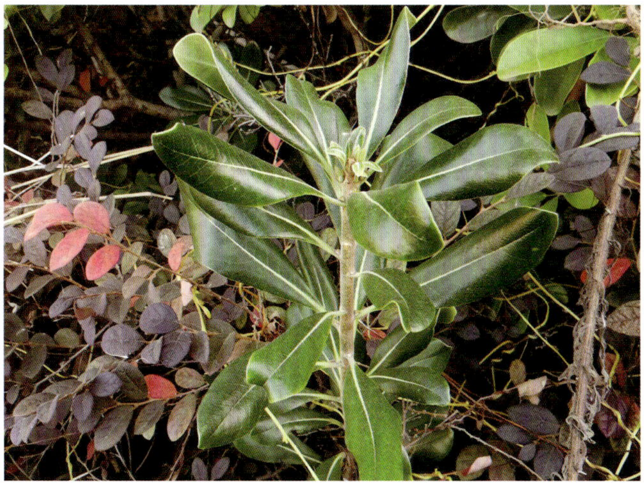

海桐幼株

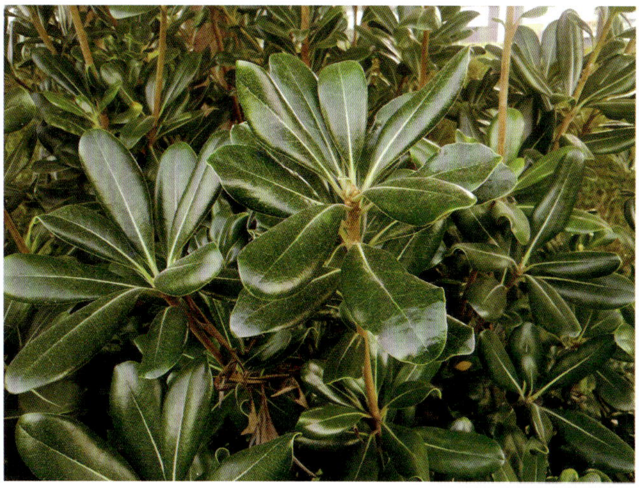

海桐成熟植株

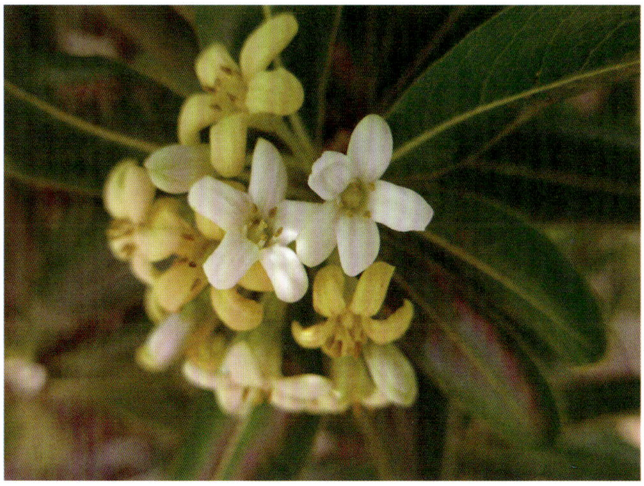

海桐花枝

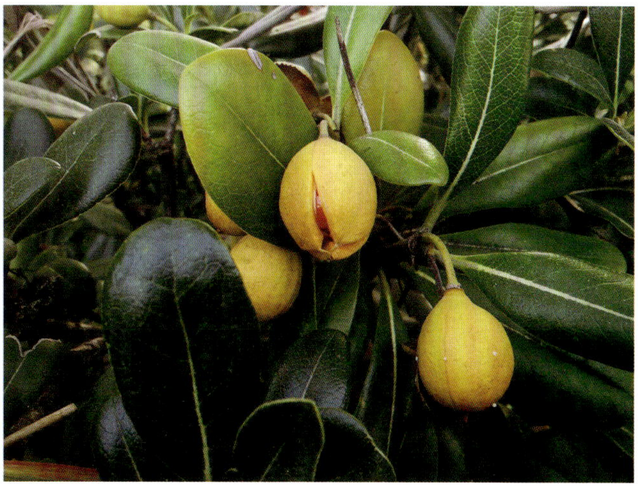

海桐果枝(1)

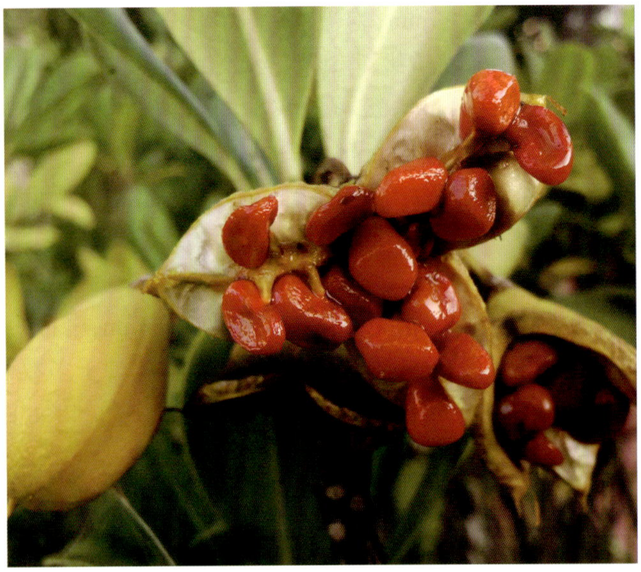

海桐果枝（2）

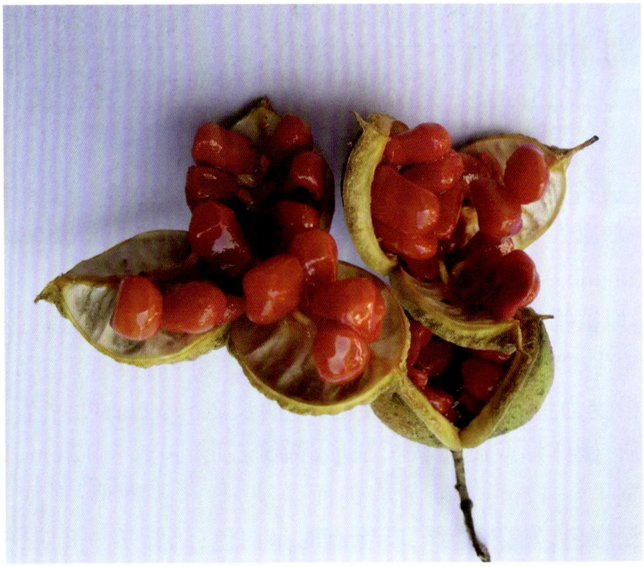

海桐果实

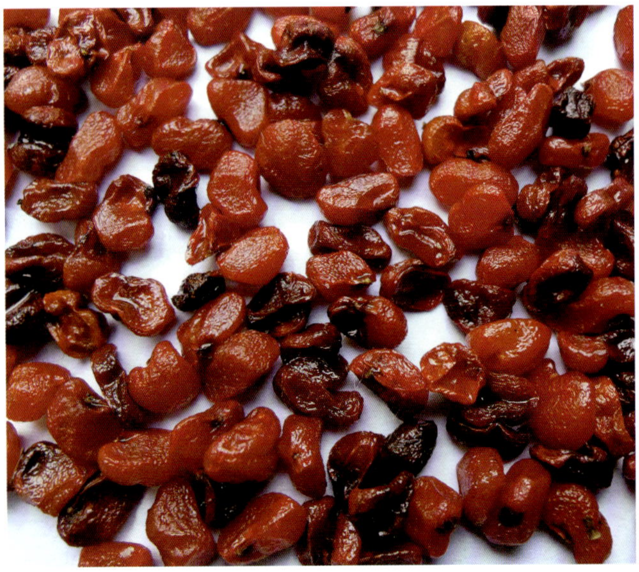

海桐种子

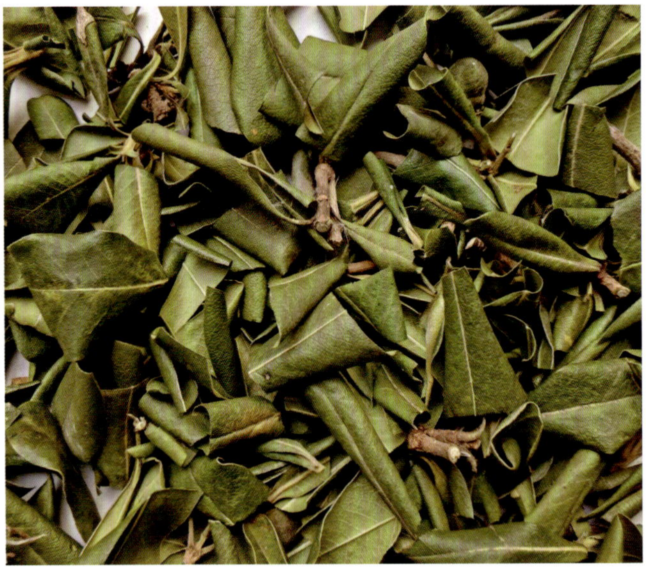

海桐干燥枝叶

[illegible] · [illegible]。

[illegible] · [illegible] *Pittosporum tobira* (thunb.) Ait. [illegible]。

[illegible] · [illegible]，[illegible] 2~6 m [illegible]，[illegible]。[illegible] 2~3 cm；[illegible]，[illegible] 5~12 cm [illegible]，[illegible] 1~4 cm，[illegible]；[illegible] 7~8 [illegible]。[illegible]，[illegible] 8~14 mm [illegible]；[illegible] 4~5 mm [illegible]；[illegible] 2~3 mm [illegible]，[illegible]。[illegible] 5 [illegible]，[illegible]，[illegible] 3~4 mm，[illegible]；[illegible] 5 [illegible]，[illegible] 10~13 mm [illegible]，[illegible]；[illegible] 2 [illegible]，[illegible] 2~3 mm [illegible]，[illegible] 7 mm，[illegible] 2 mm [illegible]；[illegible] 2 [illegible]，[illegible] 3 mm [illegible]，[illegible]。[illegible] 3 [illegible]，[illegible] 5~10 mm [illegible]，[illegible] 1~2 mm，[illegible] 3 [illegible]。[illegible]，[illegible] 3~7 mm [illegible]，[illegible]。[illegible] 4~5 [illegible]，[illegible] 8 [illegible]。[illegible]。

[illegible] · [illegible]，[illegible]，[illegible]。

[illegible] · [illegible]，[illegible]。[illegible]、[illegible]。

[illegible] · [illegible]：[illegible]，[illegible]，[illegible]。

海仙花

Haixianhua

PRIMULA POISSONII

〔别名〕三台花、三台红花、楼台草、古木草。

〔基原〕本品为报春花科植物海仙花 *Primula poissonii* Franch. 的全草。

〔原植物形态〕多年生草本。无香气，不被粉。根茎极短，向下发出一丛粗长的支根。叶丛冬季不完全枯萎；叶柄极短或与叶片近等长，具阔翅；叶片倒卵状椭圆形至倒披针形，长 4 ～ 10（～ 13）cm，宽 1.2 ～ 5 cm，先端圆钝，稀具小骤尖头，基部渐狭下延至叶柄成翅状，边缘具近于整齐的三角形小牙齿，质地厚而无毛。花葶直立，高 20 ～ 45 cm，果时长可达 60 cm，具伞形花序 2 ～ 6 轮，每轮 3 ～ 10 朵花；苞片线状披针形，长 5 ～ 10 mm；花梗长 1 ～ 2 cm，开花期稍下弯，果时直立；花萼杯状，长约 5 mm，分裂约达全长的 1/3，裂片三角形或长圆形，先端稍钝；花冠深红色或紫红色，冠筒口周围黄色，冠筒长 9 ～ 11 mm，喉部具明显的环状附属物，冠檐平展，直径 1.8 ～ 3 mm，裂片倒心形，长 8 ～ 9.5 mm，宽 6 ～ 8 mm，先端通常深 2 裂；长花柱花：雄蕊着生处距冠筒基部约 2 mm，花柱长约 6.5 mm；短花柱花：雄蕊着生处距冠筒基部约 6.5 mm，花柱长 2 mm。蒴果长于或稍长于花萼。花期 5 ～ 7 月，果期 9 ～ 10 月。生于海拔 2 500 ～ 3 100 m 的山坡草地湿润处和水边。

〔炮制〕除去泥沙杂质，润软，切碎，干燥。

〔性味与归经〕苦，凉。

〔功能与主治〕清热解毒。主治肺热咳嗽，赤痢，便血，砂眼，结膜炎。

〔用法与用量〕内服：煎汤，6 ～ 30 g。外用：适量，煎水洗。

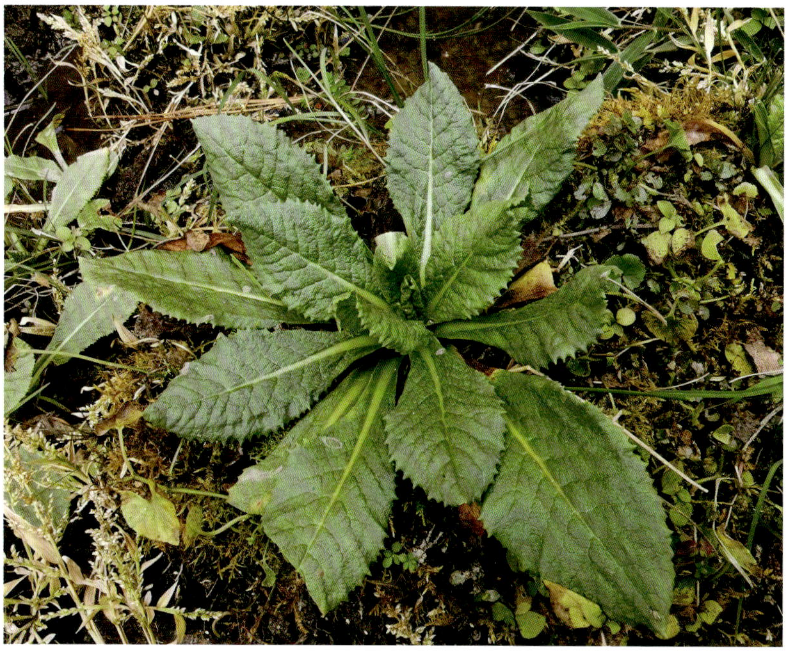

海仙花幼株

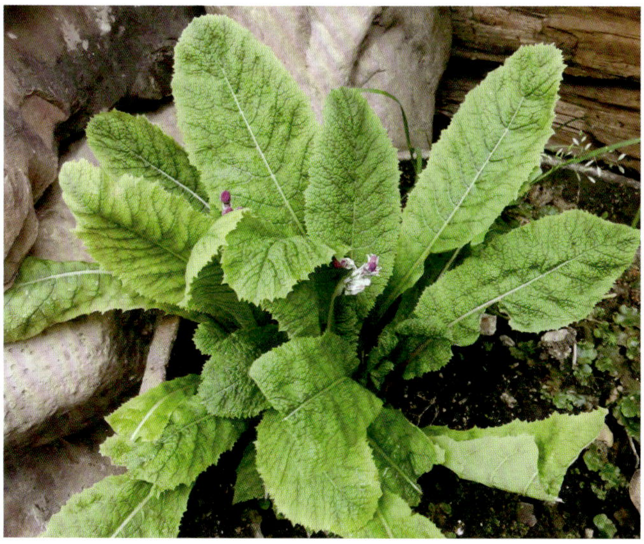

海仙花成熟植株

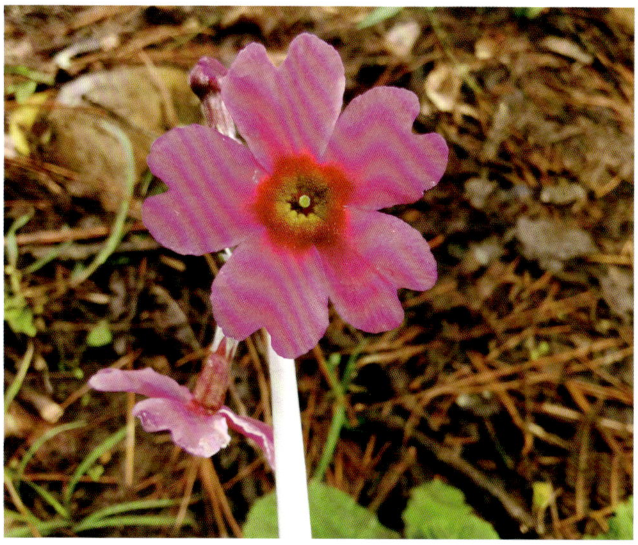

海仙花花枝

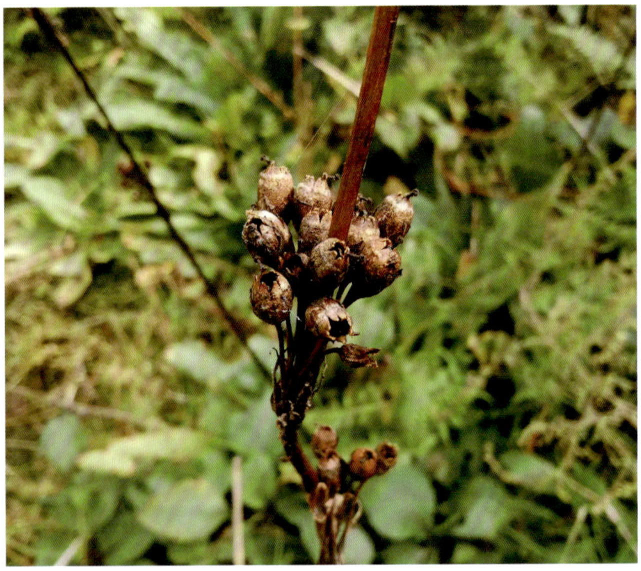

海仙花果枝

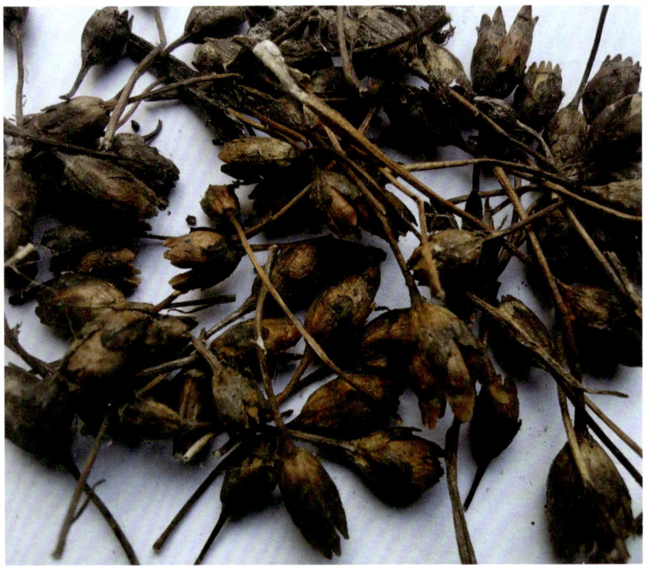

海仙花果实

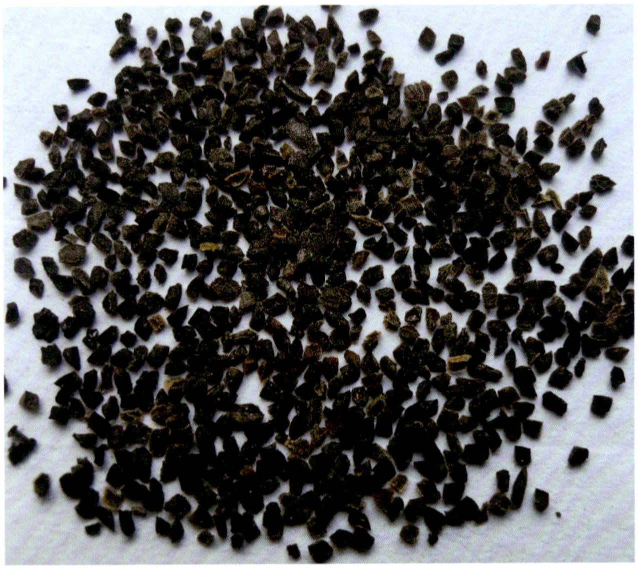

海仙花种子

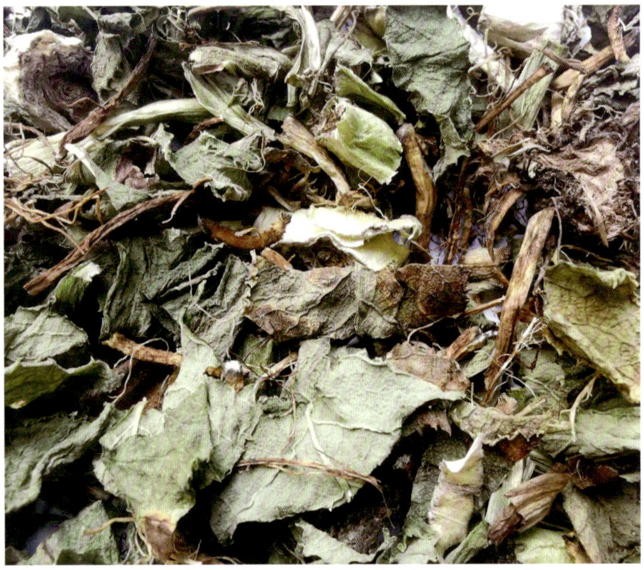

海仙花干燥全草

[illegible] • [illegible]、[illegible]、[illegible]、[illegible]。

[illegible] • [illegible] *Primula poissonii* Franch. [illegible]。

[illegible] • [illegible] 4~10（~13）cm，[illegible] 1.2~5 cm，[illegible] 20~45 cm [illegible] 60 cm [illegible] 2~6 [illegible] 3~10 [illegible] 5~10 mm [illegible] 1~2 cm [illegible] 5 mm [illegible] 1/3 [illegible] 9~11 mm [illegible] 1.8~3 mm [illegible] 8~9.5 mm，[illegible] 6~8 mm，[illegible] 2 [illegible] 2 mm [illegible] 6.5 mm [illegible] 6.5 mm [illegible] 2 mm [illegible] 5~7 [illegible] 9~10 [illegible] 2 500~3 100 m [illegible]。

[illegible] • [illegible]，[illegible]，[illegible]，[illegible]。

[illegible] • [illegible]，[illegible]。

[illegible] • [illegible]。

[illegible] • [illegible]：[illegible]，6~30 g。[illegible]：[illegible]，[illegible]。

海　　芋

Haiyu

ALOCASIA RHIZOME

〔别名〕天荷、羞天草、隔河仙、观音莲、尖尾野芋头、狼毒头、独脚莲、野芋、木芋头、广东万年青、老虎芋、大虫芋、毒芋头、天蒙、老虎蒙、痕芋头、大叶野芋头、野芋头、奚芋头、土塘、天河芋、广东狼毒、朴薯头、大狼毒、本狼毒、姑婆芋、大麻芋、大附子、猪不拱、猪管豆、化骨丹、蛇芋、狗神芋。

〔基原〕本品为天南星科植物海芋 *Alocasia macrorrhiza* (L.) Schott 的根茎或茎。

〔原植物形态〕多年生草本，高可达 5 m。茎粗壮，粗达30 cm。叶互生；叶柄粗壮，长60～90 cm，下部粗大，抱茎；叶片阔卵形，长 30 ～ 90 cm，宽 20 ～ 60 cm，先端短尖，基部广心状箭头形，侧脉 9 ～ 12 对，粗而明显，绿色。花雌雄同株；花序柄粗状，长 15 ～ 20 cm；佛焰苞的管长 3 ～ 4 cm，粉绿色，苞片舟状，长 10 ～ 14 cm，宽 4 ～ 5 cm，绿黄色，先端锐尖；肉穗花序短于佛焰苞；雌花序长 2 ～ 2.5 cm，位于下部；中性花序长 2.5 ～ 3.5 cm，位于雌花序之上；雄花序长 3 cm，位于中性花序之上；附属器长约 3 cm，有网状槽纹；子房 3 ～ 4 室。浆果红色。种子 1 ～ 2 颗。花期春季至秋季。生于海拔 1 700 m 以下的山野间；或栽于庭院。

〔炮制〕除去杂质，润软切片，干燥，筛去灰屑。

〔性味与归经〕辛，寒。有毒。归心、肝、胆、大肠经。

〔功能与主治〕清热解毒，行气止痛，散结消肿。主治流感，感冒，腹痛，肺结核，风湿骨痛，疔疮，痈疽肿毒，瘰疬，附骨痈，斑秃，疥癣，虫蛇咬伤。

〔用法与用量〕内服：煎汤，3 ～ 9 g，鲜品 15 ～ 30 g（需切片大米同炒至米焦后加水煮至米烂，去渣用。或久煎 2 h 后用）。外用：适量，捣敷（不可敷健康皮肤）；或焙贴；或煨热擦。

〔注意〕本品有毒，不宜生食。体虚者孕妇慎服。其中毒症表现为：皮肤接触汁液发生瘙痒，眼与汗液触引致失明；误食茎、叶引起舌喉发痒、肿胀、流涎、肠胃灼痛、恶心、呕吐、腹泻、出汗、惊厥，严重者窒息、心脏麻痹而死。

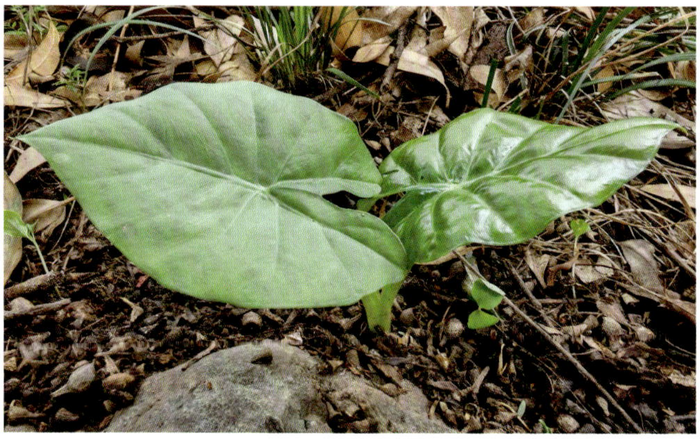

海芋幼株

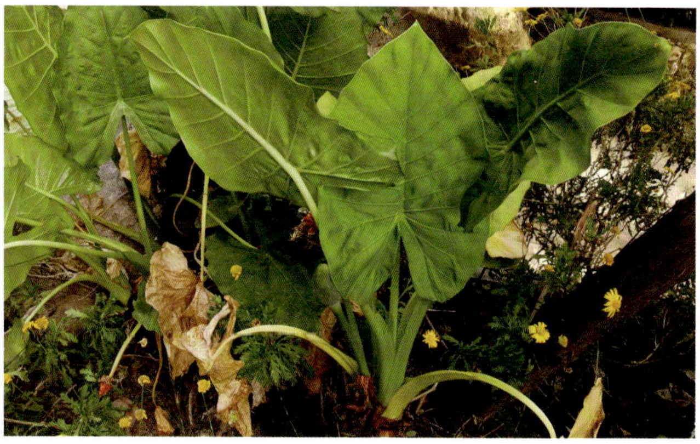

海芋成熟植株

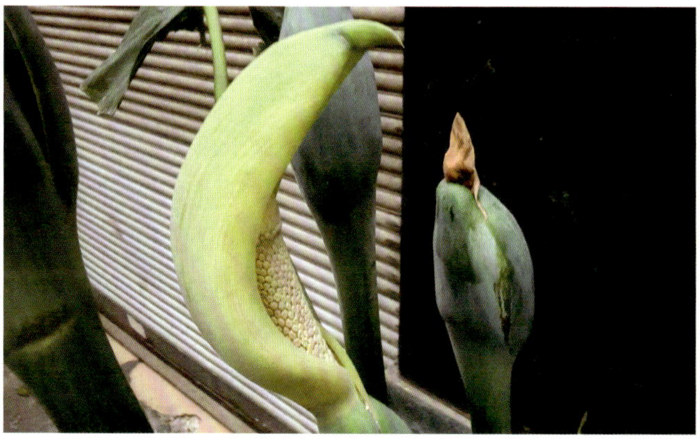

海芋花枝

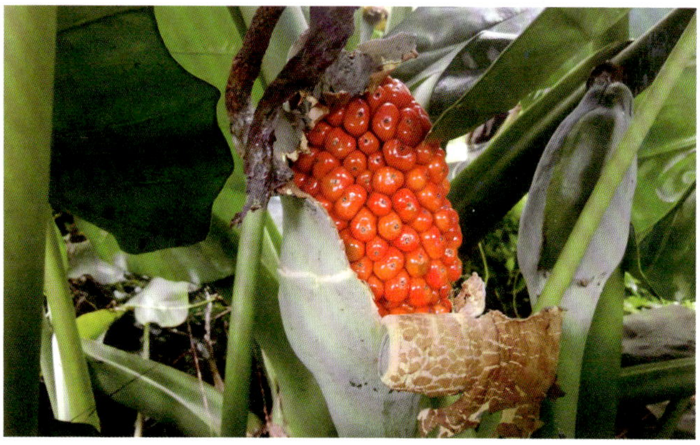

海芋果枝

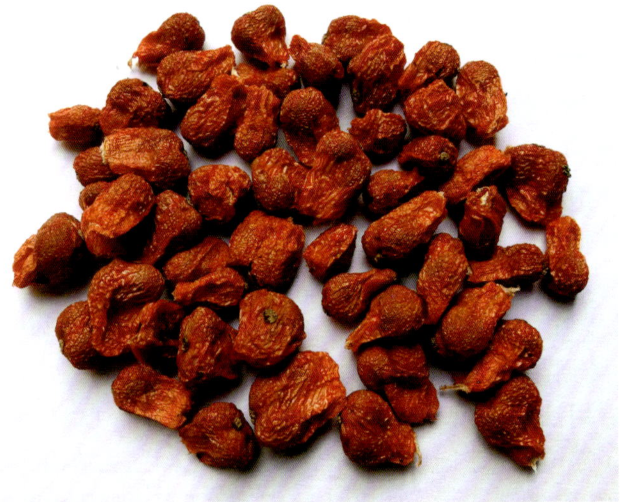

海芋果实（1）

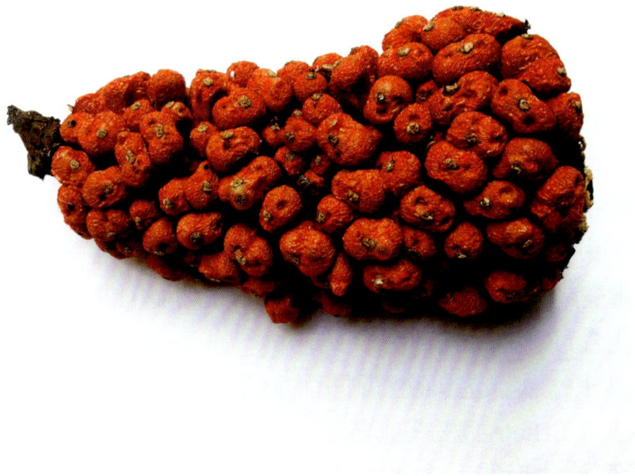

海芋果实（2）

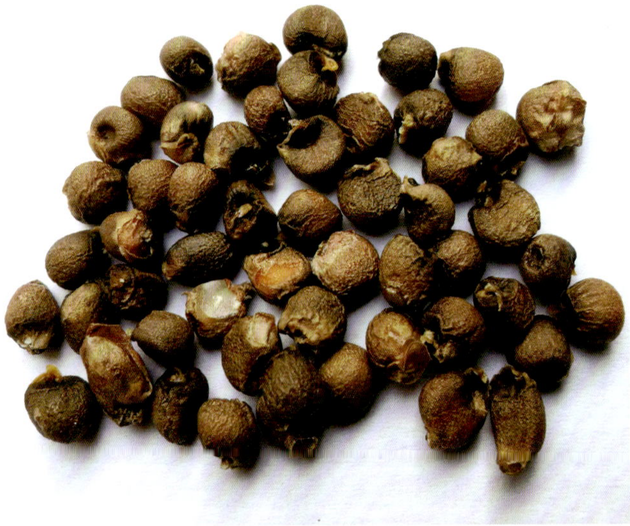

海芋种子

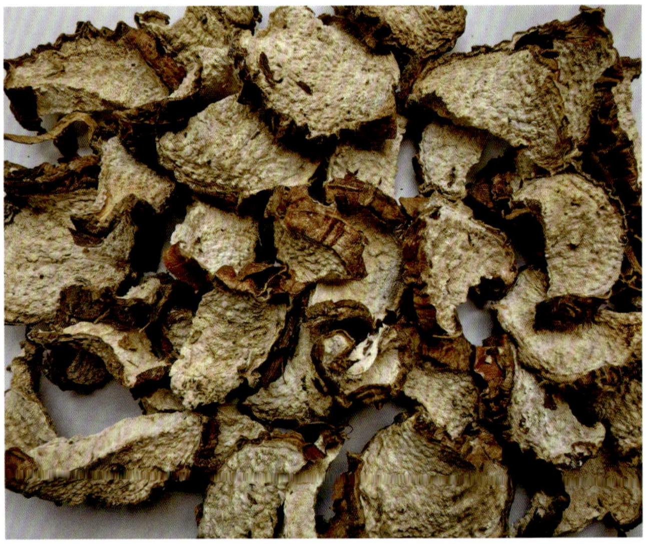

海芋干燥根茎

[illegible]

[illegible] *Alocasia macrorrhiza*（L.）Schott [illegible]

[illegible] 5 m [illegible] 60~90 cm [illegible] 30~90 cm [illegible] 20~60 cm [illegible] 9~12 [illegible] 15~20 cm [illegible] 3~4 cm [illegible] 10~14 cm [illegible] 4~5 cm [illegible] 2~2.5 cm [illegible] 2.5~3.5 cm [illegible] 3 cm [illegible] 3 cm [illegible] 3~4 [illegible]

[illegible] 1~2 [illegible] 1 700 m [illegible]

[illegible]

[illegible]

[illegible]

[illegible] 3~9 g [illegible] 15~30 g（[illegible] 2 h [illegible]）[illegible]

[illegible]

通奶草

Tongnaicao

EUPHORBIA HYPERICIFOLIA

〖别名〗大地锦、人地戟、光叶小飞扬、小飞扬、蚂蝗草。

〖基原〗本品为大戟科植物通奶草 *Euphorbia hypericifolia* L. 的全草。

〖原植物形态〗一年生草本，高 10 ～ 35 cm 或更高。无毛或稍被柔毛。茎单生或自基部分枝多条。叶对生；叶柄短；托叶卵状三角形，边缘刚毛状撕裂；叶片倒卵形、倒披针形或狭长圆形，长 1 ～ 2.5 cm，宽 0.5 ～ 1 cm，先端钝，基部通常偏斜；全缘或边缘有不明显的细锯齿，两面被稀疏的短柔毛，或下面开花时毛脱落，少有两面光滑无毛。杯状花序数个簇生叶腋或侧枝顶端；总苞陀螺形，无毛，先端 5 裂，裂片卵状三角形，腺体 4 枚，头状，有白色花瓣状的附片；雄花少数；雌花花柱离生，先端短 2 裂。蒴果长 1.5 ～ 2 mm，被贴伏的短柔毛；种子卵状三棱形，各面有 4 ～ 5 个横沟。花果期 5 ～ 12 月。生于荒野、旷地、路旁、阴湿灌丛中。

〖炮制〗除去泥土、杂质，切段，干燥。

〖性味与归经〗辛，微苦，平。

〖功能与主治〗通乳，利尿，清热解毒。主治妇人乳汁不通，水肿，泄泻，痢疾，皮炎，湿疹，烧、烫伤。

〖用法与用量〗内服：煎汤，15 ～ 30 g。外用：适量，捣敷。

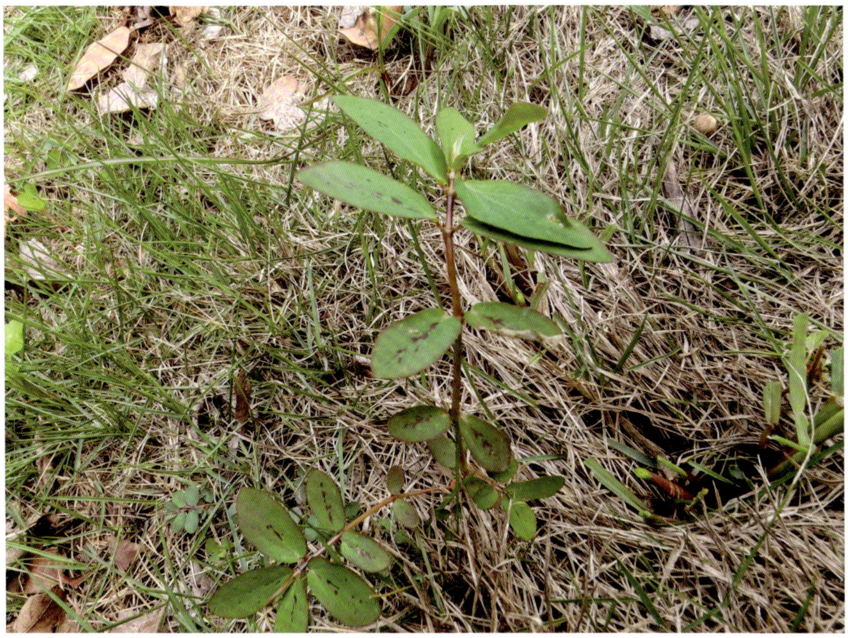

通奶草幼株

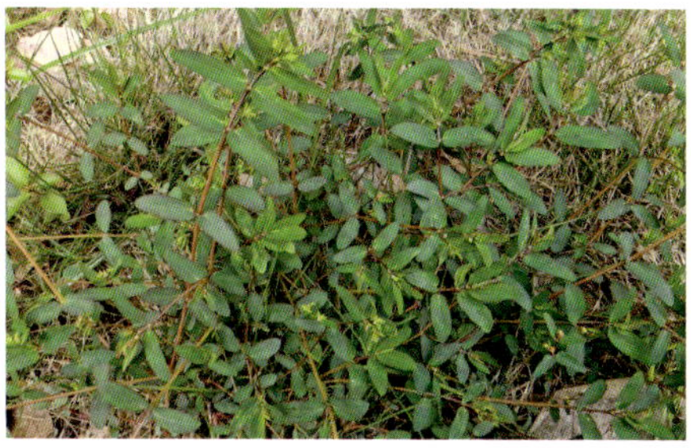

通奶草成熟植株

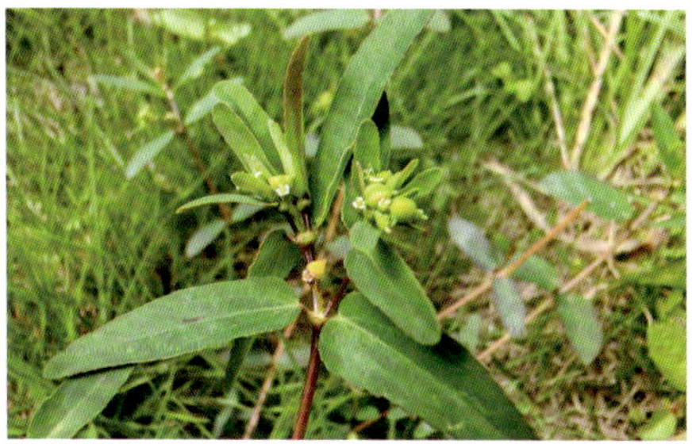

通奶草花枝

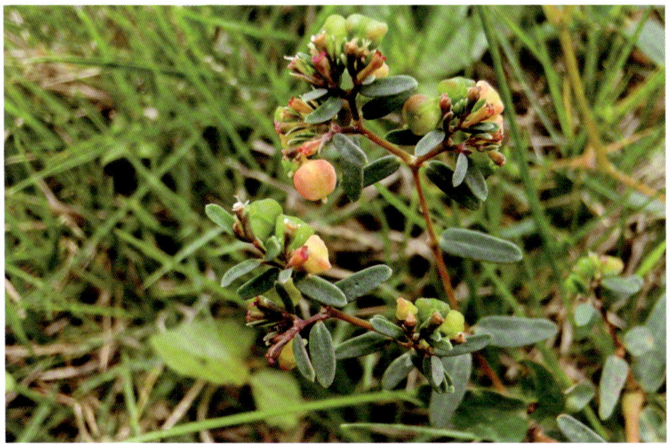

通奶草果枝

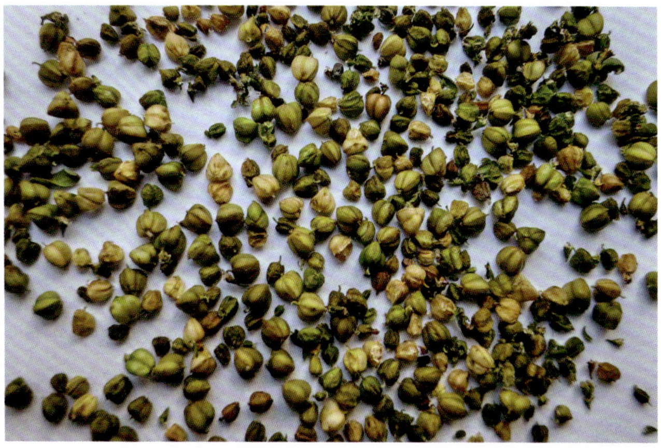

通奶草果实

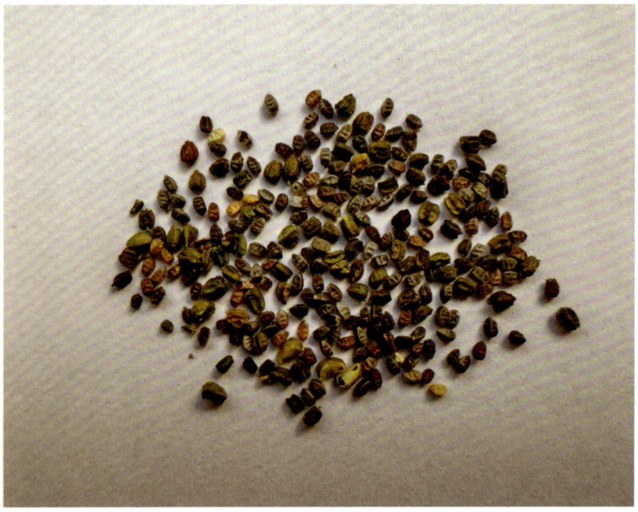

通奶草种子

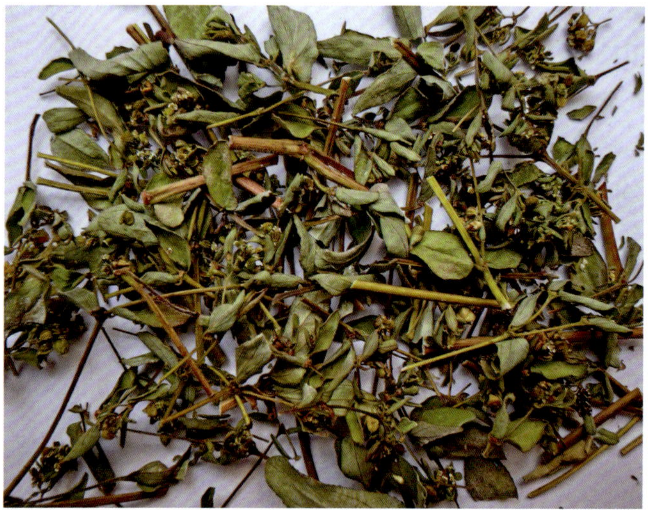

通奶草干燥全株

[illegible] • [illegible]。

[illegible] • [illegible] *Euphorbia hypericifolia* L. [illegible]。

[illegible] • [illegible] 10~35 cm [illegible] 1~2.5 cm [illegible] 0.5~1 cm [illegible] 5 [illegible] 4 [illegible] 2 [illegible] 1.5~2 mm [illegible] 4~5 [illegible] 5~12 [illegible]。

[illegible] • [illegible]。

[illegible] • [illegible]。

[illegible] • [illegible]。

[illegible] • [illegible] 15~30 g。[illegible]。

留 兰 香

Liulanxiang

[illegible]

MENTHA VIRIDIS

〔别名〕南薄荷、升阳菜、香花菜、绿薄荷、鱼香菜、血香菜、狗肉香、假薄荷、皱叶薄荷、香薄荷。

〔基原〕本品为唇形科植物留兰香 *Mentha spicata* L. 的全草。

〔原植物形态〕多年生芳香性草本，高 30 ~ 130 cm。多分枝，无毛。叶对生；叶柄长 1 ~ 2 mm；叶披针形、披针状卵形或长圆状披针形，长 3 ~ 7 cm，宽 1 ~ 2 cm，先端锐尖，基部圆钝至楔形，边缘具稀疏不规则的锯齿，齿尖突出向前，鲜绿色，两面具腺鳞，无毛或下面略具短毛。轮伞花序密集成顶生的穗状花序，长 4 ~ 10 cm，基部数花轮有时疏离；滤包片线形，长 2.6 ~ 3.6 mm，长超过花萼；花萼钟形，长约 2 mm，具肋脉 13，略呈二唇形，上唇 3 齿，长为 0.6 mm，中齿略短，下唇短，下唇 2 齿，长约 0.8 mm，萼齿边缘略具纤毛；花冠淡紫色，长约 4 mm，两唇形，上唇较宽，先端微凹，下唇 3 裂较狭，上唇外略具短毛，花冠筒内、外光滑；雄蕊 4，近于相等，长 4 ~ 4.5 mm，花药 2 室，紫色，后变褐色。小坚果卵形，长 0.7 mm，宽 0.5 mm，黑色，具细小窝孔。花期 7 ~ 9 月，果期 9 ~ 10 月。各县市均有栽培，或野生。

〔炮制〕除去杂质，洗净，切段，干燥。

〔性味与归经〕辛，微温。

〔功能与主治〕解表，和中，理气。主治感冒，咳嗽，头痛，咽痛，目赤，鼻衄，胃痛，腹痛，霍乱吐泻，痛经，肢麻，跌打肿痛，疮疖，皲裂。

〔用法与用量〕内服：煎汤，3 ~ 9 g；鲜品 15 ~ 30 g。外用：适量，捣敷；或绞汁点眼。

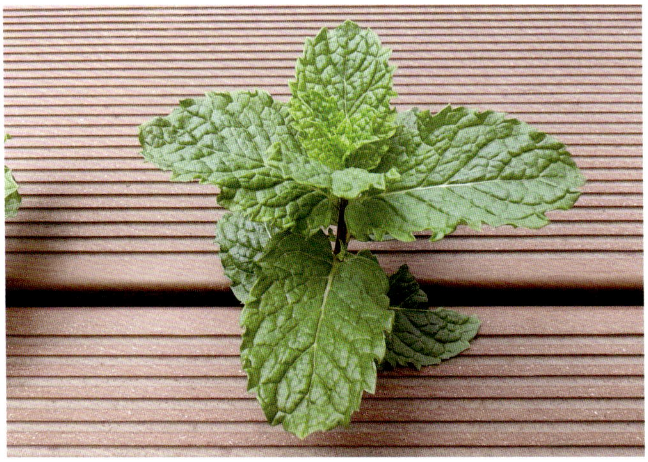

留兰香幼株

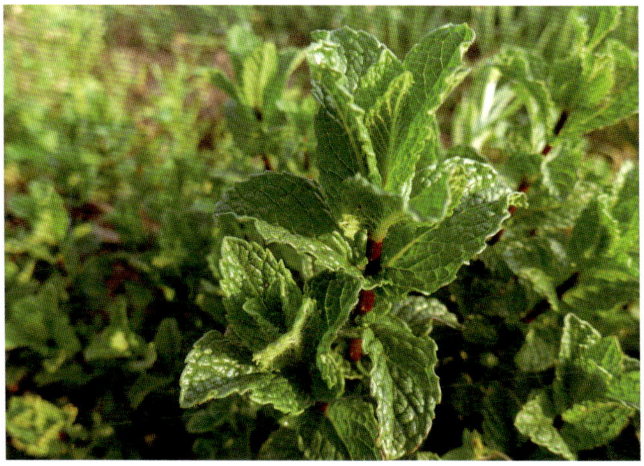

留兰香成熟植株

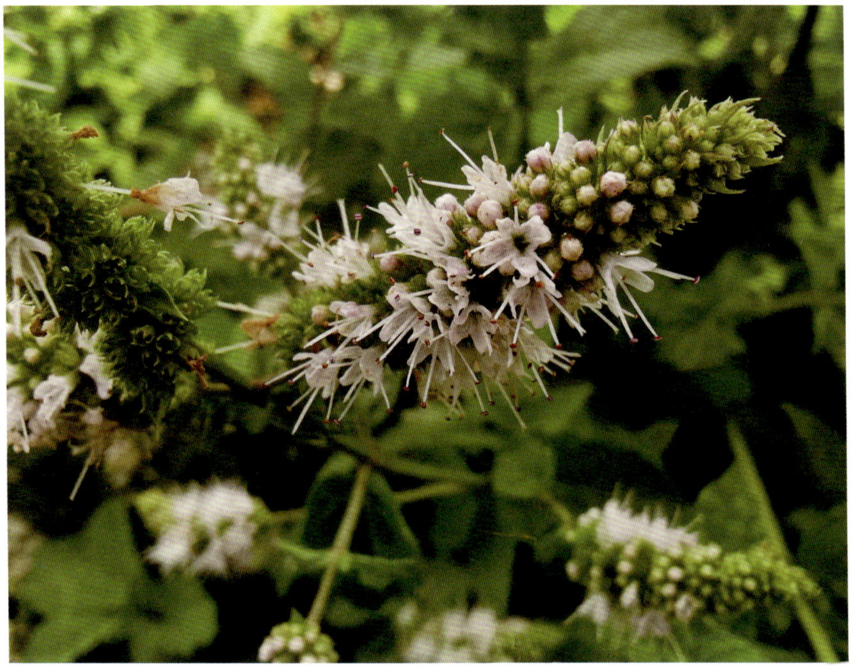

留兰香花枝

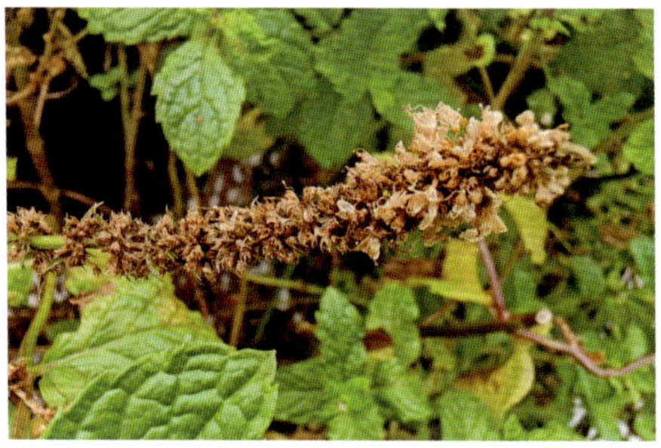

留兰香果枝

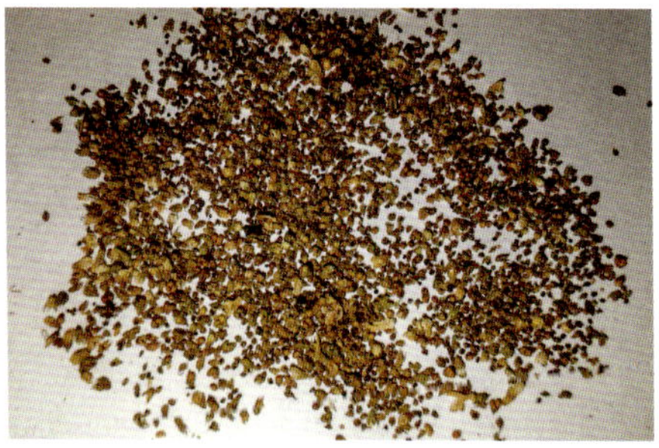

留兰香果实

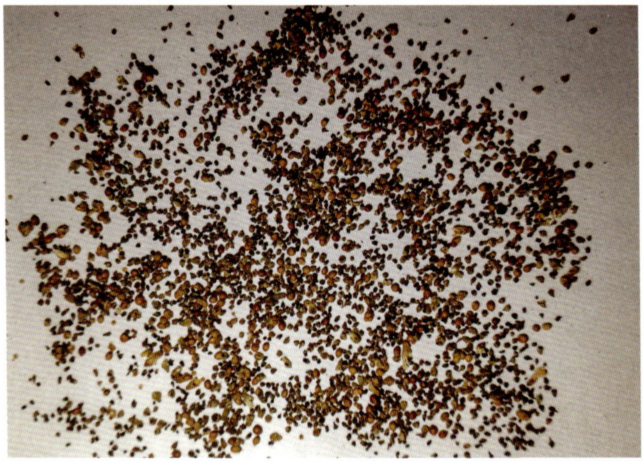

留兰香种子

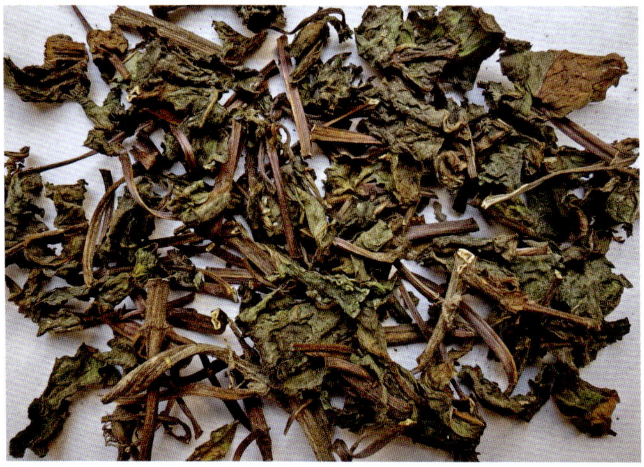

留兰香干燥地上部分

[illegible] • [illegible]。

[illegible] • [illegible] *Mentha spicata* L. [illegible]。

[illegible] • [illegible]，[illegible]30~130 cm[illegible]。[illegible]，[illegible]。[illegible]；[illegible]1~2 mm[illegible]；[illegible]，[illegible]3~7 cm[illegible]，[illegible]1~2 cm[illegible]，[illegible]，[illegible]，[illegible]，[illegible]。[illegible]，[illegible]4~10 cm[illegible]，[illegible]；[illegible]，[illegible]2.6~3.6 mm[illegible]，[illegible]；[illegible]，[illegible]2 mm[illegible]，[illegible]13[illegible]，[illegible]3[illegible]，[illegible]4 mm[illegible]，[illegible]，[illegible]，[illegible]，[illegible]3[illegible]，[illegible]，[illegible]；[illegible]4[illegible]，[illegible]，[illegible]4~4.5 mm[illegible]，[illegible]2[illegible]，[illegible]，[illegible]。[illegible]，[illegible]0.7 mm[illegible]，[illegible]0.5 mm[illegible]，[illegible]，[illegible]。[illegible]7~9[illegible]，[illegible]9~10[illegible]。[illegible]，[illegible]。

[illegible] • [illegible]，[illegible]，[illegible]。

[illegible] • [illegible]，[illegible]。

[illegible] • [illegible]，[illegible]，[illegible]。[illegible]。

[illegible] • [illegible]：[illegible]，3~9 g；[illegible]15~30 g。[illegible]：[illegible]，[illegible]；[illegible]。

十 一 画

黄花夹竹桃

Huanghuajiazhutao

YELLOW OLEANDER

〔别名〕柳木子、相等子、台湾柳、吊钟花、夹竹桃、番仔桃、铁石榴、杨石榴、菱角树、癣疮叶、黄花状元竹、美国黄蝉、大飞酸子、竹驼子、酒杯花、杨柳树、铁菱角、都拉树。

〔基原〕本品为夹竹桃科植物黄花夹竹桃 *Thevetia peruviana* (Pers.) K.Schum 的果仁。

〔原植物形态〕常绿小乔木,高 2 ～ 5 m。全株光滑无毛。有乳液。树皮棕褐色,皮孔明显;小枝下垂,灰绿色。叶互生,无柄;叶片革质,线形或线状披针形。长 10 ～ 15 cm,宽 7 ～ 10 mm。两端长尖,鲜绿色,光亮,背面较淡,边稍背卷;中肋明显。聚伞花序顶生,长 5 ～ 9 cm;有总柄,通常 6 花成簇,黄色,芳香;花梗长约 2 cm;萼片 5,绿色,三角形,长 7 ～ 9 mm;花冠大形,漏斗形,花冠筒喉部具 5 个被毛的鳞片,花冠裂片 5,向左覆盖,比花冠筒长;雄蕊着生于花冠筒喉部,花丝被银白色毛;柱头圆形,先端 2 裂;花盘缺;子房无柄,秃净,2 裂。核果扁三角球形,径 3 ～ 4 cm,内果皮木质,生时绿色而亮,干时黑色。种子 2 ～ 4 颗,长圆形,淡灰色。花期 6 ～ 12 月,果期 8 月至翌年春节。多培植于路边或庭园。

〔炮制〕秋季果实成熟时采收,剥取种仁,干燥。

〔性味与归经〕辛,苦,温。大毒。归心经。

〔功能与主治〕强心,利尿消肿。主治各种心脏病引起的心力衰竭、阵发性室上性心动过速、阵发性心房纤颤。

〔用法与用量〕用提取物制成片剂口服,或制成注射液静脉注射。

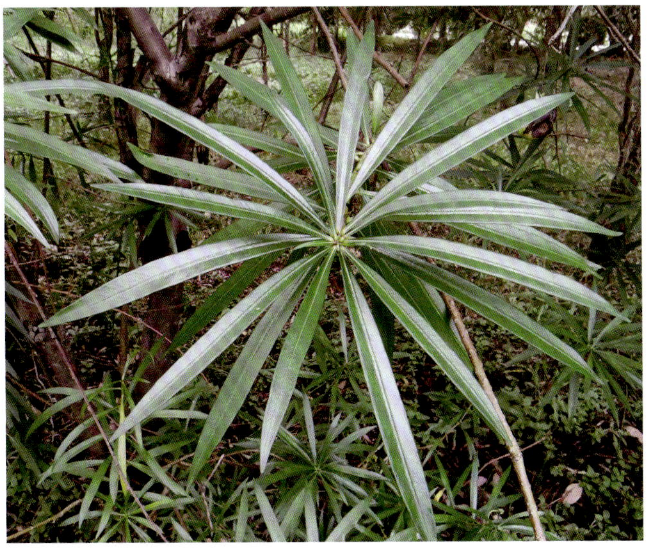

黄花夹竹桃幼枝

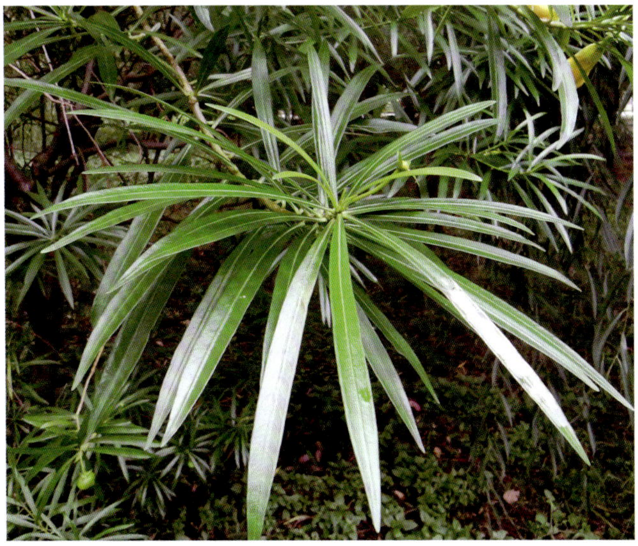

黄花夹竹桃成熟植株

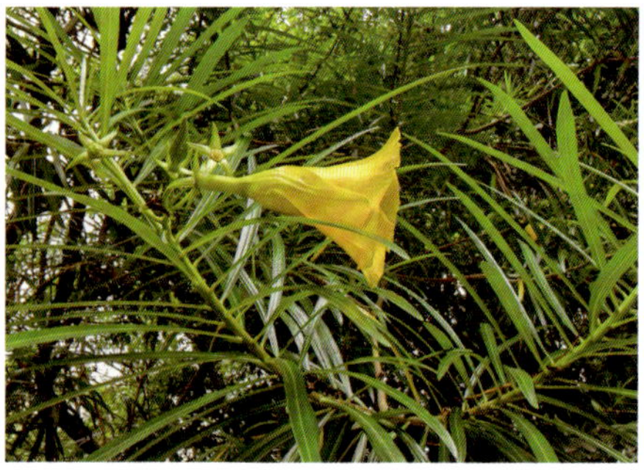

黄花夹竹桃花

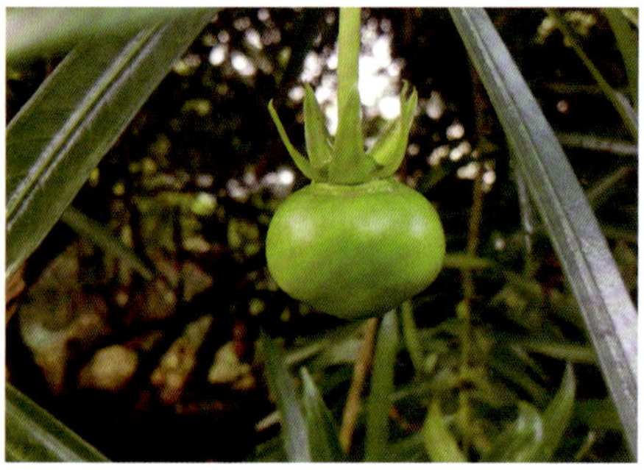

黄花夹竹桃果枝

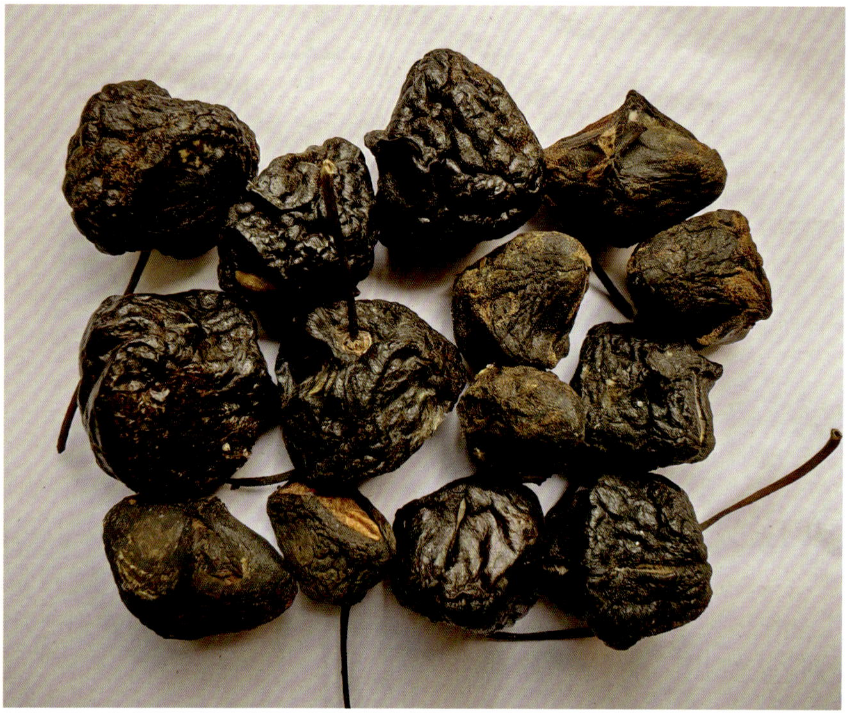

黄花夹竹桃果实

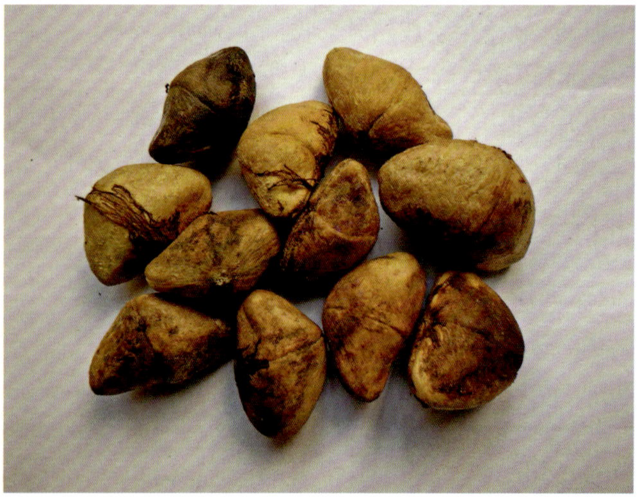

黄花夹竹桃种子

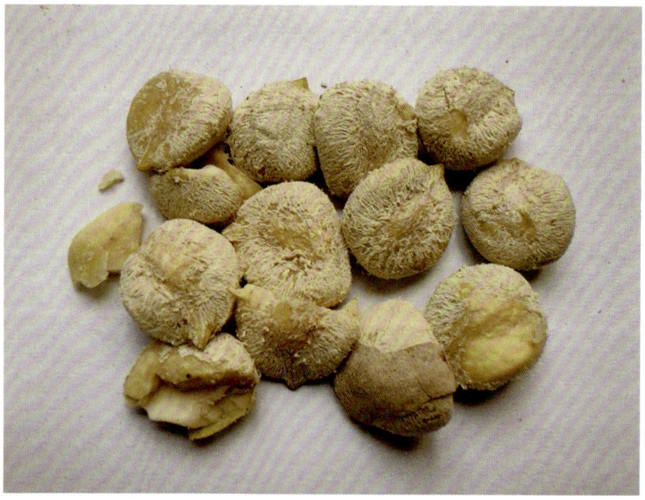

黄花夹竹桃干燥种仁

[illegible] • [illegible]。

[illegible] • [illegible] *Thevetia peruviana* (Pers.) K.Schum [illegible]。

[illegible] • [illegible]，[illegible] 2~5 m[illegible]。[illegible]。[illegible]，[illegible] 10~15 cm[illegible]，[illegible] 7~10 mm[illegible]，[illegible]。[illegible]，[illegible] 5~9 cm[illegible]；[illegible]，[illegible] 6 [illegible]；[illegible] 2 cm[illegible]；[illegible] 5[illegible]，[illegible]，[illegible] 7~9 mm[illegible]；[illegible] 5 [illegible]，[illegible] 5[illegible]；[illegible] 2 [illegible]；[illegible]，2[illegible]。[illegible] 3~4 cm[illegible]，[illegible]。[illegible] 2~4 [illegible]。[illegible] 6~12 [illegible]，[illegible] 8 [illegible]。

[illegible] • [illegible]。

[illegible] • [illegible]。

[illegible] • [illegible]。

[illegible] • [illegible]。

黄花烟草

Huanghuayancao

NICOTIANA RUSTICA

〖别名〗小花烟、山菸。

〖基原〗本品为茄科植物黄花烟草 *Nicotiana rustica* L. 的全草。

〖原植物形态〗一年生草本，高 40 ～ 60 cm，有时达 120 cm。茎直立，粗壮，生腺毛，分枝较细弱。叶生腺毛，叶片卵形、矩圆形、心脏形、有时近圆形或矩圆状披针形，顶端钝或急尖，基部圆或心形偏斜，长 10 ～ 30 cm，叶柄常短于叶片之半。花序圆锥式，顶生，疏散或紧缩；花梗长 3 ～ 7 mm。花萼杯状，长 7 ～ 12 mm，裂片宽三角形，1 枚显著长；花冠黄绿色，筒部长 1.2 ～ 2 cm，檐部宽约 4 mm，裂片短，宽而钝；雄蕊 4 枚较长，1 枚显著短。蒴果矩圆状卵形或近球状，长 10 ～ 16 mm。种子矩圆形，长约 1 mm，通常褐色。花期 7 ～ 8 月。各县市均有栽培。

〖炮制〗除去泥沙杂质，润软，切段，干燥。

〖性味与归经〗苦，平。有毒。归胃经。

〖功能与主治〗杀虫，解毒，止痒止痛，敛疮消肿。叶或油治疗蛇咬伤，蜈蚣咬伤，蚂蟥咬伤，蚂蟥入鼻，干疮，肿毒等。

〖用法与用量〗外用：适量，捣敷。

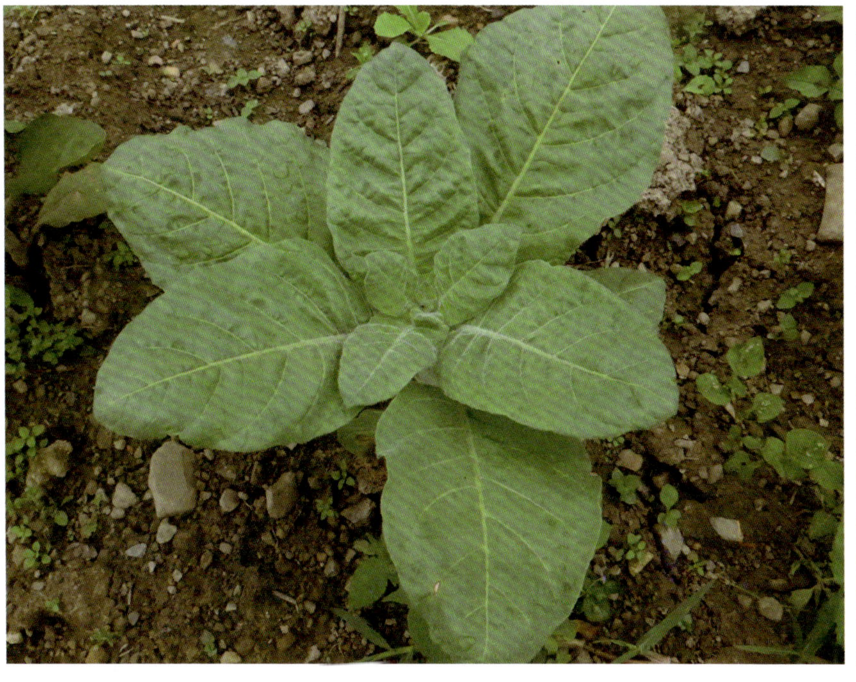

黄花烟草幼株

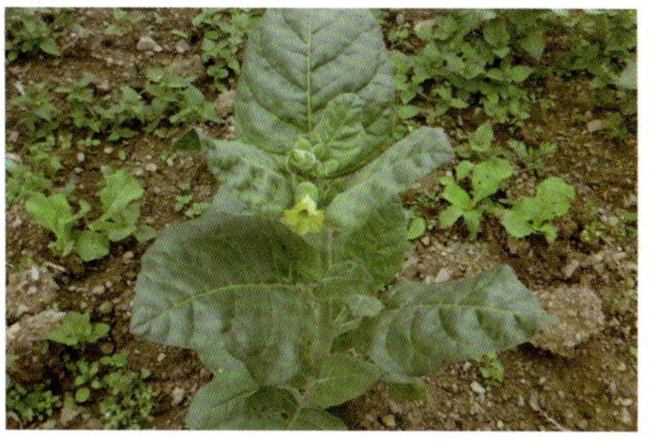

黄花烟草成熟植株

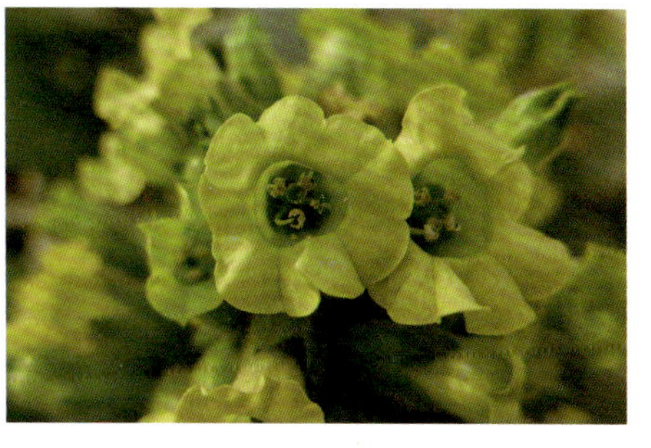

黄花烟草花枝

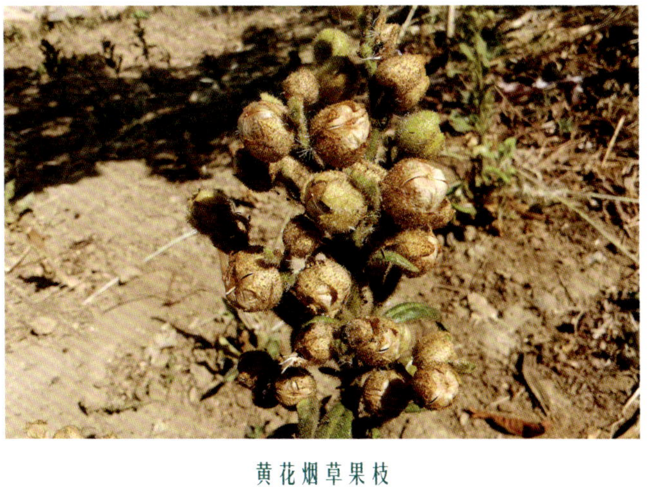

黄花烟草果枝

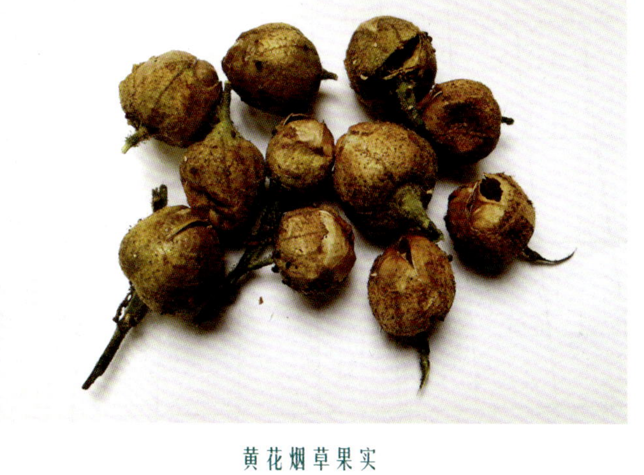

黄花烟草果实

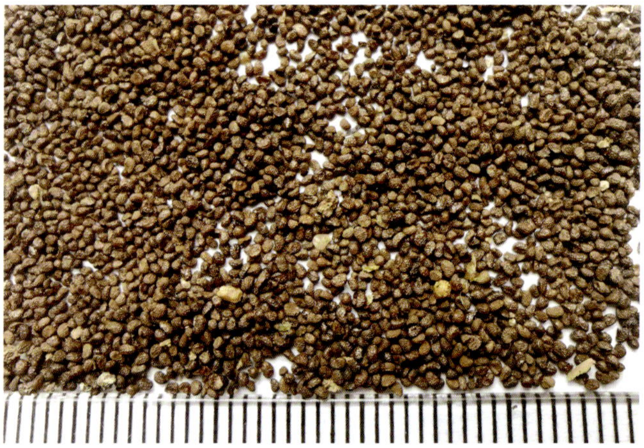

黄花烟草种子

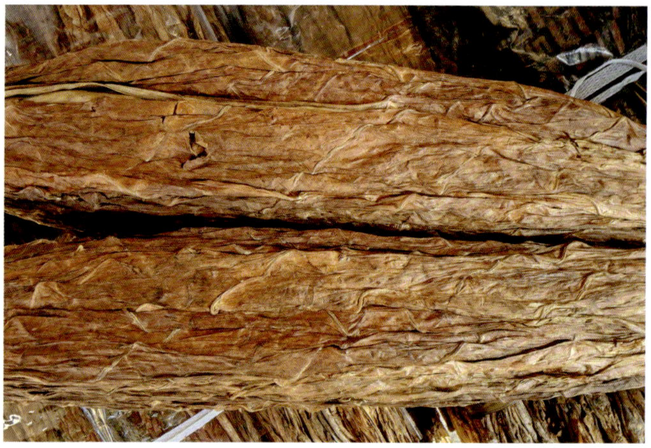

黄花烟草干燥叶

[illegible] • [illegible]。
[illegible] • [illegible]*Nicotiana rustica* L. [illegible]。
[illegible] • [illegible]，[illegible]40~60 cm[illegible]、[illegible]120 cm[illegible]。[illegible]，[illegible]，[illegible]，[illegible]。[illegible]，[illegible]、[illegible]，[illegible]、[illegible]，[illegible]，[illegible]，[illegible]10~30 cm[illegible]，[illegible]。[illegible]，[illegible]，[illegible]；[illegible]3~7 mm[illegible]。[illegible]，[illegible]7~12 mm[illegible]，[illegible]，1[illegible]。[illegible]，[illegible]10~16 mm[illegible]。[illegible]，[illegible]1 mm[illegible]，[illegible]。[illegible]7~8[illegible]。[illegible]。
[illegible] • [illegible]，[illegible]，[illegible]，[illegible]。
[illegible] • [illegible]，[illegible]，[illegible]。[illegible]。
[illegible] • [illegible]，[illegible]，[illegible]，[illegible]。[illegible]，[illegible]，[illegible]，[illegible]，[illegible]。
[illegible] • [illegible]：[illegible]。

黄　　葵

Huangkui
[illegible]
MUSKMALLOW

〖别名〗罗裙博、赶风瘀、假三荛、野芙蓉、假棉花、水芙蓉、假芙蓉、药虎、磟碡草、三脚鳖、三脚破。

〖基原〗本品为锦葵科植物黄葵 *Abelmoschus moschatus* Medic. 的全株。

〖原植物形态〗一年生或二年生草本，高 1 ～ 2 m。被粗毛。叶互生；叶柄长 7 ～ 15 cm，疏被硬毛；托叶线形，长 7 ～ 8 mm；叶通常掌状 5 ～ 7 深裂，直径 6 ～ 15 cm，裂片披针形至三角形，边缘具不规则锯齿，偶有浅裂似械叶状，基部心形，两面均疏被硬毛。花单生于叶腋间，花梗长 2 ～ 3 cm，被倒硬毛，小苞片 8 ～ 10 线形，长 10 ～ 13 mm；花萼佛焰苞状，长 2 ～ 3 cm，5 裂，常早落；花黄色，内面基部暗紫色，直径 7 ～ 12 cm；雄蕊柱长约 2.5 cm，平滑无毛，花柱分枝 5，柱头盘状。蒴果长圆形，长 5 ～ 6 cm，先端尖，被黄色长硬毛。种子肾形，具腺状脉纹，具麝香味。花期 6 ～ 10 月。生于平原、山谷、溪涧旁或山坡灌丛中。

〖炮制〗除去杂质，切段，干燥。

〖性味与归经〗微甘，寒。

〖功能与主治〗清热解毒，下乳通便。主治高热不退，肺热咳嗽，痢疾，大便秘结，产后乳汁不通，骨折，痈疮脓肿，无名肿毒及水火烫伤。

〖用法与用量〗内服：煎汤，9 ～ 15 g。外用：适量，鲜品捣敷。

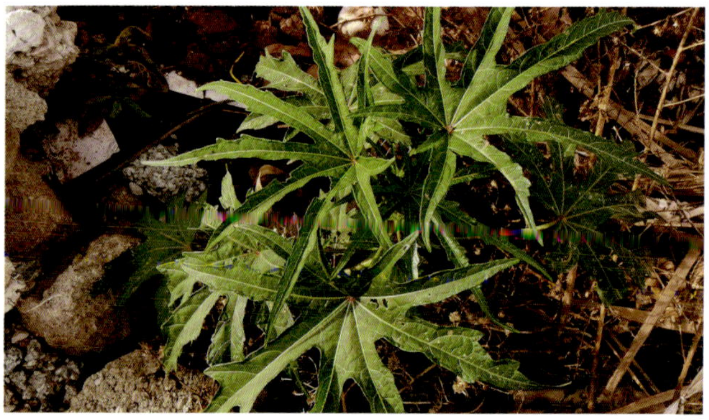

黄葵幼株

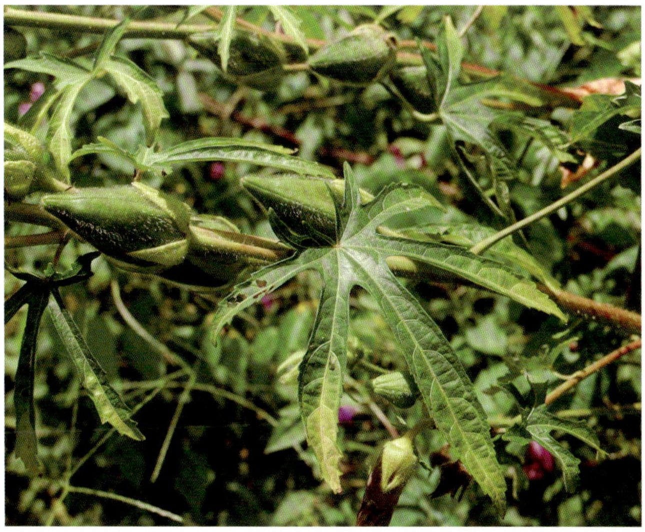
黄葵成熟植株

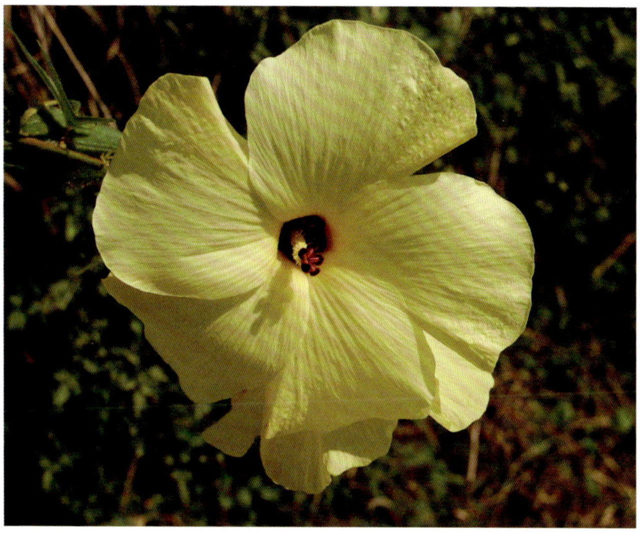
黄葵花枝

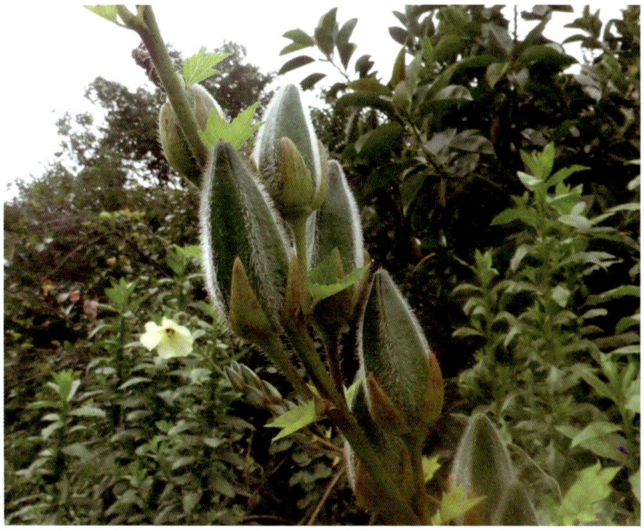
黄葵果枝(幼果)

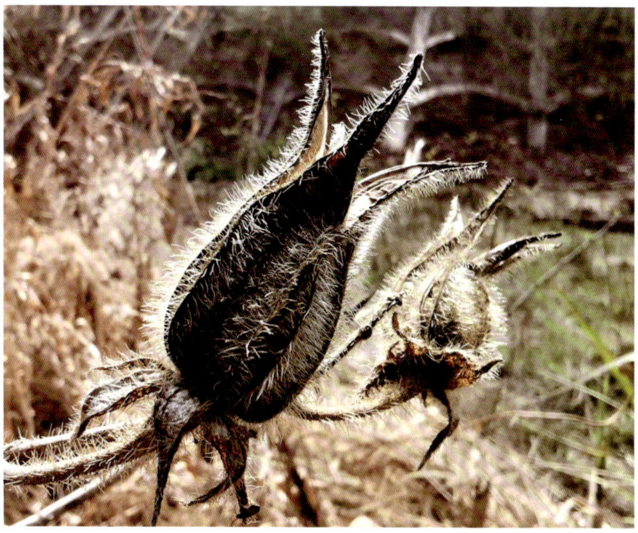
黄葵果枝

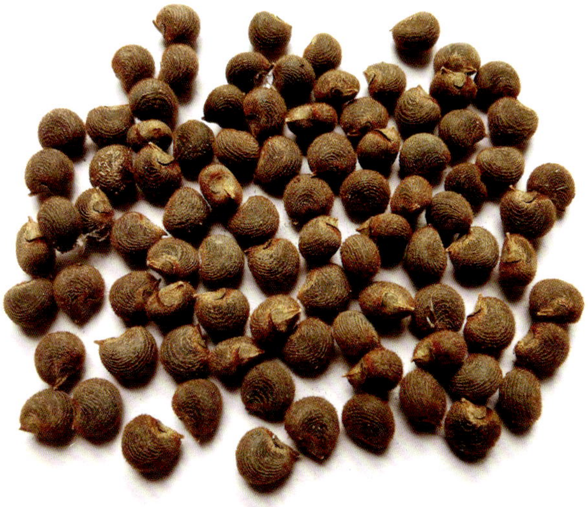
黄葵种子

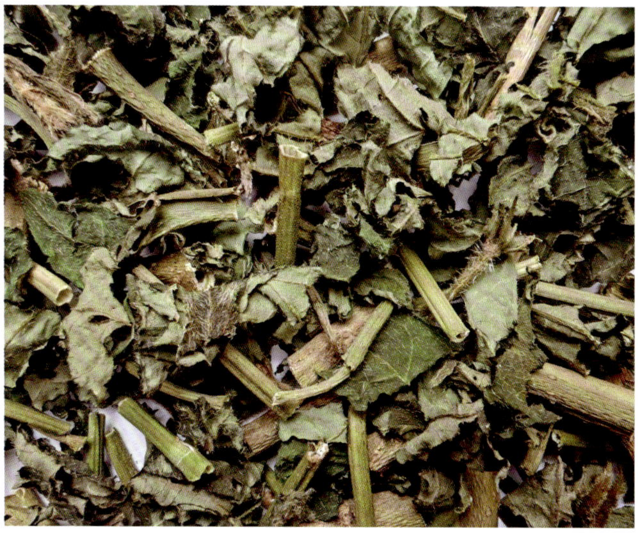
黄葵干燥全株

[illegible] • [illegible]

[illegible] • [illegible] *Abelmoschus moschatus* Medic. [illegible]

[illegible] • [illegible] 1~2 m。[illegible] 7~15 cm [illegible] 7~8 mm [illegible] 5~7 [illegible] 6~15 cm [illegible] 2~3 cm [illegible] 8~10 [illegible] 10~13 mm [illegible] 2~3 cm [illegible] 5 [illegible] 7~12 cm [illegible] 2.5 cm [illegible] 5 [illegible] 5~6 cm [illegible] 6~10 [illegible]

[illegible] • [illegible]

[illegible] • [illegible]

[illegible] • [illegible]

[illegible] • [illegible] 9~15 g。[illegible]

黄槐决明

Huanghuaijueming

[illegible]

CASSIA SURATTENSIS

〔别名〕凤凰花、粉叶决明。

〔基原〕本品为豆科植物黄槐决明 *Cassia surattensis* Burm. f. 的叶、花、果实及种子。

〔原植物形态〕小乔木或灌木，高 5 ～ 7 m。分枝多，嫩枝有毛，后变无毛；树皮很光滑，灰褐色。叶互生，偶数羽状复叶，长 10 ～ 15 cm；叶轴及叶柄呈扁四方形，在叶轴上面最下 2 或 3 对小叶之间和叶柄上部有棍棒状腺体 2 ～ 3 个；小叶柄长 1 ～ 1.5 mm，被柔毛。托叶线形，弯曲，长约 1 cm，早落；小叶 7 ～ 9 对，叶片长椭圆形或卵形，长 2 ～ 5 cm，宽 1 ～ 1.5 cm，先端圆，微凹，基部圆，常偏斜，全缘，上面绿色，下面粉白色，被疏散长柔毛。总状花序生于枝条上部的叶腋内，长 5 ～ 8 cm；苞片卵状长圆形，外被微柔毛；萼片 5，不等大，卵圆形；花黄色，5 瓣，卵形至倒卵形，长 1.5 ～ 2 cm；雄蕊 10，全部能育，下面的 2 ～ 3 枚雄蕊的花药较大；子房线形，被毛。花柱弯曲。荚果扁平，带状，开裂，长 7 ～ 10 cm，宽 8 ～ 12 mm，顶端具细长的喙，果颈长约 5 mm，果柄明显。种子 10 ～ 12 颗，有光泽。花期几乎全年。多栽植于路边或庭园。

〔炮制〕叶全年可采，花 9 ～ 10 月采收，果实春季采收，干燥。

〔性味与归经〕苦，寒。小毒。

〔功能与主治〕清热通便。主治肠燥便秘，痔疮出血。

〔用法与用量〕内服：煎汤，6 ～ 15 g。外用：适量，煎水洗。

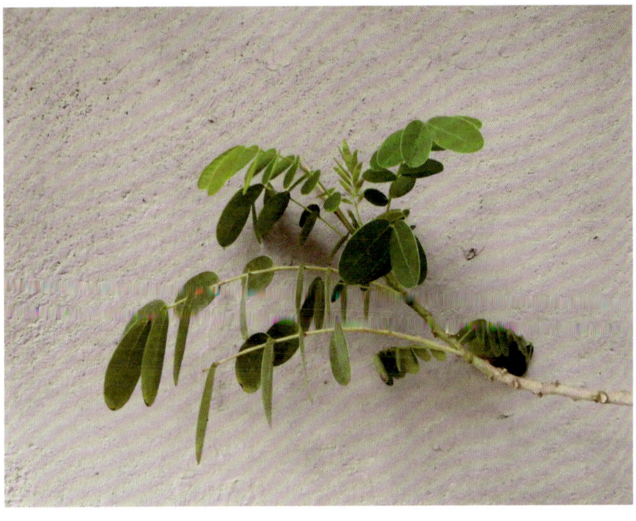

黄槐决明幼枝

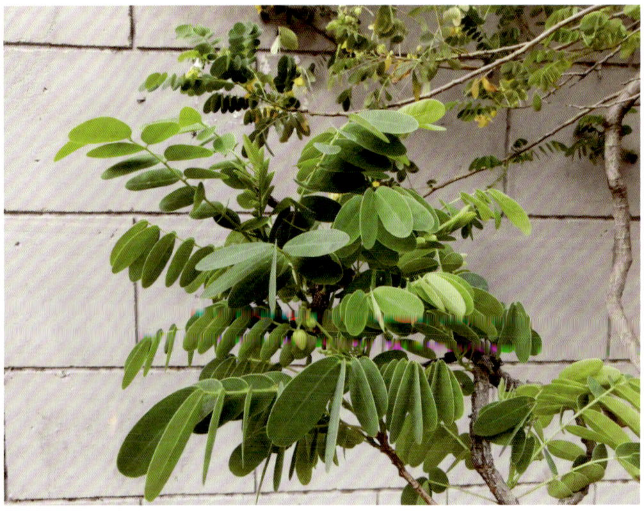

黄槐决明成熟植株

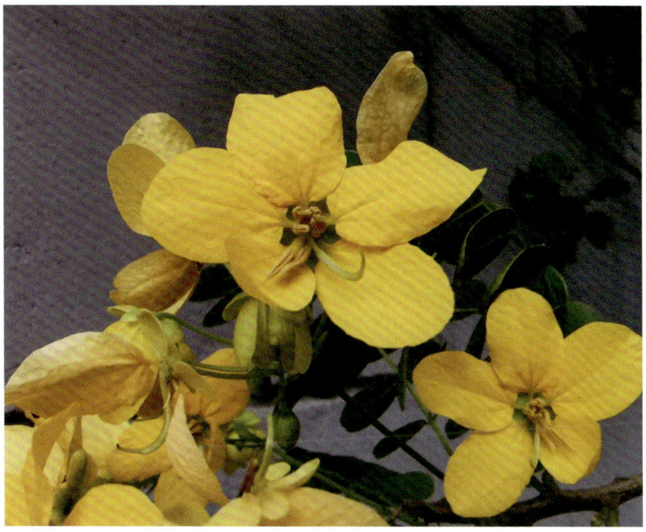

黄槐决明花枝

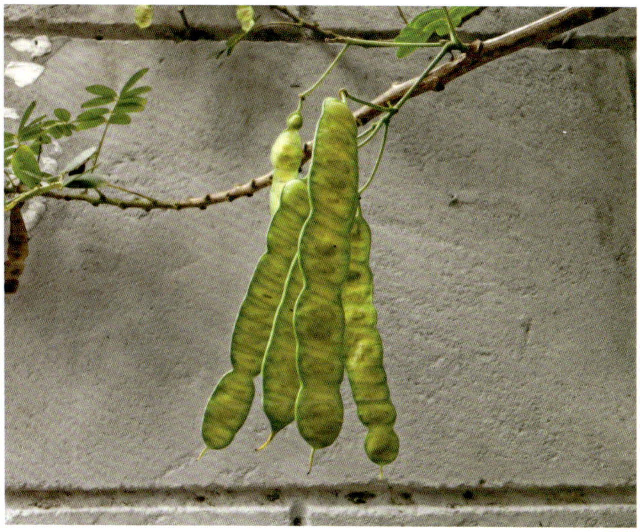

黄槐决明近成熟果枝

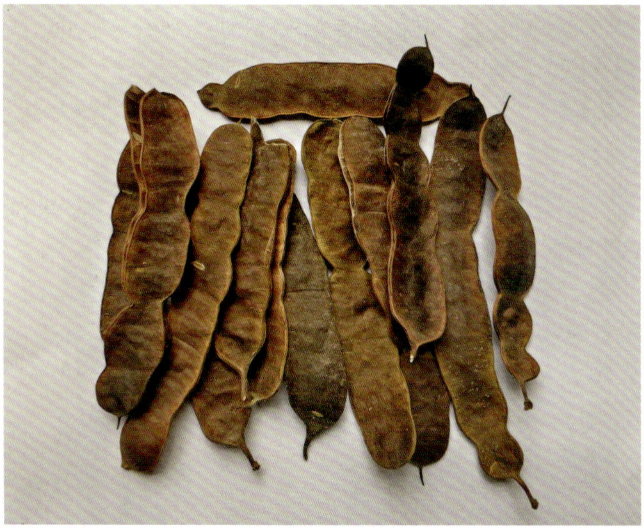

黄槐决明果实

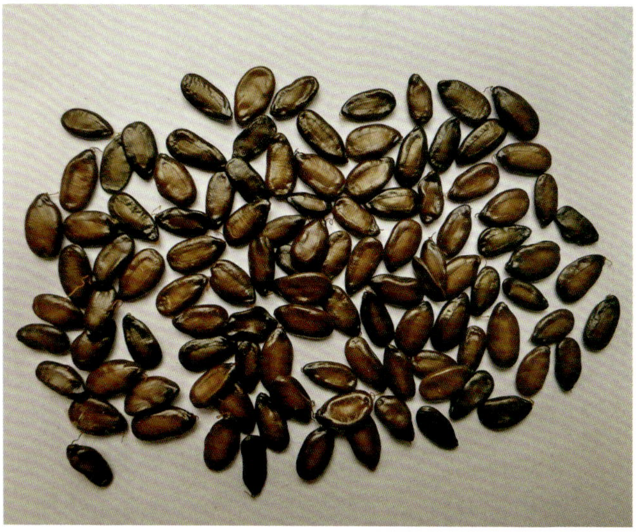

黄槐决明种子

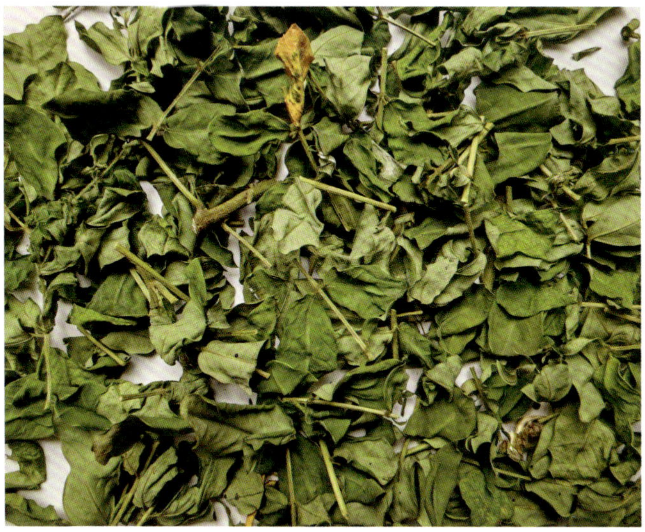

黄槐决明干燥枝叶

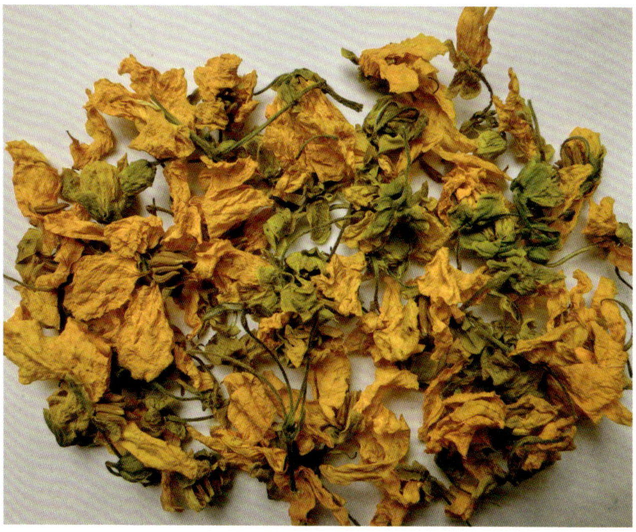

黄槐决明干燥花

[illegible] • [illegible]。
[illegible] • [illegible] *Cassia surattensis* Burm. F. [illegible]。
[illegible] • [illegible]，[illegible] 5~7 m。[illegible]，[illegible] 10~15 cm [illegible]；[illegible] 2 [illegible] 3 [illegible] 2~3 [illegible]；[illegible] 1~1.5 mm [illegible]。[illegible] 1 cm [illegible]；[illegible] 7~9 [illegible]，[illegible] 2~5 cm [illegible]，[illegible] 1~1.5 cm，[illegible]。[illegible]，[illegible] 5~8 cm；[illegible]，[illegible] 5 [illegible]，[illegible] 1.5~2 cm；[illegible] 10 [illegible]，[illegible] 2~3 [illegible]；[illegible]。[illegible]，[illegible] 7~10 cm [illegible]，[illegible] 8~12 mm [illegible]，[illegible] 5 mm [illegible]。[illegible] 10~12 [illegible]。[illegible]。
[illegible] • [illegible] 9~10 [illegible]，[illegible]。
[illegible] • [illegible]。
[illegible] • [illegible]。
[illegible] • [illegible] 6~15 g。[illegible]。

黄桷叶

Huangjueye
[illegible]
FICUS VIRENS

〖别名〗大榕叶。

〖基原〗本品为桑科植物黄葛树 *Ficus virens* var. *sublanceolata*（Miq.）Corner 的叶。

〖原植物形态〗落叶大乔木，高 15 ～ 20 m。板根延伸达数十米外，支柱根形成树干，胸围达 3 ～ 5 m。叶互生；叶柄长 2.5 ～ 5 cm；托叶广卵形，急尖，长 5 ～ 10 cm；叶片纸质，长椭圆形或近披针形，长 8 ～ 16 cm，宽 4 ～ 7 cm，先端短渐尖，基部钝或圆形，全缘，基出脉 3 条，侧脉 7 ～ 10 对，网脉稍明显。隐头花序（榕果），花序单生或成对腋生，或 3 ～ 4 个簇生于已落叶的老枝上，近球形，直径 5 ～ 8 mm，成熟时黄色或红色；基部苞片 3 枚，卵圆形，细小，无总花梗；雄花、瘿花、雌花同生于一花序托内；雄花无梗，少数，着生于花序托内壁近口部，花被片 4 ～ 5，线形；雄蕊 1，花丝短；瘿花具花被片 3 ～ 4，花柱侧生；雌花无梗，花被片 4。瘦果微有皱纹。花果期全年。生于海拔 500 ～ 800 m 的疏林中或溪边湿地。

〖炮制〗除去杂质，润软，切丝，干燥。

〖性味与归经〗涩，平。

〖功能与主治〗祛风通络，止痒敛疮，活血消肿。主治筋骨疼痛，迎风流泪，皮肤瘙痒，臁疮，跌打损伤，骨折。

〖用法与用量〗内服：煎汤，9 ～ 15 g。外用：适量，捣敷；或煎水洗。

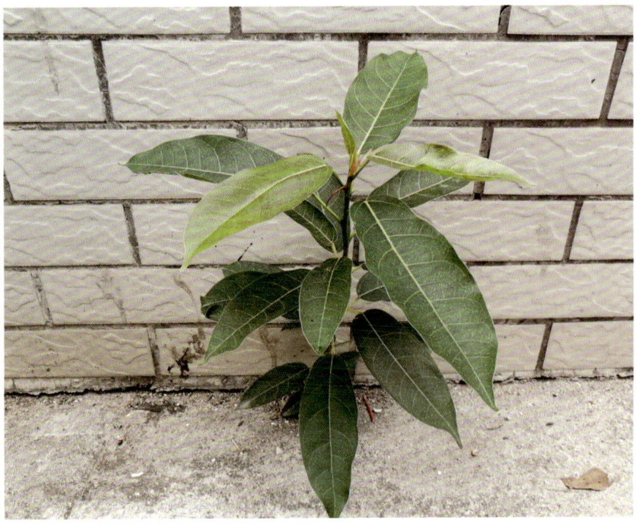

黄葛树幼株

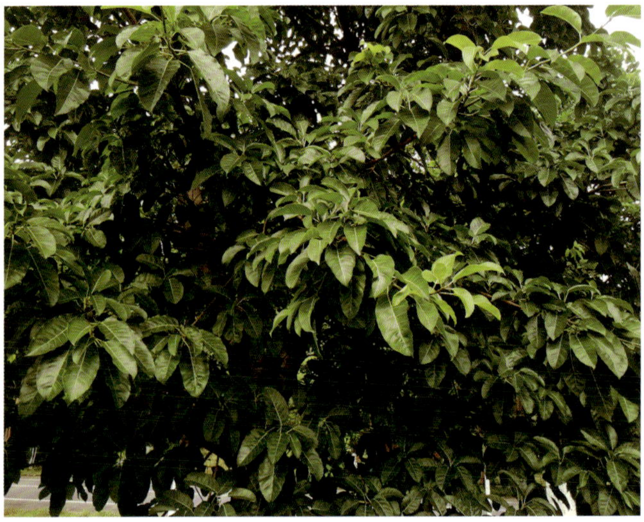

黄葛树成熟植株

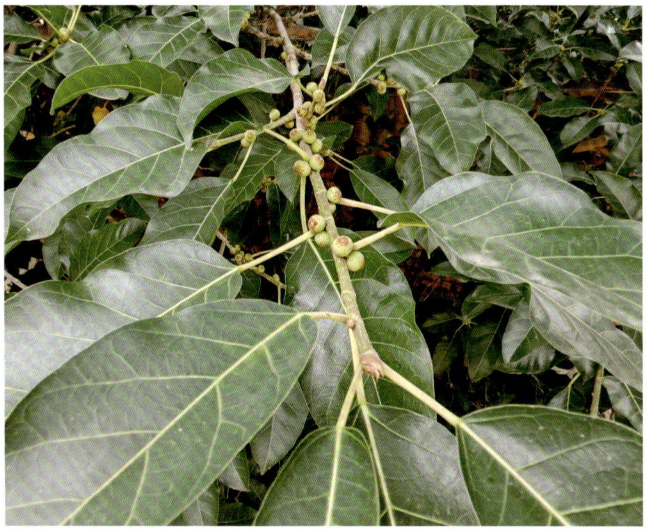

黄葛树花枝

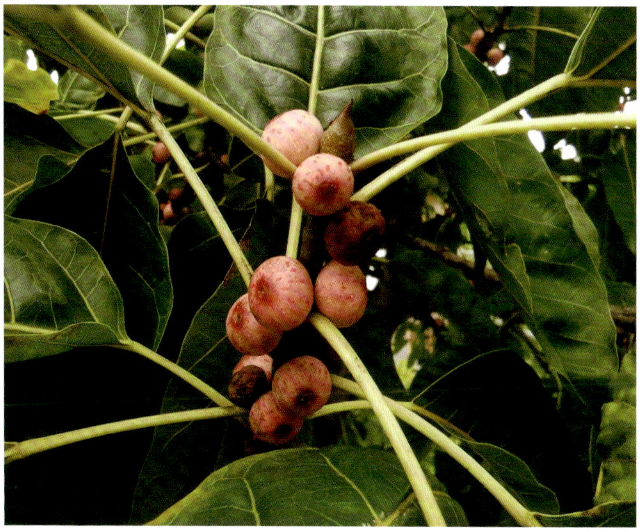

黄葛树果枝

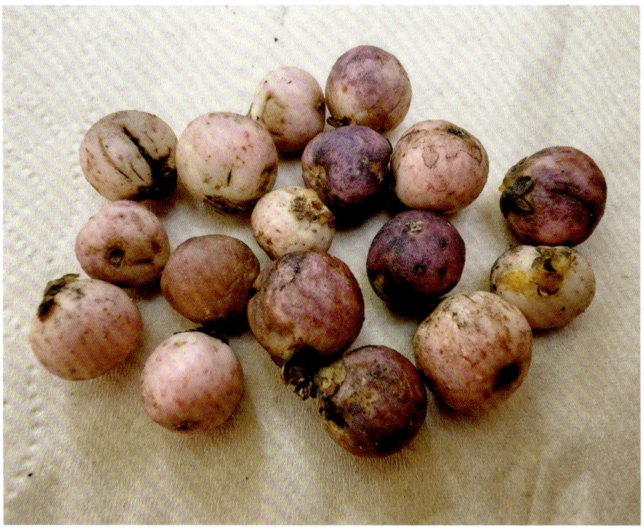

黄葛树果实（鲜）

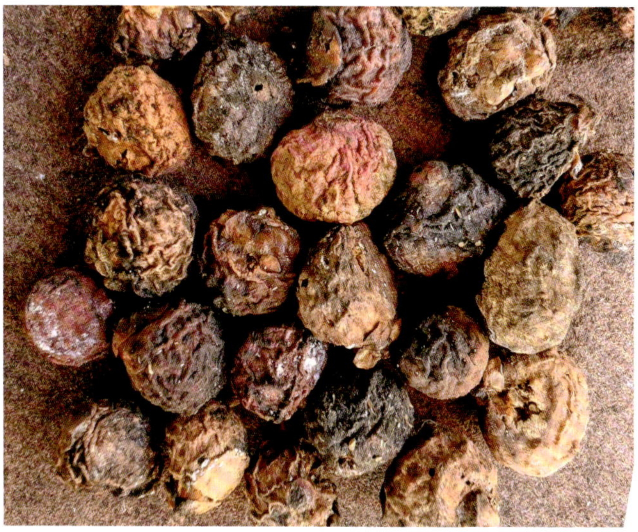

黄葛树果实

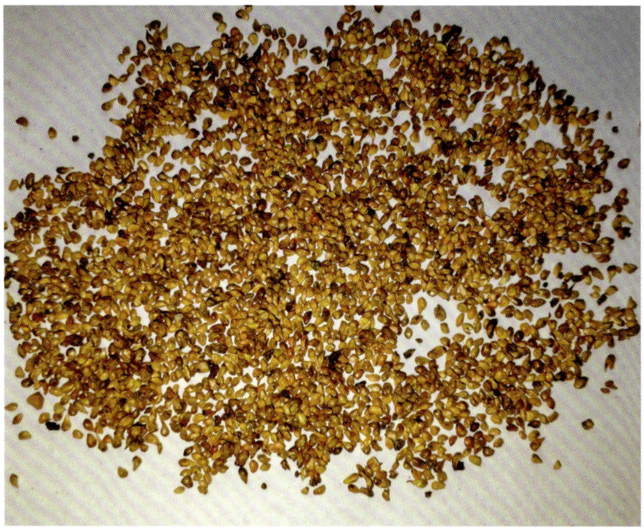

黄葛树种子

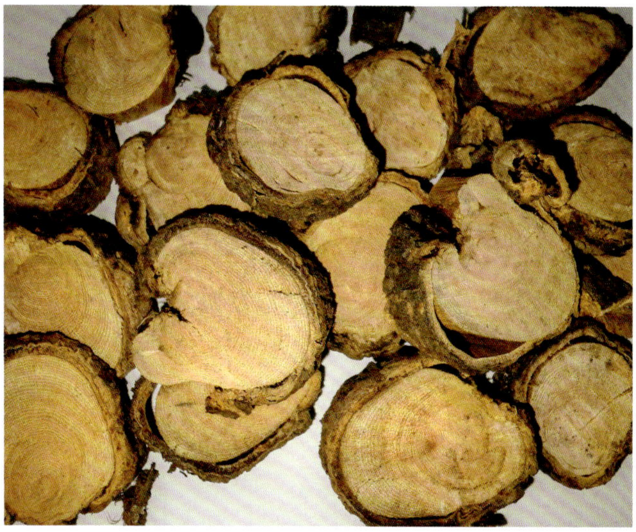

黄葛树干燥根片

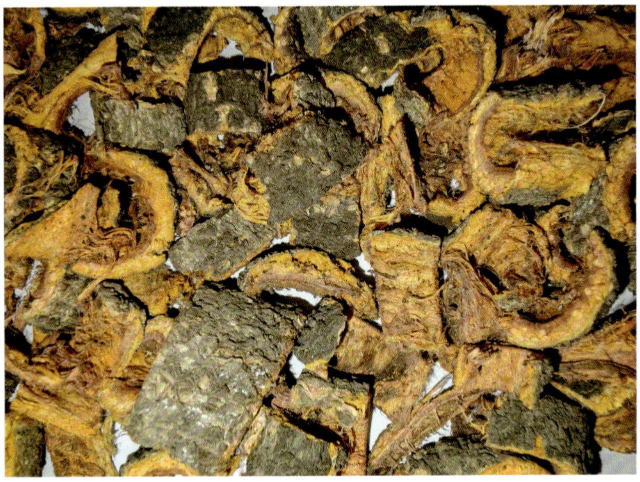

黄葛树干燥树皮

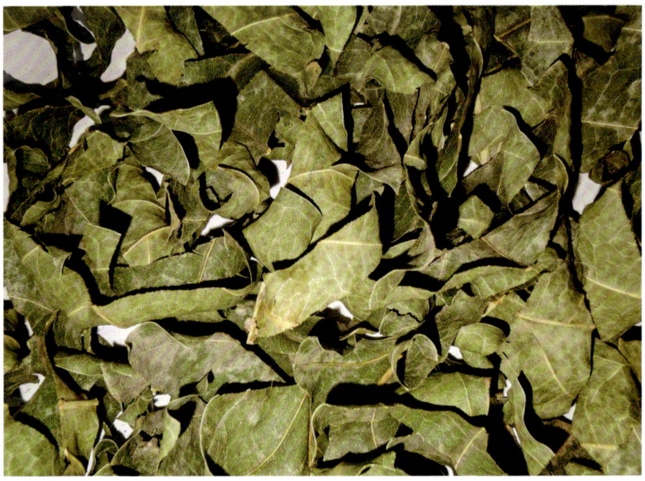

黄葛树干燥叶

[illegible] *Ficus virens* var. *sublanceolata* (Miq.) Corner [illegible]

[illegible] 15~20 m [illegible] 3~5 m [illegible] 2.5~5 cm [illegible] 5~10 cm [illegible] 8~16 cm [illegible] 4~7 cm [illegible] 3 [illegible] 7~10 [illegible] 3~4 [illegible] 5~8 mm [illegible] 3 [illegible] 4~5 [illegible] 1 [illegible] 3~4 [illegible] 4 [illegible] 500~800 m [illegible]

[illegible] 9~15 g [illegible]

黄 连 木

Huanglianmu

PISTACIA CHINENSIS BUNGE

〔别名〕黄楝树、凉茶树、胜铁力木、楷木、楷树、倒鳞木、木黄连、木蓼树、田苗树、黄连树。

〔基原〕本品为漆树科植物黄连木 *Pistacia chinensis* Bunge 的叶芽、叶或根、树皮。

〔原植物形态〕落叶乔木，高达 20 m 以上。树皮暗褐色，呈鳞片状剥落；幼枝灰棕色，具细小皮孔，疏被柔毛或近无毛；冬芽红色，有特殊气味。偶数羽状复叶互生，小叶 5 ～ 7 对；小叶柄长 1 ～ 2 mm；小叶对生或近对生，纸质，披针形或卵状披针形或线状披针形，长 5 ～ 10 cm，宽 1.5 ～ 2.5 cm，先端渐尖或长渐尖，基部偏斜，全缘，两面主脉间有细微柔毛。圆锥花序顶生；花单性，雌雄异株；雄花排成密集总状花序，长 5 ～ 8 cm，花的基部具小苞片 2，萼片 1 ～ 2，雄蕊 3 ～ 5，花丝短，长不到 0.5 mm，花药长圆形，大，长约 2 mm；雌花排成疏散圆锥花序，长 18 ～ 20 cm，花小，无花瓣；子房上位，球形，无毛，径约 0.5 mm，花柱极短，柱头 3，厚肉质，红色。核果倒卵状球形，略压扁，径约 5 mm，成熟时紫红色，干后具纵向细条纹，先端细尖。花期 3 ～ 4 月，果期 9 ～ 11 月。生于海拔 140 ～ 3 550 m 的低山、丘陵、石山林或平原。

〔炮制〕叶芽，鲜用；叶，鲜用或干燥；根及树皮，洗净，切片，干燥。

〔性味与归经〕苦、寒。

〔功能与主治〕清暑，生津，解毒，利湿。主治暑热口渴，咽喉肿痛，口舌糜烂，吐泻，痢疾，淋证，无名肿毒，疮疹。

〔用法与用量〕内服：煎汤，15 ～ 30 g；腌食，叶芽适量。外用：适量，捣汁涂或煎水洗。

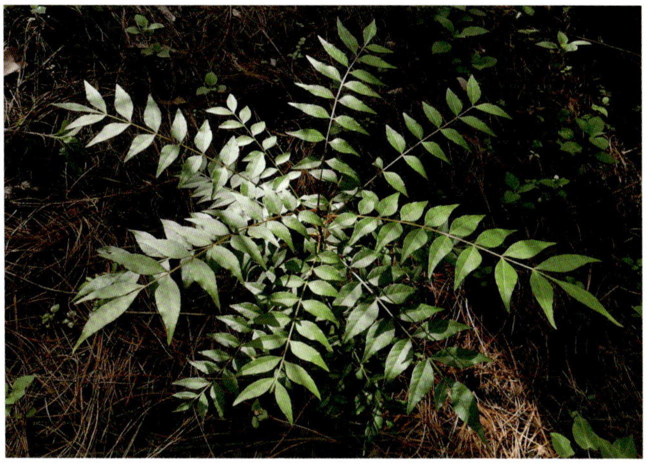

黄连木幼株

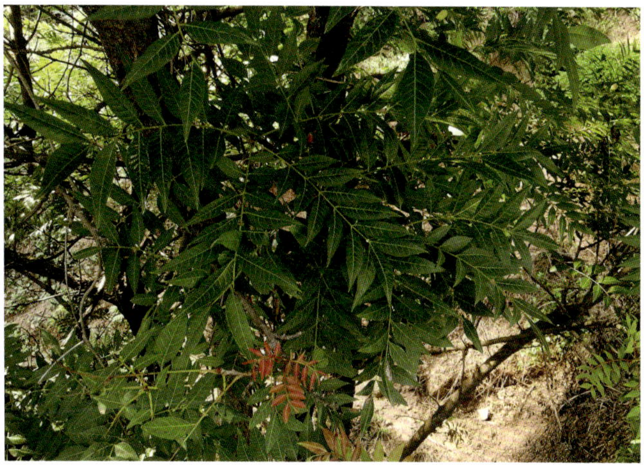

黄连木成熟植株

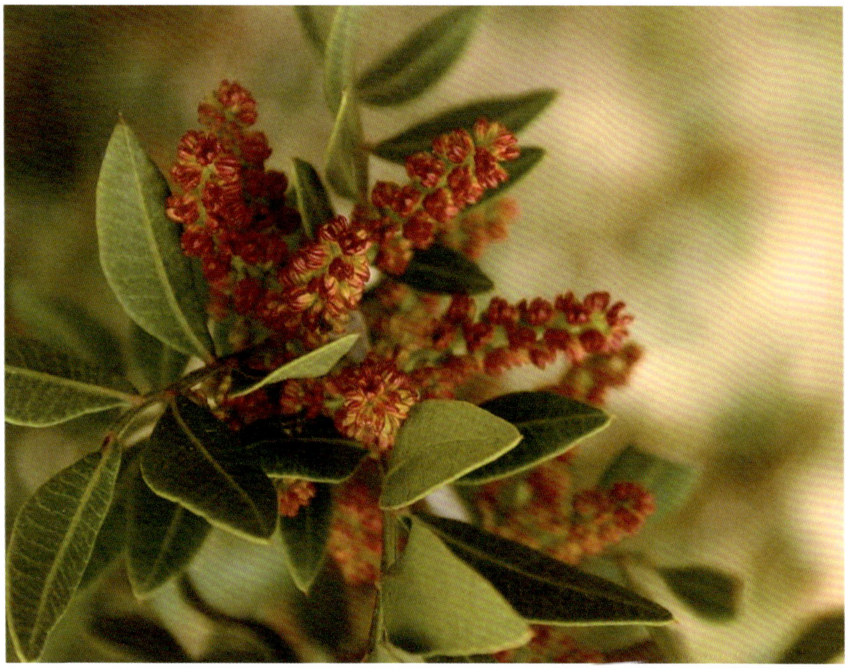

黄连木花枝

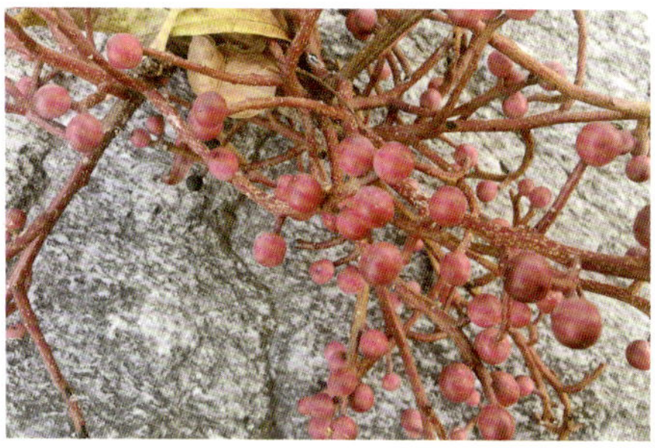

黄连木果枝

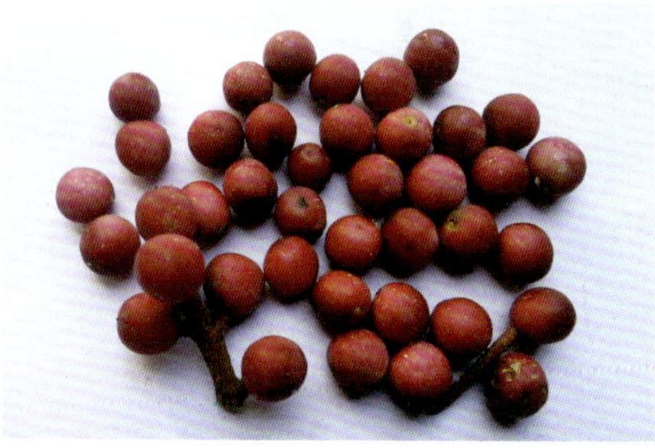

黄连木果实(1)

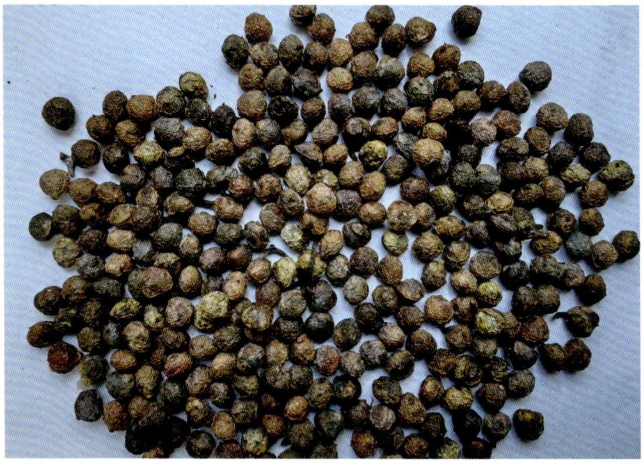

黄连木果实(2)

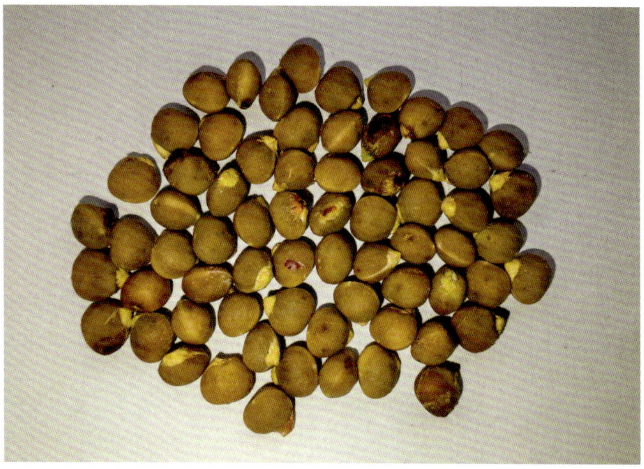

黄连木种子

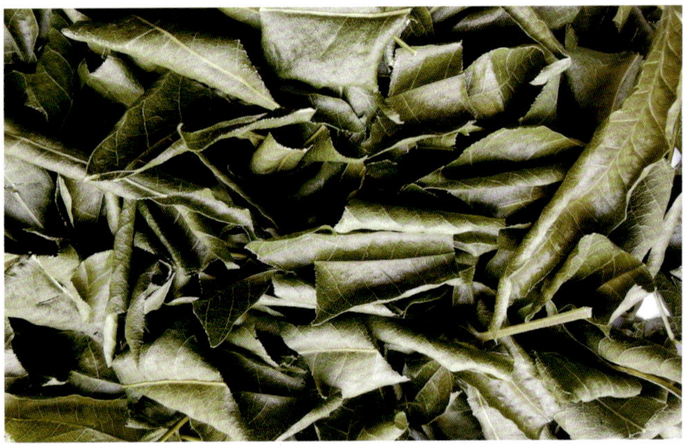

黄连木干燥叶

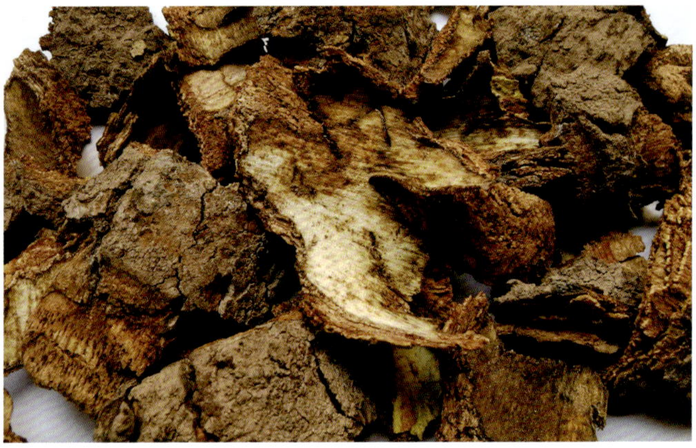

黄连木干燥根皮

[illegible]

[illegible] *Pistacia chinensis* Bunge. [illegible]

[illegible] 20 m [illegible] 5~7 [illegible] 1~2 mm [illegible] 5~10 cm [illegible] 1.5~2.5 cm [illegible] 5~8 cm [illegible] 2 [illegible] 1~2 [illegible] 3~5 [illegible] 0.5 mm [illegible] 2 mm [illegible] 18~20 cm [illegible] 0.5 mm [illegible] 3 [illegible] 5 mm [illegible] 3~4 [illegible] 9~11 [illegible] 140~3 550 m [illegible]

[illegible]

[illegible]

[illegible]

[illegible] 15~30 g [illegible]

菝　葜

Baqia

SMILACIS CHINAE RHIZOMA

〖别名〗金刚根、金刚骨、金刚藤、山梨儿、铁刷子、铁菱角、金刚刺、金刚头、假萆薢、山菱角、霸王利、沟谷刺、金巴斗、豺狗刺、马甲、硬饭头、冷饭头、龙爪菜、普贴、鸡肝根、路边刷、鲎壳刺、铁刺苓、饭巴铎、冷饭巴、金刚鞭、马鞍宫、马加刺兜、马加勒。

〖基原〗本品为百合科植物菝葜 *Smilax china* L. 的根茎。

〖原植物形态〗攀缘状灌木。高 1 ～ 3 m。疏生刺。根茎粗厚，坚硬，为不规则的块根，粗 2 ～ 3 cm。叶互生；叶柄长 5 ～ 15 mm，占全长的 1/3 ～ 1/2，具宽 0.5 ～ 1 mm 的狭鞘，几乎都有卷须，少有例外，脱落点位于靠近卷须处；叶片薄革质或坚纸质，卵圆形或圆形，椭圆形，长 3 ～ 10 cm，宽 1.5 ～ 5（～ 10）cm，基部宽楔形至心形，下面淡绿色，较少苍白色，有时具粉霜。花单性，雌雄异株；伞形花序生于叶尚幼嫩的小枝上，具十几朵或更多的花，常呈球形；总花梗长 1 ～ 2 cm，花序托稍膨大，近球形，较少稍延长，具小苞片；花绿黄色，外轮花被片 3，长圆形，长 3.5 ～ 4.5 mm，宽 1.5 ～ 2 mm，内轮花被片，稍狭。雄蕊长约为花被片的 2/3，花药比花丝稍宽，常弯曲；雌花与雄花大小相似，有 6 枚退化雄蕊。浆果直径 6 ～ 15 mm，熟时红色，有粉霜。花期 2 ～ 5 月，果期 9 ～ 11 月。生于海拔 2 000 m 以下的林下灌木丛中、路旁、河谷或山坡上。

〖炮制〗除去杂质，洗净，润透，切片，干燥。

〖性味与归经〗甘、微苦、涩，平。归肝、肾经。

〖功能与主治〗清热解毒，排脓祛瘀。主治肺痈吐脓，肺热喘咳，乳蛾肿痛。

〖用法与用量〗内服：煎汤，10 ～ 15 g。

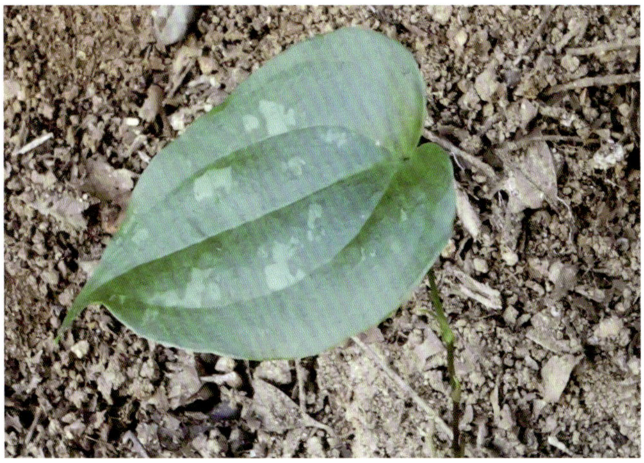

菝葜幼株

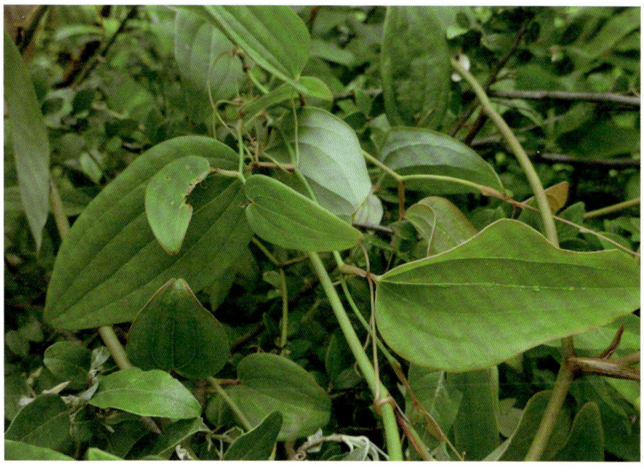

菝葜成熟植株

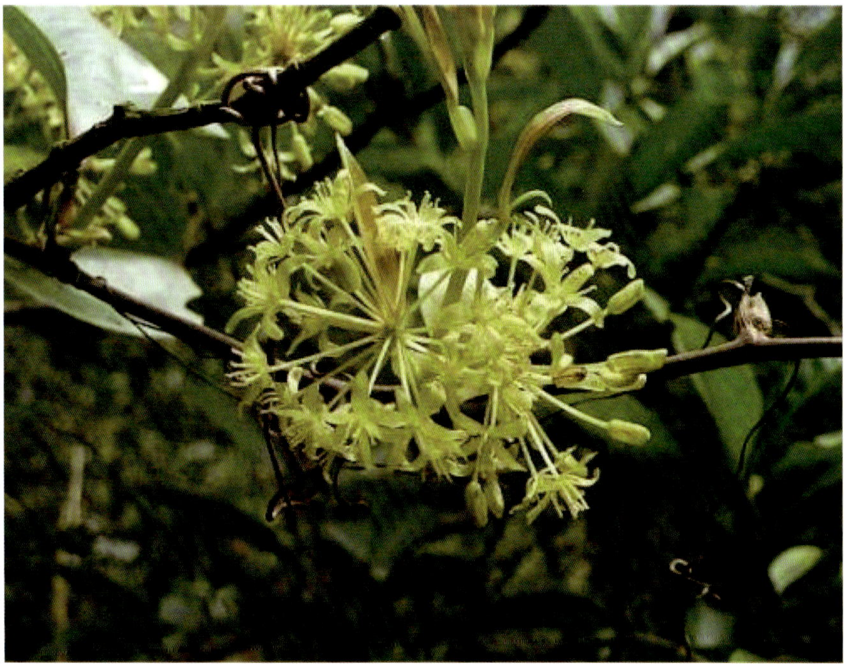

菝葜花枝

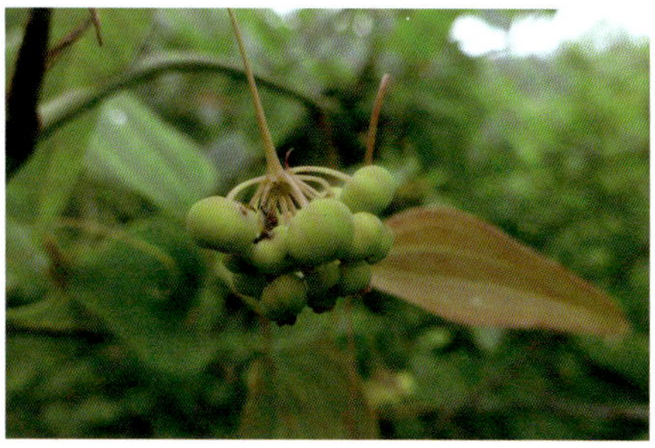

菝葜果枝（幼）

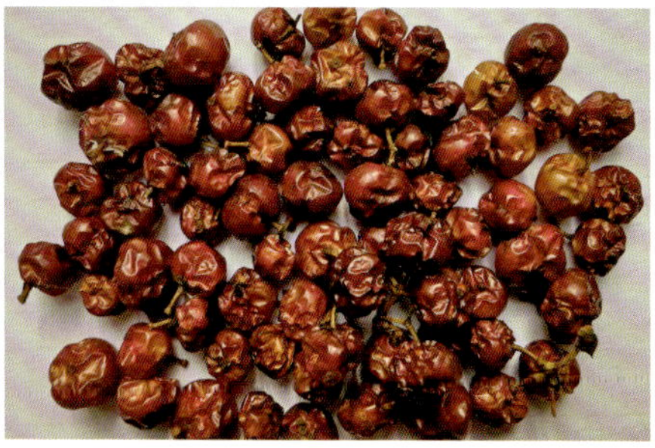

菝葜果实

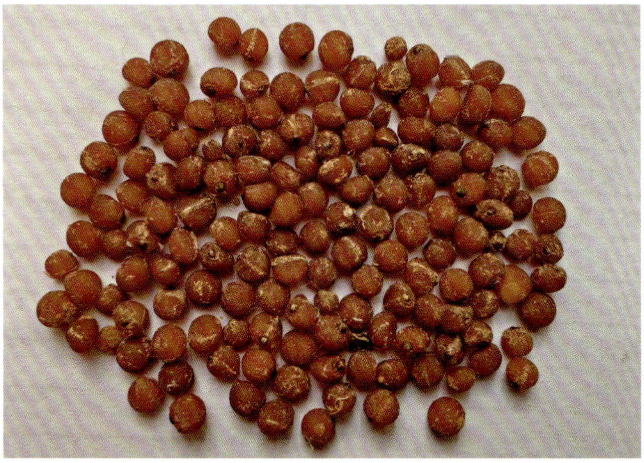

菝葜种子

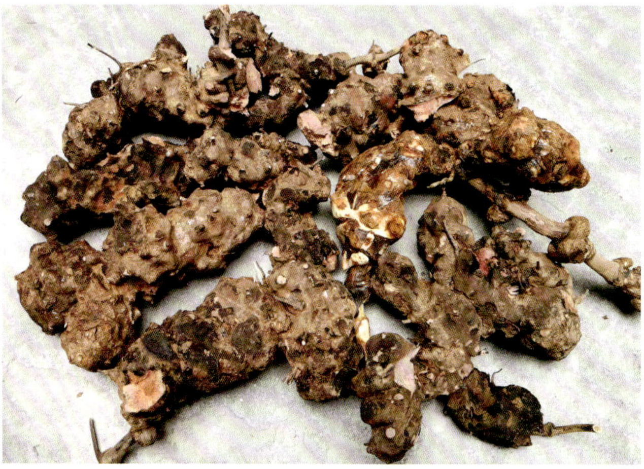

菝葜根（鲜）

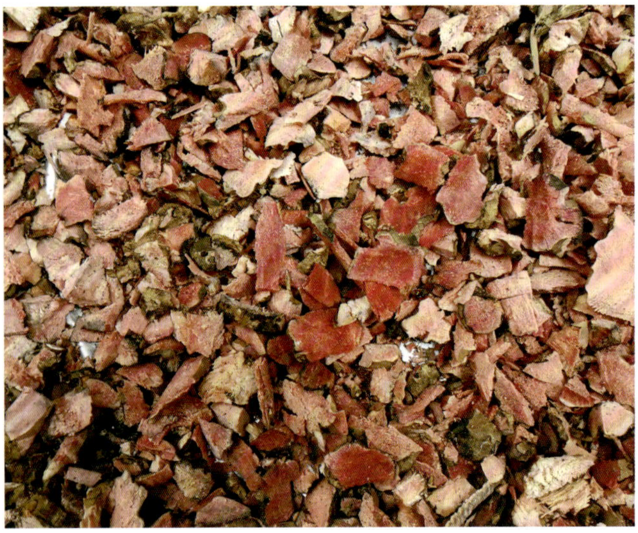

菝葜干燥根片

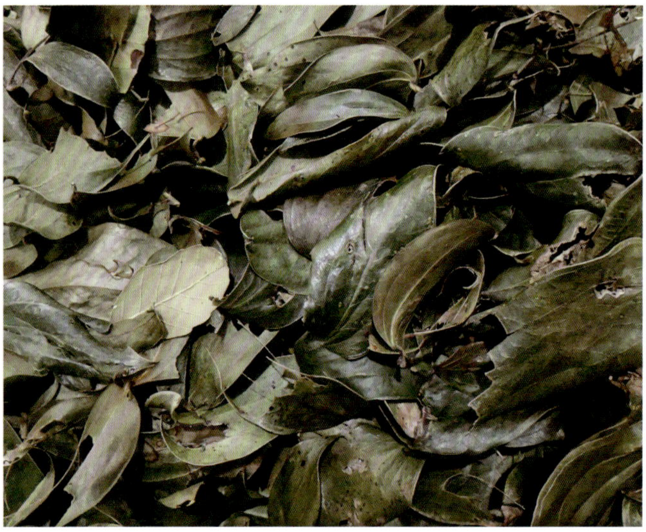

菝葜干燥叶

[illegible] *Smilax china* L. [illegible] 1~3 m [illegible] 2~3 cm [illegible] 5~15 mm [illegible] 1/3~1/2 [illegible] 0.5~1 mm [illegible] 3~10 cm [illegible] 1.5~5 (~10) cm [illegible] 1~2 cm [illegible] 3 [illegible] 3.5~4.5 mm [illegible] 1.5~2 mm [illegible] 2/3 [illegible] 6 [illegible] 6~15 mm [illegible] 2~5 [illegible] 9~11 [illegible] 2 000 m [illegible] 10~15 g。

菠　菜

Bocai

[illegible]

SPINACH

〔别名〕菠薐、波棱菜、红根菜、赤根菜、波斯草、鹦鹉菜、鼠根菜、角菜、甜茶、拉筋菜、敏菜、飞薐菜、飞龙菜。

〔基原〕本品为藜科植物菠菜 *Spinacia oleracea* L. 的全草。

〔原植物形态〕一年生草本。全株光滑,柔嫩多水。幼根带红色。茎直立,中空,通常不分枝。叶互生;具长柄;基部叶和茎下部叶较大,茎上部叶渐次变小,戟形或三角状卵形,全缘或有缺刻,花序上的叶变为披针形。花单性,雌雄异株;雄花排列成有间断的穗状圆锥花序,顶生或腋生,花被片通常 4,黄绿色,雄蕊 4,伸出,花药不具附属物;雌花簇生于叶腋,无花被,苞片纵折,彼此合生成扁筒,小苞片先端有 2 齿,背面通常各具 1 棘状附属物;花柱 4,线形,细长,下部结合。胞果硬,通常有 2 个角刺,果皮与种皮贴生。种子直立。花期 4 ～ 6 月,果期 6 月。各县市均有栽培。

〔炮制〕除去泥土、杂质,洗净鲜用。

〔性味与归经〕甘,平。归肝、胃、大肠、小肠经。

〔功能与主治〕养血,止血,平肝,润燥。主治衄血,便血,头痛,目眩,目赤,夜盲症,消渴引饮,便闭,痔疮。

〔用法与用量〕内服:适量,煮食;或捣汁。

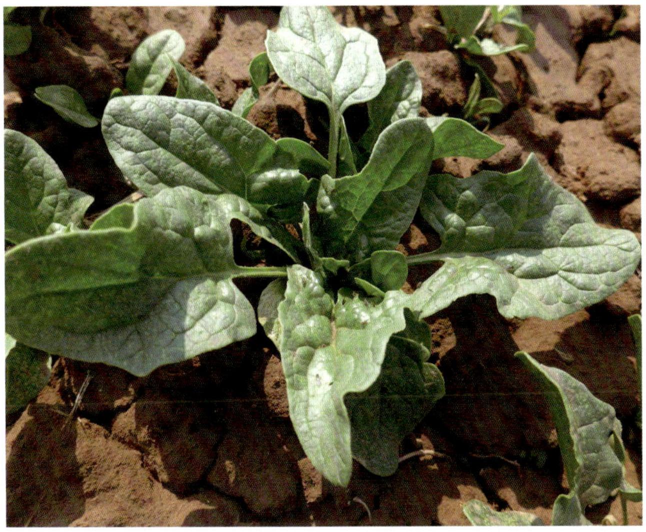

菠菜幼株

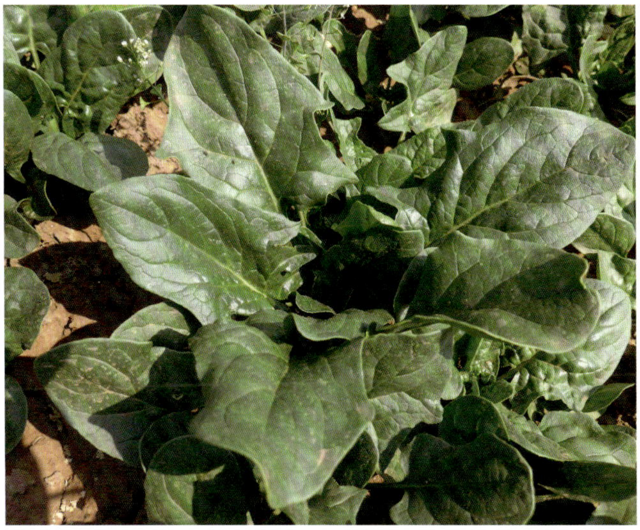

菠菜成熟植株

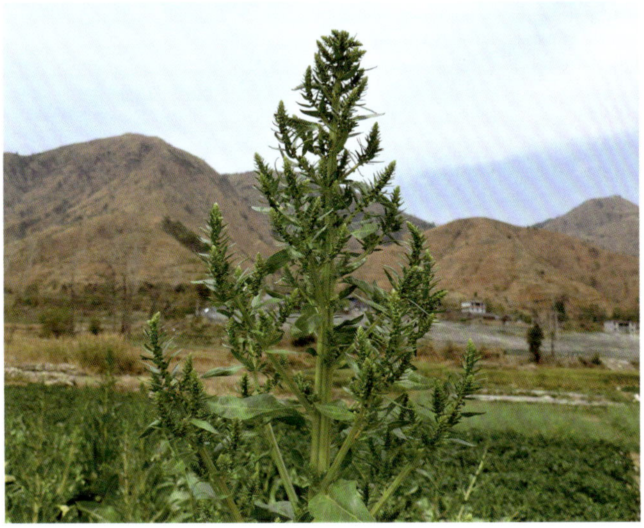

菠菜花枝（花蕾）

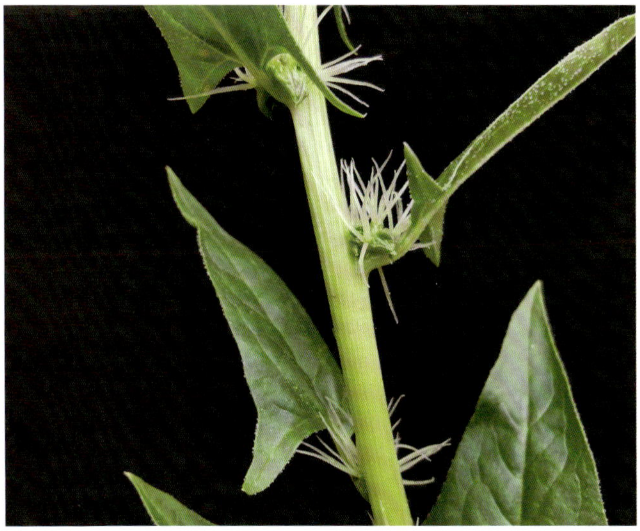

菠菜花枝

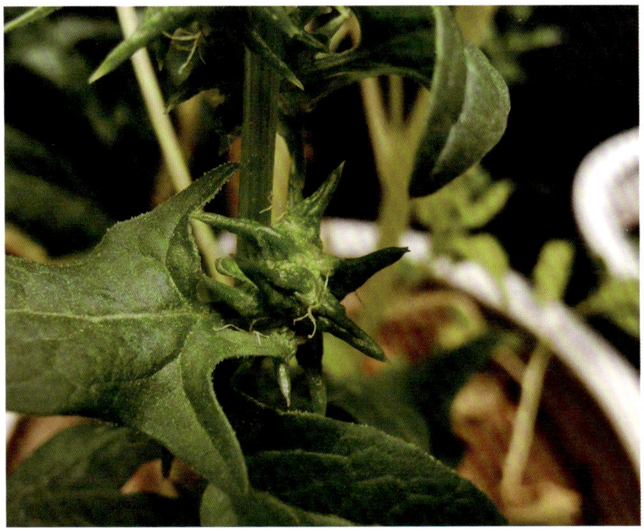

菠菜幼果枝

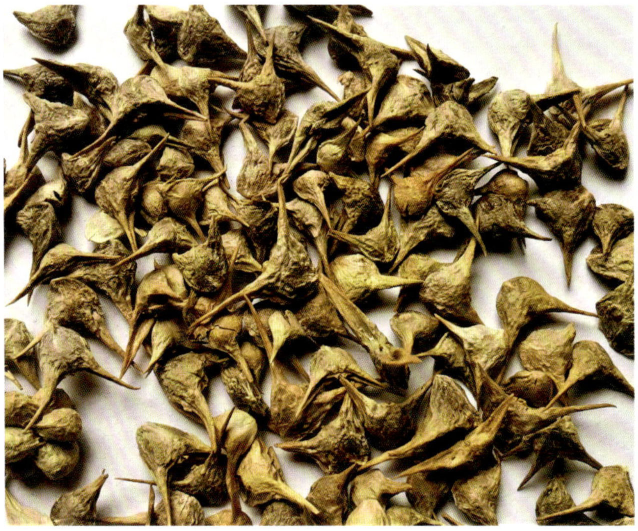

菠菜果实

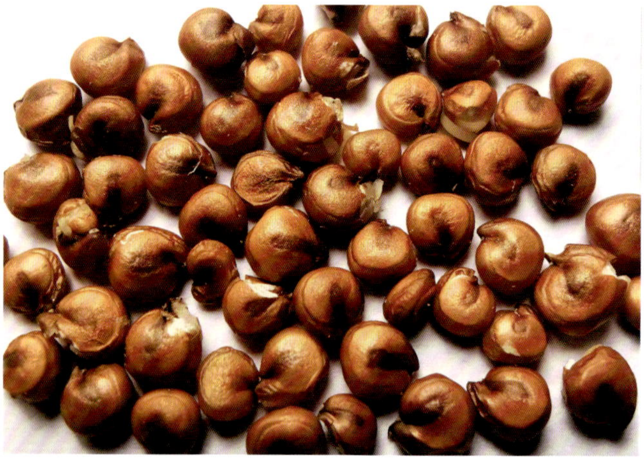

菠菜种子

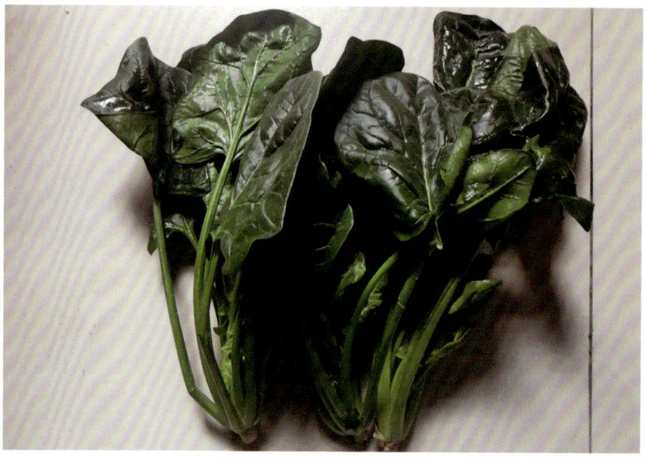

菠菜地上部分（鲜）

[illegible] *Spinacia oleracea* L. [illegible]

[illegible] 2 [illegible] 1 [illegible] 4 [illegible] 4~6 [illegible] 6 [illegible]

雪上一枝蒿

Xueshangyizhihao

[illegible]

SHORTSTALK MONKSHOOD ROOT

〔别名〕一支蒿。

〔基原〕本品为毛茛科植物短柄乌头 *Aconitum brachypodum* Diels 的块根。

〔原植物形态〕多年生草本，高 30 ～ 80 cm。块根直立，胡萝卜形，长 5 ～ 7 cm，外皮褐色。茎直立，不分枝或分枝，疏被反曲而紧贴的短柔毛。叶互生；茎下部叶有长柄，开花时枯萎，中部以上叶具短柄，叶柄长 8 ～ 32 mm；叶片宽卵形，长 4 ～ 6 cm，宽 4 ～ 8 cm，3 全裂，中央全裂片宽菱形，二回近羽状细裂，末回裂片线形，宽 1 ～ 3 mm，侧全裂片斜菱形，不等 2 裂至基部，两面无毛或背面叶脉疏被短毛。顶生总状花序，有多朵密集的花；花序轴和花梗密被弯曲而紧贴的短柔毛；苞片叶状；小苞片生花梗中部或上部，2 ～ 3 浅裂，有时不分裂，长 5 ～ 9 mm；花两性，两侧对称；萼片 5，花瓣状，上萼片盔状船形或盔形，具爪，高 2 ～ 3 cm，下缘向斜上方伸展，喙短，侧萼片长 1.5 ～ 2 cm，蓝色，外面被短柔毛；花瓣 2，上部弯曲，瓣片长约 7 mm，距短，向后弯曲，无毛；雄蕊多数，花丝全缘或有 2 小齿，被短毛；心皮 5，密被斜展的黄色长柔毛。蓇葖果。种子多数。花期 9 ～ 10 月，果期 10 ～ 11 月。生于海拔 2 800 ～ 4 300 m 的高山草地、疏林下或多石砾处。

〔炮制〕用清水浸漂 7 日，每日换水 2 次，待中心软透后切片，置蒸笼内蒸 2 ～ 3 小时，取出晒干，再用熟猪油拌和炒透入药；或将湿纸包裹，置炭火旁煨透，去纸，浸童便中一昼夜，取出，漂净晒干。

〔性味与归经〕苦、辛，温。有大毒。归肝经。

〔功能与主治〕祛风除湿，活血止痛。主治风湿骨痛，跌打损伤，肢体疼痛，牙痛，疮疡肿毒，癌性疼痛。

〔用法与用量〕内服：研末，每次不超过 0.02 g，一日量不超过 0.04 g。外用：适量，浸酒涂擦；或研末调敷；或煎汤熏洗。

〔注意〕本品剧毒，未经炮制，不宜内服。治疗剂量与中毒量比较接近，必须严格控制用量。孕妇、老弱、婴幼儿及心脏病、溃疡病患者均禁服。酒剂禁内服。中毒症状主要表现迷走神经强烈兴奋，出现流涎、呕吐、腹痛、心律失常、血压下降、休克、呼吸困难或抽搐昏迷，可因循环和呼吸衰竭而死亡。

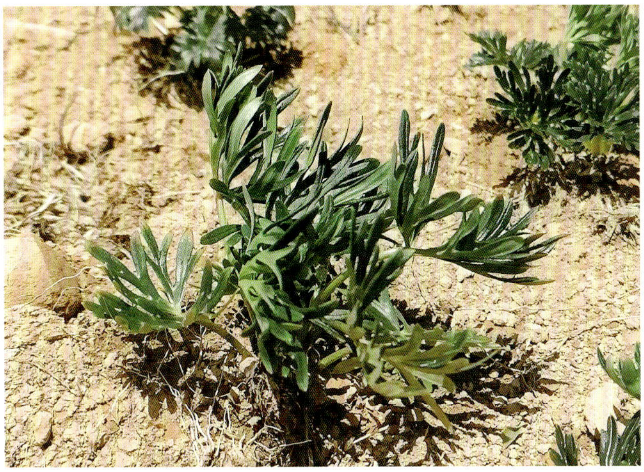

短柄乌头幼株

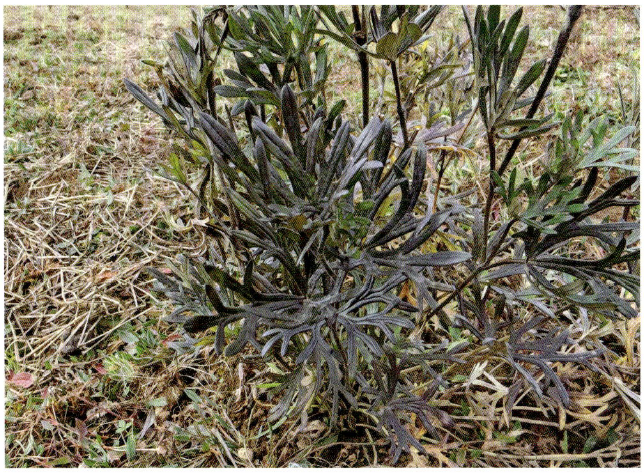

短柄乌头成熟植株

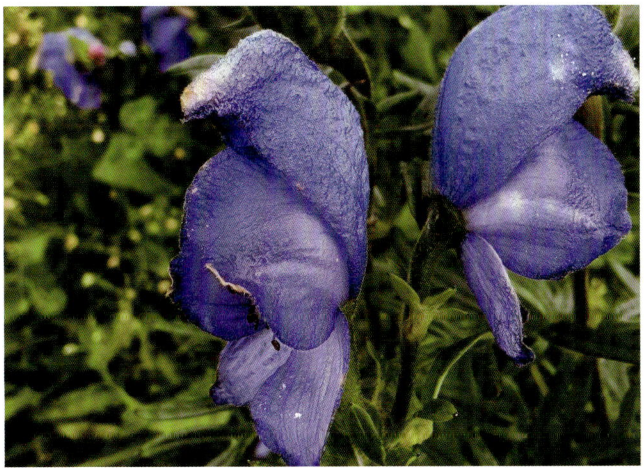

短柄乌头花枝(1)

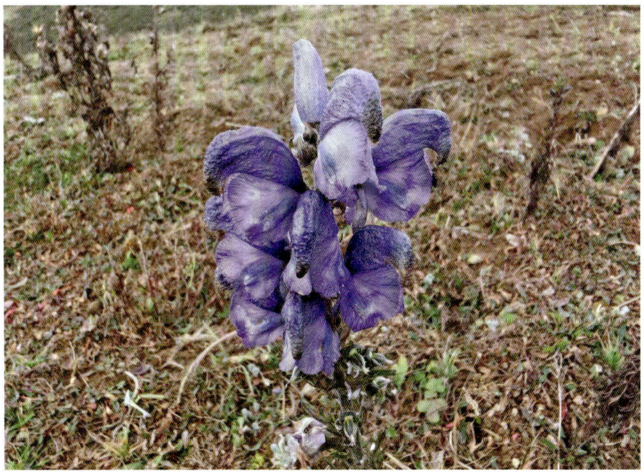

短柄乌头花枝(2)

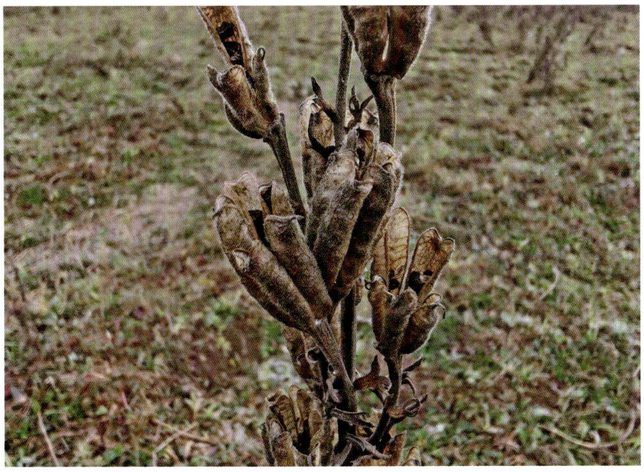

短柄乌头果枝

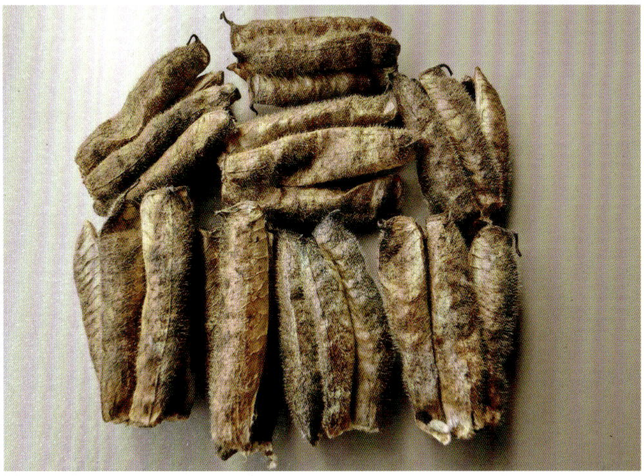

短柄乌头果实

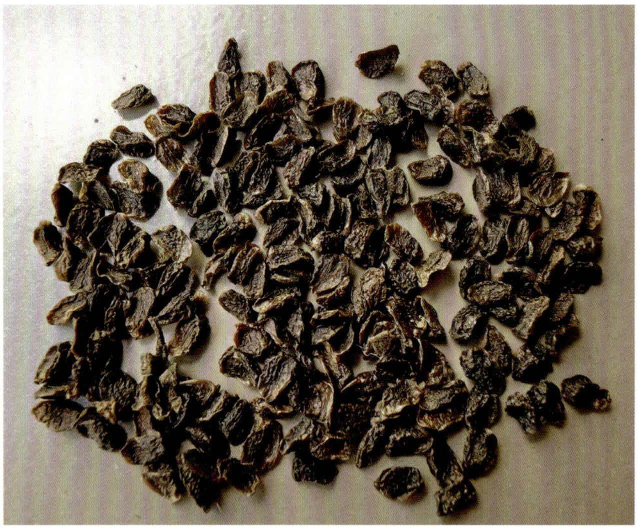

短柄乌头种子

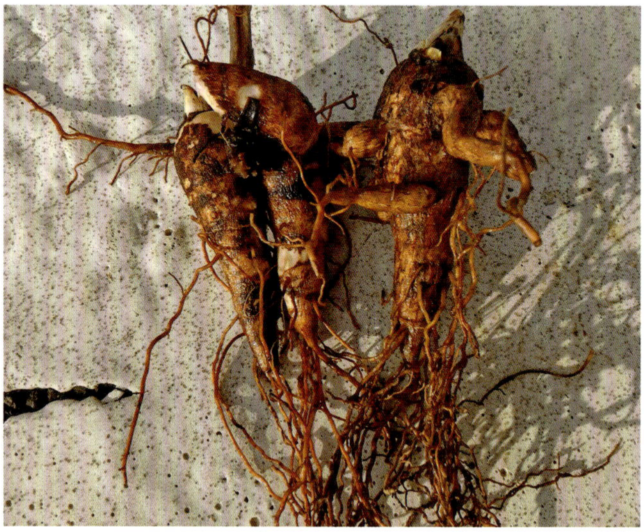

短柄乌头鲜根

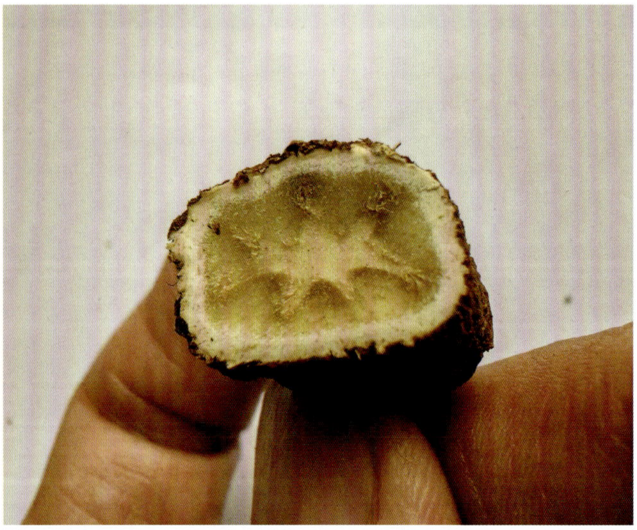

短柄乌头根（断面）

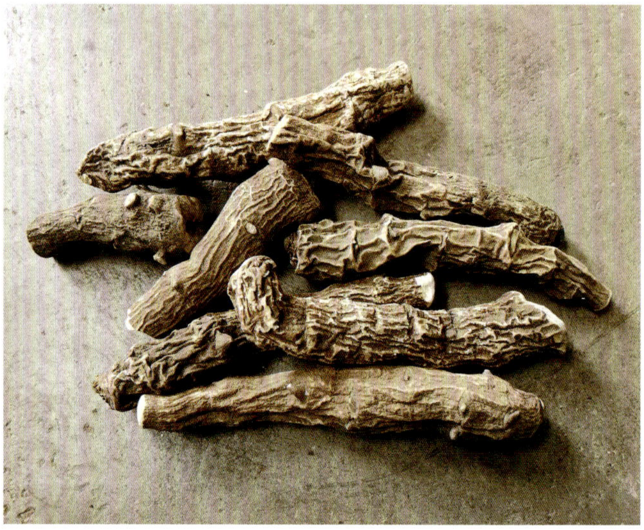

短柄乌头干燥根

[illegible]

[illegible] *Aconitum brachypodum* Diels. [illegible]

[illegible]

野葡萄根

Yeputaogen

ROOT OF BRIER GRAPE

〔别名〕网脉葡萄。

〔基原〕本品为葡萄科植物网脉葡萄 *Vitis wilonae* Veitch 的根。

〔原植物形态〕木质藤本。幼枝近圆柱形，有白色蛛丝状柔毛，后变无毛。单叶互生；叶柄长 4 ～ 7 cm；红色，被蛛丝状毛；叶片心形或心状卵形，长 8 ～ 15 cm，宽 5 ～ 10 cm，通常不裂，有时不明显 3 浅裂，边缘有小牙齿。下面沿脉有锈色蛛丝状毛，叶脉下面隆起，网脉显明，两面常有白粉。花杂性异株，圆锥花序长 8 ～ 15 cm；花小，淡绿色；雄花有极短的花梗，基部有小苞片；花萼盘状，全缘；花瓣 5 ～ 6，顶部黏合成帽状脱落；雄蕊 5 ～ 6，与花瓣对生，退化子房埋于花盘中；两性花子房有短柱头，雄蕊 5，比子房略长。浆果球形，直径 7 ～ 12（～ 18）mm，熟时蓝黑色，有白粉。花期 5 月，果期 6 ～ 7 月。生于海拔 800 ～ 1 200 m 的山谷、山坡灌丛中。

〔炮制〕除去泥沙杂质，切片，干燥；或鲜用。

〔功能与主治〕清热解毒。主治痈疽疔疮，慢性骨髓炎。

〔用法与用量〕外用：适量，捣敷。

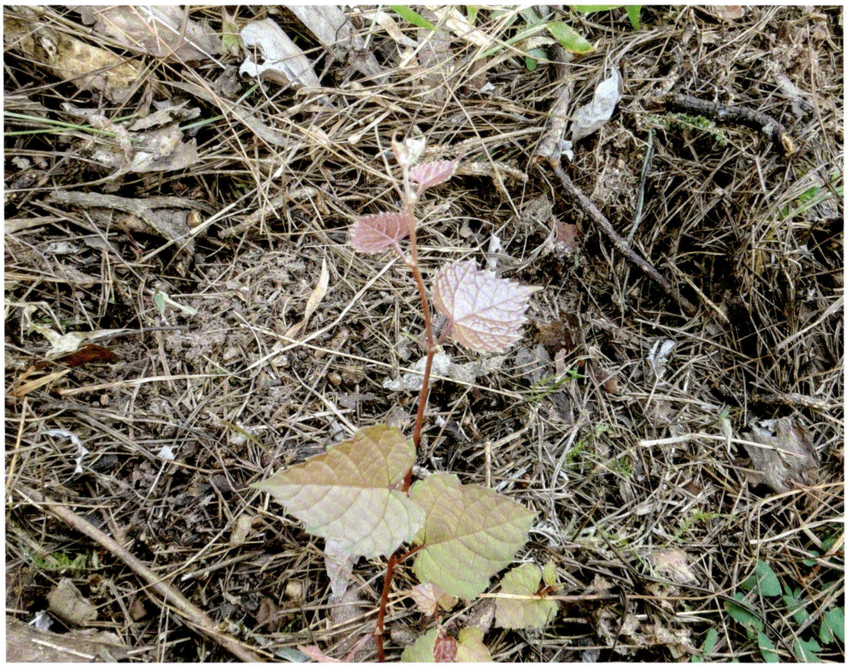

网脉葡萄幼株

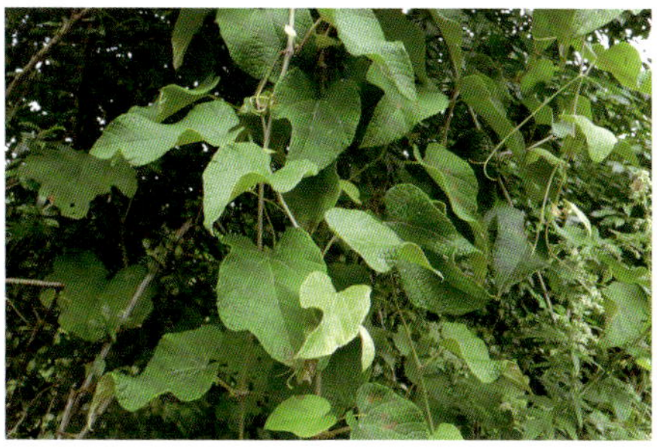

网脉葡萄成熟植株

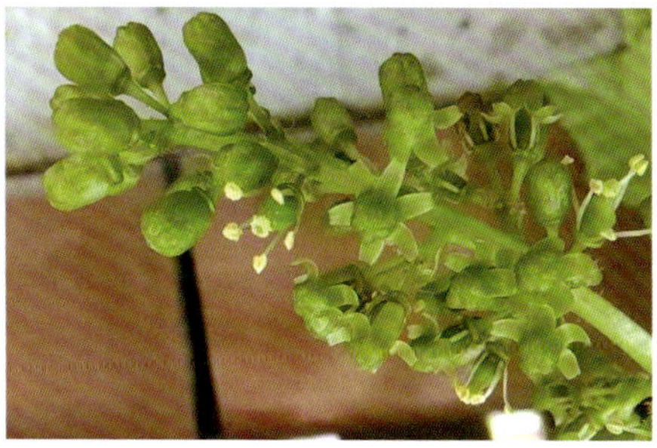

网脉葡萄花枝

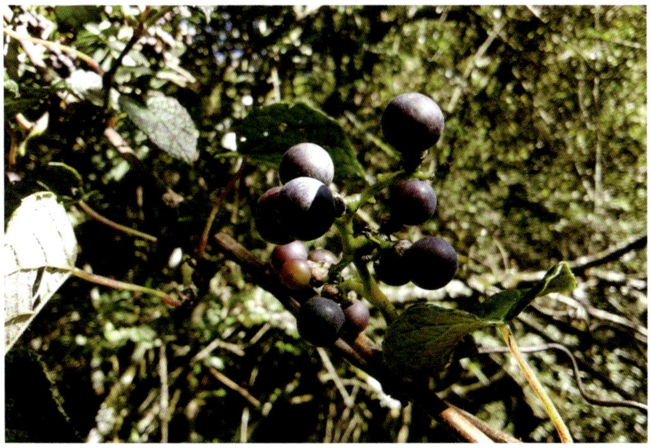

网脉葡萄幼果枝

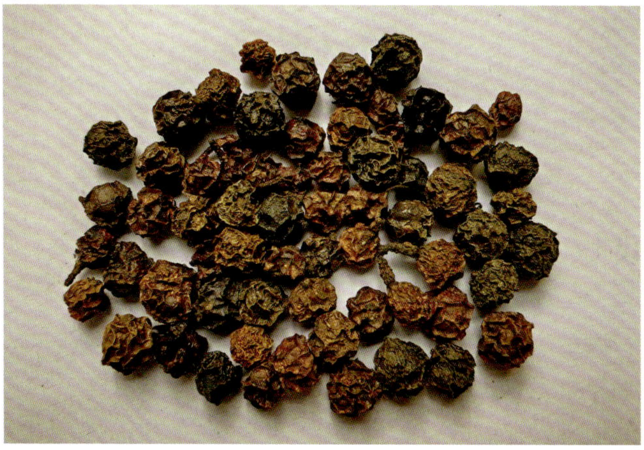

网脉葡萄果实

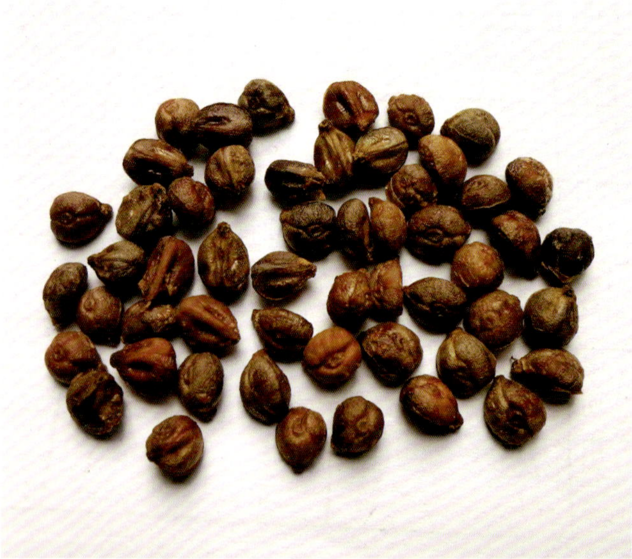

网脉葡萄种子

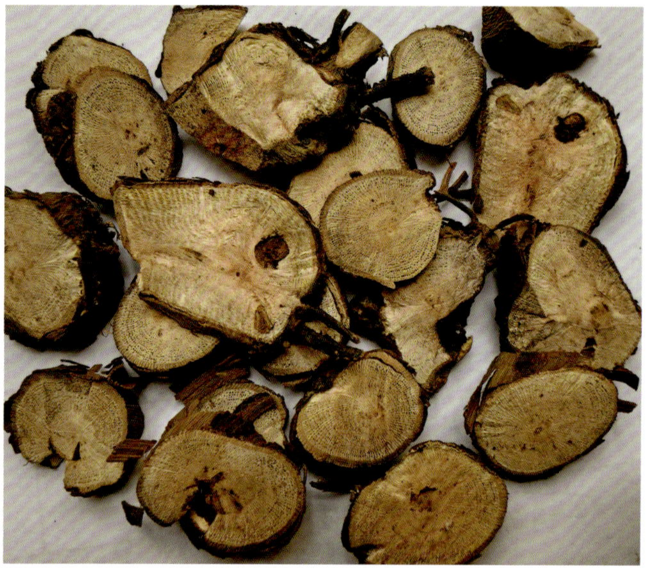

网脉葡萄干燥根

[illegible] *Vitis wilonae* Veitch. [illegible] 4~7 cm [illegible] 8~15 cm [illegible] 5~10 cm [illegible] 3 [illegible] 8~15 cm [illegible] 5~6 [illegible] 5~6 [illegible] 5 [illegible] 7~12 (~18) mm [illegible] 5 [illegible] 6~7 [illegible] 800~1 200 m [illegible]

[illegible]

野木耳菜

Yemuercai

[illegible]

CRASSOCEPHALUM CREPIDIOIDES

〖别名〗假茼蒿、冬风菜、飞机菜、满天飞、安南草、金黄花草、皇爷膏、假苦荠、观皮芥、解放草、飞花菜、土三七。

〖基原〗本品为菊科植物野茼蒿 *Crassocephalum crepidioides* (Benth.) S. Moore 的全草。

〖原植物形态〗一年生草本,高 20 ~ 100 cm。茎直立,有纵条纹,光滑无毛。单叶互生;叶柄长 2 ~ 2.5 cm;叶片膜质,长圆状椭圆形,长 7 ~ 12 cm,宽 4 ~ 5 cm,先端渐尖,基部楔形,边缘有不规则锯齿、重锯齿或有时基部羽状分裂,两面无毛。头状花序直径约 2 cm,少数,在枝顶排成圆锥状;总苞圆柱形;总苞片 2 层,条状披针形,长约 1 cm,边缘膜质,先端有小束毛,基部有小苞片数枚;花全为两性,管状,粉红色,花冠先端 5 齿裂,花柱基部小球状,分枝先端有线状被毛的尖端。瘦果狭圆柱形,赤红色,有条纹,被毛;冠毛丰富,白色。花期夏季。生于山坡荒地、路旁及沟谷杂草丛中。

〖炮制〗除去泥沙杂质,润软,切段,干燥。

〖性味与归经〗微苦、辛,平。

〖功能与主治〗清热解毒,调和脾胃。主治感冒,肠炎,痢疾,口腔炎,乳腺炎,消化不良。

〖用法与用量〗内服:煎汤,30 ~ 60 g;或绞汁。外用:适量,捣敷。

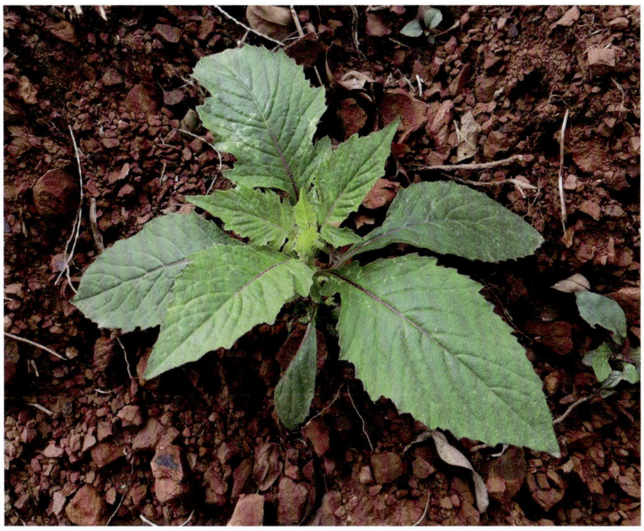
野茼蒿幼株

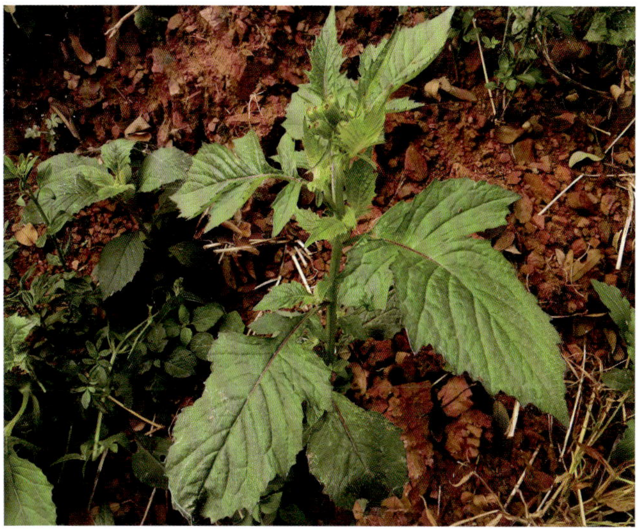
野茼蒿成熟植株

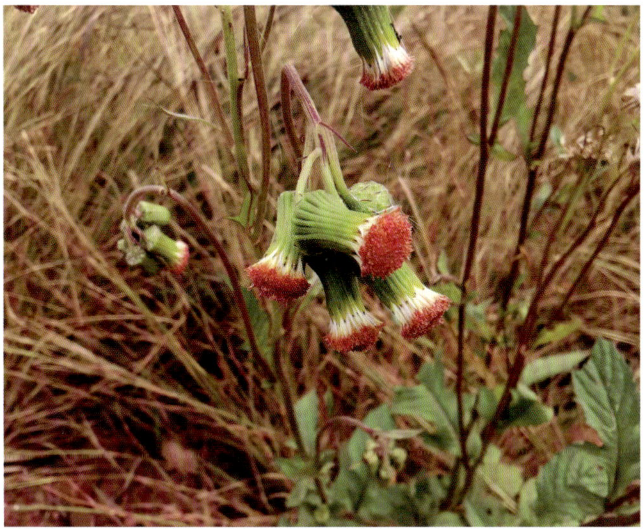
野茼蒿花枝

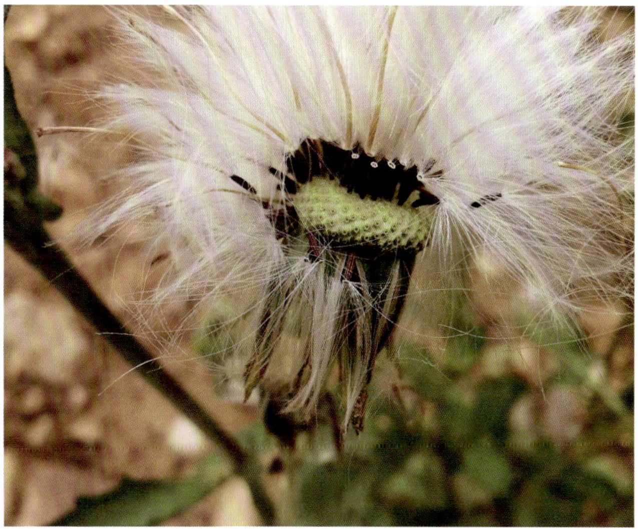
野茼蒿果序

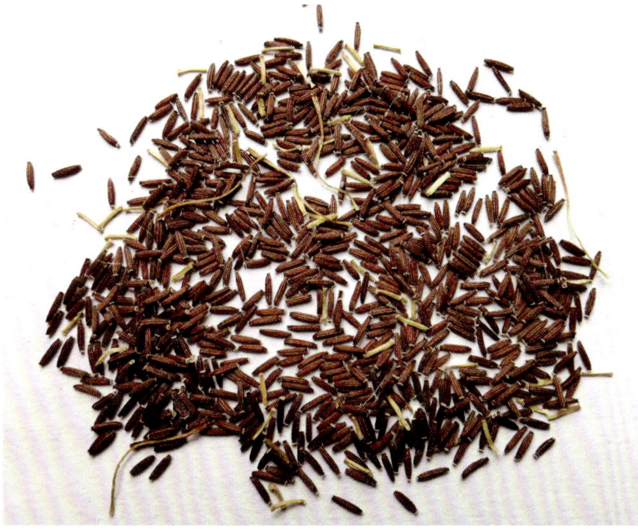
野茼蒿种子

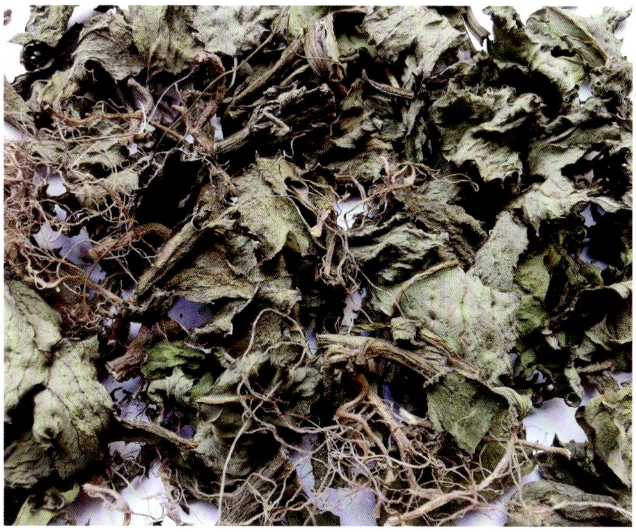
野茼蒿干燥全草

[illegible] *Crassocephalum crepidioides* (Benth.) S. Moore [illegible]

[illegible] 20~100 cm [illegible] 2~2.5 cm [illegible] 7~12 cm [illegible] 4~5 cm [illegible] 2 cm [illegible] 2 [illegible] 1 cm [illegible]

[illegible] 30~60 g [illegible]

野 拔 子

Yebazi

[illegible]

ALL-GRASS OF RUGULOSE ELSHOLTZIA

〔别名〕香苏草、野苏、野香苏、崩疮药、扫把茶、腊悠麻、小苏苏棵、里香蒿、狗尾巴香、山香、鬼米香条、小野荞子、满山香、小坝子。

〔基原〕本品为唇形科植物细皱香薷 *Elsholtzia rugulosa* Hemsl. 的全草。

〔原植物形态〕半灌木，高 0.3 ～ 1.5 m。枝四棱形，密被白色微柔毛。叶对生；叶柄长 0.5 ～ 2.5 cm，密被白色柔毛；叶片卵形或椭圆状菱形，长 2 ～ 7.5 cm，宽 1 ～ 3.5 cm，先端急尖或微钝，基部楔形，边缘具钝锯齿，近基部全缘，上面具皱纹，被毛，下面密被灰白色绒毛。轮伞花序多花密集成假穗状花序，着生于主茎及侧枝顶部，长 5 ～ 15 cm，序轴密被灰白色绒毛；苞片钻形，被灰白色绒毛；花萼钟形，长约 1.5 mm，外面被灰白色绒毛，萼齿 5；花冠淡紫色或白色，长约 4 mm，外面被柔毛，上唇直立，先端微缺，下唇 3 裂，中裂片圆形，边缘啮蚀状，侧裂片短，半圆形；雄蕊 4，前对较长，伸出，花丝略被毛，花药 2 室；子房 4 裂，花柱超出雄蕊，柱头 2 裂。小坚果长圆形，长约 1 mm，淡黄色。花期 9 ～ 11 月，果期 10 ～ 12 月或翌年 2 月。生于海拔 1 300 ～ 2 800 m 的山坡草地、空旷地、路旁、林下或灌丛中。

〔炮制〕除去杂质，切段，干燥。

〔性味与归经〕辛、苦，凉。

〔功能与主治〕解表退热，化湿和中。主治感冒发热，头痛，呕吐泄泻，痢疾，烂疮，鼻衄咳血，外伤出血。

〔用法与用量〕内服：煎汤，9 ～ 12 g。

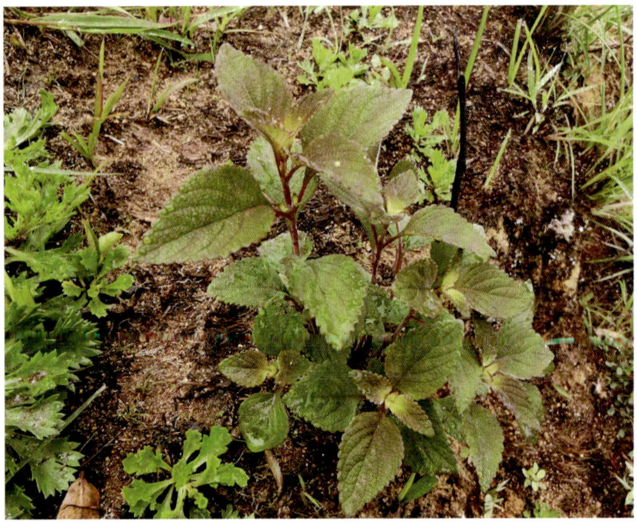

细皱香薷幼株

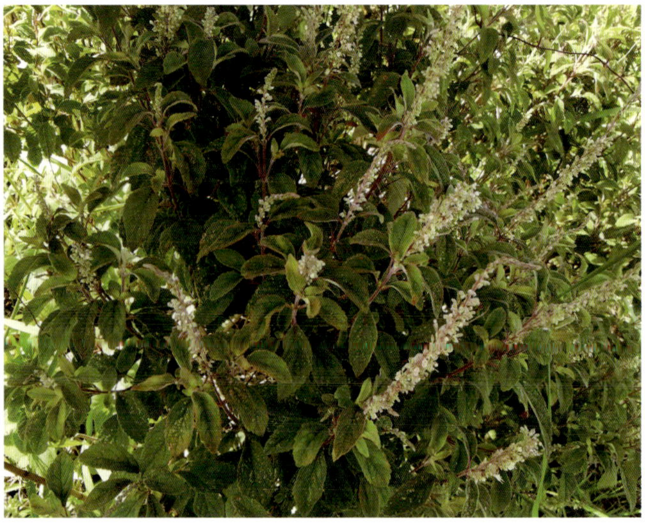

细皱香薷成熟植株

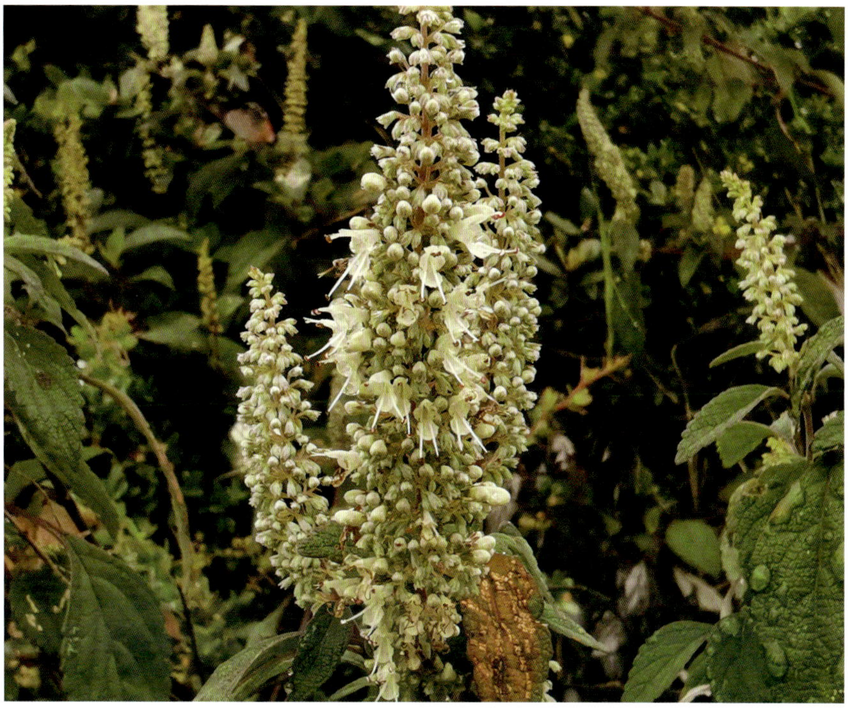

细皱香薷花枝

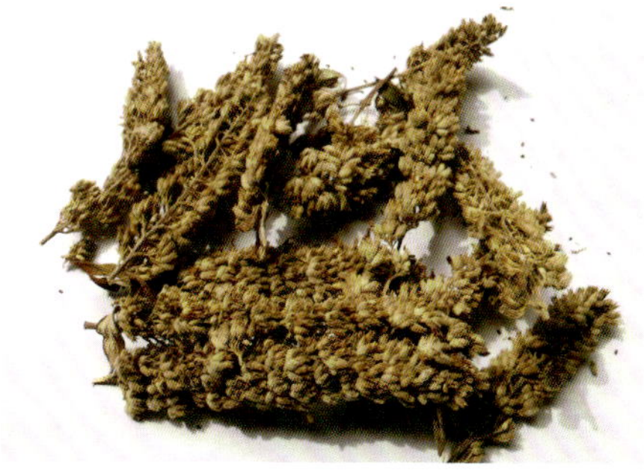

细皱香薷果穗

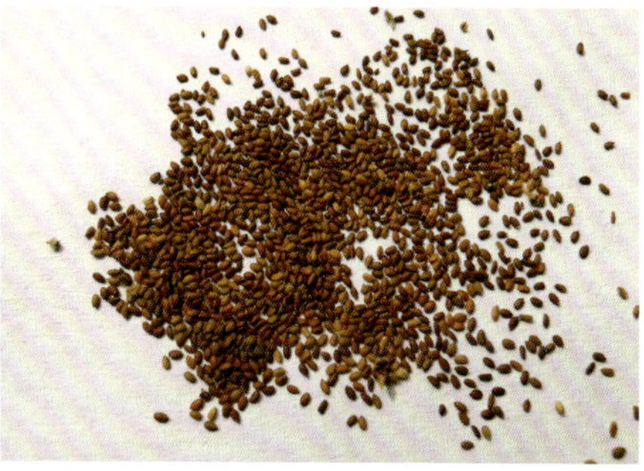

细皱香薷种子

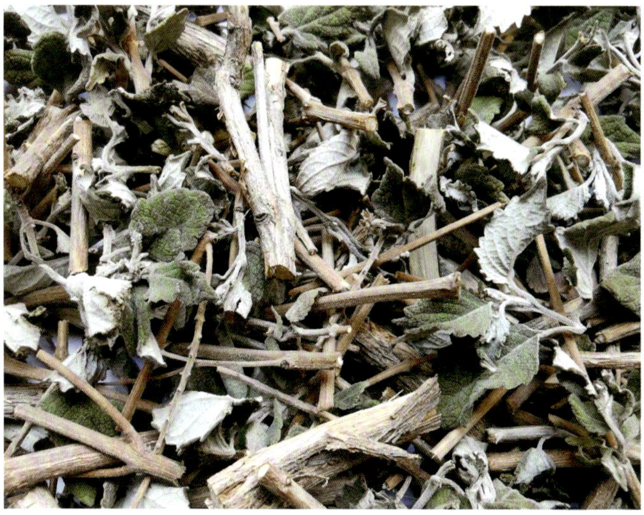

细皱香薷干燥地上部分

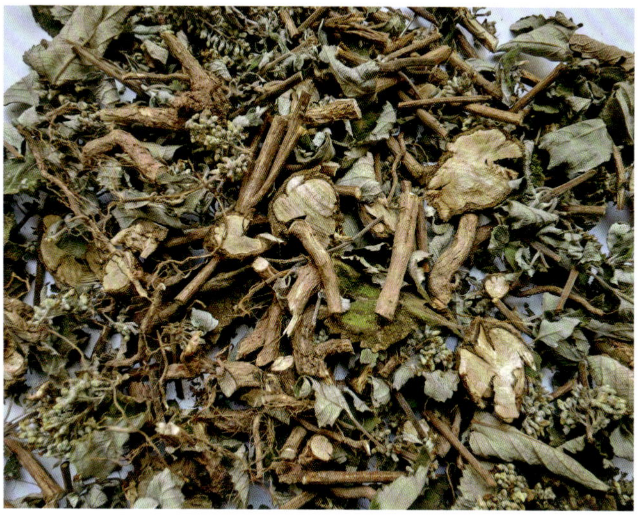

细皱香薷干燥全草

[illegible] • [illegible]

[illegible] • [illegible] *Elsholtzia rugulosa* Hemsl. [illegible]

[illegible] • [illegible] 0.3~1.5 m [illegible] 0.5~2.5 cm [illegible] 2~7.5 cm [illegible] 1~3.5 cm [illegible] 5~15 cm [illegible] 1.5 mm [illegible] 5 [illegible] 4 mm [illegible] 3 [illegible] 4 [illegible] 2 [illegible] 4 [illegible] 2 [illegible] 1 mm [illegible] 9~11 [illegible] 10~12 [illegible] 2 [illegible] 1 300~2 800 m [illegible]

[illegible] • [illegible]

[illegible] • [illegible]

[illegible] • [illegible]

[illegible] • [illegible] 9 ～ 12 g。

银合欢

Yinhehuan

LEUCAENA LEUCOCEPHALA

〔别名〕白合欢。

〔基原〕本品为豆科植物银合欢 *Leucaena leucocephala* (Lam.) de Wit. 的根皮。

〔原植物形态〕灌木或小乔木，高 2 ～ 6 m。幼枝被短柔毛，无刺。叶为二回偶数羽状复叶；叶轴长 8 ～ 16 cm，有毛，在第 1 羽片着生处有 1 枚黑色腺体；羽片 4 ～ 8 对，小叶 4 ～ 15 对，叶片线状长椭圆形，长 6 ～ 13 cm，宽 1.5 ～ 3 mm，先端急尖，基部楔形、中脉偏向小叶上部。花排列为圆头状花序，花序 1 ～ 2 个生于叶腋，直径 2 ～ 3 cm，花梗长；花萼筒状，外面有毛，萼齿 5；花白色，花瓣极狭，长约为雄蕊的 1/3；雄蕊 10，常具疏毛；子房有短柄，上部被柔毛，花柱丝状，柱头下凹似杯状。荚果带状，扁平；褐色，有光泽，长 10 ～ 18 cm，宽 1.4 ～ 2 cm，先端凸尖，纵裂，有多数种子；种子卵形，扁平，有光泽。花期 4 ～ 7 月，果期 8 ～ 10 月。

生于低海拔的荒地或疏林中，或栽培作绿篱。

〔炮制〕除去泥沙杂质，润软，切段，干燥。

〔性味与归经〕甘，平。

〔功能与主治〕解郁宁心，解毒消肿。主治心烦失眠，心悸怔忡，跌打损伤，骨折，肺痈，痈肿，疥疮。

〔用法与用量〕内服：煎汤，4.5 ～ 9 g。外用：适量，研末调敷。

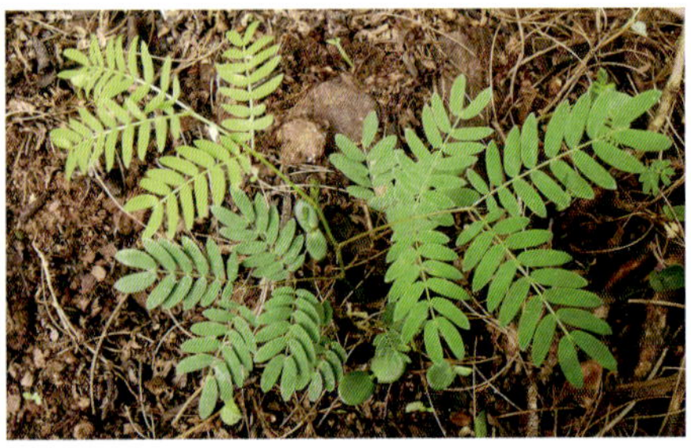

银合欢幼株

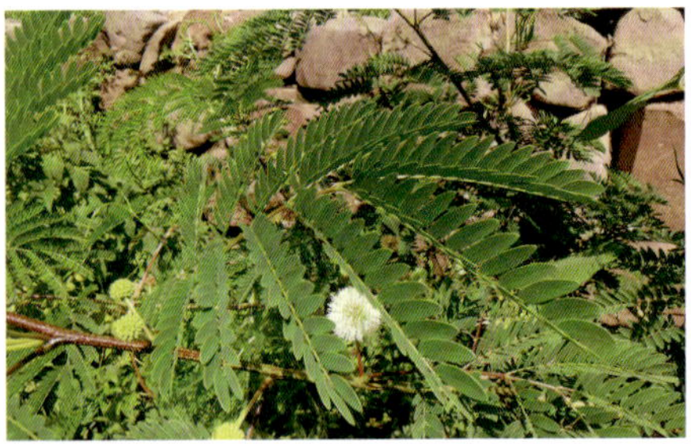

银合欢成熟植株

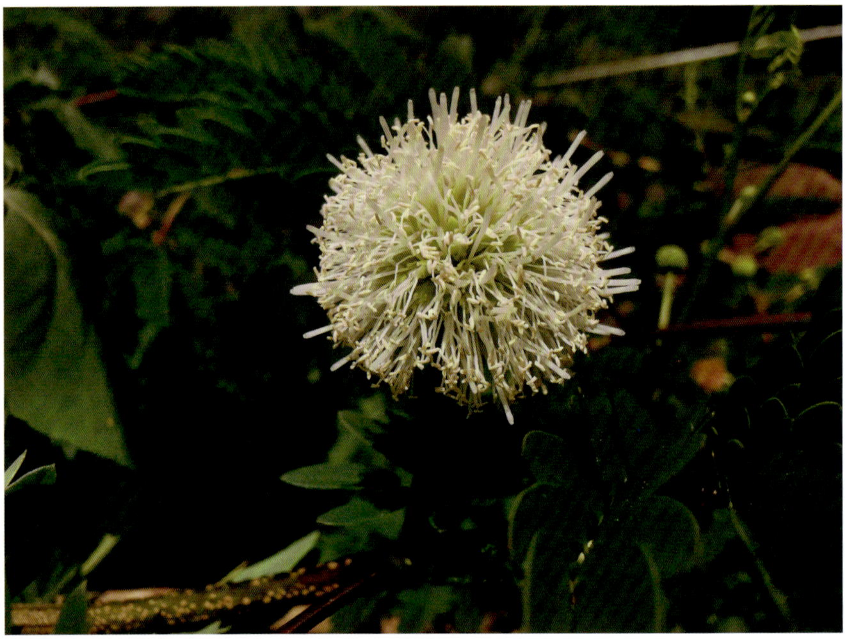

银合欢花枝

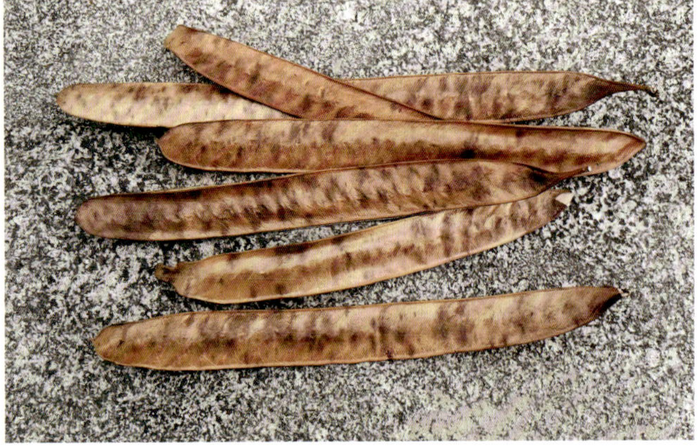

银合欢果实

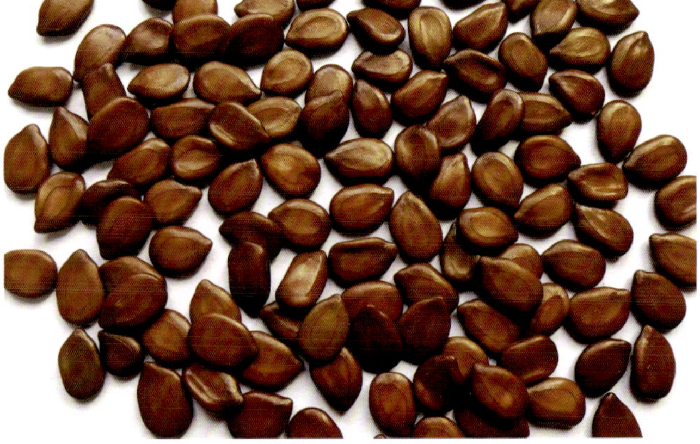

银合欢种子

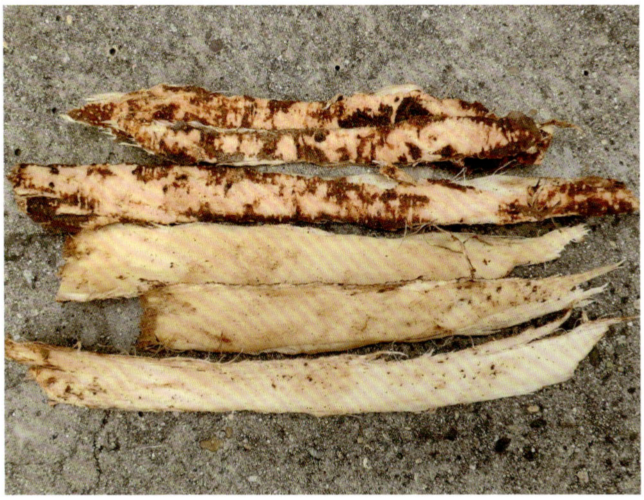

银合欢根皮（鲜）

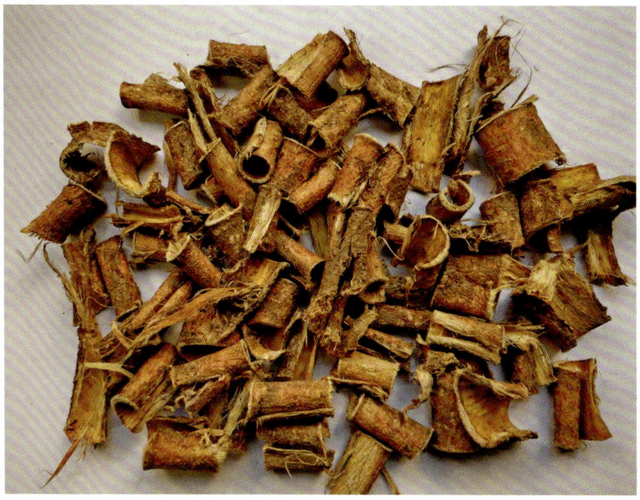

银合欢干燥根皮

[illegible] • [illegible]。
[illegible] • [illegible] *Leucaena leucocephala* (Lam.) de Wit. [illegible]。
[illegible] • [illegible]，[illegible] 2~6 m [illegible]。[illegible] 8~16 cm [illegible]，[illegible] 4~8 [illegible]，[illegible] 4~15 [illegible]，[illegible] 6~13 cm [illegible]，[illegible] 1.5~3 mm [illegible]。[illegible] 1~2 [illegible]，[illegible] 2~3 cm [illegible]，[illegible] 5 [illegible]；[illegible] 1/3 [illegible]；[illegible] 10 [illegible]，[illegible] 10~18 cm [illegible]，[illegible] 1.4~2 cm [illegible]，[illegible] 4~7 [illegible]，[illegible] 8~10 [illegible]。[illegible]。
[illegible] • [illegible]。
[illegible] • [illegible]。
[illegible] • [illegible]。
[illegible] • [illegible]，4.5~9 g。[illegible]。

银线莲

Yinxianlian

[illegible]

GOODYERA HACHIJOENSIS YATABE

〔别名〕斑叶兰、假金线莲。

〔基原〕本品为兰科植物白网脉斑叶兰 *Goodyera hachijoensis* Yatabe 的全草。

〔原植物形态〕植株高 6 ～ 30 cm。根状茎匍匐，茎状，具节。茎直立，红褐色，具 4 ～ 5 枚叶。叶片卵形或卵状长圆形，长 3 ～ 8 cm，宽 2 ～ 2.5 cm，薄而平，上面绿色，具白色均有细脉连接成的网状脉纹，背面灰白色，先端急尖，基部圆形，骤然收狭成柄；叶柄长 1.5 ～ 2.5 cm，基部扩大成抱茎的鞘。花茎红褐色，长 8 ～ 15 cm，被毛；总状花序长 4 ～ 8 cm，具多数花；花苞片披针形或卵状披针形，长 8 mm，宽 3.5 mm，绿色，基部红褐色且边缘撕裂状；子房圆柱状纺锤形，连花梗长 5 ～ 5.5 mm，无毛；花小，近球形，微张开，淡绿色或白色，无毛；中萼片卵形或卵状长圆形，凹陷，长 3.2 ～ 3.5 mm，宽 1.5 ～ 2.5 mm，先端钝或急尖，具 1 脉，与花瓣黏合成兜状；侧萼片斜卵形或卵状长圆形，长 3.5 ～ 4 mm，先端急尖，具 1 脉；花瓣斜菱形，长 3.2 ～ 3.5 mm，中部宽 1.4 ～ 2 mm，先端钝，具 1 脉；唇瓣卵形，长 3 ～ 3.5 mm，前部舌状，舟形，先端钝，基部凹陷呈囊状，内面具多数腺毛；蕊柱短，长 1.3 ～ 1.5 mm，黄白色；花药卵形；蕊喙短，叉状 2 裂。花期 5 ～ 6 月。生于海拔 400 ～ 1 500 m 的林下阴湿处。

〔炮制〕除去杂质，切段，干燥，或鲜用。

〔性味与归经〕甘、辛，温。

〔功能与主治〕清热解毒，活血止痛，软坚散结。主治气管炎，骨节疼痛，跌打损伤，瘰疬，痈肿疮疖。

〔用法与用量〕内服：煎汤，鲜者 50 ～ 100 g；捣汁或浸酒。外用：捣敷。

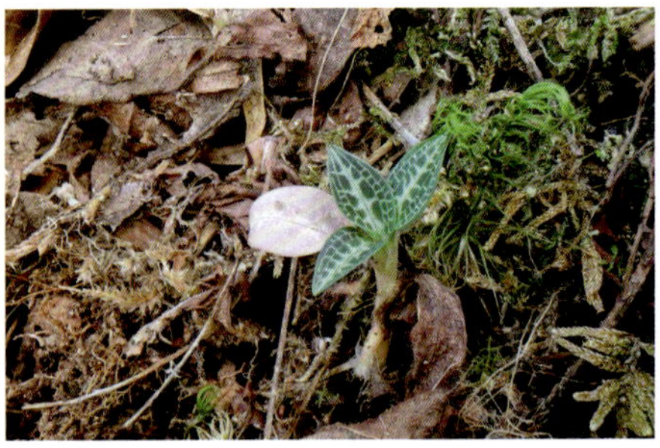

白网脉斑叶兰幼株

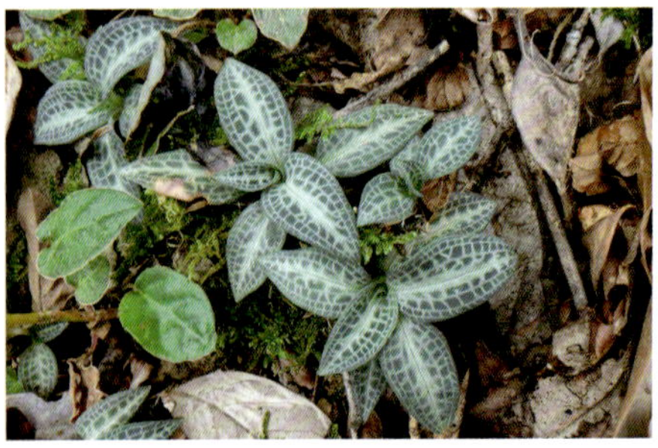

白网脉斑叶兰成熟植株

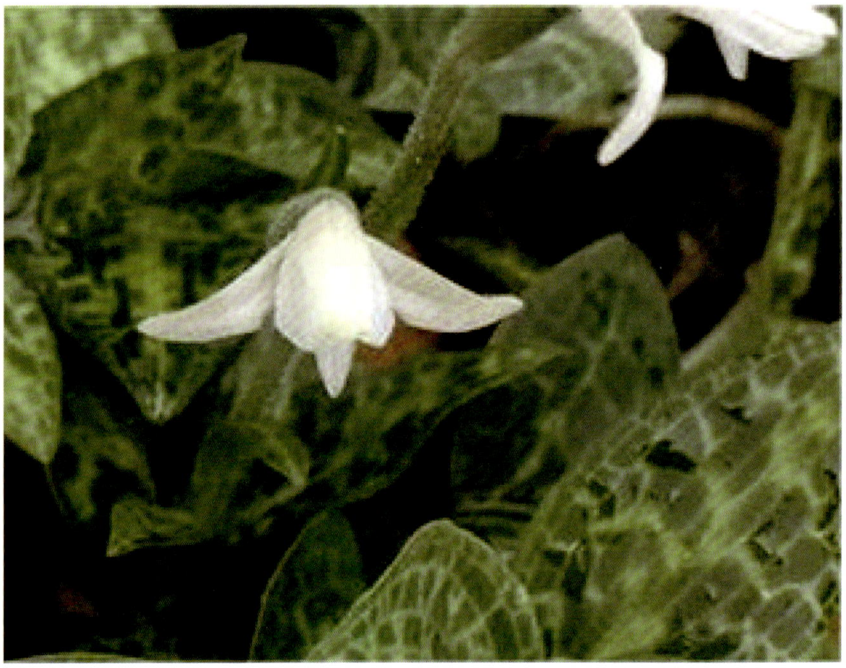

白网脉斑叶兰花枝

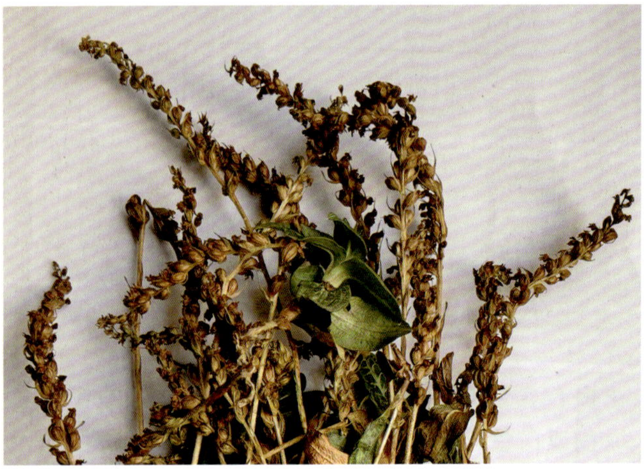

白网脉斑叶兰果枝

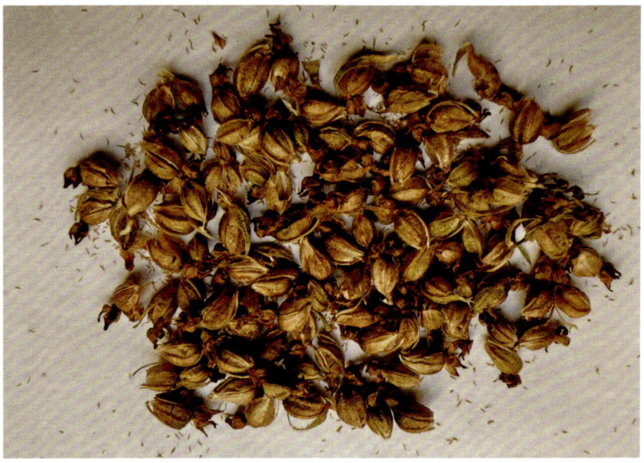

白网脉斑叶兰果实

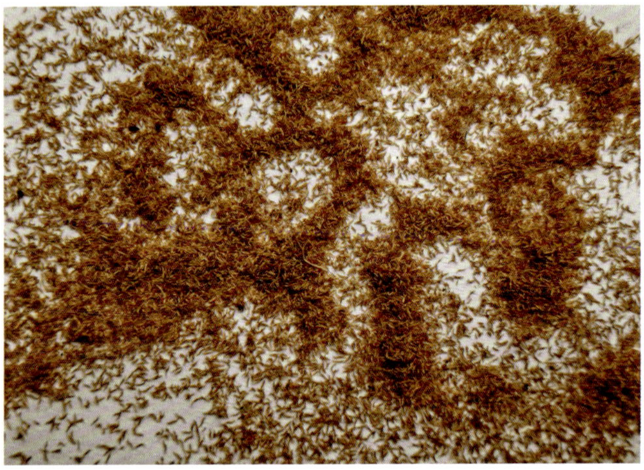

白网脉斑叶兰种子

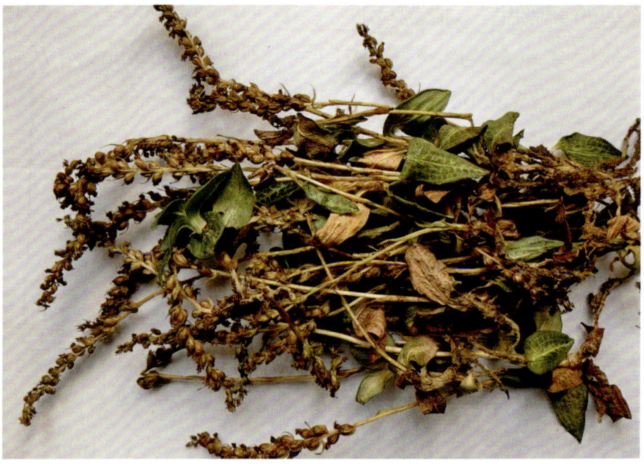

白网脉斑叶兰干燥全草

[illegible]

麻　黄

Mahuang

[illegible]

EPHEDRAE HERBA

〔别名〕龙沙、狗骨、卑相、卑盐。

〔基原〕本品为麻黄科植物草麻黄 *Ephedra sinica* Stapf 的草质茎。

〔原植物形态〕草本状灌木，高 20 ～ 40 cm。木质茎匍匐卧土中；小枝直伸或微曲，绿色，长圆柱形，细纵槽纹常不明显，节明显，节间长 2.5 ～ 5.5 cm，径 1.5 ～ 2 mm。鳞叶膜质鞘状，长 3 ～ 4 mm，下部约 1/2 合生，上部 2 裂，裂片锐三角形，先端急尖，常向外反曲。花成鳞球花序，通常雌雄异株；雄球花多成复穗状，常具总梗；雌球花单生，有梗，成熟时苞片增大，肉质，红色，成浆果状。种子 2，包于苞片内，不露出，黑红色或灰褐色，三角状卵圆形或宽卵圆形，长 4.5 ～ 6 mm，直径约 4 mm，表面有细皱纹。花期 5 ～ 6 月，果期 7 ～ 8 月。生于干山坡、平原、干燥荒地、河床、干草原、河滩附近及固定沙丘，常成片丛生。

〔炮制〕除去木质茎、残根及杂质，切段，干燥。

〔性味与归经〕辛、微苦，温。归肺、膀胱经。

〔功能与主治〕发汗散寒，宣肺平喘，利水消肿。主治风寒感冒，胸闷喘咳，风水浮肿。蜜麻黄润肺止咳。主治表证已解，气喘咳嗽。

〔用法与用量〕内服：煎汤，2 ～ 10 g。

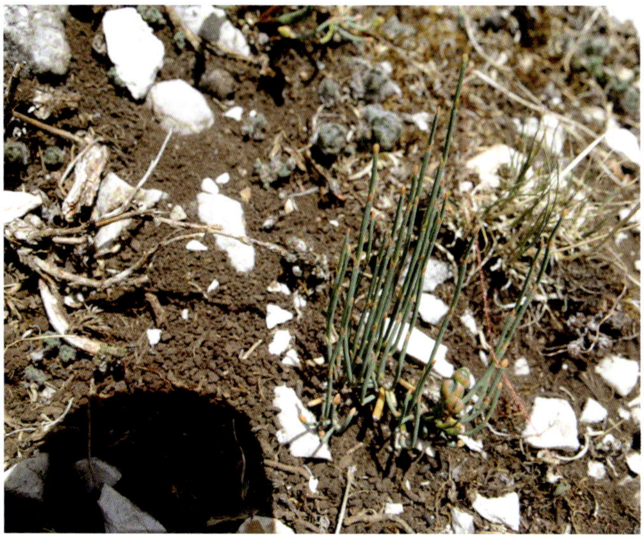

草麻黄幼株

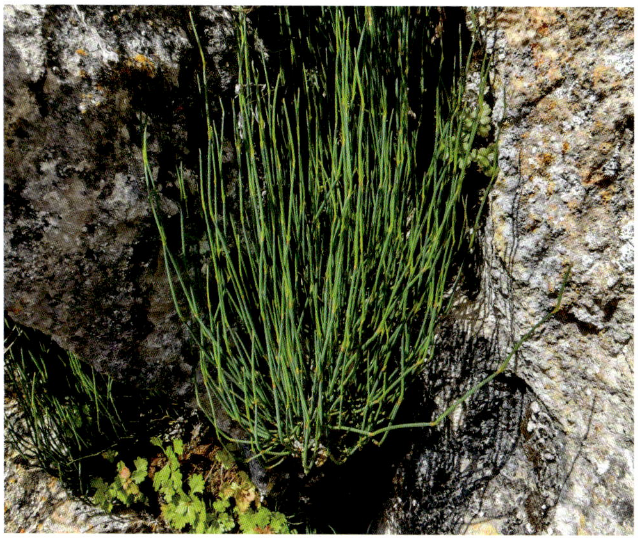

草麻黄成熟植株

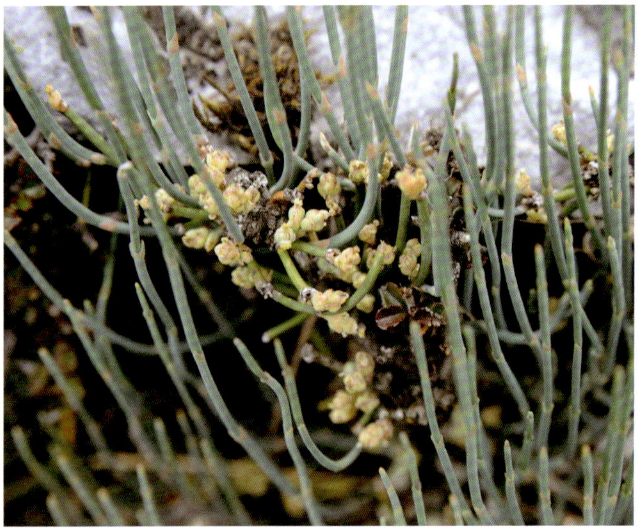

草麻黄花枝（1）

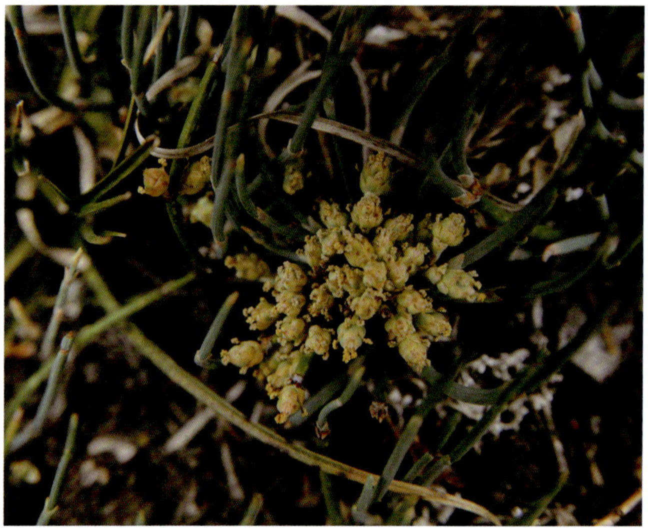

草麻黄花枝（2）

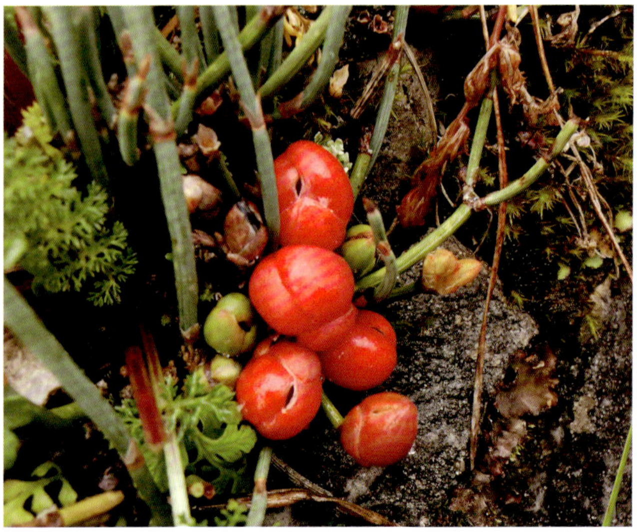

草麻黄果枝

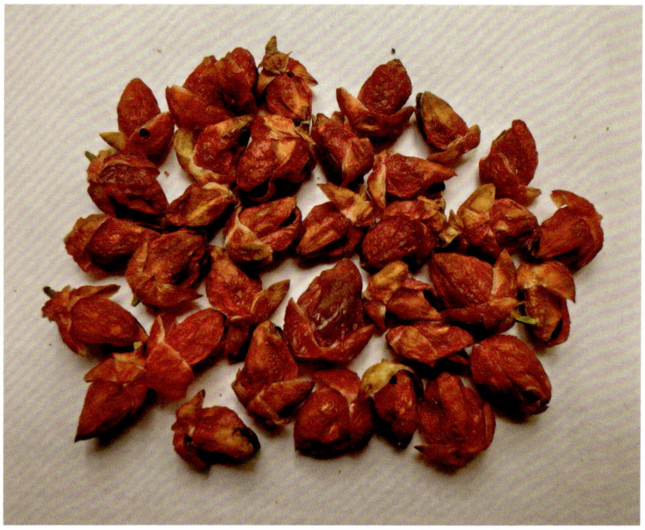

草麻黄果实

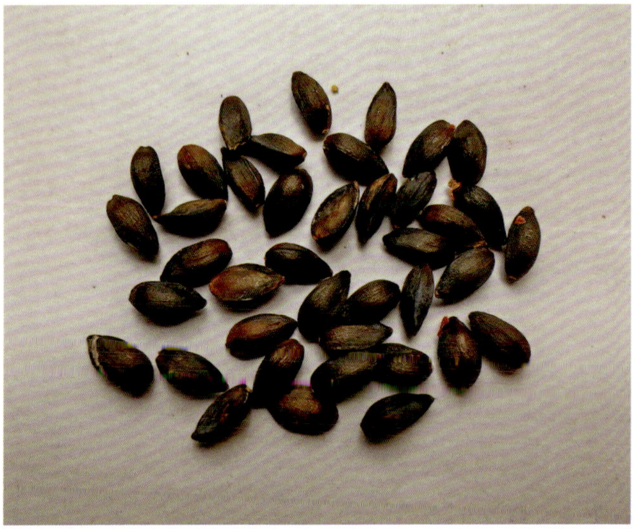

草麻黄种子

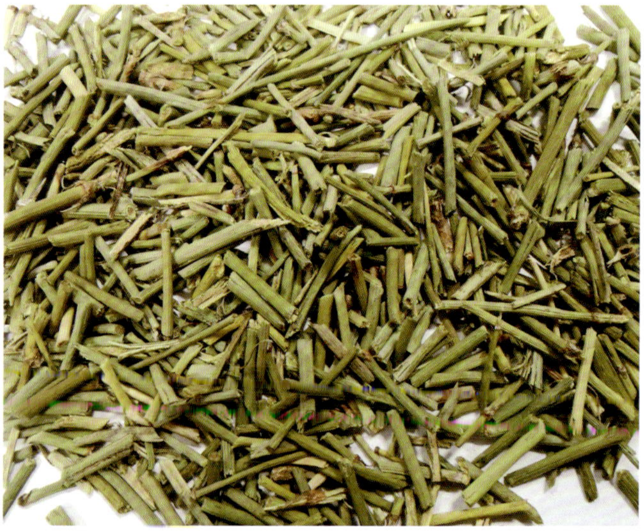

草麻黄干燥茎

[illegible] · [illegible] Ephedra sinica Stapf. [illegible]
[illegible] · [illegible] 20~40 cm [illegible] 2.5~5.5 cm [illegible] 1.5~2 mm [illegible] 3~4 mm [illegible] 1/2 [illegible] 2 [illegible] 4.5~6 mm [illegible] 4 mm [illegible] 5~6 [illegible] 7~8 [illegible]
[illegible] · [illegible]
[illegible] · [illegible]
[illegible] · [illegible] 2~10 g。

鹿　藿

Luhuo

[illegible]

HERB OF TWINING RHYNCHOSIA

〔别名〕 菌、鹿豆、荳豆、野绿豆、野黄豆、老鼠眼、老鼠豆、野毛豆、门瘦、酒壶藤、乌眼睛豆、大叶野绿豆、鬼豆根、藤黄豆、乌睛珠、光眼铃铃藤、山黑豆、鬼眼睛、一条根。

〔基原〕 本品为豆科植物鹿藿 *Rhynchosia volubilis* Lour. 的茎叶。

〔原植物形态〕 多年生缠绕草本。各部密被淡黄色柔毛。茎蔓长。三出复叶，顶生小叶近于圆形，长 2.5 ～ 6 cm，宽 2.5 ～ 5.5 cm，先端急尖或短渐尖；侧生小叶斜阔卵形，或斜阔椭圆形，长 2 ～ 6 cm，宽 1.5 ～ 2.5 cm，先端急尖，基部圆形；叶片纸质，上面疏被短柔毛，背面密被长柔毛和橘黄色透明腺点；托叶线状披针形，不脱落。总状花序腋生，花 10 余朵；长约 7 mm；花萼钟状，5 裂；花冠黄色，龙骨瓣有长喙；雄蕊 10，二体，花药 1 室；子房上位，胚珠 2，花柱长，基部弯曲，被毛，柱头头状。荚果短，长圆形，红紫色，长约 1.5 cm，阔约 9 mm；种子 1 ～ 2 粒，黑色，有光泽。花期 5 ～ 9 月，果期 7 ～ 10 月。生于海拔 400 ～ 1 200 m 的山坡杂草中或附攀树上。

〔炮制〕 除去杂质，切段，干燥。

〔性味与归经〕 苦、酸，平。归胃、脾、肝经。

〔功能与主治〕 祛风除湿，活血，解毒。主治风湿痹痛，头痛，牙痛，腰脊疼痛，瘀血腹痛，产褥热，瘰疬，痈肿疮毒，跌打损伤，烫火伤。

〔用法与用量〕 内服：煎汤，9 ～ 30 g。外用：适量，捣敷。

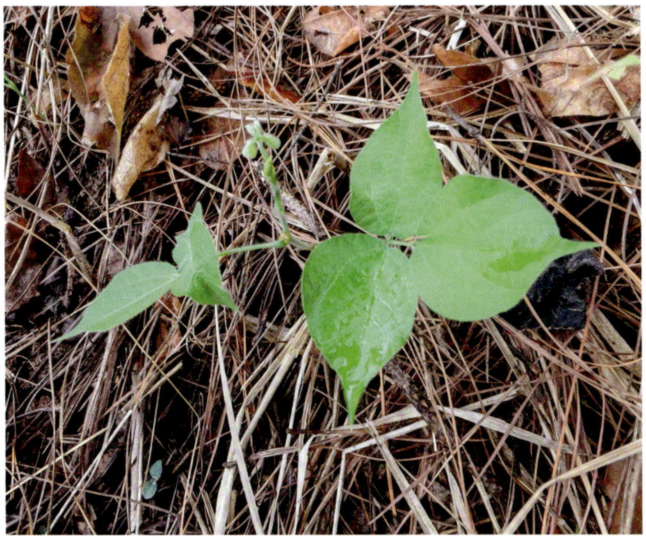

鹿藿幼株

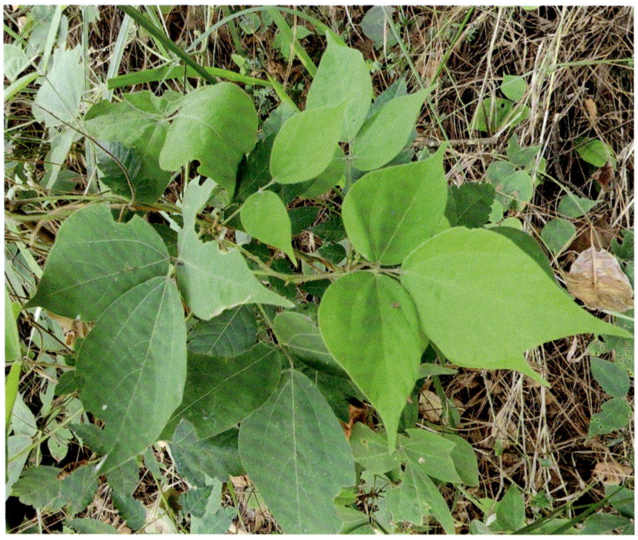

鹿藿成熟植株

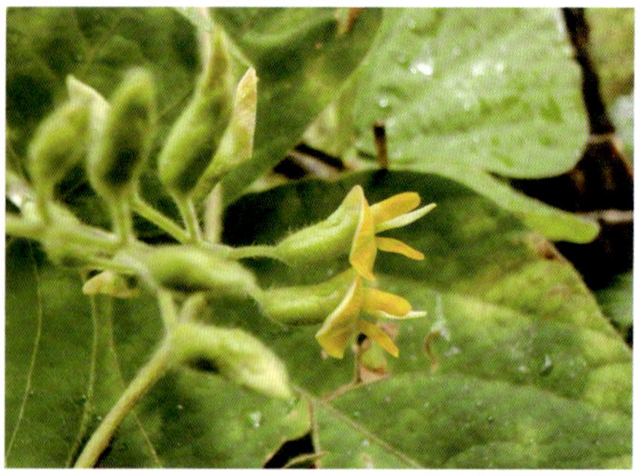

鹿藿花枝

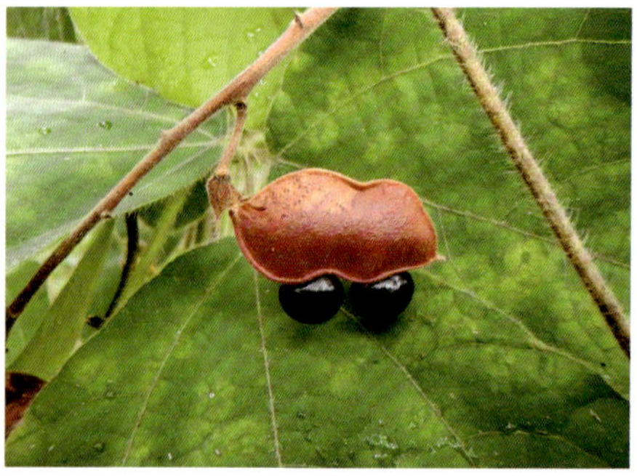

鹿藿果枝

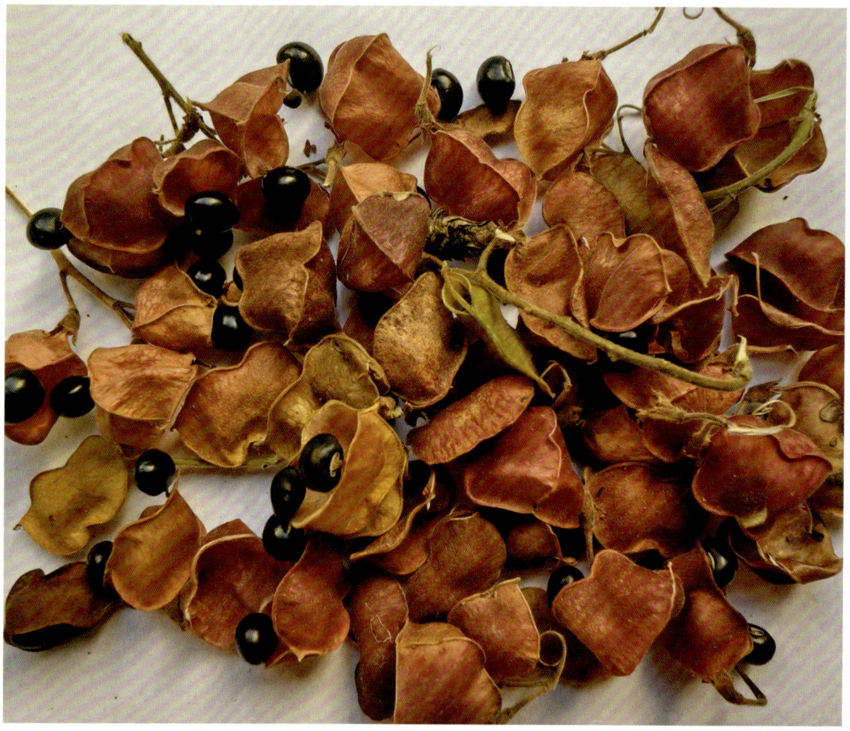

鹿藿果实

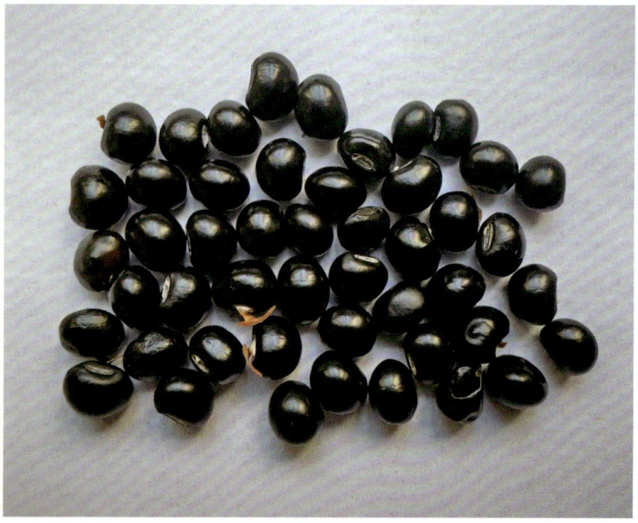

鹿藿种子

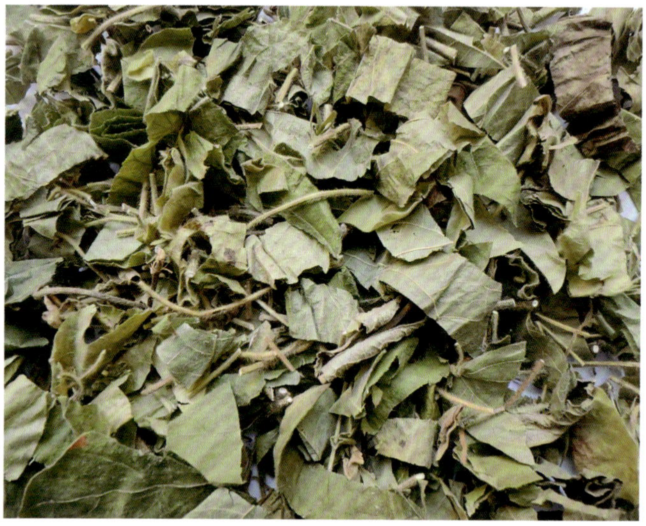

鹿藿干燥茎叶

[illegible] • [illegible]

[illegible] • [illegible] *Rhynchosia volubilis* Lour. [illegible]

[illegible] • [illegible] 3 [illegible], [illegible] 5~6 cm [illegible], [illegible] 2.5~5.5 cm [illegible]; [illegible] 10 [illegible]; [illegible] 7 mm [illegible]; [illegible], 5 [illegible]; [illegible] 10 [illegible], [illegible] 1 [illegible]; [illegible] 2 [illegible], [illegible] 1.5 cm [illegible]. [illegible] 9 mm [illegible]; [illegible] 1~2 [illegible]. [illegible] 5~9 [illegible], [illegible] 7~10 [illegible]. [illegible] 400~1 200 m [illegible]

[illegible] • [illegible]

[illegible] • [illegible]

[illegible] • [illegible]

[illegible] • [illegible]: [illegible], 9~30 g. [illegible]

鹿衔草

Luxiancao

PYROLAE HERBA

〔别名〕鹿蹄草、小秦王草、破血丹、纸背金牛草、大肺筋草、红肺筋草、鹿寿茶、鹿安茶、鹿含草。

〔基原〕本品为鹿蹄草科植物普通鹿蹄草 *Pyrola decorata* H.Andres 的全草。

〔原植物形态〕常绿亚灌木状小草本，高 15 ～ 35 cm，根茎细长，横生或斜生，有分枝。叶 3 ～ 6，近基生，叶柄长 1.5 ～ 4 cm；叶片薄革质，长圆形至倒卵状长圆形或匙形，稀为卵状长圆形，长 3 ～ 7 cm，宽 2.5 ～ 4 cm，先端钝尖，基部楔形或阔楔形，下延于叶柄，上面绿色，沿叶脉为淡绿白色或稍白色，下面色较淡，常带紫色，边缘有疏齿。花葶常带紫色，有 1 ～ 2（～ 3）枚褐色鳞片状叶，先端渐尖，基部稍抱花葶。总状花序长 2.5 ～ 4 cm，有花 4 ～ 10，半下垂；花冠碗形，淡绿色、黄绿色或近白色；花梗腋间有膜质苞片，与花梗近等长；萼片先端急尖，边缘色较淡；花瓣倒卵状椭圆形，长达 1 cm，宽达 7 mm，先端圆形；雄蕊 10，花丝无毛，花药黄色，具小角；花柱倾斜，上部弯曲，先端有环状突起稀不明显，伸出花冠，柱头 5 圆裂。蒴果扁球形，直径 7 ～ 10 mm。花期 6 ～ 7 月，果期 7 ～ 8 月。生于海拔 600 ～ 3 000 m 的山地阔叶林或灌丛下。

〔炮制〕除去杂质，润软，切段，干燥。

〔性味与归经〕甘、苦，温。归肝、肾经。

〔功能与主治〕祛风湿，强筋骨，止血，止咳。主治风湿痹痛，肾虚腰痛，腰膝无力，月经过多，久咳劳嗽。

〔用法与用量〕内服：煎汤，9 ～ 15 g。

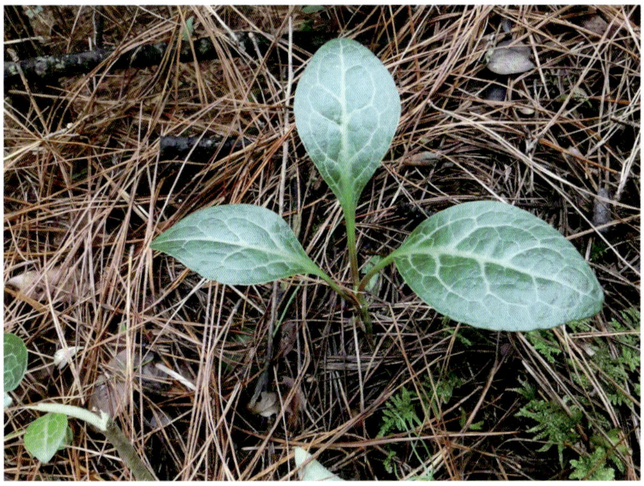

普通鹿蹄草幼株

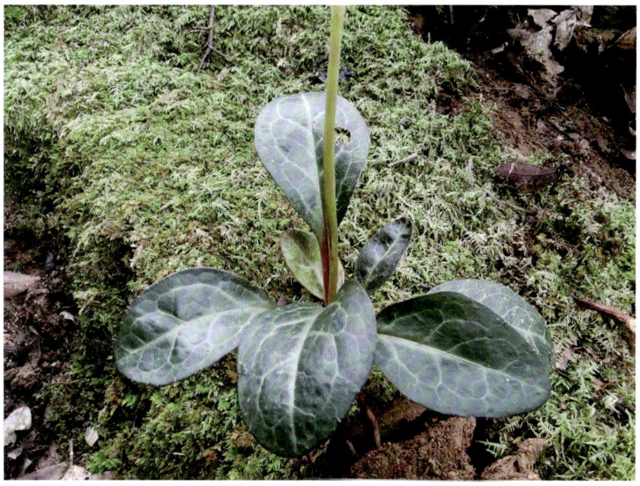

普通鹿蹄草成熟植株

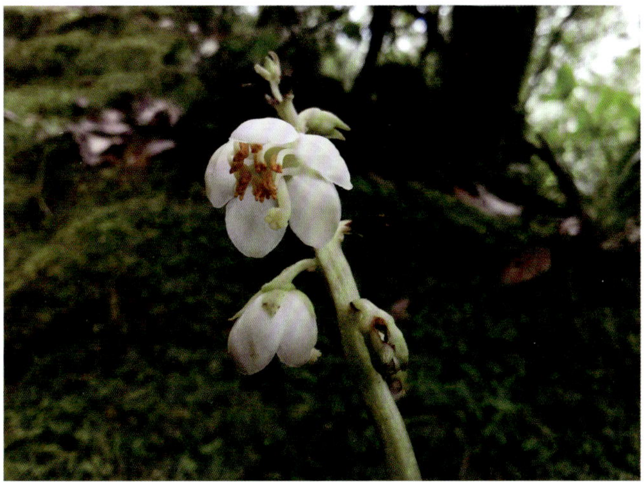

普通鹿蹄草花枝

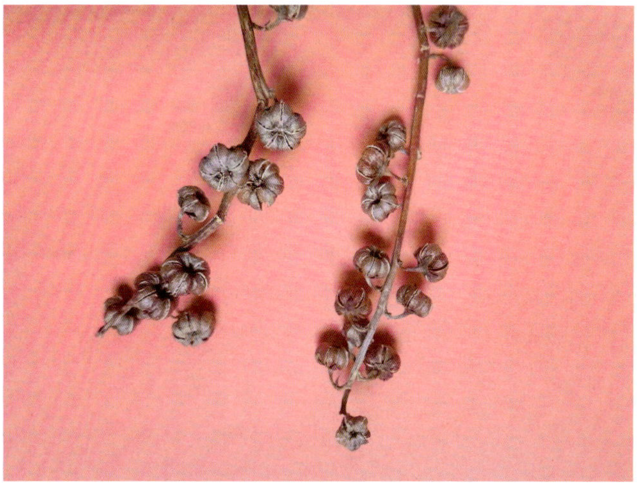

普通鹿蹄草果枝

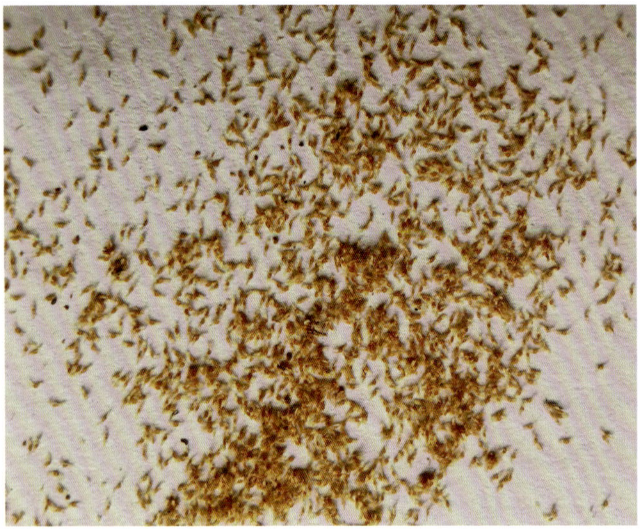
普通鹿蹄草种子

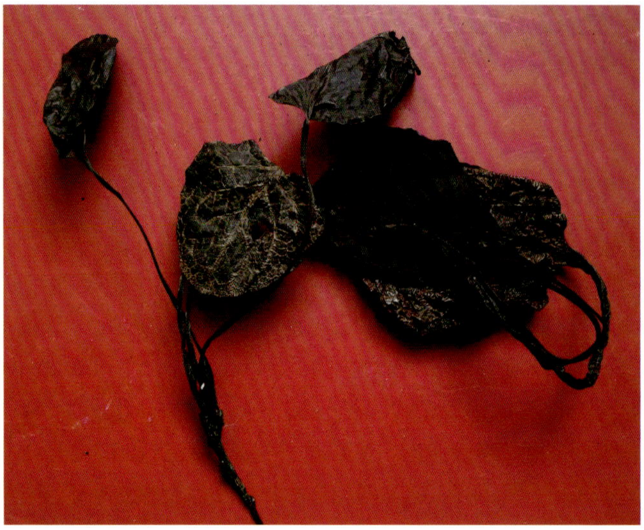
普通鹿蹄草幼株

[illegible]

[illegible] *Pyrola decorata* H. Andres [illegible]

[illegible] 15~35 cm [illegible] 3~6 [illegible] 1.5~4 cm [illegible] 3~7 cm [illegible] 2.5~4 cm [illegible] 1~2（~3）[illegible] 2.5~4 cm [illegible] 4~10 [illegible] 1 cm [illegible] 7 mm [illegible] 10 [illegible] 5 [illegible] 7~10 mm [illegible] 6~7 [illegible] 7~8 [illegible] 600~3 000 m [illegible]

[illegible]

[illegible]

[illegible]

[illegible] 9~15 g。

婆婆针线包

Popozhenxianbao

ROOT OF SANDHILL TYLOPHORA

〖别名〗老君须、婆婆针袋儿、正骨草、婆婆衣、绒针、白薇、牛角风、九连台、犀角细辛、川白薇、细根白薇。

〖基原〗本品为萝藦科植物竹灵消 *Cynanchum inamoenum*（Maxim.）Loes. 的根或地上部分。

〖原植物形态〗根须状，形如白薇，基部分枝甚多；茎干后中空，被单列柔毛。叶对生，有短柄；叶片薄膜质，广卵形，长 4 ～ 5 cm，宽 1.5 ～ 4 cm，先端急尖，基部近心形，在脉上近无毛或仅被微毛，有边毛；侧脉约 5 对。伞形聚伞花序，近顶部互生，着花 8 ～ 10 朵，花黄色，钝状；副花冠较厚，裂片三角形，短急尖；花药在先端具一个圆形的膜片；花粉块每室 1 个，下垂，柱状扁平。蓇葖双生，稀单生，狭披针形，向端部长渐尖，长达 6 cm，直径约 5 mm。花期 5 ～ 7 月，果期 7 月。生于海拔 100 ～ 3 500 m 的山地疏林、灌木丛中或山顶、山坡、草地上。

〖炮制〗除去杂质，洗净，切段，干燥，或鲜用。

〖性味与归经〗苦、微辛，平。归肺经。

〖功能与主治〗清热凉血，利胆，解毒。主治阴虚发热，虚劳久嗽，咯血，胁肋胀痛，呕恶，泻痢，产后虚烦，瘰疬，无名肿毒，蛇虫、疯狗咬伤。

〖用法与用量〗内服：煎汤，3 ～ 9 g。外用：鲜品适量，捣敷。

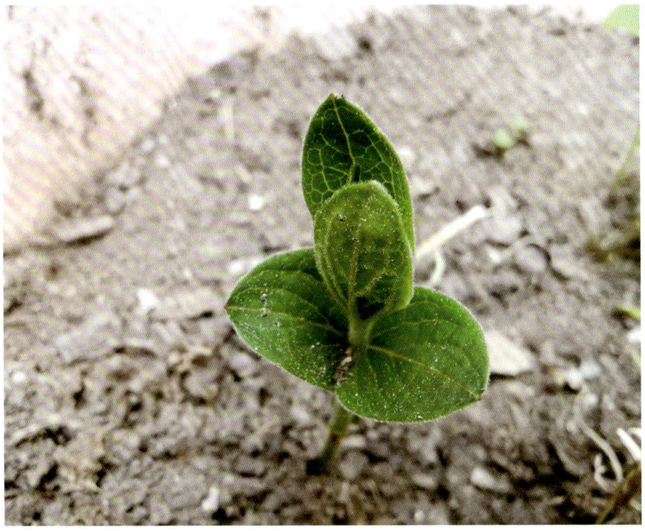

竹灵消幼株

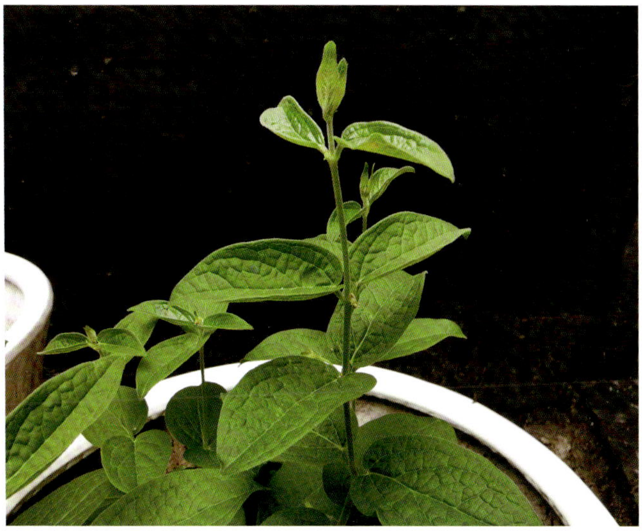

竹灵消成熟植株

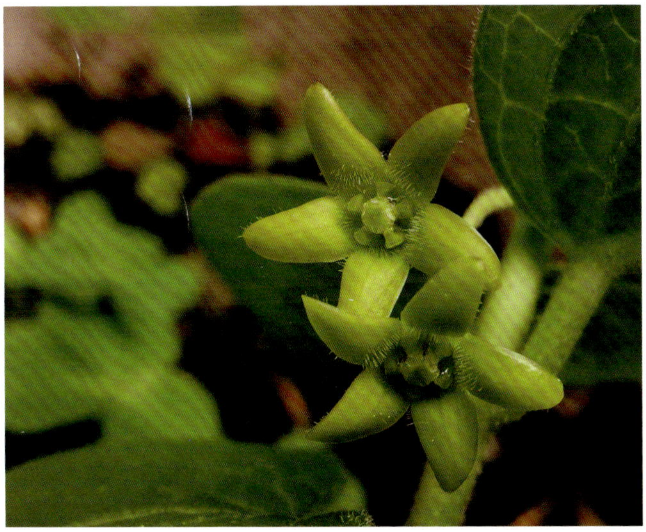

竹灵消花枝

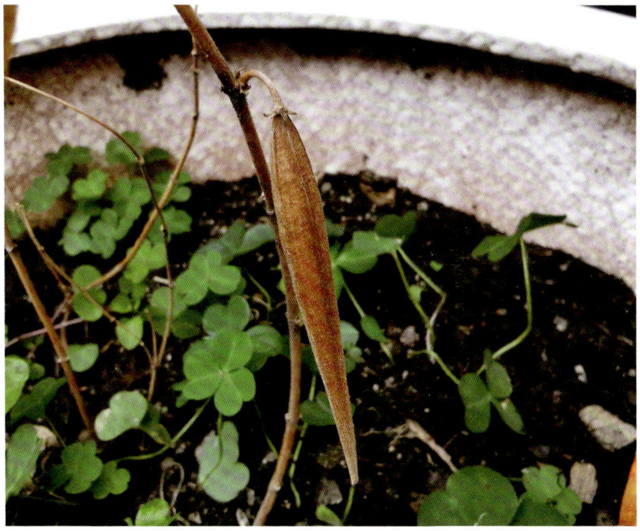

竹灵消果枝

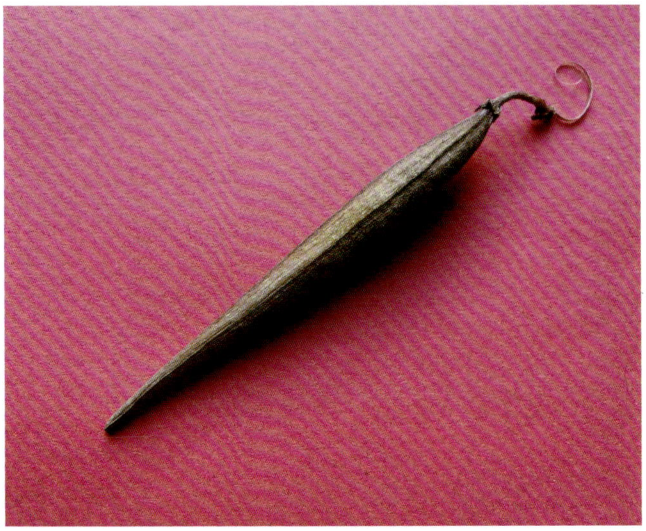

竹灵消果实

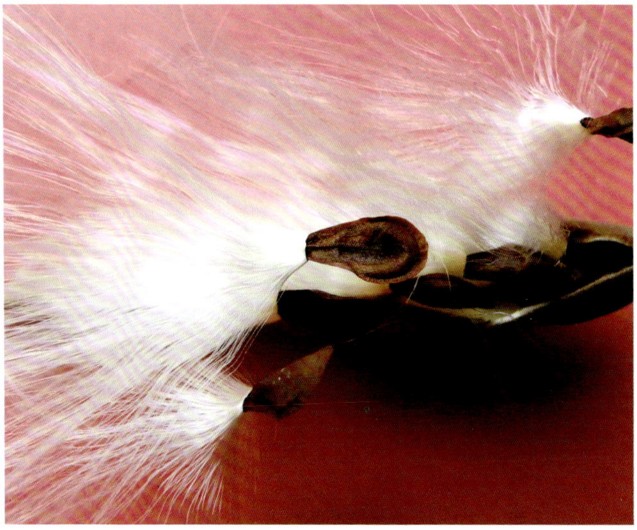

竹灵消种子(1)

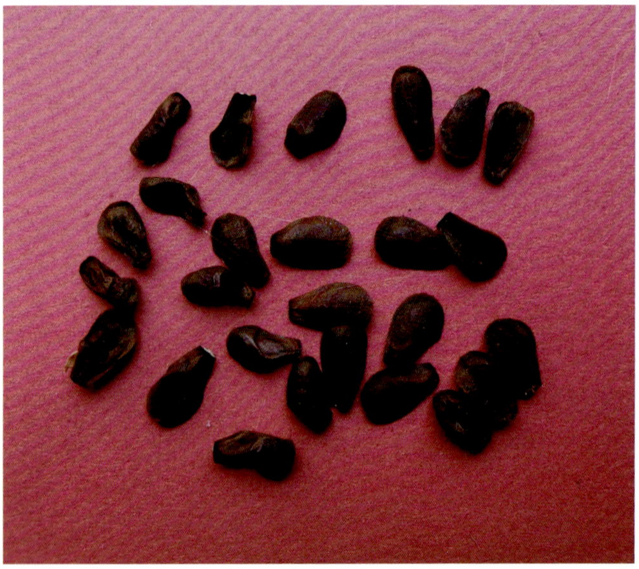

竹灵消种子（2）

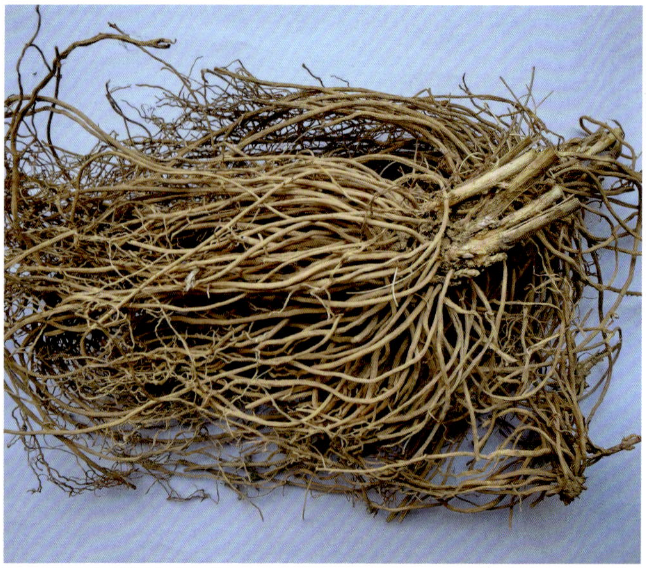

竹灵消干燥根及根茎（1）

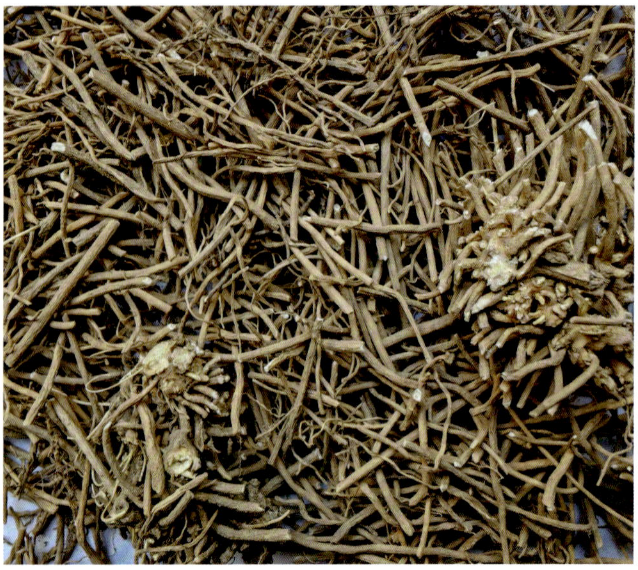

竹灵消干燥根及根茎（2）

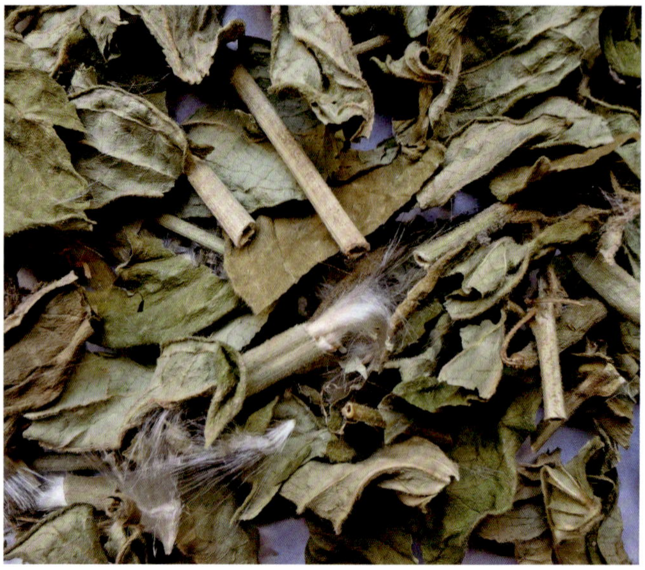

竹灵消干燥地上部分

[illegible] • [illegible]。

[illegible] • [illegible] *Cynanchum inamoenum* （Maxim.）Loes. [illegible]。

[illegible] • [illegible] 4~5 cm [illegible] 1.5~4 cm [illegible] 5 [illegible] 1 [illegible] 6 cm [illegible] 5 mm [illegible] 5~7 [illegible] 7 [illegible] 100~3 500 m [illegible]。

[illegible] • [illegible]。

[illegible] • [illegible]。

[illegible] • [illegible]。

[illegible] • [illegible]：[illegible]，3~9 g。[illegible]：[illegible]。

绿　豆

Lüdou

MUNG BEAN

〔别名〕青小豆。

〔基原〕本品为豆科植物绿豆 *Vigna radiata*（L.）R. Wilczak 的种子。

〔原植物形态〕一年生直立或顶端微缠绕草本。高约 60 cm，被短褐色硬毛。三出复叶，互生；叶柄长 9 ～ 12 cm；小叶 3，叶片阔卵形至菱状卵形，侧生小叶偏斜，长 6 ～ 10 cm，宽 2.5 ～ 7.5 cm，先端渐尖，基部圆形、楔形或截形，两面疏被长硬毛；托叶阔卵形，小托叶线形。总状花序腋生，总花梗短于叶柄或近等长；苞片卵形或卵状长椭圆形，有长硬毛；花绿黄色；萼斜钟状，萼齿 4，最下面 1 齿最长，近无毛；旗瓣肾形，翼瓣有渐窄的爪，龙骨瓣的爪截形，其中一片龙骨瓣有角；雄蕊 10，二体；子房无柄，密被长硬毛。荚果圆柱形，长 6 ～ 8 cm，宽约 6.5 mm，成熟时黑色，被疏褐色长硬毛。种子绿色或暗绿色，长圆形。花期 6 ～ 7 月，果期 8 月。各县市均有栽培。

〔炮制〕除去杂质，干燥。

〔性味与归经〕甘，寒。归心、胃经。

〔功能与主治〕清热，消暑，利水，解毒。主治暑热烦渴，感冒发热，霍乱吐泻，痰热哮喘，头痛目赤，口舌生疮，水肿尿少，疮疡痈肿，风疹丹毒，药物及食物中毒。

〔用法与用量〕内服：煎汤，15 ～ 30 g，大剂量可用至 120 g；研末；或生研绞汁。外用：适量，研末调敷。

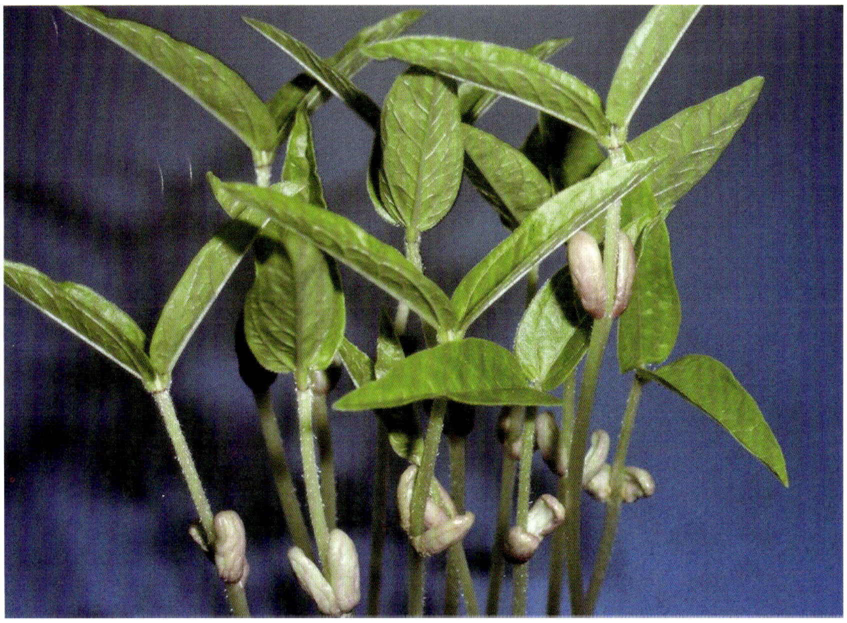

绿豆幼株

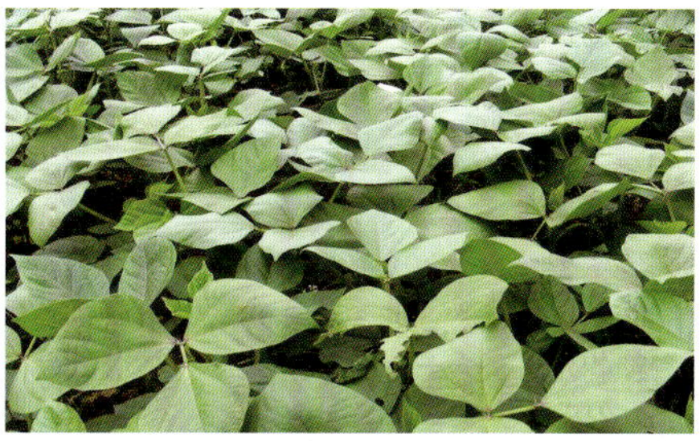

绿豆成熟植株

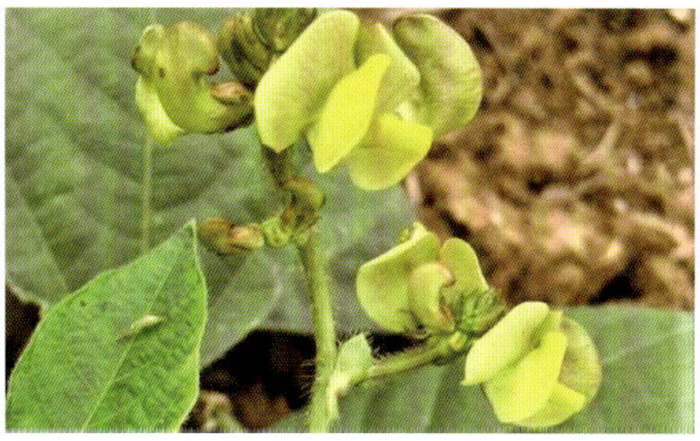

绿豆花枝

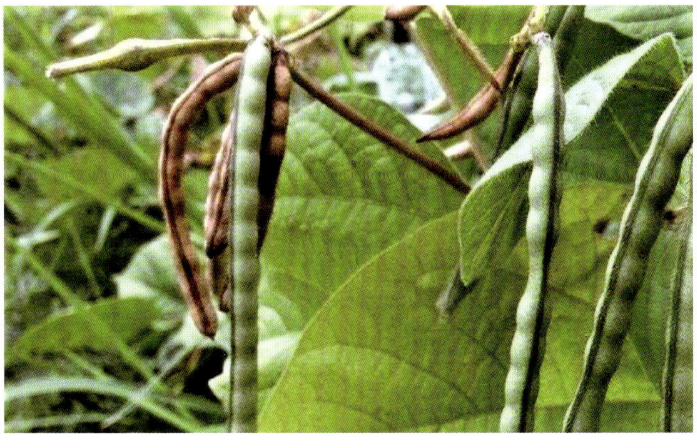

绿豆果枝

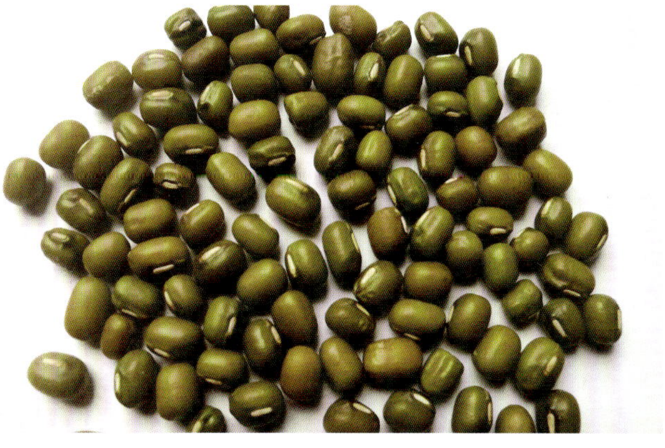

绿豆种子

[illegible]·[illegible]

[illegible]·[illegible]*Vigna radiata*（L.）R. Wilczak[illegible]。

[illegible]·[illegible]。[illegible]60 cm[illegible]，[illegible]。[illegible]，[illegible]；[illegible]9~12 cm[illegible]；[illegible]3[illegible]，[illegible]，[illegible]，[illegible]6~10 cm，[illegible]2.5~7.5 cm，[illegible]，[illegible]、[illegible]，[illegible]；[illegible]，[illegible]。[illegible]，[illegible]；[illegible]，[illegible]；[illegible]；[illegible]，[illegible]4[illegible]，[illegible]，[illegible]；[illegible]，[illegible]，[illegible]，[illegible]；[illegible]10[illegible]，[illegible]；[illegible]，[illegible]。[illegible]，[illegible]6~8 cm，[illegible]6.5 mm[illegible]，[illegible]，[illegible]。[illegible]，[illegible]。[illegible]6~7[illegible]，[illegible]8[illegible]。[illegible]。

[illegible]·[illegible]，[illegible]。

[illegible]·[illegible]，[illegible]。[illegible]、[illegible]。

[illegible]·[illegible]，[illegible]，[illegible]，[illegible]。[illegible]，[illegible]，[illegible]，[illegible]，[illegible]，[illegible]，[illegible]，[illegible]。

[illegible]·[illegible]：[illegible]，15~30 g，[illegible]120 g；[illegible]；[illegible]。

[illegible]：[illegible]，[illegible]。

十二画

斑鸠菊

Banjiuju

EDIBLE LRONWEED

〔别名〕豆腐渣树、聋耳朵树、鸡菊花、火炭树、火炭叶、火烧叶、火烫叶、火藤菊。

〔基原〕本品为菊科植物斑鸠菊 *Vernonia esculenta* Hemsl. 的根或叶。

〔原植物形态〕灌木或小乔木,高 2 ～ 6 m。枝圆柱形,多少具棱,小枝被灰白色密柔毛。叶互生;叶柄粗壮,长 1 ～ 1.5 cm,有灰白色密柔毛;叶片卵状椭圆形、卵状披针形或披针形,长 8 ～ 23 cm,宽 2 ～ 8 cm,先端渐尖或短尖,基部宽楔形,全缘,少有波状,侧脉 9 ～ 13 对,弧状伸向边缘,细脉网状,叶脉在下面明显突起,上面暗绿色,有乳头状突起,稍粗糙,下面被灰白色短柔毛,两面均有亮腺点,纸质。头状花序多数,径 2 ～ 4 mm,具 5 ～ 6 个花,在枝端或上部叶腋排列成密或较密的宽圆锥花序;花序梗细,长 2 ～ 5 mm,或近无柄,被密绒毛;总苞倒锥状,径 2 ～ 3 mm,基部尖,总苞片少数,革质,约 4 层,外层小,近圆形或卵形,内层较大,长圆形,先端钝,外面密生短柔毛;花托小,具窝孔;花淡紫红色,花冠管状,长约 7 mm,具腺,向上部稍扩大,裂片线状披针形,先端外面具腺。瘦果近圆柱形,稍压扁,淡黄褐色,长约 3 mm,稍具棱,被短疏毛或腺点;冠毛 2 层,白色或污白色,外层短,内层糙毛状,长 6 ～ 7 mm。花期 7 ～ 12 月。生于海拔 1 000 ～ 2 700 m 的山坡阳处、草坡灌丛、山谷疏林或林缘。

〔炮制〕除去杂质,洗净,切片,干燥。

〔性味与归经〕甘、涩,凉。

〔功能与主治〕清热解毒,生肌敛疮。主治阑尾炎,疮疖,烫火伤。

〔用法与用量〕内服:煎汤,9 ～ 15 g。外用:适量,研粉调敷。

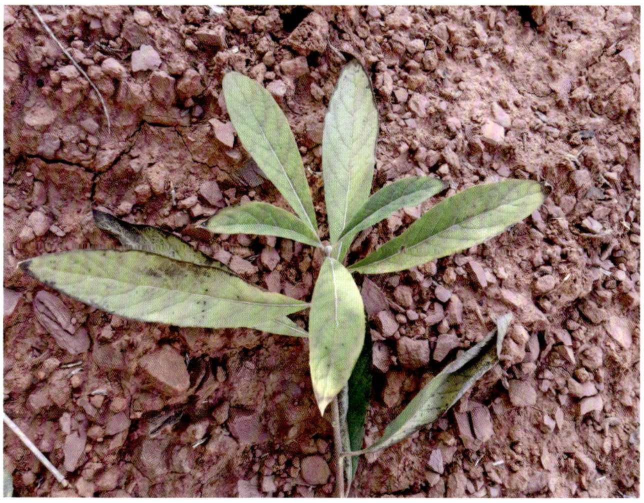

斑鸠菊幼株

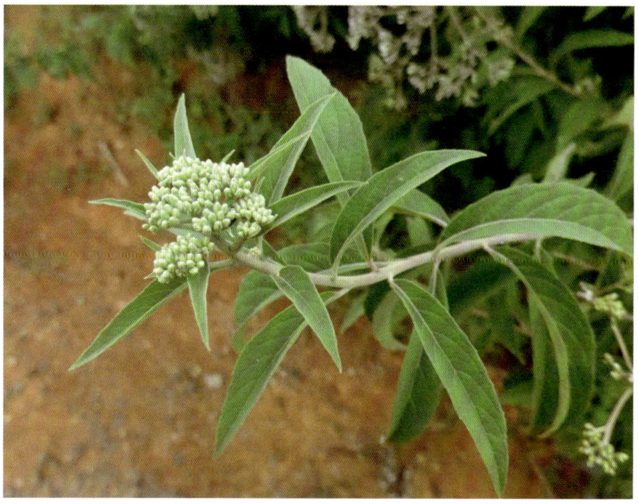

斑鸠菊成熟植株

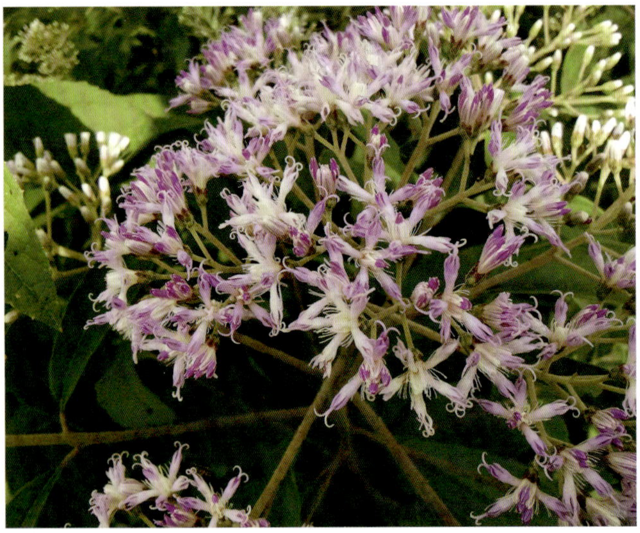

斑鸠菊花枝

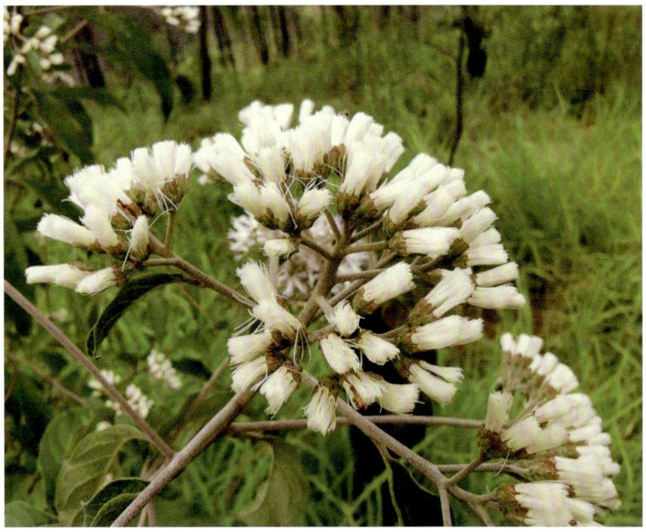

斑鸠菊果枝

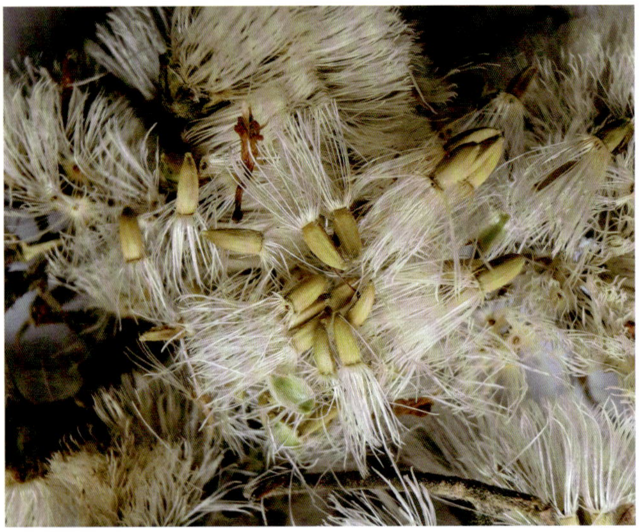

斑鸠菊果实

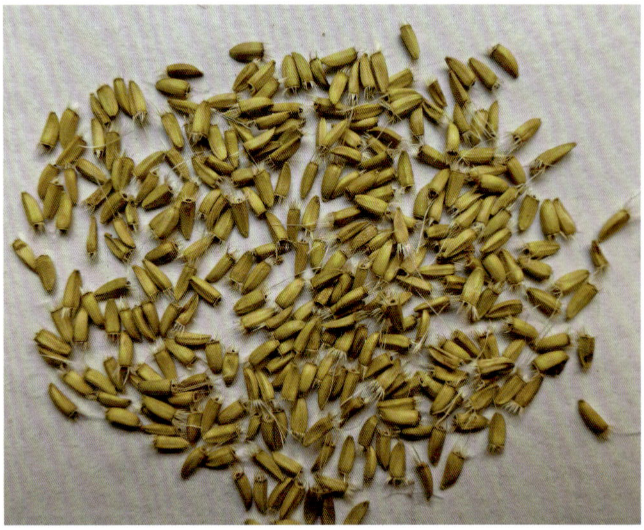

斑鸠菊种子

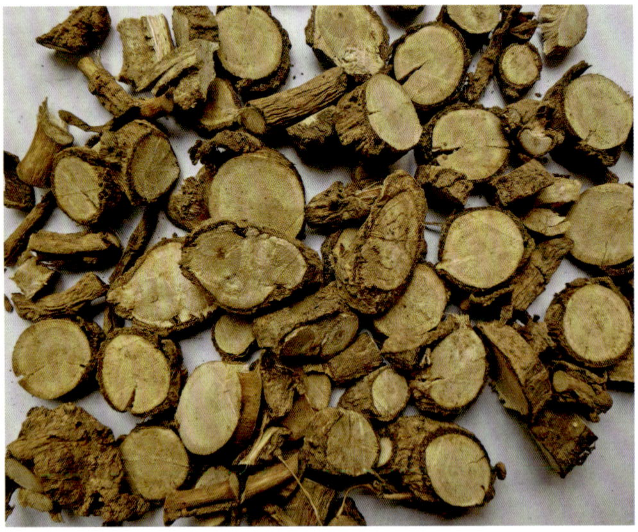

斑鸠菊干燥根片

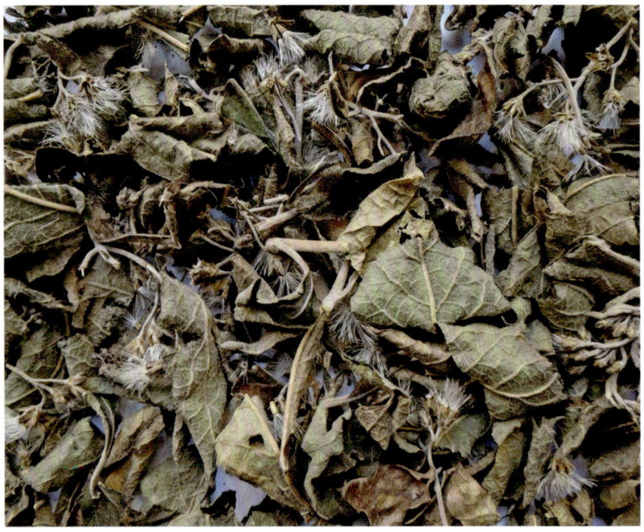

斑鸠菊干燥叶

[illegible] *Vernonia esculenta* Hemsl. [illegible] 2~6 m [illegible] 1~1.5 cm [illegible] 8~23 cm [illegible] 2~8 cm [illegible] 9~13 [illegible] 2~4 mm [illegible] 5~6 [illegible] 2~5 mm [illegible] 2~3 mm [illegible] 4 [illegible] 7 mm [illegible] 3 mm [illegible] 2 [illegible] 6~7 mm [illegible] 7~12 [illegible] 1 000~2 700 m [illegible]

[illegible]

[illegible]

[illegible]

[illegible] 9~15 g. [illegible]

喜　树

Xishu

[illegible]

CAMPTOTHECA ACUMINATA

〔别名〕旱莲、水桐树、天梓树、野芭蕉、旱莲木、水漠子、南京梧桐、水栗子、水冬瓜、秋青树、圆木、土八角、千丈树。

〔基原〕本品为蓝果树科植物喜树 *Camptotheca acuminata* Decne. 的果实或根及根皮。

〔原植物形态〕落叶乔木,高 20 ~ 25 m。树皮灰色。叶互生,纸质,长卵形,长 12 ~ 28 cm,宽 6 ~ 12 cm,先端渐尖,基部宽楔形,全缘或微呈波状。上面亮绿色,下面淡绿色,疏生短柔毛,脉上较密。花单性同株,多数排成球形头状花序,雌花顶生;雄花腋生;苞片 3,两面被短柔毛;花萼 5 裂,边缘有纤毛;花瓣 5,淡绿色,外面密被短柔毛;花盘微裂;雄花有雄蕊 10,两轮,外轮较长;雌花子房下位,花柱 2 ~ 3 裂。瘦果窄长圆形,长 2 ~ 2.5 cm,先端有宿存花柱,有窄翅。花期 4 ~ 7 月,果期 10 ~ 11 月。生于林缘、溪边栽培于庭院、道旁。

〔炮制〕除去杂质,晒干。

〔性味与归经〕苦、辛,寒。有毒。归脾、胃、肝经。

〔功能与主治〕清热解毒,散结消癥。主治食道癌,贲门癌,胃癌,肠癌,肝癌,白血病,牛皮癣,疮肿。

〔用法与用量〕内服:煎汤,根皮 9 ~ 15 g,果实 3 ~ 9 g;或研末吞;或制成针剂、片剂。

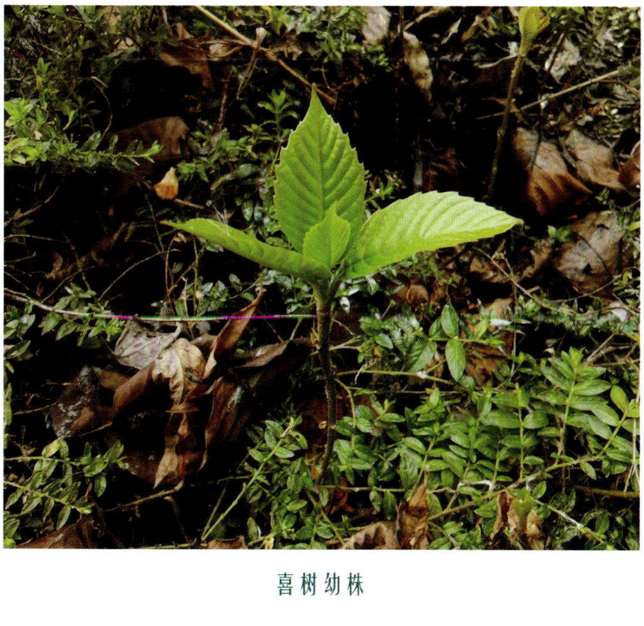

喜树幼株

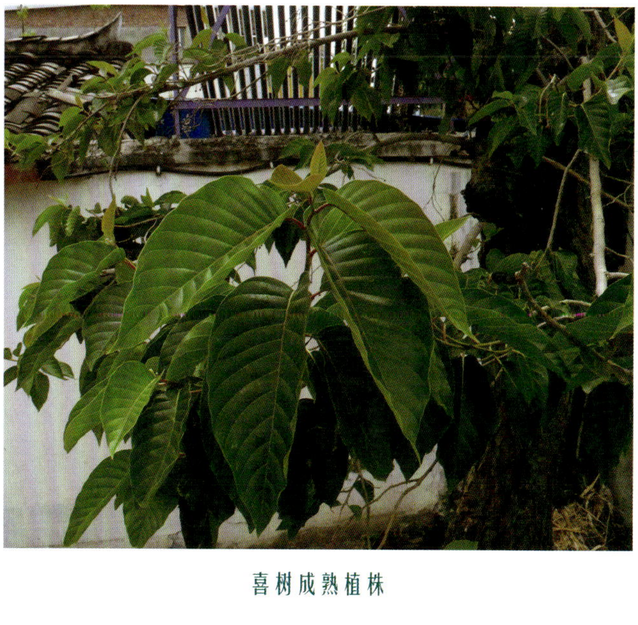

喜树成熟植株

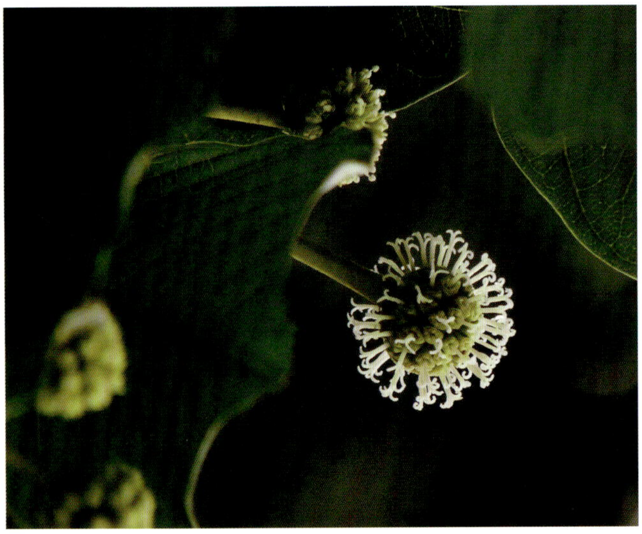

喜树花枝

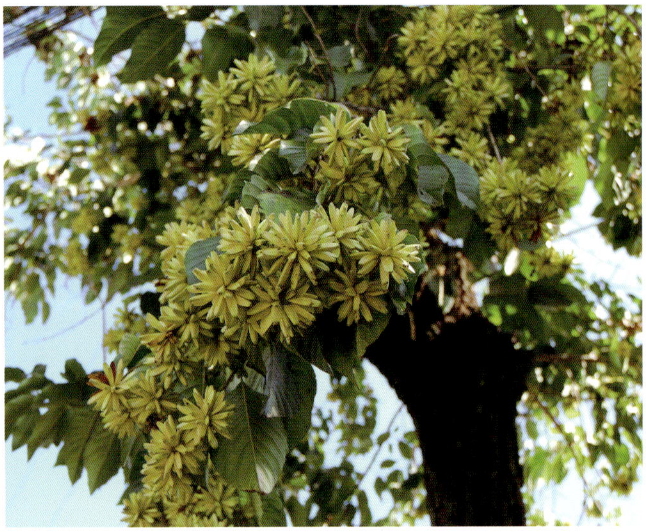

喜树果枝

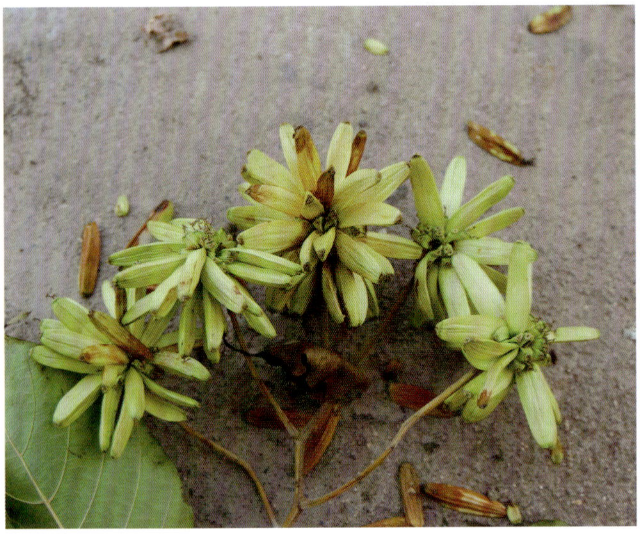

喜树果实（鲜）

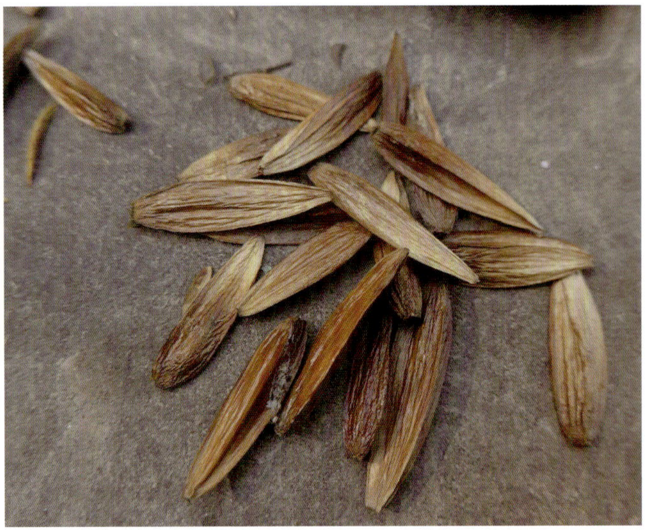

喜树果实

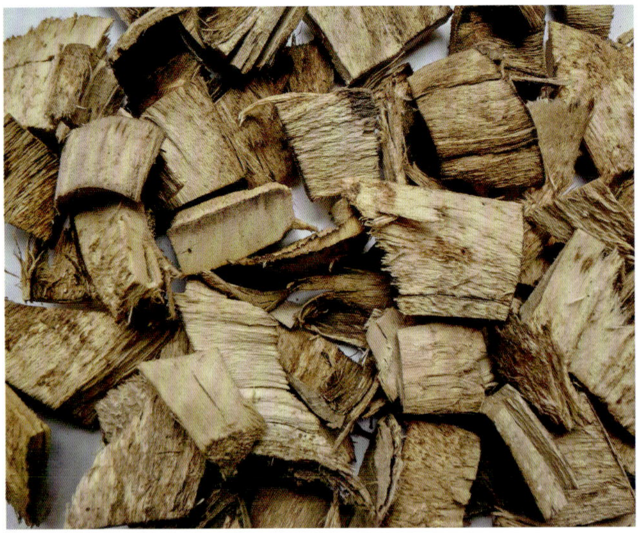

喜树干燥根

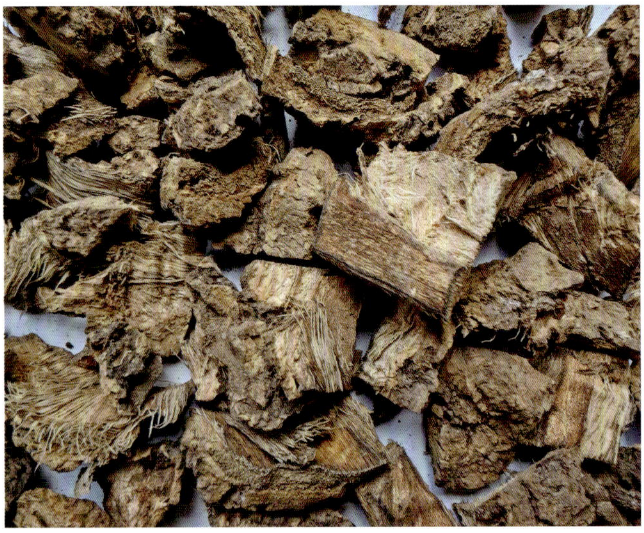

喜树干燥根皮

[illegible]

[illegible] *Camptotheca acuminata* Decne. [illegible]

[illegible] 20~25 m [illegible] 12~28 cm [illegible] 6~12 cm [illegible] 3 [illegible] 5 [illegible] 5 [illegible] 10 [illegible] 2~3 [illegible] 2~2.5 cm [illegible] 4~7 [illegible] 10~11 [illegible]

[illegible] 9~15 g [illegible] 3~9 g [illegible]

酢 浆 草

Cujiangcao

[illegible]

CREEPING WOODSORREL

〔别名〕酸箕、三叶酸草、酸母草、鸠酸草、小酸茅、雀林草、酸浆、赤孙施、酸啾啾、田字草、酸浆草、雀儿草、酸饺草、小酸苗、酸草、三叶酸、三角酸、雀儿酸、斑鸠草、酸味草、酸迷迷草、三叶酸浆、酸酸草、酸斑苋、咸酸草、酸酢草、酸得溜、铺地莲、酸梅草、三叶破铜钱、黄花梅、老鸭嘴、满天星、黄花草、六叶莲、野王瓜草、王瓜酸、冲天泡、长血草、酸芝草、酸批子、东阳火草、水晶花、蒲瓜酸、鹁鸪酸、斑鸠酸、三梅草、老鸦酸。

〔基原〕本品为酢浆科植物酢浆草 *Oxalis corniculata* L. 的全草。

〔原植物形态〕多年生草本。根茎细长，茎细弱，常褐色，匍匐或斜生，多分枝，被柔毛。总叶柄长 2 ～ 6.5 cm；托叶明显；小叶 3 片，倒心形，长 4 ～ 10 mm，先端凹，基部宽楔形，上面无毛，叶背疏生平伏毛，脉上毛较密，边缘具贴伏缘毛；无柄。花单生或数朵组成腋生伞形花序；花梗与叶柄等长；花黄色，萼片长卵状披针形，长约 4 mm，先端钝；花瓣倒卵形，长约 9 mm，先端圆，基部微合生；雄蕊的花丝基部合生成筒；花柱 5。蒴果近圆柱形，长 1 ～ 1.5 cm，略具 5 棱，有喙，熟时弹裂；种子深褐色，近卵形而扁，有纵槽纹。花期 5 ～ 8 月，果期 6 ～ 9 月。生于荒地、田野、道旁。

〔炮制〕除去杂质，抢水洗净，切段，干燥。

〔性味与归经〕酸，寒。归肝、肺、膀胱经。

〔功能与主治〕清热利湿，凉血散瘀，解毒消肿。主治湿热泄泻，痢疾，黄疸，淋证，带下，吐血，衄血，尿血，月经不调，跌打损伤，咽喉肿痛，痈肿疔疮，丹毒，湿疹，疥癣，痔疮，麻疹，烫伤，蛇虫咬伤。

〔用法与用量〕内服：煎汤，9 ～ 15 g，鲜品 30 ～ 60 g；或研末；或鲜品绞汁饮。外用：适量，煎水洗；捣烂敷；捣汁涂或煎水漱口。

〔注意事项〕孕妇及体虚者慎服。

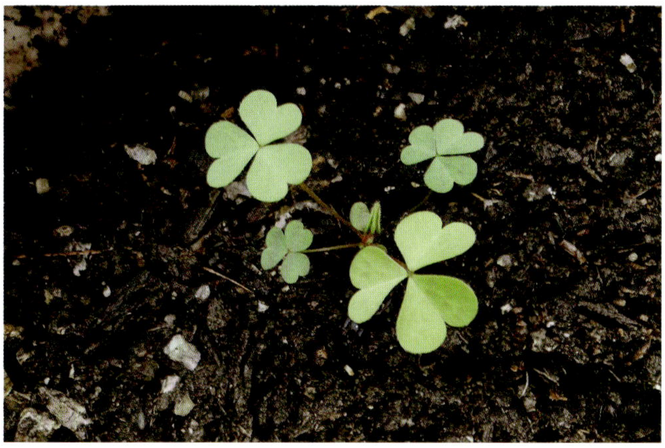

酢浆草幼株

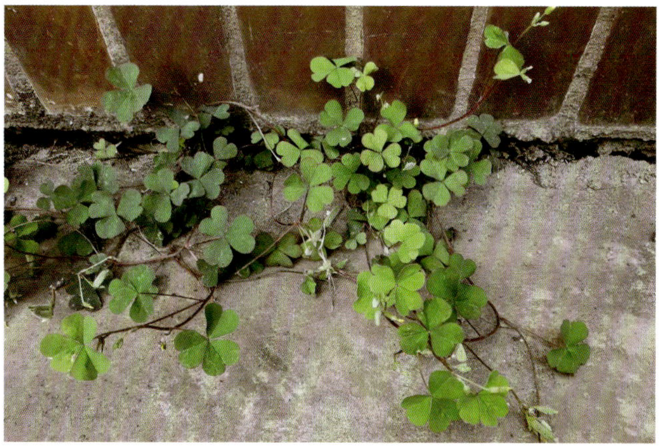

酢浆草成熟植株

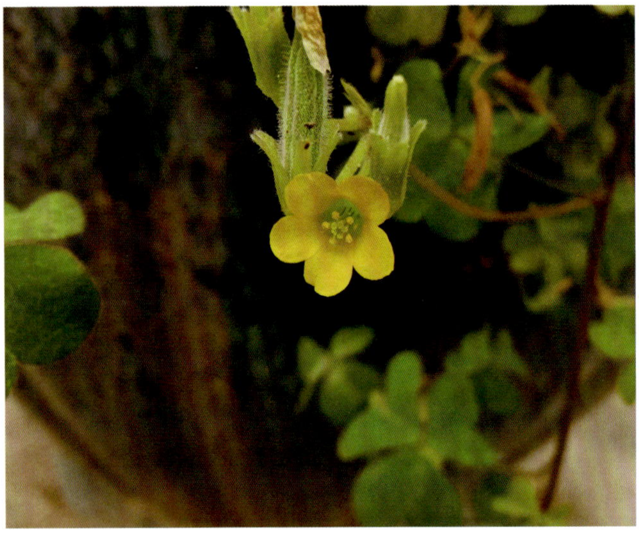

酢浆草花枝

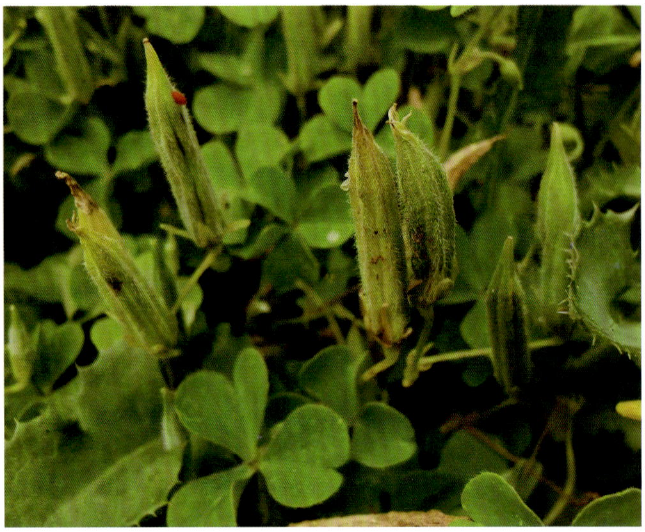

酢浆草果枝

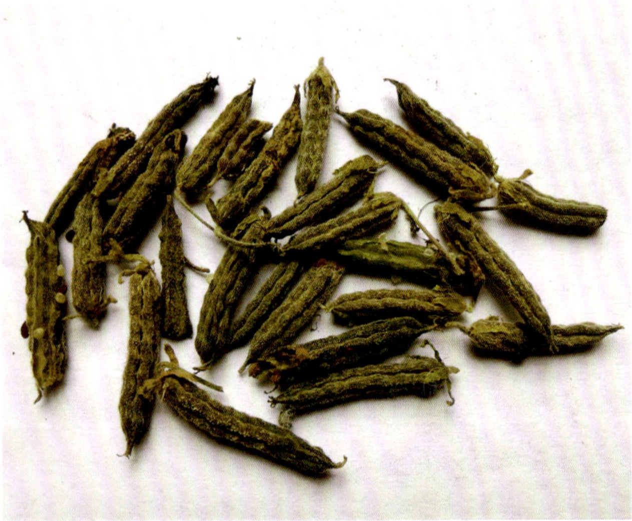

酢浆草果实

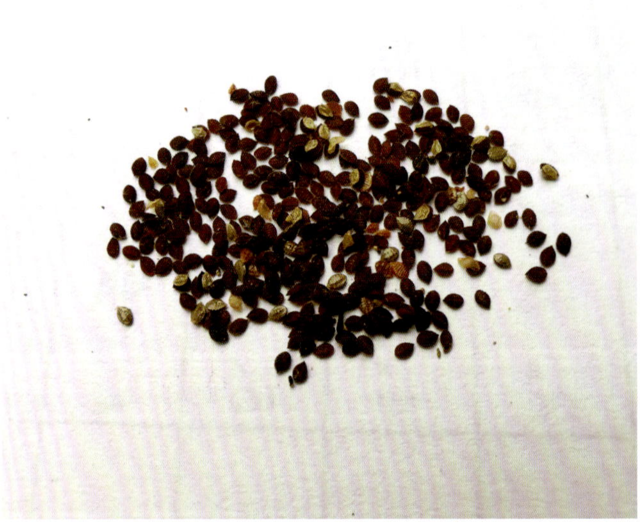

酢浆草种子

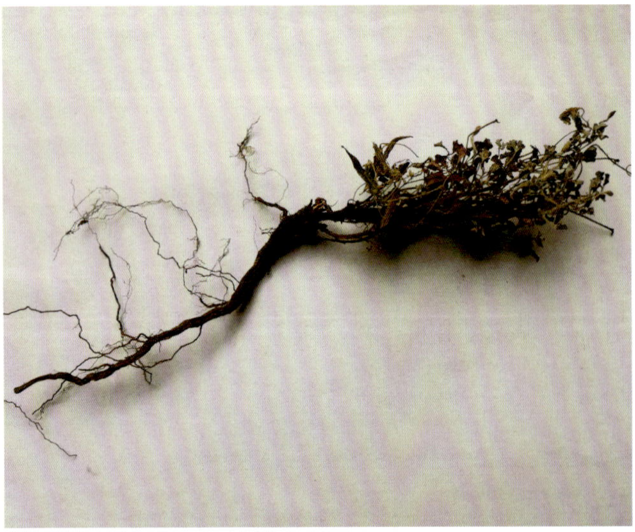

酢浆草干燥全草

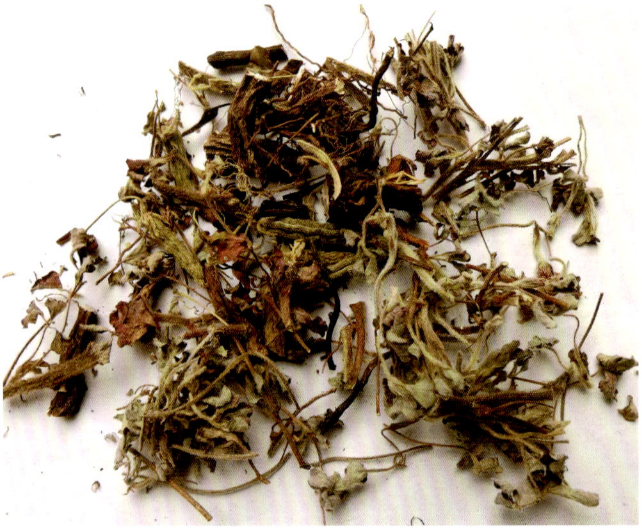

酢浆草饮片

[illegible]

雄黄兰

Xionghuanglan

[illegible]

COMMON CROCOSMIA

〔别名〕 搜山虎、扭子药、山慈姑、搜山黄、黄大蒜、土三七。

〔基原〕 本品为鸢尾科植物雄黄兰 *Crocosmia crocosmiflora* (Nichols.) N. E. Br. 的球茎。

〔原植物形态〕 多年生草本，高 50 ~ 120 cm。球茎扁圆球状，为棕褐色网状的膜质包被。叶多基生；剑形，长 40 ~ 60 cm，宽 1.4 ~ 1.7 cm，先端渐尖，基部鞘状，嵌叠状排成 2 列。花茎长 30 ~ 40 cm，上部具 2 ~ 4 分枝，多花组成疏散的穗状圆锥花序；每花基部有 2 膜质苞片。花橙黄色，两侧对称，直径 2.7 ~ 4 cm，花被裂片 6，2 轮排列，长约 2 cm，宽约 5 mm，花被管略弯曲，长 6 ~ 8 mm；雄蕊 3，偏向花的一侧，长 1.5 ~ 1.8 cm，花丝着生花被管上，子房下位，绿色，长圆形，长约 5 mm，花柱长 2.8 ~ 3 cm，先端 3 裂。蒴果，三棱状球形，种子椭圆形。花期 7 ~ 8 月，果期 8 ~ 10 月。常逸为半野生。西昌等县市有栽培。

〔炮制〕 除去杂质，切片，干燥。或鲜用。

〔性味与归经〕 甘、辛，平。

〔功能与主治〕 解毒，消肿，止痛。主治蛊毒，脘痛，筋骨痛，痄腮，疮疡，跌打伤肿，外伤出血。

〔用法与用量〕 内服：煎汤 3 ~ 6 g；或入丸、散，或浸酒。外用：适量，研末或捣敷。

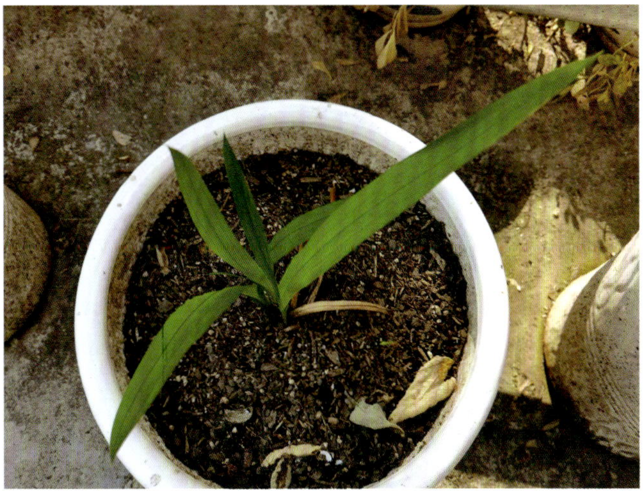

雄黄兰幼株

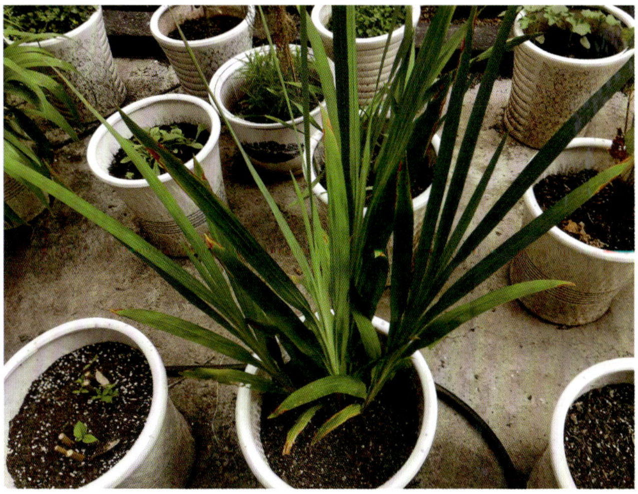

雄黄兰成熟植株

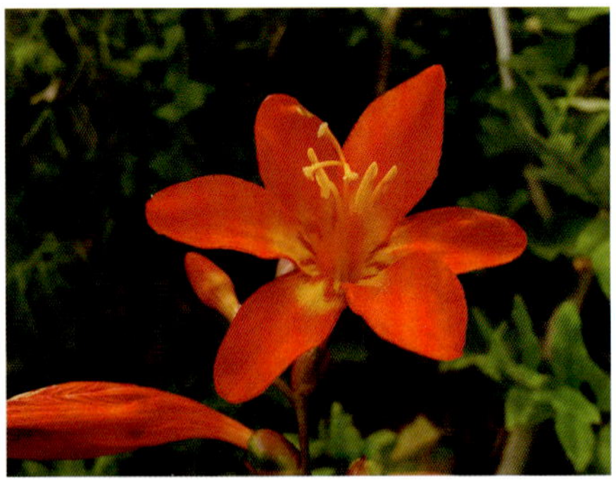

雄黄兰花枝

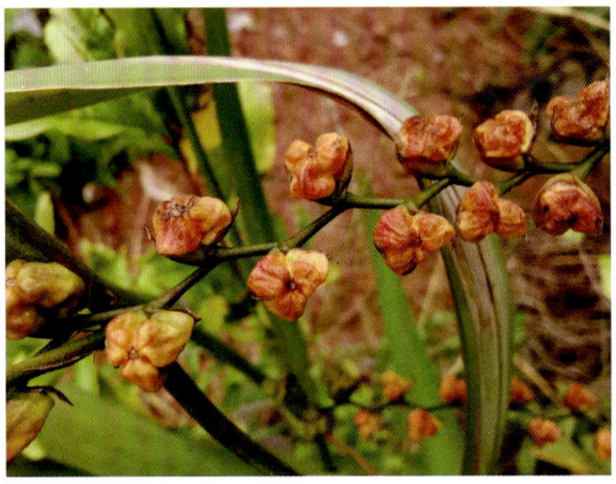

雄黄兰果枝

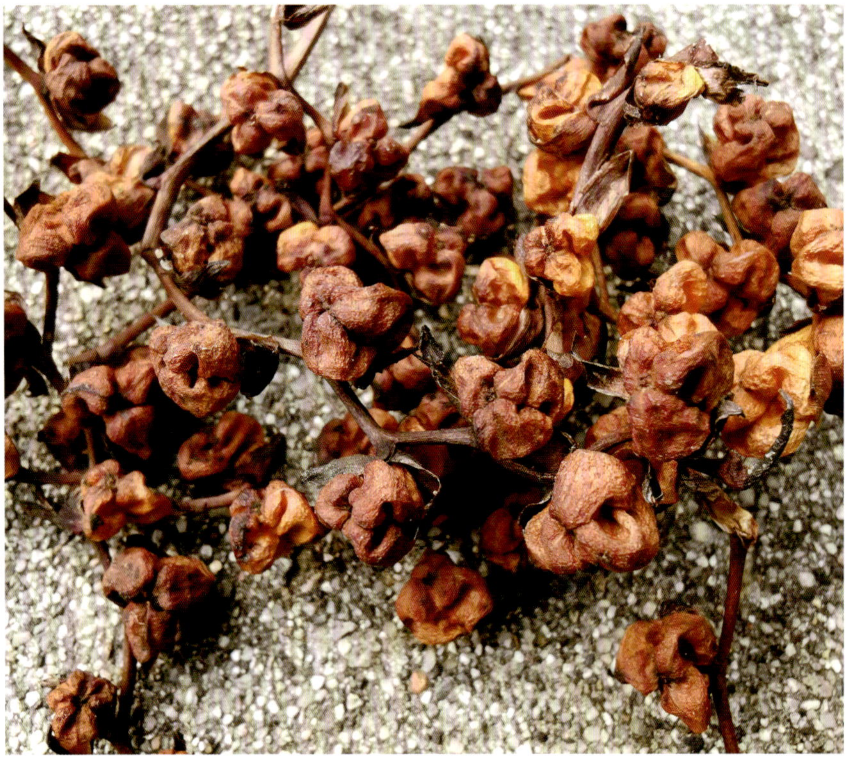

雄黄兰果实

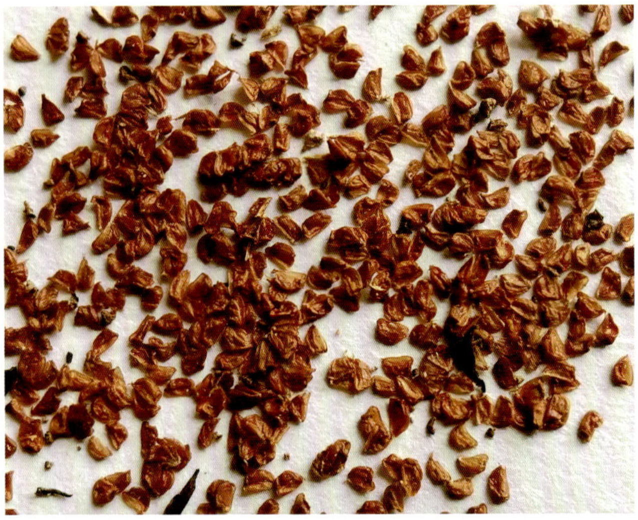

雄黄兰种子

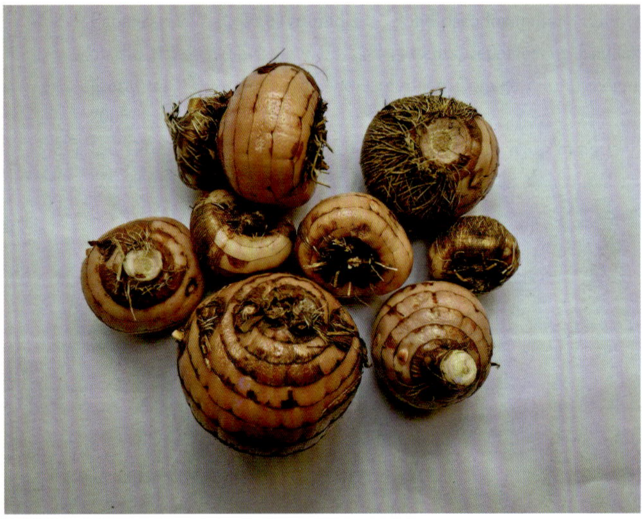

雄黄兰球茎

[illegible] • [illegible]。

[illegible] • [illegible]*Crocosmia crocosmiflora*（Nichols.）N. E. Br. [illegible]。

[illegible] • [illegible]，[illegible]50~120 cm[illegible]，[illegible]。[illegible]；[illegible]，[illegible]40~60 cm[illegible]，[illegible]1.4~1.7 cm[illegible]，[illegible]，[illegible]，[illegible]2[illegible]。[illegible]30~40 cm[illegible]，[illegible]2~4[illegible]，[illegible]；[illegible]2[illegible]。[illegible]，[illegible]，[illegible]2.7~4 cm[illegible]，[illegible]1.5~1.8 cm[illegible]，[illegible]，[illegible]，[illegible]，[illegible]，[illegible]5 mm[illegible]，[illegible]2.8~3 cm[illegible]，[illegible]3[illegible]。[illegible]，[illegible]，[illegible]。[illegible]7~8[illegible]，[illegible]8~10[illegible]。[illegible]。[illegible]。

[illegible] • [illegible]，[illegible]，[illegible]。[illegible]。

[illegible] • [illegible]、[illegible]，[illegible]。

[illegible] • [illegible]，[illegible]，[illegible]。[illegible]，[illegible]，[illegible]，[illegible]，[illegible]，[illegible]，[illegible]。

[illegible] • [illegible]：[illegible]3~6 g；[illegible]、[illegible]，[illegible]。[illegible]：[illegible]，[illegible]。

紫油木叶

Ziyoumuye

LEAF OF YUNNAN PISTACHE

〖别名〗假椿、紫叶。

〖基原〗本品为漆树科植物清香木 *Pistacia weinmannifolia* J. Poisson ex Franch. 的嫩叶。

〖原植物形态〗常绿灌木或小乔木，高 2 ～ 8 m，稀达 10 ～ 15 m。树皮灰色，小枝具棕色皮孔，嫩枝被灰黄色嫩柔毛。偶数羽状复叶互生，有小叶 4 ～ 9 对，叶轴具狭翅，上面具槽，被灰色微柔毛；小叶柄极短；小叶片革质，长圆形或倒卵状长圆形，较小，长 1.3 ～ 3.5 cm，宽 0.8 ～ 1.5 cm，先端微缺，具芒刺状硬尖头。基部略不对称，阔楔形，全缘，略背卷，两面中脉上被极细微柔毛，上面稍有光泽。圆锥花序腋生，与叶同出；花小，紫红色，无梗，苞片 1，卵圆形；雄花花被 5 ～ 8，长圆形或长圆状披针形，长 1.5 ～ 2 mm；雄蕊 5，稀 7，花丝极短，花药长圆形，先端尖细；不育雌蕊存在；雌花花被 7 ～ 10，卵状披针形，长 1 ～ 1.5 mm；子房圆球形，径约 0.7 mm，无毛，花柱极短，柱头 3 裂，外弯。核果球形，长约 5 mm，径约 6 mm，成熟时红色，先端细尖，上有网纹。野生，或栽培。

〖炮制〗春季采收嫩叶尖，鲜用或晒干。

〖性味与归经〗涩、微苦，凉。归大肠经。

〖功能与主治〗清热，祛湿，导滞。主治痢疾，泄泻，食积，湿疹，风疹。

〖用法与用量〗内服：煎汤，9 ～ 15 g。外用：适量，煎水洗。

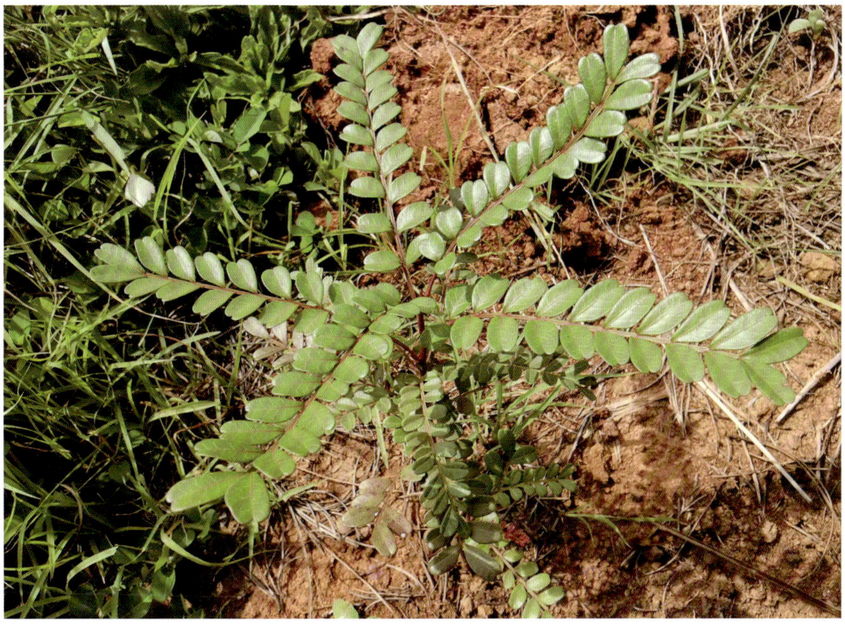

清香木幼株

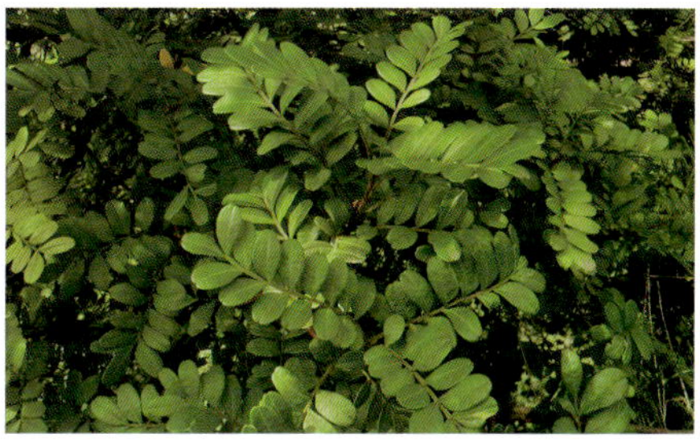

清香木成熟植株

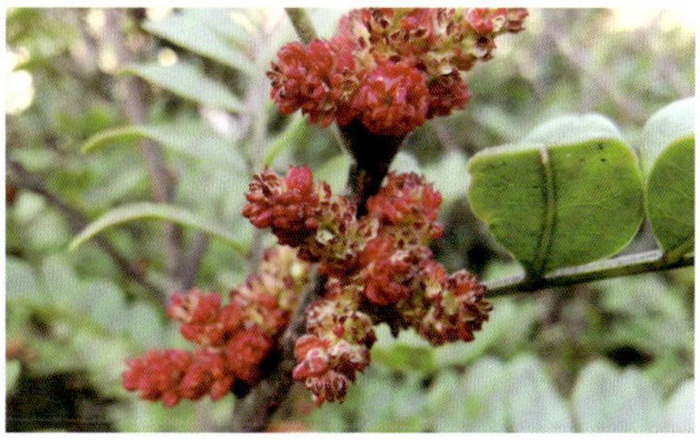

清香木花枝

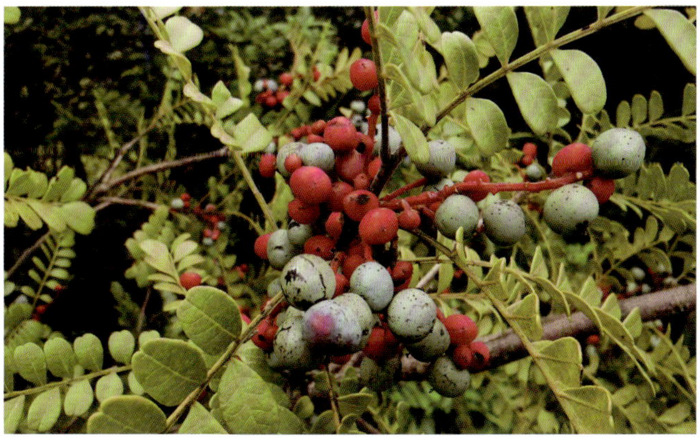

清香木果枝

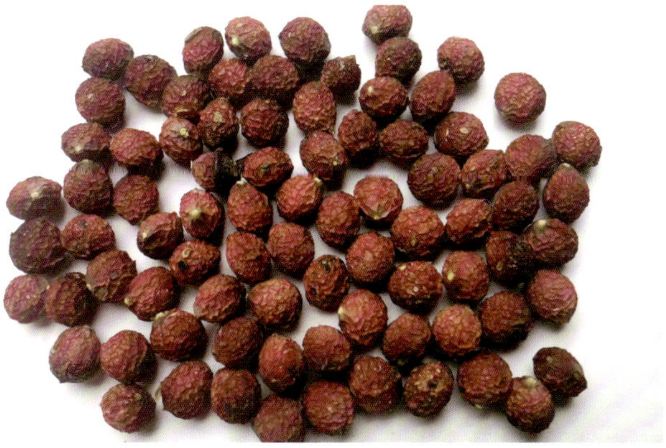

清香木果实

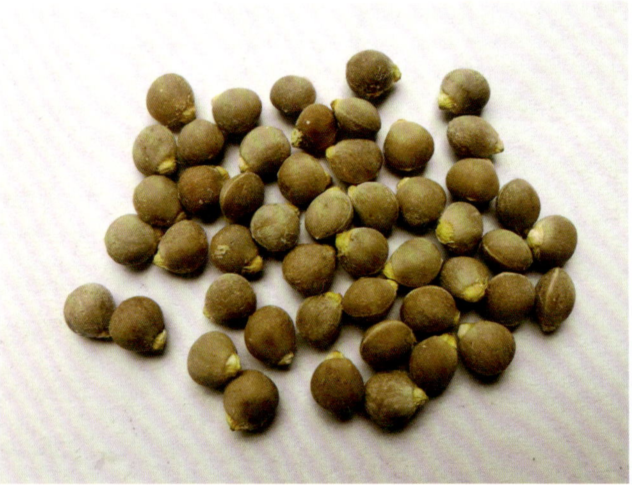

清香木种子

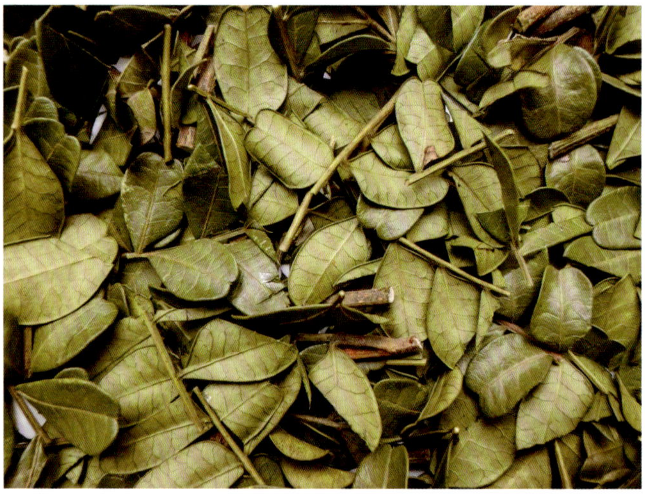

清香木干燥叶

[illegible] *Pistacia weinmannifolia* J. Poisson ex Franch. [illegible] 2~8 m [illegible] 10~15 m [illegible] 4~9 [illegible] 1.3~3.5 cm [illegible] 0.8~1.5 cm [illegible] 1 [illegible] 5~8 [illegible] 1.5~2 mm [illegible] 5 [illegible] 7 [illegible] 7~10 [illegible] 1~1.5 mm [illegible] 0.7 mm [illegible] 3 [illegible] 5 mm [illegible] 6 mm [illegible] 9~15 g [illegible]

喇 叭 花

Labahua

[illegible]

CARDIOCRINUM GIGANTEUM

〖别名〗水百合、野百合、八仙贺寿草、山丹草、山丹、心叶百合、大叶百合、洋兜铃、山芋艿、苦百合、喇叭、菠萝头、百合、大百合。

〖基原〗本品为百合科植物大百合 *Cardiocrinum giganteum*（Wall.）Makino 的鳞茎。

〖原植物形态〗多年生草本，植株粗壮，高 1 ～ 2 m。鳞茎卵形，鳞片肥厚，白色。茎直立，中空，光滑。基生叶卵状心形或近宽矩圆状心形，茎生叶卵状心形，下面的长 15 ～ 20 cm，宽 12 ～ 15 cm，叶柄长 15 ～ 20 cm，向上渐小，靠近花序的几枚为船形。总状花序具花 10 ～ 16 朵，无苞片；花狭喇叭形，白色，里面具淡紫红色条纹；花被片条状倒披针形，长 12 ～ 15 cm，宽 1.5 ～ 2 cm；雄蕊长 6.5 ～ 7.5 cm，长约为花被片的 1/2；花丝向下渐扩大，扁平；花药长椭圆形，长约 8 mm，宽约 2 mm；子房圆柱形，长 2.5 ～ 3 cm，宽 4 ～ 5 mm；花柱长 5 ～ 6 cm，柱头膨大，微 3 裂。蒴果近球形，长 3.5 ～ 4 cm，宽 3.5 ～ 4 cm，顶端有 1 小尖突，基部有粗短果柄，红褐色，具 6 钝棱和多数细横纹，3 瓣裂。种子呈扁钝三角形，红棕色，长 4 ～ 5 mm，宽 2 ～ 3 mm，周围具淡红棕色半透明的膜质翅。花期 6 ～ 7 月，果期 9 ～ 10 月。生于山坡林间杂草丛中。

〖炮制〗除去杂质，鲜用，或干燥。

〖性味与归经〗苦、微甘，凉。

〖功能与主治〗清肺止咳，解毒消肿。主治感冒，肺热咳嗽，咯血，鼻渊，聤耳，乳痈，无名肿毒。

〖用法与用量〗内服：煎汤，6 ～ 15 g。外用：适量，捣烂绞汁，滴鼻、耳；或捣敷。

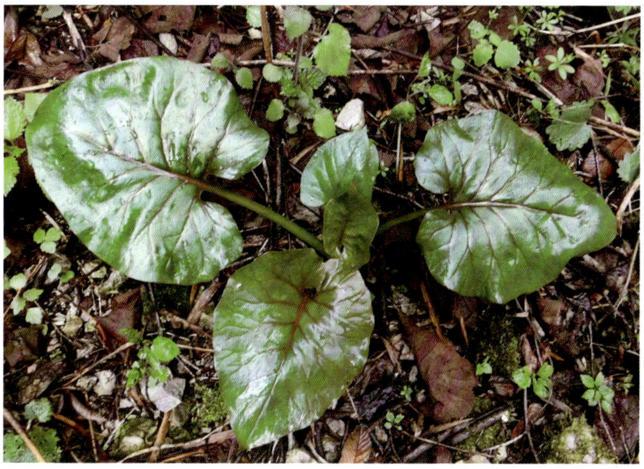

大百合幼株

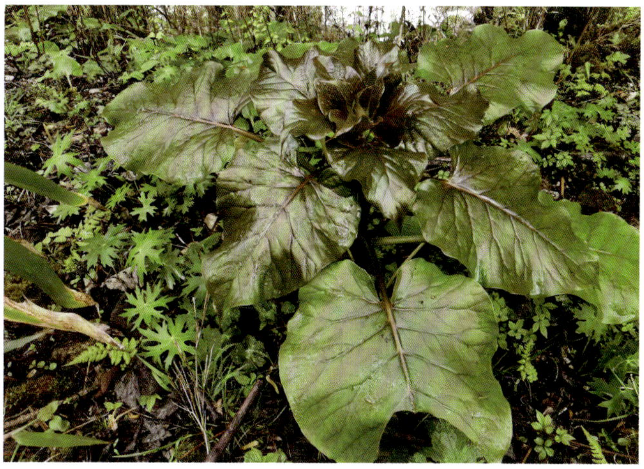

大百合成熟植株

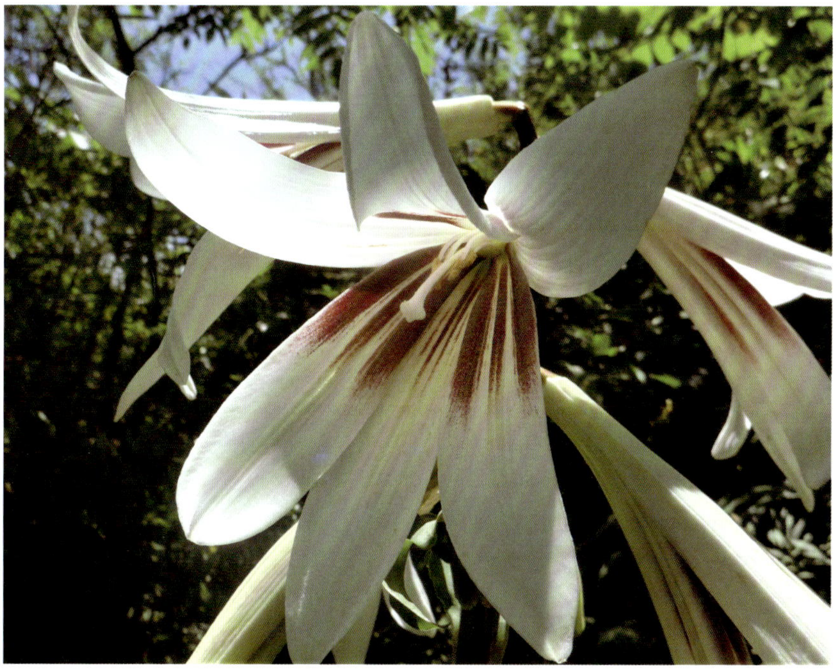

大百合花

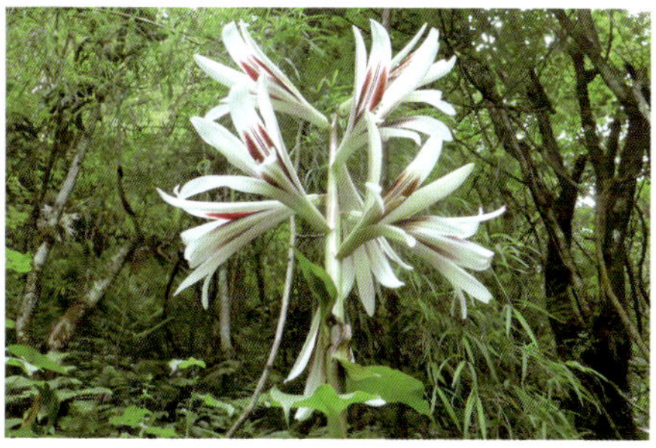

大百合花枝

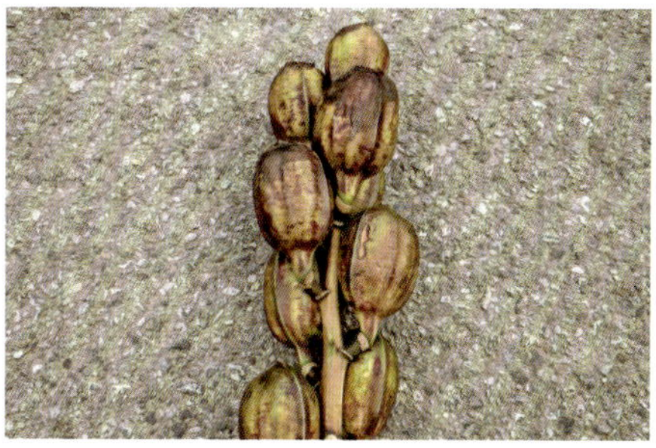

大百合果枝

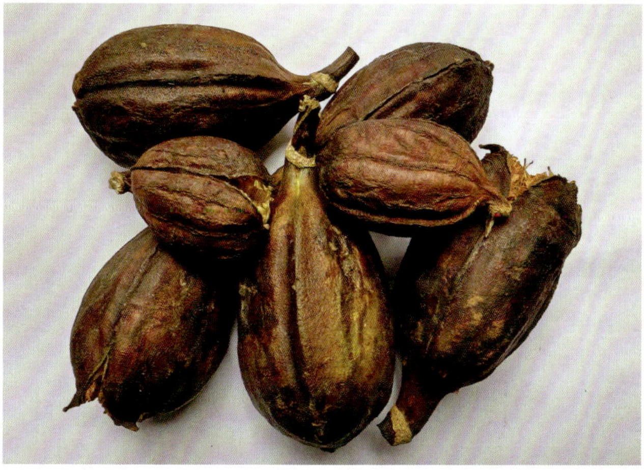

大百合果实

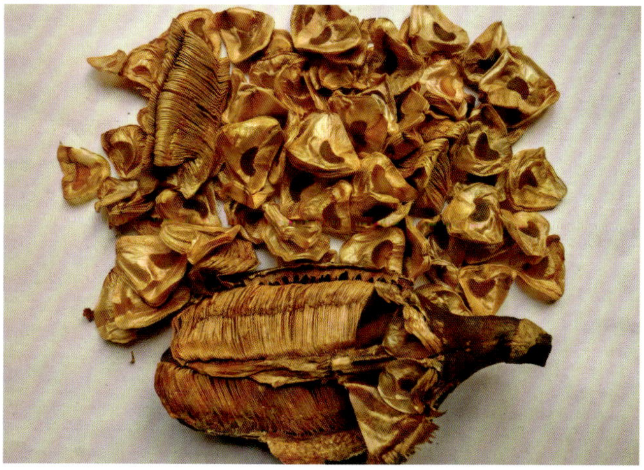

大百合种子

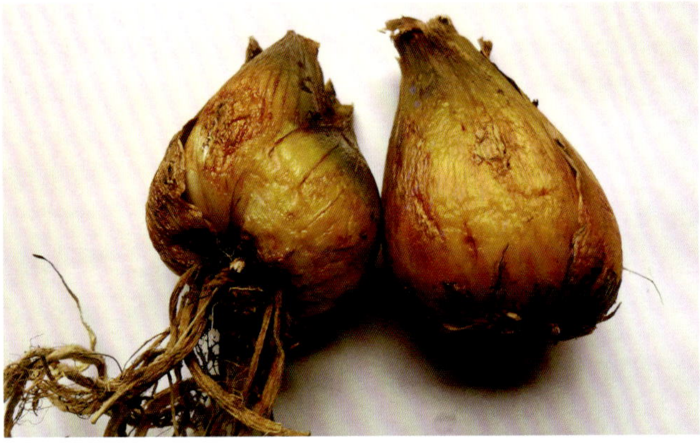

大百合鳞茎(鲜)

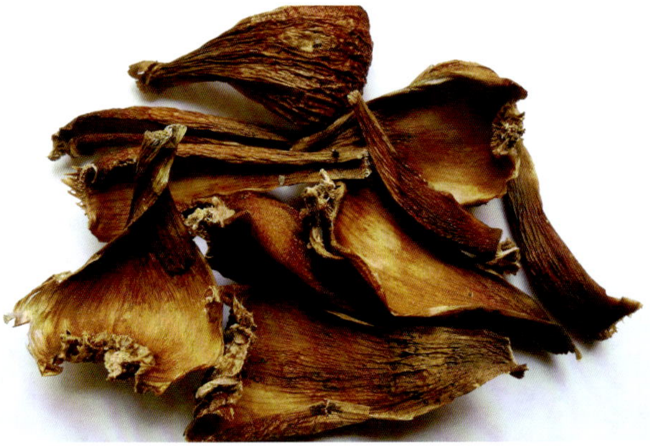

大百合干燥鳞茎

[illegible]

[illegible] Cardiocrinum giganteum (Wall.) Makino. [illegible]

[illegible] 1~2 m [illegible] 15~20 cm [illegible] 12~15 cm [illegible] 15~20 cm [illegible] 10~16 [illegible] 12~15 cm [illegible] 1.5~2 cm [illegible] 6.5~7.5 cm [illegible] 1/2 [illegible] 8 mm [illegible] 2 mm [illegible] 2.5~3 cm [illegible] 4~5 mm [illegible] 5~6 cm [illegible] 3 [illegible] 3.5~4 cm [illegible] 3.5~4 cm [illegible] 1 [illegible] 6 [illegible] 3 [illegible] 4~5 mm [illegible] 2~3 mm [illegible] 6~7 [illegible] 9~10 [illegible]

[illegible]

[illegible]

[illegible]

[illegible] 6~15 g。[illegible]

黑　　根

Heigen

[illegible]

INULA NERVOSN

〔别名〕威灵仙、小黑药、铁脚威灵、铜脚威灵、黑威灵、草威灵、草灵仙、黑升麻、小黑根、威灵菊、黑根药、乌草根。

〔基原〕本品为菊科植物显脉旋覆花 *Inula nervosa* Wall. 的根。

〔原植物形态〕多年生草本,高 20 ～ 70 cm。根茎粗短,密生多数根;根肉质,暗褐色,粗 1.5 ～ 3 mm。茎直立,单生或少数簇生;全部被开展的、上部被极密的具疣状基部的黄褐长硬毛;上部或从中部起有细长分枝。叶互生;叶片椭圆形、披针形或倒披针形,基部叶较小;下部和中部叶长 5 ～ 10 cm,宽 2 ～ 3.5 cm,下部渐狭成长柄,边缘从中部以上有浅或明显的锯齿,上部急狭,先端稍尖,两面有基部疣状的糙毛,但叶脉在下面具开展的长密毛,侧脉 4 对,几与下部叶缘平行;上部叶小,无柄。头状花序在枝端单生或少数排列成伞房状,径 1.5 ～ 2.5 cm,花序梗细长;总苞半球形,长 6 ～ 8 mm;总苞片 4 ～ 5 层,外层稍短,椭圆状披针形、被长糙毛,内层线状披针形,先端紫红色,具柔毛和缘毛;舌状花较总苞长 2 倍,舌片白色,长 8 ～ 9 mm,线状椭圆形;管状花花冠长 5 ～ 6.5 mm,黄色,有尖卵圆三角形裂片;冠毛白色,后稍带黄色,均与管状花花冠等长。瘦果圆柱形,有细沟,长 2 ～ 2.5 mm,被绢毛。花期 7 ～ 10 月,果期 9 ～ 12 月。生于低山地区杂木林下、草坡和湿润草地。

〔炮制〕除去泥沙、杂质,洗净切段,干燥。

〔性味与归经〕辛、苦,温。

〔功能与主治〕祛风湿,通经络,消积止痛。主治风湿疼痛,脘腹冷痛,食积腹胀,噎膈,风湿脚气。

〔用法与用量〕内服:煎汤,9 ～ 15 g。

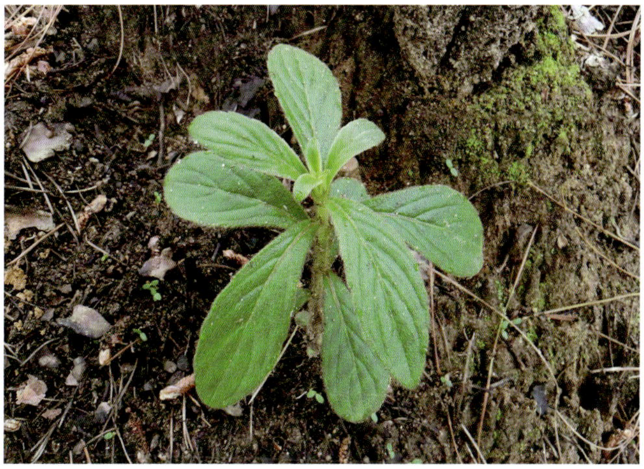

显脉旋覆花幼株

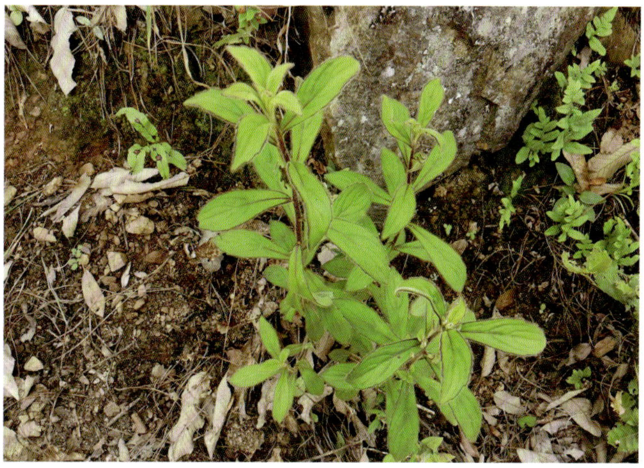

显脉旋覆花成熟植株

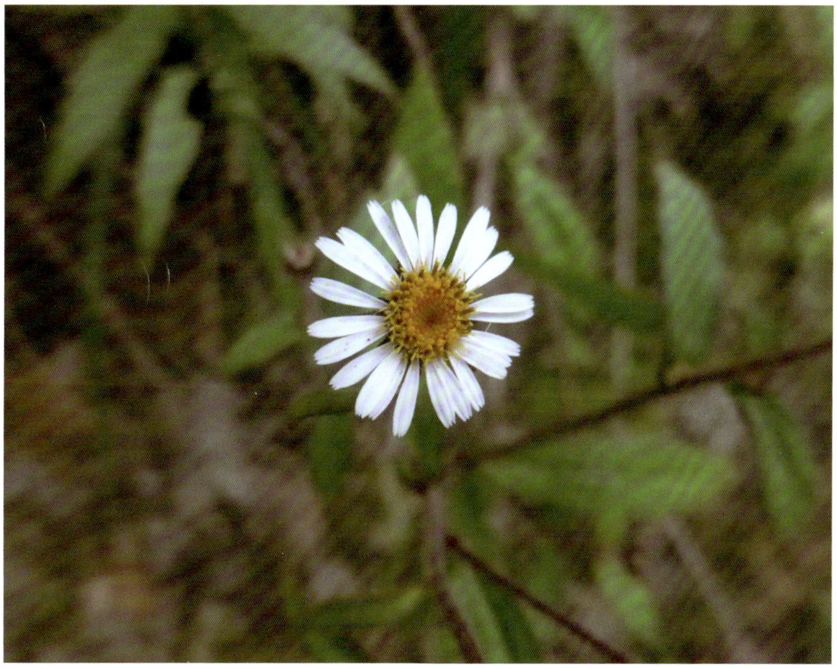

显脉旋覆花花枝

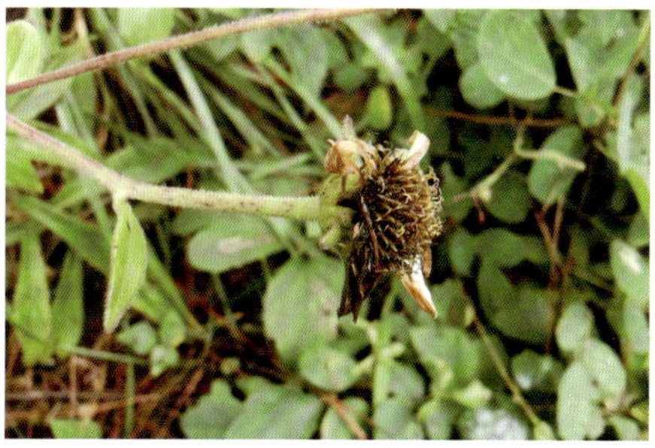

显脉旋覆花果枝

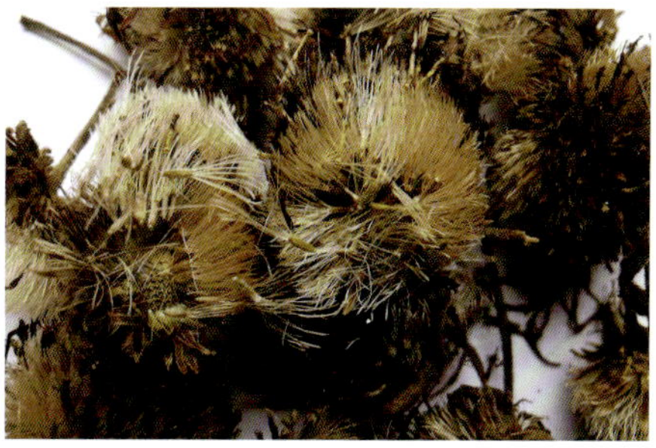

显脉旋覆花果实

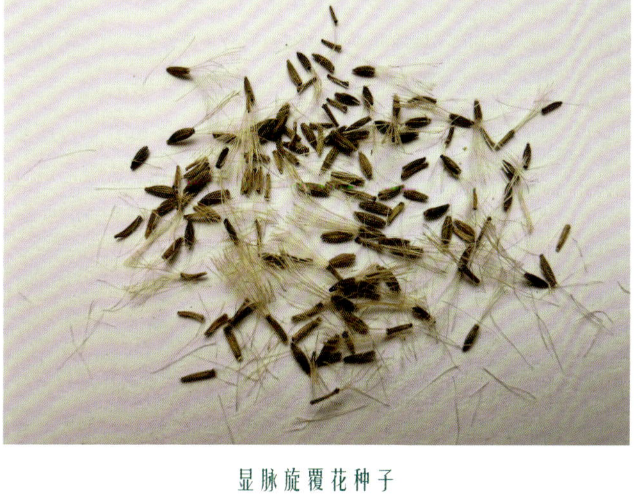

显脉旋覆花种子

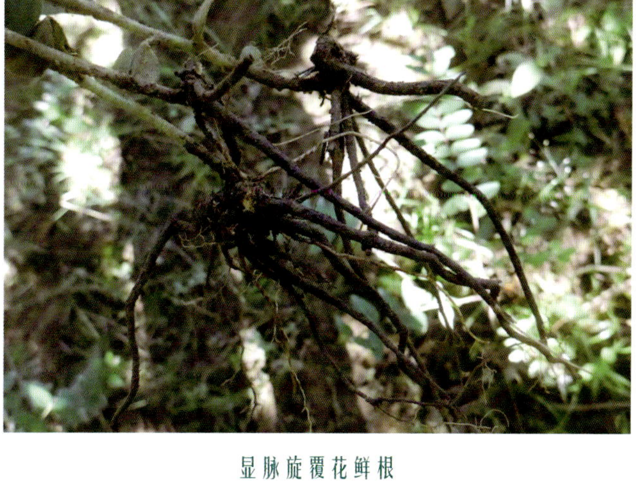

显脉旋覆花鲜根

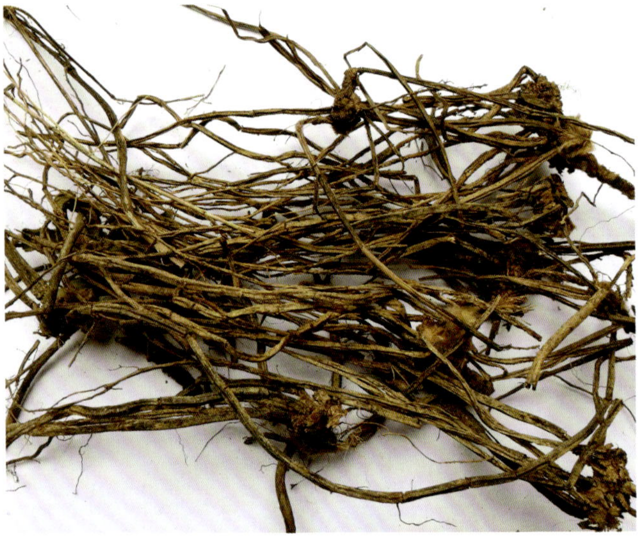

显脉旋覆花干燥根

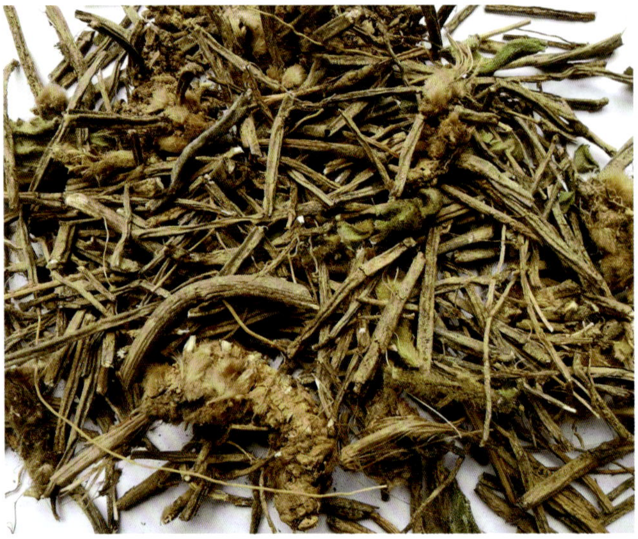

显脉旋覆花干燥根片

[illegible] • [illegible]。

[illegible] • [illegible] *Inula nervosa* Wall. [illegible]。

[illegible] • [illegible]，[illegible] 20~70 cm [illegible]。[illegible]，[illegible] 1.5~3 mm [illegible]。[illegible] 5~10 cm [illegible]，[illegible] 2~3.5 cm [illegible] 4 [illegible] 1.5~2.5 cm [illegible] 6~8 mm [illegible] 4~5 [illegible] 2 [illegible] 8~9 mm [illegible] 5~6.5 mm [illegible] 2~2.5 mm [illegible] 7~10 [illegible] 9~12 [illegible]。

[illegible] • [illegible]。

[illegible] • [illegible]。

[illegible] • [illegible]。

[illegible] • [illegible]，9~15 g。

番石榴

Fanshiliu

[illegible]

FRUIT OF GUAVA

〔别名〕拿果、喇叭果。

〔基原〕本品为桃金娘科植物番石榴 *Psidium guajava* L. 的成熟果实。

〔原植物形态〕乔木，高达 13 m。树皮平滑，灰色，片状剥落，幼枝有棱，被毛。叶对生；叶柄长 5 mm；叶片革质，长圆形至椭圆形，长 6 ～ 12 cm，宽 3.5 ～ 6 cm，先端急尖或钝，基部近于圆形，全缘，上面稍粗糙，下面有毛；羽状脉，侧脉 12 ～ 15 对。花单生或 2 ～ 3 朵排成聚伞花序；萼管钟形，长 5 mm，有毛，萼帽近圆形，长 7 ～ 8 mm，不规则裂开；花瓣 4 ～ 5，长 1 ～ 1.4 cm，白色；雄蕊多数，长 6 ～ 9 mm，花约椭圆形，近基部着生，药室平行，纵裂；子房下位，与萼合生，花柱与雄蕊同长，柱头扩大。浆果球形，卵圆形或梨形，长 3 ～ 8 cm，先端有宿存萼片，果肉白色及黄色，胎座肥大，肉质，淡红色；种子多数。花期 5 ～ 8 月，果期 8 ～ 11 月。生于荒地或低丘陵上。部分县市有栽培。

〔炮制〕除去杂质，干燥。

〔性味与归经〕甘、涩，平。

〔功能与主治〕健脾消积，涩肠止泻。主治食积饱胀，疳积，腹泻，痢疾，脱肛，崩漏。

〔用法与用量〕内服：煎汤，3 ～ 9 g；或研末；或生食，每次 2 ～ 3 枚，每日 2 ～ 3 次。

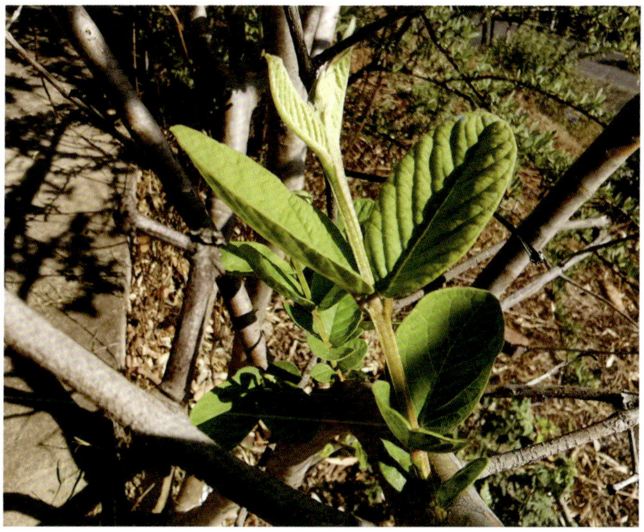

番石榴幼枝

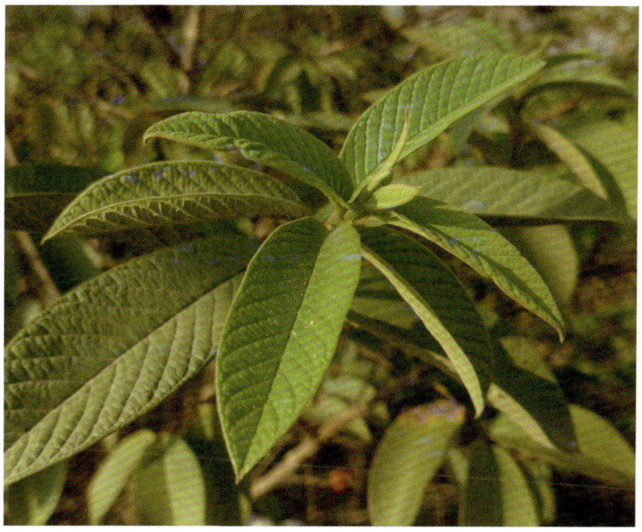

番石榴成熟植株

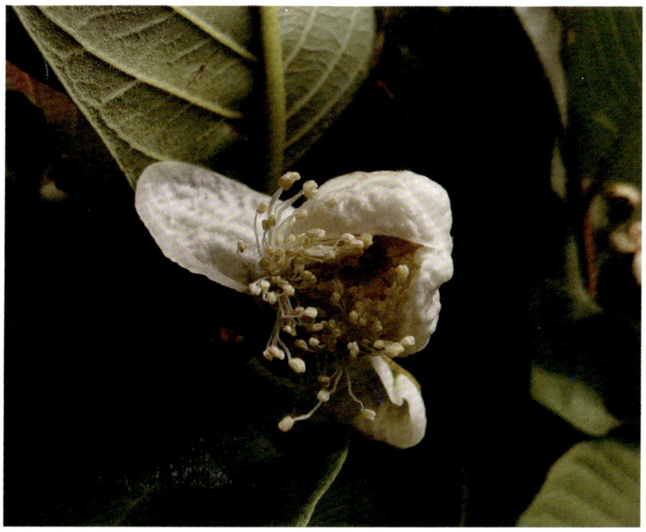

番石榴花枝

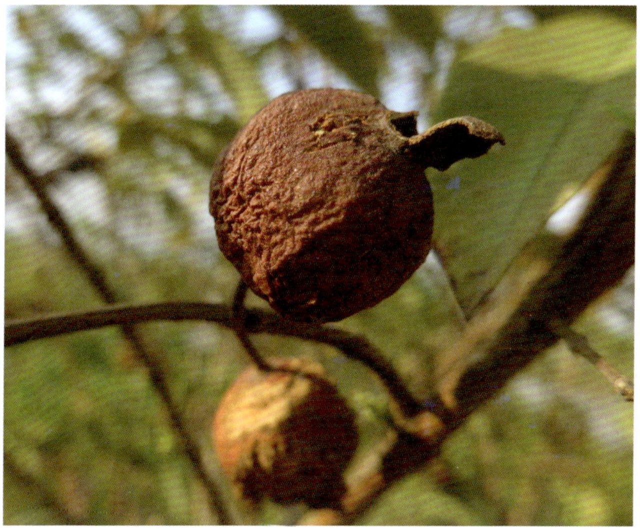

番石榴果枝

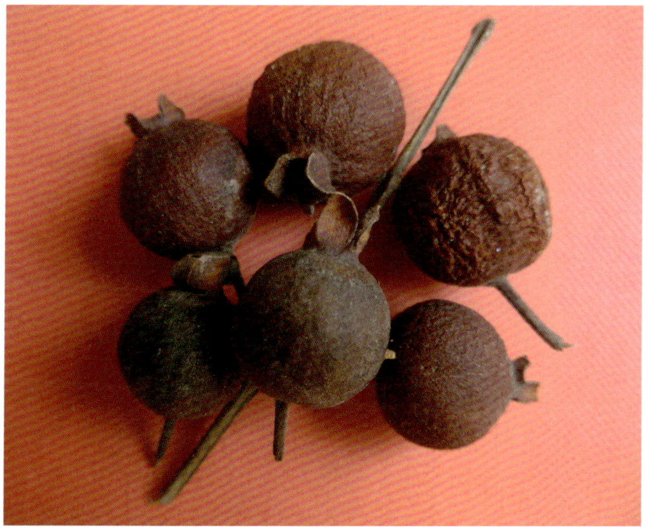

番石榴果实

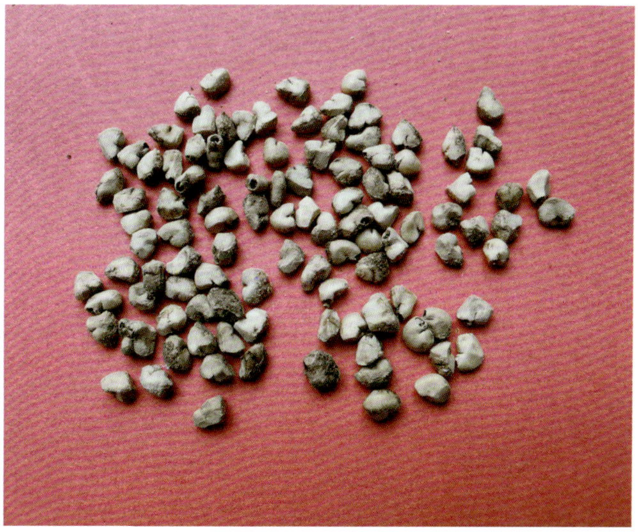

番石榴种子

[illegible]·[illegible]（[illegible]）[illegible]、[illegible]

[illegible]·[illegible] *Psidium guajava* L. [illegible]。

[illegible]·[illegible]，[illegible] 13 m[illegible]。[illegible] 5 mm[illegible]；[illegible] 6~12 cm[illegible]，[illegible] 3.5~6 cm，[illegible] 12~15[illegible] 2~3 [illegible] 5 mm[illegible] 7~8 mm，[illegible] 4~5[illegible] 1~1.4 cm[illegible] 6~9 mm，[illegible] 3~8 cm[illegible] 5~8[illegible] 8~11[illegible]。

[illegible]·[illegible]。

[illegible]·[illegible]。

[illegible]·[illegible]。

[illegible]·[illegible] 3~9 g；[illegible] 2~3，[illegible] 2～3[illegible]。

番　茄

Fanqie

[illegible]

TOMATO

〔**别名**〕小金瓜、喜报三元、西红柿、金橘、番李子、洋柿子、番柿。

〔**基原**〕本品为茄科植物番茄 *Lycopersicon esculentum* Mill. 的果实。

〔**原植物形态**〕一年或多年生草本。植株高 0.6 ～ 2 m。全株被黏质腺毛。茎直立，易倒伏，触地则生根。奇数羽状复叶或羽状深裂，互生；叶长 10 ～ 40 cm；小叶极不规则，大小不等常 5 ～ 9 枚，卵形或长圆形，长 5 ～ 7 cm，先端渐尖，边缘有不规则锯齿或裂片，基部歪斜，有小柄。花 3 ～ 7 朵，成侧生的聚伞花序；花萼 5 ～ 7 裂，裂片披针形至线形，果时宿存；花冠黄色，辐射状，5 ～ 7 裂，直径约 2 cm；雄蕊 5 ～ 7，着生于筒部，花丝短，花药半聚合状，或呈一锥体绕于雌蕊；子房 2 室至多室，柱头头状。浆果扁球状或近球状，肉质而多汁，橘黄色或鲜红色，光滑。种子黄色。花果期夏、秋季。各县市均有栽培。

〔**炮制**〕除去杂质及非药用部位，鲜用。

〔**性味与归经**〕酸、甘，微寒。

〔**功能与主治**〕生津止渴，健胃消食。主治口渴，食欲不振。

〔**用法与用量**〕内服：煎汤，适量；或生食。

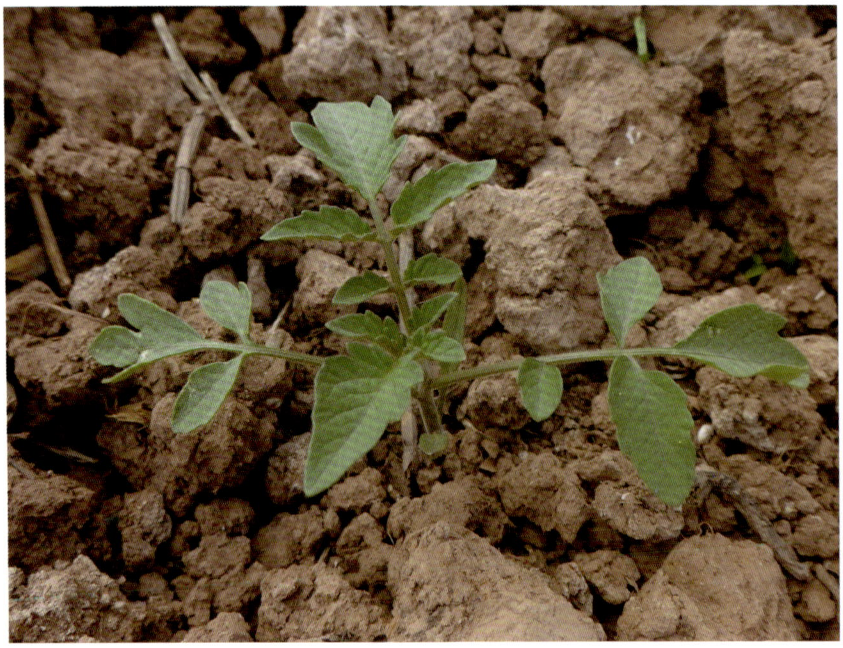

番茄幼株

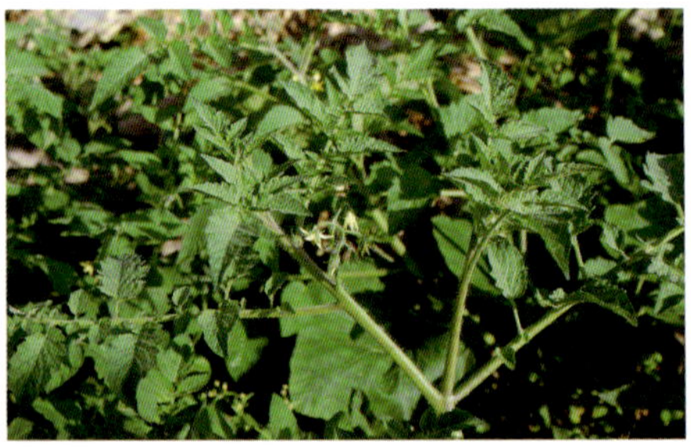

番茄成熟植株

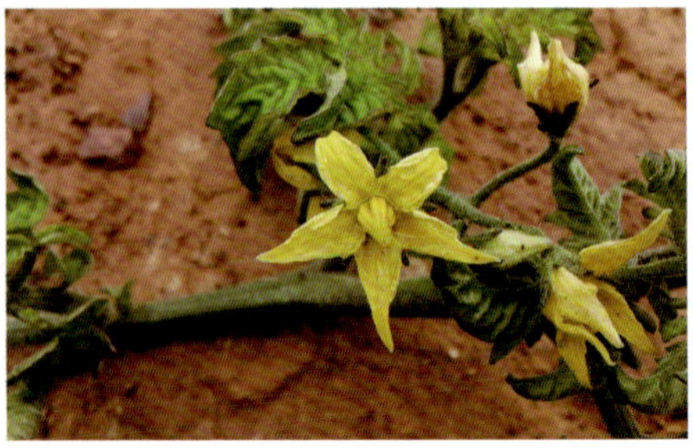

番茄花枝

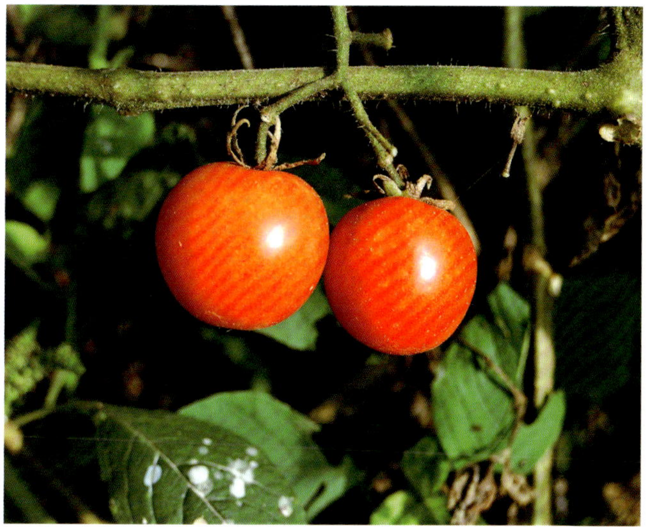

番茄果枝

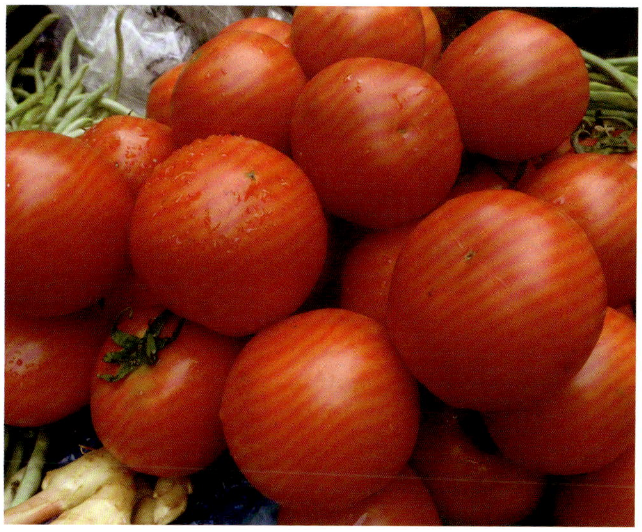

番茄鲜果

[illegible]

[illegible] *Lycopersicon esculentum* Mill. [illegible]

[illegible] 0.6~2 m [illegible] 10~40 cm [illegible] 5~9 [illegible] 5~7 cm [illegible] 3~7 [illegible] 5~7 [illegible] 2 cm [illegible] 5~7 [illegible] 2 [illegible]

[illegible]

[illegible]

[illegible]

[illegible]

鹅 掌 藤

Ezhangteng

[illegible]

SCANDENT SCHEFFLERA STEM AND LEAF

〖别名〗七叶莲、小叶鸭脚木、汉桃叶、七叶烂、狗脚蹄、手树、七加皮、七叶藤。

〖基原〗本品为五加科植物鹅掌藤 *Schefflera arboricola* Hagata 的根或茎叶。

〖原植物形态〗常绿藤状灌木,高 2 ~ 3 m。茎圆筒形,有细纵条纹;小枝有不规则纵皱纹,无毛。掌状复叶互生,有小叶 7 ~ 9 片;叶柄纤细,圆柱形,长 7 ~ 9 cm;小叶柄有狭沟,长 1 ~ 3 cm,中间的最长;托叶在叶柄基部与叶柄合生成鞘状,宿存或与叶柄一起脱落;小叶片革质,倒卵状长椭圆形,长 9 ~ 16 cm,宽 2.5 ~ 4 cm;先端渐尖或急尖,基部渐狭或钝形,全缘,上面绿色,光泽,下面淡绿色,网脉明显。伞形花序集合成圆锥花序,顶生;总花梗短,长不及 5 mm,花梗长 1.5 ~ 2.5 cm,均疏生星状绒毛,花萼 5 齿裂,无毛;花瓣 5 ~ 6 片,分离,卵形,长约 2 mm,白色;雄蕊 5;子房下位,5 ~ 6 室,柱头 5 ~ 6 枚,无花柱。浆果球形,长约 5 mm,有明显的 5 棱,橙黄色。花期 7 ~ 10 月,果期 11 ~ 12 月。生于山谷或阴湿的疏林中,或栽于庭院。

〖炮制〗取根或茎叶去泥沙、洗净,切片或切段,干燥。

〖性味与归经〗辛、微苦,温。

〖功能与主治〗祛风止痛,活血消肿。主治风湿痹痛,头痛,牙痛,脘腹疼痛,痛经,产后腹痛,跌打肿痛,骨折,疮肿。

〖用法与用量〗内服:煎汤,9 ~ 15 g;或泡酒。外用:适量,煎汤洗;或鲜品捣敷。

〖注意〗孕妇忌服。

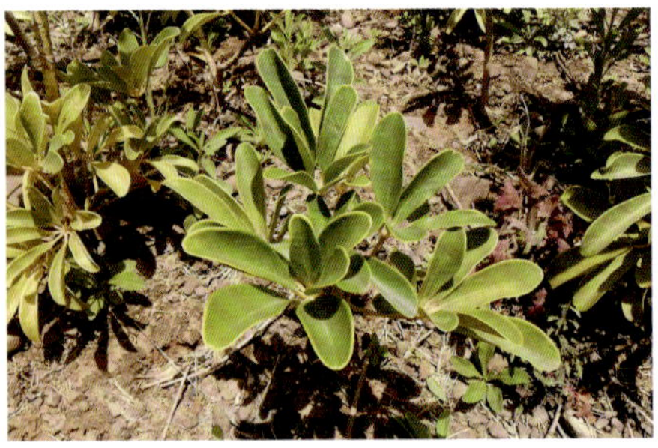

鹅掌藤幼枝

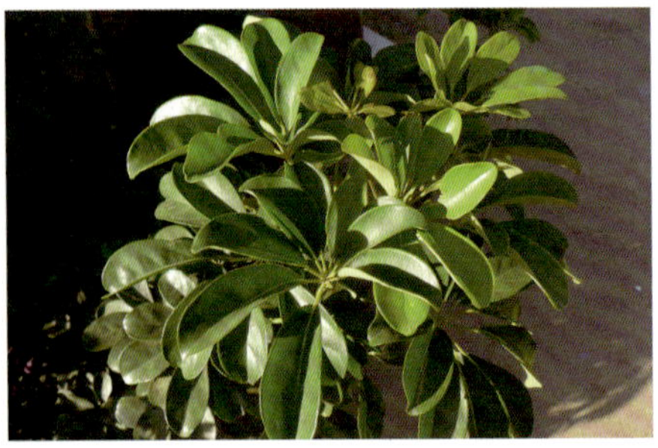

鹅掌藤成熟植株

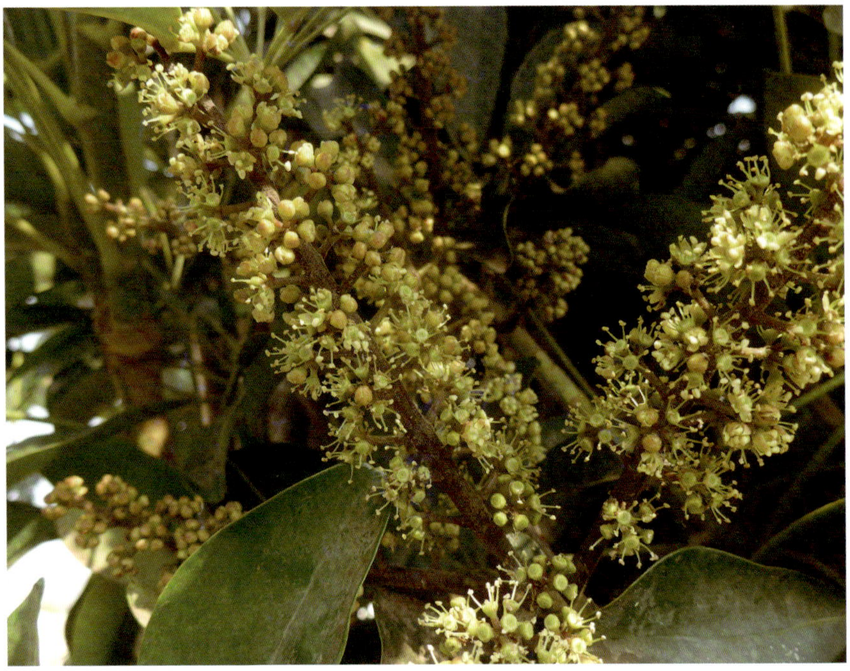

鹅掌藤花枝

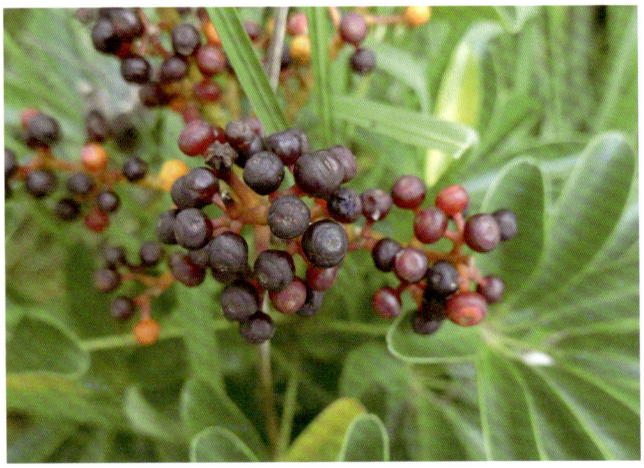

鹅掌藤果枝

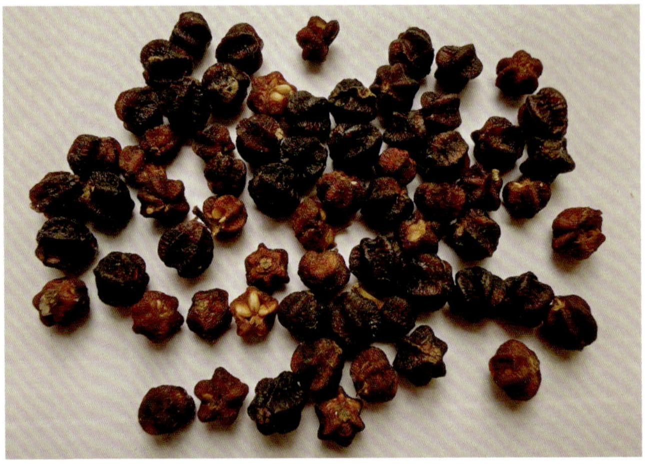

鹅掌藤果实

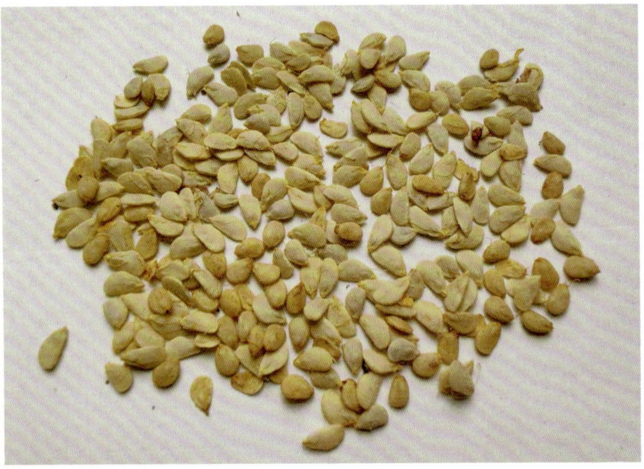

鹅掌藤种子

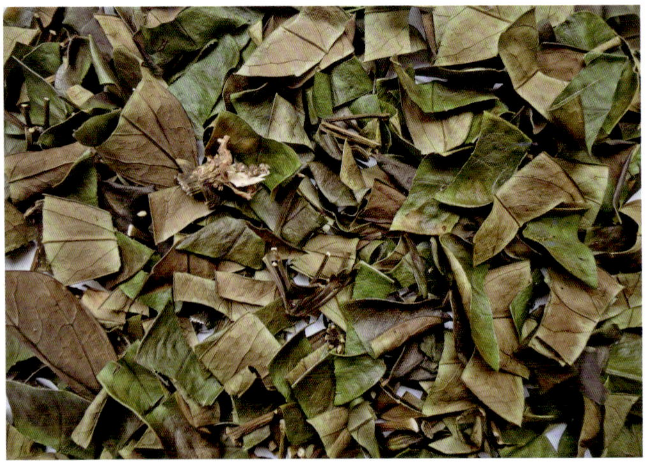

鹅掌藤干燥叶

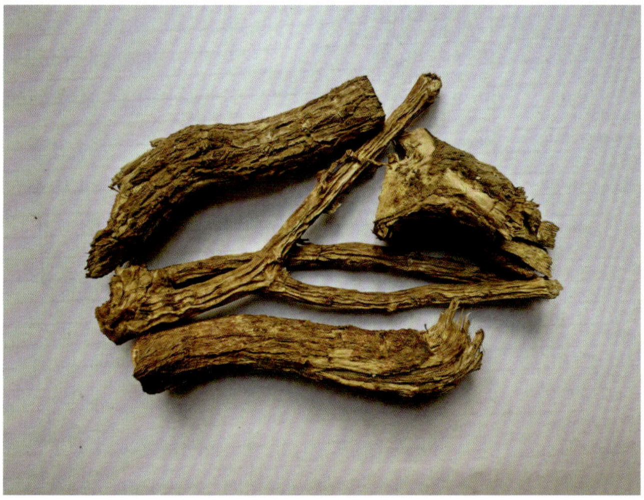

鹅掌藤干燥根

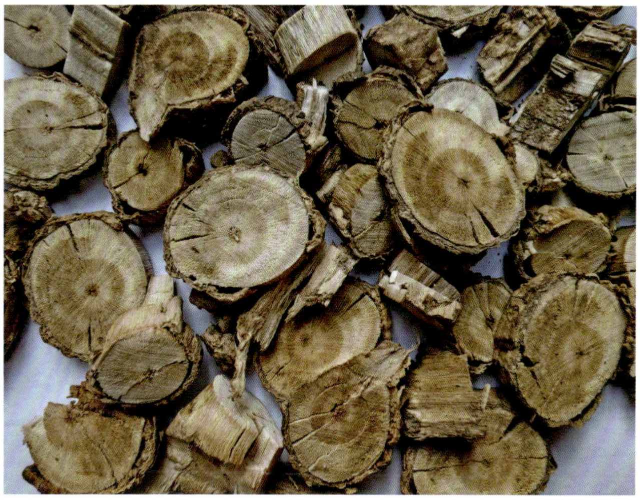

鹅掌藤干燥根片

[illegible]

[illegible] *Schefflera arboricola* Hagata. [illegible]

[illegible] 2~3 m [illegible] 7~9 [illegible] 7~9 cm [illegible] 1~3 cm [illegible] 9~16 cm [illegible] 2.5~4 cm [illegible] 5 mm [illegible] 1.5~2.5 cm [illegible] 5 [illegible] 5~6 [illegible] 2 mm [illegible] 5 [illegible] 5~6 [illegible] 5~6 [illegible] 5 mm [illegible] 5 [illegible] 7~10 [illegible] 11~12 [illegible]

[illegible]

[illegible]

[illegible]

[illegible] 9~15 g [illegible]

[illegible]

十 三 画

蓍　草

Shicao

ALPINE YARROW

〔**别名**〕蓍、蜈蚣草、飞天蜈蚣、乱头发、土一支蒿、羽衣草、千条蜈蚣、锯草、一枝蒿。

〔**基原**〕本品为菊科植物高山蓍 *Achillea alpina* L. 的全草。

〔**原植物形态**〕多年生草本,高 50 ~ 100 cm。具短根状茎。茎直立,有棱条,上部有分枝。叶互生;无柄;叶片长线状披针形,长 6 ~ 10 cm,宽 7 ~ 15 mm,栉齿状羽状深裂或浅裂,裂片线形,排列稀疏,半抱茎,两面生长柔毛,下面毛密生,有腺点或几无腺点,下部叶花期常枯萎,上部叶渐小。头状花序多数,花径 5 ~ 6 mm,集生成伞房状;总苞钟状,总苞片卵形,3 层,覆瓦状排列,绿色,草质,有中肋,边缘膜质,疏生长柔毛;边缘舌状花,雌性,5 ~ 11 朵,白色,花冠长圆形,先端 3 浅裂;中心管状花,两性,白色,花药黄色,伸出花冠外面。瘦果扁平,宽倒披针形,有淡色边肋。花期 7 ~ 9 月,果期 9 ~ 10 月。生于向阳山坡草地、林缘、路旁及灌丛间。

〔**炮制**〕取原药材,除去杂质,抢水洗净,稍润,切段,干燥。

〔**性味与归经**〕辛、苦,微温。有毒。

〔**功能与主治**〕祛风止痛,活血,解毒。主治感冒发热,头风痛,牙痛,风湿痹痛,血瘀经闭,腹部痞块,跌打损伤,毒蛇咬伤,痈肿疮毒。

〔**用法与用量**〕内服:煎汤,10 ~ 15 g;研末,每次 1 ~ 3 g。外用:适量,煎水洗;或捣敷;或研末调敷。

〔**注意**〕孕妇慎服。

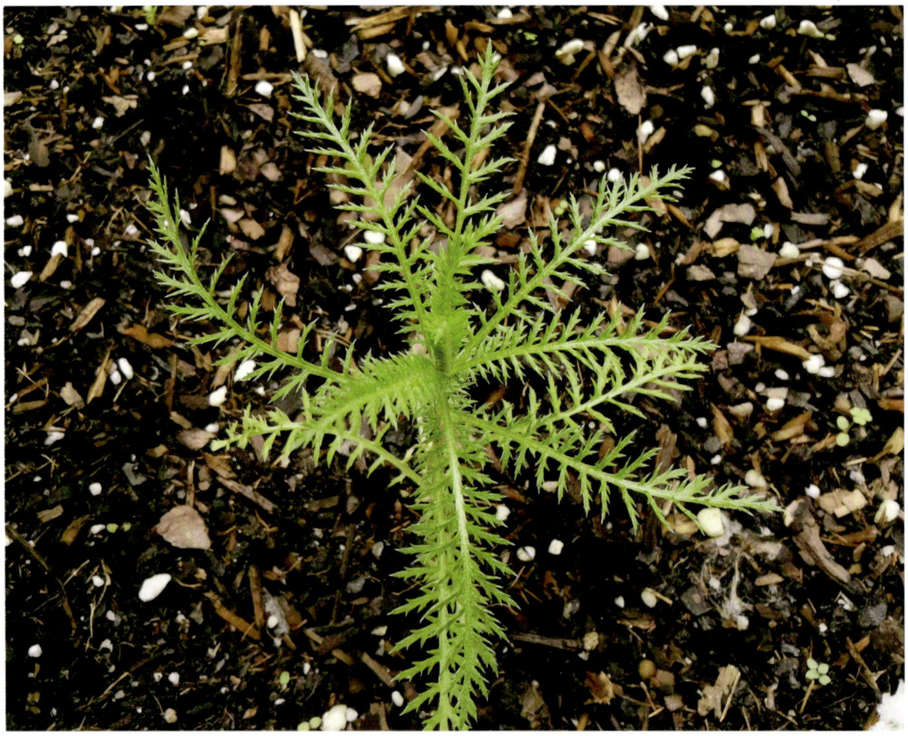

高山蓍幼株

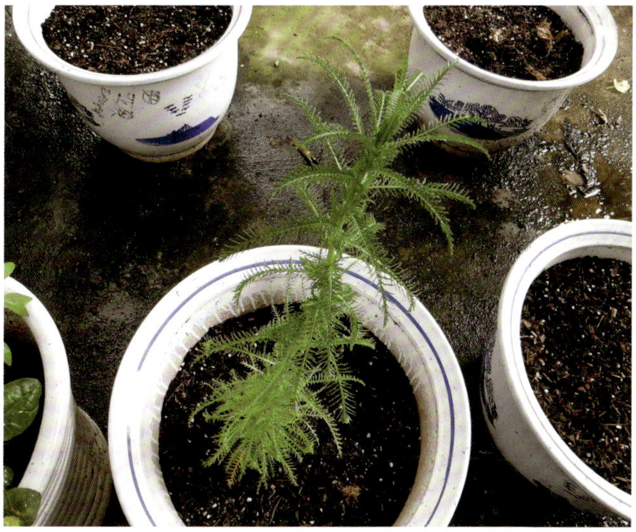

高山蓍成熟植株

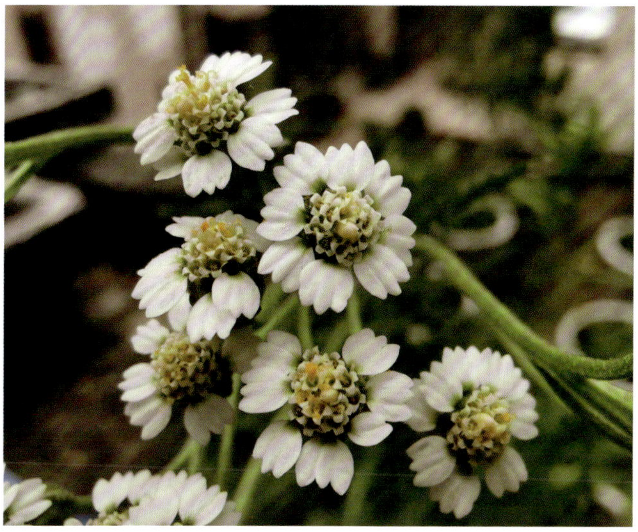

高山蓍花枝

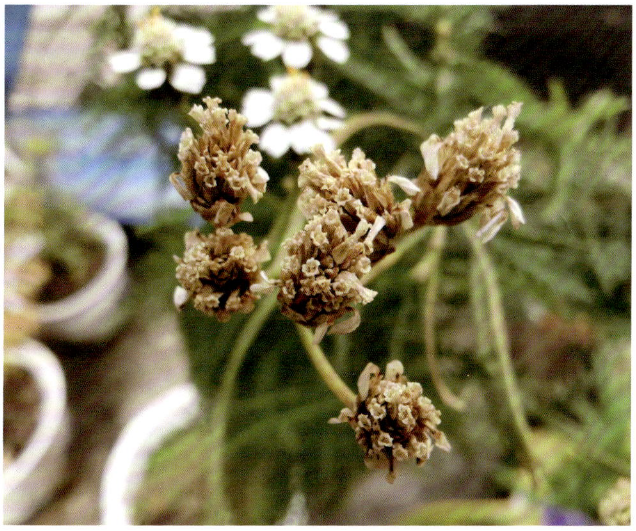

高山蓍果枝

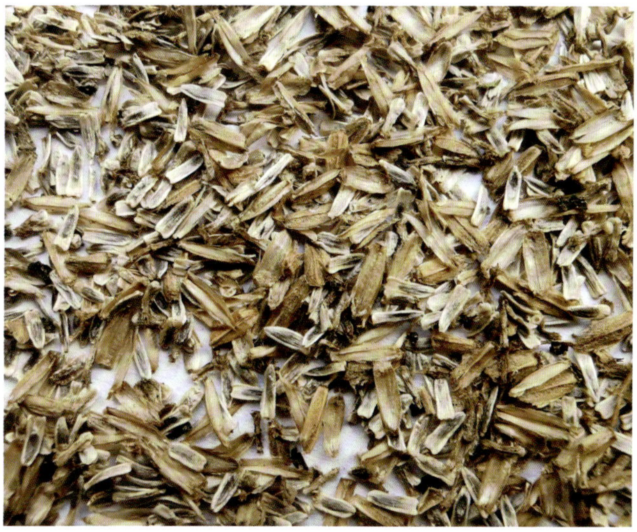

高山蓍果实

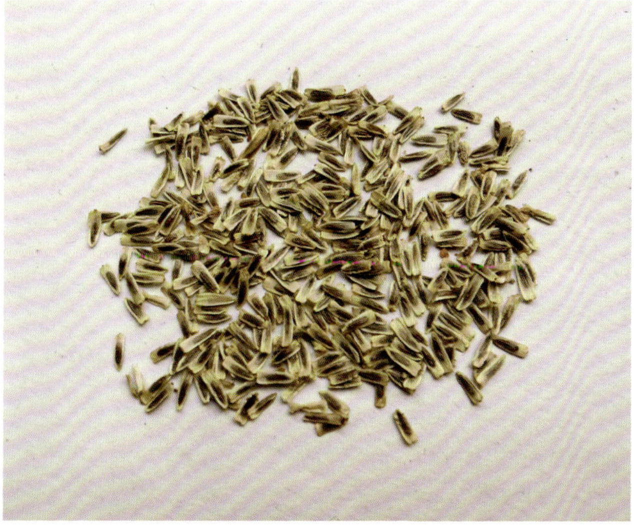

高山蓍种子

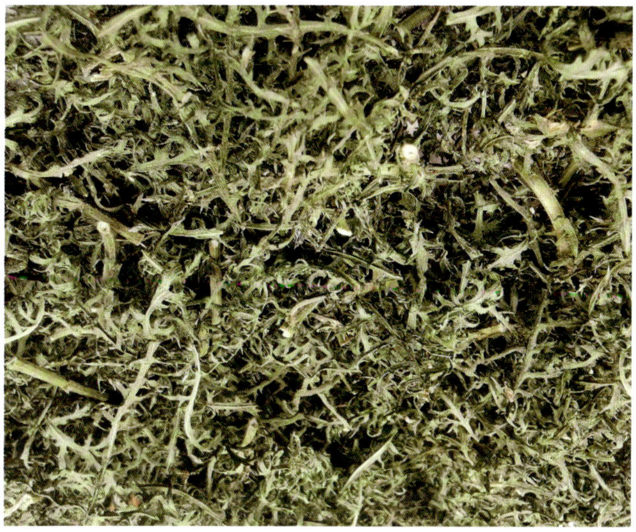

高山蓍饮片

[illegible]

[illegible] *Achillea alpina* L. [illegible]

[illegible] 50~100 cm。[illegible] 6~10 cm，[illegible] 7~15 mm，[illegible] 5~6 mm [illegible]，3 [illegible] 5~11 [illegible] 3 [illegible] 7~9 [illegible] 9~10 [illegible]

[illegible] 10~15 g；[illegible] 1~3 g。[illegible]

[illegible]

蓝布裙

Lanbuqun

[illegible]

CHINESE FORGETMENOT ROOT

〖别名〗狗屎花、一把抓、蓝狗屎花、附地菜、牛舌头花、狗舌花、龙须草、七星箭、毛毛菜、大肥根、莲子叶、绿花心、绿花叶、蓝花参、狗屎蓝花、狗屎罗卜、接骨草、小绿连草。

〖基原〗本品为紫草科植物倒提壶 *Cynoglossum amabile* Stapf et Drumm. 的地上部分。

〖原植物形态〗多年生草本，高 15 ~ 60 cm。根细长，幼时肉质，老时半木质，黑褐色，有侧根。根茎短，密被残存的叶基。茎 1 ~ 3 分枝，密被灰白色贴伏短柔毛。基生叶具长柄，基部稍膨大，叶片长圆状披针形至披针形，长 6 ~ 14 cm，宽 1 ~ 4 cm，先端尖或钝圆，基部楔形，全缘或波状，两面密生短柔毛；茎生叶无柄，叶片长圆形或披针形，长 2 ~ 7 cm，宽 2 cm，先端钝，基部呈浅心形，略抱茎；侧脉明显。聚伞花序多分枝，向上直伸，密集成圆锥状，顶生或腋生；花梗果期稍增长；花小，无苞片，开于花序的一侧；花萼钟状，5 深裂，裂片卵形，淡绿紫色，外面密生柔毛；花冠蓝色，稀白色，长 5 ~ 6 mm，花冠筒约与萼片等长，先端 5 裂，裂片圆形，有明显的网纹，喉部有附属物 5 枚，呈梯形，紫色；雄蕊 5，内藏，贴生于花冠筒中部；雌蕊 1 枚，子房扁圆形，4 深裂，花柱线状圆柱形，长 1.5 ~ 2 mm。小坚果 4，卵形，长 3 ~ 4 mm，背面微凹，密生锚状刺，边缘锚状刺基部连合，成狭或宽的翅状边。花期 4 ~ 6 月，果期 7 ~ 9 月。生于海拔 1 000 ~ 4 500 m 的山坡、路旁、草地或干旱的针叶林缘和灌木林下。

〖炮制〗除去杂质，洗净，润透，切段，干燥。

〖性味与归经〗苦，凉。

〖功能与主治〗清肺化痰，散瘀止血，清热利湿。主治咳嗽，吐血，肝炎，痢疾，尿痛，带下，瘰疬，刀伤，骨折。

〖用法与用量〗内服：煎汤，30 ~ 60 g。外用：适量，鲜品捣烂敷；或干品研末撒。

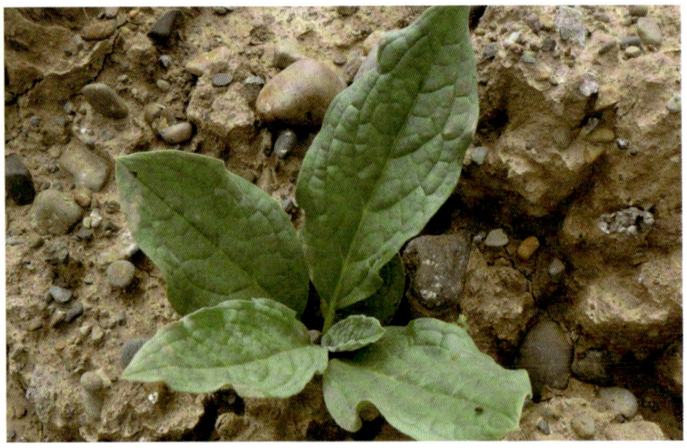

倒提壶幼株

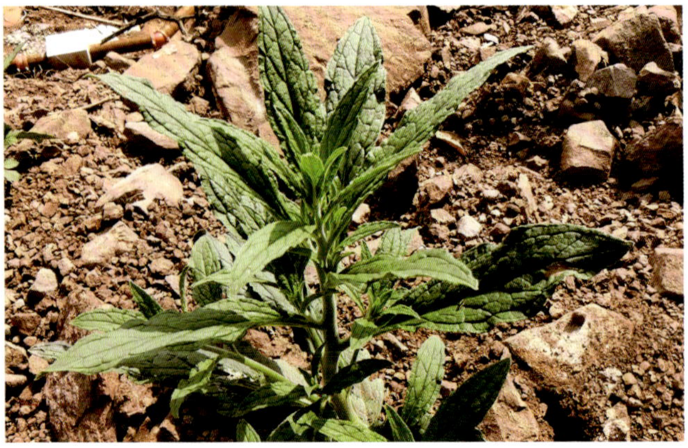

倒提壶成熟植株

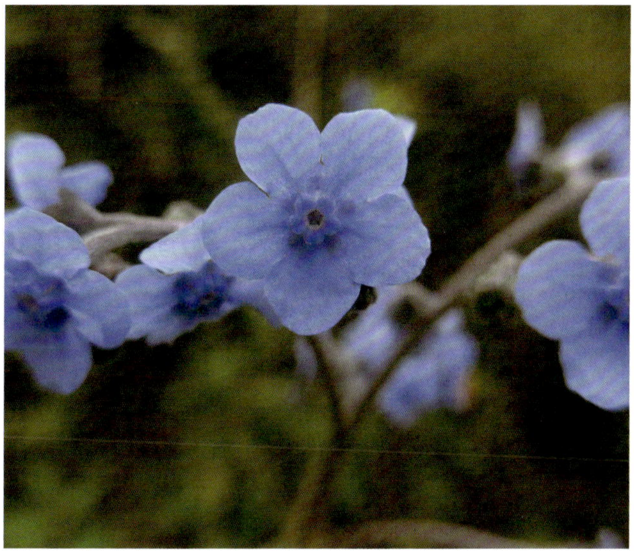

倒提壶花枝

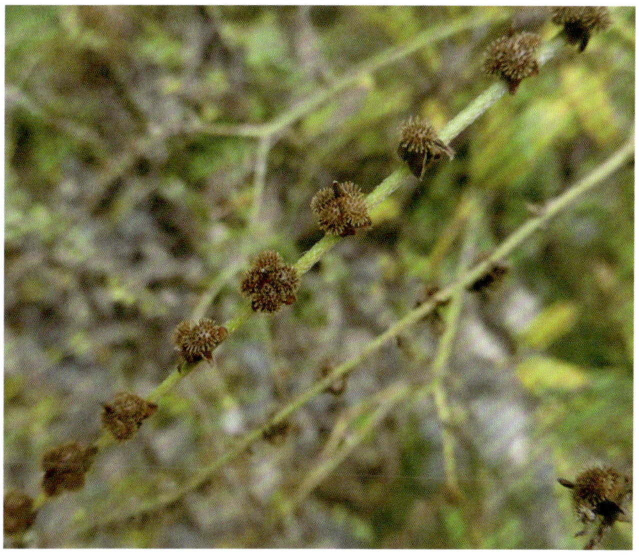

倒提壶果枝

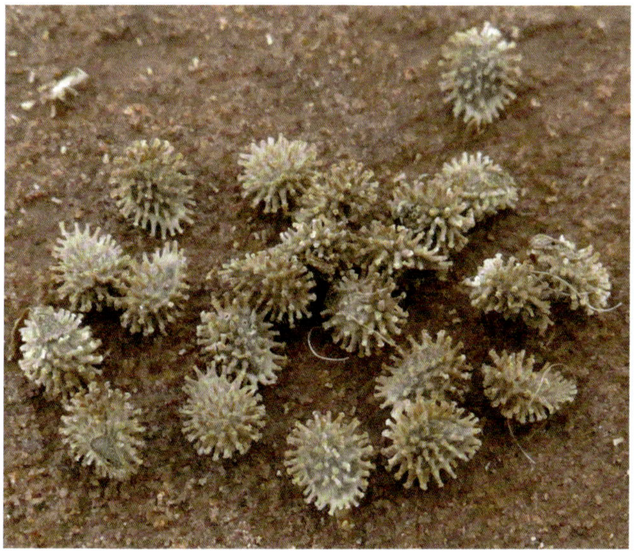

倒提壶果实

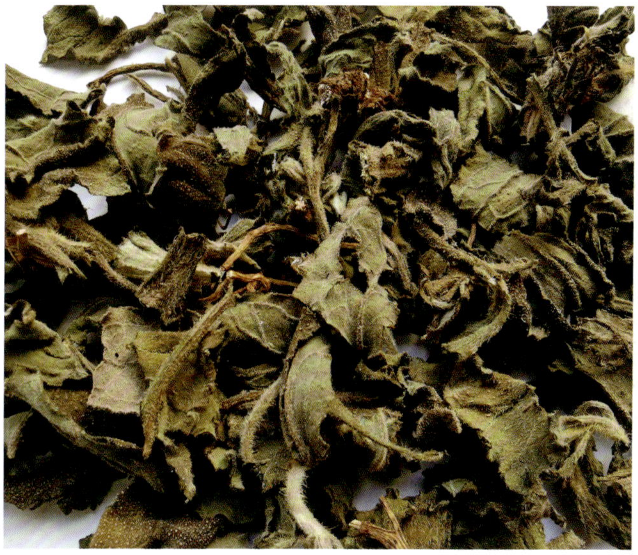

倒提壶干燥地上部分

[illegible] • [illegible]

[illegible] • [illegible] *Cynoglossum amabile* Stapf et Drumm. [illegible]

[illegible] • [illegible] 15~60 cm。[illegible] 1~3 [illegible] 6~14 cm，[illegible] 1~4 cm，[illegible] 2~7 cm，[illegible] 2 cm [illegible] 5 [illegible] 5~6 mm，[illegible] 5 [illegible] 5 [illegible] 5 [illegible] 1 [illegible] 4 [illegible] 1.5~2 mm [illegible] 4 [illegible] 3~4 mm，[illegible] 4~6 [illegible] 7~9 [illegible] 1 000~4 500 m [illegible]

[illegible] • [illegible]

[illegible] • [illegible]

[illegible] • [illegible]

[illegible] • [illegible] 30~60 g。[illegible]

蒲　黄

Puhuang

TYPHAE POLLEN

〔**别名**〕蒲厘花粉、蒲花、蒲棒花粉、蒲草黄。

〔**基原**〕本品为香蒲科植物水烛香蒲 *Typha angustifolia* L. 的花粉。

〔**原植物形态**〕多年生草本，高 1.5 ～ 3 m。根茎匍匐，须根多。叶狭线形，宽 5 ～ 8 mm，稀达 10 mm。花小，单性，雌雄同株；穗状花序长圆柱形，褐色；雌雄花序离生，雄花序在上部，长 20 ～ 30 cm，雌花序在下部，长 9 ～ 28 cm，具叶状苞片，早落；雄花具雄蕊 2 ～ 3，基生毛较花药长，先端单一或 2 ～ 3 分叉，花粉粒单生；雌花具小苞片，匙形，较柱头短，茸毛早落，约与小苞片等长，柱头线形或线状长圆形。果穗直径 10 ～ 15 mm，坚果细小，无槽，不开裂，外果皮不分离。花期 6 ～ 7 月，果期 7 ～ 8 月。生于浅水。

〔**炮制**〕生蒲黄　揉碎结块，过筛，除去杂质。

蒲黄炭　取净蒲黄粉末，置锅内用武火炒至全部黑褐色，但须存性，喷淋清水，将结块揉碎，过筛。（本品易复燃，须放凉 1 ～ 2 日，仔细检查后方能贮存）。

〔**性味与归经**〕甘，平。归肝、心包经。

〔**功能与主治**〕止血，化瘀，通淋。主治吐血，衄血，咯血，崩漏，外伤出血，经闭痛经，胸腹刺痛，跌扑肿痛，血淋涩痛。

〔**用法与用量**〕内服：煎汤，5 ～ 10 g，包煎。外用：适量，敷患处。

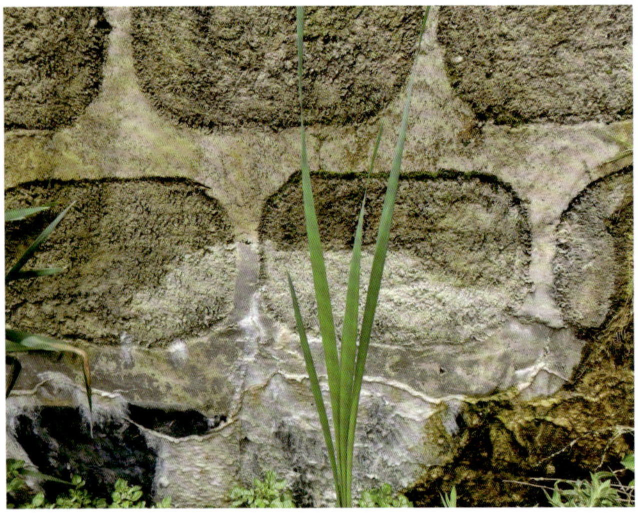

水烛香蒲幼株

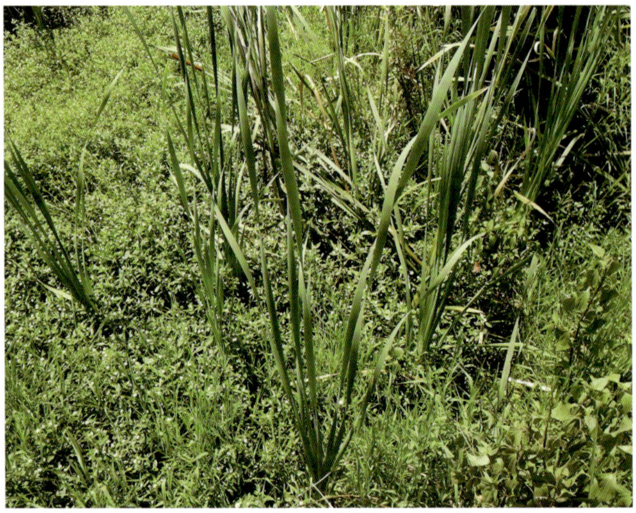

水烛香蒲成熟植株

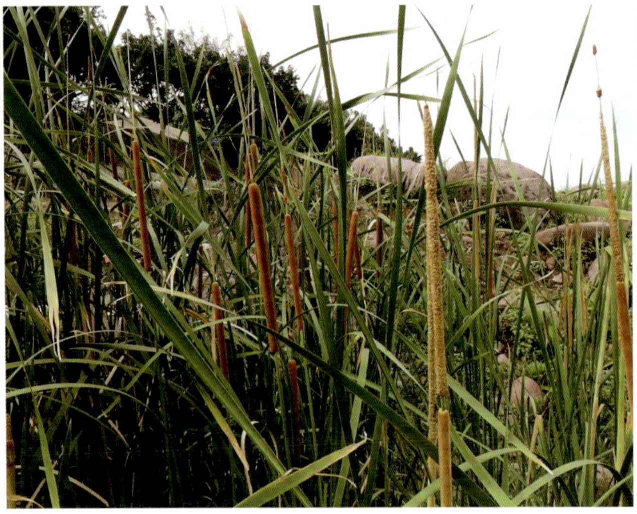

水烛香蒲花序

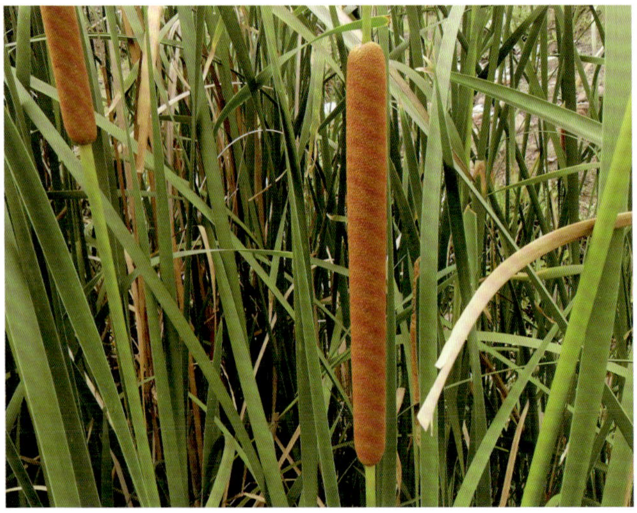

水烛香蒲果序（1）

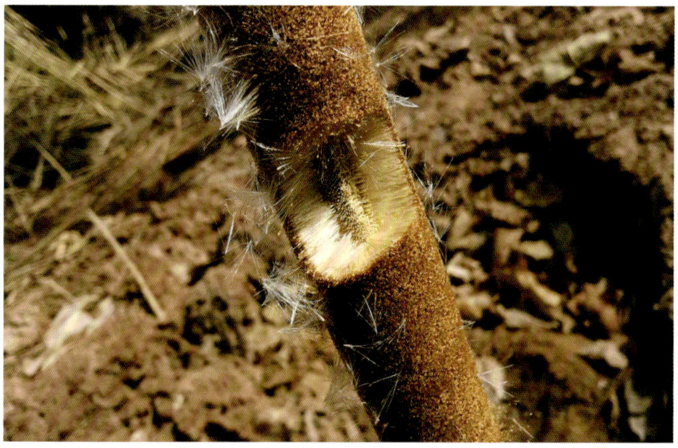

水烛香蒲果序（2）

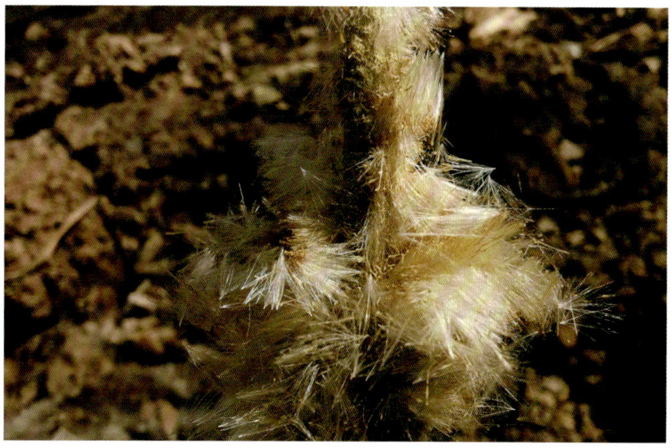

水烛香蒲果实

[illegible]

豌 花 草

Wanhuacao

[illegible]

THUNBERGIA FRAGRANS

〔别名〕铁贯藤、老鸦嘴。

〔基原〕本品为爵床科植物碗花草 *Thunbergia fragrans* Roxb. 的茎叶。

〔原植物形态〕草质藤本。全株被倒向毛或无毛。叶对生；具柄；叶片长圆形至卵形，长 4 ～ 12 cm，先端尖，基部心形至略成心形；全缘至具浅裂片；具 3 ～ 5 条掌状脉。花 1 ～ 2 朵腋生，具长梗；苞片微小，早落；小苞片 2，卵形至半卵形，长 1.5 ～ 2.5 cm，分离或仅一侧下部合生，有柔毛；花萼退化成十数个小齿；花冠白色，筒长约 3 cm，裂片 5，长约 2 cm，开花时开展；雄蕊 4，二强，药室无距。蒴果长 2 ～ 2.5 cm，下部近球形，上部具长喙，开裂时似乌鸦嘴。种子 4 颗，半球形，有皱纹，基部凹陷。生于林下或灌木丛中。

〔炮制〕除去杂质，切段，干燥。

〔性味与归经〕辛、微酸，平。

〔功能与主治〕健胃消食，解毒消肿。主治消化不良，脘腹胀痛，腹泻，痈肿疮疖。

〔用法与用量〕内服：煎汤 9 ～ 15 g；外用：适量，捣敷。

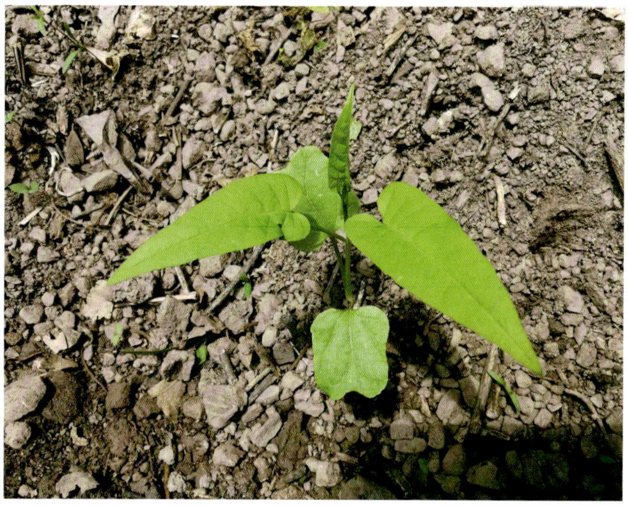

碗花草幼株

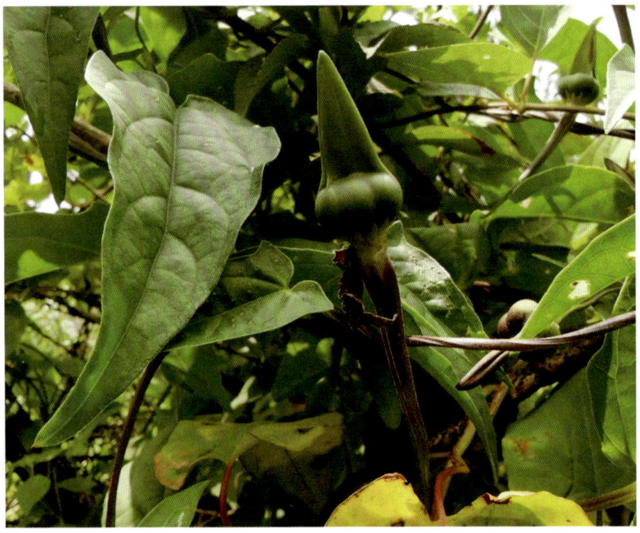

碗花草成熟植株

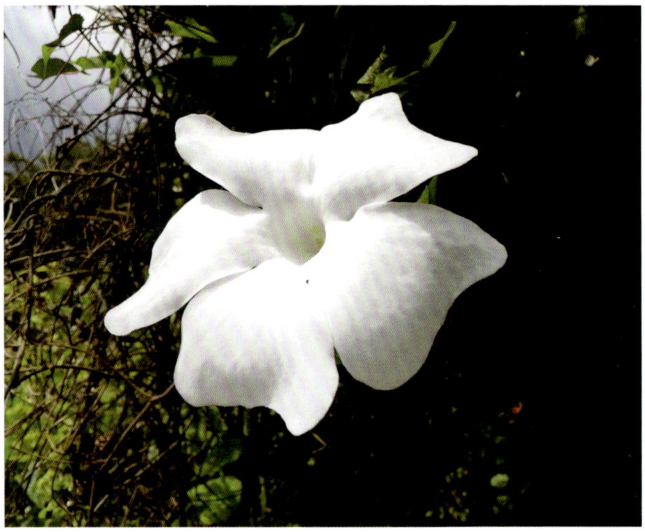

碗花草花枝

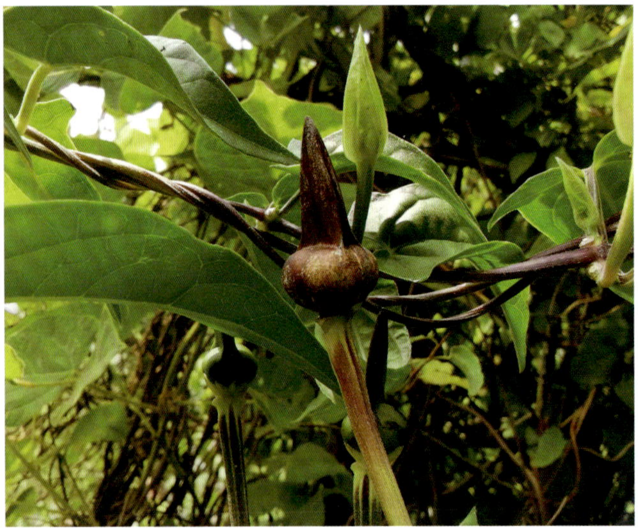

碗花草果枝

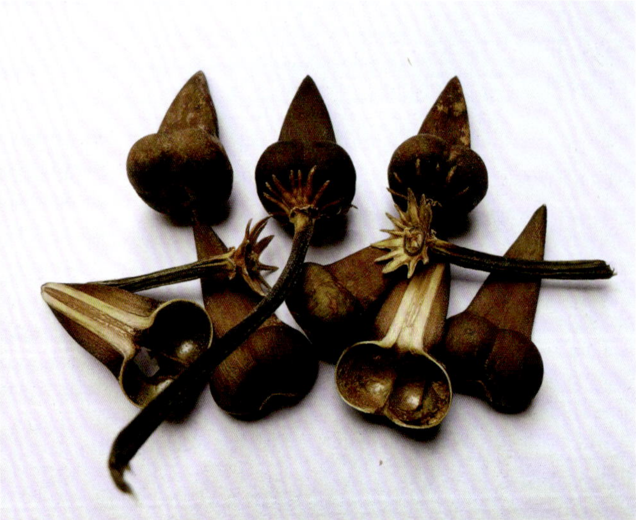

碗花草果实

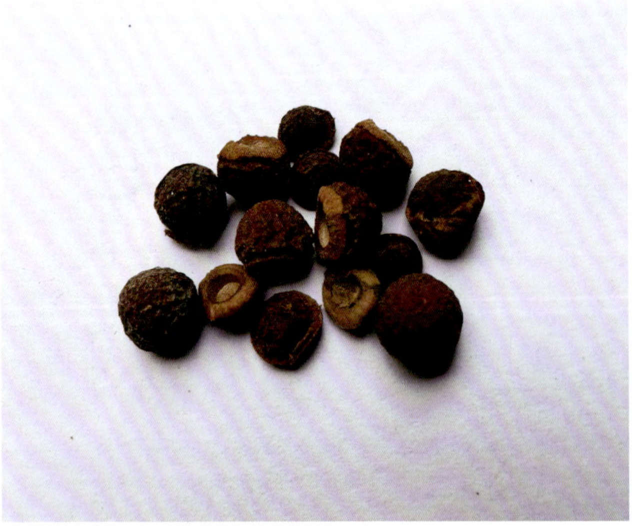

碗花草种子

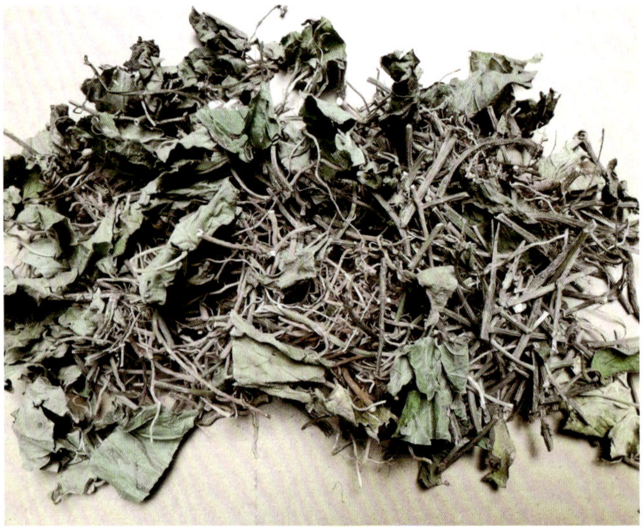

碗花草全草

[illegible] • [illegible]
[illegible] • [illegible] *Thunbergia fragrans* Roxb. [illegible]
[illegible] • [illegible] 4~12 cm [illegible] 3~5 [illegible] 2 [illegible] 1.5~2.5 cm [illegible] 3 cm [illegible] 5 [illegible] 2 cm [illegible] 4 [illegible] 2~2.5 cm [illegible] 4 [illegible]
[illegible] • [illegible]
[illegible] • [illegible]
[illegible] • [illegible]
[illegible] • [illegible] 9~15 g [illegible]

雷 公 藤

Leigongteng
[illegible]
TRIPTERYGIUM WILFORDII

〔别名〕震龙根、蒸龙草、莽草、水莽子、水莽兜、黄藤、大茶叶、水莽、黄藤草、红柴根、菜虫药、断肠草、黄藤根、黄药、水脑子根、南蛇根、三棱花、早禾花、红紫根、黄腊藤、水莽草、红药、山砒霜、黄藤木。

〔基原〕本品为卫矛科植物雷公藤 *Tripterygium wilfordii* Hook. f. 根的木质部。皮部毒性太大，常刮去之。亦有带皮入药者。

〔原植物形态〕藤本灌木，高 1 ～ 3 m，小枝棕红色，具 4 细棱，被密毛及细密皮孔。叶椭圆形、倒卵椭圆形、长方椭圆形或卵形，长 4 ～ 7.5 cm，宽 3 ～ 4 cm，先端急尖或短渐尖，基部阔楔形或圆形，边缘有细锯齿，侧脉 4 ～ 7 对，达叶缘后稍上弯；叶柄长 5 ～ 8 mm，密被锈色毛。圆锥聚伞花序较窄小，长 5 ～ 7 cm，宽 3 ～ 4 cm，通常有 3 ～ 5 分枝，花序、分枝及小花梗均被锈色毛，花序梗长 1 ～ 2 cm，小花梗细长达 4 mm；花白色，直径 4 ～ 5 mm；萼片先端急尖；花瓣长方卵形，边缘微蚀；花盘略 5 裂；雄蕊插生花盘外缘，花丝长达 3 mm；子房具 3 棱，花柱柱状，柱头稍膨大，3 裂。翅果长圆状，长 1 ～ 1.5 cm，直径 1 ～ 1.2 cm，中央果体较大，约占全长 2/3 ～ 1/2，中央脉及 2 侧脉共 5 条，分离较疏，占翅宽 2/3，小果梗细圆，长达 5 mm；种子细柱状，长达 10 mm。生于背阴多湿的山坡、山谷、溪边灌木林中。

〔炮制〕除去杂质，用清水洗净，润透，切厚片，干燥。

〔性味与归经〕苦、辛，凉。大毒。归肝、肾经。

〔功能与主治〕祛风除湿，活血通络，消肿止痛，杀虫解毒。主治类风湿性关节炎，风湿性关节炎，肾小球肾炎，肾病综合征，红斑狼疮，口眼干燥综合征，湿疹，银屑病，麻风病，疥疮，顽癣。

〔用法与用量〕内服：煎汤，去皮根木质部分 15 ～ 25 g，带皮根 10 ～ 12 g，均需文火煎 1 ～ 2 h；也可制成糖浆、浸膏片等；若研粉装胶囊服，每次 0.5 ～ 1.5 g，每日 3 次。外用：适量，研粉或捣烂敷；或制成酊剂、软膏涂擦。

〔注意〕凡有心、肝、肾器质性病变，白细胞减少者慎服；孕妇禁服。

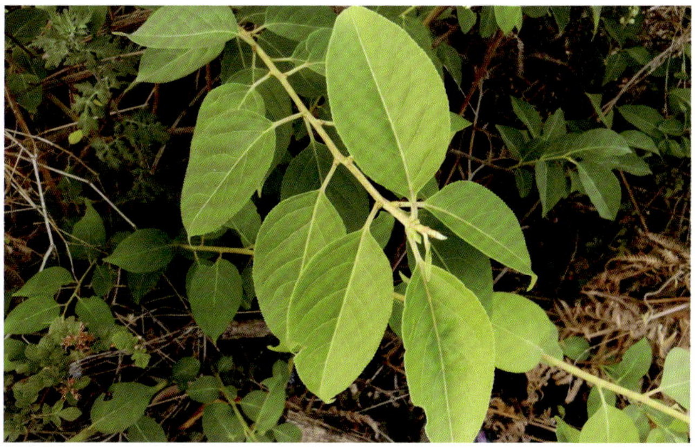
雷公藤幼枝

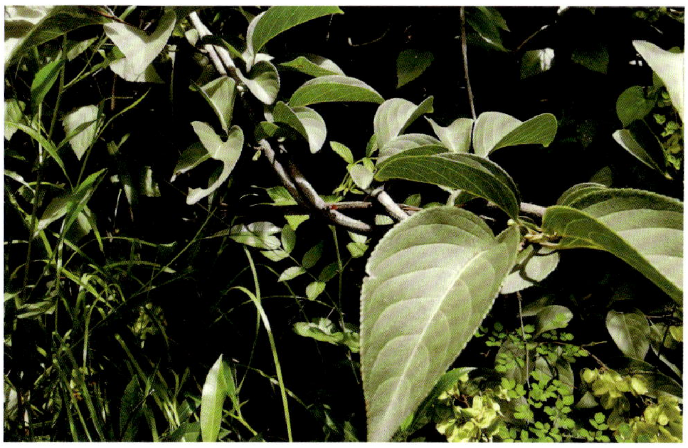
雷公藤成熟植株

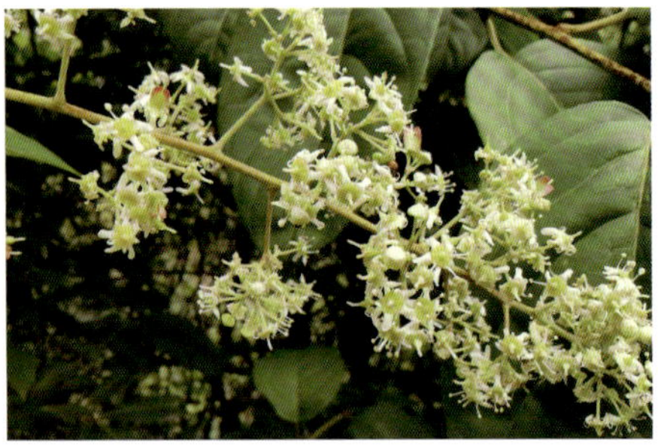

雷公藤花枝

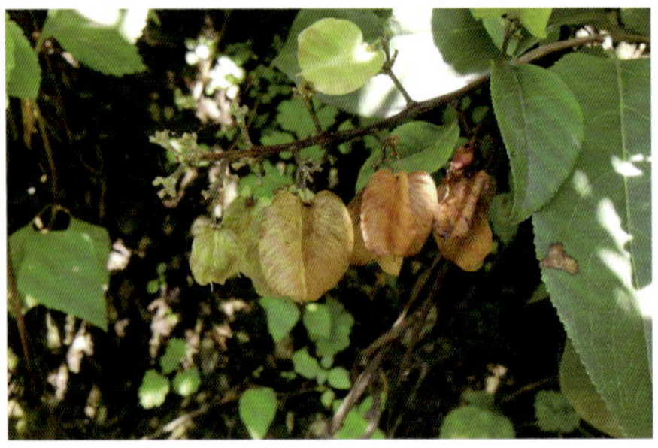

雷公藤果枝

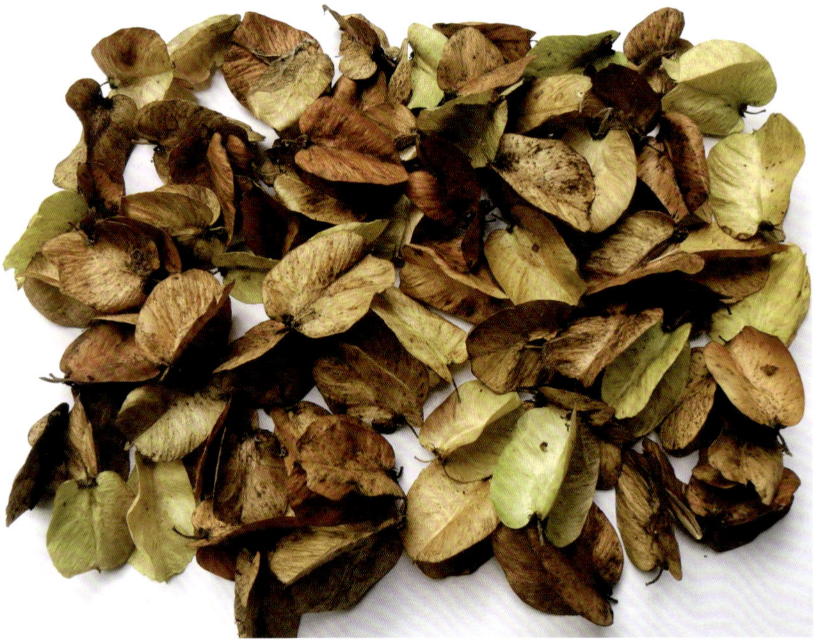

雷公藤果实

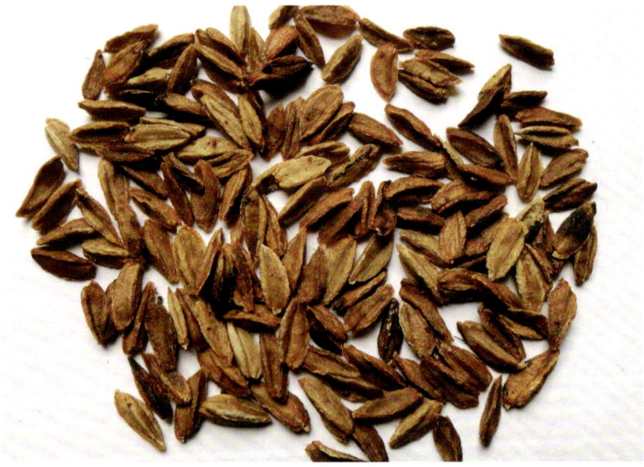

雷公藤种子

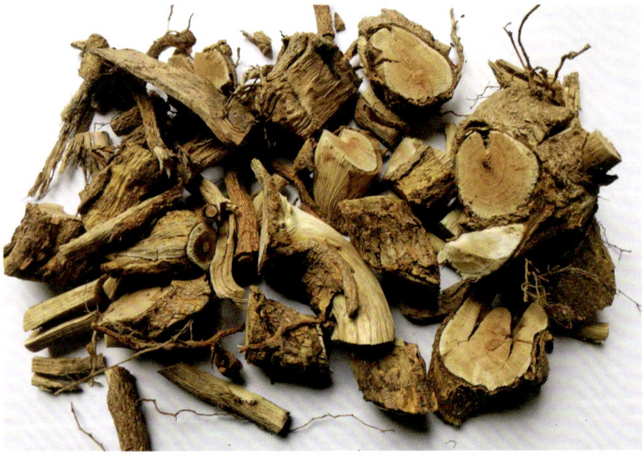

雷公藤干燥根片

[illegible]

[illegible] *Tripterygium wilfordii* Hook. F. [illegible]

[illegible] 1~3 m [illegible] 4~7.5 cm [illegible] 3~4 cm [illegible] 4~7 [illegible] 5~8 mm [illegible] 5~7 cm [illegible] 3~4 cm [illegible] 3~5 [illegible] 5 [illegible] 3 mm [illegible] 3 [illegible] 3 [illegible] 1~1.5 cm [illegible] 1~1.2 cm [illegible] 2/3~1/2 [illegible] 2 [illegible] 5 [illegible] 2/3 [illegible] 5 mm [illegible] 10 mm [illegible]

[illegible]

[illegible]

[illegible]

[illegible] 15~25 g [illegible] 10~12 g [illegible] 1~2 h [illegible] 0.5~1.5 g [illegible] 3 [illegible]

[illegible]

摇钱树

Yaoqianshu

KOELREUTERIA BIPINNATA FRANCH

〖别名〗山膀胱、灯笼花、一串钱。

〖基原〗本品为无患子科植物复羽叶栾树 *Koelreuteria bipinnata* Franch. 的花和果实。

〖原植物形态〗高可达 20 m 以上。叶平展，二回羽状复叶，长 45 ~ 70 cm；叶轴和叶柄向轴面常有一纵行皱曲的短柔毛；小叶 9 ~ 17 片，互生，很少对生；小叶柄长约 3 mm 或近无柄；小叶片斜卵形，长 3.5 ~ 7 cm，宽 2 ~ 3.5 cm，先端短尖至短渐尖，基部阔楔形或圆形，略偏斜，边缘有内弯的小锯齿，两面无毛或上面中脉上被微柔毛，下面密被短柔毛，有时杂以皱曲的毛；纸质或近革质。圆锥花序大型，长 35 ~ 70 cm，分枝广展，与花梗同被短柔毛；萼 5 裂，裂片阔卵状三角形或长圆形，被硬缘毛及流苏状腺体；花瓣 4，长圆状披针形，长 6 ~ 9 mm，宽 1.5 ~ 3 mm，先端钝或短尖，瓣爪长 1.5 ~ 3 mm，被长柔毛，鳞片深 2 裂；雄蕊 8，长 4 ~ 7 mm，花丝被白色、开展的长柔毛，花药有短疏毛；子房三棱状长圆形，被柔毛。蒴果椭圆形或近球形，具 3 棱，淡紫红色，老熟时褐色，长 4 ~ 7 cm，宽 3.5 ~ 5 cm；果瓣外面具网状脉纹。种子近球形，直径 5 ~ 6 mm。花期 7 ~ 9 月，果期 8 ~ 10 月。生于海拔 400 ~ 2 500 m 的山地疏林中。

〖炮制〗除去杂质，干燥。

〖性味与归经〗苦，寒。

〖功能与主治〗清肝明目，行气止痛。主治目痛泪出，疝气痛，腰痛。

〖用法与用量〗内服：煎汤，9 ~ 15 g。

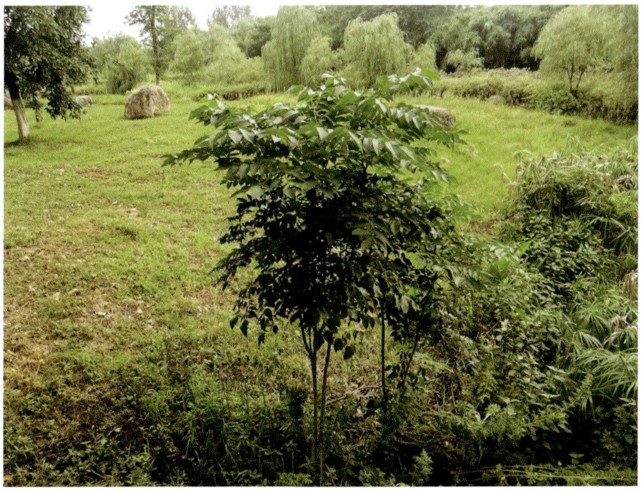

复羽叶栾树幼株

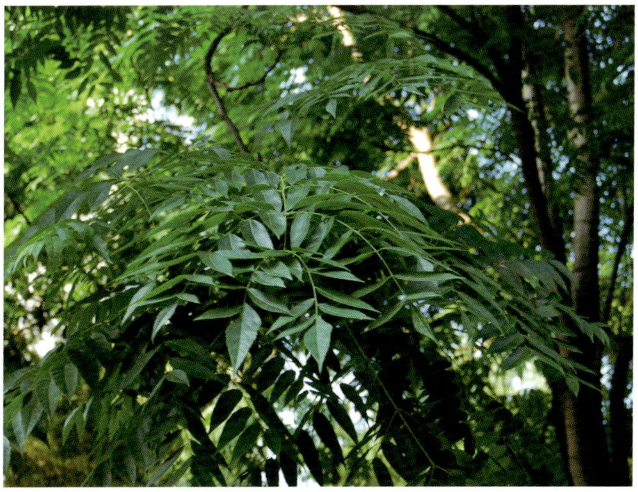

复羽叶栾树成熟植株

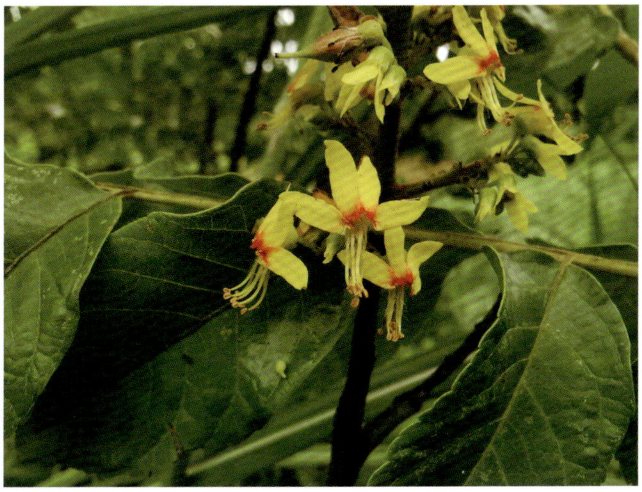

复羽叶栾树花枝

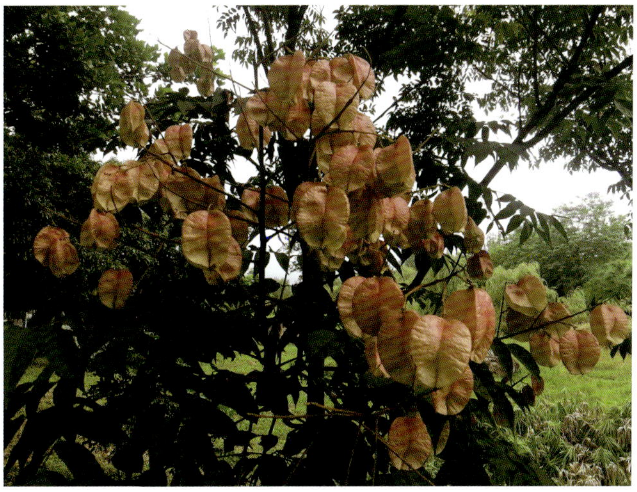

复羽叶栾树果枝

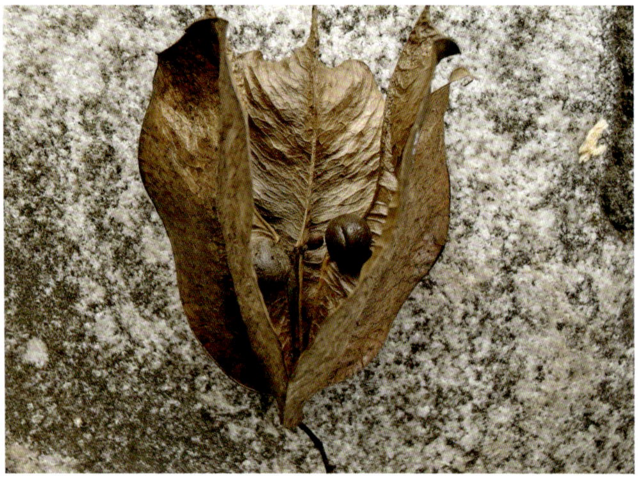

复羽叶栾树果实

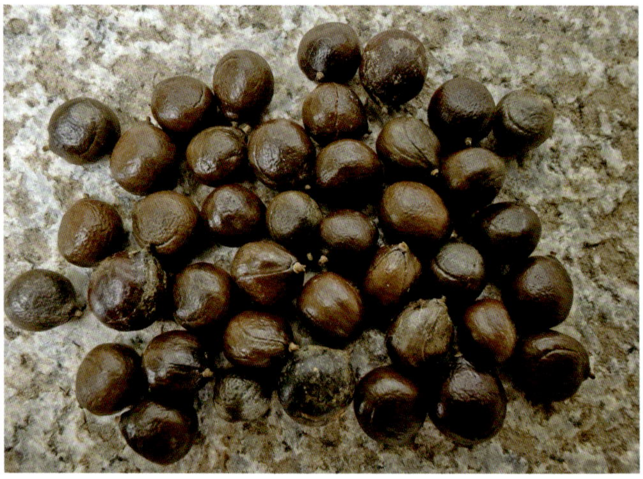

复羽叶栾树干燥果实

[illegible] • [illegible]

[illegible] • [illegible] *Koelreuteria bipinnata* Franch. [illegible]

[illegible] • [illegible] 20 m [illegible] 45~70 cm [illegible] 9~17 [illegible] 3 mm [illegible] 3.5~7 cm [illegible] 2~3.5 cm [illegible] 35~70 cm [illegible] 5 [illegible] 4 [illegible] 6~9 mm [illegible] 1.5~3 mm [illegible] 1.5~3 mm [illegible] 2 [illegible] 8 [illegible] 4~7 mm [illegible] 3 [illegible] 4~7 cm [illegible] 3.5~5 cm [illegible] 5~6 mm [illegible] 7~9 [illegible] 8~10 [illegible] 400~2 500 m [illegible]

[illegible] • [illegible]

[illegible] • [illegible]

[illegible] • [illegible]

[illegible] • [illegible] , 9 ~ 15 g。

慈　　姑

Cigu

[illegible]

RHIZOME OF OLDWORLD ARROWHEAD

〔别名〕藉姑、槎牙、茨菰、白地栗。

〔基原〕本品为泽泻科植物慈姑 *Sagittaria trifolia* var. *sinensis*（Sims）Makino 的球茎。

〔原植物形态〕多年生直立水生草本。有纤匐枝，枝端膨大成球茎。叶具长柄，长 20 ～ 40 cm；叶形变化极大，通常为戟形，宽大，连基部裂片长 5 ～ 40 cm，宽 0.4 ～ 13 cm，先端圆钝，基部裂片短，与叶片等长或较长，多少向两侧开展。花葶同圆锥花序长 20 ～ 60 cm；花 3 ～ 5 朵为 1 轮，单性，下部 3 ～ 4 轮为雌花，具短梗，上部多轮为雄花，具细长花梗；苞片披针形；外轮花被片 3，萼片状，卵形，先端钝；内轮花被片 3，花瓣状，白色，基部常有紫斑；雄蕊多枚；心皮多数，密集成球形。瘦果斜倒卵形，直径 4 ～ 5 mm，背腹两面有翅；种子褐色，具小凸起。花期 8 ～ 10 月。生于沼泽、水塘，常栽培于水田。

〔炮制〕除去泥土、杂质，洗净鲜用，或干燥。

〔性味与归经〕甘、微苦，微辛、微寒。归肝、肺、脾、膀胱经。

〔功能与主治〕活血凉血，止咳通淋，散结解毒。主治产后血闷，胎衣不下，带下，崩漏，衄血，呕血，咳嗽痰血，淋浊，疮肿，目赤肿痛，角膜白斑，瘰疬，睾丸炎，骨膜炎，毒蛇咬伤。

〔用法与用量〕内服：煎汤，15 ～ 30 g；或绞汁。外用：适量，捣敷；或磨汁沉淀后点眼。

〔注意〕孕妇慎服。

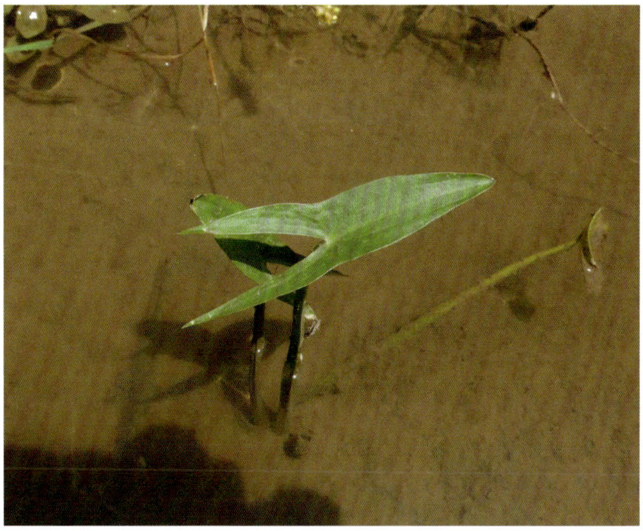

慈姑幼株

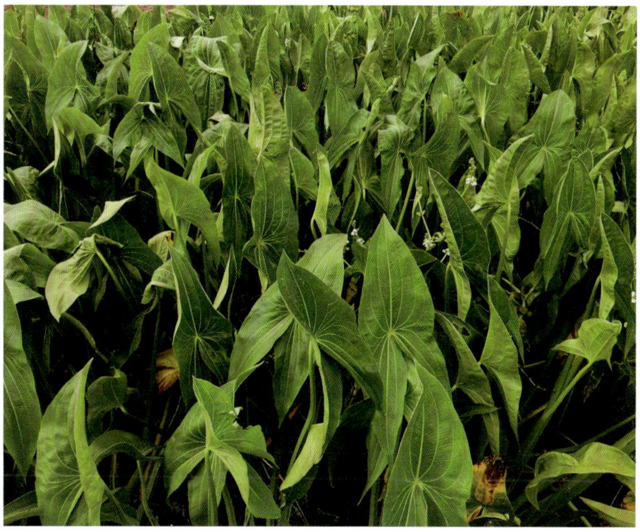

慈姑成熟植株

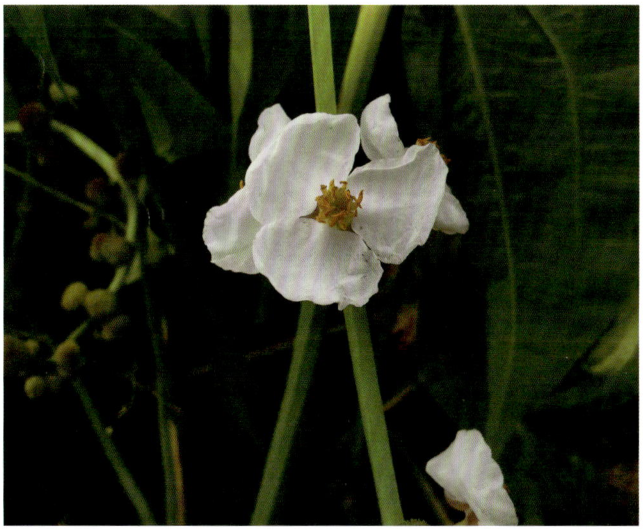

慈姑花枝

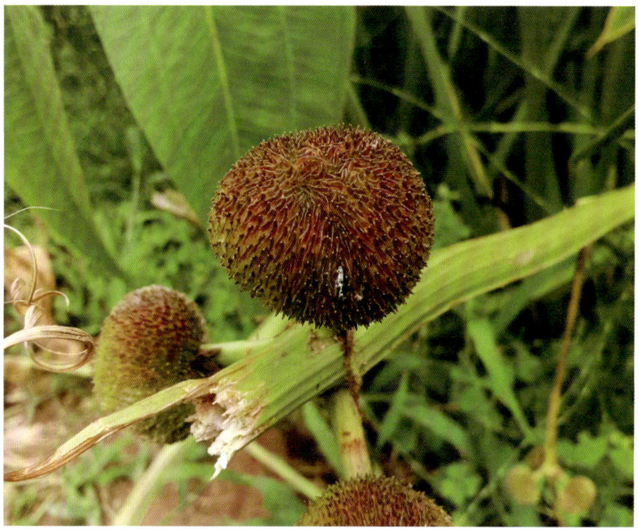

慈姑近成熟果实

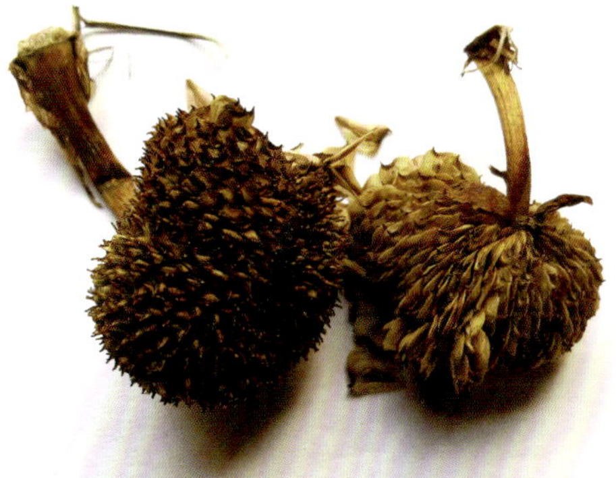

慈姑果实

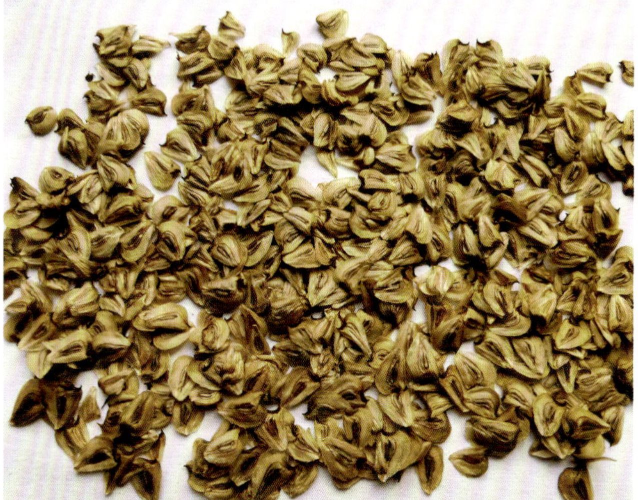

慈姑种子

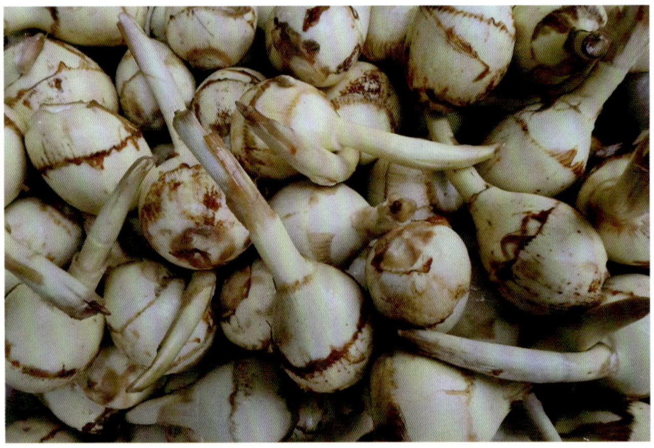

慈姑鲜球茎

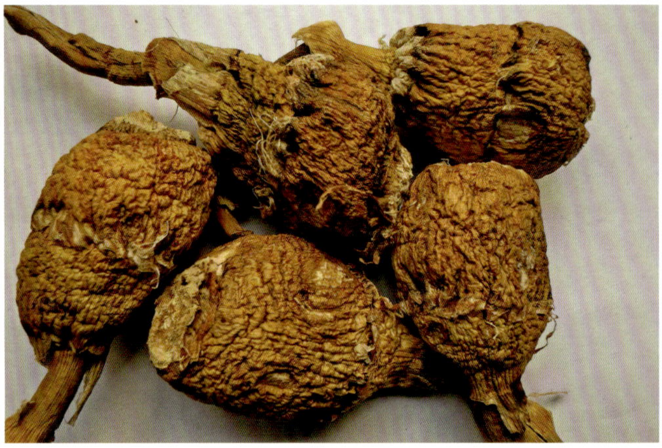

慈姑干燥球茎

[illegible] *Sagittaria trifolia* var. *sinensis* (Sims) Makino [illegible]

[illegible] 20~40 cm [illegible] 5~40 cm [illegible] 0.4~13 cm [illegible] 20~60 cm [illegible] 3~5 [illegible] 1 [illegible] 3~4 [illegible] 3 [illegible] 3 [illegible] 4~5 mm [illegible] 8~10 [illegible]

[illegible] 15~30 g [illegible]

鼠曲草

Shuqucao

[illegible]

CUDWEED HERB

〔别名〕鼠耳、无心草、鼠耳草、香茅、蚍蜉酒草、黄花白艾、佛耳草、茸母、黄蒿、米曲、毛耳朵、水菊、绵絮头草、金沸草、地莲、黄花子草、水蚁草、清明香、追骨风、清明菜、棉花菜、菠菠草、棉茧头、宽紧草、清明蒿、一面青、鼠密艾、水蒿、靶菜、白头草、水曲、绒毛草、丝棉草、羊耳朵草、猫耳朵草、孩儿草、猫脚药草、花佛草、毛毛头草、黄花果、糯米饭青、棉菜、黄花曲草、白芒果、田艾、毛毡草。

〔基原〕本品为菊科植物鼠曲草 *Gnaphalium affine* D. Don 的全草。

〔原植物形态〕二年生草本，高 10 ～ 50 cm。茎直立，簇生，不分枝或少有分枝，密被白色绵毛。叶互生，无柄；基部叶花期时枯萎，下部和中部叶片倒披针形或匙形，长 2 ～ 7 cm，宽 4 ～ 12 mm，先端具小尖，基部渐狭，下延，全缘，两面被灰白色绵毛。头状花序多数，通常在茎端密集成伞房状；总苞球状钟形，长约 3 mm，宽约 3.5 mm，总苞片 3 层，金黄色，干膜质，先端钝，外层总苞片较短，宽卵形，内层长圆形，花黄色，外围的雌花花冠丝状；中央的两性花花冠筒状，长约 2 mm，先端 5 裂。瘦果长圆形，长约 0.5 mm，有乳头状突起；冠毛黄白色。花期 4 ～ 6 月，果期 8 ～ 9 月。生于田埂、荒地、路旁。

〔炮制〕除去泥沙杂质，润软切段，干燥。

〔性味与归经〕甘、微酸，平。归肺经。

〔功能与主治〕化痰止咳，祛风除湿，解毒。主治咳喘痰多，风湿痹痛，泄泻，水肿，蚕豆病，赤白带下，痈肿疔疮，阴囊湿痒，荨麻疹，高血压。

〔用法与用量〕内服：煎汤，6 ～ 15 g；或研末；或浸酒。外用：适量，煎水洗；或捣敷。

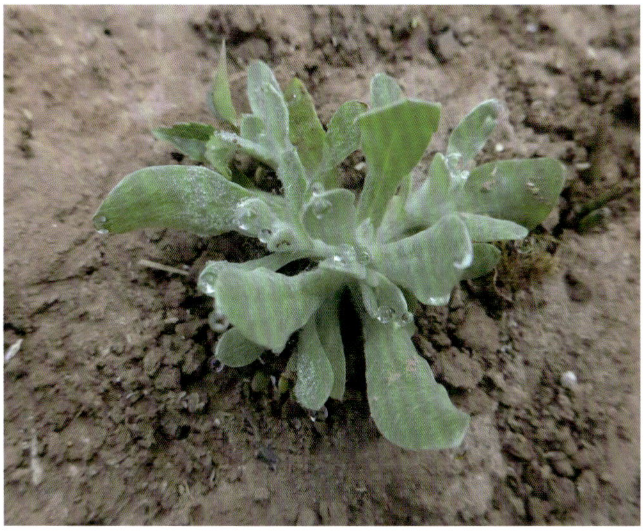

鼠曲草幼株

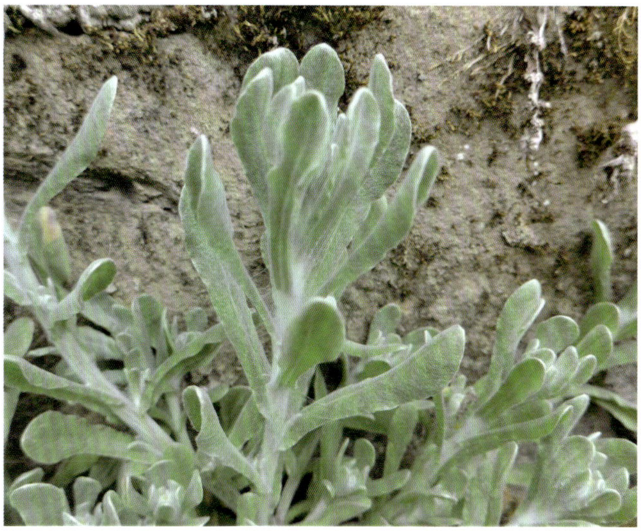

鼠曲草成熟植株

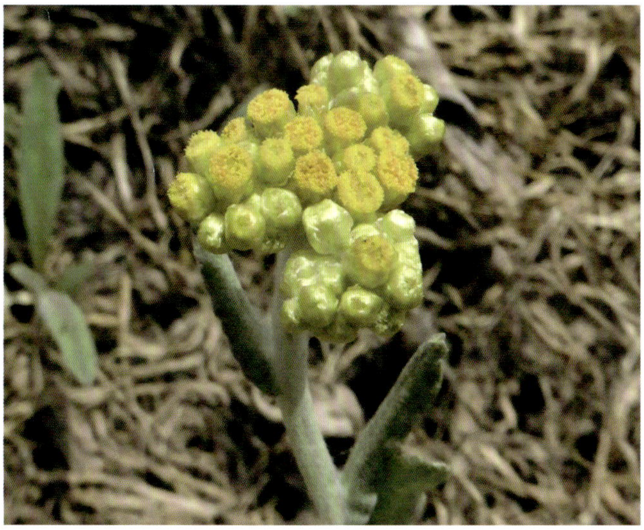

鼠曲草花枝

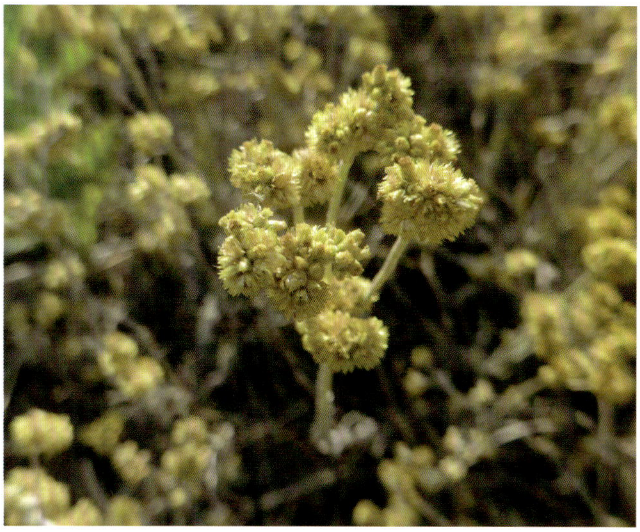

鼠曲草果枝

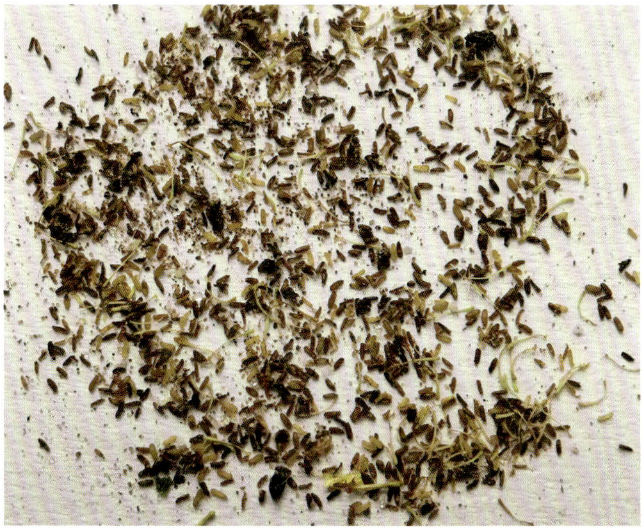

鼠曲草种子

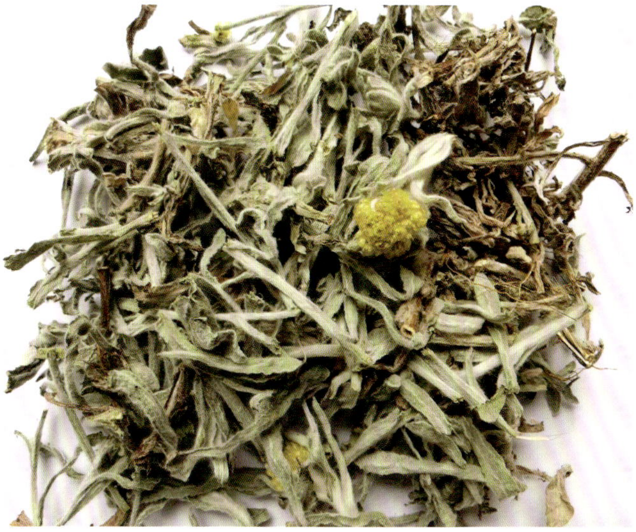

鼠曲草干燥全草

[illegible]。

[illegible] · [illegible]*Gnaphalium affine* D. Don[illegible]。

[illegible] · [illegible]，[illegible]10~50 cm。[illegible]，[illegible]，[illegible]。[illegible]，[illegible]；[illegible]，[illegible]，2~7 cm，[illegible]4~12 mm，[illegible]，[illegible]，[illegible]，[illegible]。[illegible]，[illegible]；[illegible]，[illegible]3 mm[illegible]，[illegible]3.5 mm[illegible]，[illegible]3[illegible]，[illegible]，[illegible]，[illegible]，[illegible]，[illegible]，[illegible]；[illegible]，[illegible]2 mm[illegible]，[illegible]5[illegible]。[illegible]，[illegible]0.5 mm，[illegible]；[illegible]。[illegible]4~6[illegible]，[illegible]8~9[illegible]。[illegible]。

[illegible] · [illegible]，[illegible]，[illegible]。

[illegible] · [illegible]，[illegible]，[illegible]。

[illegible] · [illegible]，[illegible]。[illegible]，[illegible]，[illegible]，[illegible]，[illegible]，[illegible]，[illegible]。

[illegible] · [illegible]：[illegible]，6~15 g；[illegible]；[illegible]。[illegible]：[illegible]，[illegible]；[illegible]。

十 四 画

蜡梅花

Lameihua

WINTERSWEET FLOWER

〖别名〗腊梅花、黄梅花、铁筷子花、雪里花、巴豆花、蜡花。

〖基原〗本品为蜡梅科植物蜡梅 *Chimonanthus praecox* (L.) Link. 的花蕾。

〖原植物形态〗落叶灌木，高达 4 m。幼枝方形，被柔毛，老枝近圆柱形，灰褐色，皮孔突出，树皮内具油细胞。叶对生；具短柄；叶片纸质或近革质，卵圆形至卵状椭圆形，长 5 ~ 25 cm，宽 2 ~ 8 cm，先端渐尖，基部圆形至阔楔形，全缘，除下面叶脉外，两面无毛。花生于第 2 年生枝条的叶腋内，先叶开放，芳香；花被多层，螺旋状排列，外层大形，黄色，内层小形，紫棕色，均呈圆形、倒卵形或匙形，长 5 ~ 20 mm；宽 5 ~ 15 mm；雄蕊 5，长约 4 mm，花丝与花药近等长；雌蕊多数，分离，生于壶形花托内，花柱长为子房的 3 倍。瘦果包藏花托内，花托成熟后形成假果，坛状或倒卵状椭圆形，长 2 ~ 5 cm，直径 1 ~ 2.5 cm，口部收缩，被绢质丝状毛。种子 1 粒。花期 11 月至次年 3 月，果期 4 ~ 11 月。生于山坡灌丛或水沟边，或栽培。

〖炮制〗取原药材，拣去杂质及梗、叶，筛去灰屑。

〖性味与归经〗辛、甘，微苦，凉。小毒。归肺、胃经。

〖功能与主治〗解暑清热，理气开郁。主治暑热烦渴，头晕，胸闷脘痞，梅核气，咽喉肿痛，百日咳，小儿麻疹，烫火伤。

〖用法与用量〗内服：煎汤，3 ~ 9 g。外用：适量，浸油涂或滴耳。

〖注意〗孕妇慎用。

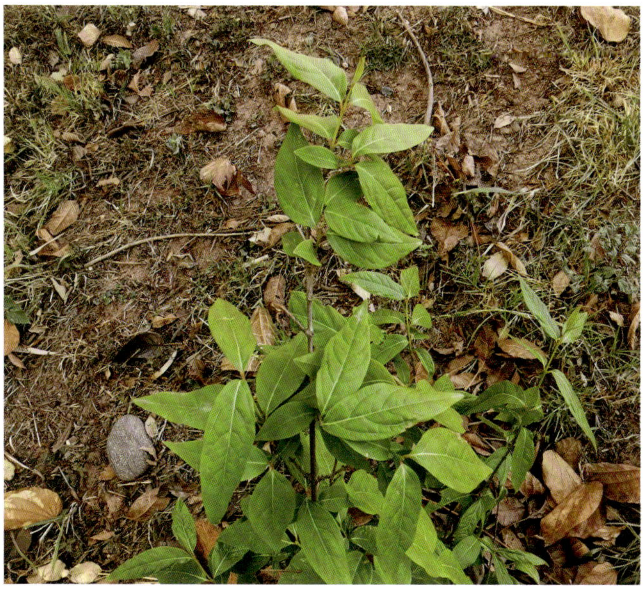

蜡梅幼株

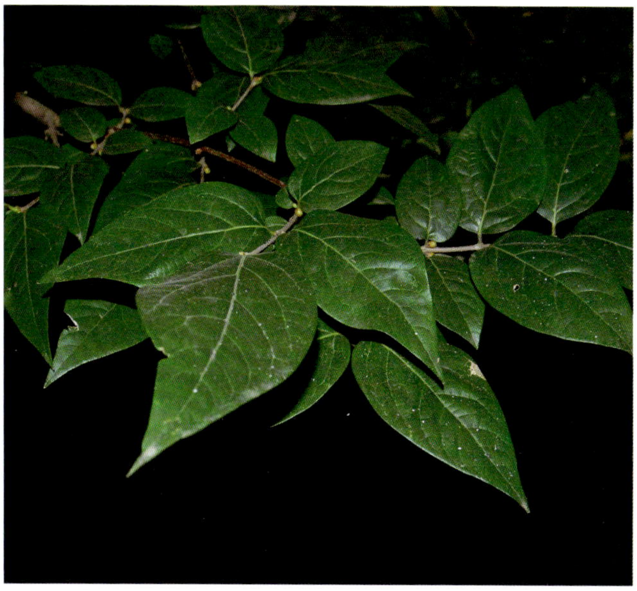

蜡梅成熟植株

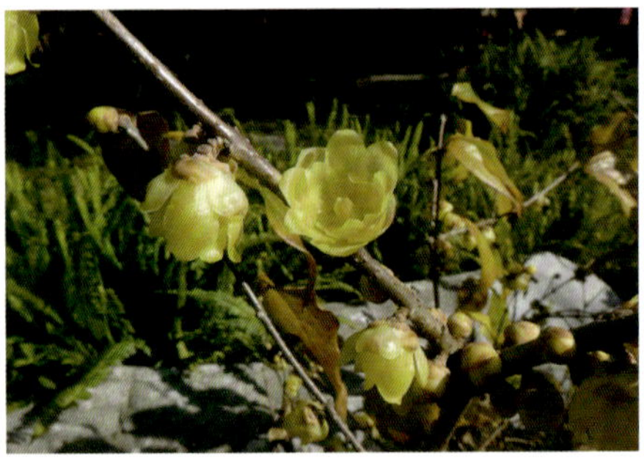

蜡梅花枝

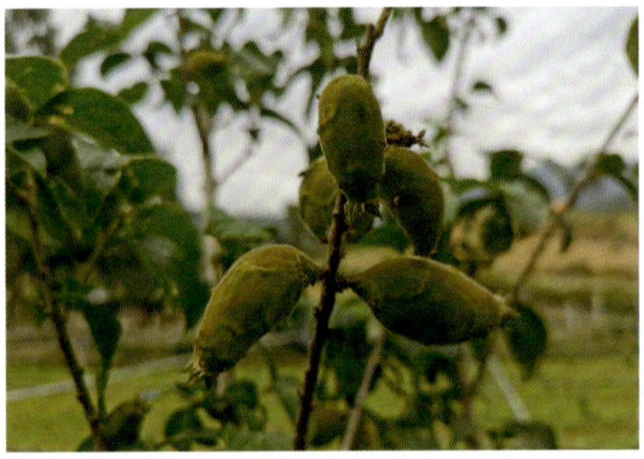

蜡梅果枝

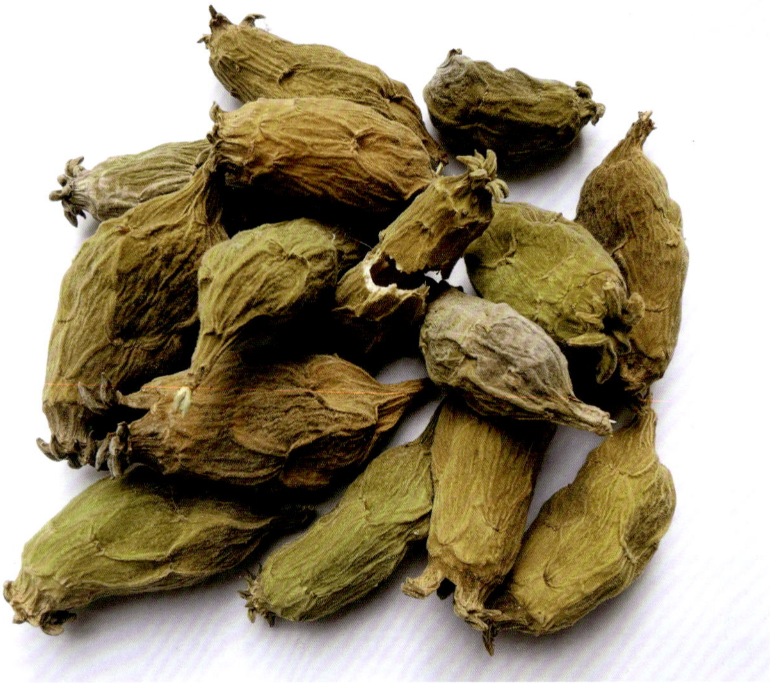

蜡梅果实

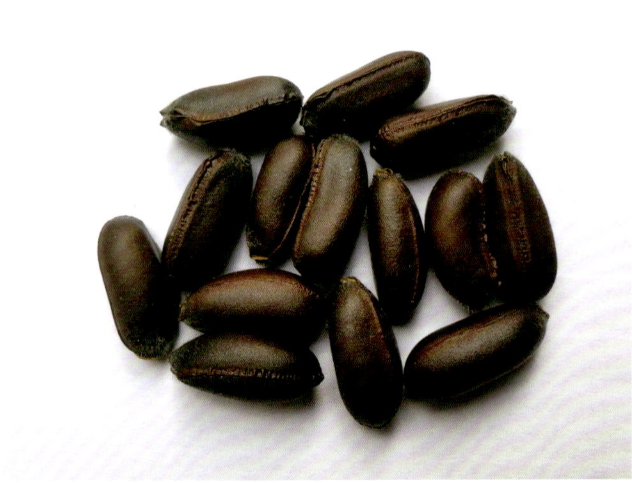

蜡梅种子

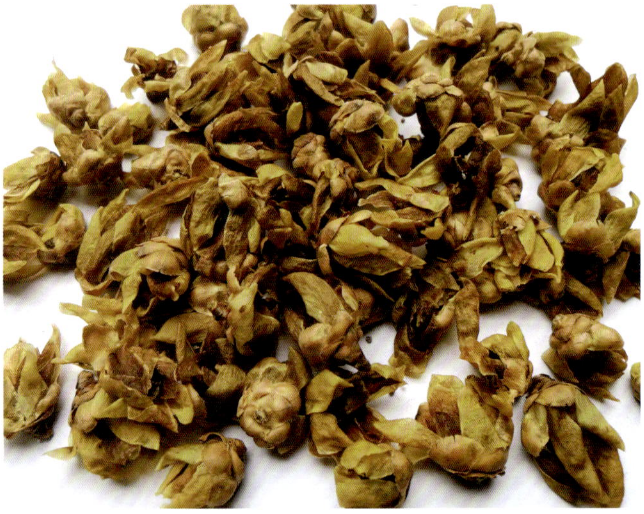

蜡梅干燥花蕾

[illegible] • [illegible]。

[illegible] • [illegible] *Chimonanthus praecox* (L.) Link. [illegible]。

[illegible] • [illegible]，[illegible] 4 m [illegible]。[illegible] 5~25 cm [illegible]，[illegible] 2~8 cm，[illegible]。[illegible] 2 [illegible]，[illegible] 5~20 mm [illegible]；[illegible] 5~15 mm [illegible]；[illegible] 5 [illegible]，[illegible] 4 mm [illegible]；[illegible] 3 [illegible]。[illegible] 2~5 cm [illegible]，[illegible] 2.5 cm [illegible]，[illegible]。[illegible] 1 [illegible]、[illegible] 11 [illegible] 3 [illegible]、[illegible] 4~11 [illegible]。[illegible]。[illegible]。

[illegible] • [illegible]。

[illegible] • [illegible]。

[illegible] • [illegible]。

[illegible] • [illegible]：[illegible]，3~9 g。[illegible]：[illegible]。

[illegible] • [illegible]。

算盘子

Suanpanzi

PUBERULOUS GLOCHIDION HERB

〖别名〗黎击子、野南瓜、柿子椒、算盘珠、八瓣橘、馒头果、水金瓜、红橘仔、地金瓜、血木瓜、野北瓜子、磨盘树子、山金瓜、山油柑、臭山橘、山橘子、山馒头、狮子滚球、雷打柿、万豆子、寿脾子、牛荼、八楞橘、八楞楂、百梗桔、野蕃蒲、金骨风、野毛植、百荚橘、百荚结、小孩拳。

〖基原〗本品为大戟科植物算盘子 *Glochidion puberum* (L.) Hutch. 的果实。

〖原植物形态〗直立多枝灌木，高 1 ～ 3 m。小枝灰褐色，密被锈色或黄褐色短柔毛。叶互生；叶柄长 1 ～ 3 mm，被柔毛；托叶三角形至狭三角形，长 1 ～ 2 mm，被柔毛；叶长圆形至长圆状卵形或披针形，稀卵形或倒卵形，长 3 ～ 9 cm，宽 1.2 ～ 3.5 cm，先端钝至急尖，稀近圆形，常具小尖头，基部楔形至钝形，上面仅中脉被疏短柔毛或几无毛，下面粉绿色，密被短柔毛，侧脉 5 ～ 8 对，下面明显。花单性同株或异株，花小，2 ～ 5 朵簇生于叶腋；无花瓣；萼片 6，2 轮；雄花花梗细，长 1 ～ 8 mm，通常被柔毛，萼片质较厚，长圆形至狭长圆形或长圆状倒卵形，外被疏短柔毛；雄蕊 3 枚，合生成柱状，无退化子房；雌花花梗长 1 ～ 3 mm，密被柔毛，花萼与雄花的近同形，但稍短而厚，两面均被毛；子房密被绒毛，8 ～ 10 室，花柱合生成环状，长宽与子房几相等，先端不扩大，与子房连接处缢缩。蒴果扁球形，直径 8 ～ 15 mm，常具 8 ～ 10 条明显纵沟，先端具环状稍伸长的宿花柱，密被短柔毛，成熟时带红色，种子近肾形，具三棱，长约 4 mm，红褐色。花期 6 ～ 10 月，果期 8 ～ 12 月。生于山坡灌丛中。

〖炮制〗除去杂质，干燥。

〖性味与归经〗苦，凉。有小毒。

〖功能与主治〗清热除湿，解毒利咽，行气活血。主治痢疾，泄泻，黄疸，疟疾，淋浊，带下，咽喉肿痛，牙痛，疝痛，产后腹痛。

〖用法与用量〗内服：煎汤，9 ～ 15 g。

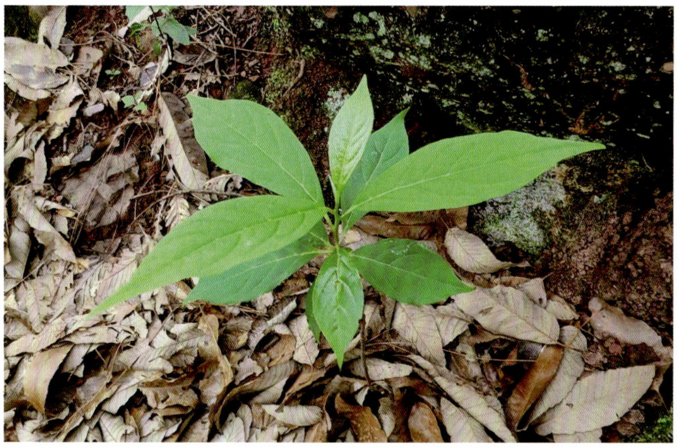

算盘子幼株

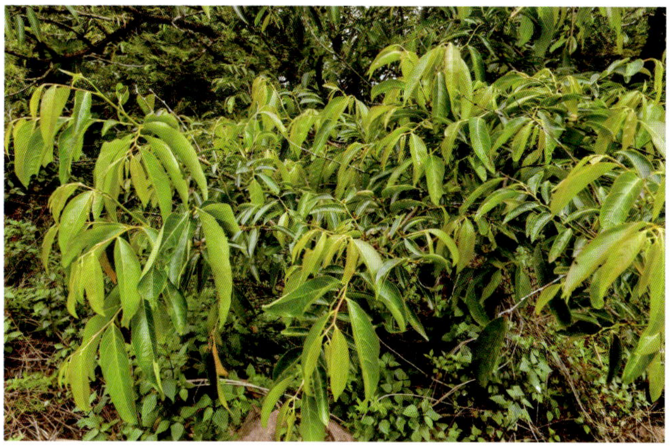

算盘子成熟植株

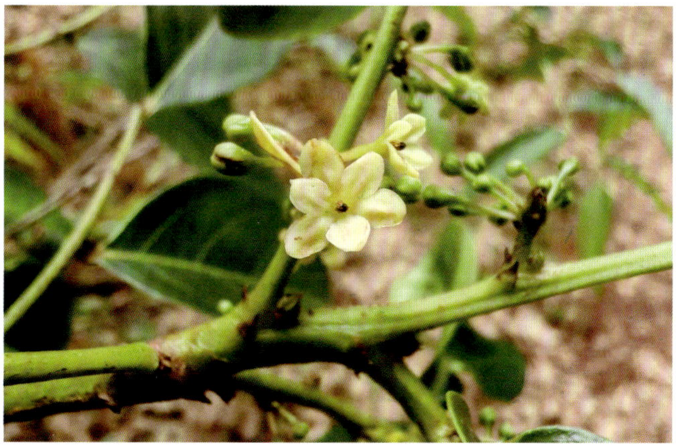

算盘子花枝

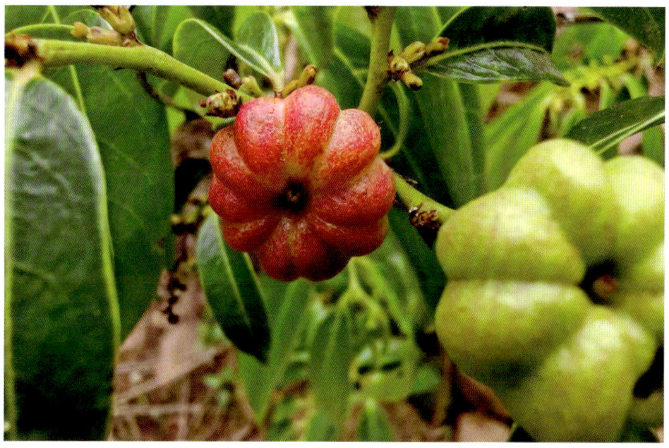

算盘子果枝

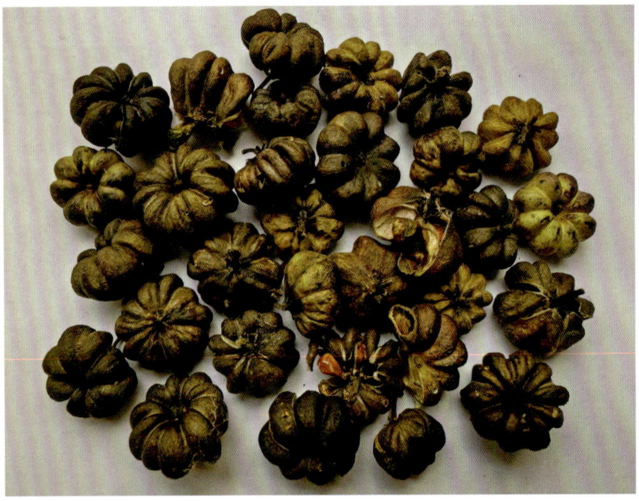

算盘子干燥果实

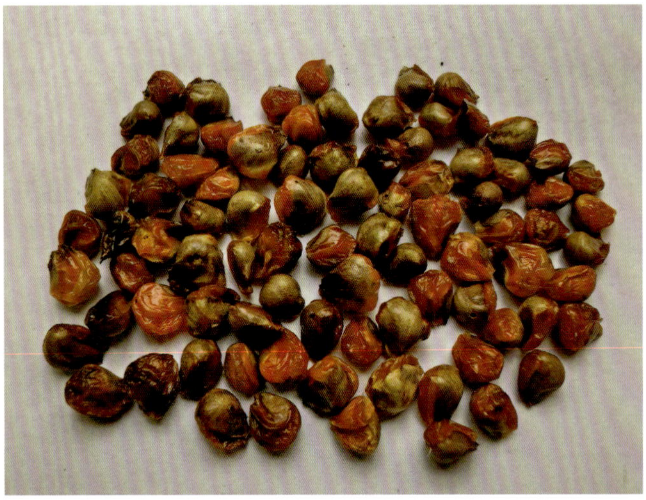

算盘子种子

[illegible] *Glochidion puberum* (L.) Hutch. [illegible] 1~3 m [illegible] 1~3 mm [illegible] 1~2 mm [illegible] 3~9 cm [illegible] 1.2~3.5 cm [illegible] 5~8 [illegible] 2~5 [illegible] 6 [illegible] 1~8 mm [illegible] 3 [illegible] 1~3 mm [illegible] 8~10 [illegible] 8~15 mm [illegible] 8~10 [illegible] 4 mm [illegible] 6~10 [illegible] 8~12 [illegible] 9~15 g.

獐牙菜

Zhangyacai

[illegible]

FALSE CHINESE SWERTIA HERB

〖别名〗苦丁香、刘寄奴、青龙胆、青色胆、青鱼胆草。

〖基原〗本品为龙胆科植物獐牙菜 *Swertia bimaculata* (Sieb. et Zucc.) Hook. f. et Thoms. 的全草。

〖原植物形态〗一年生草本，高 0.3 ～ 1.4（2）m。根细，棕黄色。茎直立，圆形，中空，基部直径 2 ～ 6 mm，中部以上分枝。基生叶在花期枯萎；茎生叶无柄或具短柄，叶片椭圆形至卵状披针形，长 3.5 ～ 9 cm，宽 1 ～ 4 cm，先端长渐尖，基部钝，叶脉 3 ～ 5 条，弧形，在背面明显突起，最上部叶苞叶状。大型圆锥状复聚伞花序疏松，开展，长达 50 cm，多花；花梗较粗，直立或斜伸，不等长，长 6 ～ 40 mm；花 5 数，直径达 2.5 cm；花萼绿色，长为花冠的 1/4 ～ 1/2，裂片狭倒披针形或狭椭圆形，长 3 ～ 6 mm，先端渐尖或急尖，基部狭缩，边缘具窄的白色膜质，常外卷，背面有细的、不明显的 3 ～ 5 脉；花冠黄色，上部具多数紫色小斑点，裂片椭圆形或长圆形，长 1 ～ 1.5 cm，先端渐尖或急尖，基部狭缩，中部具 2 个黄绿色、半圆形的大腺斑；花丝线形，长 5 ～ 6.5 mm，花药长圆形，长约 2.5 mm；子房无柄，披针形，长约 8 mm，花柱短，柱头小，头状，2 裂。蒴果无柄，狭卵形，长至 2.3 cm；种子褐色，圆形，表面具瘤状突起。花果期 6 ～ 11 月。生于海拔 250 ～ 3 000 米的河滩、山坡草地、林下、灌丛中、沼泽地。

〖炮制〗除去泥沙、杂质，润软，切段，干燥。
〖性味与归经〗苦，寒。
〖功能与主治〗清热，健胃，利湿，主治消化不良，胃炎，黄疸，火眼，牙痛，口疮，蛇咬伤，百日咳，瘰疬，乳疮，内外出血，痔疮出血。
〖用法与用量〗内服：煎汤，6 ～ 10 g。

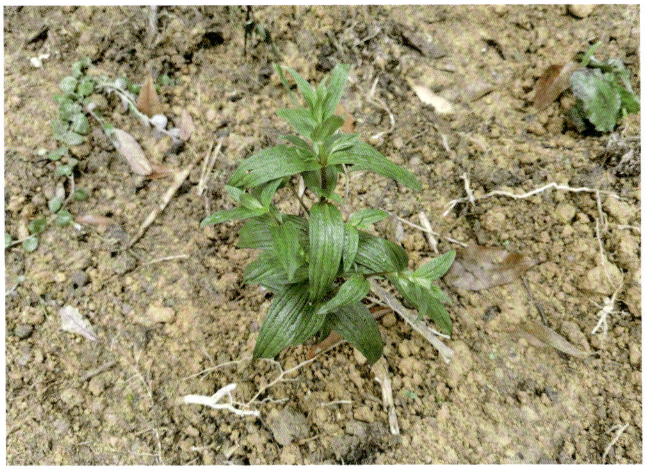
獐牙菜幼株

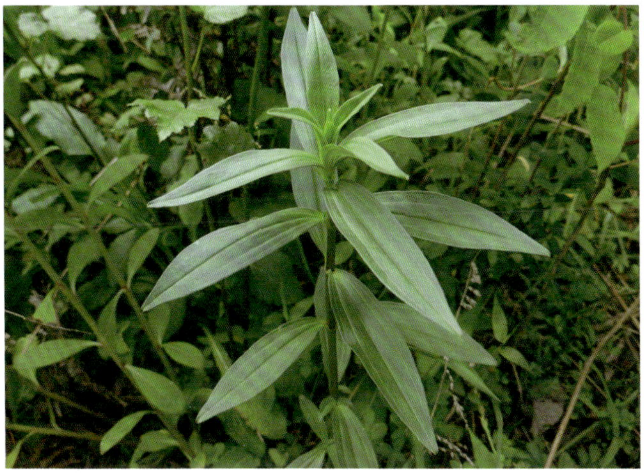
獐牙菜成熟植株

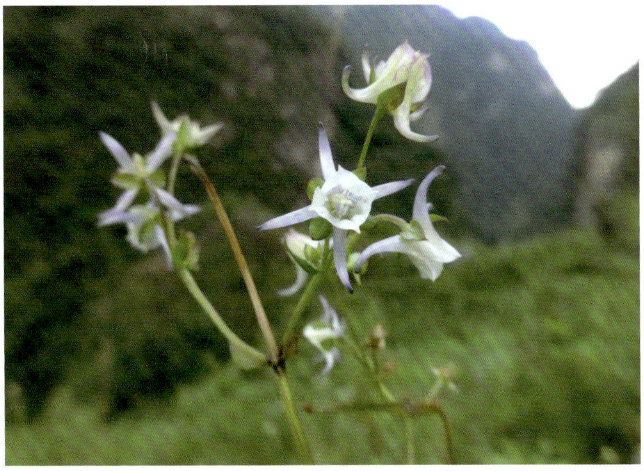
獐牙菜花枝

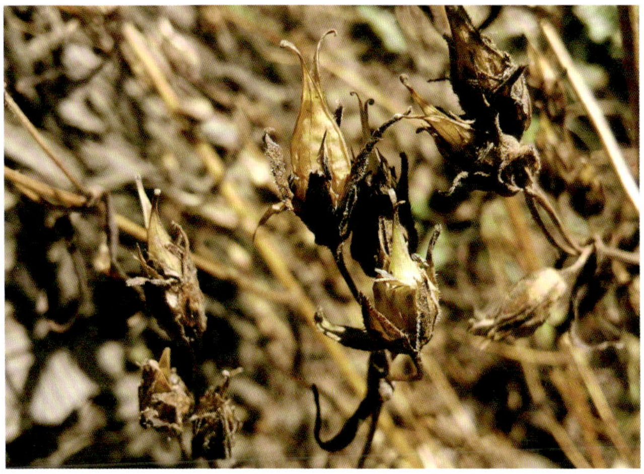
獐牙菜果枝

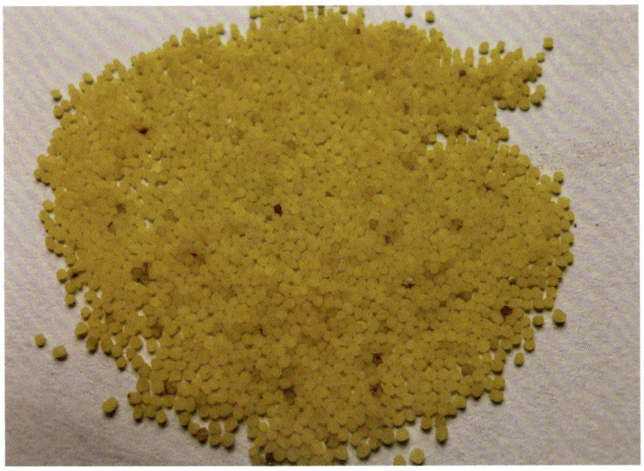
獐牙菜种子

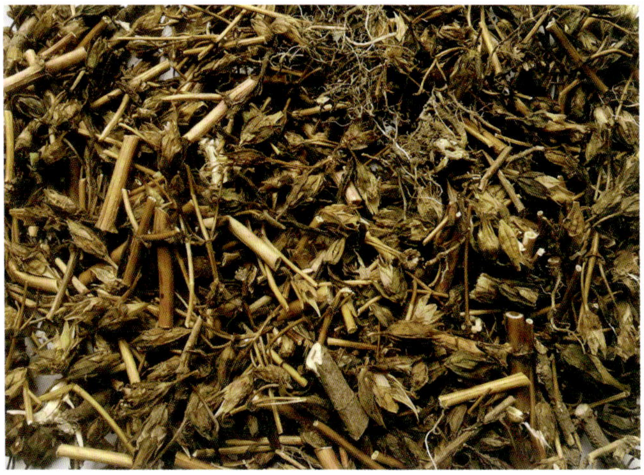
獐牙菜干燥全草

[illegible] • [illegible]。
[illegible] • [illegible] *Swertia bimaculata* (Sieb. et Zucc.) Hook. f. et Thoms. [illegible]。
[illegible] • [illegible] 0.3~1.4（2）m [illegible] 2~6 mm [illegible] 3.5~9 cm [illegible] 1~4 cm [illegible] 3~5 [illegible] 50 cm [illegible] 6~40 mm [illegible] 5 [illegible] 2.5 cm [illegible] 1/4~1/2 [illegible] 3~6 mm [illegible] 3~5 [illegible] 1~1.5 cm [illegible] 2 [illegible] 5~6.5 mm [illegible] 2.5 mm [illegible] 8 mm [illegible] 2 [illegible] 2.3 cm [illegible] 6~11 [illegible] 250~3 000 m [illegible]。
[illegible] • [illegible]。
[illegible] • [illegible]。
[illegible] • [illegible]。
[illegible] • [illegible]，6~10 g。

赛　　葵

Saikui
[illegible]
COROMADEL COAST FALSEMALLOW HERB

〖**别名**〗黄花棉、山黄麻、火叶黄花猛、山桃仔、苦麻赛葵、苦麻、黄花如意、山索血、山茶心、黄花草、黄花虱麻头。

〖**基原**〗本品为锦葵科植物赛葵 *Malvastrum coromandelianum*（L.）Garcke 的全草。

〖**原植物形态**〗亚灌木状，高达 1 m。茎直立，疏被单毛和星状粗毛。叶互生；叶柄长 1 ~ 3 cm，密被长毛；托叶披针形，长约 5 mm；叶片卵状披针形或卵形，长 3 ~ 6 cm，宽 1 ~ 3 cm，先端钝尖，基部宽楔形至圆形，边缘具粗锯齿，上面疏被长毛，下面疏被长毛和星状长毛。花单生于叶腋，花梗长约 5 mm，被长毛；小苞片线性，长 5 mm，宽 1 mm，疏被长毛；萼浅杯状，5 裂，裂片卵形，渐尖头，长约 8 mm，基部合生，疏被单长毛和星状长毛；花黄色，直径约 1.5 cm，花瓣 5，倒卵形，长约 8 mm，宽约 4 mm；雄蕊柱长约 6 mm，无毛。果直径约 6 mm，分果爿 8 ~ 12，肾形，疏被星状柔毛，直径约 2.5 mm，背部宽约 1 mm，具 2 芒刺。花期几全年。生于丘陵、山坡、村旁、田野等处，多为人工栽培。

〖**炮制**〗除去杂质，润软，切段，干燥。

〖**性味与归经**〗微甘，凉。

〖**功能与主治**〗清热利湿，解毒消肿。主治湿热泻痢，黄疸，肺热咳嗽，咽喉肿痛，痔疮，痈肿疮毒，跌打损伤，前列腺炎。

〖**用法与用量**〗内服：煎汤，10 ~ 15 g，鲜品 60 ~ 120 g。外用：适量，鲜品捣敷。

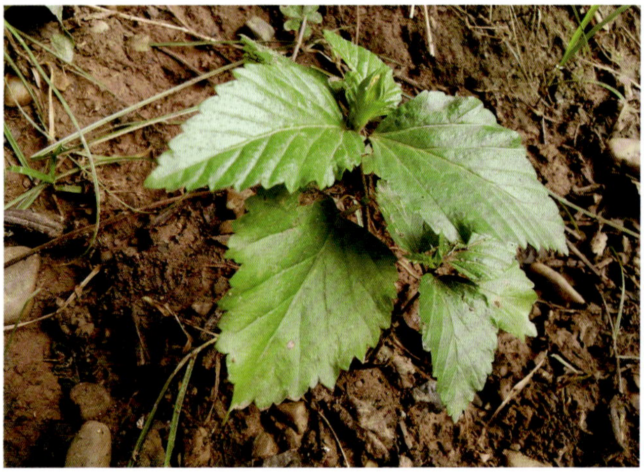

赛葵幼株

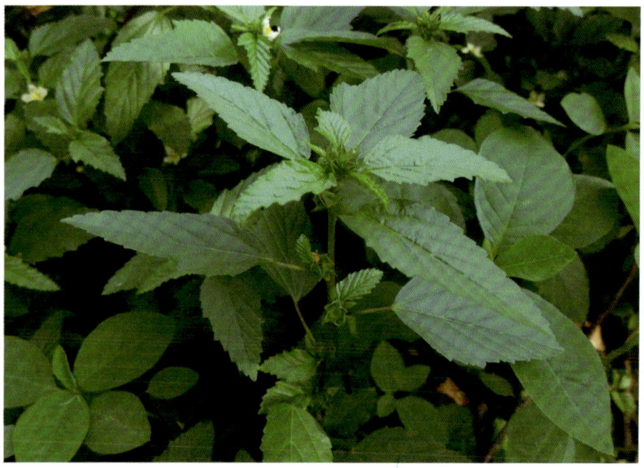

赛葵成熟植株

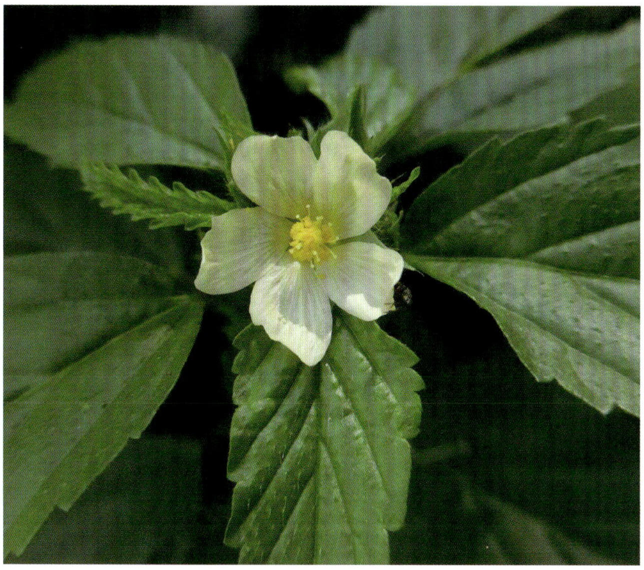
赛葵花枝

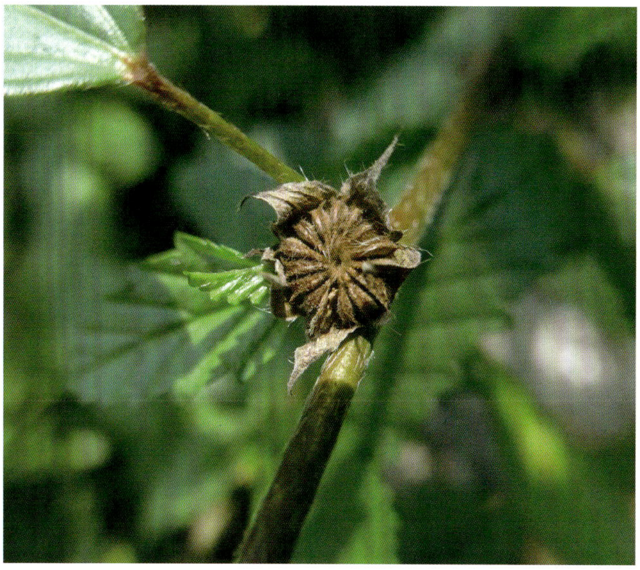
赛葵果枝

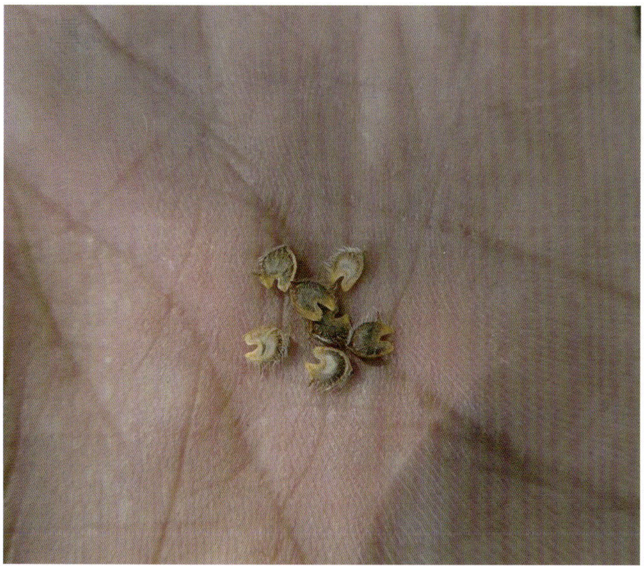
赛葵果瓣

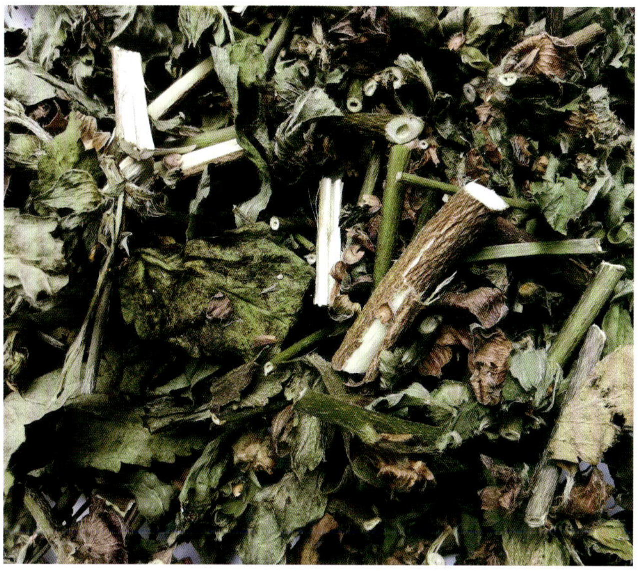
赛葵干燥全草

[illegible]・[illegible]。

[illegible]・[illegible]*Malvastrum coromandelianum*（L.）Garcke [illegible]。

[illegible]・[illegible]，[illegible]1 m。[illegible]；[illegible]1~3 cm，[illegible]；[illegible]，[illegible]5 mm[illegible]；[illegible]，[illegible]3~6 cm，[illegible]1~3 cm，[illegible]，[illegible]，[illegible]，[illegible]。[illegible]，[illegible]5 mm[illegible]，[illegible]；[illegible]，[illegible]5 mm[illegible]，[illegible]1 mm，[illegible]；[illegible]，5[illegible]，[illegible]，[illegible]，[illegible]8 mm，[illegible]，[illegible]；[illegible]，[illegible]1.5 cm，[illegible]5[illegible]，[illegible]，[illegible]8 mm[illegible]，[illegible]4 mm；[illegible]6 mm，[illegible]。[illegible]6 mm[illegible]，[illegible]8~12，[illegible]，[illegible]，[illegible]2.5 mm，[illegible]1 mm[illegible]，[illegible]2[illegible]，[illegible]。[illegible]，[illegible]。

[illegible]・[illegible]，[illegible]，[illegible]。

[illegible]・[illegible]，[illegible]。

[illegible]・[illegible]，[illegible]。[illegible]，[illegible]，[illegible]，[illegible]，[illegible]，[illegible]。

[illegible]・[illegible]，[illegible]，10~15 g，[illegible]60~120 g。[illegible]：[illegible]，[illegible]。

十 五 画

鞍叶羊蹄甲

Anyeyangtijia

ꀉꌠꑼꀧꃀꊪ

BAUHINIA BRACHYCARPA

〖别名〗大飞扬、蝴蝶风、羊蹄藤、夜合叶、夜关门、黑土箭香。

〖基原〗本品为豆科植物鞍叶羊蹄甲 *Bauhinia brachycarpa* Wall.ex Benth. 的枝叶或根。

〖原植物形态〗直立或攀援小灌木,高达 2 m。小枝纤细,具棱,幼时被微柔毛,后则无毛。单叶互生;叶片近肾状圆形,长 5 ~ 8 cm,宽 3.5 ~ 8 cm,先端 2 裂至 1/3 ~ 1/2,裂片先端圆,基部圆形或心形,上面无毛,下面密被白色微柔毛,并混生红色"丁"字毛;基出脉 9 ~ 11 条。伞房式总状花序,顶生或腋生,花白色;萼管陀螺形,外被白色柔毛,萼片 2 裂,外被白色微柔毛;花瓣线状倒披针形;雄蕊 10,5 长 5 短;子房被长柔毛。荚果倒披针形,长 5 ~ 7 cm,宽约 1 cm,先端偏斜,幼时密被短柔毛,老时渐脱落。花期 5 ~ 7 月,果期 8 ~ 10 月。

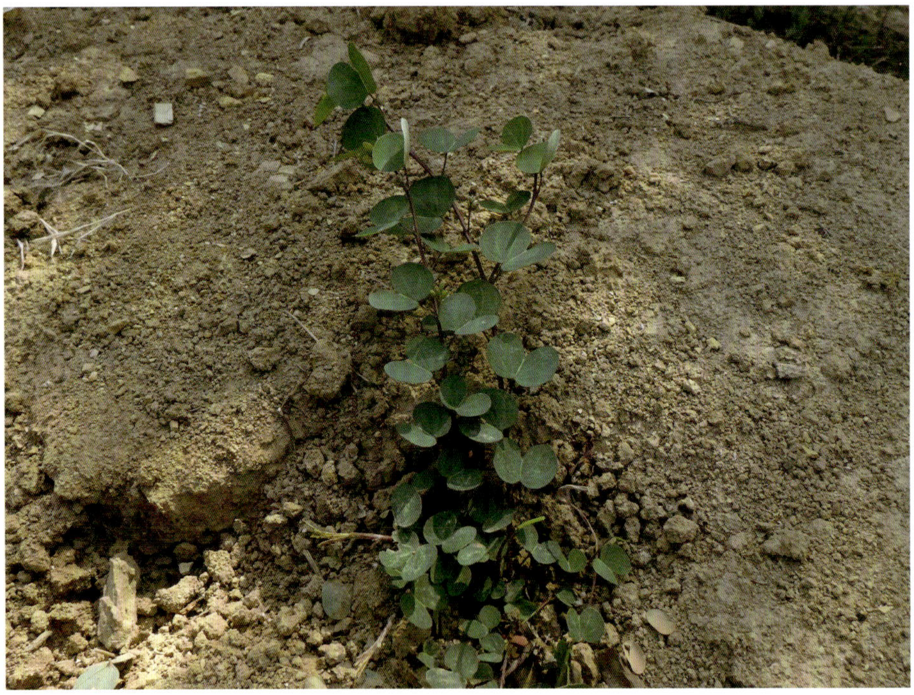

鞍叶羊蹄甲幼株

生于海拔 400 ~ 2 800 m 的山坡、山脚灌木丛中。

〖炮制〗除去杂质,润软,枝叶切段、根切片,干燥。

〖性味与归经〗苦、涩,平。

〖功能与主治〗祛湿通络,收敛解毒。主治风湿痹痛,睾丸肿痛,久咳盗汗,遗精,尿频,腹泻,心悸失眠,瘰疬,湿疹,疥癣,烫伤,痈肿疮毒。

〖用法与用量〗内服:煎汤,15 ~ 30 g;或浸酒;或研末。外用:适量,捣敷或煎水洗。

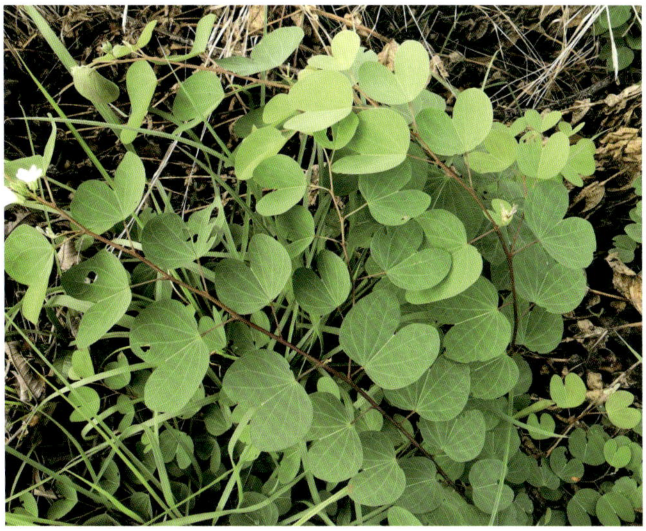

鞍叶羊蹄甲成熟植株

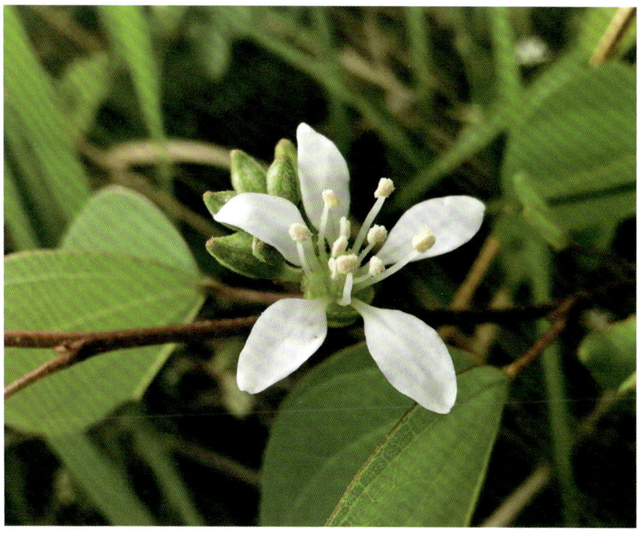

鞍叶羊蹄甲花枝

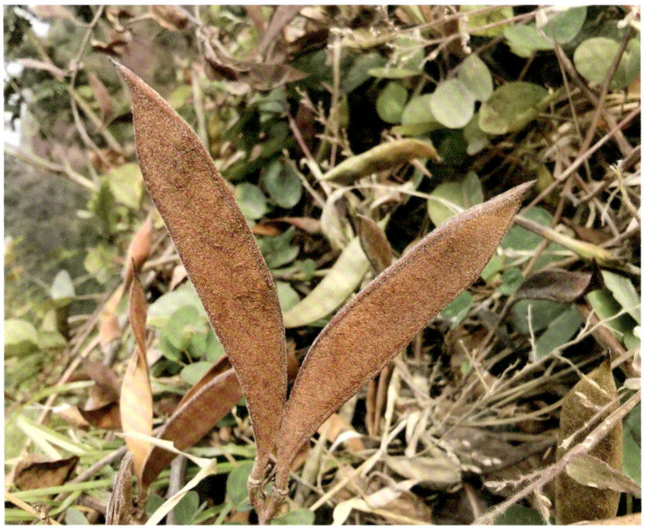

鞍叶羊蹄甲果枝

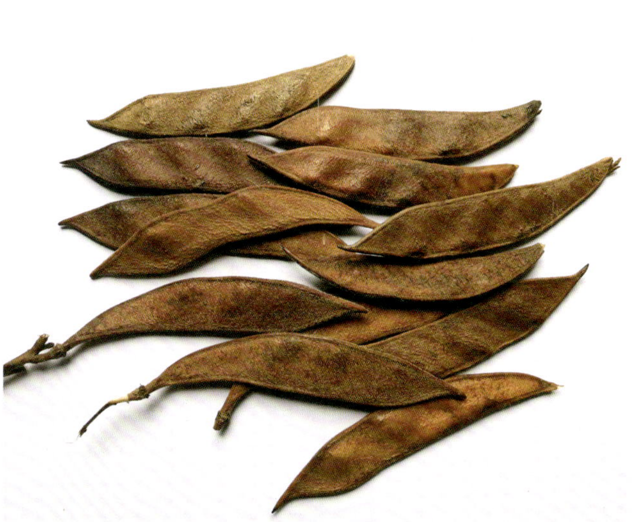

鞍叶羊蹄甲果实

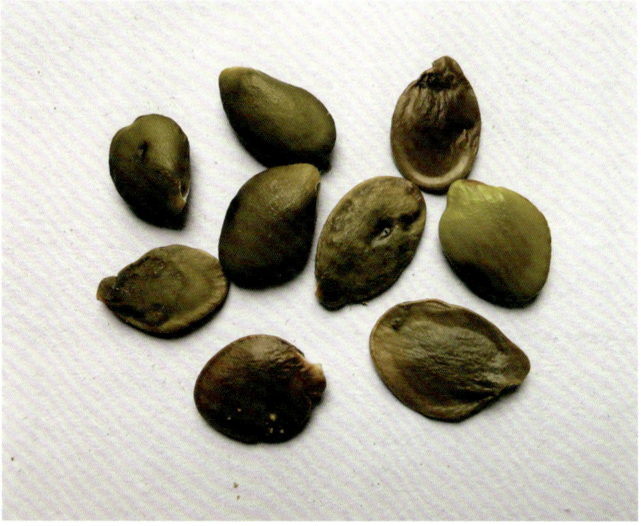

鞍叶羊蹄甲种子

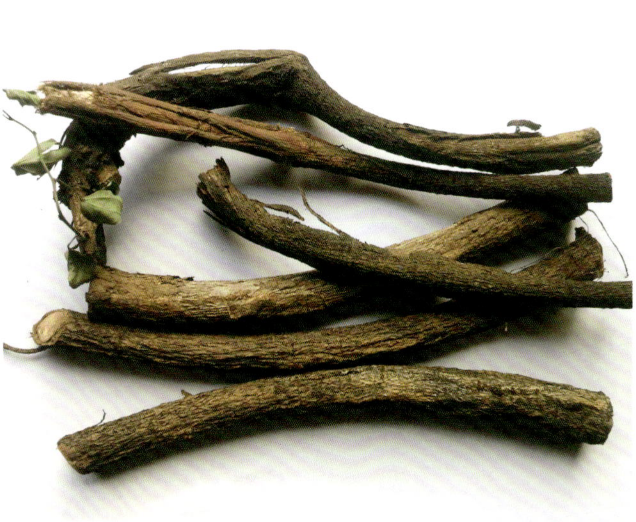

鞍叶羊蹄甲干燥根

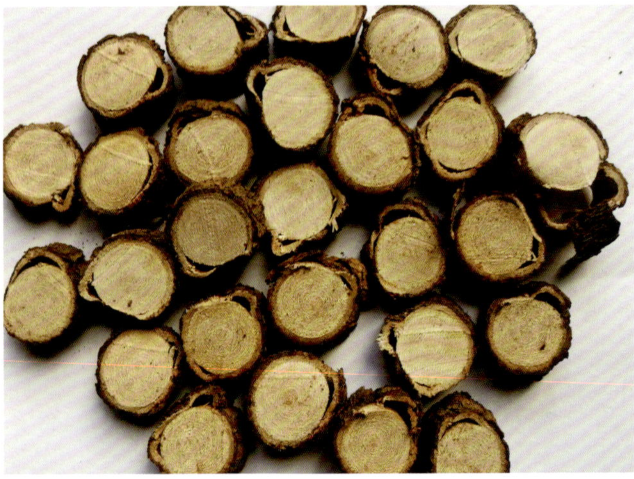

鞍叶羊蹄甲干燥根片

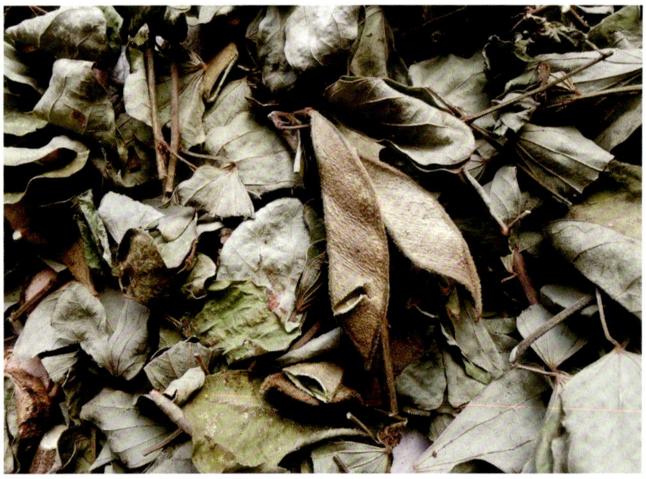

鞍叶羊蹄甲干燥枝叶

[illegible] *Bauhinia brachycarpa* Wall. ex Benth. [illegible] 2 m [illegible] 5~8 cm, [illegible] 3.5~8 m, [illegible] 2 [illegible] 1/3~1/2 [illegible] 9~11 [illegible] 2 [illegible] 10 [illegible] 5 [illegible] 5 [illegible]

[illegible] 5~7 cm, [illegible] 1 cm [illegible] 5~7 [illegible] 8~10 [illegible] 400~2 800 m [illegible] 15~30 g [illegible]

樱　　桃

Yingtao

FRUIT OF FALSESOUR CHERRY

〖别名〗含桃、荆桃、山朱樱、朱果、樱珠、家樱桃、楔、楔桃、朱樱、朱桃、麦英、朱茱、麦甘酣、牛桃、英桃、朱樱桃、樱、李桃、奈桃、紫樱、樱珠、蜡樱、紫桃、莺桃。

〖基原〗本品为蔷薇科植物樱桃 *Cerasus pseudocerasus* (Lindl.) G.Don 的果实。

〖原植物形态〗落叶灌木或乔木,高 3 ~ 8 m。树皮灰白色,有明显的皮孔;幼枝无毛或被疏柔毛。叶互生;叶柄长 0.7 ~ 1.5 cm,被疏柔毛,先端有 1 或 2 个大腺体;托叶披针形,有羽裂腺齿,早落;叶片卵形或长圆状卵形,长 5 ~ 12 cm,宽 3 ~ 5 cm,先端渐尖或尾状渐尖,基部圆形,边有尖锐重锯齿,齿端有小腺体,上面暗绿色,近无毛,下面淡绿色,沿脉或脉间有稀疏柔毛;花两性,花序伞房状或近伞形;有花 3 ~ 6 朵,先叶开放;花梗长 8 ~ 19 mm,被疏柔毛;萼筒钟状,外被疏柔毛;萼片 5,三角卵圆形或卵状长圆形;先端急尖或钝;花瓣 5,白色,卵圆形,先端下凹或二裂;雄蕊 30 ~ 35,栽培者可达 50 枚;花柱与雄蕊近等长,无毛雌蕊 1,子房下位。核果近球形,红色,直径 9 ~ 13 mm,种子 1 颗,包围于黄白色木质内果皮中。花期 3 ~ 4 月,果期 5 ~ 6 月。生于山坡向阳处或沟边,各县市均有栽培。

〖炮制〗除去杂质,洗净。

〖性味与归经〗甘、温。归脾、胃、肾经。

〖功能与主治〗补血益肾。主治脾虚泄泻,肾虚遗精,腰腿疼痛,四肢不仁,瘫痪。

〖用法与用量〗内服:煎汤,30 ~ 150 g;或浸酒。外用:浸酒涂擦,或捣敷。

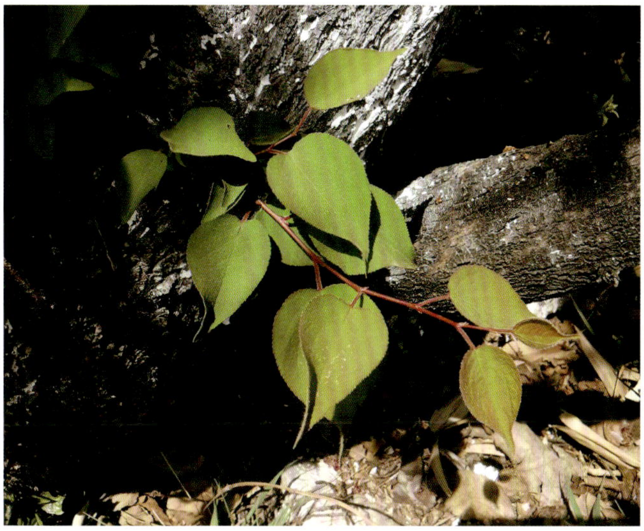

樱桃幼株

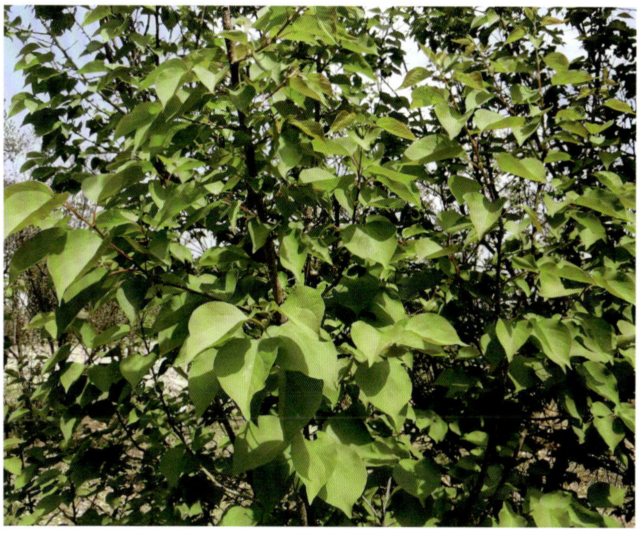

樱桃成熟植株

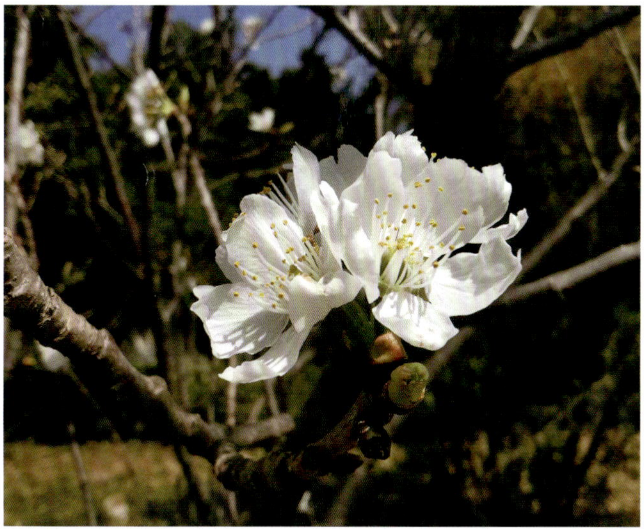

樱桃花枝

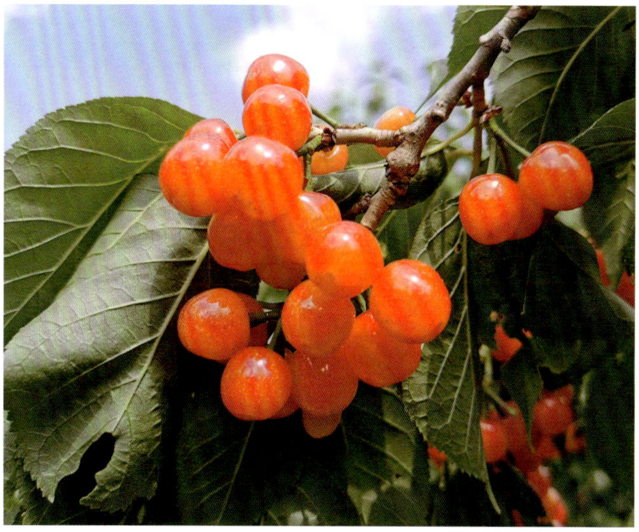

樱桃果枝

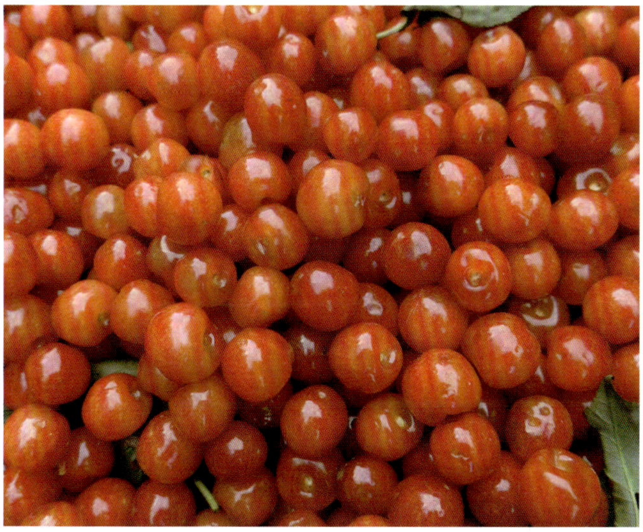

樱桃果实

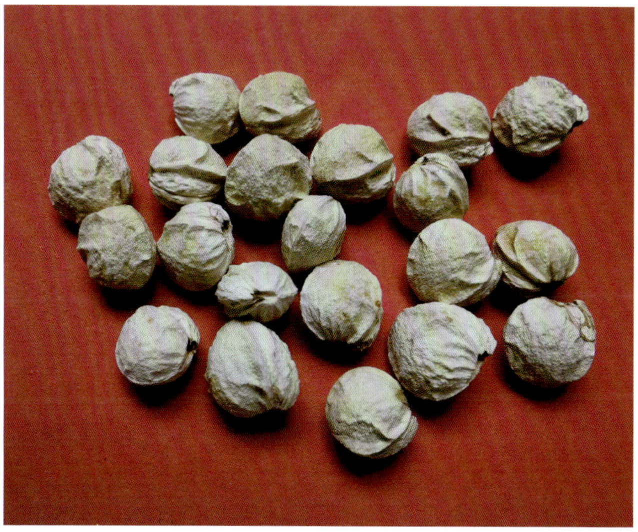

樱桃种子

[illegible] *Cerasus pseudocerasus* (Lindl.) G.Don [illegible]

[illegible] 3~8 m。[illegible] 0.7~1.5 cm [illegible] 1[illegible]2[illegible] 5~12 cm [illegible] 3~5 cm [illegible]

[illegible] 3~6 [illegible] 8~19 mm [illegible] 5[illegible] 30~35 [illegible] 50 [illegible] 1 [illegible] 9~13 mm [illegible] 3~4 [illegible] 5~6 [illegible]

[illegible] 30~150 g [illegible]

豌　　豆

Wandou

[illegible]

PEA

〖**别名**〗豍豆、寒豆、荜豆、雪豆、兰豆。

〖**基原**〗本品为豆科植物豌豆 *Pisum sativum* L. 的种子。

〖**原植物形态**〗一年或二年生攀援草本，长达 2 m。全株绿色，带白粉，光滑无毛。羽状复叶，互生，小叶 2 ～ 3 对，叶轴末端有羽状分枝的卷须。托叶卵形，叶状，常大于小叶。基部耳状，包围叶柄或茎，边缘下部有细锯齿；小叶片卵形、卵状椭圆形或倒卵形，长 2 ～ 4 cm，宽 1.5 ～ 2.5 cm，先端圆或稍尖，基部楔形，全缘，时有疏锯齿。花 2 ～ 3 朵，腋生，白色或紫色；萼钟状，萼齿披针形；旗瓣圆形、先端微凹，基部具较宽的短爪，翼瓣近圆形，下部具耳和爪，龙骨瓣近半圆形，与翼瓣贴生；雄花 10，二体，(9) +1；子房线状，长圆形，花柱弯曲与子房成直角。荚果圆筒状，长 5 ～ 10 cm，内含种子多粒。种子球形，淡绿黄色。花期 6 ～ 7 月，果期 7 ～ 9 月。各县市均有栽培。

〖**炮制**〗除去果壳杂质，干燥。

〖**性味与归经**〗甘，平。归脾、胃经。

〖**功能与主治**〗和中下气，通乳利水，解毒。主治消渴，吐逆，泻痢腹胀，霍乱转筋，乳少，脚气水肿，疮痈。

〖**用法与用量**〗内服：煎汤 60 ～ 125 g；或煮食。外用：适量，煎水洗；或研末调涂。

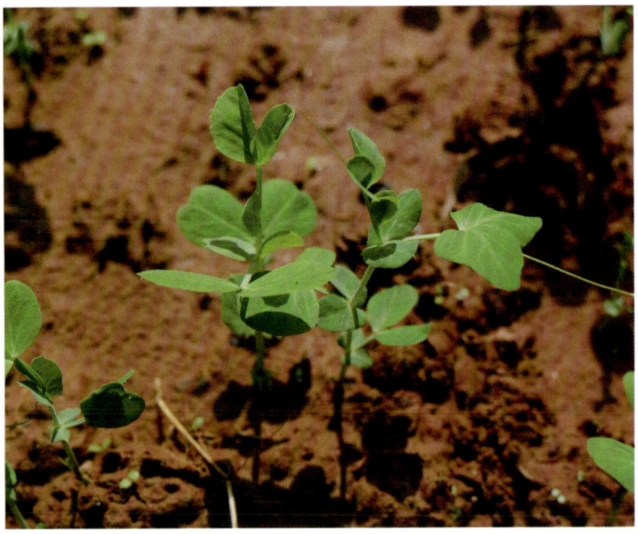

豌豆幼株

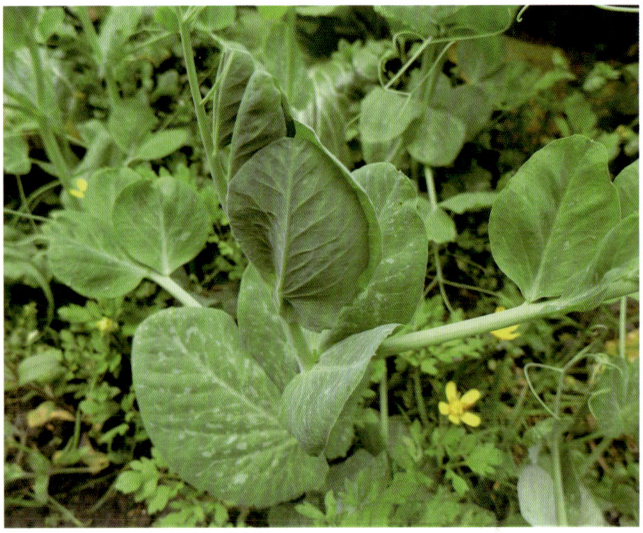

豌豆成熟植株

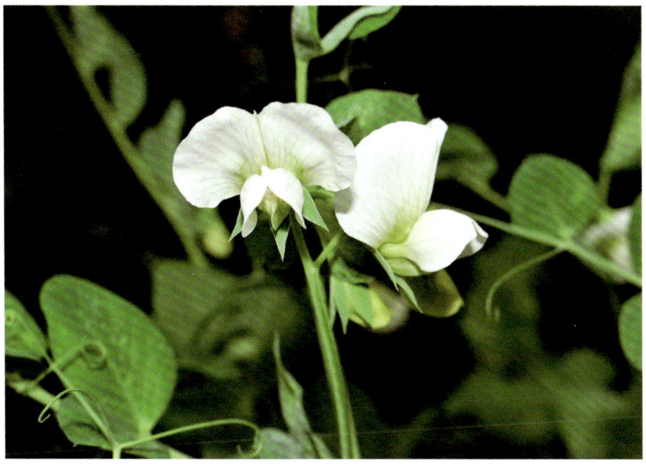

豌豆花枝(1)

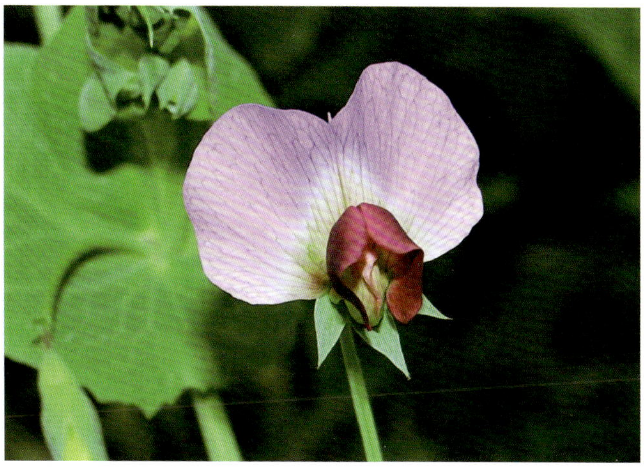

豌豆花枝(2)

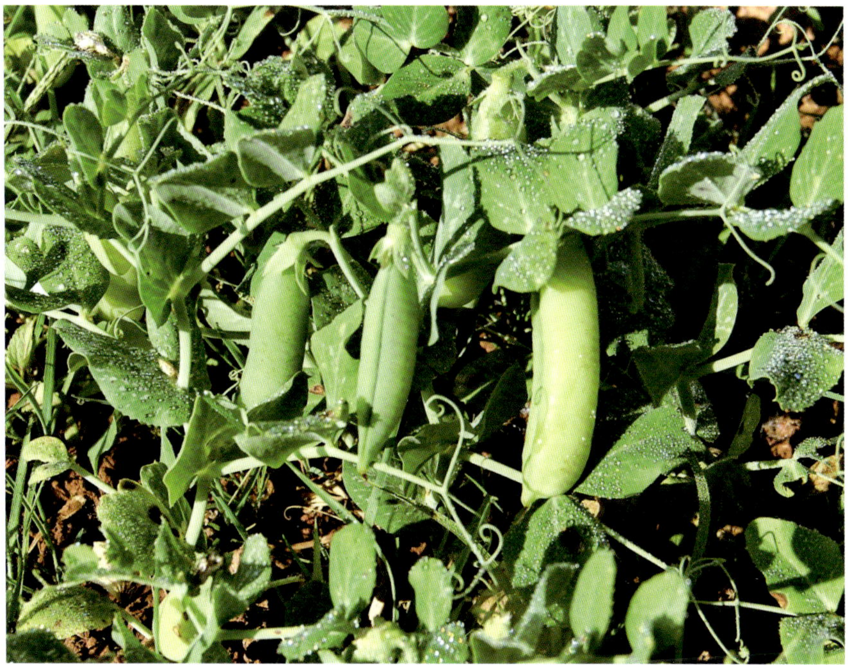

豌豆果枝(幼果)

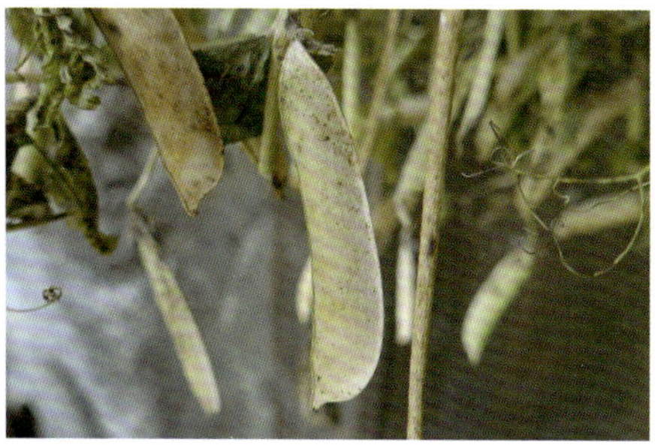

豌豆果枝

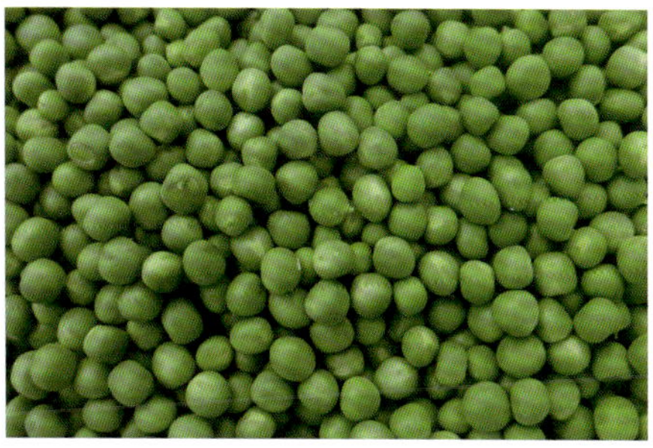

豌豆种子(近成熟)

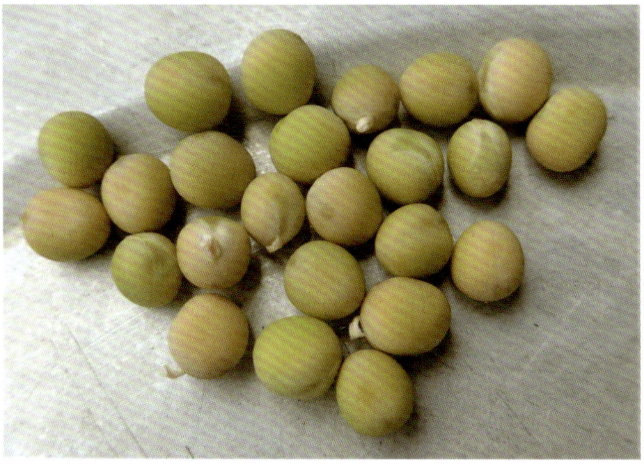

豌豆种子(鲜)

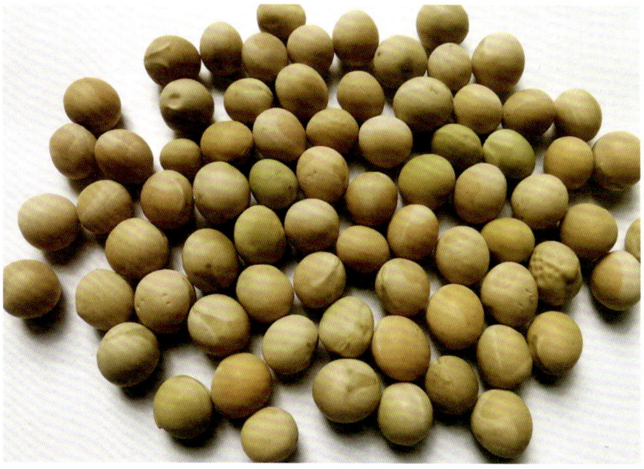

豌豆干燥成熟种子

[illegible] · [illegible]、[illegible]、[illegible]、[illegible]、[illegible]。

[illegible] · [illegible] *Pisum sativum* L. [illegible]。

[illegible] · [illegible]，[illegible] 2 m。[illegible]，[illegible]，[illegible]。[illegible]，[illegible]，[illegible] 2~3 [illegible]，[illegible]。[illegible]，[illegible]，[illegible]。[illegible]，[illegible]，[illegible]；[illegible]、[illegible]，[illegible] 2~4 cm [illegible]，[illegible] 1.5~2.5 cm [illegible]，[illegible]，[illegible]，[illegible]。[illegible] 2~3 [illegible]，[illegible]，[illegible]；[illegible]，[illegible]；[illegible]、[illegible]，[illegible]，[illegible]，[illegible]，[illegible]，[illegible]；[illegible] 10 [illegible]，[illegible]，（9）+1；[illegible]，[illegible]，[illegible]。[illegible]，[illegible] 10 cm [illegible]，[illegible]。[illegible]，[illegible]。[illegible] 6~7 [illegible]，[illegible] 7~9 [illegible]。[illegible]。

[illegible] · [illegible]，[illegible]。

[illegible] · [illegible]，[illegible]；[illegible]、[illegible]。

[illegible] · [illegible]，[illegible]，[illegible]。[illegible]，[illegible]，[illegible]，[illegible]，[illegible]，[illegible]。

[illegible] · [illegible]：[illegible]，60~125 g；[illegible]。[illegible]：[illegible]，[illegible]；[illegible]。

十 六 画

篱栏子

Lilanzi

LVY-LIKE MERREMIA

〖别名〗茉栾藤、鱼黄草、何首乌、广西百仔、犁头网、篱网藤、蛤仔藤。

〖基原〗本品为旋花科植物茉栾藤 *Merremia hederacea* (Burm.f.) Hall.f. 的种子或全株。

〖原植物形态〗缠绕或匍匐草本。匍匐时下部茎上生须根。茎细长,有细棱。单叶互生;叶柄细长,长 1 ~ 5 cm,具小疣状突起;叶片心状卵形,长 1.5 ~ 7.5 cm,宽 1 ~ 5 cm,先端钝,渐尖或长渐尖,具小短尖头,基部心形或深凹,全缘或通常具不规则的粗齿或锐裂齿,有时为深或浅 3 裂,两面近于无毛或疏生微柔毛,聚伞花序腋生,有花 3 ~ 5 朵,有时更多或偶为单生,花序梗与花梗均具小疣状突起;小苞片早落,萼片 5,宽倒卵状匙形,外方 2 片稍短;花冠黄色,钟状,内面靠近基部具长柔毛;雄蕊 5,与花冠近等长,花丝下部扩大,疏生长柔毛;子房球形,花柱与花冠近等长,柱头球形。蒴果扁球形或宽圆锥形,4 瓣裂。种子 4 颗,三棱状球形,表面被锈色短柔毛,种脐处毛簇生。花期 10 ~ 12 月。生于海拔 130 ~ 760 m(~ 2 000 m)的灌丛路旁草丛中。

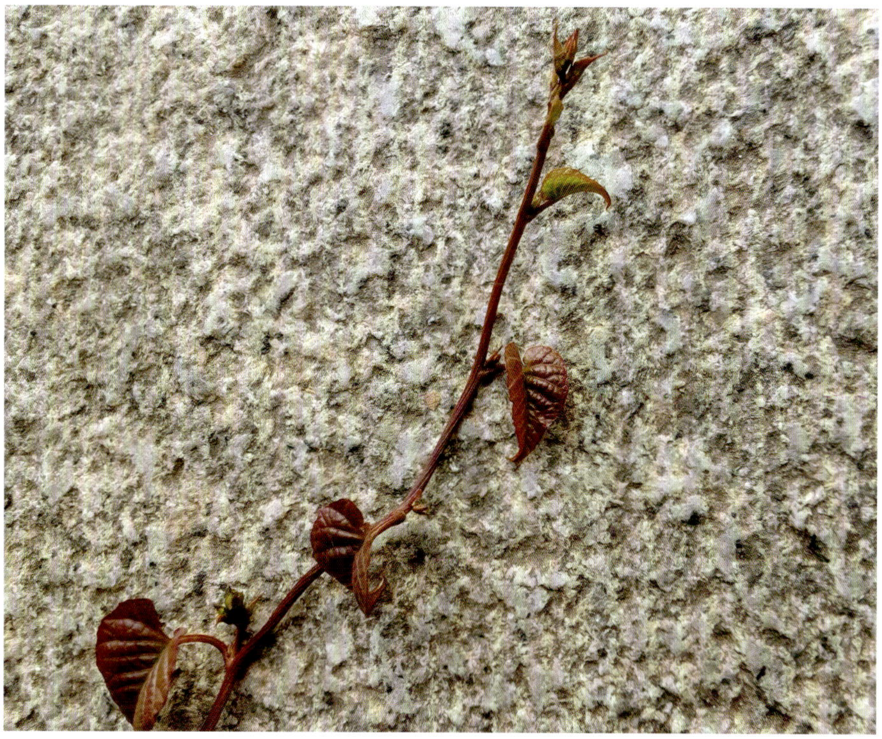

茉栾藤幼株

〖炮制〗除去杂质,切段,干燥,或鲜用。

〖性味与归经〗甘,淡,凉。

〖功能与主治〗清热,利咽,凉血。主治风热感冒,咽喉肿痛,乳蛾,尿血,急性眼结膜炎,疮疥。

〖用法与用量〗内服:煎汤,3 ~ 10 g。外用:种子适量,研末吹喉;或全株捣敷。

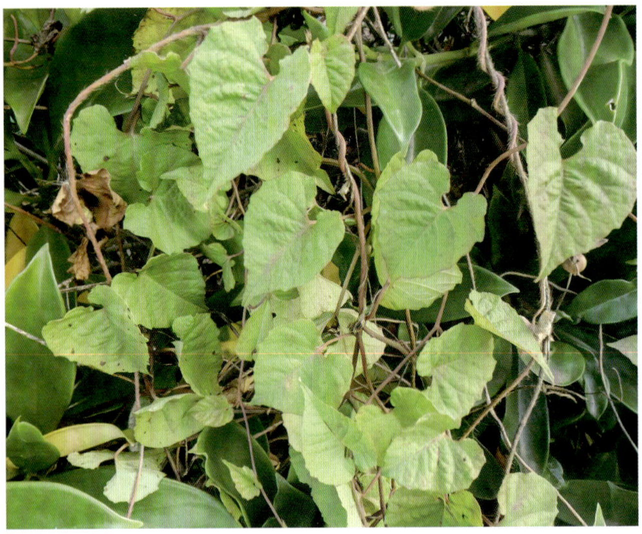

茉栾藤成熟植株

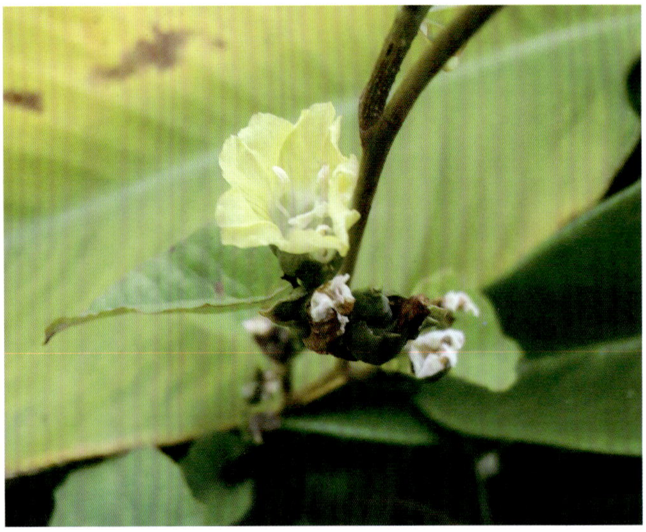

茉栾藤花枝

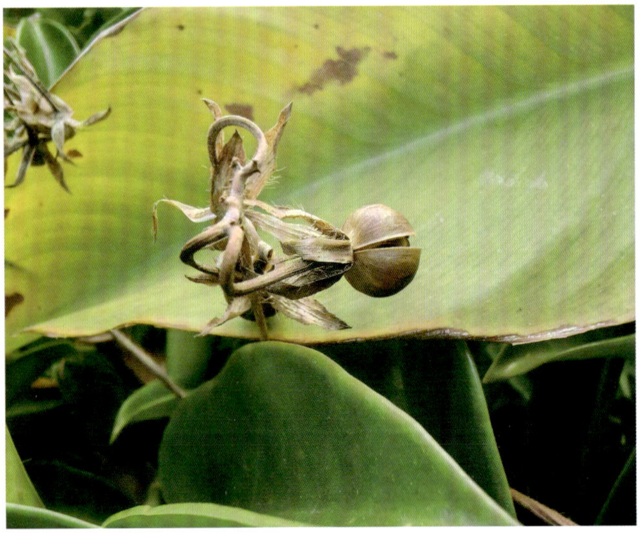

茉栾藤果枝

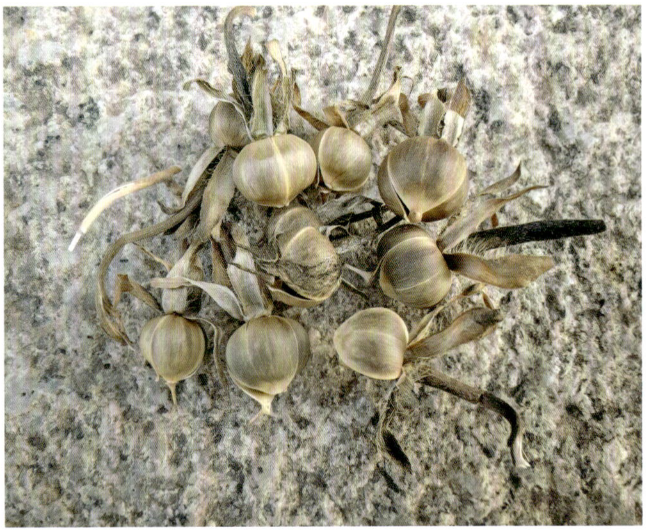

茉栾藤果实

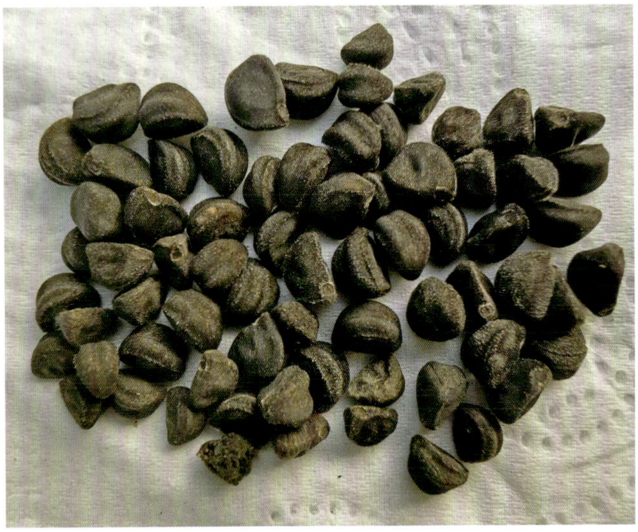

茉栾藤种子

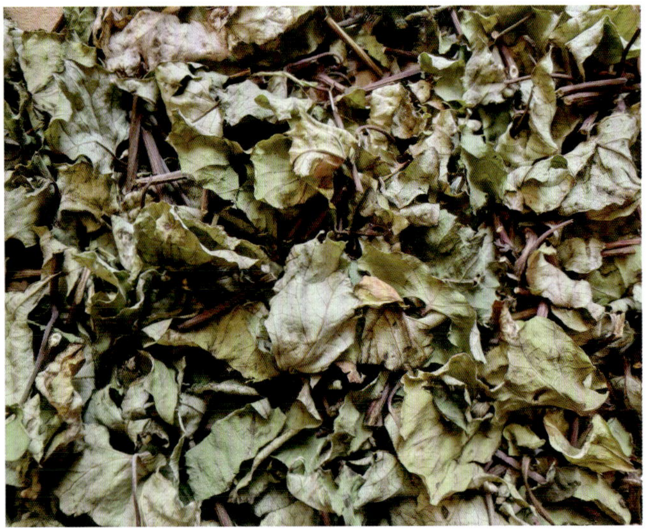

茉栾藤干燥地上部分

[illegible] • [illegible]、[illegible]、[illegible]、[illegible]、[illegible]、[illegible]、[illegible]。

[illegible] • [illegible] *Merremia hederacea* (Burm. f.) Hall.f. [illegible]。

[illegible] • [illegible]。[illegible]，[illegible]；[illegible]，[illegible]1~5 cm[illegible]，[illegible]；[illegible]，[illegible]1.5~7.5 cm[illegible]，[illegible]1~5 cm[illegible]，[illegible]，[illegible]，[illegible]，[illegible]3[illegible]，[illegible]，[illegible]3~5[illegible]，[illegible]，[illegible]；[illegible]，[illegible]5[illegible]，[illegible]，[illegible]2[illegible]；[illegible]，[illegible]，[illegible]，[illegible]。[illegible]，4[illegible]。[illegible]4[illegible]，[illegible]，[illegible]，[illegible]。[illegible]10~12[illegible]。[illegible]130~760 m（~2 000 m）[illegible]。

[illegible] • [illegible]，[illegible]，[illegible]，[illegible]。

[illegible] • [illegible]，[illegible]，[illegible]。

[illegible] • [illegible]，[illegible]，[illegible]。[illegible]，[illegible]，[illegible]，[illegible]，[illegible]，[illegible]。

[illegible] • [illegible]，3~10 g。[illegible]：[illegible]，[illegible]；[illegible]。

十 七 画

爵 床

Juechuang

CREEPING ROSTELLULARIA HERB

〖别名〗 爵卿、香苏、赤眼老母草、赤眼、小青草、蜻蜓草、苍蝇翅、鼠尾红、瓦子草、五累草、六角仙、观音草、肝炎草、倒花草、四季青、蚱蜢腿、野万年青、毛泽兰、屈胶仔、麦穗红、山苏麻、焦梅术、假辣椒、狗尾草、细路边青、六角英、六方疳积草、麦穗癀、蛇食草、水竹笋、阴牛郎、节节寒草、癞子草。

〖基原〗 本品为爵床科植物爵床 *Rostellularia procumbens* (L.) Nees 的全草。

〖原植物形态〗 一年生草本，高 10 ～ 60 cm。茎柔弱，基部呈匍匐状，茎方形，被灰白色细柔毛，节稍膨大。叶对生；柄长 5 ～ 10 mm；叶片卵形，长椭圆形或阔披针形，长 2 ～ 6 cm，宽 1 ～ 2 cm，先端尖或钝，基部楔形，全缘，上面暗绿色，叶脉明显，两面均被短柔毛。穗状花序顶生或生于上部叶腋，圆柱形，长 1 ～ 4 cm，密生多数小花；苞片 2；萼 4 深裂，裂片线状披针形或线形，边缘白色；薄膜状，外面密被粗硬毛；花淡红色或紫色，二唇形；雄蕊 2，伸出花冠外，药室不等大，被毛，下面的药室有距；雌蕊 1，子房卵形，2 室，被毛，花柱丝状。蒴果线形，长约 6 mm，被毛。具种子 4 颗，下部实心似柄状，种子表面有瘤状皱纹。花期 8 ～ 11 月，果期 10 ～ 11 月。生于旷野草地、路旁、水沟边较阴湿处。

〖炮制〗 除去泥沙杂质，鲜用；或润软，切段，干燥。

〖性味与归经〗 苦、咸、辛，寒。归肺、肝、膀胱经。

〖功能与主治〗 清热解毒，利湿消积，活血止痛。主治感冒发热，咳嗽，咽喉肿痛，目赤肿痛，疳积，湿热泻痢，疟疾，黄疸，浮肿，小便淋浊，筋骨疼痛，跌打损伤，痈疽疔疮，湿疹。

〖用法与用量〗 内服：煎汤，10 ～ 15 g，鲜品 30 ～ 60 g；或捣汁；或研末。外用：鲜品适量，捣敷；或煎汤洗浴。

〖注意〗 脾胃虚寒者禁服。

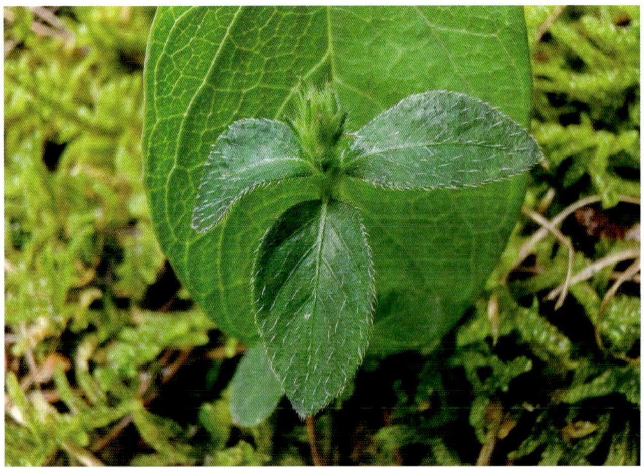

爵床幼株

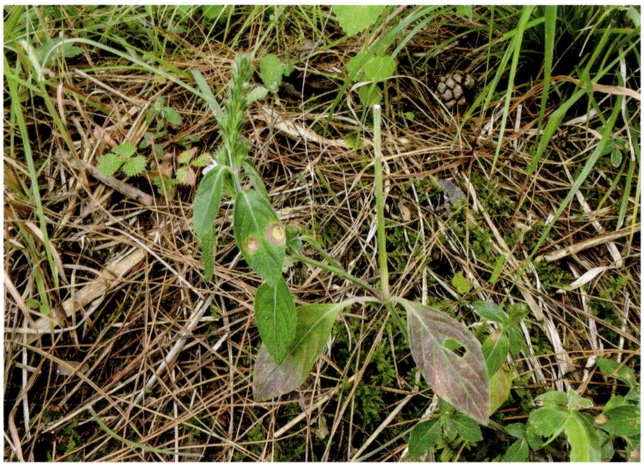

爵床成熟植株

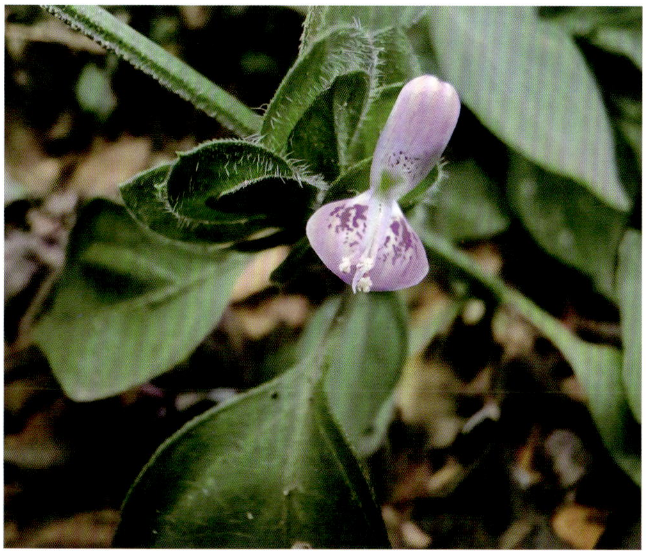

爵床花枝

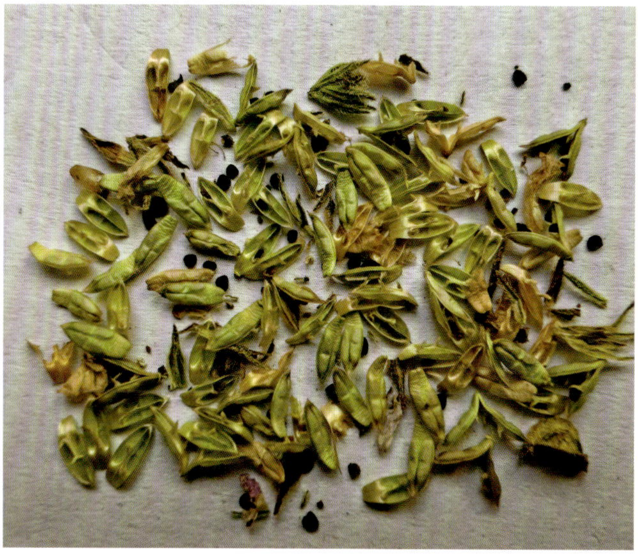

爵床果实

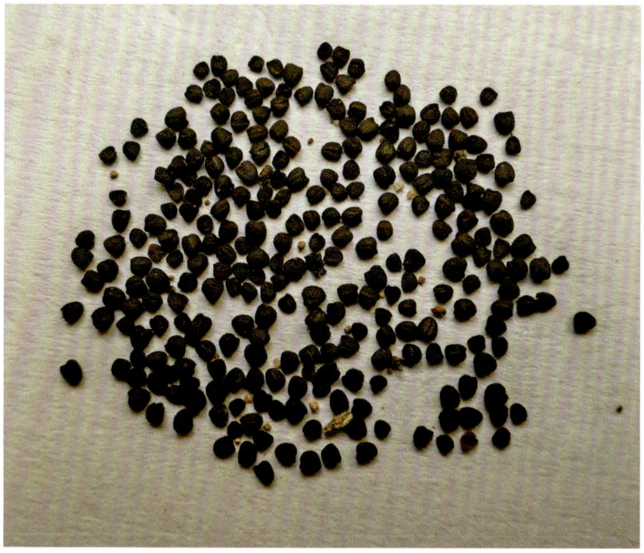

爵床种子

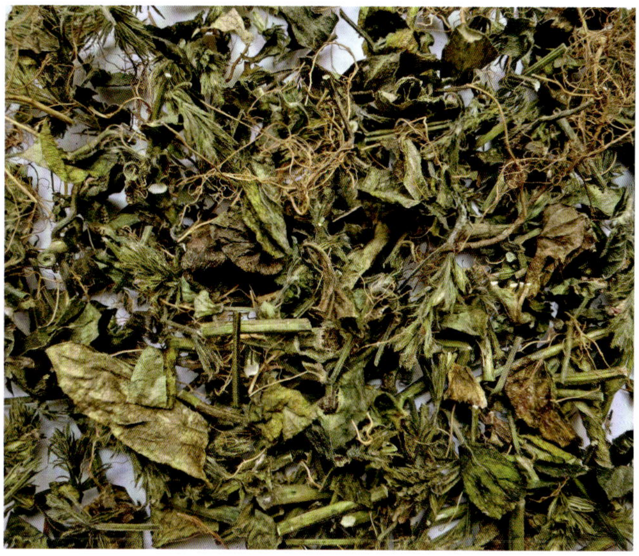

爵床干燥全草

[illegible] • [illegible]

[illegible] • [illegible] *Rostellularia procumbens* (L.) Nees. [illegible]

[illegible] • [illegible] 10~60 cm。[illegible] 5~10 mm [illegible] 2~6 cm [illegible] 1~2 cm [illegible] 1~4 cm [illegible] 2 [illegible] 4 [illegible]

2 [illegible] 1 [illegible] 2 [illegible] 6 mm [illegible] 4 [illegible] 8~11 [illegible] 10~11 [illegible]

[illegible] • [illegible]

[illegible] • [illegible]

[illegible] • [illegible]

[illegible] • [illegible] 10~15 g，[illegible] 30~60 g；[illegible]

[illegible] • [illegible]

十 八 画

藤 乌 头

Tengwutou

MELON LEAF ACONITE

〔**别名**〕血乌、见血封喉、蔓乌头。

〔**基原**〕本品为毛茛科植物瓜叶乌头 *Aconitum hemsleyanum* Pritz. 的块根。

〔**原植物形态**〕多年生草本。块根圆锥形，长 1.6～3 cm，直径达 1.6 cm。茎缠绕，无毛，常带紫色，有分枝。叶互生；叶柄比叶片稍短，疏被短柔毛或几无毛；茎中部叶的叶片五角形，长 6.5～12 cm，宽 8～13 cm，基部心形，3 深裂，中央深裂片梯状菱形或卵状菱形，不明显 3 浅裂，浅裂片具少数小裂片或卵形粗牙齿，侧深裂片斜扇形，不等 2 浅裂。总状花序有 2～12 朵花；花序轴和花梗无毛或被短柔毛；下部苞片叶状或为宽椭圆形，上部苞片线形；花梗常下垂弧状弯曲，长 2.2～6 cm；小苞片生花梗下部或上部，线形，无毛；花两性，两侧对称；萼片 5，花瓣状，深蓝色，外面无毛，上萼片高盔形或圆筒状盔形，几无爪，高 2～2.4 cm，下缘长 1.7～1.8 cm，直或稍凹，喙不明显，侧萼片近圆形，长 1.5～1.6 cm；花瓣 2，无毛，瓣片长约 10 mm，唇长 5 mm，距长约 2 mm，向后弯；雄蕊多数，无毛，花丝有 2 小齿或全缘；心皮 5，无毛或偶有柔毛。蓇葖果长 1.2～1.5 cm。种子多数，三棱形，长约 3 mm，沿棱有狭翅及横膜翅。花期 8～10 月，果期 9～11 月。生于海拔 1 700～2 200 m 的山地林中或灌木林中。

〔**炮制**〕取本品，大小个分开，用水浸泡至内无干心，取出，加水煮至取大个切开内无白心、口尝微有麻舌感时，取出，晾至六成干后切薄片，干燥。

〔**性味与归经**〕辛、苦，热。有毒。归肝、肺、脾经。

〔**功能与主治**〕祛风除湿，活血止痛。主治风湿关节疼痛，腰腿痛，跌打损伤，无名肿毒，癣疮。

〔**用法与用量**〕内服：煎汤，0.9～1.5 g；或入散剂。外用：适量，磨汁涂；或研调敷。

〔**注意**〕未经炮制，不宜内服。热证或孕妇禁服。皮肤破损或有伤口者亦禁外用。本品中毒时出现全身僵硬、喉头麻木、憋气等症状。

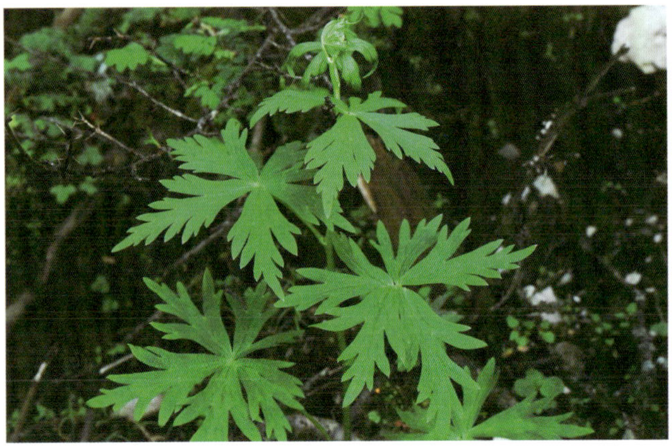

瓜叶乌头幼株

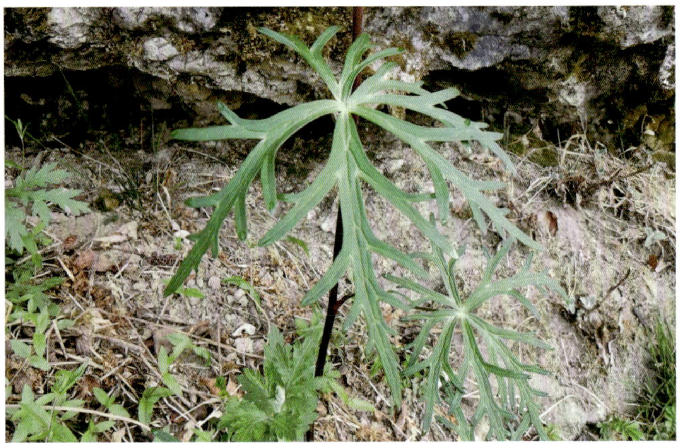

瓜叶乌头成熟植株

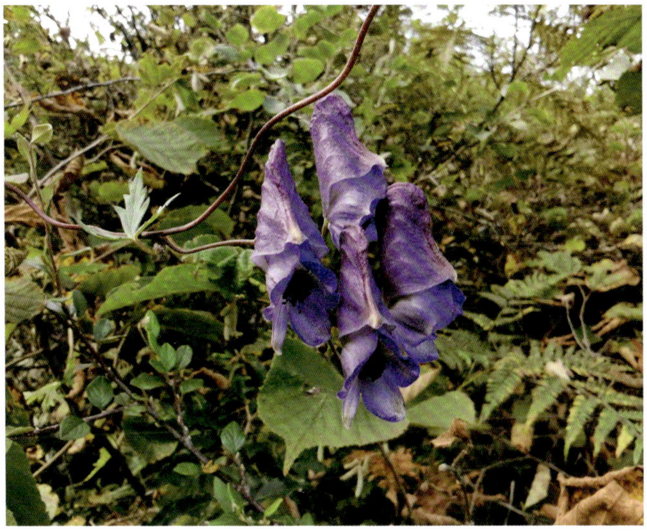

瓜叶乌头花枝

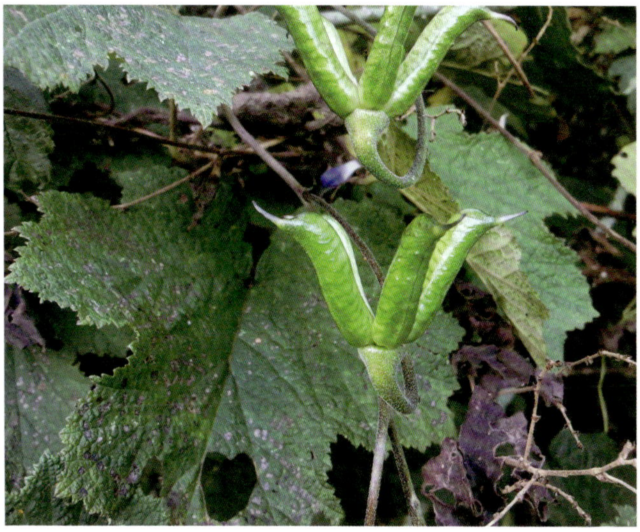

瓜叶乌头幼果枝

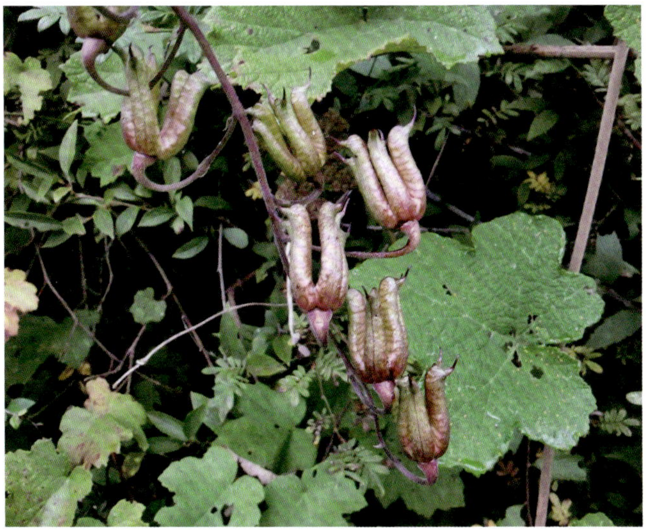

瓜叶乌头果枝

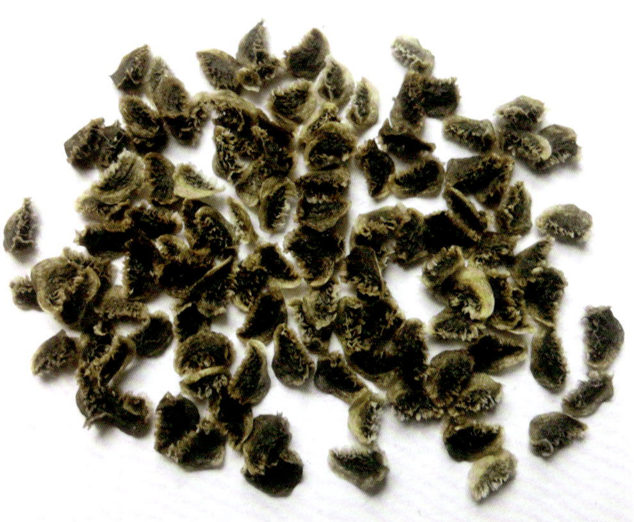

瓜叶乌头种子

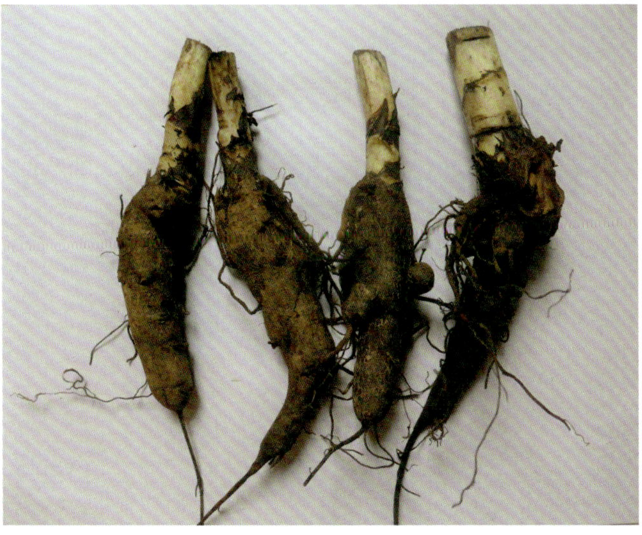

瓜叶乌头鲜根

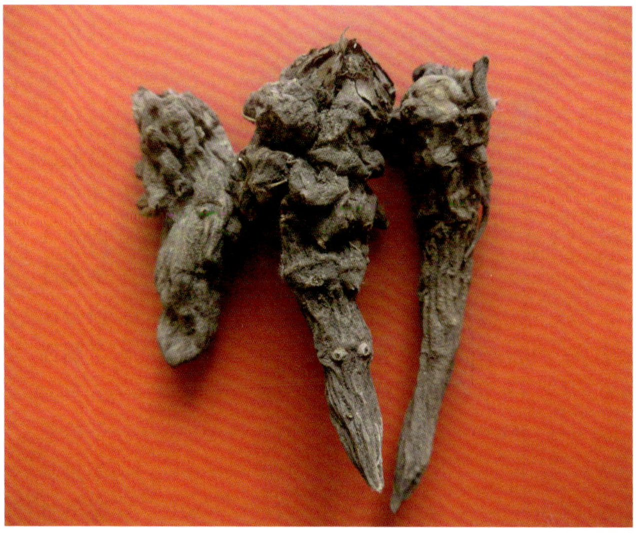

瓜叶乌头干燥根

[illegible] · [illegible]、[illegible]、[illegible]

[illegible] · [illegible] *Aconitum hemsleyanum* Pritz.[illegible]。

[illegible] · [illegible]。[illegible]，[illegible] 1.6~3 cm，[illegible] 1.6 cm[illegible]。[illegible]，[illegible]，[illegible]，[illegible]。[illegible]；[illegible]，[illegible]；[illegible]，[illegible] 6.5~12 cm，[illegible] 8~13 cm，[illegible]，[illegible] 3[illegible]，[illegible]，[illegible] 3[illegible]，[illegible]，[illegible]，[illegible] 2[illegible]。[illegible] 2~12[illegible]；[illegible]；[illegible]，[illegible]；[illegible]，[illegible] 2.2~6 cm；[illegible]，[illegible]，[illegible]；[illegible]；[illegible] 5[illegible]，[illegible]，[illegible]，[illegible]，[illegible]，[illegible] 2~2.4 cm，[illegible] 1.7~1.8 cm，[illegible]，[illegible]，[illegible]，[illegible] 1.5~1.6 cm；[illegible] 2[illegible]，[illegible]，[illegible] 10 mm [illegible]，[illegible] 5 mm，2 mm[illegible]，[illegible]；[illegible]，[illegible]，[illegible]；[illegible] 5[illegible]，[illegible]。[illegible] 1.2~1.5 cm。[illegible]，[illegible]，[illegible] 3 mm[illegible]，[illegible]。[illegible] 8~10[illegible]，[illegible] 9~11[illegible]。[illegible] 1 700~2 200 m[illegible]。

[illegible] · [illegible]，[illegible]，[illegible]，[illegible]，[illegible]、[illegible]，[illegible]，[illegible]，[illegible]。

[illegible] · [illegible]、[illegible]，[illegible]。[illegible]。[illegible]、[illegible]、[illegible]。

[illegible] · [illegible]，[illegible]。[illegible]，[illegible]，[illegible]，[illegible]，[illegible]。

[illegible] · [illegible]：[illegible]，0.9~1.5 g。[illegible]。[illegible]：[illegible]，[illegible]；[illegible]。

[illegible] · [illegible]，[illegible]。[illegible]。[illegible]。[illegible]、[illegible]、[illegible]。

二十画

糯米藤

Nuomiteng
汉 · 中
HIRSUTE GONOSTEGIA HERB WITH ROOT

〔别名〕 捆仙绳、糯米菜、糯米草、米浆藤、生扯拢、箐箕藤、铁箍蔓草、玄麻根、红米藤、红饭藤、雾水葛、自消散、铁节草、土加藤、蔓苎麻根、红石薯、猪仔菜、贯线草、小铁箍、小黏药、红头带、九股牛、小拔毒散、意心藤。

〔基原〕 本品为荨麻科植物糯米团 *Gonostegia hirta* (Bl.) Miq. 的带根全草。

〔原植物形态〕 多年生草本。茎基部伏卧,长达 1 m 左右,通常分枝,有短柔毛。叶对生;有短柄或无柄;叶片狭卵形,披针形或卵形,长 3 ~ 11.5 cm,宽 1.2 ~ 2.5 cm,先端渐尖或长渐尖,基部浅心形,全缘,无毛或疏生短毛,上面稍粗糙;基生脉 3 条。花小,单性雌雄同株,簇生于叶腋,淡绿色;雄花有细柄,花蕾近陀螺形,上面截形,花被片 5,长约 2 mm,雄蕊 5,对生;雌花近无梗,花被结合成筒形,上缘被白色短毛,内有雌蕊 1,柱头丝状,脱落性。瘦果卵形,长约 1 mm,先端尖锐,暗绿或黑色,有光泽,约有 10 条细纵肋。花期 8 ~ 9 月,果期 9 ~ 10 月。生于溪谷林下阴湿处、山麓水沟边。

〔炮制〕 除去杂质,切段,干燥,或鲜用。

〔性味与归经〕 甘,微苦,凉。

〔功能与主治〕 清热解毒,健脾消积,利湿消肿,散瘀止血。主治乳痈,肿毒,痢疾,消化不良,食积腹痛,疳积,带下,水肿,小便不利,痛经,跌打损伤,咳血,吐血,外伤出血。

〔用法与用量〕 内服:煎汤,10 ~ 30 g,鲜品加倍。外用:适量,捣敷。

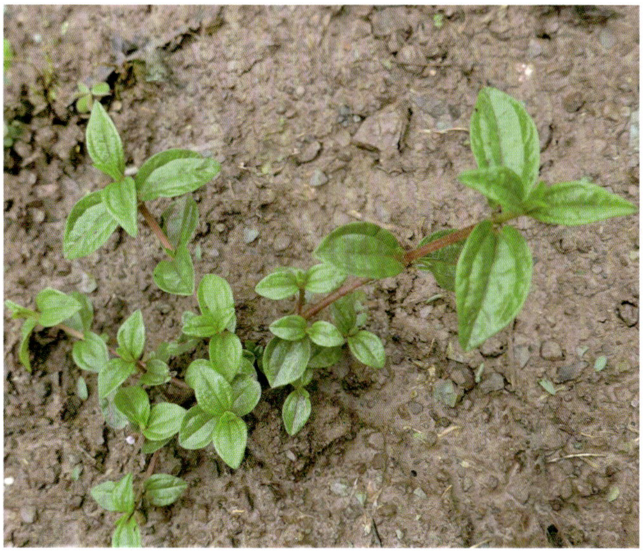

糯米团幼株

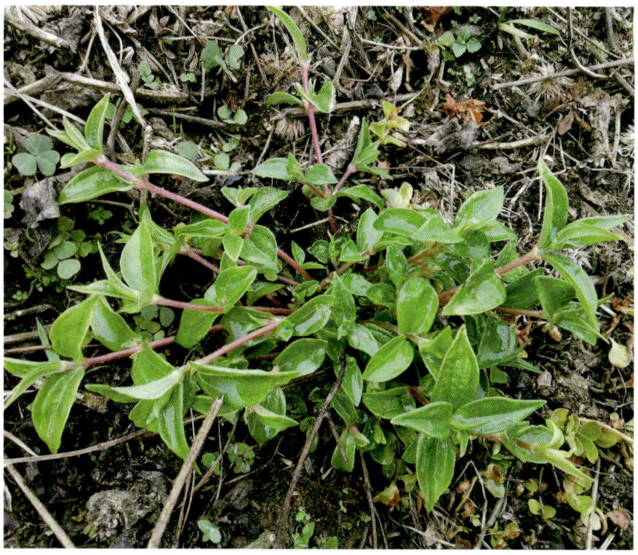

糯米团成熟植株

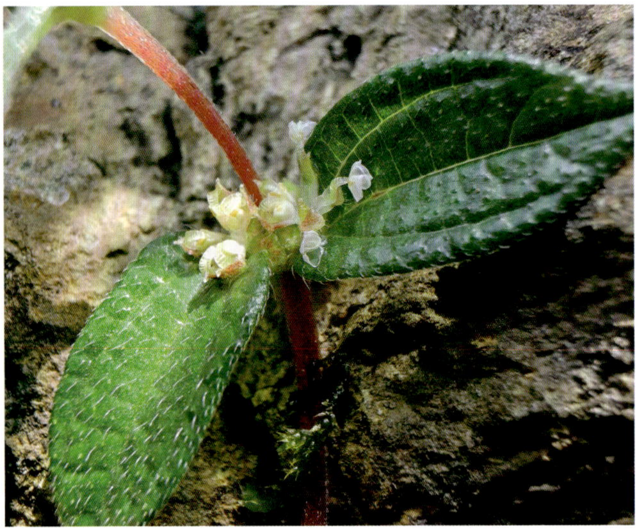

糯米团花枝

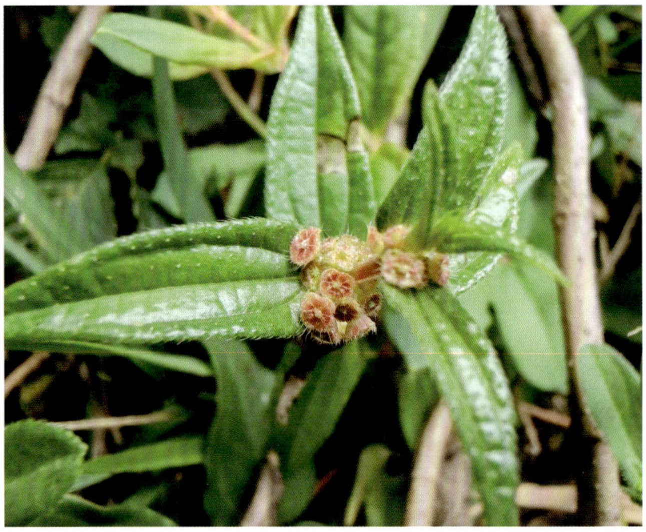

糯米团果枝

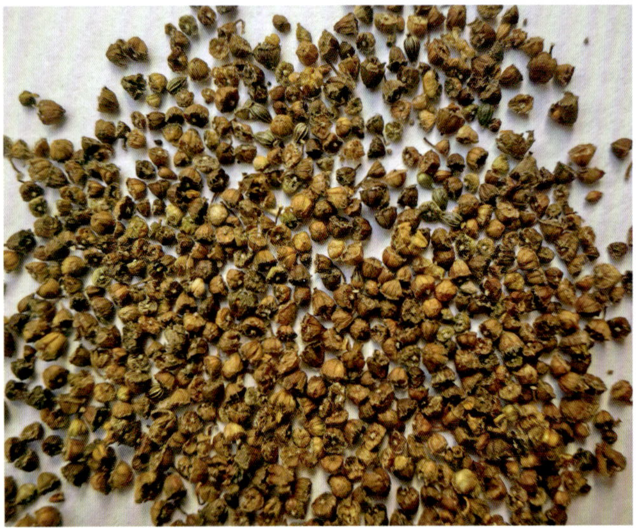

糯米团果实

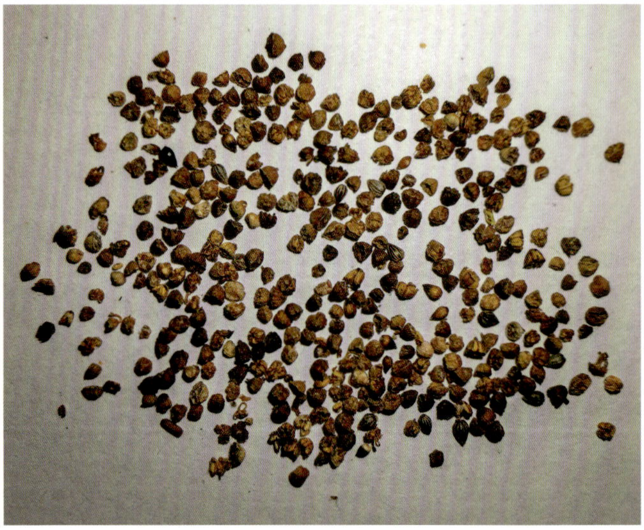

糯米团种子

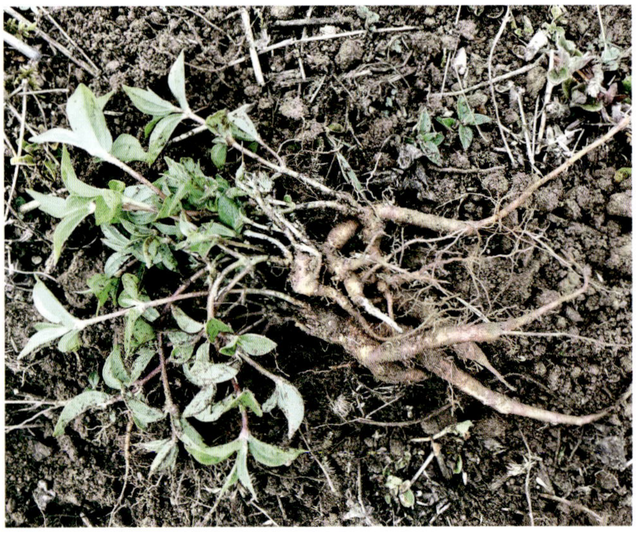

糯米团全株（鲜）

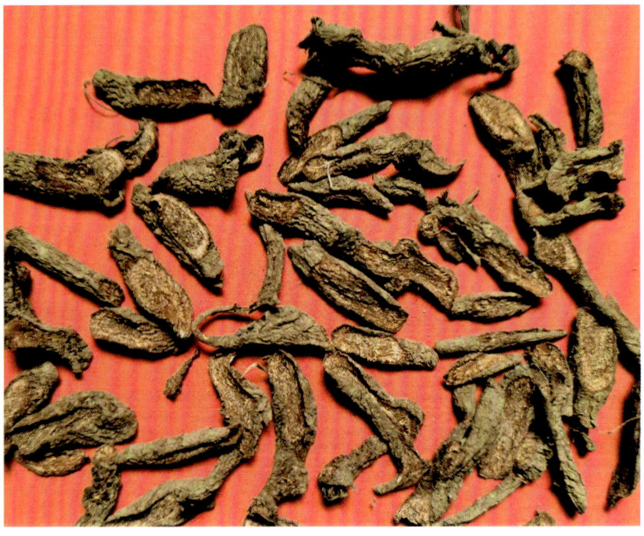

糯米团干燥根

[illegible]

[illegible]

[illegible]

[illegible]

[illegible]

[illegible]

魔　　芋

Moyu

[illegible]

KONJAC

〔**别名**〕蒟蒻、蒻头、白蒟蒻、鬼芋、鬼头、花杆莲、茱芋、黑芋头、花梗莲、虎掌、花伞把、蛇头草根、麻芋子、蛇六谷、雷星、鬼蜡烛、蛇头子、天六谷、星芋。

〔**基原**〕本品为天南星科植物魔芋 *Amorphophallus rivieri* Durieu 的块茎。

〔**原植物形态**〕多年生草本。块茎扁球形，直径 7.5 ～ 25 cm，顶部中央多少下凹，暗红褐色；颈部周围生多数肉质根及纤维状须根。叶柄长 45 ～ 150 cm，基部粗 3 ～ 5 cm，黄绿色，光滑，有绿褐色或白色斑块；基部膜质鳞片 2 ～ 3，披针形，长 7.5 ～ 20 cm；叶片绿色，3 裂，1 次裂片具长 50 cm 的柄，二歧分裂，2 次裂片二回羽状分裂或二回二歧分裂，小裂片互生，大小不等，长 2 ～ 8 cm，长圆状椭圆形，骤狭渐尖，基部宽楔形，外侧下延成翅状；侧脉多数，纤细，平行，近边缘联结为集合脉。花序柄长 50 ～ 70 cm，粗 1.5 ～ 2 cm，色泽同叶柄。佛焰苞漏斗状，长 20 ～ 30 cm，基部席卷，管部长 6 ～ 8 cm，宽 3 ～ 4 cm，苍绿色，杂以暗绿色斑块；檐部长 15 ～ 20 cm，宽约 15 cm，心状圆形，边缘折波状，外面绿色，内面深紫色。肉穗花序比佛焰苞长 1 倍，雌花序圆柱形，长约 6 cm，粗约 3 cm，紫色；雄花序紧接（有时杂以少数两性花），长约 8 cm，粗约 2 cm；附属器圆锥形，长 20 ～ 25 cm，中空，深紫色；雄花花丝长 1 mm，花药长 2 mm；子房苍绿色或紫红色，2 室，花柱与子房近等长，柱头边缘 3 裂。浆果球形或扁球形，成熟时黄绿色。花期 4 ～ 6 月，果期 8 ～ 9 月。生于疏林下、林缘或溪谷两旁湿润地或栽培。

〔**炮制**〕取原药材，除去杂质，洗净，润透，切厚片，干燥，筛去灰屑。

〔**性味与归经**〕辛、苦，寒。有毒。

〔**功能与主治**〕化痰消积，解毒散结，行瘀止痛。主治痰嗽，积滞，瘰疬，癥瘕，跌打损伤，痈肿，疔疮，丹毒，烫火伤，蛇咬伤。

〔**用法与用量**〕内服：煎汤，9 ～ 15 g（需久煎 2 小时以上）。外用：适量，捣敷；或磨醋涂。

〔**注意**〕不宜生服。内服不宜过量。误食生品及炮制品，过量服用易产生中毒症状：舌、咽喉灼热，痒痛，肿大。

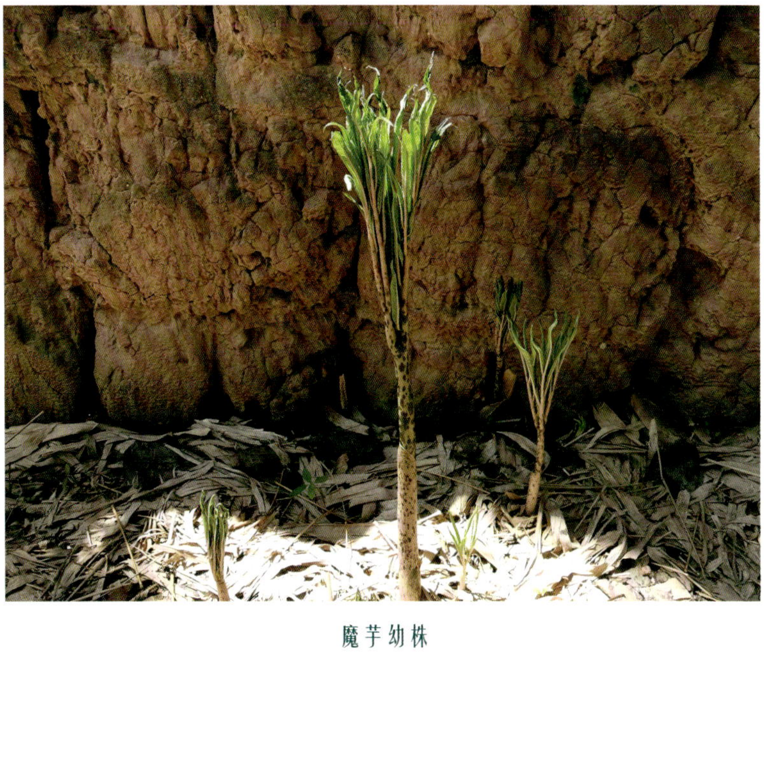

魔芋幼株

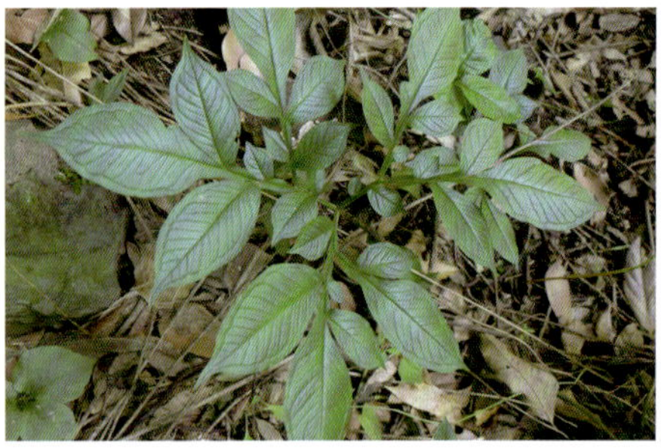

魔芋成熟植株

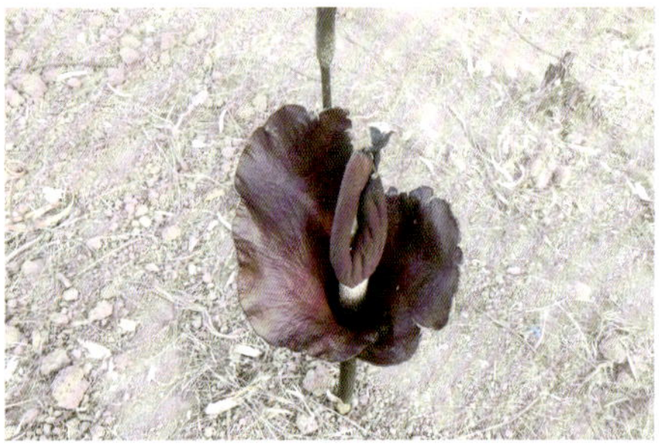

魔芋花枝

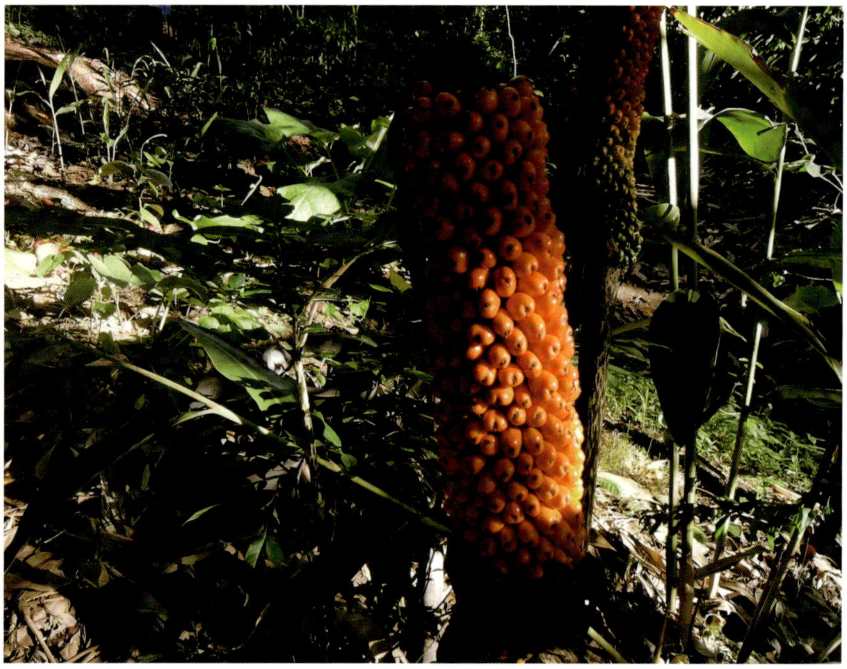

魔芋果枝

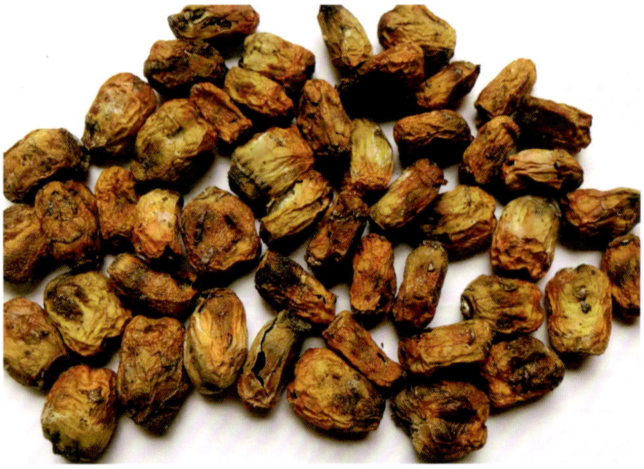

魔芋果实

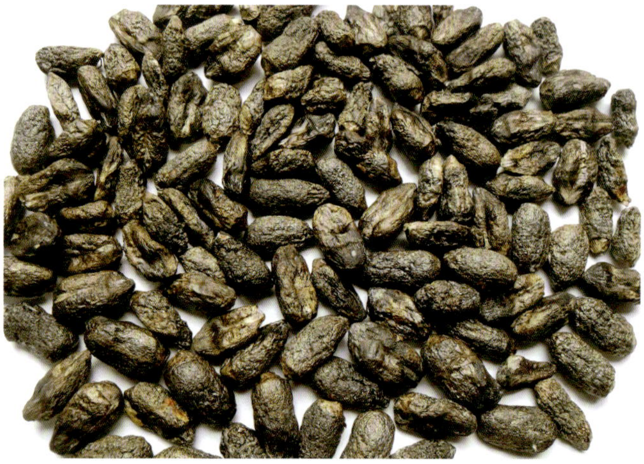

魔芋种子

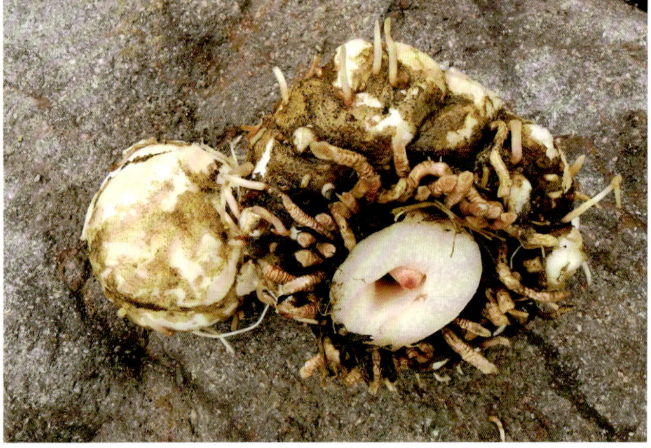

魔芋根茎（鲜）

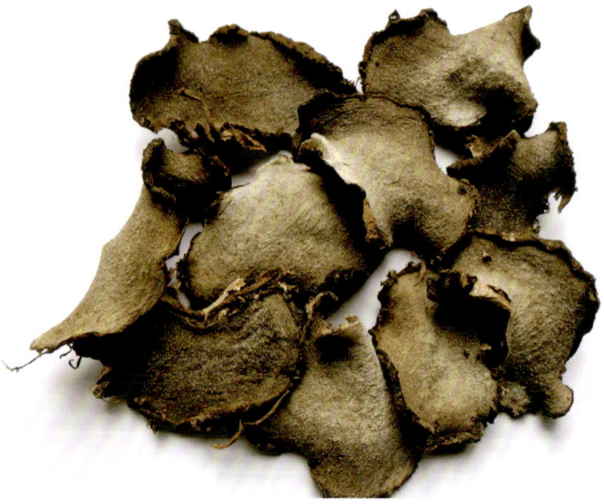

魔芋干燥根茎片

[illegible]。

[illegible] • [illegible] *Amorphophallus rivieri* Durieu [illegible]。

[illegible] • [illegible]。[illegible]，[illegible] 7.5~25 cm [illegible]，[illegible]。[illegible] 45~150 cm，[illegible] 3~5 cm [illegible]，[illegible]；[illegible] 2~3 [illegible]，[illegible] 7.5~20 cm；[illegible]，3 [illegible] 1 [illegible] 50 cm [illegible]，[illegible]，2 [illegible]，[illegible] 2~8 cm，[illegible]；[illegible]，[illegible] 50~70 cm，[illegible] 1.5~2 cm [illegible]，[illegible]。[illegible] 20~30 cm，[illegible] 6~8 cm [illegible]，[illegible] 3~4 cm [illegible]，[illegible] 15 cm [illegible]。[illegible] 1 [illegible]，[illegible] 6 cm [illegible]，[illegible] 3 cm [illegible]，[illegible]；[illegible]（[illegible]），[illegible] 8 cm，[illegible] 2 cm；[illegible]，[illegible] 20~25 cm，[illegible]；[illegible] 1 mm [illegible]，[illegible] 2 mm [illegible]；[illegible]，2 [illegible]，[illegible] 3 [illegible]。[illegible]。[illegible] 4~6 [illegible]，[illegible] 8~9 [illegible]。[illegible]。

[illegible] • [illegible]。

[illegible] • [illegible]。

[illegible] • [illegible]。

[illegible] • [illegible]，9~15 g（[illegible] 2 [illegible]）。[illegible]。

[illegible] • [illegible]。

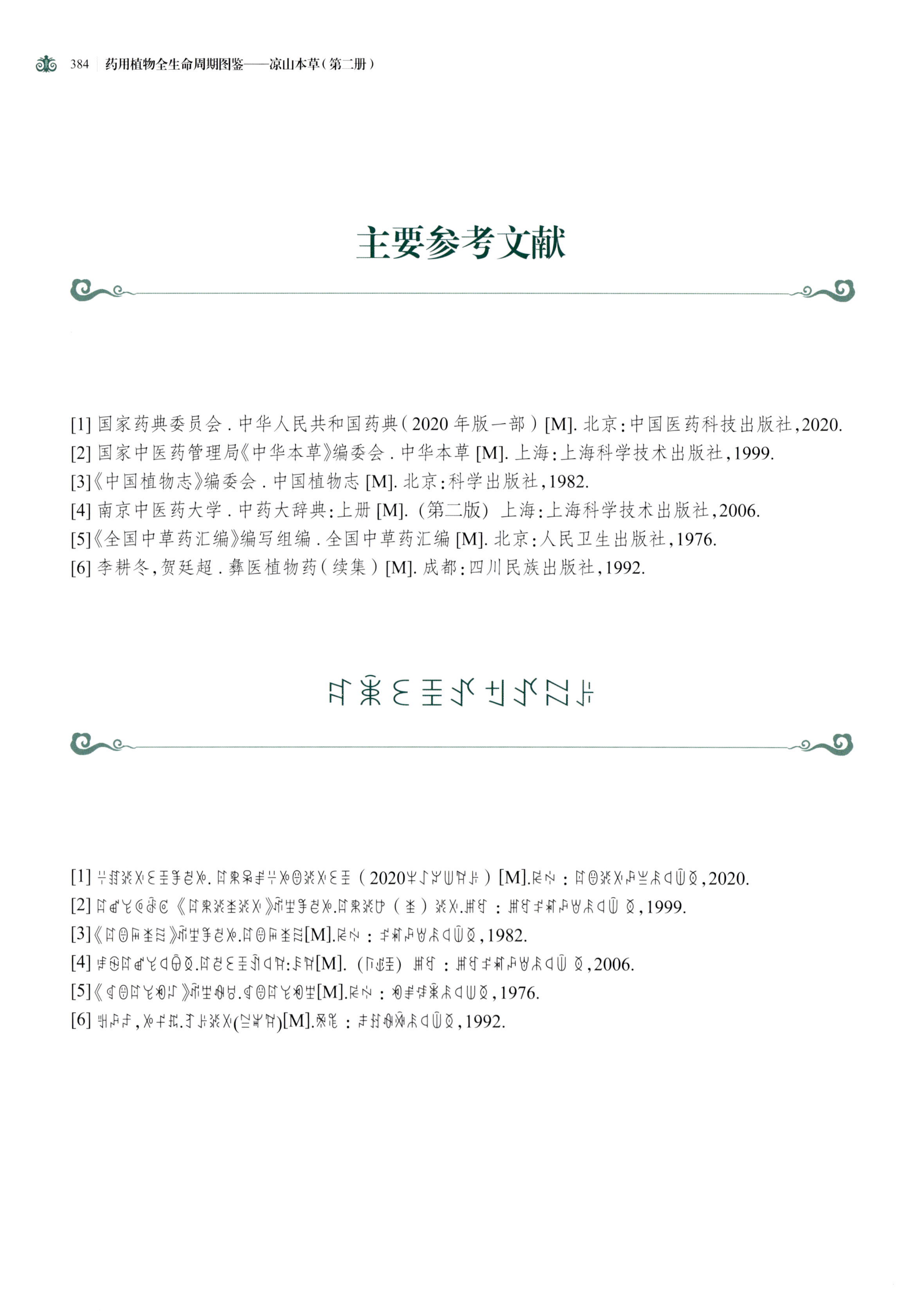

主要参考文献

[1] 国家药典委员会 . 中华人民共和国药典（2020 年版一部）[M]. 北京：中国医药科技出版社，2020.
[2] 国家中医药管理局《中华本草》编委会 . 中华本草 [M]. 上海：上海科学技术出版社，1999.
[3]《中国植物志》编委会 . 中国植物志 [M]. 北京：科学出版社，1982.
[4] 南京中医药大学 . 中药大辞典：上册 [M]. (第二版) 上海：上海科学技术出版社，2006.
[5]《全国中草药汇编》编写组编 . 全国中草药汇编 [M]. 北京：人民卫生出版社，1976.
[6] 李耕冬，贺廷超 . 彝医植物药（续集）[M]. 成都：四川民族出版社，1992.

[illegible]

[1] [illegible]（2020[illegible]）[M].[illegible]：[illegible],2020.
[2] [illegible]《[illegible]》[illegible].[illegible]（[illegible]）[illegible].[illegible]：[illegible],1999.
[3]《[illegible]》[illegible].[illegible][M].[illegible]：[illegible],1982.
[4] [illegible].[illegible]:[illegible][M]. ([illegible]) [illegible]：[illegible],2006.
[5]《[illegible]》[illegible].[illegible][M].[illegible]：[illegible],1976.
[6] [illegible],[illegible].[illegible]([illegible])[M].[illegible]：[illegible],1992.

药材中文名称索引

C

D

E

F

G

H

K

L

M

N

P

Q

R

S

T

Y

Z

药用植物拉丁学名索引

D

E

F

G

H

I

K

L

M

N

O

P

Q

R

S

T

V

W